U0263125

ANESTHESIOLOGY FOR SPINAL SURGERY

脊柱外科麻醉学

主审　田慧中　李佛保
主编　杜晓宣　郑传东　李　宏

SPM 南方出版传媒

广东科技出版社 ｜ 全国优秀出版社

· 广 州 ·

图书在版编目（CIP）数据

脊柱外科麻醉学 / 杜晓宣，郑传东，李宏主编. —广州：
广东科技出版社，2017.8
ISBN 978-7-5359-6775-6

Ⅰ. ①脊… Ⅱ. ①杜… ②郑… ③李… Ⅲ. ①脊柱病—
外科学—麻醉学 Ⅳ. ①R681.505

中国版本图书馆CIP数据核字（2017）第187947号

责任编辑：李　旻　丁嘉凌　曾　冲
封面设计：林少娟
责任校对：蒋鸣亚　梁小帆
责任印制：彭海波
出版发行：广东科技出版社
　　　　　（广州市环市东路水荫路11号　邮政编码：510075）
http：//www.gdstp.com.cn
E-mail：gdkjyxb@gdstp.com.cn（营销）
E-mail：gdkjzbb@gdstp.com.cn（编务室）
经　　销：广东新华发行集团股份有限公司
排　　版：广州市友间文化传播有限公司
印　　刷：广州一龙印刷有限公司
　　　　　（广州市增城区荔新九路43号1幢自编101房　邮政编码：511340）
规　　格：889mm×1 194mm　1/16　印张27.25　字数920千
版　　次：2017年8月第1版
　　　　　2017年8月第1次印刷
定　　价：330.00元

《脊柱外科麻醉学》编写委员会

主　审　田慧中　李佛保

主　编　杜晓宣　郑传东　李　宏

副主编（以姓氏笔画为序）

于建华　马俊毅　丰浩荣　王　欢　兰　英　刘　玲

刘若传　邱　颐　贾绍环　郭　英　程俊杰　谢　江

参编者（以姓氏笔画为序）

丁玉美　于建华　马俊毅　马　原　丰浩荣　王　龙　王　立　王　欢　王　丽

王　昊　王晓军　王彩霞　叶　芳　田　密　田慧中　白林林　兰　英　吕　霞

任国玲　刘少喻　刘芳芳　刘若传　刘松涛　米克热依·赛买提

米克热娜依·买买提江　安　敏　杜建华　杜晓宣　李佛保　李　宏　李淑萍

肖天科　邱　颐　宋　峰　张　科　张　锐　张　勤　张东江　张金波　陈　燕

武　婕　林必胜　罗铁山　郑传东　郑君涛　孟祥玉　胡　芸　胡永胜　贾绍环

夏　艳　夏洪刚　徐　辉　郭　英　黄卫民　梅　静　崔淑侠　梁益建　董蜀华

程俊杰　舒海华　谢　江　雷　毅　谭俊铭

内容提要

  本书共26章，内容包括绪论、脊柱的应用解剖学、脊柱手术相关影像学、术前病情评估、常用术前用药和麻醉药物、麻醉期间监测与管理、麻醉期间严重并发症管理、脊柱手术体位与围手术期护理、低温与控制性降压、围手术期血液保护、非手术治疗与疼痛管理，以及涵盖脊柱和脊髓外伤手术的麻醉、脊柱退行性变手术的麻醉、先天性脊柱脊髓发育异常手术的麻醉等各种脊柱手术的麻醉技术。本书以一种全新的思维将脊柱外科疾病与手术相关的解剖学、影像学、监测学以及护理学纵向串联起来，这种结合不仅内容新颖，而且具有较高的临床实用价值，尤其是对年青的麻醉专业人员能起到启蒙和教学作用。该专著的出版不仅填补了国内同类参考书的空白，而且对从事脊柱外科临床、科研和教学工作者都有所帮助。

  本书适用于麻醉科、脊柱外科医生及相关专业研究人员阅读参考。

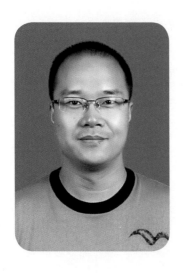

杜晓宣，1973年出生，硕士，主任医师，硕士生导师。毕业于新疆医科大学临床医疗专业。现任新疆医科大学第六附属医院麻醉科主任。长期从事骨科临床麻醉工作和新疆医科大学麻醉系理论教学工作，擅长困难气道管理、危重脊柱手术麻醉与管理、围手术期血液保护。在脊柱手术麻醉方面有丰富经验和较高造诣。曾在北大医院、四川大学华西医院、第四军医大学西京医院进修学习。现任中华医学会麻醉学分会局部麻醉与神经阻滞组全国委员，中华医学会新疆麻醉学分会常委，中华医学会新疆疼痛学分会委员。科技信息中心国家科技专家库专家，新疆维吾尔自治区医疗鉴定专家库专家。在核心期刊发表学术论文近20篇。担任《强直性脊柱炎畸形截骨矫形手术技巧》一书的副主编，参编《脊柱畸形颅盆牵引技术》《小儿骨科手术学》。

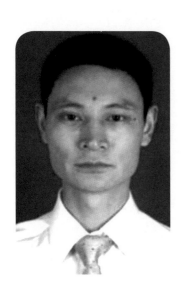

郑传东，男，1971年出生，重庆医科大学临床医学学士、麻醉学硕士，南方医科大学（原第一军医大学）神经生物学博士。现任成都市第三人民医院暨西南交通大学附属医院、重庆医科大学附属成都第二临床学院麻醉科主任，副主任医师。中国心胸血管麻醉学会首届理事会理事，四川省医学会麻醉专委会常务委员，四川省医学会疼痛专业委员会委员，四川省医师协会麻醉专业委员会委员，四川省医师协会肛肠医师分会胃肠麻醉与疼痛学组副组长，四川省卫计委麻醉质量控制中心成都市分中心专家库常务专家，四川省卫计委医疗事故鉴定专家组成员。擅长各种心胸血管外科手术麻醉、重度脊柱畸形矫正手术麻醉、老年患者手术麻醉、重症产科手术麻醉、危重患者抢救与麻醉。研究方向：①麻醉深度监测与调控研究；②术后认知功能障碍（POCD）研究；③心脏直视手术心肺损伤研究。先后主持国家自然科学基金项目1项，省自然科学基金项目1项，市科技局项目1项；现主持省卫计委科研项目1项，市卫计委科研项目2项。在《中华麻醉学杂志》《临床麻醉学杂志》等核心期刊及NRR、CJIM等SCI期刊发表文章10余篇，获重庆市中医药局科技进步三等奖1次。

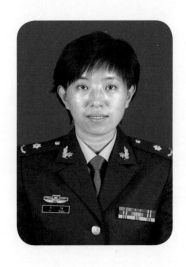

　　李宏，解放军208医院麻醉科副主任、副主任医师。1994年毕业于北华大学临床医学系，同年入伍至解放军208医院从事临床麻醉工作。2011年任麻醉科副主任。1998年在第四军医大学西京医院麻醉科进修学习，2005年获哈尔滨医科大学麻醉学硕士学位。2011年在沈阳军区总院麻醉科进修学习。现任沈阳军区麻醉专业委员会委员，吉林省医师协会麻醉学分会委员。从事临床麻醉工作22年，参与省级课题3项，发表论文20余篇。研究方向主要为脊柱外科手术中控制性降压及术中唤醒技术，并在小儿麻醉和困难气道方面也有独特研究。

我国在医学史上的分工，在1949年中华人民共和国成立之前，只分内、外科，内科是不开刀的科室，外科是开刀的科室。自1950年之后，在外科系统中才出现了骨科的分科，开始时也只限于个别的几所大医院，以后逐渐普及到基层，至于在大骨科内又细分为脊柱外科，才只是最近30年以内的事，由于脊柱手术与四肢骨折在处理上的不同，脊柱的椎管内包含着脊髓神经，在处理上具有它的复杂性，所以就有必要从大骨科中分出形成一个独立的专科。脊柱外科近30年来发展很快，把以往认为无法解决的脊髓损伤或压迫及脊柱的弯曲畸形，也逐步向着可以解决的方面发展。因为脊柱外科技术的发展离不开麻醉技术的配合，所以《脊柱外科麻醉学》的出版是非常必要和适时的。

在20世纪50年代刚刚开始做脊柱手术的时候，连做个腰椎间盘突出症的手术都需要用气管插管全身麻醉。

自20世纪60年代至20世纪80年代期间，对腰椎间盘突出症等这些常见病和多发病，在麻醉的选择上又改为局部浸润麻醉，变成了从繁到简的麻醉方法，在60～80年代期间治疗了一大批患腰椎间盘突出症之类的常见病、多发病的病例，这足以说明局部浸润麻醉在脊柱外科手术中的镇痛局部麻醉的效果也是安全可靠的。到90年代以后，学习国外先进经验，又在麻醉方面从简到繁，绝大多数脊柱手术均采用气管插管全身麻醉。在脊柱麻醉方面尚缺少一本适合国情的参考书与教科书。

总之脊柱外科的麻醉问题，应该属于一种专门的学科，需要进一步探讨研究，《脊柱外科麻醉学》的问世可喜可贺，对提高脊柱外科技术水平和给患者带来安全性做出了一大贡献！

《脊柱外科麻醉学》以一种全新的思维与理论将脊柱外科疾病与手术相关的解剖学、影像学、监测学以及护理学纵向串联起来，这种结合不仅内容新颖，使人耳目一新，而且具有较高的临床实用价值，尤其是对年青的麻醉专业人员能起到启蒙和教学作用。

严重肺功能障碍或先天性心脏病等复杂的脊柱侧弯手术麻醉、长时间单肺通气的胸腔镜手术麻醉、脊柱矫形术控制性低血压麻醉等方面，特别是婴幼儿在局部浸润麻醉下做先天性半椎体截骨切除术的新方法，均为本书的特色。该专著的出版不仅填补了国内同类参考书的空白，而且对从事脊柱外科临床、科研和教学工作者都有所帮助。希望《脊柱外科麻醉学》的出版，能增进脊柱外科医师与麻醉医生的交流与合作，促进跨学科的渗透，为我国脊柱外科麻醉学的发展起到添砖加瓦的作用。

本书在编写过程中得到各位同仁和各科专家们的大力支持与帮助，为本书提供了大量高质量、有价值的优秀文稿，在此深表谢意！特别感谢田慧中教授和李佛保教授在百忙中给予审校和指导，并作序，使本书更臻完善。感谢新疆医科大学第六附属医院、成都市第三人民医院、解放军208医院给予的大力支持与鼓励！还要感谢广东科技出版社周良副社长在百忙中给予策划与指导，使本书能够早日与读者见面。

本书的编写由于时间短，作者水平所限，谬误之处在所难免，敬请广大读者予以指正！本书在编写中引用的插图出处，统一在参考文献中列出，遗漏之处，希与本书作者联系！

编 者

2017年2月15日

2

外科技术的进步和发展，离不开麻醉技术同步发展，只有在麻醉技术的迅速发展下才能保证外科技术安全顺利向前迈进。

由杜晓宣、郑传东、李宏主编的《脊柱外科麻醉学》内容新颖、实用，详细讲解了各种脊柱外科手术的麻醉方法，特别是对严重肺功能障碍或先天性心脏病等复杂的脊柱侧弯手术麻醉、长时间单肺通气的胸腔镜手术麻醉、脊柱矫形术控制性低血压麻醉、血液回收和术中监护，以及婴幼儿在局部浸润麻醉下做先天性半椎体截骨切除术的新方法，均为本书的特色。

本书具有较高的临床实用价值，尤其是对年青的麻醉专业人员能起到启蒙和教学作用，是一本实用价值较高的参考书。

总之，脊柱外科的麻醉问题，应该属于一种专门的学科，需要进一步探讨。本书的问世，不仅有助于提高脊柱外科技术水平，而且给患者带来更多安全保护。

希望本书的出版，能增进脊柱外科医师和麻醉医生的交流与合作，促进跨学科的渗透，为我国脊柱外科麻醉学的发展起到添砖加瓦的作用。

新疆医科大学第六附属医院脊柱外科

新疆维吾尔自治区脊柱外科研究所

2017年2月15日

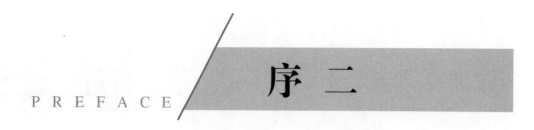

　　脊柱外科手术技术的发展离不开麻醉技术的配合，只有在麻醉的保证下才能开展高难度的手术操作，才能安全顺利地发挥手术者精湛细致的操作技术和基本功，麻醉永远是外科操作技术发展的保障，只有在麻醉技术和麻醉方法不断进步的条件下外科技术才能大踏步地向前发展。

　　《脊柱外科麻醉学》以一种全新的思维将脊柱外科疾病与手术相关的解剖学、影像学、监测学以及护理学纵向串联起来，这种结合不仅内容新颖，使人耳目一新，而且具有较高的临床实用价值，尤其是对年青的麻醉专业人员能起到启蒙和教学作用。

　　严重肺功能障碍或先天性心脏病等复杂的脊柱侧弯手术麻醉、长时间单肺通气的胸腔镜手术麻醉、脊柱矫形术控制性低血压麻醉、婴幼儿在局部浸润麻醉下做先天性半椎体截骨切除术的新方法，均为本书的特色。此书的编写既全面又有重点，有传承又有创新，对脊柱外科和麻醉科医生都有很好的参考作用。相信本书的出版不仅能填补国内同类参考书的空白，而且对从事脊柱外科临床、科研和教学工作者都有所裨益。

中山大学一附院骨科

李佛保

2017年2月15日

第一章 绪 论

第一节 麻醉学发展史

一、麻醉学的开始与发展

医学是在人类与疾病做斗争的长期过程中形成的，而麻醉和麻醉学的范畴是近代医学发展过程中逐渐形成的，并且不断地更新变化。麻醉（anesthesia），顾名思义，麻为麻木、麻痹，醉为酒醉昏迷。麻醉是由药物或其他方法产生的一种中枢神经和（或）周围神经系统的可逆性功能抑制，这种抑制的特点主要是感觉，特别是痛觉的丧失，以达到无痛的目的进行手术治疗。

我国很早以前就有关于麻醉的传说和记载，公元2世纪，我国伟大的医学家华佗发明了"麻沸散"，据《后汉书·华佗列传》及《三国志·华佗列传》中记载："疾发结于内，针药所不能及者，乃令先以酒服麻沸散，即醉无所觉，因破服背，抽割积聚；若在肠胃，则断截湔洗，除去疾秽，既而缝合，缚以神膏，四五日创（疮）愈，一月之间皆平复。"说明在1 700多年以前，华佗就已经使用全身麻醉的方法进行腹腔手术。

在西方国家，1540年Valerings合成乙醚，在Cordus和Paracelsus的有关著作中提到乙醚有消除疼痛的作用。1772年Pristley发现氧化亚氮（笑气），1778年Davy证明氧化亚氮有镇痛作用。1846年牙科医生Morton在医学家兼化学家Jackson的指导下，实验了牙科手术吸入乙醚蒸气的麻醉作用。同年10月16日在麻省总医院成功地为一位患者大手术施用乙醚麻醉成功，Morton被认为是临床麻醉第一杰出人物，乙醚麻醉的成功标志着近代麻醉史的开端。这期间的麻醉剂是由许多医学家、化学家，包括外科医生、医学生等在临床工作中发现和合成的，并逐渐对这些麻醉剂有了新的认识和改进，从而运用于临床，他们对麻醉剂的发现和临床应用作出了巨大的贡献，到20世纪30～40年代积累了丰富的临床经验，逐步形成了临床麻醉学。进入20世纪50年代，在临床麻醉学发展的基础上麻醉的工作范围与领域进一步扩展，麻醉学的基础理论和专业知识不断充实提高，麻醉操作技术不断改进完善，麻醉学科和专业进一步发展壮大，迈进了现代麻醉学发展的第三阶段。这一阶段出现了大量专职从事麻醉专业的人员，由于麻醉工作范围与领域的扩展，麻醉学又分出亚学科，随着新理论、新知识、新技术的运用，促进了麻醉学的进一步发展。

二、麻醉在医学中的作用

现代麻醉学的历史不过170余年，是医学领域中一个新兴的学科。麻醉学在临床医学中发挥着重要作用，为外科（包括腹部、神经、矫形、胸心、血管、泌尿、小儿、妇产、耳鼻喉、眼、口腔等）手术患者提供安全、无痛、肌松、无不良反应、良好的手术条件以完成手术治疗。同时在复苏、危重症医学及疼痛治疗和门诊手术中，医生通过掌握的麻醉知识和技术进行诊疗，麻醉学日益发挥着重要作用。

三、麻醉与相关科室的关系

自二次世界大战以来，临床实践已充分证实麻醉学在医学中的重要作用，特别是通过近30年的巨大发展，麻醉学已与内科学、外科学等并列为临床二级学科。医院麻醉科承担着下列基本任务：①为手术的顺利进行提供安定、无痛、无不愉快记忆、肌松和合理控制应激等必要条件；②维护围手术期患者的安全并防治并发症；③对人体生命机能进行监测、调节和控制；④麻醉科门诊、麻醉恢复室和重症监测治疗病房的建立与管理；⑤疾病及各类急慢性疼痛的诊疗；⑥急救与生命复苏等。

随着外科手术及麻醉学的发展，麻醉已远远超过单纯解决手术止痛的目的，工作范围也不局限于手术室，因而麻醉和麻醉学的概念有了更广的含义。它不仅包括麻醉镇痛，而且涉及麻醉前后整个围手术期的准备与治疗，监测手术麻醉时重要生理功能的变化，调控和维持机体内环境的稳态，以维护患者生理功能，为手术提供良好的条件，为患者安全度过手术提供保障，一旦有手术麻醉发生意外时，能及时采取有效的紧急措施抢救患者。此外，还承担危重患者复苏急救、呼吸疗法、休克救治、疼痛治疗等。麻醉工作者的足迹遍及整个医院和其他场所。

（一）麻醉科是保障医疗行业安全的重要科室

首先，麻醉科是医疗事故易发科室，这是由麻醉科高危、高风险的专业特征决定的。麻醉科的专业有以下一些特点：①各种麻醉技术均为有创，存在一定的并发症、麻醉失败或失误的可能性；②麻醉用药主要经静脉或椎管内给药，一旦用药不当，难以补救，且常用麻醉药和麻醉方法对呼吸、循环系统均有一定的影响；③麻醉期间患者失去自我保护能力或处于无意识状态，一旦麻醉机、监护仪出现机械或电路故障未及时发现，会造成严重的后果；④随着人们生活水平的提高、生活方式的改变，高龄、肥胖及合并有高血压、冠心病、糖尿病等合并症的患者的比例升高，增加了麻醉的技术难度和危险因素；⑤交通发达，车祸、事故、严重创伤、休克、颅脑复合伤的急诊患者急剧增多；⑥现代医学科学技术的飞速发展，许多手术禁区不断被突破，从而也对麻醉提出了更高的要求；⑦麻醉科系被动科室，随机性强，突发意外情况较多；⑧麻醉需与多科合作，为了保证各科手术完成，经常需连续工作，长时间处在紧张状态，容易产生疲劳、麻痹或失误。因此，麻醉科的医疗安全是医院医疗安全控制的关键点。

其次，麻醉科是保障其他手术科室医疗安全的重要学科，这是由麻醉学科近年来的发展所决定的。现代麻醉的概念已从过去的手术室单纯无痛技术，扩大到了门诊、病房的急救、复苏、疼痛的研究与治疗以及ICU工作等，其工作重点由无痛技术转向人体生理机能的监测、调节、控制及麻醉合并症的治疗和保证患者的生命安全等。因此，国外许多麻醉科的名称为麻醉与重症医学科，麻醉科重症医学的发展为其他手术科室的发展提供了保障，促进了手术学科的进一步发展。

（二）医院麻醉科是推动舒适化医疗的主要科室

在临床上，"舒适"是针对"疼痛"而言的。2007年7月16日卫生部下发的《医疗机构诊疗科目名录》中指出，增加"疼痛科"为一级诊疗科目，开展"疼痛科"诊疗科目诊疗服务的医疗机构应有具备麻醉科、骨科、神经内科、神经外科、风湿免疫科、肿瘤科或康复医学科等专业知识之一和临床疼痛诊疗工作经历及技能的执业医师。

从学科发展实践来看，目前国内外已开展疼痛诊疗工作的医疗单位，多以麻醉科医师或有麻醉工作经历背景者为主，从最初的疼痛门诊到多学科结合的疼痛中心，麻醉科医师作为疼痛诊疗工作的主力军已是不争的事实。从专业特点来看，麻醉医生熟悉麻醉性镇痛药物、擅长各种穿刺技术以及掌握急救技能等优势特点，使其具备了成为疼痛科医师得天独厚的条件，因此，麻醉学科应是推动舒适化医疗的主要学科。

（三）麻醉科是提高医院经济效益的枢纽科室

随着新一轮医疗体制改革的进一步深入，"医药分开""取消药品加成"等措施的出台，医院之间的竞争日益激烈，原来医院的重要利润点即药品加成收入将不复存在，医院迫切需要开发新的利润增长点，而手术麻醉项目将是未来医院重要的利润增长点，手术的开展需要麻醉科的保驾护航。因此，从这个意义上来说，麻醉科是提高医院经济效益的枢纽学科。

（四）麻醉科是渗透到各科室的中心学科

随着医学科学的发展以及临床工作的实际需要，从发明麻醉以来，一个半世纪内麻醉学有了很大的飞跃，特别是在近半个多世纪内，已经跨入辉煌发展的时代。麻醉和麻醉学的范畴不断地更新，麻醉不只是单纯解决手术止痛，工作范围也不单局限在手术室。麻醉医生在做好患者麻醉围手术期的准备和治疗，以维持患者生理功能，为手术提供良好条件的基本工作之外，还应该承担危重患者复苏急救、呼吸疗法、休克救治、疼痛治疗等工作任务。因此，现代麻醉学又分为临床麻醉学、复苏药学、重症治疗医学以及疼痛治疗学，在临床医学中日益发挥着重要作用，逐渐成为渗透到各科室的中心学科。

（五）麻醉科作为快通道外科的重要环节

老龄化社会的一个特点是，由于患者人数的大量增加，使得医疗费用的增加远远超过国民生产总值的增加，加之大多数国家在第二次世界大战后建立的医疗保障体系都是以高福利政策为基础的，使得国家财政收入难以维持庞大的医疗费用开支。进入20世纪90年代后，各国相继开始进行医疗制度改革。由于政府对医院的补贴大量减少，使得医院不得不大力削减医疗成本，提高效率，以增加收入，由此产生了快速周转技术（也称快通道麻醉）和"办公室麻醉"。

"办公室麻醉"泛指在各科医生的诊室内所施行的全身麻醉，包括：门诊外科手术的麻醉、人工流产麻醉、各种内窥镜（胃镜、肠镜、膀胱镜等）检查的麻醉，以及心导管检查、脑血管造影、拔牙术所施行的麻醉。目前"办公室麻醉"已占美国麻醉总例数的30%～50%。快速周转技术主要是通过尽可能压缩术前住院天数、尽可能使用短效麻醉药、尽可能采用如内窥镜（胸腔镜、腹腔镜）和各种吻合器（胃肠吻合器、血管吻合器、皮肤缝合器）等新技术以缩短手术时间，尽可能避免手术并发症和术后感染以缩短术后住院天数等手段来达到提高床位周转率的目的。其根据是对住院患者医疗费用的支出情况所进行的研究。通常情况下，手术患者的医疗费用支出有两个高峰：一是术前检查费用，二是自手术日起三天内的费用。虽然前一个高峰为医院带来了利润，但等待检查结果所耗用的时间抵销了利润，也影响了床位的周转。因此，目前多将术前检查安排在门诊进行。患者在手术前一天入院或手术日晨入院，手术后一旦病情稳定即出院，且由于使用吻合器和皮肤缝合器，一般不需拆线。通过快速周转技术，冠状动脉旁路手术可在术后4天出院，从而极大地提高了床位的使用率和周转率，同时也使医院获得了最大利润。快速周转技术能得以广泛开展，与麻醉学的贡献是分不开的。

（六）麻醉科在快速康复外科中的作用贯穿于整个围手术期

近些年来，快速康复外科（fast-track surgery，FTS）应用于普通外科、胸外科、妇产科、心脏外科、小儿外科等，取得了较好的社会和经济效应，在这其中麻醉科发挥了非常重要的作用，在FTS中的作用贯穿于整个围手术期，它包括优化术前治疗、优化麻醉方法和用药、提供良好的术中条件、加快术后麻醉恢复、保障完善的术后镇痛、避免术后的副反应及早期并发症、降低术后应激反应、加速术后功能重建等。随着麻醉相关新理念、新药物和新技术的发展，这将促进麻醉科进一步推动FTS在各外科学科中的应用和发展。

四、麻醉学发展的趋势

近年来，随着麻醉学的迅猛发展，以及临床医学各科对麻醉需求的增加，麻醉科的工作内容已不再仅仅局限在手术室。在很多欧洲国家，从院前急救、复苏，到术前麻醉门诊、术中麻醉、术后镇痛以及术后重症监护治疗，都已成为麻醉科的工作领域。由于围手术期患者的生命过程的控制是由麻醉医生所掌握的，因此，国外的麻醉科近年来纷纷更改科名，从"麻醉与复苏科""麻醉与重症监护治疗科（ICU）""麻醉与疼痛治疗科"，一直到"围手术期生理机能控制管理"（日本东京大学附属医院，1998年）和"围手术期医学科"（美国南卡罗来大学医院，1995年），代表了这一趋势的最新发展。麻醉科更改科名决不仅仅是形式的东西，它还能为医院优化资源配置和利用，促进各手术室的更快发展，提高院内外危重患者的抢救成功率，以及保证整个医院医疗活动的正常进行，带来决定性的促进作用。由此可见，麻醉学向围手术期医学的转变，既是时代的需要，也是麻醉学发展到今天的必然。

第二节　脊柱手术麻醉的任务

一、临床麻醉工作

脊柱手术的种类很多，按原发病大致可分为五类：①创伤，如脊柱不稳定性骨折；②感染，如腰椎结核；③恶性病变（肿瘤等转移或原发疾病伴有脊柱不稳定、疼痛及神经并发症等症状）；④先天或自发性疾病，如脊柱侧凸；⑤脊柱退行性疾病等。各种疾病患者存在不同的生理变化。麻醉医生在术前访视患者应着重了解患者的呼吸、心血管及神经系统的情况，因这些系统都可受到即将手术的原发病的影响。对术中可能遇到的潜在的气道管理上的困难应有充分的认识，特别是行上胸段和颈椎手术的患者。对有气管插管困难史、颈部活动受限、颈椎稳定性破坏等情况的患者更应详细检查。

脊柱手术的患者常并发呼吸功能受损，颈段或上胸段脊髓损伤或脊柱多发骨折患者在术前常需人工通气，这些患者术前大多存在严重的心肺合并症，其气道管理也相当困难。长时间手术、俯卧位及术后长时间卧床等因素使脊柱手术患者发生血栓栓塞的危险性增高，以及大量的失血对患者的影响等对麻醉医生有很大的挑战。

术前全面的神经系统查体必不可少，这有三方面的原因：①对于接受颈椎手术的患者，麻醉医生应避免气管插管和摆体位等操作引起的进一步的神经损害；②肌营养不良可影响到延髓支配的咽部肌群，增加患者术后误吸的危险；③损伤发生的部位及时间可作为评估患者心肺功能受损程度的参考，如在损伤后3周内手术，脊休克期还没度过，而过了脊休克期则可能存在自主神经反射异常。

（一）麻醉诱导

根据病情选用适合插管的诱导方法，决定是采用快诱导气管插管还是清醒气管插管，或是否应用纤维支气管镜辅助。除患者存在颈椎不稳定或困难气道或全身情况差的情况之外，都适合静脉诱导。有脊髓损伤造成运动障碍的患者，在应用琥珀胆碱后，可能出现高钾血症。钾释放的量取决于患者瘫痪的程度，通常在瘫痪后最初48h内，使用琥珀胆碱是安全的。因此所有脊髓损伤超过48h的患者，要避免使用琥珀胆碱。

纤维支气管镜适用于颈椎固定、小下颌、张口受限等通常的插管操作无法进行的情况。清醒插管时为便于操作首先给抗胆碱药物抑制腺体分泌，使操作视野更加清晰。其次给予适量的镇痛药及镇静药，保留自主呼吸，再进行环甲膜穿刺，避免引起患者插管呛咳反应，以减轻对有可能引起颈椎不稳定患者颈髓进一步的损伤。

（二）麻醉维持

要达到在手术过程中能准确地反映躯体感觉或运动诱发电位的变化的目的，维持稳定的麻醉深度是必需的。60%N_2O联合低于0.5MAC的七氟醚吸入全身麻醉对术中躯体诱发电位检测影响不大，持续静脉输入异丙酚较为可取。术中出现诱发电位改变时应确定是否存在动脉压下降及是否需要追加麻醉性镇痛药或加深麻醉深度等情况。术中心血管系统的突然不稳定可能是脊髓或脑干反射的结果，也可能是由手术操作或大量失血所致。

（三）控制性降压

应用控制性降压可以减少术中出血，提高手术质量，在脊柱侧凸矫形手术中已有多种控制性降压药可供利用，包括神经节阻滞剂、挥发性麻醉药、钙离子通道阻滞剂、硝普钠、硝酸甘油等。一般将平均动脉压（MAP）维持在8kPa（60mmHg）。没有研究证明哪种药物最有效，但是避免心动过速是控制性降压的基本原则。

（四）体位

随着脊柱损伤节段及手术方式的不同，患者的体位也不同，有的患者还需要术中改变体位，使患者手术部位的静脉压保持一低值对减少手术出血非常重要，并且术中应注意周围神经、身体突出部位及眼睛的保护。在改变患者体位时，应注意避免引起原来脊柱病变的进一步损伤。有时术中常需拍X线片，因此应将需照射的部位离开可透光的手术台。

（五）脊髓功能监测

术中脊髓功能监测可早期发现脊髓及脊神经损伤，使外科医生在永久性损害发生前可以采取补救措施。

二、麻醉恢复室

麻醉恢复室对术后患者进行监测治疗，及时观察病情变化，提高患者手术麻醉后的安全性，减少术后并发症发生，提高麻醉科工作效率，缩短连台手术等候时间，增加手术床位周转率。麻醉恢复室患者一般常规检测项目包括：血压、呼吸、脉搏、血氧饱和度、心电图、尿量、补液量及速度和引流量等。麻醉恢复室内应给予患者充分镇静、镇痛以减轻各种并发症，并且严格把关出室指标。

（1）中枢神经系统标准　麻醉前神志正常者意识恢复，神志清楚，有指定性动作；定向能力恢复，能辨认时间和地点；肌张力恢复，平卧抬头能持续10s以上。患者经过较长时间监测治疗仍处于深或浅睡眠状态，或术中有过较长时间低血压或低氧过程或低体温，估计需较长时间才能苏醒者，或原有神经系统疾病和（或）并发症者，送ICU继续监测治疗。

（2）呼吸系统标准　自行保持呼吸道通畅，吞咽及咳嗽反射恢复；通气功能正常，呼吸频率为12~30次/分，能自行咳嗽排出呼吸道分泌物，$PaCO_2$在正常范围或达术前水平，吸入空气条件下PaO_2高于70mmHg，或SPO_2高于95%。如病情危重，不能自行保持呼吸道通畅或估计较长时间呼吸仍不能恢复到满意程度，或出现呼吸道并发症仍需行呼吸支持或严密监测治疗者应在转运呼吸机支持和监测的条件下转至ICU。

（3）循环系统标准　心率、血压波动不超过术前值的±20%并循环稳定30min以上；正常心律，ECG无ST-T改变或恢复到术前水平。若患者循环不稳定，仍需血管活性药物维持者，应在不间断监测和治疗的条件下转入ICU。

（4）局部麻醉患者特别是椎管内麻醉后，呼吸循环稳定。麻醉平面在T_6以下；最后一次麻醉加药时间超过1h；感觉及运动神经阻滞已有恢复，交感神经阻滞已恢复；循环功能稳定，无须使用升压药。门诊患者则等运动功能和本体感觉恢复，循环、呼吸稳定才可回家，并且门诊患者均应有家属陪伴返家。

（5）患者在恢复室内由于严重疼痛或躁动等使用过麻醉性镇痛药或镇静药物者，应警惕再度发生呼吸和意识抑制的可能，应观察30min无异常反应才能送回病房。

（6）无急性麻醉或手术并发症，如气胸、活动性出血等。

（7）对苏醒程度评价可参考Steward苏醒评分标准（表1-1），达到4分以上者方能离开麻醉恢复室。

表1-1　Steward苏醒评分

清醒程度		呼吸道通畅程度		肢体活动度	
完全苏醒	2	可按医师吩咐咳嗽	2	肢体能作有意识的活动	2
对刺激有反应	1	不用支持可以维持呼吸道通畅	1	肢体无意识活动	1
对刺激无反应	0	呼吸道需要予以支持	0	肢体无活动	0

注：评分在4分以上方能离开手术室或恢复室。

三、围手术期镇痛

疼痛是组织损伤或潜在组织损伤引起的不愉快感觉和情感体验。根据疼痛的持续时间及损伤组织愈合时间分为急性疼痛和慢性疼痛。急性疼痛的时间通常短于1个月，常与手术创伤、组织损伤或某些疾病状态有关；慢性疼痛为持续3个月以上的疼痛，可在原发疾病或组织损伤愈合后持续存在。围手术期镇痛的目的是缓解手术造成的疼痛及其带来的不良反应。

现在，医学界已经逐渐认识到术后疼痛对患者的危害。据公开资料显示，术后疼痛如果在急性期得不到有效控制，将对患者全身状况及其康复（ERAS）造成不良影响，甚至引起心肌缺血、肺不张、血栓形成、代谢性酸中毒、延迟伤口愈合、心动过速，而且持续得不到控制的急性疼痛日久会转化成慢性疼痛，给患者带来持久伤害。有效的围手术期镇痛不但能减轻患者痛苦，也有利于疾病的康复，有巨大的社会和经济利益。随着医学人文理念的发展，国内国际已经达成共识。

脊柱手术后疼痛程度取决于手术部位和范围，以及患者是否使用镇痛药。单一的药物并不能提供满意的术后镇痛效果且副作用明显，目前临床工作中常采用多模式镇痛技术，联合使用多种药物不仅可以减少单一药物的用量，降低副反应的发生率，达到相同（或更好）的镇痛效果。常用的镇痛药物有阿片类药物，包括吗啡、芬太尼、舒芬太尼、羟考酮、氢吗啡酮、布托啡诺、地佐辛等，还有对乙酰氨基酚和非甾体抗炎药、曲马多、局部麻醉药，其他如氯胺酮等。给药途径包括口服、静脉注射、患者自控镇痛（PCA）及多模式镇痛。

第三节　脊柱麻醉方法的选择

麻醉方法选择原则，根据患者的手术部位、健康状况、体位、时间长短、患者状态、麻醉医生的技术条件及外科医师或患者的特殊要求，选择最熟练、最可靠的麻醉方法。可用区域阻滞、全身麻醉或两者联合。通常颈胸椎手术和大部分腰椎手术及大多数儿童患者应选用全身麻醉。部分腰椎手术（如单纯腰椎间盘突出）可在连续硬膜外麻醉下进行。

一、全身麻醉

（一）气管导管的选择
（1）金属丝导管　作为俯卧位全身麻醉患者首选气管内导管。
（2）双腔支气管导管　用于电视胸腔镜（VATS）下脊柱前入路手术麻醉，如胸椎结核病灶清除、脊柱肿瘤切除植骨、脊柱骨折内固定与脊柱侧弯Eclipse矫形术。

（二）麻醉诱导与置管
1. 常规诱导与不仰首置管　凡是非高位颈椎（C_5以下）骨折、颈椎肿瘤及硬化性颈椎病或其他因素预计插管困难的患者，均可按常规诱导与不仰首下气管内插管。
2. 特殊疑难患者的麻醉处理　指不适合常规诱导与喉镜暴露置管的患者，如高位颈椎（C_4以上）损伤、硬化性颈椎病、颈椎肿瘤与颈椎破坏性疾病、其他因素预计插管困难的患者。
（1）颅骨牵引下常规全身麻醉诱导与插管　适用于C_4及以上的颈椎骨折而不伴有其他因素预计插管困难患者的手术麻醉。方法：在正位牵引状态下，不仰头，采用喉镜轻挑暴露会厌或部分声门，凭借临床经验插入气管导管。
（2）纤维支气管镜引导下插管　纤维支气管镜由日本专家于1967年在纤维胃镜基础上研究发明，在呼吸系统疾病的诊疗方面应用广泛，后成为困难气道处理的有效手段之一。适用于不宜采用常规全身麻醉诱导插管的成人和大龄儿童患者。
需要注意以下几个方面：①给予神经安定镇痛药或适量全身麻醉药，强调高位截瘫患者慎用，其他患者缓慢注入，保持良好的自主呼吸；②纤支镜可供氧吸入，也有许多学者认为操作过程中可高频喷射通气供氧，但需要警惕大量气体进入胃内，患者苏醒期躁动而致胃破裂意外；③在给予肌松药与全身麻醉药前应证实气管内导管在位。
（3）光索（Light wand）（光棒）气管内插管　光索插管技术由Macewan于1957年首次报道使用，当初仅作为辅助照明，以便更好地显现声门。经过20多年的研究，到20世纪80年代发展成熟，有了专供气管内插管使用的比较安全的光棒。据称光棒插管技术在贝鲁特陆军医疗中心已使用多年，国内近几年临床使用大增。
光棒插管技术对麻醉医生较容易掌握。Ellis等认为此项技术临床上训练与不训练仅影响插管的时间，而并不能提高首次插管成功率。在常规手术麻醉中应用，失败时有有效的补救措施。而在特殊或疑难气道处理时，突出优点不受时间限制。失败的主要原因是进入食管或进入会厌谷，其次为选择导管过粗。

临床研究认为，光棒插管较喉镜插管对交感神经系统影响更小，循环更平稳。由气管内插管所引起的呼吸道并发症也低于喉镜插管。

（4）盲探气管内插管 此项技术在20世纪90年代前，是解决困难气道插管的重要手段，也是颈椎损伤与颈椎疾病麻醉处理的重要手段之一，近年国内应用报道仍不少。但是经鼻盲探插管难度大，损伤大，并发症多，失败率高，对导管的质量要求也高，有时必须经过调整头颈部的位置来协助插管。

（三）并发症与预防

临床慢性颈椎病和高位颈椎损伤等特殊疑难患者除麻醉诱导与插管过程可遇到困难，发生插管经路的损伤与致命性危险外，并发脊髓与神经损伤的问题也不能忽视。同时脊髓与神经的损伤也可以发生在摆放体位或手术过程中。

预防脊髓与神经损伤并发症，要贯穿于麻醉实施、放置手术体位、术中体位变更及手术中保持合适头、颈体位全程。颈椎病患者行颈椎及非颈椎手术时最佳体位是使头、颈、肩保持中立位。

另外，对慢性颈椎病等气道处理困难患者，还要注意其他围手术期气道问题。如风湿病手术患者直接喉镜插管与纤维支气管镜插管拔管后气道梗阻的发生率分别为8/58和1/70。其原因可能在于纤维支气管镜插管周围组织损伤机会少。术中还应加强ECG监测，警惕颈椎牵拉脊髓、颈动脉窦、迷走神经和气管引发心律失常、循环骤停。

二、硬膜外麻醉

硬膜外麻醉是20世纪末脊柱手术常用的麻醉方法。目前，腰段脊柱手术中硬膜外麻醉仍是常用于椎间盘摘除（椎间盘镜）、去椎板减压、椎体滑脱椎弓根钉内固定等常规手术中，其具有效果良好、费用低等特点。但对脊柱骨折、脱位患者应用硬膜外麻醉是否恰当仍有争议。因为脊柱骨折时椎管结构可能发生变化，出现局部麻醉药扩散不全，脊柱麻醉可能性增加。其次，硬膜外穿刺体位也容易加重脊髓损伤。持赞同意见的认为有助于手术医师了解脊髓功能。但随着C型臂X光机及脊髓功能监测仪器的使用，全身麻醉已经比较容易被接受。

三、神经阻滞麻醉

颈椎前经路手术，外科医生为了手术的安全而要求术中能保持患者清醒配合。因此，神经阻滞麻醉为这部分手术首选方法，但局部麻醉药用量大，而麻醉效果并不满意，改行全身麻醉的多。

目前针对部分颈椎前经路手术患者头颈转动受限或需要制动，给神经阻滞麻醉定位与操作带来困难，影响麻醉效果与安全。采用C型臂介入引导神经阻滞操作，即：①侧位透视确定第四颈椎并作标志；②正位透视确定C_4横突，并采用C型臂介入引导深颈丛阻滞和颈椎体前缘局部阻滞。其他操作与用药均不变。优点：局部麻醉药用量少，麻醉满意率高，C型臂介入穿刺定位准，操作方便，安全性更高。可适用于脊髓型颈椎病椎管减压、颈椎间盘摘除植骨融合器（CIFC）植入术、颈椎骨折交锁钉钢板内固定术等。手术范围一般不宜超过两个颈椎体或椎间隙。

四、局部麻醉加强化

对于一些切口较小手术如椎间盘镜可采用。但阻滞不全现象常见，麻醉意外也可发生。

第四节　脊柱麻醉术中监测

　　脊柱手术综合患者、手术医生和麻醉医生的因素，考虑选择合适安全的麻醉方式，在手术麻醉中监测技术对患者的安全起着至关重要的作用。根据脊柱手术麻醉的特点，可以将其麻醉监测分为一般监测项目和特殊监测项目。一般监测项目包括氧合状态监测、通气功能监测、循环功能监测、尿量监测、失血量监测等，特殊监测项目主要为神经电生理监测。

一、一般监测项目

　　1. 氧合状态监测　在合适的部位放置指夹式探头或膜贴式传感器，不间断监测血氧饱和度，成人氧饱和度正常值≥95%，<90%为低氧血症。同时认真观察患者皮肤、指甲或黏膜颜色以及手术野血液颜色。

　　2. 通气功能的监测　全身麻醉自主呼吸患者还需观察呼吸囊运动、听诊呼吸音、评估气道是否通畅，通气功能是否正常；机械通气时，设置气道压报警上下限，连续监测气道压、潮气量、呼吸频率，推荐监测呼吸末二氧化碳分压和吸入气体浓度；正压通气时，气道压不宜<10cmH$_2$O（防止通气不足或通气管路漏气），不能>35 cmH$_2$O（防止压力性肺损伤）。

　　3. 循环功能的监测　所有麻醉患者必须进行持续血压监测，测量间隔时间根据临床实际需要设定；从麻醉前到离开手术室或检查室连续监测所有麻醉患者心电图，观察心律以及是否存在心肌缺血表现。

　　4. 尿量监测　尿量可以一定程度上反映肾脏及内脏器官灌注（与有效血容量和微循环有关）情况。长时间、复杂、失血量较多、高危和高龄患者手术须行尿量监测，所有全身麻醉和椎管内麻醉患者需测尿量。术中尿量应维持在1.0mL/（kg·h）以上，必要时测定尿比重。

　　5. 失血量监测　通过脉搏、血压、脉压、中心静脉压、尿量、末梢循环、休克指数等来综合评估失血及补液对循环的影响，也可通过引流量+敷料重量测定、血红蛋白水平或红细胞压积水平变化评估失血量。

二、特殊监测项目

　　在脊柱外科矫形术中，神经系统并发症是脊柱外科医生面临的最棘手的问题之一。大宗病例文献报道显示，脊柱侧凸畸形矫形术的神经系统并发症发生率为0.25%~3.2%，而后凸畸形及神经源性脊柱畸形矫形术的神经系统并发症发生率为0~17%。如何及时、准确地判断术中脊髓神经功能损害是决定患者预后的重要因素。神经电生理监测技术能够根据神经系统电生理信号的实时变化趋势，及时、客观、有效地监测神经系统结构与功能的完整性。术中神经电生理监测（intraoperative neurophysiological monitoring，IOM）技术已成为脊柱外科矫形术中监测神经功能状态最常用、最重要的方法。

　　目前，在脊柱外科矫形术中应用较为成熟的神经电生理监测技术包括：躯体诱发电位（somatosensory evoked potentials，SEP）、运动诱发电位（motor evoked potentials，MEP）、肌电图（electromyography，EMG）。每种监测方法都有自己特定的适用范围和监测范围，在临床应用中需要了解每种监测方法的优势和劣势，根据手术的脊髓节段及可能涉及神经传导的范围和特点，取长补短，选择合适的监测方法进行组合，才能最大限度地保证监测的有效性和全面性。

（一）躯体诱发电位（somatosensory evoked potentials，SEPs）

　　（1）解剖学应用　SEPs主要监测大脑皮质、混合的外周神经以及脊髓后束。通过刺激外周混合神经后记录电位变化，通常是通过放置在皮肤表面的电极或针状电极给予神经刺激，强度达到肌肉产生最小收缩。SEPs记录由周围神经Ⅰa类感觉纤维神经后索、内侧丘系、丘脑到大脑皮层中央后回，反映后索的上行传导通路及脊髓侧后索的完整性。Induk等在研究中发现，运动神经损伤并不一定在SEPs监测上表现出来，但对后束局灶性和脊髓整体性损伤都很敏感。

（2）SEPs标准及影响因素　SEPs一般需要3~5 min监测是否有变化。在手术开始时由于麻醉比较稳定，干扰因素较少，立即需要获得的基线。当SEP有45%~50%波幅变化和7%~14%潜伏期变化时会出现术后神经症状。通常将波幅变化＞50%和潜伏期延长＞10%考虑为异常，其中神经损伤对波幅变化的影响更灵敏，Morris等的实验中也肯定了这一标准。

很多因素都可以引起SEPs变化，如卤化剂吸入麻醉、静脉镇静、低体温、低血压及技术错误等。Akash等指出平均动脉压（MAP）维持在60 mmHg以上不影响脑供血的情况下，肌松药可以降噪声，从而得到更可靠的记录。Fung等发现，SEPs与麻醉药的浓度具有相关性，过量的瑞芬太尼可以抑制SEPs波幅等。Sloan等发现减少一定的麻醉药物，同时使用利多卡因作为补充可以获得更稳定的监测。

（3）SEPs的不足　SEPs不能直接监测运动功能的完整性，但可以提供一定的参考信息。例如在脊柱侧凸矫形手术中需要伸展所有的神经和血管，这样后束可以间接地代替运动传导通路，这在Deletis等的研究中也得到了说明。早在20世纪90年代初，Kai等就发现当损伤影响整个脊髓时，SEPs对机械损伤要比血管损伤引起运动变化的敏感性强，机械损伤和缺血损伤导致信号延迟的时间分别为2min和20min。有时会发现SEPs正常而术后下肢瘫痪往往是脊髓前侧动脉损伤引起的症状，其选择性地影响脊髓前外侧束而保留后束。

大量的报道中均指出SEPs表现出假阴性，引起运动障碍及神经根损失的相关性症状。Epstein对以往的报道进行统计时发现，在1 055例颈椎手术中予以SEPs监测，SEPs的灵敏度仅为52%。Jason等在进行脊髓内肿瘤切除时发现，尽管出现SEPs的报警，但并不意味着术后感觉的异常。此外，SEPs监测有时难以发现单个神经的损伤，Gundanna等在186名患者的脊柱手术中植入888根椎弓根螺钉，其中有5人8根螺钉植入错误，由影像学发现而重新植入，但SEPs并未出现变化。SEPs对缺血损伤的迟钝反应在动脉瘤的手术中也得到了验证。

总体而言，尽管SEPs存在缺点，缺乏监测运动功能损失的能力，SEPs不能有效监测单个神经根的损伤，对缺血损伤的反应延迟。但SEPs作为术中监测脊髓后束完整性仍是必要的，由此也强调了替代或辅助监测方法的必要性。

（二）运动神经诱发电位（motor evoked potentials，MEP）

（1）解剖学应用　由脑的不同部位发出下行的纤维，分为锥体系和锥体外系；前者包括皮质脊髓束和皮质核束，后者包括红核脊髓束、前庭脊髓束及网状脊髓束等。Sloan等发现MEP通过刺激运动皮层或脊髓来监测皮质脊髓束运动，只能监测4%~5%的运动神经元群。MEP的刺激位置是大脑皮层，数据记录来自于远端肌肉（CMAP）或脊髓自身（D-波）。常用记录位置为上肢的拇外展肌或拇内收肌及下肢的胫骨前肌；D-波是来自脊髓自身的记录，是皮质脊髓神经直接传导的最初相关波形。

（2）MEP标准及影响因素　CMAP反映了整体运动系统情况，但由于受麻醉的影响很大，不可靠。此外，患者在CMAP监测时因肌肉刺激出现大幅度活动需要暂停手术，监测早期神经变化的敏感性也会下降。评估CMAP与D-波记录有以下方式：波幅下降比例，全或无及阈值大小。Krammer等加以说明，D-波改变20%考虑为报警，而降低50%应考虑急性损伤。MEP的使用有一定的禁忌证，相关的禁忌证包括：癫痫、皮质损害、颅骨缺血、心脏起搏器及其他内置装置等。麻醉对MEP有重要的影响，起初丙泊酚、一氧化二氮和镇静剂被推荐联合使用，随后转变为使用丙泊酚和氯胺酮，David等发现右旋美托嘧啶用于全身静脉麻醉可以获得较为稳定的MEP。此外，Sloan等也报道了3%地氟醚辅助全身静脉麻醉也起到较好的效果，但仍需要远期观察。

（3）MEP的不足　在Schwartz等的研究中发现，1 121例特发性脊柱侧凸矫形术中，SEPs只出现43%的变化时，MEP波幅下降65%仍然有术后运动功能的损伤。Costa等证明MEP对脊髓缺血更加敏感，SEPs报警平均落后MEP 5min。除了脊髓前动脉综合征外，术中其他类型神经损伤时信号会缓慢恶化，为逆转缺血损伤提供了时机。脊髓前动脉综合征会引起运动信号的快速恶化，通常无法逆转。Sloan等均发现MEP具有高敏感性，但有96%的运动功能不能监测，也不能对复杂而协调的运功功能损伤进行探查。Sala等报道不同的记录位置具有不同的意义，在100多的病例中，有50%保存D-波，而CMAP甚至完全丧失，但只造成瞬时截瘫，在几小时到几周内完全恢复。若D-波在手术中消失，截瘫通常是永久的。而CMAP下降50%是可以被接受的，其中术前神经功能状态是影响术后结果的主要因素。此外，MEP有一个辅助的方式，即H-反射。H-反射的消失或波幅明显下降与神经功能密切相关，并可提供传入和传出神经连接完整性的信息，比MEP受麻醉效应的影响更小。尽管MEP监测有一些不良反应和缺陷，但也有明显的优势，不过仍需要其他监测手段如SEPs或EMG来提供最佳的参考信息。

（三）肌电图（electromyography，EMG）

（1）自发肌电图（spontaneous EMG，sEMG） 肌电图于1991年，因其监测运动系统的特异性而引进。一块肌肉sEMG的记录提供了支配这块肌肉外周神经的状态信息。Holland等指出在脊柱手术中，可将sEMG肌肉选择与手术节段相结合，当一个神经根过度操作或冲击时，一个电活动会被记录。当更严重的神经操作或神经根牵拉时会有连续电活动被记录。

sEMG最具特性的是其瞬时性，Spyridon等研究表明，在脊膜瘤切除术中，sEMG体现了良好的报警效果，而MEP和SSEP均未出现变化。然而，sEMG不利因素是对神经肌肉阻滞的极端敏感性，在Matthew等对2 069例脊柱手术的回顾性研究发现，sEMG对术中监测神经变化的不明显，而造成了患者术后出现神经根病。

（2）触发肌电图（triggered EMG，tEMG） tEMG于1992年在动物模型中被引入，其临床应用发展迅速。在脊柱融合术，tEMG有利于螺钉的正确置入。基本原理即如果螺钉靠近一个神经根，在比较低的电流下螺钉将刺激附近的神经根。Mavrogenis等研究证明，胸腰椎椎弓根螺钉置入时，应将7mA作为判断是否有神经根损伤的刺激阈值。当刺激阈值≤7mA常提示错位，而刺激阈值＞7mA则位于安全位置。

tEMG仍有许多潜在问题可能会干扰对结果的评价。第一，脊神经根的阈值刺激通常约为2mA。如果神经根术前已受伤，阈值将会上升。如果术前未发现神经根已受伤，可能会直接刺激神经根，甚至可能错误地提高阈值来刺激椎弓根螺钉以判断位置的正确性。第二，阈值可能因神经肌肉阻滞的作用而需要适当升高。此外，需要了解有些椎弓根螺钉表层有不导电涂层以及电流分流的情况，例如De Blas等发现靠近螺钉的盐水有非常高的电流分流水平。Montes等研究发现脊神经根的阈值水平随脊柱位置改变，胸椎椎弓根的解剖结构与腰椎椎弓根也是不同的。

（四）多模式术中神经监测（multimodal intraoperativeNeuromonitoring，MIOM）

目前最常用的监测手段是SEPs，但不能满足所有脊髓功能的监测。Sutter和Deletis等的研究均显示，没有单一的模式充分监测所有脊髓通路。然而，多模式术中神经监测（MIOM）的引入为全面监测脊髓提供了一个可能。MIOM可以同时对上行和下行的传导通路进行评估，在脊柱侧弯手术中Weinzierl等发现，由于脊柱异常弯曲、旋转使得脊髓接近侧凸脊柱的凹壁，将脊髓置于机械及血管损伤的风险之中，因此需要多种监测手段联合。除了脊柱侧弯手术，髓内肿瘤切除术（IMSCT）也可以从MIOM中获益。

SEPs在单独监测肿瘤切除时假阳性率高，并会导致切除不完整。即使SEPs警告为真阳性，但在进行数据采集时，时间延迟可能会导致无法挽回的切除损伤。因此SEPs和MEP的联合使用在IMSCT的切除术中体现出其优越性。

SEPs可以辅助选择切开的位置，而MEP协助划定肿瘤范围以尽可能更安全完整地切除肿瘤。Matthew等提倡将SEPs、MEP和EMG三者联合用在颈椎的手术中，并通过临床应用加以证实。MIOM在脊柱手术中的应用也将逐渐形成一种趋势。虽然MIOM在不断发展并逐渐形成使用共识，外科医生仍需要了解每一种监测手段的局限性。

（李淑萍 刘松涛 梅静）

参考文献

［1］ 庄心良，曾因明，陈伯銮. 现代麻醉学［M］. 3版. 北京：人民卫生出版社，2004：1-15，792-794.

［2］ RONALD D MILLER. 米勒麻醉学［M］. 6版. 曾因明，邓小明，译. 北京：北京大学医学部出版社，2006：57-66.

［3］　屠伟峰，郄文斌. 麻醉科在快速康复外科中的作用和地位［J］. 实用医学杂志，2012，28（5）：691-693.

［4］　BRIDWELL K H，LENKE L G，BALDUS C，et al. Major intraoperative neurologic deficits in pediatric and adult spinal deformity patients：incidence and etiology at one institution［J］. Spine，1998，23（3）：324-331.

［5］　HERRING J A，WENGER D R. Segmental spinal instrumentation：a preliminary report of 40 consecutive cases［J］. Spine，1982，7（3）：285-298.

［6］　MAVROGENIS A F，PAPAGELOPOULOS P J，KORRES D S，et al. Accuracy of pedicle screw placement using intraoperative neurophysiological monitoring and computed tomography［J］. J Long Term Eff Med Implants，2009，19（1）：41-48.

［7］　MINAHAN R E，RILEY L H，LUKACZYK T，et al. The effect of neuromuscular blockade on pedicle screw stimulation thresholds［J］. Spine，2000，25：2526-2530.

［8］　DE BLAS G，BARRIOS C，REGIDOR I，et al. Safe pedicle screw placement in thoracic scoliotic curves using t -EMG：stimulation threshold variability at concavity and convexity in apex segments［J］. Spine，2012，37：387-395.

［9］　MONTES E，DE BLAS G，REGIDOR I，et al. Electromyographic thresholds after thoracic screw stimulation depend on the distance of the screw from the spinal cord and not on pedicle cortex integrity［J］. Spine J，2012，12：127-132.

第二章　脊柱的应用解剖学

　　脊柱是人体的中柱，结构精细而复杂。脊柱位于身体背面正中，是人体的中轴，上承颅骨，下连髂骨，中附肋骨，参与构成胸廓、腹腔及骨盆腔的后壁。脊柱由33块椎骨藉椎间盘、前纵韧带、后纵韧带、黄韧带、棘间韧带、横突间韧带、关节突关节、寰枢关节、棘上韧带和项韧带组成。成年男性脊柱长约70cm，女性的略短，约60cm。

　　侧面观脊柱有4个生理弯曲，即颈曲、胸曲、腰曲、骶曲，颈曲、腰曲向前凸出，胸曲、骶曲向后凸。以上4个弯曲的存在保证了脊柱的正常生理功能，对重心的维持和吸收震荡起重要的作用。若出现曲度改变，表明脊柱发生病变。正常人颈椎曲度随年龄的增长而减少（表2-1）。对正常人颈椎生理曲度的报道各不相同，Borden氏测量法的正常C值为（12±5）mm；Borden氏改良法正常值（10.1±3.3）mm；程黎明测量结果，男性为22.83°±4.52°，女性为21.45°±6.32°；Harrison等报道为34°。

表2-1　男女各年龄段颈椎曲度（α）值　（$\bar{x}+s$）

年龄/岁	男/（°）	女/（°）
11～20	46.38±4.32	48.71±3.38
21～30	41.54±4.67	39.88±5.14
31～40	34.18±5.02	31.62±4.41
41～50	31.96±3.49	33.59±5.06
51～60	32.47±4.24	29.77±4.71
61～70	35.05±3.37	35.46±5.52
71～80	39.38±5.49	37.02±4.83
平均	34.81±3.38	34.14±5.90

　　后面观脊柱呈一直线，无侧弯，各棘突形成一嵴，腰椎间隙较宽。第3腰椎横突稍长，在腰部活动中，容易与周围软组织产生摩擦，形成劳损，因此临床上常见"第三腰椎横突综合征"。

　　脊柱是身体的支柱，上部长，能活动，类似支架，悬接着胸壁和腹壁；下部短，相对比较固定，身体的质量和所受的震荡即由此传达到下肢。脊柱是人体最大的运动器官，能够完成人体躯干的前屈、后伸、侧屈、旋转及各种复合运动（见表2-2）。但这些功能的顺利完成取决于脊椎骨和椎间盘的完整，以及相关韧带、肌肉与椎骨小关节间的和谐运动。脊柱中央有椎管，容纳脊髓，两侧有23对椎间孔，有相应节段的脊神经通过。

表2-2　脊柱活动度

项目	前屈	后伸	左右侧弯	旋转
颈　椎	35°～45°	35°～45°	45°	60°～80°
胸　椎	30°	20°	20°	35°
腰　椎	45°	30°	35°	45°
全脊柱	128°	125°	73°	115°

一、椎间盘的应用解剖

椎间盘可承受压力，吸收震荡，减缓冲击，保护脑组织，类似弹簧垫的作用。除 C_1、C_2 椎之间外，其他椎体之间均有椎间盘（共23个）。椎间盘形状与大小，一般与所连接的椎体上、下面相似，其厚薄各部不同，其中胸部最薄，颈部较厚，腰部最厚，全部椎间盘的总厚度约占脊柱全长的1/4。由于存在着生理性弯曲，颈、腰椎间盘前缘厚，后缘薄。此外，椎间盘厚薄及大小可随年龄而有差异。椎间盘由髓核、纤维环、软骨板和 Sharpey 纤维环构成。髓核是柔软而富有弹性的胶状质，由软骨基质和胶原纤维构成，位于椎间盘中心偏后。纤维环是一系列呈同心圆排列的纤维板层结构，形成并不完整的环而围绕髓核。其前部较厚，后部较薄，故髓核易向后方或后外侧突出，突入椎管或椎间孔，压迫脊髓或脊神经而出现相应的症状，称为椎间盘突出症。纤维环是负重的重要组织，由胶原纤维组成。出生时髓核含水量80%~90%，纤维环含水量约80%，随年龄增长，髓核含水量逐渐减少，并逐渐为纤维软骨样物质所代替。Sharpey 纤维围绕在椎间盘最外层，主要由胶原纤维构成，无软骨基质。软骨板即透明软骨终板，紧贴于椎体上、下面，构成髓核上、下界。

椎间盘突出多发于 L_4~L_5 和 L_5~S_1 椎间盘，如要对椎间盘突出症作有效的诊治，则必须熟悉椎板间隙与椎间盘后缘的对应关系。L_5 椎间盘后缘与相应的椎板间隙的对应关系，椎间盘后缘完全位于椎板间隙以上者占40%，与椎板间隙上部相对者占50%，正相对者仅占7%，在其下部者占3%。L_5~S_1 椎间盘后缘高于相应椎板间隙者，占26.7%，与椎板间隙上部相对者占40%，正相对者占33.3%。

椎间盘又称椎间纤维骨盘，是椎体间的主要连接结构，协助韧带保持椎体互相连接。椎间盘的生理功能除了连接相邻颈椎外，更重要的是减轻和缓冲外力对脊柱、头颅的震荡，保持一定的稳定性，参与颈椎的活动，并可增加运动幅度。自 C_2 起，两个相邻的椎体之间都有椎间盘。椎间盘富有弹性，因此相邻椎间有一定限度的活动，能使其下部椎体所承受的压力均等，起到缓冲外力的作用，并减轻由足部传来的外力，使头颅免受震荡。颈椎椎间盘的总高度为颈部脊柱总高度的20%~25%（1/5~1/4）；颈椎间盘的前部较后部为高，从而使颈椎具有前凸曲度。椎间盘的厚度对椎体高度的比率比它们的绝对厚度更为重要，比率越大，活动性越大。腰的比率为1/3，胸的比率为1/5，颈的比率为2/5，因此颈部活动性最大。颈椎间盘的横径比椎体的横径小，钩椎关节部无椎间盘组织。

椎间盘是人体最大的无血管组织，其营养途径主要有赖于两个途径：①终板途径。椎体内营养物质经软骨板进入椎间盘，主要营养髓核和内层纤维环，这是椎间盘营养的主要途径。②纤维环途径。表面血管营养外周纤维环，属于次要途径。胎儿期椎间盘的血液供应主要来自周围及相邻的椎体血管，椎体血管穿过透明软骨板分布到髓核周围，并不进入髓核。出生后血管发生退变，逐渐瘢痕化，最后完全闭锁。幼年期，椎间盘的血管较成年人丰富，有些血管分布到纤维环深层，但是随年龄增长，深层血管逐渐减少，13岁后已无血管穿入纤维环深层，成年后除纤维环周缘部以外椎间盘并无血管。

纤维环位于椎间盘的周缘部，由纤维软骨构成。纤维环前、后部的浅层纤维与前、后纵韧带分别融合在一起。纤维环的前部较后部宽厚。髓核的位置偏于后方，临近窄而薄弱的后纵韧带，这是椎间盘容易向后突出的因素。在扭曲和压缩力作用时，颈椎间盘可因纤维环破裂而突出。颈椎间盘发生变性突出或椎体后缘骨质增生，均可直接压迫脊髓，产生下肢麻木（后中央突出可致两侧下肢麻木）、头重脚轻，甚至肢体瘫痪等症状。

纤维环的纤维在椎体间斜行，在横切面上排列成同心环状，相邻环的颈椎增生纤维具有相反的斜度而相互交叉。纤维环的前方有坚强的前纵韧带，前纵韧带的深层纤维并不与纤维环的浅层纤维融合在一起，却十分加强纤维环的力量；纤维环的后方有后纵韧带，并与之融合在一起，后纵韧带虽较前纵韧带为弱，亦加强纤维环后部的坚固性。纤维环的周缘部纤维直接进入椎体骺环的骨质之内，较深层的纤维附着于透明软骨板上，中心部的纤维与髓核的纤维互相融合。髓核的中心在椎间盘前后径中后1/3的交界部，是脊柱运动轴线通过的部位。由于纤维环后部较窄，力量较弱，髓核易于向后方突出，但由于纤维环后方中部有后纵韧带加固，突出多偏于侧后方。

二、椎体的应用解剖

椎体呈短圆柱形，前面略凸，后面较直，上、下面平坦、粗糙、凹陷，其周缘光滑，中央部较粗糙，有椎间盘附着。从脊柱前面观，椎体自上而下逐渐增大，L_5椎体横断面积约为C_3的3倍。椎体主要由骨松质构成，椎体的表面是较薄较硬的骨密质，内部充满骨松质。骨小梁按压力与张力方向排列（图2-1）。椎体的骨松质间隙内在未成年时主要由红骨髓填充，以后逐渐减少。

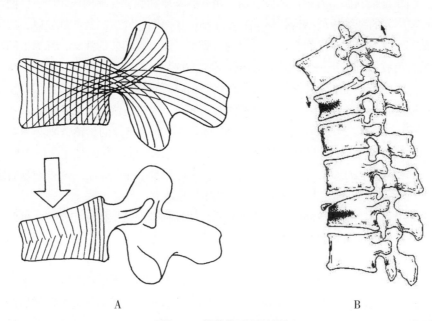

A   B

图2-1 椎体楔形压缩骨折

C_3钩突前后径、上下径、内外径分别为（10.60±1.74）mm、（5.10±1.20）mm、（5.55±1.04）mm。C_4钩突前后径、上下径、内外径分别为（11.61±1.44）mm、（5.35±0.97）mm、（5.33±0.97）mm。C_5钩突前后径、上下径、内外径分别为（11.43±1.39）mm、（5.60±1.17）mm、（5.47±1.19）mm。C_6钩突前后径、上下径、内外径分别为（11.33±1.86）mm、（5.66±1.37）mm、（5.38±1.13）mm。C_7钩突前后径、上下径、内外径分别为（10.46±1.72）mm、（5.18±1.18）mm、（5.61±1.22）mm。T_1钩突前后径、上下径、内外径分别为（8.49±1.24）mm、（4.40±0.97）mm、（4.79±0.90）mm。

三、椎弓根的应用解剖

脊柱各部椎骨的椎弓根形态各异。椎弓根前部稍宽，且周围部骨密质较椎体厚；椎弓根后部稍窄，且几乎全是骨密质。因此，椎弓根后部最为坚固。从椎弓根剖面观察，椎弓根周围部是密质骨，中心部有少许的松质骨。颈椎椎弓根的前外侧尚有横突孔，其内的椎血管紧邻椎弓根。胸椎椎弓根上、下为椎间孔内容物（胸神经根、节段血管分支及脂肪组织），外侧为肋横突关节、肋骨头和胸腔，内侧为硬膜外腔和硬脊膜，前方为心脏和大血管，前侧方为肺。

寰椎无明显的椎弓根，而有较粗大的侧块。寰椎侧块的宽度、厚度、高度分别为（15.47±1.19）mm、（17.21±0.93）mm、（14.09±1.92）mm，正中线到寰椎侧块中点、横突孔内壁、椎弓根内缘的距离分别为（17.6±1.2）mm、（23.0±1.7）mm、（12.7±1.0）mm。

颈椎椎弓根横截面形状较规则，呈圆形或近圆形，其中心部松质骨呈圆形。枢椎椎弓根宽度平均为（8.25±1.50）mm，椎弓根上宽度平均为（7.90±1.41）mm，椎弓根下宽度平均为（4.90±0.82）mm，椎弓根高度平均为（6.70±0.90）mm。椎弓根轴线与矢状面的夹角（内倾角）为（32.33°±3.45°）（图2-2），椎弓根中轴线与齿突中轴线的夹角（上倾角）为（24.07°±5.30°）（图2-3）。C₃椎弓根宽度、高度分别为（4.17±0.81）mm、（6.72±0.73）mm。C₄椎弓根宽度、高度分别为（4.49±0.69）mm、（6.39±0.91）mm。C₅椎弓根宽度、高度分别为（5.15±0.16）mm、（6.90±0.42）mm。C₆椎弓根宽度、高度分别为（5.26±0.72）mm、（6.42±0.78）mm。C₇椎弓根宽度、高度分别为（6.82±0.57）mm、（7.40±0.21）mm。

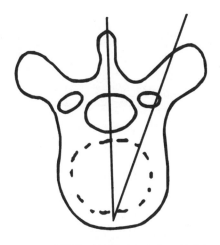

图2-2　颈椎椎弓根轴线与矢状面的夹角
（内倾角）（左侧）

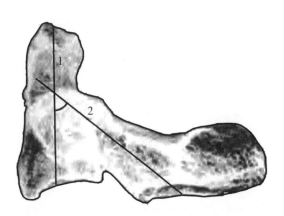

图2-3　椎弓根中轴线与齿突中轴线的夹角
（上倾角）

胸椎椎弓根是一个狭长的管状骨性结构。上胸椎椎弓根横截面较窄，其中心部松质骨含量少，周围部密质骨较薄。下胸椎椎弓根横截面呈椭圆形或泪滴形，其中心部松质骨呈椭圆形或肾形，周围部密质骨较上胸椎增厚。胸椎椎弓根的宽度小于其高度（图2-4、图2-5）。

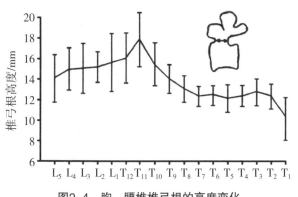

图2-4　胸、腰椎椎弓根的高度变化

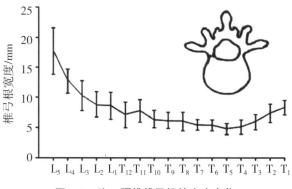

图2-5　胸、腰椎椎弓根的宽度变化

腰椎椎弓根也是一个狭长的管状骨性结构，腰椎椎弓根横截面形状较规则，基本呈椭圆形或肾形，其中心部松质骨基本呈圆形，但在L₅椎弓根横截面形状有明显变化，呈倒三角形，其宽度明显增加，周围部密质骨也有增厚。L₁～L₅椎弓根高度逐级递减而宽度逐级递增，其中椎弓根高度最大者为L₁，最小者为L₅，而椎弓根宽度大小恰好相反（图2-4、图2-5）。各椎弓根内外缘皮质厚度及上下缘皮质厚度均无明显变化，基本一致，其中腰椎椎弓根内缘皮质厚度均大于外缘皮质厚度，上下缘皮质厚度接近，基本无差别。各椎弓根内松质骨高度最大为L₅，最小者为L₁，从上至下逐级递减，而宽度恰好相反。

同一椎骨左右侧椎弓根皮质最近点的平均距离有逐节段增大的趋势，由T₈节段的15.2mm增至L₅节段的30.2mm；椎弓根皮质最远点的平均距离由T₈节段的27.6mm逐节段增至T₁₂节段的38.5mm，L₁节段为36.1mm，由L₂节段的35.2mm逐节段增至L₅节段的54.0mm（表2-3）（图2-6）。

表2-3 同一椎骨的椎弓根间距离 （$\bar{x}+s$, mm）

项目	皮质最近点距离	皮质最远点距离
T_8	15.2 ± 3.4（10.0 ~ 21.0）	27.6 ± 3.6（17.0 ~ 33.0）
T_9	15.6 ± 2.3（11.0 ~ 20.0）	28.8 ± 3.5（18.0 ~ 34.0）
T_{10}	15.5 ± 2.0（11.0 ~ 19.0）	30.5 ± 3.1（18.0 ~ 37.0）
T_{11}	17.2 ± 1.9（14.0 ~ 31.5）	34.3 ± 2.6（29.5 ~ 40.0）
T_{12}	20.8 ± 2.3（15.0 ~ 25.0）	38.5 ± 2.7（33.0 ~ 45.0）
L_1	22.8 ± 2.2（18.0 ~ 28.0）	36.1 ± 3.7（30.5 ~ 51.0）
L_2	22.9 ± 2.1（19.0 ~ 28.0）	35.2 ± 4.8（18.5 ~ 41.0）
L_3	23.7 ± 2.7（16.5 ~ 30.0）	39.9 ± 4.0（31.5 ~ 47.5）
L_4	25.4 ± 3.0（19.0 ~ 33.0）	44.6 ± 3.8（36.0 ~ 63.0）
L_5	30.2 ± 7.7（9.0 ~ 43.0）	54.0 ± 10.8（50.0 ~ 69.0）

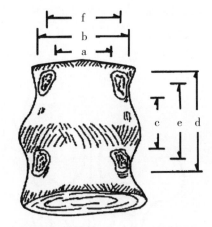

a、c. 皮质最近点距离；b、d. 皮质最远点距离；
e、f. 螺钉入点间距离

图2-6 测量指标示意图

相邻椎骨椎弓根皮质间距离从上往下有逐节段增大的趋势，但L_4和L_5节段间距离却明显减小。皮质最近点的平均距离由T_8与T_9的14.1mm，T_9与T_{10}的13.7mm逐节段增至L_3与L_4的18.9mm、L_4与L_5为17.6mm。皮质最远点的平均距离由T_8与T_9的35.8mm，逐节段增至L_3至L_4的45.6mm、L_4与L_5为44.5mm（表2-4）。

表2-4 相邻椎骨的椎弓根间距离 （$\bar{x}+s$, mm）

项目	皮质最近点距离	皮质最远点距离
T_8 / T_9	14.1 ± 2.3（9.0 ~ 16.8）	35.8 ± 2.8（29.1 ~ 46.8）
T_9 / T_{10}	13.7 ± 1.5（9.8 ~ 16.8）	37.5 ± 2.7（31.8 ~ 43.2）
T_{10} / T_{11}	14.0 ± 1.7（10.6 ~ 18.5）	41.2 ± 3.3（35.3 ~ 45.9）
T_{11} / T_{12}	14.5 ± 2.3（5.3 ~ 18.5）	44.7 ± 2.8（38.8 ~ 52.1）
T_{12} / L_1	15.7 ± 1.8（12.4 ~ 20.3）	45.8 ± 2.6（41.5 ~ 51.2）
L_1 / L_2	17.1 ± 1.9（13.2 ~ 22.9）	46.2 ± 3.3（38.8 ~ 52.1）
L_2 / L_3	18.4 ± 2.1（13.6 ~ 23.8）	45.9 ± 3.6（39.7 ~ 52.9）
L_3 / L_4	18.9 ± 4.9（13.2 ~ 53.1）	45.6 ± 3.3（38.8 ~ 54.7）
L_4 / L_5	17.6 ± 3.5（7.1 ~ 28.8）	44.5 ± 4.1（29.1 ~ 52.9）

同一椎骨左右椎弓根螺钉入点间距离从T_8至L_5逐节段增大，由T_8的平均24.0mm增至L_5的平均49.1mm。

胸段各相邻椎弓根螺钉入点间距离的平均值都在26mm左右；T_{12}与L_1和腰段各相邻椎弓根螺钉入点间距离的平均值都在31mm左右；L_4与L_5螺钉入点间距离的平均值为29.0mm，最小值为15mm（表2-5）。

表2-5 椎弓根螺钉入点间距离 （$\bar{x}+s$, mm）

项目	左右椎弓根螺钉入点间距离	相邻椎弓根螺钉入点间距离
T_8	24.0 ± 2.1（19.5 ~ 28.0）	24.2 ± 2.1（21.0 ~ 29.0）
T_9	25.4 ± 1.9（22.0 ~ 29.0）	25.1 ± 2.0（20.5 ~ 30.0）
T_{10}	25.7 ± 2.2（20.5 ~ 30.0）	27.7 ± 2.2（22.0 ~ 33.0）
T_{11}	26.7 ± 2.2（22.0 ~ 33.0）	27.7 ± 2.6（22.0 ~ 34.0）
T_{12}	26.8 ± 2.8（21.0 ~ 33.0）	

（续表）

项目	左右椎弓根螺钉入点间距离	相邻椎弓根螺钉入点间距离
		30.4 ± 2.7（25.0～38.5）
L₁	29.2 ± 3.8（22.0～35.0）	
		31.6 ± 2.9（26.0～41.0）
L₂	30.5 ± 3.4（23.0～37.0）	
		32.5 ± 2.9（27.0～41.0）
L₃	31.6 ± 4.7（23.5～42.5）	
		31.8 ± 2.3（26.0～36.0）
L₄	35.7 ± 5.6（25.0～48.0）	
		29.0 ± 4.7（15.0～42.5）
L₅	49.1 ± 9.1（29.0～70.0）	

四、关节突关节的应用解剖

相邻椎骨的上、下关节突构成关节突关节，由薄而松弛的关节囊韧带连接起来，外层为纤维膜，内层为滑膜。关节中含滑膜褶皱，Inami等通过形态学和组织学比较，将之分为三型：Ⅰ型皱襞呈新月形，主要由脂肪组织组成；Ⅱ型形态多变，部分呈椭圆形伸入关节腔内，基部和中部由脂肪组织组成，顶部则为浓密的纤维组织组成；Ⅲ型有一厚且粗糙的游离缘。全部由纤维组织组成。关节遭受到超生理的应力和剪切力损害，容易导致损伤性滑膜炎。反复损伤性炎症可致使关节突关节增生。关节纤维膜与颈部肌肉组织相连，肌肉部分覆盖关节囊表面，平均附着面积为（47.6 ± 21.8）m²。在 C_4～C_5 和 C_5～C_6 关节突关节肌肉覆盖较少，其关节囊（22.4 ± 9.4）％面积被肌肉组织附着。颈椎关节突关节囊含有丰富的感受器，可感受生理刺激的强度，而且过度牵拉时可以产生疼痛感。

关节突关节的面积、形态与关节的稳定有密切关系。在上下关节面相适应时，关节面的面积越大，其所承受的压力及运动时所受的应力越小，关节较稳定。Yoganandan研究结果显示女性关节突关节间隙大于男性，而软骨厚度低于男性，下颈椎关节软骨厚度女性为（0.4 ± 0.02）mm，男性为（0.5 ± 0.03）mm。笔者推测由于女性软骨厚度小于男性，外伤和长期生理负荷下其关节较易退变，导致关节疾患。关节软骨面宽度从上至下逐渐减小，C_1～C_2 为（17.4 ± 0.4）mm，C_7～T_1 为（11.3 ± 0.3）mm。而关节突关节面形状（宽度/高度比）C_3 呈圆形，C_4、C_5 逐渐改变为横椭圆形，C_7、T_1 呈长横形。这种改变可能与适应颈椎生理运动关联，其大小、坡度上、下相适应，随脊柱节段不同而变化，以利于脊柱运动。

关节突关节面与冠状面角度常以椎体与其上关节突关节的倾角表示，过去多认为冠状面水平夹角40°～45°。但孟庆兰等对500个正常颈椎倾角进行了测量，结果显示 C_3～C_7 倾角均值以 C_5 最小，C_7 最大，倾角在28°～79°，各节段倾角均值均＞45°，C_7＞C_3＞C_6＞C_4＞C_5，以 C_5 为中心呈U形分布，倾角均值随着年龄的增长而逐渐减小。以每10年分组各年龄组平均差为0.9955°。

关节突关节面与正中矢状面角度从上至下变化与冠状面角度变化相似。Pal等在30例成人男性 C_3～T_3 标本测定上位关节突关节相对于正中矢状面的方向，结果显示全部 C_3 和73％的 C_4 上关节突关节面朝向正中矢状面。C_5 和 C_6 则均朝向外侧，C_7 和 T_1 又类似 C_3 和 C_4 朝向正中矢状面，C_5 上关节突关节是这种角度转化最明显的部位。这种角度转化有两种形式，一种形式由 C_3 至 C_7 从朝向正中矢状面逐渐朝向外侧，再逐渐朝向正中矢状面；另一种形式 C_3、C_4 朝向正中矢状面，而 C_5 或 C_6 突转朝向外侧矢状面，C_7 又突转朝向正中矢状面。就颈椎的生理曲度而言，弧度顶点于 C_4～C_5 之间。在正常情况下颈椎由过伸到过屈位的运动过程中，负荷最大压力、应力水平变换于 C_4～C_5 和 C_5～C_6 之间。因此，以上以 C_5 为中心的解剖形态可能是颈椎的生理功能所决定的。

C_2～C_3 关节突关节面与水平面成向前开放的40°～45°，下颈部关节突关节面趋于水平位（图2-7）。

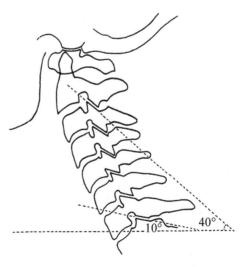

图2-7 颈椎关节突关节面与水平面的角度

五、钩椎关节的应用解剖

椎体的后侧部有钩椎关节（图2-8），为椎间孔的前壁。钩椎关节的后方有颈脊神经根、根动静脉和窦椎神经，其侧后方有椎动脉、椎静脉和椎神经。钩椎关节地处险要，前外侧为横突孔，有椎动脉、椎静脉及交感神经丛通过，后外侧参与构成椎间孔前壁，有颈神经根及根动脉通过，后内侧为椎管，有脊髓下行。此关节能防止椎间盘向侧后方突出。

Oh等研究认为，从钩椎关节内侧缘到横突孔内侧缘的距离从C_3到C_7是逐渐增加的。在C_3的距离是（4.91 ± 0.26）mm，在C_7是（5.62 ± 0.24）mm，在术中探及钩椎内侧缘时，要心中有数，再向外不到6mm，就要达横突孔的内侧缘，这对于术中避免椎动脉的损伤有着重要意义。从椎弓根内侧缘到钩椎关节内侧缘的距离从C_3到C_7是逐渐减少的，在C_7由于椎弓根位于钩椎关节的内侧，这一距离为一负值。这个距离代表了椎间孔减压手术中，在钩椎关节外侧减压的范围，椎间孔的减压在C_7易获得。在椎体的后缘，从C_3到C_6的减压范围在钩椎关节的外侧应逐渐延深。同一个钩椎关节内侧缘的距离从C_3到C_7是逐渐增加的。

$C_4 \sim C_6$水平的Luschka关节是骨赘的好发部位。当因退变而发生骨质增生时，增生的骨刺则可能影响位于其侧方的椎动脉血液循环，并可压迫位于其后方的神经根（图2-9）。钩椎关节退变可较早出现。由于该关节位于椎间边缘部，在颈椎作旋转等运动时，局部的活动度较大，两侧的钩状突起呈倾斜面，局部椎间隙较窄，颈椎活动所产生的压力和剪切力常集中于此。

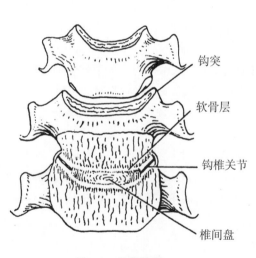

图2-8　钩椎关节

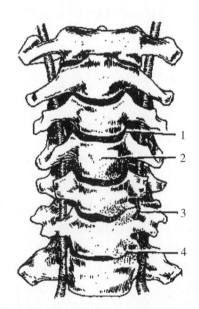

1. 正常钩椎关节；2. 椎体；3. 椎动脉受刺激；
4. 钩椎关节增生

图2-9　钩椎关节增生刺激椎动脉

六、椎间孔的应用解剖

椎间孔位于相邻上、下椎弓根之间。前壁主要为椎间盘，后壁为黄韧带和上关节突，其前、后壁在不同部位的构成略有不同。上、下壁分别为椎下切迹、椎上切迹。在椎间孔的水平断面上，椎管管壁不完整。颈椎间孔略呈倒置的泪滴状，上部较宽，下部较窄，中部较小。Humphreys等将椎间孔描述为葫芦状。Nobuhiro等的研究结果表明：颈椎间孔呈漏斗状，入口处最窄，其长度和走向因各个椎弓根的宽度和走向的不同而各异，神经根离开硬脊膜囊处最为宽大。Tanaka等发现颈椎间孔大小无性别差异。张正丰等的研究表明：中立位椎间孔面积随椎间孔序列的增加而增加，以$C_6 \sim C_7$最大，$C_2 \sim C_3$最小，每对椎间孔左右比较差异无显著性。而Ebarheim等则发现除了$C_2 \sim C_3$椎间孔外，各颈椎间孔的上下径和前后径自上而下逐渐增大。

椎间孔内有脊神经、脂肪和血管通过。骶腰及胸下部脂肪组织较多且疏松，胸上部较少且混有纤维组织，颈部几乎全是纤维组织，很少脂肪。

颈神经根仅占颈椎间孔的下部。腰神经根仅占腰椎间孔的前上部。

七、前、后纵韧带的应用解剖

前纵韧带上起于C_1或枕骨的咽结节，向下经寰椎前结节及各椎体和椎间盘的前面，止于S_1或S_2的前面。韧带的宽窄与厚薄各部位不同，在颈段较窄，在胸段较宽。前纵韧带纤维是分层排列的，最浅层伸展超过3~4个椎体水平，而较深层伸展仅超过1~2个椎体水平。但有人证实较长的纤维通过整个脊柱（从枕骨到骶骨）的长度，而较短的纤维伸展至相邻椎体之间。前纵韧带牢固地附着于椎体前面上、下部和椎间盘前部纤维处，而在椎体前面的中部附着较松。前纵韧带有防止脊柱过伸的作用。

后纵韧带较细长，虽亦坚韧，但较前纵韧带为弱，位于椎管的腹面和整个椎体和椎间盘的后面，起于C_2椎体，向上移行于覆膜，向下沿各椎体和椎间盘的后面至骶管，与骶尾后深韧带移行。在颈椎和上段胸椎的韧带的宽度几乎是一致的，而在下段胸椎和腰椎变得较窄且韧带中间较厚。后纵韧带牢固地附着于椎间盘的后面和椎体的邻近缘，在椎体后面的中部附着较松，且韧带两旁的空间是椎旁静脉丛，它跨过椎体的后面，骨表面凹陷使血管结构得以进出。与前纵韧带相似，后纵韧带也是由几层组成，浅层跨越3~4个椎体水平，深层仅在1~2个椎体之间架桥，纤维方向斜行跨过椎间盘的外侧面，纤维的行程是从1个椎体的上缘向上走行并形成两个侧凹，然后附着于上面2~5个椎体的下缘。后纵韧带具有限制脊柱过度前屈和防止椎间盘向后脱出的作用。前纵韧带骨化较早，后纵韧带骨化以C_5最常见，通常无症状（图2-10）。

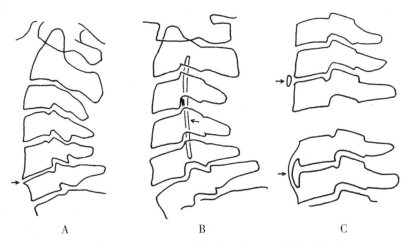

A. 椎体骨质增生；B. 后纵韧带骨化；C. 前纵韧带骨化

图2-10　前、后纵韧带的骨化

八、黄韧带的应用解剖

相邻的上、下椎板之间有黄韧带连接。黄韧带呈扁平状，活体呈黄色，弹性大，很坚韧，有节段性，是由弹力纤维组成。黄韧带在颈椎后伸运动时缩短、变厚，屈曲时延伸、变薄。年轻人的黄韧带在压力作用下缩短、增厚，不易突入椎管，但随年龄增长，黄韧带弹性降低，则易折曲而不缩短，突入椎管产生脊髓压迫。

黄韧带位于相邻椎弓板之间。每个韧带从一个椎板到另一个椎板，附着于上位椎板的深面到下位椎板的上缘，它从中线向外扩展至关节突关节的侧面。黄韧带纤维的内侧部分（称椎板间部）是纵行排列的，外侧部分（称关节囊部）是斜行向下的。黄韧带外侧的斜行纤维形成关节突关节囊的腹面部分，两边的隐窝由脂肪来充填，以保持椎管成圆形。黄韧带向前外侧延伸至关节突关节内侧，加固关节囊，其外侧构成椎间孔的后壁。在水平断面上，黄韧带位于椎板内侧，形成椎管的背面，呈"V"形。黄韧带厚度从颈椎段的1.5mm，变成腰椎段的4～6mm，平均厚度约为3mm。此韧带的厚度将影响它的强度和脊柱的弹性。随年龄增长，黄韧带可出现增生肥厚，以腰段为多见，常导致腰椎椎管狭窄，压迫脊神经，引起腰腿痛。

黄韧带与脊柱的其他韧带相比有很高比例的弹性蛋白，平均含弹性蛋白70%，胶原蛋白30%，较高的弹性蛋白含量保证了在伸展运动时椎管不会过度弯曲，同时也增加了脊柱关节的弹性。

九、棘间韧带、棘上韧带和项韧带的应用解剖

棘突之间有棘间韧带和棘上韧带，使之相互连接。

棘间韧带位于相邻两棘突之间，在颈、胸部较薄弱，在腰部较发达。它的纤维方向是向上、向背侧的。腹侧的纤维来自黄韧带并向上，背侧的纤维附着于头侧脊柱突起的下面的前部，中间纤维（或腹内侧和背内侧纤维）从尾侧椎骨的脊柱突起的上面，通过上方和背侧到头侧椎骨的脊柱突起下面，背侧的纤维从尾侧椎骨的脊柱突起的上面（后部）上行，向上和背侧并附着于棘上韧带。棘间韧带由胶原束组成并附着于骨上。有人检查了20岁以上的标本，发现其中21%的人的韧带破裂是发生在棘间韧带的中部。中间纤维较易损伤的原因，是由于它的两端都直接附着于骨上，而腹侧和背侧的纤维仅仅是一端附着于骨上，而另一端附着于软组织上（腹侧纤维附着于黄韧带上，背侧纤维附着于棘上韧带上）。棘间韧带附着于关节突关节的关节囊、黄韧带和棘上韧带上。

棘上韧带是一条强壮的纤维条索，位于棘突和棘间韧带后方，从C_7的棘突一直伸展到骶椎。在第7颈椎以上部位为项韧带，人类已趋退化。项韧带分表层的索状部和深层的膜状部。也有人认为棘上韧带永远不会到达骶骨，且认为该韧带的终端在L_4或L_5附近。棘上韧带从一个棘突到另一个棘突，并且在腰椎几乎是不明显的，因为它与腰背肌十字交叉所形成，其余的韧带纤维分成层状，深层的纤维伸展超过一个椎间关节，浅层的纤维越过3～4个椎骨，并与相邻的筋膜混合。下段腰椎此韧带的缺乏，可以解释腰椎有较大范围的屈曲。组织学发现棘上韧带的结构是腱性的或纤维软骨性的，而有一些人是骨化的。

项韧带为棘上韧带在颈部的延续，分表层的索状部和深层的膜状部，前者长于C_7棘突与枕外隆突之间，后者自索状部发出向深面依次附至C_6～C_2棘突、寰椎后结节和枕外嵴。

十、横突间韧带的应用解剖

腰椎横突间韧带是薄的膜状的纤维性结构，而有人认为此韧带是一个发育良好的带状结构。横突间韧带是从一个横突的内侧部发出，到相邻的椎骨的横突，位于横突间肌的内侧，从内向外扩展至黄韧带的外缘，它分成腹侧叶和背侧叶，腹侧叶通过侧面到椎间孔，被脊神经的腹支穿破，然后从腹面越过椎体，最终与前纵韧带混合，背侧叶被脊神经的背支和血管穿破并至背侧肌肉的深部。

横突之间有横突间肌，对颈部脊柱的稳定性所起的作用很小。

十一、椎管的应用解剖

椎管上起枕骨大孔，下至骶管裂孔，容纳脊髓及其被膜、脊神经根和马尾。椎管由各椎骨的椎孔及其间的连接组织和骶管构成。椎管的前壁为椎体和椎间盘的后面以及后纵韧带，在后纵韧带两侧有纵行的椎内静脉丛的前部。椎管的后壁是椎板及衬于其内的黄韧带，它们在后中线上愈合成为向前开放的纵沟。椎管后壁上有椎内静脉丛的后部，椎管前后壁借外侧角分界。左、右外侧角的两边是椎弓根，它伸入椎间孔。当椎间盘突出或椎间关节发生炎症时都可使外侧角变小。上外侧角处也有纵行的椎内静脉丛，行椎管手术时应予以注意。

椎管与脊柱相适应，矢状面上也具有四个弯曲。椎管的平均长度约为70cm，脊柱运动时椎管长度可有变化。脊柱尽力背伸时，椎间盘后部被压缩，椎板间的间隙变小而使椎管变短；反之，脊柱过屈时则椎管变长。

椎管管腔的大小和形状在脊柱各部并不相同。在枕骨和颈椎交界处、下颈部和腰骶部，椎管管径较大；在上颈部、中胸部和骶部，管径则较狭窄。在枕骨大孔区，椎管的横切面为卵圆形，在颈部为三角形，在胸部为圆形，在腰骶部为前后扁的三角形。椎管管腔扩大的节段，都是脊柱活动度最大的部位，可使管内组织有一定程度的活动余地，但在管腔狭窄节段内的神经组织则易因损伤、感染和肿瘤等的发生而受到压迫。

十二、脊柱周围结构的应用解剖

脊柱周围有筋膜、肌肉、血管和神经。

脊柱周围的筋膜主要有椎前筋膜、项筋膜和胸腰筋膜。其中腰背筋膜较厚，是腰背、腰骶部的主要稳定结构。

胸腰筋膜也称腰背筋膜，分浅、深两层。浅层位于背伸肌的背面，向上行于项筋膜，向下附着于髂嵴和骶外侧嵴，内侧附着于胸腰椎棘突、棘上韧带和骶外侧嵴，外侧在胸背部附着于肋角。浅层于腰部最强厚。深层位于腰方肌和骶棘肌之间，向上附着于第12肋下缘，向下附着于髂嵴，内侧附着于棘突和腰椎横突，外层与浅层会合，成为腹横肌和腹内斜肌起始腱膜。腰动脉的后支及腰神经的后支位于此层筋膜内，于骶棘肌外缘浅深两层筋膜会合处穿出至皮下。

枕外膜上缘起于枕骨上项线下缘，下缘附着于寰椎后缘、项韧带、前斜角肌、中斜角肌、肩胛提肌等处，并与脊筋膜相续。

寰枕后膜位于寰椎后弓上缘和枕骨大孔后缘之间。寰枕后膜为一宽而薄的韧带结构，连接于枕骨大孔后缘至寰椎后弓上缘，并向两侧延伸至寰枕关节囊。寰枕后膜的浅面紧贴头后小直肌，深面紧邻硬脊膜。寰枕后膜厚度相差较大，中央部厚度一般为1.5～2.0mm，而外侧缘仅（1.0±0.3）mm。

寰枕后膜与寰椎后弓的椎动脉沟围成一管，内有椎动脉第三段和枕下神经通过。在椎动脉沟部，并没有较完整的纤维膜性结构覆盖，形成明显的薄弱区，从寰枕后膜、寰椎后弓骨膜及寰枕关节韧带等结构延续来的膜性结构覆盖着此处的椎动脉。这些薄膜性结构对椎动脉有明显的限制作用，可以使椎动脉保持类似于椎动脉沟样较大的弧形大弯曲。若切除该膜，则使椎动脉不能保持完整的弧形弯曲而明显后突，甚至形成折曲。

脊柱周围的肌肉根据肌肉所在的位置，分为前群、外侧群及后群。

前群主要位于颈段脊往前面，肌肉较小，数量不多，但与颈椎的功能活动有密切的关系。主要有颈长肌、头长肌、头前直肌和头侧直肌。由颈脊神经的前支支配。

外侧群有斜角肌、腰大肌、腰小肌、腰方肌。

后群肌肉较强大，主要有斜方肌、背阔肌、肩胛提肌与菱形肌，是脊柱的重要外在稳定因素。

此外，枕下部左右各有4块椎枕肌，即头后小直肌、头后大直肌、头上斜肌和头下斜肌，后者构成枕下三角，三角底部由寰椎后弓和寰枕后膜组成。

脊柱的血管：横突前区和椎管内的动脉来自椎动脉、甲状腺下动脉和颈升动脉。横突后区的动脉绝大部分来自颈深动脉，上部分来自枕动脉降支（图2-11）。

颈椎骨的血供主要来自椎间动脉（图2-12、图2-13）。颈椎的椎间动脉多发自椎动脉。椎动脉自寰椎横突孔穿出呈锐角向后，穿过寰枕后膜（寰枕筋膜）经寰椎侧块后上方的椎动脉沟进入椎管，后经枕骨大孔入颅。椎动脉沟内约90%的椎动脉形成向后的隆起，最隆起处的后壁至寰椎后弓后缘（3.32±1.47）mm。静脉窦或包绕该段椎动脉，这些静脉位于椎动脉与寰椎后弓之间，形态不规则且位置

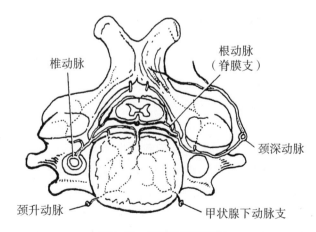

图2-11　颈椎动脉的配布

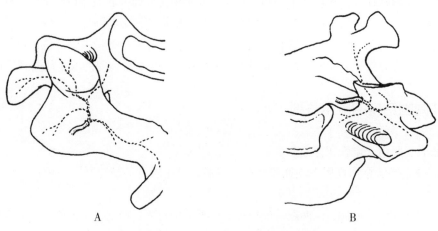

A. 颈椎弓的外面营养动脉；B. 颈椎弓的内面营养动脉

图2-12　颈椎弓的营养动脉

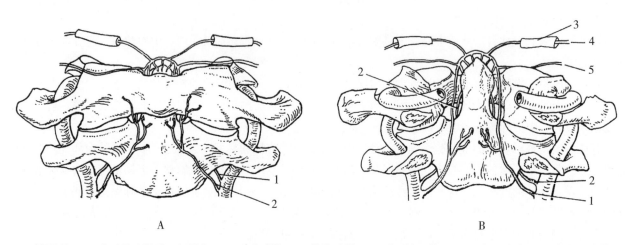

A. 前面观；B. 后面观（椎弓已切除）。1. 后升动脉；2. 前升动脉；3. 舌下神经管；4. 后水平动脉；5. 前水平动脉

图2-13　齿突的血液供应

不恒定。

　　椎间动脉一般是一条，有时成对，沿脊神经根的腹侧，经椎间孔，分支进入椎管内，在椎间孔内分为3个主要分支。

　　当颈椎发生骨质增生等病变时，可导致椎动脉血液动力学方面的改变，影响大脑血液供应，产生眩晕、恶心等症状。

　　T_{10}～T_{12}血供主要由相应的节段动脉（肋间后动脉）供应，此处的节段动脉由胸主动脉发出，其主干行至相应的椎体前外侧时发出分支（营养动脉、骨膜动脉），支配椎骨体、前纵韧带、椎肋关节等；沿椎体中份行至椎间孔前缘时发出3个主要分支，分别支配相应区域，前支行向椎体，后支行向椎弓，中间支经椎间孔下缘、沿脊神经根进入椎管，故中间支亦称根动脉，根动脉又分前根动脉、后根动脉，支配神经节和前根、后根（图2-14、图

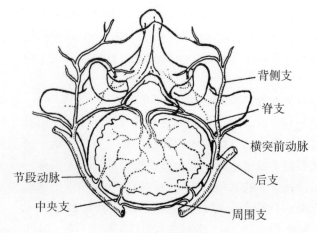

图2-14　胸腰椎动脉的配布

背侧支
脊支
横突前动脉
后支
节段动脉
中央支
周围支

2-15）。

　　L$_1$~L$_3$血供主要由相应的节段动脉（腰动脉）供应，此处的节段动脉由腹主动脉发出，沿腰椎体中部向后外行走，沿途发出分支至椎体前方，营养椎体、前纵韧带等。行至椎间孔前缘时发出3个主要分支，即前支、后支、中间支，其行走方向、支配范围与T$_{10}$~T$_{12}$相同。胸腰椎节段动脉的分支在椎体两侧、横突前外侧、椎弓后方、椎体后面等处形成纵形吻合链，同一节段左右两侧节段动脉的分支在椎体前面、椎管前后壁表面、椎弓后方等处形成横行吻合。节段动脉在椎间孔前缘发出的前支、后支、中间支是组成纵、横动脉吻合的主要分支（图2-14、图2-16、图2-17）。

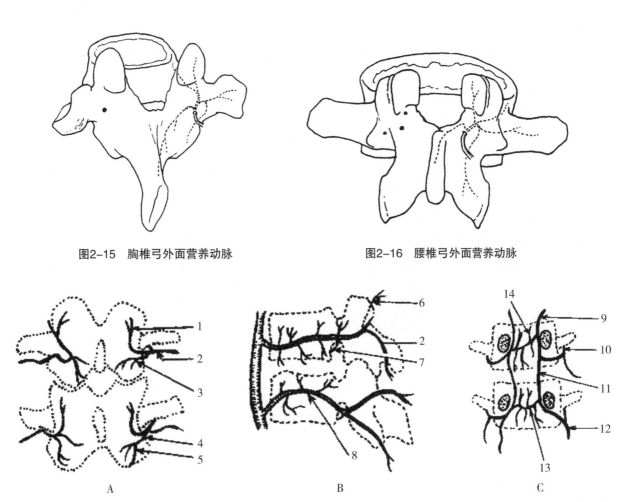

图2-15　胸椎弓外面营养动脉　　　　　　　　图2-16　腰椎弓外面营养动脉

1. 上关节动脉；2. 横突前动脉；3、5. 下关节动脉；4. 关节间动脉；6. 背侧支；7. 脊椎前支；8. 腰动脉；9. 升支；10. 前椎间孔动脉；11. 隆支；12. 供应神经根的分支；13. 横支；14. 垂直椎孔小分支

图2-17　腰椎的血供

　　脊柱周围的神经：颈神经前、后根自颈髓发出，向前外侧略下行走，与冠状面约呈45°进入神经根袖。颈神经根袖短而宽，呈长锥形，位于相应椎间孔的中下侧。由于颈椎间孔前部的椎间盘上下部分大小相似，且在颈椎间孔内神经根靠近椎间盘和椎弓根，故神经根易受椎间盘病变的影响。通常颈脊神经仅占椎间孔的一半，在骨质增生或韧带肥厚时，孔隙变小、变形，神经根就会受到刺激和压迫，产生上肢疼痛、手指麻木等症状。

　　神经根受累多发生于颈椎间孔的入口处。颈神经根离开硬脊膜囊时分为前根和后根，后根的直径是前根的2/3。在椎间孔内，前根沿后根的上方行走，二者共占据了椎间孔的1/3~1/4空间。在颈椎间孔的入口区，C$_5$以下的神经根自离开硬脊膜囊至相应椎间孔的走向逐渐倾斜，因此，下位的颈神经根可因上一节段的椎间盘的突出而受累。

　　第1颈神经以直角离开硬膜囊后，经过寰椎后缘的外侧部，分布于枕骨下肌群。

枕小神经纤维来自C₂、C₃颈神经，枕小神经穿出深筋膜后，分布于耳部、乳突部及枕部外侧区域的皮肤。

枕大神经为C₂颈神经后支的内侧支，其神经经头下斜肌和头半棘肌之间，在头半棘肌附着于枕骨处，穿过该肌，再穿过斜方肌腱及颈部的固有筋膜，在上项线下侧分为几支，感觉神经末支与枕动脉伴行，分布于上项线以上，可达颅顶的皮肤。

腰椎关节突关节的神经支（图2-18）：上关节支呈多源性，由后内侧支的起始部或后支本干发出，走向内上方，经过横突间肌并发出分支支配该肌。继续上行的分支到达上位椎骨关节突关节，分布于该关节囊的外侧部分，也就是说上关节支均为二级关节支，其非常细小，横径仅有（0.5 ± 0.2）mm，但行程较长，长度为（2.5 ± 0.4）mm。中关节支呈单源性，由后内侧支在即将进入骨纤维管之前或后内侧支行于骨纤维管之中时发出。中关节支为1支或2支，上行到达本节段关节突关节，分布于该关节囊的下部。由于中关节支是在本节段关节突关节的下方分出，行程甚短，一经分出即达关节囊。下关节支也呈单源性，由后内侧支在骨纤维管中或出骨纤维管之后发出。下关节支为1支或2支，下行到达下节段关节突关节，分布于该关节囊的上部。

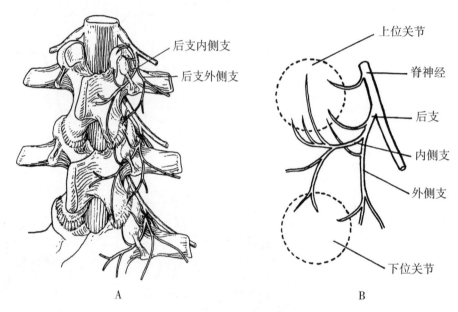

图2-18 关节突关节的神经支配

（张金波　刘玲　郭英）

参考文献

［1］ 钟世镇. 临床应用解剖学［M］. 北京：人民军医出版社，1998：284-290.

［2］ 饶书城. 脊柱外科手术学［M］. 2版. 北京：人民卫生出版社，1999：9-77.

［3］ 田慧中，项泽文. 脊柱畸形外科学［M］. 乌鲁木齐：新疆科技卫生出版社，1994：1-50.

［4］ 田慧中，刘少喻，马原. 实用脊柱外科学［M］. 广州：广东科技出版社，2008：1-111.

［5］ 田慧中，刘少喻，马原. 实用脊柱外科手术图解［M］. 北京：人民军医出版社，2008：8-48.

［6］ 田慧中，林庆光，谭远超. 强直性脊柱炎治疗学［M］. 广州：世界图书出版公司，2005：15-87.

［7］ 田慧中，吕霞，马原. 头盆环牵引全脊柱截骨内固定治疗重度脊柱弯曲［J］. 中国矫形外科杂志，2007，15（3）：167-172.

［8］ 田慧中，马原，吕霞. 颅盆牵引加弹性生长棒内固定治疗发育期间的脊柱侧凸［J］. 中国矫形外科杂志，2008，16（21）：1660-1663.

［9］ 田慧中，曲龙，吕霞，等. 牵拉成骨技术在发育期间脊柱畸形中的应用［J］. 中国矫形外科杂志，2006，14（13）：969-971.

［10］ 田慧中. "田氏脊柱骨刀"在矫形外科中的应用［J］. 中国矫形外科杂志，2003，11（15）：1073-1075.

［11］ 田慧中. 先天性脊柱侧弯的手术治疗［J］. 美国中华骨科杂志，1999，5：223.

［12］ 田慧中，李佛保. 脊柱畸形与截骨术［M］. 西安：世界图书出版公司，2001：75-148.

［13］田慧中．角形脊柱后凸的手术治疗［J］．中华骨科杂志，1992，12（3）：162-165.

［14］田慧中．脊柱外科医师要善于使用咬骨钳和骨刀［J］．中国现代手术学杂志，2002，6（1）：67-68.

［15］田慧中，王彪，吕霞，等．强直性脊柱后凸截骨矫正内固定术［J］．中国矫形外科杂志，2005，13（7）：509-512.

［16］田慧中，原田征行，田司伟．后方侵袭による脊椎骨切り术［J］．脊柱变形，1992，7（1）：4.

［17］田慧中．椎弓椎体联合截骨术治疗脊柱后凸和后侧凸［J］．中华骨科杂志，1989，9：321.

［18］戴尅戎．骨骼系统的生物力学基础［M］．上海：学林出版社，1985：261-292.

［19］BURRINGTON J D，BROWN C，WAYNE E R，et al. Anterior approach to the thoracolumbar spine：technical considerations［J］．Arch Surg，1976，111：456.

［20］TIAN H Z. Total spinal osteotomy for the treatment of kyphosis and kyphoscoliosis［C］．Japanese Scoliosis Society program of the 25th Annual Meeting，1991，25：23.

［21］BELL D B，LUCAS G B. Mechanics of the Spine［J］．Bull. Hosp. Joint Dis，1970，31：115-131.

［22］FRANCOIS L，WAFA S，STEPHANE R. et al. Three-dimensional geometrical and Mechanical modellingy the lumbar spine［J］．J Bimecha，1992，25（10）：1153-1155.

［23］ADAMS M A，HUTTON W C，STOTT J R，et al. The resistance to flexion of the Lumbar intervertebral joint［J］．Spine，1980，3：245-248.

［24］WATERS R L，MORRIS J M. Effect of spinal support on the electrical activity of muscles of the trunk［J］．J. Bone Joint Surg，1970，52：51-55.

［25］BARTELINK D L. The rote of abdominal pressure in relieving the pressure on the Lumbar intervertebral discs［J］．J Bone Joint Surg，1957，39：718-721.

［26］POPE M H，FTYMOYER J W，ANDERSSON G. Occupational Low Back Pain［M］．New York：CBS Educational and Professional Publishing，1984，46-56.

［27］KING A I，PRASAD P，EWING C L. Mechanism of spinal injury due to caudocephalad acceleration［J］．Orthop Clin North Am，1975，6：19-21.

第三章　脊柱手术相关影像学

近年来，随着影像诊断设备和检查技术不断创新，内容和方法不断丰富，特别是影像信息数字化，电子计算机辅助和图像重建成像成为当今影像学发展的主要方向，影像学在脊柱病变的诊断中愈发具有重要的位置。脊柱影像学常用检查方法包括X线摄片、CT、MRI、数字式血管造影、核素扫描，各种检查方法有其各自的使用范围，正确合理运用影像学检查手段，对于脊柱病变（炎症、肿瘤、外伤、畸形等）的临床诊断，病变的准确位置、范围、发展阶段和病变与脊柱周围组织的关系，制定治疗方案，确定麻醉路径及手术方式，判断预后等诸多方面具有重要价值。根据患者的具体情况，合理运用，尽量用低的费用解决问题，以求最大的费用/效益比。

第一节　X线诊断学

X线平片是脊柱疾病首选的检查方法，首先可以明确骨骼系统有无病变，另外X线运用时间长（始于1895年），积累了丰富的临床经验，多数疾病可根据X线平片做出诊断。

一、颈椎X线诊断学

照片应该包括颈椎周围的软组织，如颈前的软组织、项韧带等，另外要包括临近的上胸椎，以便计数颈椎节数。颈椎X线检查必须包括正位像和侧位像，观察颈椎椎间孔要用斜位，寰枢椎用正位开口位，判断椎间是否稳定采用前屈位和后屈位摄颈椎侧位像。颈椎外伤患者常常合并意识障碍或其他相关的损伤，过多的搬动患者可能加重患者颈髓的损伤，所以经常局限于一或两个投照体位，此时最有价值的投照体位为侧位。

（一）$C_3 \sim C_7$前后位

患者站立或仰卧于摄影台上，双臂下垂于身旁，身体正中矢状面与台面垂直，并与台面中线吻合，头微向上仰，使听鼻线垂直于台面，中心线指向C_4（或甲状软骨），并向头侧倾斜15°～20°。胶片上缘包括外耳孔平面，下缘至颈静脉切迹（图3-1），患者平静呼吸下屏气曝光。X线片可清晰显示$C_3 \sim C_7$椎体、椎间盘间隙及钩

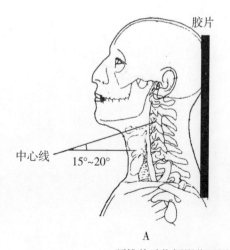
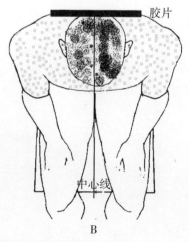

A. 颈椎前后位摄影位置图（侧面观）；B. 颈椎前后位摄影位置图（俯视）

图3-1　颈椎前后位投照法

椎关节。棘突投影于正中线上，与椎体相重叠，呈卵圆形。横突骨质清晰，向左、右突出。椎弓根呈轴位投影于椎体与横突相接处（图3-2）。在C$_3$～C$_7$颈椎前后位基础上略加改动，便可使C$_1$～C$_7$颈椎在一张照片上显示：①听眶线垂直于台面；②中心线垂直投照，入射点在C$_4$上3cm处；③曝光时屏气，头颅必须保持固定，下颌快速做张闭口活动，此时C$_1$～C$_2$背景模糊如体层片，椎体轮廓和骨质皆能清晰显示。

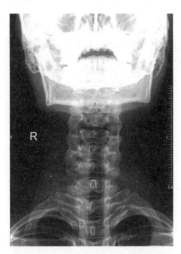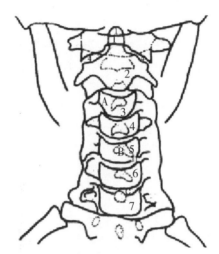

A. 椎体；B. 棘突；C. 椎间隙；1. 齿突（C$_2$～C$_7$椎体上标有数字）

图3-2　颈椎正位片

颈椎前后位X线片示：棘突位于正中线上，横突位于椎体两侧，椎弓根呈轴位投影于椎体与横突相接处，横突和棘突之间为椎板和椎弓前后平面，椎弓断面上下示关节突。

（二）C$_1$、C$_2$张口位

患者取仰卧位于摄影台上，身体正中矢状面与台面垂直，头稍向上仰。尽量张口，不能持久者可以在上下前齿间夹一海绵垫，使上颌切牙咬合面中点与乳突尖连线垂直于台面。上下切牙中点对胶片中心，中心线经上颌切牙咬合面中心垂直摄入胶片。曝光时让患者做"啊"声，以使上下颌张开（图3-3），以免门齿及下颌骨与1、2颈椎重叠，影响显影质量。该投照位置能清晰显示寰椎侧块、枢椎齿状突、寰枢关节、寰枕关节（图3-4）。枢椎齿状突位于寰椎两侧块之间，寰椎横

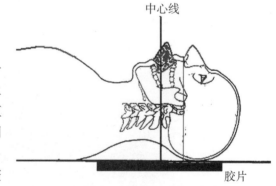

图3-3　投照张口位示意图

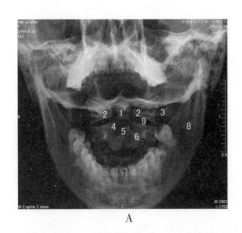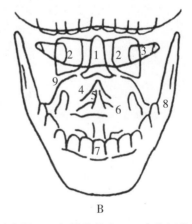

A　　　　　　　　　　　　　B

A. 寰枢椎张口前后位X线片；B. 寰枢椎张口前后位示意图。1. 枢椎齿状突；2. 寰椎侧块；
3. 寰椎横突；4. 枢椎椎体；5. 枢椎棘突；6. 枢椎椎板；7. 门齿；8. 下颌骨；9. 寰枢关节间隙

图3-4　寰枢椎张口前后位

突位于侧块的外部，其下方枢椎的骨质、椎弓、棘突显示清晰。

（三）颈椎侧位

患者取仰卧位或侧向坐于摄影架前。下颌上仰使听鼻线与躯体冠状面垂直，避免下颌支与上部颈椎重叠，为了不影响颈部的生理曲度，绝不要勉强患者做出该姿势。双肩尽量下垂，避免肩部与C_6、C_7重叠，身体正中矢状面与片盒平行，胶片上缘包括外耳孔，下缘抵颈静脉切迹。中心线与胶片垂直，经甲状软骨处颈部前后缘中点射入（图3-5）。若定位的重点为上部颈椎或下部颈椎，可适当上移或下移。曝光时患者需深吸气后屏气。该投照位置显示$C_1 \sim C_7$颈椎侧位影像，能观察颈椎的生理曲度上部包括部分枕骨和下颌骨，前部包括喉部软组织及其前后方其他软组织。椎体的形态、椎间隙、棘突、椎间关节、椎管前后径显示清晰（图3-6）。

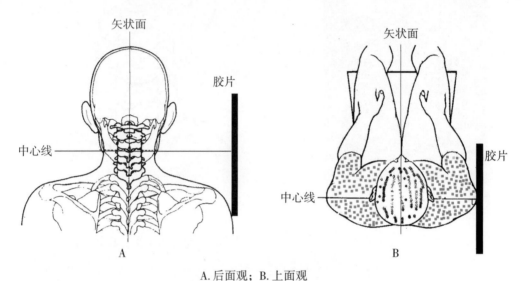

A.后面观；B.上面观

图3-5 颈椎侧位X线片投照法

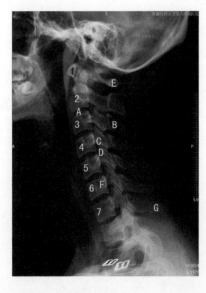

1. 寰椎前弓；A. 椎间隙；B. 棘突；C. 下关节突；D. 上关节突；E. 寰椎后弓；F. 横突；G. 隆椎（C_7棘突）（$C_2 \sim C_7$颈椎体上标有数字）

图3-6 颈椎侧位片

（四）颈椎斜位

患者取坐位，将患者肩部离开胶片而成为斜位，双肩下垂，冠状面与胶片呈45°，颈椎长轴与胶片长轴平行。胶片上缘抵枕外隆凸，下缘包括颈静脉切迹，颈部斜位中线对胶片长轴中线。中心线向头侧倾斜15°，以甲状软骨为中心射入（图3-7）。椎间孔于斜位片显示清晰，位于椎体与棘突之间，呈椭圆形，左前斜位显示右侧的椎间孔，右前斜位显示左侧的椎间孔（图3-8）。

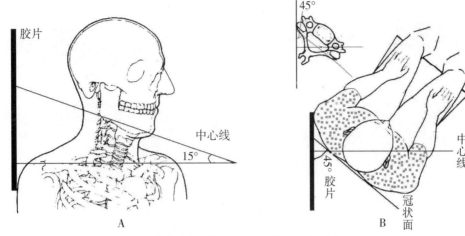

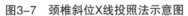

A. 中心线向头侧倾斜15°；B. 冠状面与胶片呈45°

图3-7 颈椎斜位X线投照法示意图

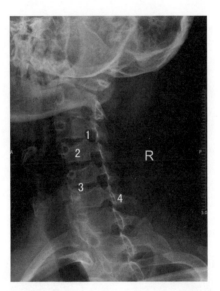

1. 椎间孔；2. 椎体；3. 椎间隙；4. 棘突

图3-8 颈椎斜位X线片

（五）颈椎运动的X线检查

过度伸展或屈曲后摄标准侧位X线片，观察颈椎的生理曲度、运动幅度和椎间隙（图3-9、3-10）。颈椎急性损伤不宜采用此方法。

（六）断层摄片

当普通X线检查可能忽视较深颈椎的解剖或周围结构掩藏细小病变时，可使用断层摄片。其原理为一方面使X射线源移动，另一方面让胶片同步地反向移动，使人体某个断面连续地聚焦在胶片的固定位置上，这样便淡化了被检查体目的断面以外的人体构造，相对增强了目的断面的摄影像。这种方法得到的断层图像不鲜明，但由于用它能得到与X线投影像同方向的断层像的优点，故在颈椎X线检查中使用。

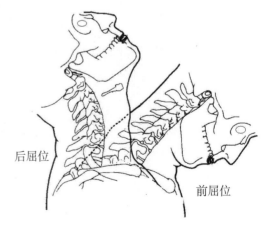

图3-9 过度伸展或屈曲后摄标准侧位X线片

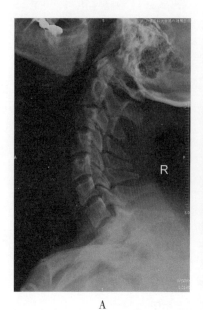
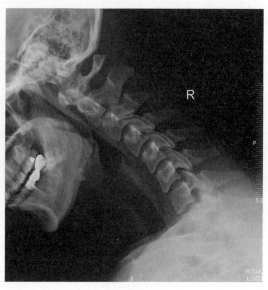

A.颈椎后屈位X线片；B.颈椎前屈位X线片

图3-10　颈椎运动位X线片

二、胸椎X线诊断学

（一）胸椎前后位

被检者仰卧于检查床上，身体正中矢状面对准检查床的中线，两臂置于身旁，下肢伸直或屈曲，影像接收器上缘平C_7，下缘包括L_1，中心线对准T_6（相当于胸骨体中点），垂直射入，所得影像显示胸椎正位像于照片正中。胸椎椎体呈四方形，自上而下排成一排，椎间隙显示清晰，临近椎间隙大致相同，两侧横突、椎弓根对称显示，棘突位于椎体正中。胸椎两旁有12对肋骨，每根肋骨的肋骨头与胸椎椎体的肋凹形成胸肋关节（图3-11）。

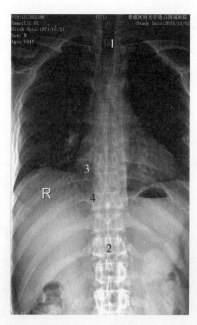
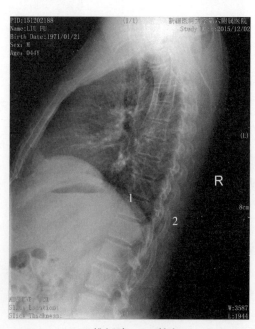

1. T_1椎体；2. T_{12}椎体；3. 胸椎横突；4. 胸肋关节

图3-11　胸椎前后位片

1. 椎间隙；2. 棘突

图3-12　胸椎侧位片

（二）胸椎侧位

被检者侧卧于检查床上，两臂上举屈曲，头枕于臂上，双下肢屈曲以避免身体晃动，身体冠状面与床面垂直，腰部用棉垫垫平，膝间放一沙袋，脊柱纵轴与检查床中线一致，影像接收器上缘平C_7，下缘包括L_1，中心线对准T_7椎体垂直射入。影像显示$T_3 \sim T_{12}$侧位像于照片正中，所示胸椎连贯成一生理性后凸的自然弧线，椎体为四方形，椎间隙显示清晰并优于正位片，棘突较长，斜向后下方，其余椎体附件结构亦显示清晰（图3-12）。

三、腰椎X线诊断

（一）腰椎前后位

被检者仰卧于检查床上，身体正中矢状面对准检查床的中线，双下肢屈曲，双足踏于床面，使腰背部尽量贴近床面，两臂置于身旁或上举，影像接收器上缘包括T_{11}，下缘包括上部骶椎，两侧包括腰大肌，中心线对准L_3（相当于脐上3cm处）垂直射入。影像显示$T_{11} \sim S_2$的椎骨及两侧腰大肌，腰椎椎体为两侧稍凹的四方形，椎间隙显示清晰，两侧横突对称，L_3横突较长，椎弓根、椎间关节、棘突亦显示清晰，各椎体骨小梁显示清晰，腰大肌及周围软组织层次可见（图3-13）。

（二）腰椎侧位

被检者侧卧于检查床上，两臂上举抱头，双下肢屈曲，身体正中矢状面与床面平行，影像接收器上缘包括T_{11}，下缘包括上部骶椎，中心线对准L_3垂直射入。影像显示腰椎生理性前凸，椎弓根、椎间孔、椎间关节及棘突显示清晰，椎间隙较正位片显示清晰，骨皮质及骨小梁显示良好（图3-14）。

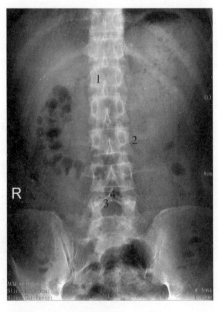

1. L_1椎体；2. L_3椎体横突；3. 椎板；4. 棘突

图3-13 腰椎正位片

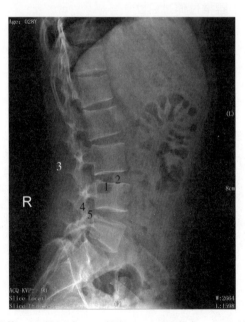

1. 椎体；2. 椎间隙；3. 棘突；4. 下关节突；5. 上关节突

图3-14 腰椎侧位片

（三）腰椎斜位

被检者侧卧于检查床上，然后身体向后倾斜，使身体冠状面与床面呈45°，必要时可在腰背部垫棉垫以支撑，影像接收器上缘平T_{12}，下缘包括部分骶骨，中心线对准L_3腰椎垂直射入。影像显示$L_1 \sim L_5$椎体及腰骶关节斜位影像，近片侧各椎弓根投影与椎体重叠。腰椎附件在斜位片上显示为"小狗"形态：近片侧的横突为"狗嘴"，椎弓根为"狗眼"，椎弓峡部为"狗颈"，上关节突为"狗耳朵"，下关节突为"狗前腿"，"狗耳"与"狗前腿"间的窄隙为关节突关节间隙。远片侧的椎弓、关节突关节组成"小狗"的后半部分，"后腿"为下关节突，"狗尾巴"为横突（图3-15）。

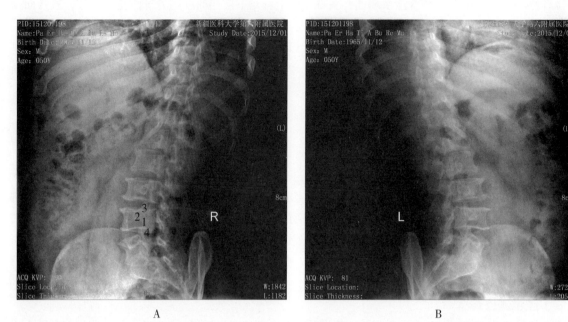

A.右斜位；B.左斜位。1.椎弓峡部；2.椎弓根；3.上关节突；4.下关节突

图3-15　腰椎双斜位片

（四）腰椎过伸过屈位

被检者立位，紧贴成像板，双手抱头，两脚稍分开站立，身体冠状面与成像板垂直，矢状面与成像板平行，身体尽量向前弯曲或向后弯曲，中心线对准腋后线L$_3$垂直射入。影像显示腰椎前后缘呈光滑连续的弧线，椎弓根、椎间孔、椎间关节及棘突显示清晰，椎间隙较正位片显示清晰，骨皮质及骨小梁显示良好（图3-16）。

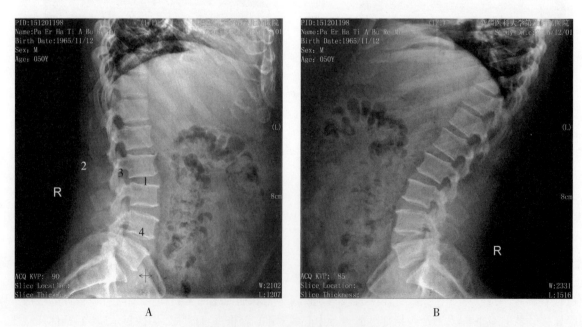

A.腰椎过屈位片；B.腰椎过伸位片。1.椎间隙；2.背部软组织；3.椎弓；4.椎体

图3-16　腰椎过伸过屈位片

四、骶尾骨X线检查

（一）骶尾骨前后位

被检者仰卧于检查床上，两臂置于身体两侧，双下肢并拢伸直，身体正中矢状面与影像接收器中线重合，上缘包括L_4，下缘包括耻骨联合下缘3cm。骶骨摄影时中心线向头侧倾斜15°~20°，经耻骨联合上缘3cm处射入；尾骨摄影时中心线向足侧倾斜15°，经耻骨联合上缘3cm处射入。影像分别显示骶骨、尾骨正位像，骶正中嵴位于影像中央，骶、尾骨骨质结构清晰，骶孔左右对称，无肠容物干扰（图3-17）。

（二）骶尾骨侧位

被检者侧卧于检查床，两臂上举抱头，双下肢屈曲，使身体冠状面与床面垂直，腰细臀宽者在腰下垫棉垫，影像接收器上缘平L_5，下缘包括尾椎，中心线经骶尾骨中部垂直射入。骶、尾骨骨质结构显示清晰，尾骨各节易于区分，多用于外伤后骨折的检查（图3-18）。

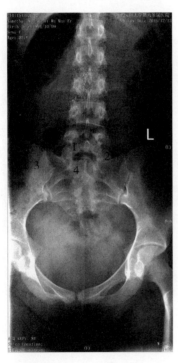

1. L_5；2. 腰骶关节；3. 骶髂关节；4. S_1椎体

图3-17 骶尾骨前后位片

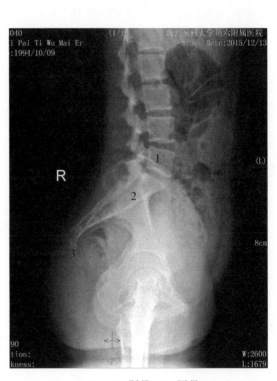

1. L_5；2. 骶骨；3. 尾骨

图3-18 骶尾骨侧位片

第二节 CT诊断学

由Hounsfield于1972年设计的电子计算机断层扫描已广泛用于临床。其原理是使用多个或单个X线束带源，对受检部位进行断层扫描，根据其穿透人体不同组织后的X线强度不同，再经过转换装置和电子计算机处理而呈现出特殊的断层图像。

脊柱的CT检查常规取仰卧位，如果是颈椎扫描应适当屈颈，腰椎扫描时必须用专用的腿垫，把患者双腿抬高，使腰椎生理屈曲减少，尽可能与床面平行。先根据临床拟诊的病变平面用侧位定位片为扫描的脊柱作定位，扫描重点为扫描椎体时机架无须倾斜，扫描椎间隙时应标定扫描层面并决定扫描架倾斜角度，并在扫描中进行调整，层面应与椎间隙平行并垂直于椎管的长轴，以使扫描层面适应于脊柱的正常生理性弯曲。

一、平扫

多层螺旋CT扫描时间与成像时间短，扫描范围广，层厚较薄并获得连续横断层面数据，并可进行后处理，获得二维、三维图像。扫描时应根据要求对特定部位进行CT扫描：颈椎通常层厚1.5～3.0mm，胸、腰椎层厚3～5mm，连续扫描，层距为2～4mm。对于脊柱应分别观察骨和软组织结构，一般观察骨，窗宽为1 000Hu，窗位为150Hu；而观察软组织，窗宽为350Hu，窗位为50Hu。

在脊柱CT的横断位图像上，椎体骨窗下显示为由薄层骨皮质包绕的海绵状松质骨结构，在椎体中部层面上有时可见松质骨中的"Y"形低密度线条影，为椎体静脉管。由椎体、椎弓根和椎弓板构成椎管骨环，硬膜囊居椎管中央，呈低密度影，与周围结构有较好的对比。椎弓根与椎体后缘间的夹角称侧隐窝，呈漏斗状或矩形，两侧对称，侧隐窝为神经根的通道。椎间盘由髓核和纤维环组成，其密度低于椎体，表现为均匀的软组织密度影。$C_3 \sim L_5$椎体上下相邻椎弓之间的小关节突相互形成小关节，两侧小关节一般对称，颈椎至胸腰椎逐渐增大。椎间孔左右各一，内与侧隐窝相连续（图3-19至图3-23）。

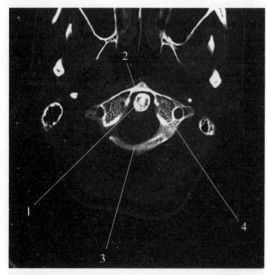

1. 齿突；2. 寰椎前结节；3. 寰椎后结节；4. 寰椎侧块

图3-19　正常寰椎，CT横断面平扫骨窗

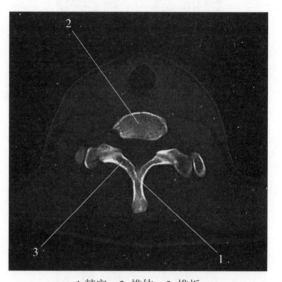

1. 棘突；2. 椎体；3. 椎板

图3-20　正常C_7椎骨，CT横断面平扫骨窗

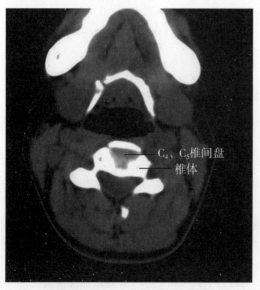

C_4、C_5椎间盘
椎体

图3-21　正常C_4、C_5椎间盘层面

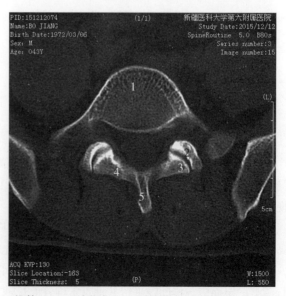

1. 椎体；2. 上关节突；3. 下关节突；4. 椎板；5. 棘突

图3-22　腰椎CT断面图

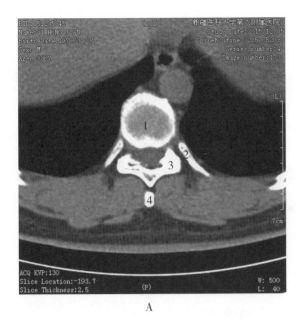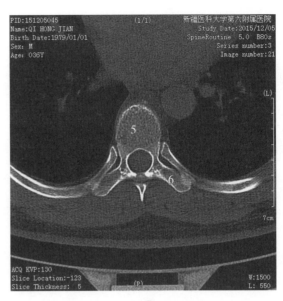

1. 椎间盘；2. 肋骨；3. 椎小关节；4. 棘突；5. 椎体；6. 横突

图3-23　胸椎CT断面图

二、靶CT技术

靶CT技术也称放大CT或目标CT，是为详细观察某一器官结构或病变细节而对兴趣区进行局部CT扫描的一种方法。常用小视野、薄层（1～3mm），扫描矩阵不变。因此不影响空间分辨力，图像仍清晰，有助于观察脊柱横断层各部结构细节。

三、重建技术

近年来，多层螺旋CT广泛应用于临床，其具有快速先进的扫描技术和强大的图像后处理功能，可重建形成三维立体图像，对临床有较高的应用价值。临床常用的重建方法有多平面重建（multiplanar reformatted，MPR）法、表面阴影遮盖（surface shaded display，SSD）法和容积渲染成像（volume rendering，VR）法。

MPR法通过薄层扫描，多排螺旋CT实现了图像的各向同性，可快速、随意、多方位选择原始数据中感兴趣的任一部分进行重建，以获得任一位置、任一层厚的高质量断层图像，这对三维图像做了很好的补充。而且通过调节窗宽和窗位很容易在软组织窗和骨窗之间相互切换，不但能显示骨折情况，还能清晰显示骨折周围软组织损伤情况。但MPR产生的仅仅是断层图像，缺乏立体感，难以表达复杂的空间结构（图3-24至图3-26）。

在多排螺旋CT中，SSD法是最常用的一种三维成像方法。SSD法为表面成像技术，所得图像立体感、真实感强，亦可三维旋转观察，符合人的视觉经验，此方法对空间结构复杂的颌面部骨折最具优势。SSD法得到的图像类似外科手术直视所见，不需断层解剖的专门知识就能看懂，外科医生最乐于接受。但SSD法是表面成像技术，容积资料丢失过多，细节显示不够，移位不明显的线样骨折不易显示。而且SSD法受阈值影响较大，如果阈值选择过高，而颈椎存在多数骨质较薄的区域，会造成"假孔征"而导致误诊；阈值选择过低，则相邻的、密度相近的骨质难以分界，掩盖病变，造成漏诊（图3-27）。

VR技术是随多层螺旋CT的出现而被广泛应用的一种较高形式的三维重建方法，它可100%利用扫描容积内的容积数据，获得的是真实的三维显示图像。根据透明度选择的不同，可将靶器官和周围组织同时显示出来，有助于观察靶器官和周围组织的关系。VR技术获得的是立体图像，不仅可通过任意旋转方向观察病变，还可利用切割技术，显示骨折的类型、骨折块的移位方向、距离和空间位置，关节面的朝向等，使临床医师直观了解复杂骨折类型和空间移位方式，有利于手术切口的设计和决定骨折的固定方式，减少手术盲目性，从而获得

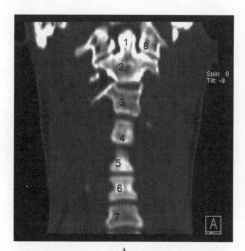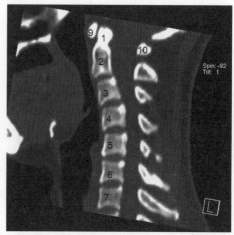

A   B

A. 颈椎冠状面CT重建；B. 颈椎MPR矢状面重建图。1. 齿突；2. C_2椎体；3. C_3椎体；
4. C_4椎体；5. C_5椎体；6. C_6椎体；7. C_7椎体；8. 侧块；9. 前结节；10. 后结节

图3-24　颈椎MPR冠状面、矢状面重建图

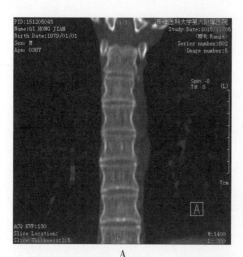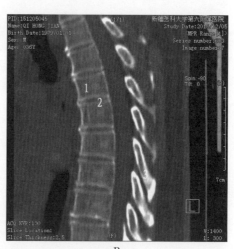

A   B

A. 胸椎MPR冠状位重建图；B. 胸椎MPR矢状位重建图。1. 椎体；2. 椎间隙；3. 棘突

图3-25　胸椎MPR冠状位及矢状位重建图

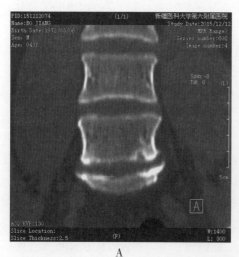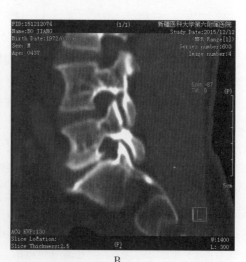

A   B

A. 腰椎MPR冠状位重建图；B. 腰椎MPR矢状位重建图

图3-26　腰椎MPR冠状位及矢状位重建图

良好的手术效果。但VR图像由于各组织透明度的不同，可透过一种组织观察到另一种组织，造成影像重叠，影响观察效果（图3-28、图3-29）。

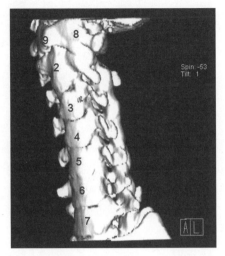
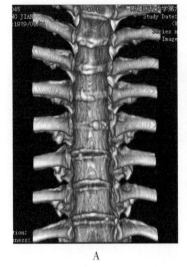
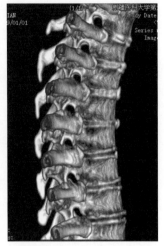

1. 齿突；2. C$_2$椎体；3. C$_3$椎体；4. C$_4$椎体；5. C$_5$椎体；6. C$_6$椎体；7. C$_7$椎体；8. 侧块；9. 前结节

图3-27　颈椎SSD图

A. 正面；B. 侧面

图3-28　胸椎VR三维图像

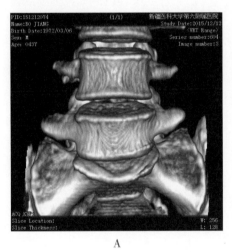
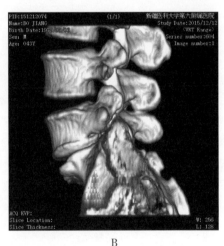

A. 正面；B. 侧面

图3-29　腰椎VR三维图像

四、增强扫描

经静脉增强扫描可显示正常血管及多血供病变。脊髓内血管母细胞瘤、室管膜瘤及星形细胞瘤多有较明显的强化，椎管内静脉畸形及椎间盘术后瘢痕组织增生也可强化。增强扫描对椎管内肿瘤、椎间盘术后瘢痕组织增生或术后复发的鉴别诊断有一定的作用。但由于椎管周围骨质的硬化伪影，较少采用经静脉增强扫描诊断椎管内病变。

五、脊髓造影后CT扫描脊髓造影

脊髓造影后CT扫描脊髓造影是将水溶性非离子型造影剂注入蛛网膜下腔后再作CT扫描的一种方法。一般以L$_4$～L$_5$或L$_3$～L$_4$棘突间隙为穿刺点，经该处向蛛网膜下腔注入造影剂4～6mL，浓度为170～240GI/L，也可在常规脊髓造影4～6h后进行CT扫描，对疑为脊髓空洞症者在造影后24h扫描。CT脊髓造影可清楚地勾画出脊髓、脊神经根结构及硬膜囊的外形，对椎管内病变的诊断价值大于经静脉增强扫描。此法可以确切地判定椎体与椎管矢状径的大小；有利于判定骨刺的大小与部位；可观测后纵韧带钙化的范围（长度与宽度）；可以观测脊髓在椎管内的位置、形态及其与周围的关系，尤其是与致压物之间的距离和关系；可除外及判定骨质本身的破坏性病变。本项检查常用于诊断颈椎管狭窄症、颈椎间盘突出症、颈椎骨折或脱位及颈椎管内肿瘤。但在有MRI设备的单位，目前CT脊髓造影也很少应用，因绝大多数情况下可被MRI所替代，仅在手术后由于脊椎上有金属固定物不宜作MRI时才采用此项检查。

六、CT椎间盘造影术

CT椎间盘造影术（CTM）是在常规椎间盘造影之后（约30min）进行CT扫描，从造影剂存在的位置和形状，了解椎间盘变性的程度和突出的方向、部位、程度的检查方法（图3-30）。

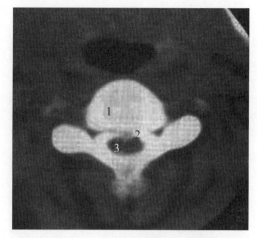

1. 椎体；2. 蛛网膜下腔；3. 脊髓

图3-30　CTM示颈椎后缘蛛网膜下腔充满高密度造影剂影

第三节　MRI诊断学

由于MRI对于脊柱检查具有多方位断层图像、多参数灰阶图像、流空效应和多序列成像检查，对不同组织具有较高的分辨显示能力，骨伪影少，检查的患者无X线照射，且免受造影剂注射的风险，在某些情况下已经成为检查脊柱病变的首选方法。脊柱退行性病变患者行MRI检查优于行CT及脊髓造影检查，MRI可清晰地显示椎间盘的髓核、纤维环、椎体的终板、脊柱的韧带结构，观察脊髓受压和变性，并可早期显示椎间盘退变情况。检查以矢状位、横轴位为基本扫描位置，必要时可加冠状位和任意倾斜位置扫描。常用MRI检查扫描序列有自旋回波序列（SE序列）、快速自旋回波序列（FSE序列）、梯度回波序列（GRE）、快速反转恢复序列（STIR）加脂肪抑制技术等。

一、脊柱MRI常规检查

脊柱由颈、胸、腰及骶尾骨构成，颈椎椎体较大。脊椎由椎体及其后外方的附件组成，椎体之间垫以椎间盘，借周围韧带将椎体连成一体。脊柱和椎旁软组织一起构成支撑人体上部质量的支柱。骨皮质及前后纵韧带在SE序列的T1WI、T2WI像上呈低信号，T1WI像上松质骨呈中等信号强度，随年龄增长可见弥漫性及斑点状高信号，为黄骨髓所致。椎间盘在T1WI像上信号较低，且不能区分纤维环和髓核，T2WI像上纤维环为低信号，髓核为高信号，在矢状位上呈三明治样结构。

硬膜外腔为脊膜与椎管之间的腔隙，其中填充硬膜外脂肪、韧带、神经和血管。脊髓位于蛛网膜下腔内，上端在枕骨大孔处与脑干的延髓连续，下端约在T_{11}、T_{12}部呈圆锥状膨大，至L_1～L_2水平移行为终丝形成马尾束。

脊柱的韧带包括前后纵韧带、黄韧带、棘间及棘上韧带等，脊柱韧带由胶原纤维构成，在T1WI和T2WI像上均呈低信号，但黄韧带由于弹力纤维成分较多，在T1WI和T2WI像上通常为中等信号，信号强度高于骨皮质，在梯度回波序列上呈高信号。

（一）颈椎MRI诊断学

采用脊柱相控阵表面线圈，患者仰卧位，使人体正中矢状面与床面长轴一致，头部固定，采集中心对准甲状软骨隆突处。向患者解释检查过程和注意事项，嘱患者在检查过程中尽量平稳呼吸并制动。由于线圈距离气管很近，如果线圈前方位置摆放不当，就会产生很大的呼气伪影。常规脊柱MRI检查首先应取得冠状定位图像（选用SE序列或GRE序列），并选择图像清晰的定位像来拟定扫描范围及方位，调整角度使矢状位图像平行于脊髓，且必须有一层通过脊髓中央，一般选用SE T1WI、FSE T2WI矢状位扫描，横轴位多采用GRE T2WI或FSE T2WI。

矢状面通常采用SE序列T1加权和FSE序列T2加权，层厚3mm，间距1mm，视野24cm，矩阵256×192，NEX=4。T1加权采用TR 500ms，TE 30ms，可在Gd-DTPA增强前、后使用。FSE序列T2加权采用TR 3 000ms，TE 100ms。STIR序列可以提高检出脊髓及软组织病变（如创伤、感染、转移性疾病）的敏感性。矢状位颈椎稍向前凸弯曲，从C_3~C_7椎体逐渐变宽增大，C_1无椎体和棘突，由后弓连接的两个侧块承受头部质量，C_2齿状突与基底结合处为软骨，矢状位呈无信号横条带为正常变异，易误认为骨折。颈椎的椎弓较短，两侧椎弓在后方形成棘突，C_7为移行椎，它的棘突较长、较厚，并向下斜行。颈髓矢状位T1WI像为均匀中等信号，脑脊液为低信号，形成鲜明对比，T2WI像为中等或略低信号（图3-31）。

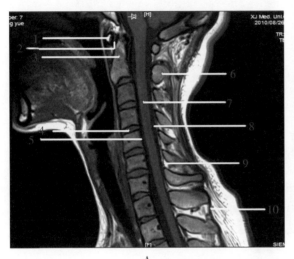 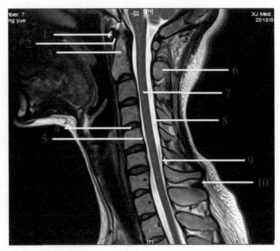

A　　　　　　　　　　　　　　　　　　　　B

A. 颈椎正中矢状位T1WI；B. 颈椎正中矢状位T2WI。1. 寰椎前弓；2. 环枢前关节；3. 齿状突；4. 椎间盘；5. 后纵韧带；6. 棘突；7. 脊髓；8. 蛛网膜下腔；9. 黄韧带；10. 棘上韧带

图3-31　矢状面通常采用SE序列T1加权和FSE序列T2加权

颈椎横断面扫描通常采用T2加权，TR 700ms，TE 20ms，翻转角30°，视野16cm。SE序列T1加权可在增强前、后使用，应采用流动补偿以减少血管及脑脊液流动伪影。磁化转换梯度回波与GE序列、FSE序列T2加权相比，对比度提高，可更好地显示椎间盘突出、椎间孔狭窄及髓内病变（图3-32）。

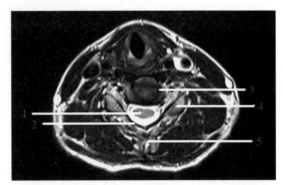

1. 脊髓；2. 黄韧带；3. 钩突关节；4. C_2椎体下关节突；5. C_2椎体棘突分叉

图3-32　C_2椎体T2WI轴位

（二）胸椎MRI诊断学

胸椎MRI检查采用脊柱相控阵表面线圈，被检者仰卧位，使人体正中矢状面与床面长轴一致，采集中心对准胸骨中心。矢状面通常采用SE序列T1加权和FSE序列T2加权，层厚3mm，间距1mm，视野34cm，矩阵512×224，NEX=2。T1加权采用TR 500ms，TE 18ms，可在Gd-DTPA增强前、后使用。FSE序列T2加权采用TR 3 000ms，TE 85ms。定位中心在T_6、T_7之间，相位编码方向为上下向，以减少脑脊液流动伪影以及来自腹腔脏器的呼吸运动伪影及大血管搏动伪影的影响，增加前后方向的空间分辨力。矢状位上胸椎椎体前面凸，后面凹，横径和前后径大致相等，从上至下逐渐增大。胸椎的硬膜外腔富

含脂肪、韧带、血管、神经，蛛网膜下腔内的脑脊液对于脊髓的显示是良好的天然对比，胸段硬膜囊比脊髓明显大，胸髓略圆，胸段脊髓T1WI像灰质信号比白质信号低，T2WI像灰质信号比白质信号高，脊髓灰质呈典型的蝴蝶形（图3-33A、图3-33B）。

胸椎横断面扫描通常采用T2加权，TR 3 000ms，TE 85ms，层厚5mm，间距1mm，视野20cm，矩阵256×256，NEX＝3。定位像应平行于椎间盘，相位编码方向为左右向，以避免腹腔脏器的呼吸运动伪影及大血管搏动伪影重叠于胸椎及胸髓上（图3-33C）。

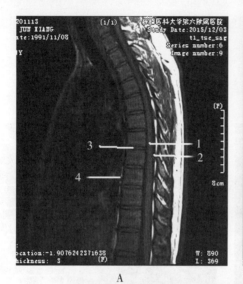
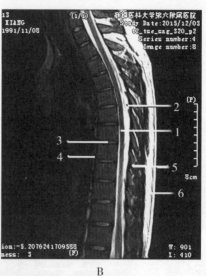

A

B

C

A. 胸椎MRI正中矢状面T1WI；B. 胸椎MRI正中矢状面T2WI；C. 胸椎MRI轴位T2WI。

1. 胸髓；2. 蛛网膜下腔；3. 椎间盘；4. 椎前静脉丛；5. 棘突；6. 皮下脂肪；

7. 胸肋关节；8. 胸主动脉；9. 硬膜外间隙

图3-33　胸椎MRI

（三）腰骶椎MRI检查

腰骶椎MRI检查采用脊柱相控阵表面线圈，被检者仰卧位，使人体正中矢状面与床面长轴一致，采集中心对准脐上3cm。首先应取得冠状定位图像，并选择图像清晰的定位像来拟定扫描范围及方位。矢状面通常采用SE序列T1加权和FSE序列T2加权，层厚4～5mm，间距1mm，视野30cm，矩阵512×192，NEX＝2～3。T1加权采用TR 400ms，TE 24ms，可在Gd-DTPA增强前、后使用。FSE序列T2加权采用TR 3 000ms，TE 90ms。相位编码方向为上下向，以减少脑脊液搏动伪影、呼吸运动伪影及大血管搏动伪影，增加前后方向的空间分辨力。腰椎椎体横径大于前后径，椎管是由前面的椎体、侧面的椎弓以及后面的椎板、棘突组成。椎间盘由软骨板、纤维环及髓核三部分组成，形成三明治样结构，位于上下椎体之间（图3-34A、图3-34B）。

　　腰骶椎横断面扫描通常采用T2加权，TR 2 800ms，TE 90ms，层厚5mm，间距1mm，视野18cm，矩阵256×192，NEX=3。定位像应平行于椎间盘，相位编码方向为左右向，以避免呼吸运动伪影及大血管搏动伪影重叠于脊髓解剖结构上（图3-34C）。

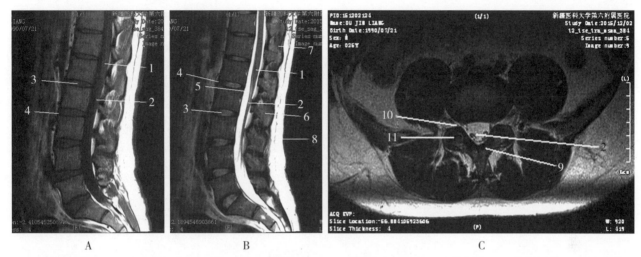

A. MRI矢状面T1WI；B. MRI矢状面T2WI；C. MRI轴位T2WI。1. 脊髓；2. 马尾；3. 椎间盘；4. 前纵韧带；5. 蛛网膜下腔；6. 棘突；7. 棘上韧带；8. 皮下脂肪；9. 椎板；10. 椎间孔；11. 关节突关节

图3-34　腰椎MRI

二、脊柱增强MRI检查

　　Gd-DTPA增强检查常规静脉内按0.2mL/kg注入造影剂，由于Gd-DTPA明显缩短T1弛豫时间，因此只需做SE序列T1WI即可，但需联合使用脂肪抑制技术。根据病变部位行矢状位、冠状位、横轴位及任意方位扫描，扫描层面尽量与平扫层面一致。需行延迟扫描者，多在注药后40min进行。此检查可用于感染、肿瘤和椎间盘突出手术后复发与硬脊膜外纤维化的鉴别。对于后者，注入造影剂后应立即做T1加权像矢状和轴位扫描，如延误扫描，造影剂可弥散到间盘碎片中，使鉴别困难。根据病情需要、机器性能，有时还需行STIR、高分辨扫描、3DSPGR扫描、脊髓水成像、动态增强扫描及动态功能成像等。

三、脊柱影像学检查方法的优选

　　CT对脊柱病变的诊断有许多优于常规X线平片之处，对脊髓病变则需行CT脊髓造影（CTM），目前MRI广泛应用，已基本上取代了CTM，但CT在脊柱病变的诊断上仍具有特殊的价值。对椎间盘病变及退行性病变，CT能清楚显示腰椎间盘的形态及其与硬膜囊和神经根的关系，通过观察椎间盘的轮廓和椎间隙的高度，可鉴别椎间盘退行性变和突出。CT诊断腰椎间盘突出的准确率大于90%，而且由于CT还能清楚地显示椎骨的继发改变，故可作为腰椎间盘突出的首选检出方法。但CT不能显示椎间盘纤维环上的裂隙，即不能直接显示髓核通过裂开的纤维环向外突出。CT也不易将椎间盘游离碎块与非外伤性硬膜外血肿和肿瘤、椎间盘手术后复发和纤维瘢痕鉴别。MRI在这些方面优于CT，唯对腰椎间盘突出的诊断准确率二者基本相仿。对颈段椎间盘，CT横断位扫描结合矢状位重建，既可显示椎间盘突出，又可显示颈椎及关节突关节骨赘和后纵韧带钙化，并有助于椎管狭窄的评价。对颈椎间盘突出伴随椎管异常骨化或钙化者，CT是最佳检查方法。但对颈椎间盘突出与脊髓关系的显示，MRI优于CT。胸椎间盘突出容易发生钙化，邻近椎体多可见骨赘，并常压迫脊髓。CT显示钙化和骨赘敏感，且能准确定位，但因胸椎管内硬膜囊外脂肪少，CT显示胸椎间盘突出及其对脊髓的影响不如MRI。因此，胸椎间盘突出应首选MRI，CT应作为检查的补充。脊椎骨肿瘤最常见的为转移瘤，原发性肿瘤较少见，CT和常规X线片是脊椎骨肿瘤的基本检查方法，CT在显示肿瘤范围包括骨内外受累的范围、显示肿瘤的组织结构及钙化，明显优于X线平片。CT由于可显示钙化及椎骨结构，因而有助于作出鉴别诊断，特别是对以骨髓受累为主的肿瘤，如多发性骨髓瘤及转移瘤的显示及脊椎肿瘤累及硬膜外及脊髓的评价不如MRI。CT在显示脊柱感染性病变所致脊椎骨改变的同时，也可显示椎管内硬膜外、脊柱旁的受累及椎间盘的病变，结合定位以及CT矢状位重建明显优于X线平片，在定性诊断上也优于MRI。但CT的软组织对比分辨率低于MRI，对病变累及椎管内的显示也不如MRI。对大多数脊柱损伤，常规X线平片仍是首选的检查方法，对观察不稳定骨折如椎弓骨折、关节突关节脱位、显示骨折碎片及其在椎管内的位置，CT是最佳的检查方法。将薄层横断位扫描的CT图像重建为矢状位及冠状位，对$C_1 \sim C_2$椎骨骨折特别是没有移位的枢椎齿状突骨折的显示，CT有极高的价值。但CT对脊髓、脊神经损伤的诊断又不如MRI。当X线平片检查脊椎正常而有神经症状者，应首选MRI检查。为全面地显示病变，有时需采用CT和MRI联合检查。CT诊断椎管内病变多需静脉注射造影剂或椎管内注射造影剂，静脉注射造影剂主要适用于脊髓血管畸形等。CTM适用于椎管内肿瘤、脊髓空洞症、发育畸形、血管畸形、蛛网膜炎、创伤术后观察等。有条件的地方，椎管内的上述病变基本上已被MRI所代替，CTM主要用于不能行MRI检查者。

（贾绍环　张锐　米克热娜依·买买提江）

第四节　常见先天性脊柱畸形影像学表现

脊柱畸形在临床工作中较多见，主要有分节不良、移行椎、脊椎裂、侧弯畸形、脊椎峡部不连及脊髓畸形等。目前有多种影像学检查可供选择，以评估脊柱畸形，可用于提供诊断信息、术前及术后评估、术后随访等。X线片对脊柱畸形的评价能提供更多的信息，某些动力位平片，如侧屈、屈曲、伸展位X线片能评估脊柱的活动度和稳定性。CT检查能更好地显示骨结构，并结合二维、三维重建对脊柱畸形的细节显示更为清晰，MRI检查对软组织分辨率较高，对脊柱畸形临近软组织病变及脊髓畸形显示良好。

（一）椎体融合

椎体融合又称阻滞椎，是发育过程中脊椎分节不良所致，最常见于腰椎和颈椎。X线平片显示两个或两个以上的椎体之间融合，可以是完全融合或部分融合，完全融合受累椎体椎间盘消失，部分融合受累椎体残留部分椎间盘痕迹，或只残留骨性终板，可见椎体或椎体与附件同时受累。融合的两椎体及椎间盘之和的高度与相邻两个正常椎体及椎间盘之和的高度相同或略增加，前后径稍变小，易与边缘型结核遗留的椎体融合鉴别（图3-35）。

（二）寰枕融合

寰枕融合畸形又称寰椎枕骨化或寰椎同化，常伴有$C_2 \sim C_3$融合，是一种常见的颅颈交界区（craniovertebral junction，CVJ）畸形，可为完全或部分融合，有些只累及后弓，有些则累及前弓及侧块。此类疾病的关键病理变化是在骨性畸形的基础上容易发生寰枢椎脱位（atlantoaxial dislocation）而导致延颈髓交界区压迫。这些异常可用X线平片显示，CT横断面扫描后行二维、三维重建效果最佳（图3-36）。

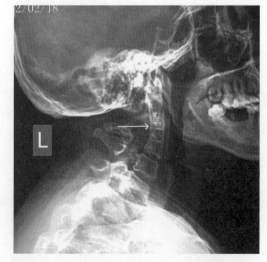

图3-35　颈椎侧位片示$C_2 \sim C_5$椎体椎间隙消失，椎体融合，椎体体积减小

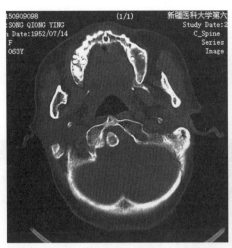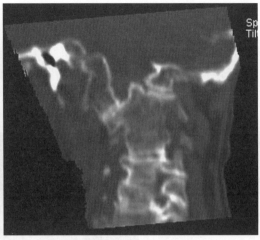

图3-36　寰枕融合伴C$_2$、C$_3$椎体融合畸形

（三）Klippel-Feil综合征

早在1912年由Klippel和Feil报道的颈椎先天融合畸形（故又名Klippel-Feil综合征）系由短颈、后发线低和颈椎活动受限三大临床特点所组成，仅在伴有临床症状时方需治疗。现已广泛用来指任何寰枕、颈椎的先天性融合。此类患者常伴有其他畸形，如斜颈、高位肩胛、颈肋、半椎体、脊柱裂等。

1. X线改变　于颈椎常规正位及侧位X线平片上均可发现颈椎先天发育性融合畸形的部位与形态，其中以双椎体融合者为多见，而三节以上者甚少。在颈段，半椎体畸形属罕见（多见于胸、腰椎节）。根据病情需要，尚可加摄左、右斜位及动力性侧位片，以全面观察椎节的畸形范围及椎节间的稳定性。

2. 其他　对伴有脊髓症状者，可争取做MRI检查，对合并有椎管狭窄及神经系统症状者，亦可行CT或脊髓造影检查，以确定椎管状态及脊髓受累情况。

（四）脊椎裂

脊椎裂是妊娠早期、胚胎发育时，神经管闭合过程受到影响而致脊椎管的一部分没有完全闭合的状态，是一种常见的先天畸形。主要分为以下几种。

1. 隐性脊柱裂（spina bifida occulta）　这一类畸形很多见，只有脊椎管缺损，脊髓本身正常，因此没有神经系统症状，对健康没有影响（图3-37）。

2. 脊柱裂伴有脑脊膜膨出（meningocele）　在脊柱缺损部位有囊状物，较多发生在腰骶部。肿物为圆形，可能长得很大，里面只有脑脊膜和脑脊液，没有脊髓及其他神经组织。X线平片正位能显示脊柱裂，侧位显示相应部位外凸的软组织肿块影。CT能显示棘突裂，外突的脊膜囊，囊内充满脑脊液为低密度。MRI可清晰显示背侧棘突裂，并可显示脊膜和脑脊

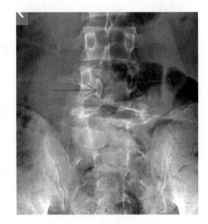

图3-37　L$_4$椎体后方隐裂

液通过该缺损处突向背侧皮下，囊内容物在各个序列上与脑脊液信号一致，并与椎管相通。

3. 脊柱裂伴有脊髓脑脊膜膨出（meningomyelocele）　多发生于腰骶部，亦可见于背部肿物为圆形，可能大如橘子，里面除脑脊膜和脑脊液之外，还有神经组织。外面盖有很薄的皮肤，在中心区可能只盖有半透明的脑脊膜。X线片正位能显示脊柱裂，椎弓根间距增宽，侧位显示相应部位外凸的软组织肿块影。CT能显示椎弓、棘突等骨骼发育畸形、膨出的方向，以及膨出内容物中脑脊液为低密度，神经组织为等密度。MRI是首选检查方法，可显示脊柱骨质缺损、脊髓低位、脊髓变形从骨质缺损处突向背侧。

（五）矢状椎体裂及半椎体

矢状椎体裂是一种脊柱椎体畸形，是椎体的两个软骨中心联合异常，椎体成为左右对称的两个三角形骨块，在正位X线片上形似蝴蝶的双翼，故称蝴蝶椎（图3-38）。如果一侧的软骨中心不发育，则成为半椎体

（图3-39）。可引起不同程度的脊柱畸形，如脊柱侧凸，因单发或多发半椎体畸形所致；脊柱后凸畸形，见于后侧半椎体畸形者；脊柱侧凸及旋转畸形（图3-40），严重侧弯者，如果躯体上部重力不平衡，则于发育过程中可逐渐形成伴有明显旋转的侧弯畸形，并伴有胸廓变形等体征。半椎体畸形伴有后侧半椎体畸形时亦易发生，身高生长受限，以多发者影响为大。X线片即能显示椎体畸形的部位及引起脊柱侧弯、后凸等畸形的程度，如有必要可行CT及MRI检查。

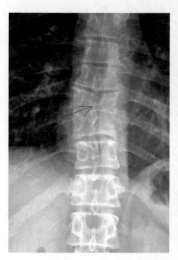
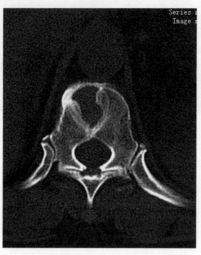
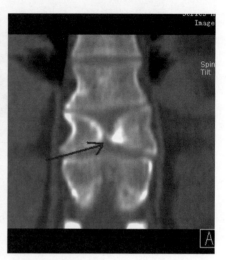

图3-38　矢状椎体裂，X线片上形似蝴蝶的双翼，又称蝴蝶椎

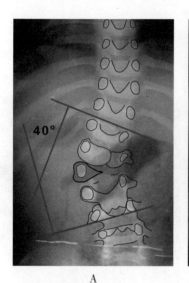
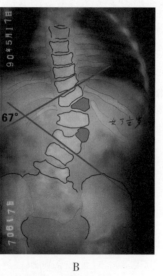
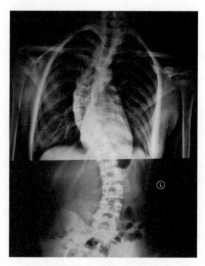

A　　　　　　　　　　　B　　　　　　　　　　图3-40　脊柱双弯畸形
A.单侧1个半椎体；B.同一侧两个半椎体
图3-39　半椎体畸形

（六）移行椎

为常见的脊柱先天性异常，由脊柱错误分节所致，系指颈、胸、腰、骶等各段脊椎于交界处相互移行成另一椎骨的形态者，或称之为"过渡脊椎"。此种情况虽可见于颈、胸各段，但绝大多数病例发生在腰骶部。常见有：①腰椎骶化指L_5全部或部分转化成骶椎形态，使其构成骶骨块的一部分。X线片上以L_5一侧或两侧横突宽而过长，并与骶骨融合成一块，或与髂骨嵴形成假关节（图3-41）；②胸椎腰化指T_{12}失去肋骨而形成腰椎样形态，并具有腰椎的功能；③骶椎腰化指S_1演变成腰椎样形态者，骶椎出现与骶翼分离的横突，大多在读片时偶然发现，一般多无症状（图3-42）。

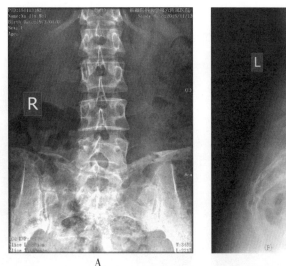
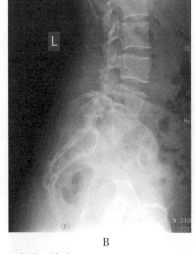

A.正位X线片；B.侧位X线片

图3-41　腰椎骶化，L5两侧横突宽而过长，并与骶骨融合成一块，与髂骨嵴形成假关节

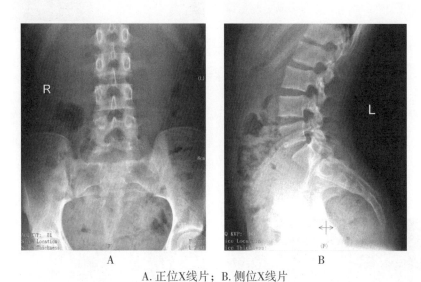

A.正位X线片；B.侧位X线片

图3-42　骶椎腰化，骶椎出现与骶翼分离的横突

（七）椎弓峡部不连及脊椎滑脱

椎弓峡部不连可发生于椎体一侧或两侧，其棘突或正常，或缺如，或合并脊椎裂等其他畸形，但在临床上无症状或滑脱，此种不连也称为脊椎崩解，由于椎弓两侧峡部不连而导致该椎体相对于邻近的椎体向前滑移，即为脊椎滑脱，相对于脊柱退行性变引起的滑脱，此类型称为真性滑脱。

此病多发生于20～40岁成年人，绝大多数发生于L_5，患者可能没有任何症状，仅仅在拍片时发现，也可能出现各种相关症状，如腰痛、下肢疼痛、麻木、无力，严重时可出现大小便异常。滑脱较重的患者可能会出现腰部凹陷、腹部前凸，甚至躯干缩短，走路时出现摇摆。

X线检查常用的投影位置为前后位、侧位与斜位。前后位椎弓崩解在前后位上常不易显出，如有明显的峡部缺损，当裂隙之平面与X线平行时，可在环形阴影之下，见一密度减低的斜行阴影，以及椎弓峡部结构紊乱等。侧位为两侧椎弓峡部缺损，可在椎弓根的后下方、上下关节突之间，见一斜行骨质密度减低阴影，其后部高于前部，如缺损为单侧则不容易见到。斜位片左右45°斜位像为显示峡部之最好位置，正常椎弓附件形如小狗状，"狗嘴"表示同侧横突，"狗眼"表示椎弓根，"狗耳"为上关节突，"狗颈"为峡部，"狗体"为椎板，前后"狗腿"表示同侧与对侧之上下关节突，"狗尾"为对侧横突。如峡部不连，则于颈部可见一带状密度减低阴影，亦称"项圈征"，此即椎弓峡部不连，如有滑脱，则上关节突及横突随椎体前移，如砍下之狗头颈（图3-43）。

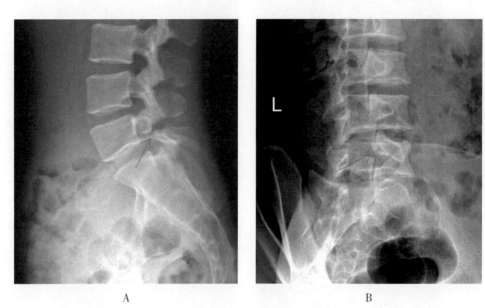

A.侧位X线片；B.斜位X线片

图3-43 椎弓峡部不连，呈现"项圈征"

测量滑脱的程度以Meyerding测量法较合适，即将下一椎体由后向前分为四等份，根据前移椎体后下缘在下一椎体上缘的位置，脊椎滑脱分为四度，例如位于第一等份内为Ⅰ度，位于第二等份内为Ⅱ度。

CT及MRI：椎弓根骨质部分缺损，椎间盘突出，神经孔、椎管变形，椎弓根断裂，椎弓不对称，棘突偏向一侧，CT可出现"双关节"征（图3-44）。

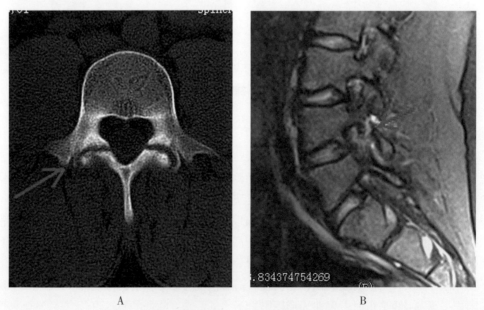

A.腰椎CT断面图，可见椎弓根断裂呈"双关节"征；B.MRI矢状面FS-T2WI图，可见椎弓根断裂

图3-44 腰椎椎弓峡部不连

（贾绍环　张锐　吕霞）

第五节　脊柱外伤影像学表现

一、脊椎骨折

1. 临床特点　由于外伤，脊柱受到突然的纵轴性暴力冲击，使脊柱骤然过度前屈，使受应力的脊柱发生骨折。常见于活动范围较大的脊椎，如$C_5 \sim C_6$，$T_{11} \sim T_{12}$，$L_1 \sim L_2$等部位，以单个椎体多见。患者受伤处局部肿胀、疼痛，活动功能障碍，甚至出现神经根或脊髓受压及受损症状。

脊柱骨折分为次要损伤和重要损伤，前者包括单纯的横突、棘突、关节突和椎弓峡部骨折，这类骨折极少引起神经损伤及脊柱畸形；后者包括压缩或楔形骨折、爆裂骨折、安全带骨折及骨折-脱位。

从生物力学角度脊柱分为前、中、后三柱：前柱包括前纵韧带及椎体、纤维环和椎间盘的前2/3；中柱包括椎体、纤维环和椎间盘的后1/3及后纵韧带；后柱为脊椎骨附件，骨性结构包括椎弓根、椎板、关节突、横突和棘突，软组织为椎间关节的关节囊、黄韧带、棘间和棘上韧带。

2. 影像学表现　依据三柱理论，可将脊柱骨折的X线平片及CT所见分为5种类型：

（1）压缩或楔形骨折　以胸腰椎最常见，占所有胸腰椎骨折的48%。损伤机制为脊柱过屈，引起前柱的压缩。X线表现为椎体前侧上部终板塌陷，皮质断裂，而后柱正常，致使椎体呈楔形（图3-45）。

（2）爆裂骨折　占所有脊柱骨折的14%，常可压迫脊髓。损伤机制为椎体的轴向压缩，形成上和（或）下部终板粉碎骨折。前、中、后柱都受累，并有骨碎片突入椎管，同时也可有椎板骨折，椎弓间距加大（后柱受累）（图3-46）。

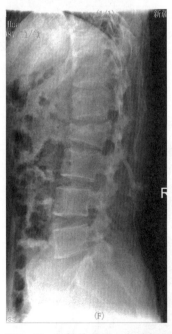

图3-45　L_2椎体前侧上部终板塌陷，皮质断裂，致使椎体呈楔形

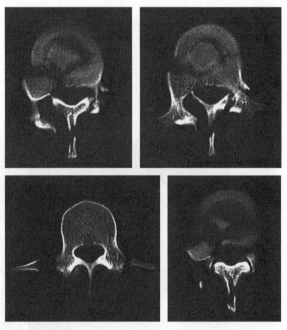

图3-46　腰椎爆裂骨折，前、中、后柱都受累，并有骨碎片突入椎管，同时也有椎板、棘突及横突骨折

（3）安全带骨折　多见于车祸，占全部脊柱骨折的5%。其机制为以安全带为支点，上部躯干前屈，后柱与中柱受到牵张力而破裂。X线平片上，骨折线横行经过棘突、椎板、椎弓与椎体，后部张开，或仅有棘上、棘间与黄韧带断裂，关节突分离，椎间盘后部破裂，或骨折与韧带断裂同时存在。

（4）骨折-脱位　占全部脊柱骨折的16%，而其中有75%可引起神经受损。受伤机制为屈曲加旋转和剪力，三柱都有损伤。平片上主要显示椎体脱位、关节突绞索，常伴骨折。CT对显示关节突的位置很有价值。脊柱骨折脱位的评价：将椎体分为四等份，骨折脱位时，椎体错位1/4为Ⅰ度脱位，椎体错位1/2为Ⅱ度脱位，椎体错位3/4为Ⅲ度脱位，椎体完全错位为Ⅳ度脱位。脊柱骨折脱位又分前脱位和后脱位，判定时以下一个椎体为基础，上一椎体前移为前脱位，反之为后脱位（图3-47）。

（5）脊柱复杂型骨折　指脊柱骨折有跳跃性改变，两个以上不相连椎体骨折，可伴骨折脱位，除前、后脱位外，亦可左右脱位，可有椎体旋转、扭曲、变形，椎体间相互嵌入等改变。

椎体骨折在脂肪抑制T2WI，骨小梁水肿呈高信号（图3-48），对诊断椎体骨折有定性意义。抑制T2WI对水肿敏感性高，如将损伤骨小梁、累及中柱的信号都归入爆裂骨折。对安全带骨折，MRI显示损伤的椎板、椎弓根内异常信号。骨折脱位者可显示脱位情况以及韧带、小关节、椎间盘损伤的异常长T2信号，并可合并脊髓损伤。

脊柱损伤常伴有韧带损伤。颈部外伤时，颈部前纵韧带损伤多见，呈长T2信号，除此之外，还可见局部椎前软组织增厚。T1WI多仅显示形态变化。后纵韧带损伤常合并硬膜外血肿，表现为出血信号特征。

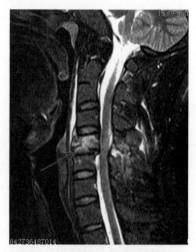

图3-47　C₅椎体骨折伴Ⅰ度后脱位

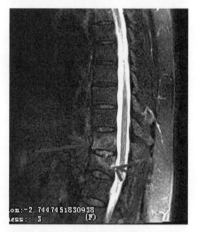

图3-48　椎体骨折在脂肪抑制
T2WI，骨小梁水肿呈高信号

二、寰枢椎损伤

寰枢椎之间有三个关节，均为滑膜关节：一个是寰椎前弓后面与齿状突之间形成的寰齿关节，另两个为寰椎双侧下关节突与枢椎两侧上关节突形成的椎间关节。常见的损伤包括寰枢关节脱位、寰椎骨折和齿状突骨折等。这些损伤易使颈髓受压而引起严重并发症。完全的寰枢关节脱位，不管是单侧或双侧均可引起严重的椎管狭窄。寰枢关节双脱位，也可伴有寰椎横韧带的撕裂，横韧带撕裂也可仅伴有单侧寰枢关节脱位（图3-49）。

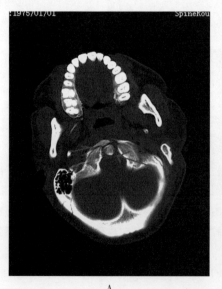
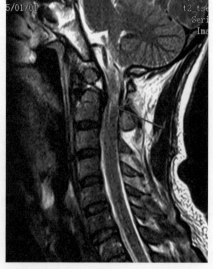

A　　　　　　　　　　　B

A. CT断面可见寰椎前弓骨折伴寰枢关节半脱位；B. MRI T2WI矢状位，可见脊髓水肿信号

图3-49　寰枢椎损伤

薄层CT横断面扫描并矢状面和冠状面重建，可以精确显示寰枢椎的相互关系，是诊断本病的最佳方法。寰椎前弓后面与枢椎齿状突前缘间的距离成人大于2mm、儿童大于4mm则说明横韧带撕裂。

第六节　脊柱肿瘤影像学表现

脊柱肿瘤分为：①良性骨肿瘤及瘤样病变，包括脊柱血管瘤、骨软骨瘤、骨巨细胞瘤、骨样骨瘤、骨母细胞瘤、动脉瘤样骨囊肿、骨嗜酸性肉芽肿、内生骨疣等；②恶性骨肿瘤，包括脊索瘤、转移瘤、骨髓瘤、软骨肉瘤、骨肉瘤、淋巴瘤等。以下仅就常见、多发肿瘤加以阐述。

一、脊柱血管瘤

1. 临床特点　脊柱血管瘤为最常见的原发性良性肿瘤，尸检发现率为10%～12%，下胸椎及腰椎为好发部位，多发生于椎体，10%～15%的病例相邻附件可部分或全部受累。脊柱血管瘤一般为单发，少数可多发，多发者除侵犯多处骨骼外，常合并软组织或内脏血管瘤。临床无症状的患者多见，多为偶然发现，无性别差异，有症状的患者中以女性多见。

2. 影像学表现　X线对病灶的检出率较低，明显病变多表现为受累椎体骨质密度减低，可见纵行或横行交错的粗糙骨小梁，形如栅栏；椎体蜂窝状改变。

CT可明确显示病变，平扫显示骨髓腔内透亮区，正常骨结构消失，代之以粗大、稀疏的致密点，代表粗大稀疏的骨小梁，与X线所见的栅栏状骨小梁一致。与MRI相比，CT显示骨小梁更清晰，易与其他含脂肪较多的骨内占位性病变相鉴别（图3-50A）。

MRI特点较有特征性，在T1WI像和T2WI像均为高信号，压脂序列仍呈高信号，在高信号中尚见栅栏状低信号影，代表稀疏骨小梁，病灶边界清晰；增强扫描时有明显强化。随着MRI的广泛应用，脊柱血管瘤的检出率明显提高（图3-50B至3-50D）。

二、骨样骨瘤

1. 临床特点　来源于成骨性间胚叶细胞，90%患者年龄为10～25岁，男女比例为2∶1，脊柱病变多发生于腰椎，其次为颈椎，常见于椎弓，很少侵犯椎体，患处疼痛为首发症状，开始时仅偶尔发生，逐渐加重表现为持续性疼痛，夜间或休息时加重，服水杨酸类药物或活动后缓解。病史可长达数年，病变出现在L_4、L_5时有明显的骨盆倾斜。

2. 影像学表现　X线表现的特点为瘤巢，直径一般不超过1.5cm，在X线片及CT上表现为透亮区，多为单发，瘤巢可无钙化、部分钙化或中央性钙化；半数以上瘤巢可出现钙化或骨化，瘤巢周围可有骨质增生硬化，其范围可扩展到数厘米，在小的瘤巢周围可见一浓密的骨质硬化窄环（图3-51A）。

MRI上瘤巢T1WI呈低、中等信号，T2WI上根据内部的钙化或骨化程度可表现为低、中等或高信号，以骨样组织为主时为高信号，钙化或骨化明显者信号减低，增强后瘤巢血供丰富强化明显，钙化较完全时可出现环状强化（图3-51B至图3-51E）。

三、骨软骨瘤

1. 临床特点　骨软骨瘤是一种良性骨肿瘤，好发于四肢干骺端，仅1%～4%发生于脊柱，C_2最为常见，其次为胸椎，几乎全部发生于椎体附件，好发于椎弓，对患者影响大，X线片又不易显示，故做CT扫描必不可

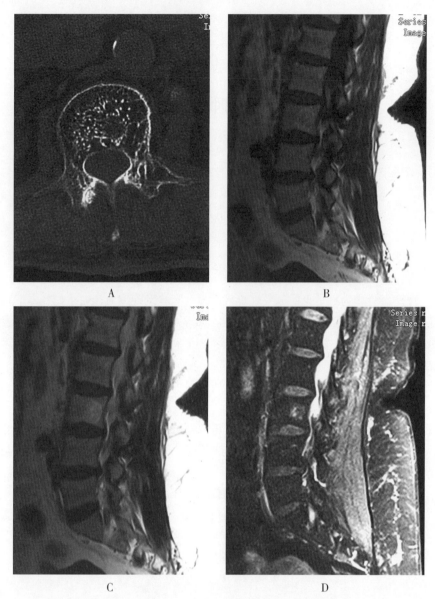

A. CT平扫示椎体中后部见片状透亮区，正常骨小梁结构消失，可见较粗大、稀疏的致密点；B. TIWI腰3椎体内见类圆形高信号，其内见条形低信号，界清；C. T2WI腰3椎体内病变以高信号为主；D. 压脂T2WI病变呈高信号，其内见条状低信号，代表粗大骨小梁

图3-50 脊柱血管瘤

少。常见发病年龄为20~30岁，男性多见。

2. 影像表现 发生于各部位的骨软骨瘤无论单发或多发，其病理改变和组织学结构都是相同的，因此多具有相同的影像学特点，主要包括：①软骨帽。软骨帽未发生钙化时通过X线检查不能直接显示，但可借助周围组织的密度差异衬托出来。②软骨钙化。软骨钙化是诊断骨软骨瘤的重要征象，也是判断肿瘤生长活跃的指标。缓慢生长的肿瘤软骨钙化带薄，边缘规则光滑；生长活跃的肿瘤，软骨钙化带厚薄不均，凹凸不平；当肿瘤生长异常活跃时，软骨帽呈结节状、菜花状增生，钙化带密度不均匀，边缘模糊。③肿瘤的骨性基底。可为宽基底或蒂状，与母骨相延续。CT扫描的目的主要是观察肿瘤向椎管内生长和脊髓受压情况，以及观察软骨钙化情况。

MRI能全面显示肿瘤与母骨的关系，能直接显示软骨帽。软骨帽在T1WI呈等或稍低信号，在T2WI呈稍高信号，脂肪抑制序列可呈高信号，如出现软骨帽增厚、形态不规则、信号不均匀等，常提示肿瘤发生恶变。

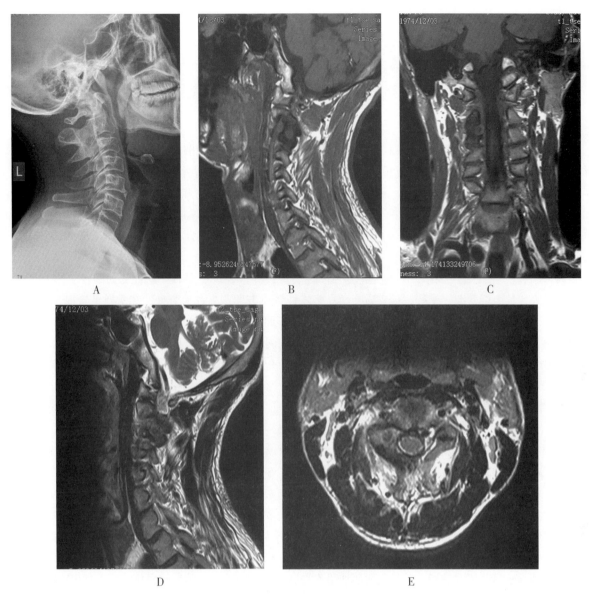

A. X线侧位片示C₂、C₃椎体椎板骨质密度稍增高，其内见类圆形透亮区；B、C. T1WI C₂、C₃右侧椎板处见结节状等信号，中心呈稍低信号（瘤巢），临近骨质信号减低；D、E. T2WI瘤巢中心呈低信号，外周呈环形高信号，临近骨质信号减低

图3-51 骨样骨瘤

四、动脉瘤样骨囊肿

1. 临床特点 动脉瘤样骨囊肿是一种原因不明的骨疾患，是一含血的腔隙，囊壁薄，以20岁以下多见，女性略多。可分为原发性和继发性，原发性是指它可以独立存在，继发性是指组织学表明有并存的良性或恶性病变，它可以作为其他肿瘤的一个表现。主要症状为患处隐痛、压痛或叩击痛，脊柱活动受限，病变局部发展可见局部包块，病灶大者可有脊髓压迫症状。20%的动脉瘤样骨囊肿累及脊柱或骶骨。

2. 影像表现 典型的X线表现为棘突、椎板、横突上的病变呈偏心性向骨外膨出，膨胀性、溶骨性骨破坏，中间有粗细不等的小梁分隔，其内充满液体，与正常骨分界清楚并有增生硬化的骨壳，破坏后的骨皮质很薄，穿破或病理骨折时偶见骨膜反应，常需与巨细胞瘤鉴别。

CT上椎体及附件密度增高、膨胀，呈泡沫状改变，椎管可变形、不对称；可显示囊内不同密度的液体成分及细小钙化和骨化。囊内不同时期的出血在CT上表现为不同密度，可出现液-液平面，CT亦可显示囊腔间隔，增强后明显强化。

MRI表现为类圆形、分叶状或多房状异常信号，特点在于显示囊内不同成分的液体交界面，在T2WI中上层的高信号可能是浆液性或新近出血的高铁血红蛋白，下层低信号主要是陈旧性出血及含铁血黄素沉积。

五、骨髓瘤

1. 临床特点　来源于骨髓的网状内皮系统，是浆细胞恶性增生造成的恶性肿瘤，故又称浆细胞瘤，是原发脊柱恶性肿瘤中最常见的，主要侵犯骨髓和骨，既可单发也可多发，后者多见。发病高峰年龄为60～70岁，男多于女，发病年龄有年轻化的趋势，多发生于胸椎。患者常因全身无力和背部疼痛就诊。临床检查：患者贫血面容，头颅及背部肿物以及胸腔积液是常见表现；骨髓穿刺活检，骨髓瘤细胞占7.2%～45%，胸腔积液镜检也可发现大量浆细胞，血清蛋白电泳可出现异常的M蛋白，尿中也可出现异常的免疫球蛋白，部分出现本-周蛋白。

2. 影像表现　X线表现多样，早期无特异性阳性表现，异常表现主要有广泛性骨质疏松：表现为广泛性骨质密度减低，骨小梁变细、变稀，骨皮质变薄。多发性骨质破坏：多数为溶骨性穿凿样骨缺损，周围无反应性新骨增生，此为特征性表现；椎体可成不同程度的塌陷或即将塌陷。

CT常常显示大量、多发、巨大的骨内破坏灶，破坏灶内骨小梁消失，甚至骨皮质破坏；骨髓瘤造成的骨破坏以髓内松质骨为主，骨皮质破坏出现较晚。一些X线片仅表现为骨质疏松，CT可显示细微的骨质破坏，在出现脊柱压缩性骨折时，CT可显示椎管内脊髓及神经根有无受压以及椎体周围有无软组织肿块等。CT检查的优点有：①能证实X线检查结果；②能更好地确定病变范围，尤其是髓外浸润病灶的范围；③能发现X线检查阴性的多发性骨髓瘤病灶，尤其是病变早期（图3-52A、图3-52B）。

MRI是检测骨髓瘤最敏感的影像学检查方法，它可在骨质破坏之前显示骨髓内病灶的浸润，以T1WI和STIR显示较好，MR检查的价值还在于检出非分泌型的骨髓瘤，在穿刺出现假阴性结果时指导穿刺部位，并可判断椎体压缩的危险性以及有无脊髓、神经根的压迫。骨髓内仅5%～20%异型浆细胞浸润时，脊髓的MRI信号正常，骨髓内大量肿瘤细胞浸润时，正常骨髓组织被广泛代替，脊髓呈现为T1WI弥漫性均匀低信号，T2WI信号增高；肿瘤细胞聚集成瘤结节时骨髓在T1WI表现为斑片状或结节状低信号，T2WI信号增高，病灶具有多发性，多不对称，骨髓瘤还可表现为"盐-胡椒状"，为肿瘤出现弥漫性浸润同时伴有局部瘤细胞聚集成团，在脂肪抑制T2WI显示最为明显。增强后骨髓瘤病灶呈弥漫性、不均匀片状、结节状强化（图3-52C至图3-52E）。

六、脊索瘤

1. 临床特点　来源于残余或异位的胚胎性脊索组织，好发于骶尾骨及颅底蝶枕软骨结合处，可发生于任何年龄，多见于41～60岁，男性多于女性，很少发生于儿童和青年人。患者常有患处的持续性隐痛或压迫神经造成的相应症状，如尿失禁、便秘等。病变发展缓慢，病程可达数年甚至十几年，早期易被忽视，误认为一般腰骶部疼痛或风湿痛，就诊时往往瘤体较大；其恶性程度低，局部具有侵袭性。

2. 影像表现

（1）X线表现为骶骨或斜坡的不对称膨胀性、溶骨性破坏，边界清晰，内有残留的骨片或小点状钙化，边缘可出现钙化，临近软组织内可见肿块，肿块内常有斑点状钙化。

（2）CT检查可清楚显示病变的范围及内部结构，瘤体表现为与周围肌肉相似的密度，增强后肿瘤均有强化，强化可均匀或不均匀（图3-53A）。

（3）MRI肿瘤在T1WI呈低至中等信号，T2WI呈高信号，其信号常较均匀。有些病灶因残留的骨片和钙化或为破坏的骶骨椎间盘而信号不均匀，T1WI及T2WI均表现为低信号，如有出血则为均匀高信号。MRI矢状面显示病变的范围及临近解剖关系最佳，肿块可向前推移直肠、膀胱和子宫。增强后肿块均匀强化（图3-53B至图3-53D）。

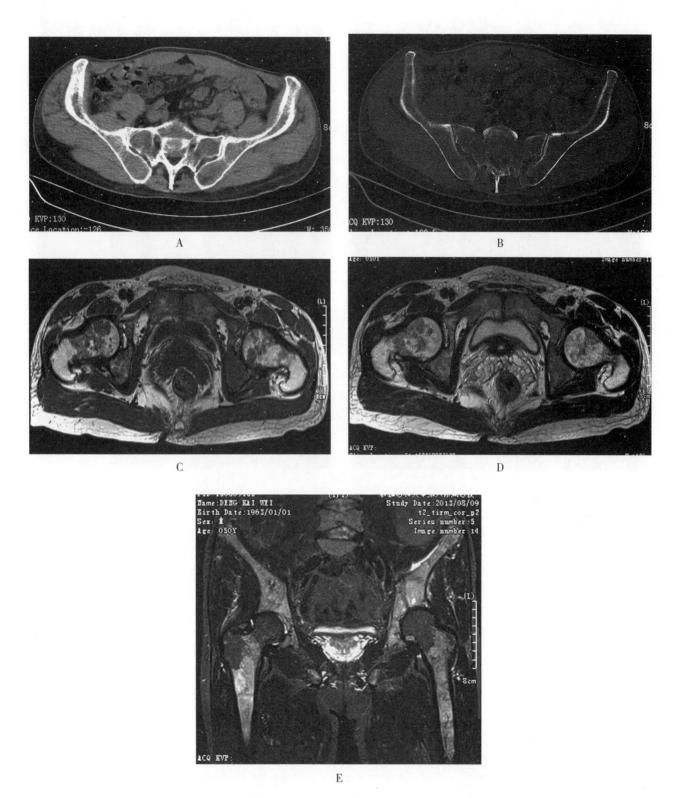

A、B. CT示骨盆诸骨广泛、较大骨质破坏区，其内未见骨小梁，临近骨皮质变薄；C. T1WI双层股骨头、颈及髋臼见多发斑片状、结节状低信号，局部骨皮质欠连续；D、E. T2WI双侧股骨头、颈及髋臼、耻骨内多发病灶信号增高，T2-tirm上病变呈高信号

图3-52　骨髓瘤的影像学表现

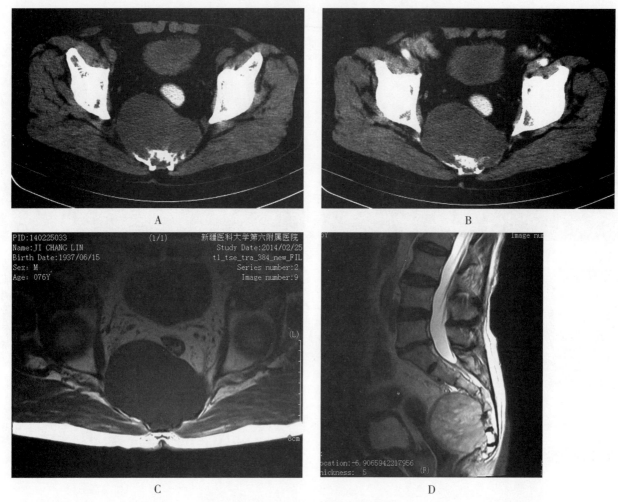

A、B. CT示骶骨溶骨性骨质破坏，临近见较大软组织肿块，增强后轻度强化；C、D. T1WI肿块呈等信号，T2WI肿块呈高信号

图3-53　脊索瘤的影像学表现

七、脊柱转移瘤

1. 临床特点　脊柱转移瘤的发生率高于原发恶性肿瘤，好发部位为骨盆和脊柱，是成人最常见的脊柱肿瘤，多见于中老年，儿童少见，发病无性别差异，原发灶不明确，从脊柱转乳腺癌转移率最高；病变多为多发病灶，转移途径有直接蔓延、血行转移、淋巴转移，多为血行转移，腰椎多见，好发于椎体后部，除了原发病的症状及体征外，转移瘤的主要临床表现为局部疼痛，逐渐加重，晚期可发生病理性骨折。

2. 影像表现

（1）X线片常因骨结构的重叠、肠气及内容物的影响使骨质破坏及小的软组织肿物很难被发现。X线正位片上首先表现为一侧椎弓根的消失。X线表现以溶骨型多见，表现为虫蚀状骨质破坏，可融合成片状、边界模糊，破坏区内少有死骨或残留骨；成骨型主要表现为象牙骨质、棉絮状、毛玻璃状或日光放射状密度增高。

（2）CT表现椎体后部的溶骨性骨质破坏，骨皮质呈分叶状、花边状破坏，晚期出现椎体病理性压缩性骨折，常见于肺癌与乳腺癌转移。成骨型转移约占15%，常见于肝癌或甲状腺癌，混合性转移20%左右。对早期脊柱转移瘤的诊断，CT敏感性要远较MRI与核素扫描低（图3-54A、图3-54B）。

（3）MRI转移瘤T1WI表现为局灶性或弥漫性低信号，T2WI上根据成骨、溶骨的不同信号有所差异，溶骨型信号增高，增强后大多有强化。核素扫描目前认为是检测骨转移瘤效-价比最高的检查方法，能比X线片早18个月发现转移（图3-54C、图3-54D）。

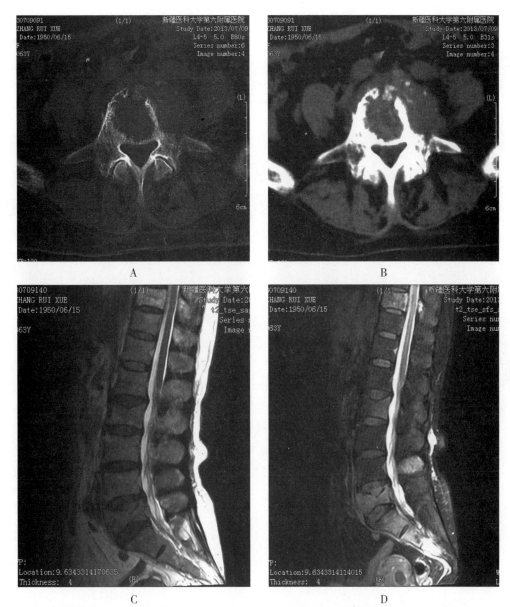

A、B. CT清晰显示L₅椎体内片状溶骨性骨质破坏区，并可见椎弓根受累及软组织肿块；

C、D. T2WI上见腰骶椎多发稍低信号，呈跳跃状，L₅椎体骨皮质不连续，压脂序列病变呈高信号，部分棘突受累

图3-54　脊柱转移瘤的影像学表现

第七节　脊柱结核影像学表现

一、概述

脊柱结核（tuberculosis of spine）是骨关节结核（tuberculosis of bone and joint）中最常见的结核，约占50%，绝大部分继发于肺结核，其中腰椎发病率最高，胸腰段次之，颈椎较少见，成人好发于腰椎，儿童脊柱结核以胸椎多见。临床起病缓慢，可有低热、食欲不振等结核中毒症状，也可无明显全身症状，仅有局部症状如疼痛，严重可有双下肢麻木无力、不全截瘫、脊柱后凸畸形等。

现阶段脊柱结核的影像学检查主要方法有X线、CT和MRI。X线检查是诊断脊柱结核常用的方法，但对于一部分患者不能清晰显示椎体和间隙，不能准确判定椎弓根、椎板及棘突，CT扫描及三维重建方法，能够更好地显示骨质破坏情况，提供大量X线片无法显示的信息，可根据需要准确反映椎体椎弓根及椎板、棘突情况，特别是可以清晰显示累及节段、方位，及临近组织受累情况，为临床制定个性化的手术方案提供依据，但相比X线摄片，费用较高。MRI检查可以发现早期脊柱结核的炎性水肿情况，是显示脊柱结核病灶和累及范围最敏感的方法。

二、脊柱结核的影像学表现

（一）X线表现

X线平片上，脊柱结核（tuberculosis of spine）表现与类型及时间有关，主要表现为椎体的骨质破坏、椎间隙的不同程度狭窄或消失、椎旁脓肿等，在病早期多为阴性，起病后6个月左右，椎体骨质50%受累时，常规X线摄片才能显示出。X线摄片早期征象表现为椎旁阴影扩大，随着出现椎体前下缘受累和椎间变窄、椎体骨质稀疏、椎旁阴影扩大和死骨等。椎体骨质破坏区直径<15mm者，侧位摄片多不能显示出。在椎体松质骨或脓肿中时可见大小死骨。

1. 脊柱生理弧度的改变　颈椎和腰椎变直，胸椎后突增加。严重时，颈椎和腰椎也可向前屈曲（图3-55）。

2. 椎体骨质破坏　①中心型，多见于胸椎，主要表现为椎体内类圆形、不规则形骨质破坏，一般边缘毛糙，可有砂粒样小死骨；②边缘型（椎间型），多见于胸腰段，表现为椎体的前缘、上或下缘首先破坏，逐渐向椎体和椎间盘发展，椎间变窄为其特点；③韧带下型（椎旁型），主要见于胸椎，病变开始于前纵韧带下，累及数个椎体前缘，椎体前缘骨质破坏，病变向后发展可同时累及椎体及椎间盘；④附件型结核，表现为椎附件骨质破坏为主，棘突、横突、椎弓、椎板等相应附件骨质模糊，骨皮质中断，累及关节突时常跨越关节。

3. 椎间隙改变　脊柱结核椎间隙变窄或消失，相邻椎体的软骨板破坏致使椎体上下缘终板的致密线模糊、中断、消失，进而椎间盘破坏，椎间隙消失，这是脊柱结核的特征表现之一。中心型椎体结核，早期椎间隙也可无变化（图3-55）。

4. 椎旁脓肿　脓肿多以病变椎体为中心，颈椎结核可以形成咽喉壁脓肿，主要表现为咽喉壁软组织密度影并弧形向前突，气管被推向前方或偏于一侧。胸椎结核形成椎旁脓肿，腰椎结核可以形成腰大肌脓肿，表现为腰大肌肿胀，轮廓显示不清，腰椎可见腰大肌阴影增大增深，说明脓液越多。如软组织阴影不很大，但有明显钙化，说明病情已经稳定（图3-56）。

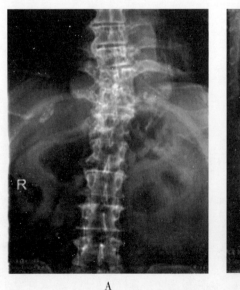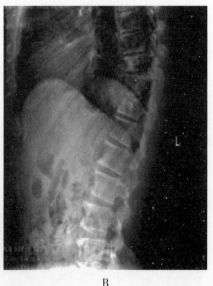

A　　　　　　　　　　　　B

A.正位X线片；B.侧位X线片

图3-55　平片显示脊柱后凸畸形，椎体骨质破坏，椎间隙狭窄，椎旁见软组织密度影

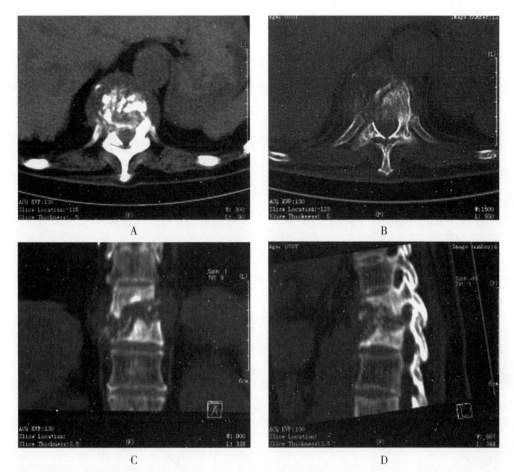

图3-56　CT横轴位及冠矢状位显示T$_8$、T$_9$椎体骨皮质不完整，见骨质破坏，并可见死骨片，脊柱周缘可见软组织肿胀

（二）CT表现

脊柱结核的CT检查能早期清晰显示脊柱结核较小的骨质破坏，可以明确脓肿的大小、位置及累及范围情况，还可以显示椎间盘、椎管的情况，CT平扫可见椎体低密度骨质破坏区及砂粒样死骨，三维重建图像能显示椎体塌陷变扁情况。CT相对常规X线摄片具有如下优势：更清晰显示骨质破坏，更易发现死骨及病理骨折，显示病变累及椎管内脊膜脊髓的程度和范围。对比增强后，脓肿壁不规则环形强化，而脓肿内不强化，干酪坏死灶内可有高密度钙化影。结合临床资料综合分析，如椎旁扩大阴影中有钙化灶或小骨碎片时，有助于脊柱结核的诊断（图3-57）。

（三）MRI表现

MRI是显示脊柱结核病灶及累及范围最敏感的方法，能早期发现脊柱结核的炎性水肿情况，具有软组织高分辨率的特点，用于脊髓检查优于CT，直接脊椎矢面、轴面和冠面等扫描成像。脊柱结核MRI表现病变的椎体、间盘和附件与正常的脊椎对应处的正常信号相比，结核灶在T1WI上多呈现均匀或混杂的低信号，T2WI多呈混杂高信号或部分均匀的高信号，椎体终板破坏表现为T2WI线条状低信号不完整或被高信号病变替代。

1. 椎体病变　脊柱结核的椎体表现是多样的，大多数情况下T1WI上显示病变为低信号，或其中杂有短T1信号。椎体病变T2WI加权像多呈混杂高信号。图像显示有病变椎除信号改变外，可见椎体破坏的轮廓、椎体塌陷后序列改变和扩大的椎旁影像等。

2. 椎间盘改变　脊柱结核的椎间盘改变包括椎间盘破坏、椎间隙狭窄或消失。在X线片上，椎间盘变窄是早期征象之一。MRI的T1加权像呈现低信号变窄的间盘。正常的髓核内在T2加权像有横行的细缝隙，当有炎症时细缝隙消失，MRI能早期发现间盘炎症改变。

3. 椎旁脓肿　脊柱结核性肉芽肿和椎旁脓肿在T1WI像上显示为低信号或等信号，T2WI像上呈现混杂较高信号。增强扫描大多数为环形强化，MRI冠面能清楚显示椎旁脓肿或双侧腰大肌脓肿的轮廓与范围，特别是流注的脓肿，如腰大肌脓肿沿腰大肌流注到髂窝形成的髂窝脓肿等（图3-58）。

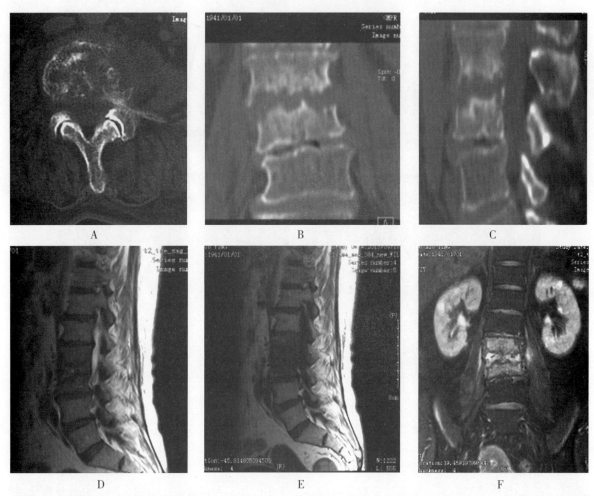

图3-57　CT显示L₂、L₃椎体骨质破坏；MRI显示L₂、L₃椎体T1WI上病变为低信号；压脂T2WI加权像呈混杂高信号，L₂、L₃椎间盘呈高信号

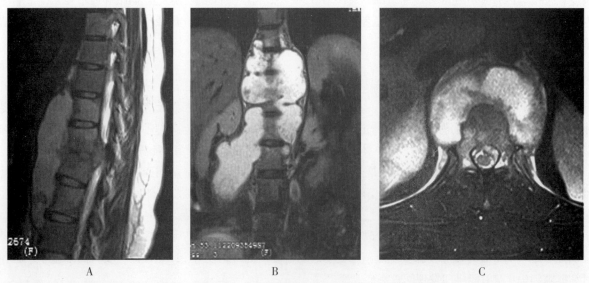

图3-58　MRI显示矢状位、冠状位及横轴位，胸椎和椎间盘破坏及椎旁脓肿形成并压迫后方脊髓，椎间隙变窄

4. 硬膜囊脊髓等的改变 MRI可以显示椎管内脊膜、脊髓受累程度和范围，脊髓受压在T2WI上表现为高信号。

MRI对早期脊柱结核的诊断较其他任何影像学检查包括ECT在内更为敏感。临床症状出现3~6个月，疑类脊柱结核患者，X线摄片无异常，MRI可显示受累椎体及椎旁软组织（脓肿），T1加权像为低信号，T2加权像为高信号。早期脊柱结核MRI影像可分为三型：①椎体炎症；②椎体炎症合并脓肿；③椎体炎症、脓肿合并椎间盘炎。值得提出的是受累椎体处于炎症期而无软组织和椎间盘信号改变者，不能与椎体肿瘤相鉴别，必要时应行活检证实。

第八节　脊椎退行性变影像学表现

脊椎退行性变多为生理性老化过程，一般不引起明显症状。遗传性、自身免疫性、急性创伤或慢性劳损等原因，也可促使脊椎发生退行性变。

一、临床与病理

病理上，脊椎退行性变包括椎间盘、椎间关节、韧带和椎体等的退行性变，以下位颈椎和下位腰椎最易受累及。主要病变包括：①椎间盘退行性变。纤维环退变，多发生于20岁以后，出现网状、玻璃样变及裂隙改变，并向周围膨出，退变处可有钙盐沉着；软骨终板退行性变，表现为软骨细胞坏死、囊变、钙化和裂隙；髓核退变，晚于纤维环退变，主要表现为脱水、碎裂，有时可出现气体（影像上称为真空现象）和钙化。②椎间关节退行性变。多为椎间盘退行性变以后导致的椎间关节异常活动和失稳所致。早期变现为损伤性滑膜炎，随之出现关节软骨损伤，关节间隙变窄，软骨下骨质增生、硬化、囊变，边缘部骨赘形成，关节囊松弛、钙化，关节脱位，关节内也可见气体聚集等。③韧带退行性变。脊椎失稳引起周围韧带受力增加，出现纤维增生、钙化或骨化，多见于前纵韧带、后纵韧带和黄韧带。④脊椎骨骼改变。椎间盘变性可引起相邻椎体发生骨髓水肿、脂肪沉积、骨质增生肥大等。⑤继发性改变。上述诸结构的退行性变可引起椎管、椎间孔及侧隐窝的继发性狭窄，甚至脊椎滑脱等。

临床一般无明显症状，或只有颈、腰背部僵硬或（和）疼痛。并发椎间盘突出、椎管狭窄和脊椎滑脱等病变时，常压迫脊髓、神经根和血管，引起相应症状和体征。

二、影像学表现

（一）X线表现
平片显示脊柱生理曲度变直、侧弯、椎间隙变窄（图3-59）。椎间盘真空征在平片和CT上表现为椎间盘内气体样低密度影。髓核钙化则表现为髓核区钙质样高密度影。椎间盘膨出平片不能显示，CT上表现为椎间盘向四周均匀膨出于椎体边缘，其后缘正中仍保持前凹的形态，外周可有弧形钙化。硬膜囊前缘及椎间孔内脂肪可受压，脊髓可有或无受压移位。椎体边缘骨质增生肥大、硬化或骨赘形成，重者可连成骨桥。椎间关节间隙变窄，关节面硬化，骨性关节面下可见囊变影，关节突变尖及脊椎前移或异常旋转，椎间关节内可见真空征。黄韧带肥厚、钙化在CT上表现为椎板内侧高密度影，硬膜囊侧后缘受压、移位。后纵韧带肥厚、钙化或骨化可发生于一个阶段，也可连续或不连续地累及多个阶段，表现为椎管前壁椎体后缘的圆形或椭圆形高密度影，边缘清楚（图3-60）。

（二）MRI表现
MRI是显示椎间盘改变的首选影像学检查方法。椎间盘变性表现为椎间隙变窄，T2WI上椎间盘呈中低信

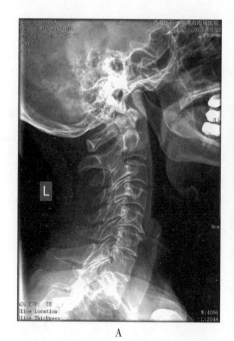
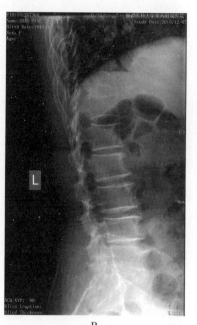

A.颈椎侧位X线片；B.腰椎侧位X线片

图3-59　脊柱生理曲度变直，椎间隙变窄

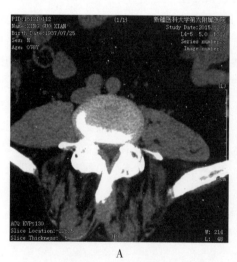
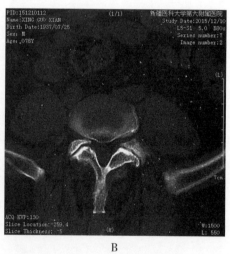

图3-60　CT示椎间盘向后突出，压迫硬膜囊，椎小关节增生、硬化

号，失去正常夹层样结构。椎间盘内积气和钙化在T1WI和T2WI上均呈低信号或无信号区。椎间盘膨出显示为纤维环低信号影向四周均匀膨出，硬膜囊前缘和两侧椎间孔脂肪呈光滑、对称的弧形压迹，高信号的髓核仍位于纤维环之内。椎体边缘骨质增生、骨赘表现为椎体边缘部骨质肥大或呈三角形、喙样外突，边缘皮质一般呈长T1短T2信号。椎体终板及终板下区骨髓表现按Modic法可分为三型：Modic Ⅰ型表现为长T1长T2信号，病理基础为病变区血管组织增生；Modic Ⅱ型表现为短T1长T2信号，病理基础为骨髓脂肪沉积；Modic Ⅲ型表现为长T1短T2信号，病理基础为骨质硬化。椎间关节退变表现为关节间隙变窄，关节面不光整，关节面边缘骨质增生、肥大或骨质形成，关节面下囊变表现为囊状，长T1长T2信号，关节间隙内积液呈长T1长T2信号，积气呈无信号区（图3-61）。

以下介绍椎间盘病变与椎管狭窄两种常见脊柱退行性变的影像学表现。

1. 椎间盘病变　椎间盘病变包括椎间盘变性、膨出和突出。

（1）病理与临床表现　随着年龄增长，椎间盘发生变性，纤维环和髓核水分逐渐减少致使椎间盘变薄并

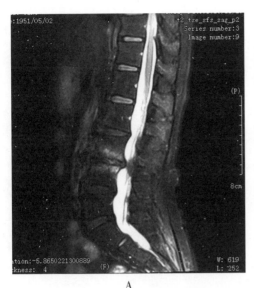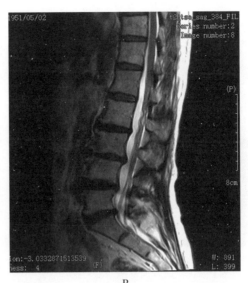

图3-61　MRI清晰显示椎间盘变性，椎间盘膨出、突出及椎板下骨髓水肿

向椎体周围弥漫性膨出，称椎间盘膨出。椎间盘突出或称椎间盘疝是由于退变或外伤致纤维环破裂，部分髓核通过纤维环缺损处突出。因纤维环前部厚后部薄，后缘中央又有后纵韧带加强，故椎间盘突出常发生在后纵韧带的侧后方，导致后纵韧带隆起。当突出的髓核穿过中央有裂隙的后纵韧带，使髓核组织进入椎管内，则形成髓核脱出。故判断椎间盘突出或脱出是以髓核是否穿过后纵韧带进入椎管内为标准，外侧型突出之外，无论突出或脱出，在椎管狭窄的情况下，可以压迫脊髓。脱出的髓核如与变性的椎间盘分离，则形成游离碎片（髓核游离），它可位于后纵韧带前或后，也可离开原椎间隙的部位上下移动，可引起不同平面的硬膜囊及神经根受压症状。椎间盘突出可发生于脊柱的任何部位，以活动较大的部位多见，其中腰椎间盘突出最多见（约占90%），其次颈椎间盘，胸椎间盘少见。此外，髓核还可经相邻上下椎体软骨终板的薄弱区突入松质内，形成压迹，称为Schmorl结界。本病多发生于30～50岁，男性多于女性。主要为局部刺激症状及脊髓、神经根的压迫症状。临床症状和体征依突出部位不同而有所不同。

（2）影像学表现

X线：平片表现无特异性。有些征象可提示诊断：①椎间隙变窄或前窄后宽；②椎体后缘唇样肥大增生、骨桥形成或游离骨块；③脊柱生理曲度异常或侧弯（图3-62）。

CT直接征象包括：①椎间盘向周围呈局限性膨出，致椎间盘外缘曲线的连续性中断，膨隆处密度与相应椎间盘一致，形态不一，边缘规则或不规则；②突出的椎间盘可有大小、形态不一的钙化，多与椎间盘相连，上下层面无连续性；③髓核游离碎片多位于硬模外，密度高于硬膜囊。

CT间接征象包括：①硬膜外脂肪间隙变窄、移位或消失；②硬膜囊前缘或侧方及神经根受压移位（图3-63）。

不同类型的椎间盘突出的CT表现：①后正中型。位于硬膜囊的前方正中，使硬脊膜囊、脊髓或马尾神经腹侧受压变形、移位。②后外侧型。偏于一侧，除压迫硬脊膜囊、脊髓或马尾神经外，还常使一侧神经根受压、移位，侧隐窝变窄。③外侧型。可突至侧隐窝、椎间孔内，也可在椎间孔外，主要压迫神经或神经节以及外方的脊神经。局部脂肪压迫吸收，使得神经根与突出的椎间盘之间缺乏对比，多不能分辨，称为神经根淹没，为神经根受压的表现。④韧带下型。突出的椎间盘通常局限于椎间盘水

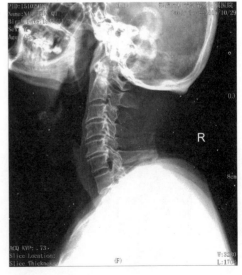

图3-62　X线片示椎间隙变窄，椎体前后缘唇样肥大增生及游离骨块

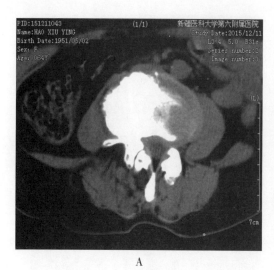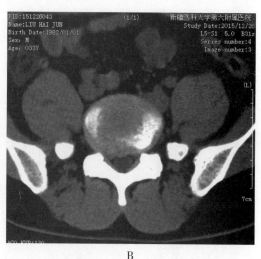

A. 椎间盘向周围膨出，硬膜囊受压；B. 椎间盘向后方局限性突出，压迫硬膜囊

图3-63　CT表现腰椎椎间盘突出

平，轮廓完整，常呈弧形。⑤游离型。椎间盘突出可穿破后纵韧带，髓核与椎间盘本体分离。CT表现为不规则形椎间盘突出物，大小不一，与椎间盘外缘可形成锐角，髓核可游离于硬膜外间隙内，密度较相邻神经根鞘或硬膜囊为高，少数可以发生钙化，增强CT上髓核无强化，可与硬膜外肿瘤性病变鉴别。⑥硬膜囊内型。CT显示为硬膜囊内肿物，边缘呈不规则分叶状，本型突出为少见类型。

　　MRI直接征象包括：①髓核突出。突出于低信号纤维环之外，呈扁平形、圆形、卵圆形或不规则形。信号强度依髓核变性程度而异，一般呈等T1中长T2信号，变性明显者呈短T2信号。髓核突出于未突出部分之间多由一"窄颈"相连。②髓核游离。髓核突出于低信号纤维环之外，突出部分与髓核本体无联系。游离部分可位于椎间盘水平，也可移位于椎间盘上或下方的椎体后方。③Schmorl结节。为一特殊类型的椎间盘突出，表现为椎体上或下缘半圆形或方形压迹，其内容和同水平椎间盘等信号，周边多绕一薄层低信号带。

　　间接征象包括：①硬膜囊、脊髓或神经根受压，表现为局限性弧形受压，与突出的髓核相对应，局部硬膜外脂肪变窄或消失。②受压阶段脊髓内等或长T1长T2异常信号，为脊髓内水肿或缺血改变。③硬膜外静脉丛受压、迂曲，表现为突出层面椎间盘后缘与硬膜囊之间出现短条或弧形高信号。④相邻骨结构及骨髓改变（图3-64）。

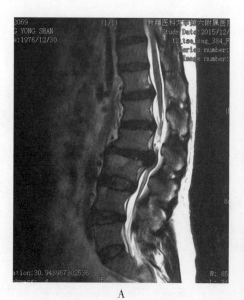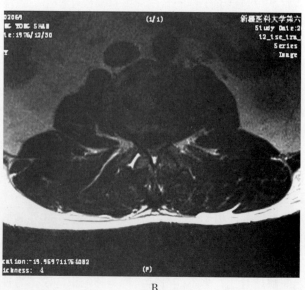

图3-64　T2WI上椎间盘信号减低，并向后方突出，硬膜囊受压

2. 椎管狭窄

（1）临床与病理 椎管狭窄指各种原因引起的椎管诸径线缩短，压迫硬膜囊、脊髓或神经根导致相应神经功能障碍的一类疾病。

椎管狭窄根据病因分为先天性、获得性和混合型三类。依狭窄部位可分：①中心型椎管狭窄；②周围型椎管狭窄。两者可单独存在，也可兼有。中央型狭窄是指构成椎管壁的骨性结构及软组织成分因退变而增生肥厚所致。周围型狭窄是指位于侧隐窝、椎间孔的狭窄，通常称侧方神经管狭窄。

椎管狭窄多于50～60岁出现症状，男性多于女性，最常发生于腰椎，颈椎次之，胸椎少见。病情发展缓慢，呈渐进性发展，临床症状与脊髓、神经根、血管受压有关。腰椎管狭窄，表现为腰背痛、下肢感觉即运动障碍。颈椎管狭窄主要表现为颈后、肩背部疼痛，上肢无力及放射痛等。胸椎管狭窄以T_8～T_{11}为多见，起病隐匿，早期症状为下肢麻木、无力，随病情加重可出现脊髓半切或横贯性损害的表现。

先天性发育性椎管狭窄：见于软骨发育不全及其他软骨发育不良症、脊椎的严重畸形、脊膜膨出症、脊柱裂、脊椎发育不良等。发育性椎管狭窄通常是指神经弓的发育不良，如椎弓根短等，也可为特发性的。先天发育性椎管狭窄发病较晚，年轻时，因椎管的大小尚能容纳脊髓及穿出的神经根常无症状。

获得性椎管狭窄：广义地讲椎管狭窄，通常指继发于骨和（或）环绕椎管内缘的软组织肥厚所致的均匀性中央性和（或）侧方神经管狭窄。获得性椎管狭窄可分为退行性狭窄、外伤性狭窄和医源性狭窄。常见于椎小关节病、椎间盘病变、椎体后缘骨质增生、后韧带骨化、黄韧带肥厚、脊椎滑脱症、椎管内骨片及血肿、术后后遗症、严重脊柱侧弯。

（2）影像学表现 X线平片上，先天性椎管狭窄表现为椎弓根增粗、变短，椎板增厚，椎管前后径短（矢状径，即椎体后缘至棘突前缘之间的距离）和椎弓间距（双侧椎弓根内缘间距）变小，CT可见椎弓短小。CT上径线测量较X线平片更为精确。一般颈椎椎管矢状径正常＞13mm，10～13mm时为相对狭窄，＜10mm为狭窄；腰椎管矢状径＞18mm，15～18mm为相对狭窄，＜15mm为狭窄，侧隐窝＜2mm为狭窄。

MRI表现：多平面成像显示椎管狭窄更明确，其原因在于能够更清楚显示：①椎体、椎间关节增生及黄韧带、后纵韧带钙化或骨化，椎间盘突出或膨出。②椎管、椎间孔及侧隐窝狭窄变形。③硬膜外脂肪受压、变性或消失。④硬膜囊前或侧后缘受压、变形、移位。⑤脊髓受压、移位，重者可出现缺血、坏死、囊变，表现为脊髓内单或多阶段等或长T1长T2信号。⑥椎管内占位性病变或邻近结构的病变侵入椎管内（图3-65）。

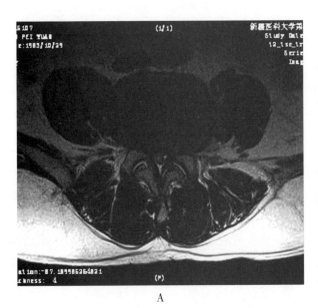
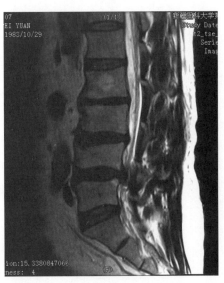

图3-65 椎管横径及矢状径明显减小

第九节　脊髓病变影像学表现

一、脊髓肿瘤和肿瘤样病变

髓内肿瘤占椎管内肿瘤的10%～15%，以室管膜瘤、星形细胞瘤和血管母细胞瘤多见，胶质母细胞瘤及转移瘤少见。MRI是髓内肿瘤定位及定性的最佳影像学检查方法。

（一）室管膜瘤

1.临床与病理　室管膜瘤是最常见的髓内肿瘤，占髓内肿瘤的63%，是起源于脊髓中央管的室管膜细胞或终丝等部位的室管膜残留物，好发于腰骶段、圆锥终丝部位，其次为下胸段脊髓。病变多位于脊髓中央，边界较清楚，易发生出血、囊变及继发空洞形成，圆锥和终丝的室管膜瘤易发生黏液变性。临床多见于30～50岁，男性多于女性。肿瘤生长缓慢，主要表现为缓慢渐进性脊髓功能损害。

2.影像学表现　X线平片可无明显异常，肿瘤较大时可出现受累节段的椎管扩大，偶见肿瘤钙化。CT平扫示脊髓不规则增粗，密度均匀性减低，肿瘤边界不清，囊变较常见，可继发临近脊髓中央管扩张，钙化较少见。增强检查肿瘤实质部分轻度或不强化。肿瘤较大时可见骨性椎管扩大，临近骨质吸收。MRI在T1WI像上肿瘤呈边界不清的等或低信号，T2WI像上呈高信号，当发生囊变、出血、脊髓中央管扩张时信号不均匀。Gd-DTPA增强检查肿瘤实质部分显著强化，水肿及囊变区无强化，可将肿瘤与水肿分开（图3-66）。

（二）星形细胞瘤

1.临床与病理　星形细胞瘤约占所有髓内肿瘤的30%～40%，仅次于室管膜瘤，临床上多见于儿童，恶性程度较脑内星形细胞瘤低，75%属Ⅰ～Ⅱ级星形细胞瘤。发病部位以胸、颈段多见。肿瘤与正常组织无明显分节，呈浸润性生长，脊髓明显增粗，表面可见粗大迂曲的血管，38%可发生囊变，病变更易累及多个髓节甚至整个脊髓全长。

2.影像学表现　X线平片可无明显异常，肿瘤较大时有椎管增粗的表现。CT平扫累及节段脊髓不均匀增粗，肿瘤呈略低密度或等密度，少数病变内出血可成高密度，边界不清，增强后实质部分强化，囊变不强化。MRI示多个髓节脊髓增粗、正常结构消失，在T1WI像上肿瘤信号低于脊髓，在T2WI像上肿瘤信号明显增高，病变中含有出血、坏死、囊变时肿瘤信号不均匀。Gd-DTPA增强检查肿瘤实质部分明显强化。

二、脊髓脱髓鞘病变

脊髓脱髓鞘病变是指髓鞘已经正常形成后，被内源性或外源性致病因素破坏而轴索相对完整的一类病变，可以是原发性的，也可以是继发性的，如中毒、变性等因素引起。

（一）多发性硬化

1.临床与病理　多发性硬化又称播散性硬化，是中枢神经系统以白质受累为主的炎性脱髓鞘疾病，病因不明，可能与自体免疫反应或慢性病毒感染有关，以病灶多发、病程缓解与复发为特征，病程上分为急性期、活动期和稳定期，稳定期胶质增生形成瘢痕即斑块。临床表现与发病部位密切相关。好发于青中年，女性稍多。

2.影像学表现　主要用MRI检查，在T1WI像上，矢状位呈条带状低或等信号，长度一般小于2个髓节，病变与脊髓长轴平行；横断位上病变位于脊髓的周边，小于脊髓断面的1/2，周围脊髓正常或可有轻度水肿。在T2WI像上，病变呈高信号，边界更为清楚，多无占位效应。增强后，急性期和活动期呈散在不均匀强化，稳定期不强化。

（二）急性播散性脑脊髓炎

1.临床与病理　急性播散性脑脊髓炎是脑与脊髓急性弥漫性炎性脱髓鞘病变，以白质中小静脉周围区的

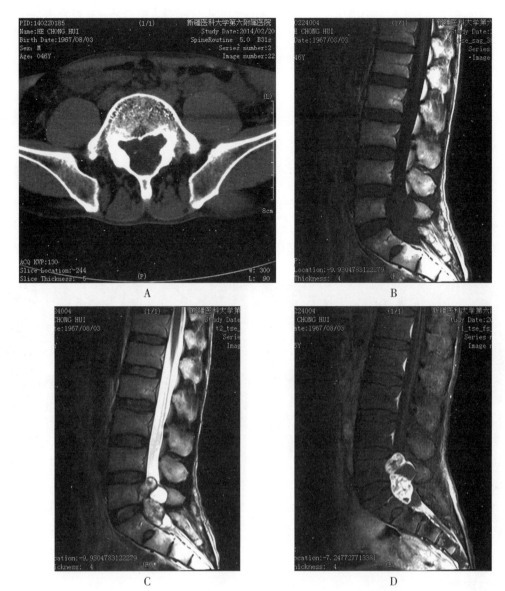

A. CT示骨性椎管扩大，临近骨质吸收，其内见点状钙化；B. MRI-T1WI像上肿瘤呈边界尚清的等信号；C. T2WI像上呈不均匀高信号；D. Gd-DTPA增强检查肿瘤实质部分显著强化，囊变区无强化。

图3-66　室管膜瘤

髓鞘脱失为特征。多发于儿童和青少年，常有前驱感染或疫苗接种史，临床起病急，以头痛、呕吐为首发症状，伴有发热，中枢神经系统广泛受损时可出现大脑、脑干、脑膜及脊髓症状与体征。病程呈单向发展，有自限性，不复发。脑脊液检查蛋白增高，淋巴细胞数增加。

2. 影像学表现　脊髓内与脊髓长轴平行的条形长T1长T2信号影，比多发性硬化范围广泛，增强检查，急性期呈斑片状不均匀强化。

三、脊髓血管畸形

1. 临床与病理　脊髓血管先天发育异常而形成的一类病变，可发生于脊髓的各个节段，可同时累及髓内、髓外。组织病理学分为动静脉畸形、海绵状血管瘤、静脉畸形、毛细血管扩张症，以动静脉畸形多见。

2. 影像学表现　X线平片多无阳性发现，CT平扫偶见脊髓局限性增粗，伴出血时可见点状高密度影，增强检查可见迂曲、增粗的血管。MRI图像上，硬膜内动静脉畸形脊髓实质内可见异常血管团，T1WI及T2WI上均因流空效应呈低信号，病变部位脊髓局限性膨大；伴出血时流空现象不明显。增强后，畸形血管明显强化。

四、脊髓积水和脊髓空洞症

1. 临床与病理　脊髓积水是指室管膜的中央管扩张致第四脑室出口不畅，脑脊液通过正中孔不断冲击中央管使之扩张，常见原因有Chiari畸形或炎症粘连等。脊髓空洞是指脊髓内衬以胶质细胞的囊腔，可由肿瘤、外伤、炎症引起，但两者常同时存在，影像学无法鉴别，称之为脊髓空洞症。25～40岁多发，典型表现为痛、温觉功能紊乱、肌萎缩。

2. 影像学表现　X线平片多无阳性发现，严重者可见椎弓根间距增宽。CT可见髓内低密度病灶，边界清，呈水样密度，临近脊髓膨大，增强检查无强化。MRI可很好地显示病变的范围，同时能发现病因。脊髓中央呈条带状长T1长T2信号，与脑脊液信号相似（图3-67）。

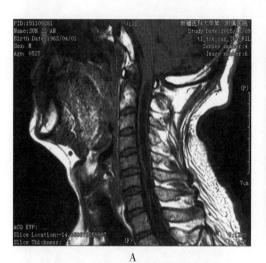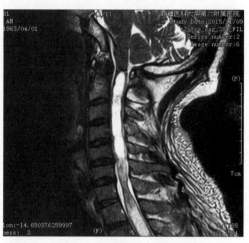

图3-67　脊髓中央呈条带状长T1长T2信号，与脑脊液信号相似

五、脊髓损伤

脊柱骨折伴发脊髓损伤者约占20%，脊髓损伤程度取决于原发损伤的部位、轻重及合并症，病理改变为：①脊髓震荡；②脊髓挫裂伤；③脊髓内出血；④硬脊膜撕裂。

CT表现：①脊髓震荡。CT无异常表现。②脊髓挫裂伤。CT脊髓造影（CTM）脊髓外形膨大，边缘模糊，其内可见点片状高密度影，蛛网膜下腔变窄。③脊髓内血肿。表现为脊髓内点片状高密度影。④椎管内硬膜外血肿。CT平扫和增强扫描显示血肿的部位，慢性血肿机化可强化，血肿可使硬膜囊、脊髓受压移位。⑤硬膜囊撕裂及神经根撕脱。CTM示造影剂经撕裂的硬膜囊溢入撕脱的神经根鞘内呈囊状或条状高密度影，溢出到硬膜外间隙及周围软组织中，硬膜囊形态依撕裂的程度不同而异，可向椎间孔方向神经根鞘部位疝出。⑥脊髓横断。CTM示造影剂充盈整个椎管，蛛网膜下腔与脊髓界限消失，该损伤合并硬膜囊破裂。

MRI表现：MRI可以直观显示脊髓形态、信号变化，较CT有优越性。

急性脊髓损伤MRI显示脊髓内长T2水肿信号（挫伤），亦可见短T2结节状信号，提示少量出血。T1WI呈稍长T1或等T1信号，脊髓轻度肿胀。亚急性期脊髓损伤（3～14天），脊髓T2WI显示明显长T2信号，提示细胞挫伤后水肿（图3-68）。

脊髓损伤后演变：①脊髓出血较少见，多数迅速吸收，急性期可见小点状或结节状短T2信号，亚急性期见短T1信号。②脊髓变性。部分脊髓损伤后演变为稍长T1、稍长T2信号，边界清，信号较均匀，呈轻度萎缩改

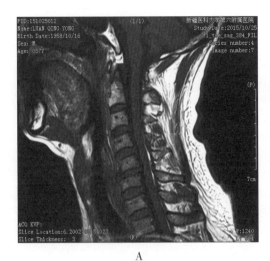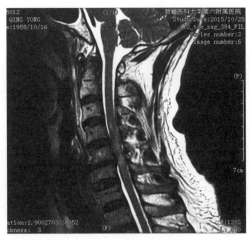

图3-68　C₄、C₅椎体水平髓内见等T1稍长T2信号

变。③脊髓囊变。损伤后局部神经组织坏死、液化，形成囊灶，呈长T1长T2信号，边界较清楚，形态较规则，囊灶不与脊髓中央管相通，故有学者称其为脊髓空洞，为假性空洞，病灶稳定后不发展，不上下蔓延，这与脊髓中央管扩张不同。④胶质增生。呈稍长T1、稍长T2信号，局部增粗，残端呈喇叭口样，亦可呈不规则样改变。⑤脊髓萎缩。脊髓变细，但信号无明显异常，范围可以较大，也可局限，提示脊髓损伤时，相邻供血动脉可有更大范围损伤。⑥继发脊髓空洞。损伤累及中央管时，造成中央管周围出血、胶质增生、粘连，使管内脑脊液循环异常，致中央管扩张，呈长T1、长T2信号，可囊状、线状或条带状，这是真性空洞，可沿中央管蔓延，上行或下行，或上下行同时存在。

（贾绍环　张锐　米克热娜依·买买提江）

参考文献

［1］ 江浩. 骨与关节MRI［M］. 上海：上海科学技术出版社，1999：47-57.

［2］ 徐爱德，徐文坚，刘吉华. 骨关节CT和MRI诊断学［M］. 济南：山东科学技术出版社，2002：346-351.

［3］ 贾宁阳，王晨光. 脊柱影像诊断学［M］. 北京：人民军医出版社，2007：16-36.

［4］ 王云钊. 中华影像医学：骨肌系统卷［M］. 北京：人民卫生出版社，2002：125-129.

［5］ 吴恩惠，冯敢生. 医学影像学［M］. 6版. 北京：人民卫生出版社，2008：7-21.

［6］ 梁碧玲. 骨与关节疾病影像诊断学［M］. 北京：人民卫生出版社，2006：49-478.

［7］ 饶书城，宋跃明. 脊柱外科手术学［M］. 3版. 北京：人民卫生出版社，2007：111-362.

［8］ 李松年，唐光健. 现代全身CT诊断学［M］. 北京：中国医药科技出版社，2007：266-396.

［9］ 肖湘生，刘士远. 脊柱影像诊断学［M］. 北京：人民军医出版社，2007：156-157.

［10］ 王澍寰，荣国威，田伟. 实用骨科学［M］. 北京：人民卫生出版社，2008：569-655.

［11］ 孔祥泉，杨秀萍，查云飞. 肿瘤影像与病理诊断［M］. 北京：人民卫生出版社，2009：613-645.

［12］ 宋修军，李明，马玉林，等. 临床骨科诊断学［M］. 北京：科学技术文献出版社，2010：566-611.

［13］ 柏树令. 系统解剖学［M］. 2版. 北京：人民卫生出版社，2010：309-313.

［14］ 李果珍，戴建军，王仪生. 临床CT诊断学［M］. 北京：中国科学技术出版社，2012：633-637.

［15］ 赵红光，徐松柏，关锋，等. 骶骨脊索瘤伴肺转移18F-FDG PET/CT显像一例［J］. 国际放射医学核医学杂志，2013，37（2）：128-129.

［16］ 梁碧玲. 骨与关节影像诊断学［M］. 北京：人民卫生出版社，2006：358-364.

［17］ 白人驹. 医学影像诊断学［M］. 北京：人民卫生出版社，2010：504-554.

［18］高元桂. 磁共振成像诊断学［M］. 北京：人民卫生出版社，2010：311-316.

［19］冯传汉. 临床骨科学［M］. 2版. 北京：人民卫生出版社，2004：3292-3293.

［20］赵定麟. 现代脊柱外科学［M］. 上海：世界图书出版公司，2006：1040-1043.

［21］李萌，陈本佳. 影像技术学［M］. 北京：人民卫生出版社，2008：114-129.

［22］李萌，樊先茂. 医学影像检查技术［M］. 北京：人民卫生出版社，2014：69-79.

［23］RYDBERG J, BUCKWALTER K A, CALDEMEYER K S, et al. Multisection CT: scanning techniques and clinical application［J］. Radiographics, 2000, 20（6）: 1787-1806.

［24］HEATH G D, SOYER P, KUSZYK B S, et al. Three-dimensional spiral CT during arterial portography: comparison of three rendering techniques［J］. Radiographics, 1995, 15（4）: 1001-1011.

第四章　术前病情评估

麻醉医生在麻醉前需对手术患者的病情、生理功能做全面的了解，并根据病情及手术的需要制定合适的麻醉方案。由于脊柱外科的特殊性，麻醉医生术前面临一些特殊的问题，主要包括困难气道、出凝血功能的异常、止血带的应用、循环稳定的维持、大量输血、骨水泥骨黏合剂等的应用等，所以术前对患者的访视与检查是十分必要且关键的，它决定着麻醉前用药及围手术期麻醉管理方案，同时可对并存内科疾病进行必要的术前治疗、术中药物准备及术后管理。

第一节　术前访视与检查

对于一般患者，麻醉医生可在手术前一天进行术前访视，如患者病情复杂，外科医师有时提前请麻醉科及有关各科医师会诊，共同商讨术前准备及麻醉方案。全面的麻醉前评估主要包括以下几个方面：①获取既往的相关病史资料，并评估对本次手术的影响；②通过体格检查、查阅有关实验室资料，了解主要脏器的功能，评估患者对麻醉和手术的耐受力；③与患者进行沟通，了解其心理状况，以便减轻其心理上的焦虑、恐惧等不良情绪；④对于脊柱外科患者，需要评估麻醉操作对其本身脊柱稳定性是否有影响。完善各项检查有助于发现患者潜在的麻醉风险。

脊柱外科手术根据急缓程度不同大致可分为三类：①急诊手术，如脊柱外伤；②限期手术，如脊柱肿瘤、脊柱结核等；③择期手术，病情稳定如脊柱侧弯手术、椎间盘手术等，可以进行充分准备。麻醉前应该根据具体情况，对病历资料进行系统复习，尽可能做到全面详细的了解。脊柱手术患者的特殊病情可能会影响麻醉方式、插管方法选择、术中体位等，对手术的预判特别是手术中的特殊操作，术中出血的多少，术中可能会出现的意外情况，麻醉医生都必须了如指掌。对患者的体格检查显得非常重要。

（一）病史复习

1. 个人史　患者的个人史可能提示患者的潜在麻醉风险。个人史主要包括有无饮酒、吸烟嗜好，有无吸毒成瘾史，日常工作生活情况等。

2. 过去史　了解与麻醉有关的疾病，比如高血压、心脑血管意外、癫痫、哮喘、过敏性鼻炎、慢性支气管炎史和出血性疾病等，脊柱结核患者常伴有肺结核等，了解患者结核病情对围手术期管理非常必要。对于近期仍出现相应症状应引起重视。

3. 麻醉手术史　患者既往是否有手术史，接受过何种手术，麻醉方式，用过何种麻醉药，麻醉过程中是否出现特殊情况，有无并发症和麻醉意外，家庭成员中是否有类似情况。特别值得注意的是脊柱侧弯患者是恶性高热的高发人群，了解患者的麻醉用药史及家族史十分必要。

4. 特殊药物使用史　关注患者是否长期服用镇静安定类药物、降压及血管活性药、抗凝药物、皮质激素、单胺氧化酶抑制药、降糖药等，应了解其服用药物名称、药效持续时间、用药剂量和有无不良反应。如果患者有麻醉史，特别注意患者吸入性麻醉药物及肌松药应用史，注意恶性高热的排查。

麻醉医生在访视的同时应耐心细致做好解释工作，争取建立信心，对患者及家属介绍治疗方案及术后可能发生的各种不适的情况，如饮食、排尿、咳痰、伤口疼痛等及减轻不适的方法，对需进行清醒插管的患者应告知插管过程中配合的要点，对术后需要进入ICU病房的患者需要告知，让患者尽量做好心理准备。

（二）检查

1. **体格检查**　术前应常规检查生命体征，包括心率、血压、脉搏、体温和体重。观察患者全身状况，如颈椎病患者头颈活动度、脊柱侧弯患者是否影响呼吸情况及类风湿性关节炎患者全身关节受累情况等，肿瘤患者是否伴有营养不良、贫血等。术前测定脉搏氧饱和度不仅能确定是否有呼吸系统疾病，还有助于指导术后是否需要持续氧疗，还应了解患者的体重近期有无明显改变。访视时除对头、颈、口腔部进行检查，估计有无气管插管困难外，尚需对心、肺、肝、肾等做检查，并需注意有无活动牙齿，必要时加固或拔除以防脱落误吸。

2. **实验室检查**　一般包括血尿常规、出凝血时间、胸部摄片、心电图等，但较大手术、老人或伴有其他内科疾病的患者应进行心肺功能、肝肾功能、血糖等检查，还应注意患者结核痰培养活性检查，以及各类传染病指标检查，不仅对患者负责，更对医务工作者安全负责。

第二节　全身情况及重要脏器评估与准备

无论对于何种手术，麻醉医生术前对患者全身情况的总体评估及各个重要器官分项评估都是非常必要的。风险评估是通过收集患者相关的数据，估计潜在的麻醉风险。外科医师和麻醉科医师在术前要尽可能地纠正患者的病理性危险因素，尽量排除手术和麻醉过程中存在的潜在危险。同时与患者及家属做好沟通，告知他们风险的存在并取得患者及家属的理解和信任。

（一）全身状态评估

目前多参照美国麻醉医生协会（American society of anesthesiologists，ASA）分级标准，对麻醉前患者的全身状态进行大致评估。ASA Ⅰ级：患者心、肺、肝、肾、脑、内分泌等重要器官无器质性病变，即健康状态；ASA Ⅱ级：有轻中度系统性疾病，但处于功能代偿阶段；ASA Ⅲ级：有明显系统性疾病，功能处于早期失代偿阶段；ASA Ⅳ级：有严重系统性疾病，功能处于失代偿阶段；ASA Ⅴ级：无论手术与否，均难以挽救患者的生命。Ⅰ、Ⅱ级患者麻醉和手术耐受力良好。Ⅲ级患者麻醉有一定危险，麻醉前准备要充分，对麻醉期间可能发生的并发症要采取有效措施，积极预防。Ⅳ级患者麻醉危险性极大，Ⅴ级患者病情极危重，麻醉耐受力极差，随时有死亡的威胁，麻醉和手术异常危险，麻醉前准备更加重要，做到充分、细致和周到。

（二）心血管系统术前评估

脊柱外科患者年龄跨度很大，老年患者常常合并高血压、冠心病、心律失常等一系列心血管疾病。术前需要了解患者既往病史以及最近是否有发作，用药情况包括控制血压、抗凝药物等的应用情况，以及目前的心功能及运动耐量。先天畸形的患者比如脊柱侧弯等可能合并其他先天畸形比如心脏畸形等需要排除。完善的术前检查方案能确保择期手术的安全。

临床上通常可根据患者在活动后表现来估计心脏功能，共分为Ⅰ～Ⅳ级，如已行心脏超声检查，则可根据患者射血分数（EF）估测心功能，如EF降低往往提示左室壁运动功能已受影响。下列数值可供参考：正常（EF>0.55）；左室壁运动功能轻度障碍（EF为0.40～0.55），相当于心功能Ⅰ～Ⅱ级；左室壁运动功能中度障碍（EF为0.25～0.40），相当于心功能Ⅲ级；左室壁运动功能重度障碍（EF<0.25），相当于心功能Ⅳ级。对心功能Ⅲ～Ⅳ级的患者，麻醉的难度和手术风险均很大。对心脏病患者非心脏手术的危险性评估，目前普遍采用的是Goldman心脏风险指数计分法。1级：0～5分，死亡率为0.2%；2级：6～12分，死亡率为2%；3级：13～25分，死亡率为21%；4级：26分，死亡率为>56%。1～2级的患者其手术危险与一般人无差异，3级有较大危险性，4级的手术风险很大，只宜施行紧急抢救的手术。

（三）呼吸系统术前评估

脊柱外科患者的气道评估非常重要，由于其自身疾病如颈椎骨折脱位、严重的脊柱侧弯等可能带来一些难以意料的困难气道。术前需要了解患者的颈椎活动度、张口度，根据评估选择适合的插管方法，比如清醒插管、纤支镜引导的插管、可视喉镜插管、紧急情况下气管切开等。

脊柱外科患者脊柱解剖结构的异常可引起胸廓畸形而改变肺功能情况。麻醉医生在术前访视患者时，可以通过肺功能简易测试法来初步评估患者的肺功能情况，主要包括吹火柴试验：如果患者能在张口而不噘起嘴唇的口型下吹灭唇前5~7cm远的火柴火焰，说明肺通气功能基本正常，否则可能存在气道阻塞性肺疾；或者深吸气后快速吹气，能将15cm远的火柴吹熄者，提示肺储备功能良好。屏气试验：平静呼吸后屏气时间<15s，或深呼吸数分钟后再深吸气时，屏气时间<30s，提示心肺储备功能不足。登楼试验：连续登四层楼，患者心率及呼吸频率能在10min内完全恢复登楼前水平且无心律失常，提示可较好地耐受手术。以上方法操作简便，不需要特殊医疗设备，是麻醉医生必须掌握的访视技能之一。除了肺功能，脊柱外科患者常有高位截瘫长期卧床的，需要注意肺部感染情况。对于急性感染，择期手术应该在控制后1~2周内进行，并做好术后无法拔管需要呼吸机支持的准备，并告知家属。

第三节　脊柱外科患者的特殊问题

类风湿性关节炎患者由于全身多处关节都有累及而出现僵硬，给麻醉医生带来一系列问题，比如颈椎的融合导致困难气道，以及颈内静脉穿刺困难；颞下颌关节的僵直可能造成张口困难，插管过程容易损伤门齿，寰枢关节如果受累可能造成声带活动度下降，声门狭窄等问题；腕关节的强直可能造成桡动脉穿刺的不顺利；寰枢关节不稳定是相当危险的情况，不仅可能带来困难气道，甚至可能导致患者瘫痪及猝死。与此同时，类风湿性关节炎患者关节外表现也值得重视，比如急性限制性心包炎、肺弥漫性间质性纤维化合并肺炎、自身免疫性疾病等。

强直性脊柱炎患者特点是从腰骶部逐渐向头侧的进展性的中轴韧带骨化，最终导致整个脊柱的僵化。如果颈部已经僵化，那么患者的腰骶部肯定已经骨化融合，椎管内麻醉难度相当大，宜选用全身麻醉，插管宜选用清醒插管，以避免难以预料的困难插管情况。术中由于胸廓活动度差，合理的呼吸管理也非常重要。

脊柱侧弯患者分为特发性、非特发性和神经源性，通常合并困难气道和呼吸功能损害。肺功能检查非常必要，以限制性通气障碍为主，术前适当加强肺部锻炼有助于围手术期的管理。先天性脊柱侧弯患者需要注意其他器官是否合并畸形。幼儿期患者可能存在进行性肌肉病变，术前神经功能检查也很有必要。

第四节　特殊病情麻醉评估与准备

脊柱外科患者除了本身脊柱疾病外，可能合并其他内科疾病，麻醉医生应充分认识其病理生理的改变，对其严重程度做出正确评价并尽量予以纠正，必要时请相关科室医师协助诊治。对于ASA分级Ⅱ级以上的患者应慎重对待，除全面考虑麻醉中可能发生的意外情况外，要做好各种应急抢救准备。

（一）心血管疾病

高血压是常见疾病，对原发性高血压严重程度的评估不能盲目追求血压的绝对值达标，更应注意并存继发重要脏器损害程度，如脑、心、肾功能等损害程度。高血压患者术前准备的重点是应用降压药控制血压。这些药物对麻醉会产生不同影响，如久用利尿药可能导致低血钾及低血容量。利血平、可乐定可降低吸入麻醉药的MAC值，并有使心率降低及抑制应激反应，易发生体位性低血压。血管紧张素、转换酶抑制药常可使麻醉诱导时血压骤降。β阻滞药有抑制应激反应作用，心动过速及支气管痉挛。一般而言降压药应用至手术日晨。高血压累及脑、心脏、肾脏，主要机制是动脉粥样硬化，手术风险是与受累脏器的病变程度一致的。因此，对所有高血压患者，要检查这些器官，血压波动是术中和术后的另一危险因素。

术前有心律失常者需探讨其发病原因，偶发性房性或室性早搏在青年人多为功能性，不影响麻醉耐受力；

中老年人频发的早搏应考虑有器质性心脏病可能，如室性早搏频率每分钟多于6次易转为心室颤动，必须用药控制。预激综合征可有室上性心动过速发作，在围手术期应尽可能避免交感过度兴奋，防止血管活性物质释放。另外应注意原因不明的持续性发作往往是心肌病的唯一症状，麻醉有极大危险，择期手术需要推迟，必要时心内科会诊协助病情评估及控制。Ⅱ度以上房室传导阻滞或双束支传导阻滞可能发展成完全性传导阻滞，有猝死的危险，在术前应作好心脏起搏器准备，严重者需预置心脏起搏器，麻醉医生应掌握起搏器的使用。

缺血性心脏病患者，围手术期刺激可能诱发心肌梗死，其中以术前心绞痛频繁发作者发生率较高，在术前需作适当的内科治疗。对曾有心肌梗死病史的患者宜在心肌梗死发作后6个月再行择期手术。

对于脊柱畸形的患者，特别是婴幼儿常常伴随其他器官的畸形，术前全身麻醉检查非常必要。心脏检查可发现并存先天性心脏病，如房缺或室缺、动脉导管未闭等，原则上应先行治疗先天性心脏病然后再行择期手术。

（二）呼吸系统疾病

麻醉及手术在正常人也能引起一系列生理改变：肺不张、分泌物清除能力下降、药物引起的呼吸抑制、脊柱手术体位的直接影响。这些因素导致肺容量下降、呼吸模式改变、气体交换减少、咳嗽无力、肺纤毛转运能力下降，还可能引起细胞防御机制减退。对于脊柱畸形特别是胸椎畸形患者，解剖的异常使得手术后更易出现各类呼吸系统并发症，如肺不张、肺炎、通气不足等。而且脊柱手术常常需要俯卧位等特殊体位，更易发生如上并发症。正常情况下，肺活量为潮气量的3倍，如肺活量接近潮气量说明肺代偿功能低下。如肺活量、最大通气量＜预计值60%，术后可能发生肺功能不全。呼气时间超过2秒，提示气道阻力增加；血红蛋白16g/L以上、血球压积＞50%，表明患者存在慢性缺氧；若血气分析结果出现$PaO_2 < 50mmHg$或$PaCO_2 > 50mmHg$，则提示其已有呼吸功能衰竭，需经内科治疗后再行择期手术。

脊柱外科患者合并慢性支气管炎的较多，在1年中有持续3个月时间慢性咳嗽、咳痰，并已连续2年以上者即为慢性支气管炎。其中有一种为慢性阻塞性肺疾病，手术后极易并发弥散性肺泡通气不足和肺泡不张，同时并发肺部感染。麻醉医生可从体检得到大量资料，评价患者呼吸是否平稳，有无使用辅助呼吸肌、喘鸣、呼吸音降低以及桶状胸。最好的肺部评估是做肺功能测定，通常合并检查动脉血气分析。这些检查在过去史或体检提示有肺部疾病存在时就要做。对于各种情况，医师可选用各种不同药物。例如，有脓痰的患者，提示有活动性感染，应将痰标本送细菌学检验，并可开始使用广谱的抗生素。在慢性肺病患者中，抗生素不是最有价值的，排出分泌物才是最主要的。支气管扩张剂在那些肺功能测定中证实能消除肺部阻塞性因素的患者中是有效的。可以通过几种途径给药：口服茶碱、间歇正压吸入异丙肾上腺素或静脉使用氨茶碱。如果预计患者术后要用间歇正压吸入的方法，那么术前就应开始，以便患者掌握这一方法。应该使用祛痰剂可使分泌物变稀薄。患者若被证实有明显肺部疾病，应早期请肺科专家会诊。术前应做细菌痰培养，应用相应抗生素控制感染。

哮喘是另一类常见合并肺部疾病，提示小气道明显阻塞，肺通气功能严重减退。哮喘患者围手术期的呼吸系统并发症可比正常者高4倍。在选择性手术中，手术选择可避免变态反应最强烈的时期。可在术前开始静脉使用氨茶碱并延续至术中。通常，对慢性肺病的用药方案同样适用于哮喘。应该问明患者近期有无激素使用史。在重症患者，为手术安全可用激素冲击疗法。

对于长期吸烟的患者，只要每天吸烟10~20支，即使年轻人肺功能即开始出现变化；凡每天吸烟20支以上，并有10年吸烟史即可认为已经并存慢性支气管炎，麻醉后易并发呼吸系统严重并发症。呼吸道处于高反应状态，细胞介导和体液介导的免疫功能都受损。这些改变使吸烟者在麻醉中更易发生呼吸事件，如合并肥胖则这些危险进一步增加。用挥发性麻醉药（特别是异氟醚）诱导呼吸道刺激性增加，容易发生喉痉挛。用刺激性较小的七氟醚或静脉麻醉药异丙酚可避免类似事件发生。患者至少要在术前戒烟8周，可使呼吸系统并发症发生率降低到与非吸烟者相似水平。不愿停止吸烟的患者在术前戒烟12h也有益处。重度吸烟患者碳氧血红蛋白（COHb）的水平可达5%~15%，引起氧离曲线左移，从此降低血液携氧能力。此外COHb与氧合血红蛋白吸收光谱相似，致使脉搏氧饱和度假性升高。

睡眠呼吸暂停综合征患者在睡眠中反复发作呼吸暂停和低氧血症。患者主要为超重中年男性，主诉为伴有呼吸暂停的打鼾、睡眠障碍，可能发展为高血压和肺动脉高压、充血性心力衰竭和伴二氧化碳潴留的呼吸衰竭。在儿童阻塞性睡眠呼吸暂停常与腺样体和扁桃体肥大有关，所有行腺样体和扁桃体切除的患儿都要考虑阻塞性睡眠呼吸暂停。睡眠呼吸暂停综合征的患者围手术期都有呼吸衰竭的危险，因为他们对所有镇静药物都极为敏感，尤其是对阿片类药物更为敏感。脊柱特别是颈椎手术患者常需要慢诱导清醒插管，但这类患者对镇静镇痛药物特别敏感，而且一旦出现呼吸抑制，通气将会变得很困难和被动，所以非常值得重视，可以复合区域麻醉比如环甲膜穿刺以减少镇痛药物使用。

（三）肝脏疾病

轻度肝功能损害对麻醉的耐受力无明显影响，但重度肝功能损害，或有腹水、黄疸时应进行保肝治疗后再行择期手术。如有出血倾向，凝血酶原时间延长，凝血酶时间延长，纤维蛋白原和血小板明显减少，经治疗后无好转，麻醉手术危险性极大，一般不能进行择期手术。

（四）糖尿病

糖尿病是一种常见疾病，麻醉与手术可促进代谢异常，并发症增多，所以对糖尿病的控制，麻醉前化验指标空腹血糖控制在3.92 ~ 6.72mmol/L（70 ~ 120mg /dL），最高不超过7.84mmol/L（140mg/dL），饭后2h血糖7.28 ~ 10.08mmol/L（130 ~ 180mg/dL），最高不超过11mmol/L（200mg/dL）。饭前尿糖阴性，饭后弱阳性。以上指标如超过，在围手术期需用胰岛素控制，并多次测定血糖变化，调控胰岛素用量，防止血糖过低或过高。

（五）肾脏病

包括肾小球和肾小管性两类病变。急性肾病患者原则上禁止任何手术。对合并有慢性肾功能衰竭的患者，应进行人工肾透析，在情况好转后，再行手术，此类手术麻醉与手术的危险性较大。严重高血压多伴有慢性肾功能损害，尤以老年人较为常见，60岁以上老人肾单位已显著减少，85岁时肾单位已减少30% ~ 40%，同时肾功能减退，尿浓缩功能降低，尿最高比重由年轻时的1.032降至1.024，所以老年人脱水时很少出现尿浓缩情况。

（六）血液系统异常

择期手术患者如果血红蛋白在100g/L以下，宜先行纠正贫血后再行手术，常见于脊柱肿瘤患者。如患者血小板 $<8.0 \times 10^4/mm^3$，应纠正后再行择期手术。术前应询问患者有无自发性出血倾向，若有出血时间延长、血块收缩不良，应纠正后再行手术。对原因不明的自发性出血，需询问家族史，怀疑有血友病时须作进一步实验室检查。已确诊为血友病的患者，一般禁忌手术，如手术紧急必须进行，应请血液内科会诊给予术前治疗，包括输注抗血友病球蛋白（AHG）和新鲜血液等。由于血小板减少症可以突然发生于无该系统病史者，因此无论有否血液病史，术前均需测定血小板。血小板计数在60 000 ~ 100 000/mL时，患者有发生出血并发症的危险；当血小板计数降至20 000 ~ 30 000/mL水平时，极易引起自发性出血。若必须输血小板，则应于术前24h输入。凝血功能异常可能会造成麻醉诱导插管过程中出血而致插管失败以及血液反流误吸，需提高警惕。

（七）营养不良

各种原因导致的营养不良均可影响到患者对麻醉与手术的耐受力，如脊柱肿瘤恶病质、颈椎外伤进食困难等。此类患者如体重减轻为原体重的10%，血清蛋白$<35g/L$，末梢血淋巴细胞$<1.5 \times 10^9/L$，术前7 ~ 10天应纠正水、电解质平衡失调及低蛋白血症。一般可通过鼻饲注入营养液，也可经深静脉滴注高价营养液，如能量合剂、水解蛋白，并加入电解质、维生素等。

（八）内分泌疾病

患者如果伴有内分泌疾病可在术中、术后造成严重影响，所以术前内分泌疾病的评估是相当重要的。外科医师应对此类患者术后常规和紧急处理有个计划。未控制的甲状腺疾病是很难遇到的，严重的甲状腺功能减退患者有低血压危险。对麻醉药和止痛药的过度反应可致心搏骤停，苏醒时间延长。甲状腺功能亢进患者则有甲状腺危象可能。对这些患者，必须先请内分泌医师会诊并且评估控制病情后才能手术。由于术后应激可造成糖皮质激素、醛固酮、肾上腺素、去甲肾上腺素和抗利尿激素的过高水平，故对一些内分泌失调的患者需要特别注意。

（九）肌无力

肌无力是术后常见的并发症。往往在术前这种疾病的神经肌肉接头就明显不正常。有时，某些口腔恶性肿瘤患者可伴有肌无力症状。这些患者应该尽可能少的使用抗胆碱酯酶，以使其病情稳定，肌松药最好避免使用。

（徐辉）

参考文献

［1］ 邓小明，姚尚龙，于布为，等. 现代麻醉学［M］. 4版. 北京：人民卫生出版社，2014.

［2］ 庄心良，曾因明，陈伯銮. 现代麻醉学［M］. 2版. 北京：人民卫生出版社，2004.

［3］ 徐启明. 临床麻醉学［M］. 2版. 北京：人民卫生出版社，2005.

［4］ G.EDWARD MORGAN，MAGED S MIKHAIL，MICHAEL J MURRAY. 摩根临床麻醉学［M］. 4版. 岳云，吴新民，罗爱伦，译. 北京：人民卫生出版社，2007.

［5］ BALA E，SESSLER D I，NAIR D R，et al. Motor and somatosensory evoked potentials are well maintained in patients given dexmedetomidine during spine surgery［J］. Anesthesiology，2008，109（3）：417-425.

［6］ MONICA M M，BRULL S J. Spinal anesthesia［J］. Current Opinion in Anesthesiology，2005，18：527-533.

［7］ REILLEY T E，TEREBUH V D，GERHARDT M A. Regional anesthesia techniques for the lower extremity［J］. Foot Ankle Clin，2004，9（2）：349-372.

第五章　常用术前用药和麻醉药物

第一节　麻醉前用药

为减轻术前患者的精神负担，并完善麻醉效果，可于麻醉前在病房内预先给患者使用某些镇静镇痛类等药物，称为"麻醉前用药"，也称"术前药"。历史上长期以来认为，术前药是一种有利于麻醉诱导的辅助措施。

（一）麻醉前用药的目的

①使患者安静合作，减少恐惧，解除焦虑，产生必要的遗忘。②减少呼吸道分泌物，减少某些麻醉药的副作用。③调整自主神经功能，消除或减弱一些不利的神经反射活动。④缓解术前疼痛。⑤其他适应证包括：需要补充皮质类固醇、支气管扩张剂治疗以及预防外科伤口感染、新内膜炎和过敏反应。

（二）麻醉前用药的基本原则

总的原则是简单而有针对性。①无痛患者仅需应用苯二氮䓬类药；②术前有剧烈疼痛者，可考虑选用镇痛药；③抗胆碱药仅在需要时才用，而且应在麻醉诱导前静脉给予；④根据患者的病史、精神状况、生理状况、手术方式和手术时间决定用药的种类和剂量。

（三）麻醉前用药的注意事项

①需要酌减镇静安定药、麻醉性镇痛药等抑制药物剂量者，一般情况差、衰弱、年老、休克、甲状腺功能低下等，1岁以下的婴儿一般不用。②需酌情增加抑制性药物剂量者，年轻、体壮、情绪紧张或激动，甲状腺功能亢进者等。③禁用和慎用中枢性镇痛药者，呼吸功能不全、呼吸道梗阻、颅内压增高等。④抗胆碱药剂量宜较大者，使用硫喷妥钠、氯胺酮、羟丁酸钠、氟烷等麻醉药，椎管内麻醉，或患者原有心动过缓（使用阿托品）。小儿腺体分泌旺盛，按照体重计算其剂量较成人用量大。⑤宜不用或者少用抗胆碱药者，患者有心动过速、甲状腺功能亢进、高热等，气候炎热和室温过高。如必须使用，以用东莨菪碱为宜。⑥多种麻醉前用药复合时，应根据药物作用相应酌减剂量。⑦对于急症患者，必要时以静脉小量用药为宜。⑧大多数麻醉前用药为口服、肌肉注射或静脉途径给药。

选择适当的给药时机才能确保产生最大效果。一般来讲，麻醉诱导前60~90min给予口服药，麻醉诱导前30~60min给予肌肉注射药，麻醉诱导前1~5min给予静脉注射药。滴鼻给药作为麻醉前用药的新途径，其通过血管丰富的鼻黏膜吸收，不经过肝脏的首过效应，具有起效快、用药量小、生物利用率高等特点，现已作为某些术前用药的给药方式。

（四）常用的麻醉前用药

1. 抗胆碱能药物　这类药物主要用于减少呼吸道分泌物和被用来防止心动过缓（喉镜刺激、插管、手术操作或琥珀酰胆碱引起）。现有研究表明，抗胆碱能药物与术后认知功能障碍的发生有明显关系，特别是老年患者更易受影响。其中东莨菪碱的致遗忘作用最强，阿托品次之，而对盐酸戊乙奎醚的研究表明随着用药量的增加，发生术后认知功能障碍的可能性也随之增加。

（1）阿托品　为临床常用的抗胆碱药，能与M胆碱受体结合，具有对抗乙酰胆碱和其他拟胆碱药的毒蕈碱样作用，可以抑制唾液腺、消化道和呼吸道的腺体分泌。其主要缺点是无选择性地作用于M胆碱受体，导致对阿托品敏感的患者血压升高、心率增快，甚至心律失常。阿托品的使用用法为肌内或静脉注射，剂量为成人0.5mg，小儿用量为0.01~0.03mg/kg。

（2）东莨菪碱　作用与不良反应与阿托品类似，剂量为成人0.3~0.5mg，小儿0.01~0.015mg/kg，肌内注射。

（3）盐酸戊乙奎醚　商品名长托宁，为中国原创的新型莨菪类药物，化学成分为盐酸戊乙奎醚，对M1、M3受体具有高度选择性，是新一代强效抗胆碱药。对腺体分泌有持续强大的抑制作用，对预防迷走神经反射和中枢镇静作用持久，且对分布于心脏M2受体无明显作用。长托宁选择性抑制中枢M1、M3受体，同时调控其他抑制性递质的释放从而达到镇静作用。长托宁还能与N1、N2受体结合，同时具有很强的外周抗胆碱作用。使用方法为肌内注射或静脉注射，肌内注射剂量为成人0.3～0.8mg，静脉注射剂量为0.005～0.015 mg/kg，对于老年患者建议以低剂量为宜。

2. 镇静催眠药　此类药物有助于减轻患者焦虑，减少血管穿刺、区域麻醉操作、安置体位带来的疼痛与不适，使麻醉诱导更加平稳。其中能使大脑皮层轻度抑制，从而产生镇静的药物称为镇静药，能使人产生类似生理性睡眠状态的药物称为催眠药，能消除焦虑和紧张而不抑制大脑皮层的药物则成为安定药。此三类药物在临床上使用的时候，小剂量用药其作用可以分开，但较大剂量使用时则难分开。用于麻醉前给药的镇静催眠药主要由三大类组成：第一类为巴比妥类，代表药物为苯巴比妥。第二类为苯二氮䓬类药物，包括地西泮、咪达唑仑。第三类为α_2受体激动剂，代表药有右美托咪定。

（1）苯巴比妥　又名鲁米那，属于长效巴比妥类，长期以来作为麻醉前用药，能消除患者术前紧张，且又不影响呼吸。使用方法为术前30min，0.1g肌内注射或按2～3mg/kg给药。

（2）地西泮　又名安定，是一种广泛使用的镇静催眠药和抗惊厥药，也可用作麻醉前给药或麻醉诱导。麻醉前给药的方式为口服或静脉注射。口服剂量为5～10mg（小儿0.2mg/kg），静脉注射剂量为0.2～0.5 mg/kg。地西泮的注射剂对组织刺激性强，能引起疼痛，不宜肌内注射。

（3）咪达唑仑　又名咪唑安定，脂溶性高，起效快，镇静效果好，作用时效适中，是目前唯一水溶性苯二氮䓬类药物。可明显减轻患者麻醉前焦虑，有利于麻醉诱导，减少全身麻醉药用量及顺行性遗忘作用，药效是地西泮的1.5～2倍。广泛用于麻醉前用药及全身麻醉的诱导与维持。咪达唑仑用于麻醉前给药可口服、滴鼻、肌内注射或静脉给药。咪达唑仑味苦，口服前应给予调味，口服后达最高血药浓度时间为30～50 min。小儿鼻腔内给药较口服作用快，鼻腔内给药0.2 mg/kg起效时间为12 min、0.1 mg/kg起效时间为10min。但现认为咪达唑仑滴鼻给药局部刺激大，引起鼻腔分泌物增多。肌内注射或静脉给药的安全剂量为0.05mg/kg，10～15min产生镇静作用，30～45min达最大效应。

（4）右美托咪定　右美托咪定是一种新型高选择性的α_2肾上腺素受体激动剂。与α_1、α_2肾上腺素受体结合的比例为1∶1 620，而传统的α_2肾上腺素受体激动剂可乐定其结合比例为1∶200，从而有效地避免了α_1肾上腺素受体激动所产生的副作用。其药理作用为激动脑和脊髓内的α_2肾上腺素受体，抑制神经元放电，产生镇静催眠、镇痛、抗焦虑、器官保护等作用。脑干蓝斑是右美托咪定主要的镇静位点，是负责调解觉醒与睡眠的关键部位。因此，右美托咪定产生的催眠镇静作用与自然睡眠相似，呈自然非动眼睡眠，唤醒系统功能依然存在，镇静过程容易被唤醒，避免睡眠剥夺。可预防苏醒期躁动，减少术后谵妄及认知功能障碍。右美托咪定镇静效应呈现剂量依赖性，没有成瘾性，对呼吸系统抑制非常轻微，类似于自然睡眠对呼吸的影响，不增强阿片类药物的呼吸抑制。与苯二氮䓬类药物相比较，右美托咪定还能预防术后寒战，减少胃肠蠕动，抑制腺体分泌，减少术后恶心和呕吐的发生率。同时，右美托咪定通过作用于脊髓后角发挥抗伤害性感受效应从而镇痛。另外，右美托咪定抑制交感神经活性，减少血浆中肾上腺素和去甲肾上腺素水平，维持血流动力学的稳定，可降低围手术期应激反应程度。右美托咪定对呼吸影响轻微，其主要不良反应是心动过缓、心脏传导阻滞和低血压，主要受给药剂量和速度的影响。快速大剂量推注可引起α_1肾上腺受体效应，引起短暂的血压升高。现右美托咪定广泛用于全身麻醉、ICU镇静甚至术后镇痛。亦有研究表明右美托咪定是一种理想的麻醉前用药，静脉注射推荐初始剂量为1µg/kg，在10min内注射完毕，然后维持输注的速率为0.2～0.7µg/（kg·h），能产生抗焦虑和镇静作用，对术前的各种穿刺能良好耐受，有效减轻气管插管时的血流动力学变化。儿童麻醉前可采用右美托咪定滴鼻给药，取得了良好的镇静效果，剂量为1～2µg/kg。

3. 镇痛药　麻醉前给予镇痛药主要是为了减轻患者剧痛的痛苦，使其安静。除术前存在明显疼痛的患者，阿片类药物一般不作为术前用药。如需要，常用的药物为吗啡，5～10mg/次，也可用哌替啶50mg/次或芬太尼0.1 mg/次肌内注射。

4. 其他一些特殊患者的术前用药

（1）择期高血压手术患者，其口服降压药物应继续使用至手术当天。

（2）糖尿病患者术前或术后可能出现高血糖或低血糖，对于此类患者应持续监测血糖。术前口服降糖药和胰岛素增敏药物（磺脲类、氯茴苯酸类）可致低血糖，应于手术日停用。二甲双胍可致乳酸酸中毒，应于手术日停用直至术后肾功能恢复正常。

（3）对于有误吸风险的手术患者，术前可使用H_2受体阻滞剂减少胃酸的分泌量和酸度，如雷尼替丁150～300mg口服或50～100mg静脉注射或肌内注射，或使用质子泵抑制剂，如泮托拉唑40～80mg静脉注射抑制胃酸的分泌。

（4）对于有术后恶心呕吐高危因素的患者术前可考虑给予止吐药，如雷莫司琼0.3mg或托烷司琼5mg静脉注射。

（5）凡在1年内曾接受超生理剂量类固醇治疗14天以上者，术前应补充糖皮质激素以防止肾上腺危象的发生。如小手术术前应使用氢化可的松25mg或平时日常量的类固醇激素（应用较大剂量者），中等手术术前使用氢化可的松50～75mg，大手术术前2h内应用氢化可的松100～150mg。

第二节　局部麻醉药

局部麻醉药，简称为局部麻醉药，是一种能暂时、可逆和完全地阻滞神经传导功能的药物。当局部麻醉药应用于神经末梢或神经干周围时，使患者在保持清醒的状态下，对局部的疼痛刺激感觉消失。

（一）局部麻醉药的分类

典型的局部麻醉药分子均含有一个芳香基和叔胺基团，两者通过中间链相连。芳香基具有亲脂性，而叔胺基团则表现为相对亲水性。中间链通常可分为酯链或酰胺链，因此局部麻醉药分为：①酯类局部麻醉药，包括普鲁卡因、氯普鲁卡因、丁卡因；②酰胺类局部麻醉药，包括有利多卡因、丁哌卡因、甲哌卡因、罗哌卡因等。

酯类和酰胺类局部麻醉药的代谢不同，前者是在血浆内被水解或胆碱酯酶所分解，酰胺类则在肝脏被酰胺酶所分解。研究认为，酯类局部麻醉药所含的对氨基化合物可形成半抗原，以致引起变态反应；酰胺类不能形成半抗原，故很少引起变态反应。

（二）局部麻醉药的作用机制

（1）局部麻醉药溶液注射到神经周围，药物分子向周围弥散，包括与组织结合、血液循环清除和酰胺类局部麻醉药分子局部水解三种作用。三种作用的最终结果是剩余的药物分子渗透过神经鞘膜，局部麻醉药分子渗透过神经轴突膜，并停留在轴突浆中。这种过程的速度和程度取决于药物的pKa和碱基亲脂性以及阳离子的种类。

（2）局部麻醉药在体内呈未解离型（B）和解离型（BH^+）两种状态，药物的pKa和体液的pH决定这两种状态的比例。只有未解离型药物能通过神经细胞膜进入神经内侧起作用。当体液pH高时，未解离型较多，局部麻醉作用强，反之较弱。

（3）局部麻醉药神经阻滞的原理主要是与电压门控式Na^+通道位点相结合，抑制因通道激活而导致的构象变化，从而防止通道开放达到神经阻滞的目的。

（4）局部麻醉药分子进出整个神经的过程是决定局部麻醉药阻滞起效和恢复速度的关键，而不是其与离子通道的快速结合和解离。有研究表明，局部麻醉药从Na^+通道解离仅需几秒钟，但产生的有效临床阻滞可持续数小时。

（5）临床上细的神经纤维比粗的神经纤维对局部麻醉药的作用更加敏感；无髓鞘的交感、副交感神经节后纤维对局部麻醉药的作用更为敏感。在局部麻醉药作用下依次发生痛觉缺失，冷觉、温觉、触觉和压觉消失。神经冲动传导的恢复则按上述相反顺序进行。

（三）药代动力学

局部麻醉药的血浆浓度取决于药物注射剂量、注射部位的药物吸收率、组织分布速率和生物转化清除率，以及患者的相关因素包括年龄、心血管系统状态以及肝脏功能等。

1. 吸收　局部麻醉药的全身吸收取决于药物的注射部位、剂量、容量、辅助的血管收缩药以及药物本身的药理学特性。

（1）经不同的给药途径后测定药物的血药浓度并进行比较，其吸收速度依次递增，为蛛网膜下腔＜坐骨神经＜股神经＜臂丛神经＜硬膜外＜骶管＜肋间神经。当局部麻醉药用于血运丰富的区域，其可被迅速吸收入血。这在临床上有重要意义，因为同一剂量的局部麻醉药在一些用药部位不会产生全身毒性反应，而在其他部位则可能会出现。

（2）局部麻醉药中添加血管收缩药，常用的是肾上腺素，浓度为5～20μg/mL，其作用为收缩局部血管，从而延缓局部麻醉药的吸收，减轻或防止毒性反应的发生。

2. 分布　局部麻醉药的全身分布可用双室模型进行描述，通常由以下因素决定。

（1）组织灌注　组织灌注越高，如心、脑、肾等组织，局部麻醉药迅速在此类脏器分布，此后出现的是向肌肉或肠等灌注器官的相对缓慢再分布。

（2）组织/血分配系数　血浆蛋白结合率高的局部麻醉药在血中分布较多，在组织中分布较少；高脂溶性的局部麻醉药在组织中则分布较多。分布容积小的局部麻醉药和亲脂性高的局部麻醉药药效消退快，如普鲁卡因和利多卡因等；分布容积大而亲脂性高的局部麻醉药，如丁卡因，不仅药效长而且中毒发生率高。

3. 生物转化与消除　酯类局部麻醉药在血浆中被假性胆碱酯酶水解，氯普鲁卡因转化率最快，为4.7mol/（mL·h）；普鲁卡因为1.1mol/（mL·h）；丁卡因为0.3mol/（mL·h）。酰胺类局部麻醉药则经肝脏酶作用降解。利多卡因比甲哌卡因代谢更快，而丁哌卡因则比两者降解都慢。

（四）不良反应与防治

1. 毒性反应　血液中局部麻醉药的浓度过高，可引起毒性反应，临床表现主要为中枢神经系统和心血管系统毒性作用，分为兴奋和抑制两种类型或阶段。前者表现为头晕耳鸣、精神紧张、多言好动，烦躁不安、血压升高、心率增快、呼吸困难、肌肉震颤甚至惊厥发作，随着病情加重迅速转化为中枢神经和心血管系统发生抑制，严重者出现脉搏徐缓，心律失常，血压降低终至心搏停止。

毒性反应的原因为局部麻醉药误注入血管内或剂量过大，因此预防的关键在于防止减少局部麻醉药吸收入血和提高机体的耐受力。其措施包括：①安全剂量内应用局部麻醉药；②在局部麻醉药中加用肾上腺素，以减慢局部麻醉药的吸收；③注药前注意回抽，防止局部麻醉药误注入血管内；④应用苯二氮䓬类药物，使患者镇静，提高局部麻醉药的中毒阈值；⑤小儿、高龄或肝肾功能不全的患者应适当减量；⑥麻醉前尽可能纠正患者的病理生理变化，如发热、低血容量和心衰等，以提高机体对局部麻醉药的耐受性。

毒性反应的处理为：①立即停止注药，保持患者呼吸通畅。轻度的毒性反应多为一过性，无须特别处理即能很快恢复；②如患者出现轻度兴奋症状，静脉注射咪达唑仑3～5mg；③如患者出现惊厥、抽搐等严重症状立即行气管插管和机械通气；④维持血流动力学稳定。

2. 变态反应　变态反应发生率占局部麻醉药不良反应的2%。临床上常把局部麻醉药引起的某些反应全归咎于局部麻醉药过敏，这是不正确的，所以必须把变态反应、毒性反应及血管收缩药反应加以区别。后者因局部麻醉药内加入肾上腺素过多而引起面色苍白、血压升高和心律增快，常被误认为变态反应。

局部麻醉药发生变态反应，轻者仅见荨麻疹、皮炎，重者表现为气道黏膜水肿、支气管痉挛、呼吸困难、低血压，可危及生命。

变态反应发生的原因主要是由于局部麻醉药及其代谢产物和蛋白质相结合，可形成抗原，抗原与抗体结合引起变态反应，这在酯类局部麻醉药较多见，酰胺类局部麻醉药则很少发生。

变态反应的防治主要是对有局部麻醉药过敏史的患者要禁用或慎用。要仔细观察注药后药液皮丘与皮下侵润后的反应，开始注药要慢，若局部出现扩散性的红晕和丘疹或伴有全身性过敏反应表现要高度警惕是否发生了变态反应。

变态反应的处理是及时应用糖皮质激素等抗过敏药物，同时维持生命体征的平稳。

3. 高敏反应　患者个体对局部麻醉药的耐受性有很大的差别。当应用小剂量的局部麻醉药，或其用量低于常用量时，患者就发生毒性反应初期症状，应考虑为高敏反应。一旦出现反应，应立即停药，并按毒性反应进行处理。

（五）常用的局部麻醉药

1. 丁卡因

【药代动力学】本药为长效局部麻醉药，起效时间需10～15min，维持时间2～3h。大部分和血浆蛋白结合，由血浆胆碱酯酶水解转化，代谢速度慢，代谢产物由肾脏排泄，少量以原型随尿排出。

【药理特点】丁卡因是酯类长效局部麻醉药，麻醉效能强大，为普鲁卡因的16倍。脂溶性高，穿透力强，可作为表面麻醉，是目前表面麻醉最好用药之一。

【临床应用】表面麻醉用药浓度为1%～2%，神经阻滞和硬膜外麻醉应用0.2%～0.3%溶液，一次用量40～60mg为最大量。常用的是与利多卡因的混合液，可分别含有0.1%～0.2%丁卡因与1%～1.5%的利多卡因，具有起效快、时效长的优点。

【不良反应】本品毒性大，毒性为普鲁卡因的10～12倍，且对心肌收缩力抑制作用强，对血管平滑肌产生直接抑制作用，故临床使用应严格用药剂量。

2. 利多卡因

【药代动力学】局部注射后3～5min起效，作用持续时间为45～60min。在肝内被酰胺酶所分解。

【药理特点】利多卡因是酰胺类中效局部麻醉药，起效快，穿透力强，弥散性好，较适合做表面麻醉和神经阻滞麻醉。

【临床应用】口咽及气管表面麻醉可用2%～4%溶液，起效时间为5min，时效可维持15～30min，一次最大用量为200mg。0.5%～1%溶液用于局部浸润麻醉，时效可达60～120min。神经阻滞、硬膜外及骶管阻滞应用1%～2%溶液，一次最大用量为400mg，时效为90～120min。2%～5%溶液可用于蛛网膜下腔阻滞，一次用量限于40～100mg，时效60～90min，由于阻滞的范围不宜调节，一般在临床上并不常用。除了用于麻醉外，静脉注射利多卡因还可治疗室性心律失常。

【不良反应】利多卡因毒性反应随药物浓度增大而增加，在相同浓度下，浓度0.5%毒性与普鲁卡因相似；浓度1%时是普鲁卡因的1.4倍，若药物浓度增加至2%其毒性可增至2倍。

【特殊制剂】碳酸利多卡因注射液是近年来新合成药物，该药通过提高pH，使药效增加，比盐酸利多卡因起效加快，阻滞强度增加，但持续时间和毒性无明显区别。

3. 布比卡因

【药代动力学】神经阻滞后5～10min起效，作用持续时间可达5～6h。在肝内被酰胺酶所分解。

【药理特点】布比卡因是酰胺类局部麻醉药，其特点是麻醉起效慢，但效能强，是利多卡因的2～3倍，作用时间长。

【临床应用】临床上适用于神经阻滞、硬膜外阻滞和蛛网膜下腔阻滞等给药途径。局部浸润或硬膜外镇痛用0.125%～0.25%溶液，神经阻滞用0.25%～0.5%溶液，硬膜外阻滞采用0.5%～0.75%溶液，蛛网膜下腔阻滞用量为8～15mg。

【不良反应】成人安全剂量为150mg。布比卡因毒性强，是利多卡因的4倍。一旦发生中毒，循环衰竭、惊厥往往同时发生，并较易引起心律失常，甚至心室颤动及死亡。

【特殊制剂】左布比卡因：布比卡因是左旋体和右旋体等量混合的消旋体，其中枢神经系统和心脏毒性主要来源于右旋体。左布比卡因是长效酰胺类局部麻醉药布比卡因的左旋体。有研究表明，左布比卡因和布比卡因对离子通道抑制作用的差异是导致左旋布比卡因毒性较小的原因。

左布比卡因与布比卡因的麻醉效能相似，且作用时间更长，中枢神经系统和心脏毒性更小，在临床上更有应用价值，是布比卡因安全有效的替代品。

4. 罗哌卡因

【药代动力学】罗哌卡因的起效时间约为10min，作用持续时间4~5h，感觉神经阻滞5~8h，经肝代谢。

【药理特点】罗哌卡因是一种新型长效酰胺类局部麻醉药，它是第一个以纯单旋的同分异构体形式制成的局部麻醉药。其脂溶性高于利多卡因但低于布比卡因，神经阻滞效能高于利多卡因但低于布比卡因。罗哌卡因最大的特点是分离阻滞，低浓度（0.2%）时对感觉神经纤维的阻滞优于对运动神经纤维的阻滞，即此浓度罗哌卡因主要阻滞感觉神经产生的镇痛作用，而对运动神经阻滞极小或无，因此是无痛分娩的首选局部麻醉药。

【临床应用】0.5%~1%溶液适用于神经阻滞和硬膜外阻滞，0.2%的溶液可用作术后硬膜外镇痛，无痛分娩时使用的浓度为0.08%~0.12%。

【不良反应】罗哌卡因毒性比布比卡因小，对中枢神经系统和心血管系统的潜在毒性低，是一种较为安全的局部麻醉药。但注入血管仍可产生毒性反应。布比卡因、利多卡因和罗哌卡因致惊厥剂量之比为1：5：2，致死量之比为1：9：2。

第三节　静脉麻醉药

临床上将经静脉途径给药产生全身麻醉作用的药物称为静脉全身麻醉药，简称静脉麻醉药。静脉麻醉药与吸入麻醉药相比，具有一定的优点：①不刺激呼吸道，特别是全身麻醉诱导的时候患者乐于接受。②静脉给予，使用方便，不需要麻醉机等特殊设备。③无燃烧、爆炸危险，使用时无空气污染。④起效快，部分药物可以在一次臂-脑循环时间内起效。同时，静脉麻醉药也存在一定的局限性：①麻醉作用不完善，均无肌松作用。除氯胺酮外，其他静脉麻醉药均无镇痛作用。在用于全身麻醉时，通常须与其他麻醉药或镇痛药合用，以完善麻醉效果，形成静吸复合麻醉或静脉复合麻醉。②一经注射入体内即不可逆，可控性不如吸入麻醉药。③药物代谢与消除有赖于肺外器官，受肝肾功能的影响，剂量过大难以迅速排除，多有蓄积作用。④影响静脉麻醉药效果的因素多，只按照体重计算给药不科学。

（一）静脉麻醉药的分类

1. 巴比妥类　主要使中枢抑制，轻度镇静，中度催眠，深度麻醉。根据其起效快慢，巴比妥类可分为快效类（如硫喷妥钠1~4h，主要用于麻醉）、中效类（如异戊巴比妥4~6h，主要用于催眠）以及长效类（如苯巴比妥6~8h，主要用于镇静）。巴比妥类药物中用于全身麻醉的药物主要是硫喷妥钠，曾于20世纪70年代广泛地用于临床麻醉，主要用作全身麻醉诱导和麻醉维持以及基础麻醉。但由于该药对呼吸易产生明显抑制作用，无镇痛作用，不易保持气道通畅且对循环系统的抑制明显，现已基本被其他静脉麻醉药所取代，不再作为临床麻醉基础用药。

2. 非巴比妥类　种类繁多，依化学结构分为以下几种。

（1）苯环己哌啶类　代表药物氯胺酮。氯胺酮是目前仍在使用的、唯一的该类药物。氯胺酮也是唯一具有镇痛作用的静脉麻醉药。尽管它仍有苯环己哌啶类的精神不良反应，但症状轻微，且对呼吸循环系统影响较小，故现代临床麻醉仍有使用价值，尤其对小儿的麻醉。

（2）羟丁酸盐类　如γ-羟丁酸钠。因其睡眠时间长，可控性差，目前已很少用于临床。

（3）咪唑类　如依托咪酯。依托咪酯为咪唑类衍生物，是催眠性静脉麻醉药。对呼吸循环影响轻微，诱导和苏醒均较快，临床应用较多。

（4）丙泊酚　是一种新型的快速、短效静脉麻醉药，苏醒迅速而完全，为其他静脉麻醉药无法比拟。目前普遍用于麻醉诱导和麻醉维持，也常用于手术后和ICU病房的镇静。

（二）常用静脉麻醉药

1. 丙泊酚　又名异丙酚，是烷基酚的衍生物。为乳白色、水溶性等渗静脉注射乳液，每毫升含异丙泊酚

10mg，也含有甘油、纯化的卵磷脂、氢氧化钠、大豆油和水。丙泊酚是一种新型快速、短效的静脉麻醉药，具有镇静催眠作用。苏醒迅速而完全，认知功能恢复快，持续输注无蓄积。目前普遍用于麻醉诱导和麻醉维持，也常用于局部麻醉或区域阻滞麻醉、手术后和ICU病房的镇静。

【药代动力学】 丙泊酚具有高度脂溶性，注入人体后迅速而广泛地从血液丰富的中央室分布到全身各器官和组织中，其药代动力学用三室模型更为合理。注药后95%与人体白蛋白结合，起效迅速，仅一个臂-脑循环时间（30s）意识即消失，到达峰效应的时间为90~100s。本品消除快，在肝脏内迅速代谢，经肾脏排泄。其代谢产物无活性，故适合于连续静脉输注给药。以原型从体内排出者仅1%~2%。丙泊酚的药代动力学参数受多种因素影响，如性别、年龄、体重、伴发疾病及合并用药等。

【药理特点】

（1）中枢神经系统 丙泊酚对神经中枢的作用主要是催眠、镇静与遗忘，但该药的作用机制尚不完全明了，可能对脂膜具有非特异性作用。静脉注射丙泊酚诱导，起效迅速，静脉注射2mg/kg后30~40s患者即可入睡。维持时间短，停药后3~10min即完全苏醒，同时麻醉平稳，无肌肉震颤、咳嗽及呃逆等副作用，是较理想的静脉麻醉药。

脑电双频指数（BIS）的研究发现丙泊酚麻醉后，随镇静加深和意识消失呈剂量依赖性的下降。50%的患者对语言指令无反应时对应的BIS值为63，而BIS值为51时95%的患者对应该状态，BIS为77时95%的患者无回忆。

丙泊酚可剂量依赖性地降低脑血流量、颅内压、脑组织代谢率和脑组织葡萄糖代谢率。对颅内压增高的患者，可降低颅内压。

（2）呼吸系统 丙泊酚可抑制呼吸，诱导剂量可引起呼吸暂停，多呈一过性，发生率和持续时间与剂量、输注速度和合并用药有关。单纯使用丙泊酚后对呼吸的抑制主要表现为潮气量显著减少和短暂的呼吸暂停，一般不用处理。但若合并使用了阿片类药物，其呼吸暂停时间可延长达30s以上，有时需人工辅助通气。本品有较好抑制咽喉反射作用，麻醉诱导实施气道处理时很少发生喉痉挛。

（3）心血管系统 丙泊酚对心血管系统的抑制作用呈剂量依赖性。诱导剂量的丙泊酚对心血管系统即有明显的抑制作用，它主要通过直接抑制心肌收缩和舒张血管，从而引起心排血量下降，血压下降。丙泊酚对心血管系统的抑制作用还与年龄、ASA分级、并发疾病以及其他药物联合使用有关。

丙泊酚对窦房结功能、正常房室传导通路直接作用很小，所以诱导剂量的丙泊酚引起心率变化不明显，但若丙泊酚引起明显的血压下降则可造成窦房结功能的抑制。

（4）眼 丙泊酚有明显降低眼内压的作用。

【临床应用】

（1）全身麻醉诱导与维持 诱导剂量为1~2.5mg/kg。丙泊酚现已广泛用于3岁以上小儿的麻醉诱导，目前也不断扩大到1个月至3岁婴幼儿的诱导与维持。儿童诱导量需适当增加，老年人及危重患者需要量一般减少，且需通过缓慢注射以减少其副作用来完成诱导。丙泊酚可与镇痛药复合应用于全身麻醉维持，维持用量为4~12mg/（kg·h）。一般以微量泵持续输注，根据患者个体需求及手术刺激的反应调整注药速度。

（2）门诊短小手术及检查 2mg/kg的丙泊酚复合小剂量的芬太尼（50μg）常用于妇产科门诊无痛人流，2mg/kg的丙泊酚复合20~50μg的芬太尼可用于门诊胃肠镜检查。根据操作时间长短及患者反应可追加30~50mg丙泊酚维持麻醉，亦可以5~8mg/（kg·h）的速度持续泵入。结束后，患者迅速完全恢复。

（3）重症监护期间的镇静 作为正在接受人工通气的重症监护患者的镇静药使用，使其能很好地耐受气管导管，通常0.3~4mg/（kg·h）的输注速度即可获得良好的镇静效果。

【不良反应】

（1）丙泊酚最明显的不良反应还是其对呼吸和心血管系统的抑制作用，呼吸暂停现象比较常见，特别是合用了阿片类药物后其暂停时间有所延长，可提前给予吸氧防止缺氧，必要时进行人工辅助通气。对心血管系统的抑制作用可造成血压下降，特别是在老年患者或危重患者可引起严重低血压，术前进行扩容，使用血管活性药物以及减慢丙泊酚的推注速度均能有效预防低血压的发生。

（2）注射痛也是丙泊酚一种多见的不良反应，选用前臂或肘部较大的静脉注射引起疼痛较少。有研究表明，混合20～40mg利多卡因能有效地预防注射痛。

【特殊制剂】丙泊酚中长链脂肪乳：丙泊酚中长链脂肪乳是传统丙泊酚的衍生产品，在传统丙泊酚的溶剂中加入了中链的甘油三酯。其在药代学和药效学与传统丙泊酚并无差别，但大大地减少了传统丙泊酚的注射痛。丙泊酚引起注射痛的机制并不完全清楚，可能通过作用于血管内皮，激活激肽系统，增加血管的通透性，由此增加丙泊酚水相与游离神经末梢的接触从而产生注射痛。加入中链甘油三酯后，大大增加了丙泊酚的脂溶度，减少了水相游离丙泊酚，从而减少了注射痛。丙泊酚中长链脂肪乳其他药理特性与传统丙泊酚相近。

2. 依托咪酯　依托咪酯为咪唑类衍生物，为催眠性静脉麻醉药。其特点为对呼吸及循环影响较丙泊酚轻微。被广泛用于麻醉诱导与全身麻醉维持，尤其适用于冠心病、心功能较差、创伤及休克患者以及老年患者的麻醉。

【药代动力学】静脉注射依托咪酯后，其与血浆蛋白的结合率为76.5%，一次臂-脑循环起效，达峰时间约1min，继而快速降低，呈双峰状态，其药代动力学变化以开放三室模型描述最为合适。作用持续时间为7～14min，血浆分布半衰期为28min，消除半衰期为160min，未见蓄积现象。依托咪酯主要在肝脏代谢，其代谢产物无活性，主要经肾脏排泄。

【药理特点】

（1）中枢神经系统　依托咪酯对中枢神经系统的主要作用为催眠。其作用机制还未完全阐明，很大一部分与GABA受体有关。GABA拮抗药可对抗依托咪酯的作用。诱导剂量0.3mg/kg经过一次臂-脑循环即产生催眠作用，起效快。7～14min后自然苏醒。

诱导剂量的依托咪酯可降低颅内压、脑血流和脑代谢率，对缺氧性脑损伤有一定的保护作用。

（2）呼吸系统　依托咪酯对呼吸系统无明显抑制作用，但较大剂量或注药过快或复合使用阿片类药物会引起呼吸暂停，多可迅速恢复。

（3）心血管系统　依托咪酯对心血管的影响较小，易保持心血管系统稳定是依托咪酯的突出优点，并且对心率无明显影响。同时它具有扩张冠脉血管作用，使其阻力下降，血流量增加，因此，对心肌血供和氧供较差的冠心病患者，休克及创伤患者及老年患者的全身麻醉诱导最为适用。

（4）内分泌系统　依托咪酯能可逆地、剂量依赖性地抑制肾上腺皮质甾体激素的合成，从而导致肾上腺皮质功能的暂时性抑制。一般认为，单次注射或短时间应用对肾上腺皮质功能的抑制并无临床意义。但长时间给药，如ICU患者镇静或本身具有肾上腺皮质功能不全的患者要禁用或慎用本品，以防止肾上腺危象的发生。

（5）眼　依托咪酯能快速降低眼压，持续约5min，对内眼手术有利。

【临床应用】依托咪酯属于快速起效的静脉全身麻醉药，主要用于全身麻醉诱导，特别适合对其他静脉麻醉药过敏或心功能较差的患者，也可用于门诊短小手术及内镜检查。诱导剂量为0.2～0.6mg/kg。与镇痛药或吸入麻醉药合用可用于麻醉维持。

【不良反应】依托咪酯最常见的不良反应为肌肉阵挛，严重者类似抽搐，术前给予苯二氮䓬类药物或合用阿片类药物可减少肌肉阵挛的发生。其次，依托咪酯对肾上腺皮质功能的抑制限制了其长期用药或在肾上腺皮质功能不全等一些特殊患者的使用。依托咪酯注射部位疼痛的发生率为10%～50%，低于丙泊酚引起的注射痛。依托咪酯麻醉后易引起恶心、呕吐，加用芬太尼后发生率增多。

3. 氯胺酮　氯胺酮是苯环己哌啶的衍生物，属于非巴比妥类速效静脉麻醉药，是唯一具有镇痛作用的静脉全身麻醉药，对呼吸和循环系统的抑制作用轻。

【药代动力学】氯胺酮脂溶性高，血浆蛋白结合率低（12%～47%），故中枢神经系统存留的药物较血浆高，脑内药物浓度较其他部位高。静脉注射氯胺酮1min，肌内注射5min血浆药物浓度达峰值，患者迅速入睡。维持作用时间静脉注射5～15min，肌内注射为12～25min。消除半衰期为2.5～2.8h。主要在肝内通过生物转化成去甲氯胺酮，再逐步代谢成无活性的化合物经肾脏排出。

【药理特点】

（1）中枢神经系统　氯胺酮对中枢神经系统的作用为选择性地作用于大脑的联络系统和丘脑-新皮质系

统，兴奋边缘系统，对脑干网状结构激活系统影响轻微。因这种选择性的兴奋和抑制作用，以致氯胺酮麻醉后患者处于一种木僵状态，即"分离麻醉"。患者表现为木僵状，两眼张开，眼球凝视与震颤，角膜对光反射仍然存在。

有研究表明，氯胺酮与脑和脊髓内的阿片受体结合，使阿片受体兴奋，与其部分镇痛作用有关。氯胺酮是唯一具有镇静、镇痛和麻醉作用的静脉麻醉药。其镇静和镇痛作用为剂量依赖性。氯胺酮镇痛作用强，但患者的角膜反射、咳嗽反射与吞咽反射依旧存在，但无保护作用。氯胺酮能扩张脑血管，增加脑血流、脑代谢，可导致颅内压升高。

（2）呼吸系统　氯胺酮对呼吸影响轻微。临床麻醉剂量时偶有短暂的呼吸抑制，多能自行恢复，但应备好辅助通气设备。能使唾液腺和呼吸道分泌物增加，小儿尤为明显，易诱发喉痉挛，不利于保持气道通畅，所以在氯胺酮麻醉前需使用足量的抗胆碱药物。

氯胺酮能松弛支气管平滑肌，扩张支气管，对抗组胺、5-羟色胺对支气管的作用，因此临床上可用于支气管哮喘患者的麻醉，甚至可用于治疗术中常规处理无效的支气管痉挛。

（3）心血管系统　氯胺酮对心血管系统的作用机制可能主要是直接兴奋交感神经系统，引起血压升高、心率增快和心排血量增加，心肌耗氧量和肺动脉压也增加。但对于心功能不全或低血容量的危重患者，氯胺酮对心肌可呈抑制作用，导致血压下降，甚至心脏停搏。

（4）眼　氯胺酮能使眼内压升高。

（5）肝　氯胺酮主要在肝脏内代谢，有报道使用氯胺酮后出现转氨酶升高，超出正常值2～7倍，但无特殊情况，一般15天可自行恢复。

【临床应用】　氯胺酮对呼吸循环影响轻，具有显著镇痛作用，体表镇痛效果好。但由于使用氯胺酮后出现精神症状较多，升压效应明显，现临床上已不常规使用，主要用于一些体表的短小手术和小儿手术麻醉。

（1）氯胺酮可经静脉、肌肉、口服、鼻腔等多种方式给药，但临床上以静脉注射和肌内注射为主。静脉注射起始剂量1～2mg/kg，1～2min即进入麻醉状态，持续时间为15～20min，维持麻醉即再追加剂量1mg/kg。持续静脉输注的剂量为30～90μg/（kg·min）。

（2）基础麻醉，主要用于小儿。剂量为4～8mg/kg，肌内注射。

【不良反应】

（1）精神症状　5%～45%的患者在氯胺酮麻醉清醒期有精神激动和梦幻现象，如瞻妄、狂躁、精神错乱，有时出现幻听、幻视而导致胡言乱语。其主要原因是氯胺酮使脑特定部位兴奋有关，如复合氟哌啶醇、地西泮、咪达唑仑等药物可使上述症状减轻或消失。

（2）可使唾液分泌增多，喉反射活跃，若咽喉有刺激可导致喉痉挛。

（3）氯胺酮麻醉后部分患者会发生复视或失明，持续时间可从数小时至数日，但一般能自愈。原因可能是氯胺酮对脑外侧膝状体、视辐射和皮质视觉区直接作用所致。

（4）由于氯胺酮的交感兴奋作用，易引发心率加快，血压升高，严重时可导致心肌缺血缺氧，心律失常，但在休克、失血、严重低血容量的患者使用氯胺酮可导致血压急剧下降，甚至心脏停搏。

第四节　吸入麻醉药

（一）概述

吸入麻醉是利用气体吸入麻醉药或经挥发出来的通过呼吸道进入体内而起到麻醉作用的。

理想的吸入麻醉药应具备下列条件：①麻醉作用为可逆性，无蓄积作用；②安全范围广；③麻醉作用强，可使用低浓度；④诱导及清醒迅速、舒适、平稳；⑤化学性质稳定，与其他药物接触时不产生毒性物质；⑥在机体内代谢率低，代谢产物无毒性；⑦无燃烧爆炸性；⑧制造简单，易提纯，价廉；⑨产生良好的肌肉松弛；

⑩能抑制不良的自主神经反射；⑪具有松弛支气管作用；⑫无臭味，对气道无刺激作用；⑬对呼吸、循环抑制轻；⑭不增加心肌对儿茶酚胺的应激性；⑮对肝、肾无毒性；⑯无依赖性及成瘾性；⑰无致癌及致畸作用。实际上目前没有一个药物能完全符合这些条件。

（二）药物代谢动力学

尽管吸入性麻醉药的作用机制很复杂，很可能与众多膜蛋白和离子通道有关，目前认为其最终效应取决于在中枢神经系统（central nervous system，CNS）中达到治疗水平的浓度。而CNS中吸入麻醉药物的浓度受麻醉气体肺泡浓度的影响。

影响肺泡浓度的因素包括：吸入麻醉药的摄取、新鲜气流的通气、新鲜气体的麻醉药浓度。

药物的溶解度（即血/气分配系数）、心排血量以及肺泡与静脉血药物分压差影响着吸入麻醉药摄取。

吸入麻醉药的血/气分配系数（blood-gas partition coefficient，B/G）指在血、气两相分压相等（达到动态平衡）时，吸入麻醉药在两相中的浓度比。B/G是吸入麻醉药最重要的理化性质之一，反映了药物在血中的溶解度。B/G大者，血液犹如一巨大贮库，必须摄取或释放较多的吸入麻醉药才能使其分压相应地升降，故诱导、苏醒均慢；反之，B/G小者诱导、苏醒均快。所以，B/G小是吸入麻醉药的一个突出优点和发展方向，新型吸入麻醉药七氟醚和地氟醚的B/G都很小，分别为0.69和0.42。

吸入麻醉药的摄取主要受心排血量的影响，血流通过肺的量越多，从肺泡中带走的麻醉药就越多，由此导致肺泡内麻醉药浓度的下降越快，诱导越慢。心输出量改变对溶解度低的麻醉药影响小，因为麻醉药难溶于血液，肺泡血流量对其摄取量很小。低心排状态时，由于肺泡浓度的升高会显著加快，患者接受溶解度高的麻醉药易过量。

肺泡与静脉血药物分压差取决于组织对药物的摄取，由三个因素决定：麻醉药的组织溶解度（组织/血液分配系数）、组织血液以及动脉血和组织间的分压差。

通过不断补充被肺血流吸收的麻醉药，就能使肺泡中的药物浓度维持良好。新鲜气体流量越大，呼吸回路容积越小，回路吸收越小，吸入气浓度越接近新鲜气流浓度。

吸入麻醉药清除的主要途径是经肺泡呼出。能够加快诱导的因素同时也可以加快恢复，如：减少重复吸入、高新鲜气流量、低麻醉回路容积、麻醉回路低吸收量、降低溶解度、高脑血流量和高通气量。麻醉的恢复通常快于诱导，这是由于未达到平衡的组织会持续摄取麻醉药物直到肺泡分压低于组织分压。长时间麻醉后，这种分别将不复存在（当麻醉药从新鲜气体中被清除时，药物在脂肪组织中的分压将逐渐接近动脉血中的药物分压），所以，麻醉的恢复速度也取决于麻醉所持续的时间。脊柱手术的麻醉往往持续较长的时间，麻醉恢复也需要较长的时间。

（三）药效动力学

各种吸入麻醉药似乎并无一个共同的作用位点。脑内被不同麻醉药影响的区域包括网状激活系统、大脑皮质、楔叶、嗅觉皮层和海马；然而，很显然全身麻醉药在整个中枢神经系统内发挥作用。全身麻醉药还抑制脊髓的兴奋性传递，尤其是在与痛觉传导有关的背角中间神经元水平。麻醉的不同方面可能和麻醉药作用的不同部位有关。例如无意识和遗忘可能与麻醉药在皮质的作用有关。然而抑制对疼痛的有意躲避可能与麻醉药作用于皮质下结构，如脊髓和脑干有关。事实上，衡量肺泡最低有效浓度依赖于麻醉药在脊髓，而非在大脑皮质的效果。

最低肺泡有效浓度（minimum alveolar concentration，MAC）是指某种吸入麻醉药在一个大气压下与纯氧同时吸入时能使50%患者在切皮时不发生摇头、四肢运动等反应时的最低肺泡浓度，也可以将其看成全身麻醉药的半数有效量（50% effective dose，ED50）。MAC是一个有用的指标，它可以反映脑内分压，用来进行不同麻醉药效能的比较，并提供一种实验研究的标准。然而，它只是一个平均值，在实际的麻醉处理中价值有限，尤其是在肺泡内药物浓度快速变化时，例如麻醉诱导和脊柱手术经常使用的术中唤醒时。

各种吸入麻醉药的MAC均为一个恒定值，能够反映麻醉药的效能，MAC越小麻醉效能越强。实际进行外科手术时吸入麻醉药量常需要MAC值的1.5～2倍才行。令人吃惊的是，无论哪种挥发性麻醉药，患者年龄每增加10岁，MAC值降低6%。另外，MAC还可随低温、妊娠、低血压，以及合用其他中枢神经系统抑制药（麻醉性镇痛药、镇静催眠药及神经安定药）而减少。

（四）常用的吸入麻醉药

1. 氧化亚氮（nitrous oxide，N_2O）

【物理性质】　氧化亚氮（N_2O，笑气）是一种无色、基本无味的气体，尽管不可燃、不可爆，但是和氧气一样具有助燃的作用。与强效的挥发性药物不同，氧化亚氮在室温和通常压力下是气体。它气化的临界温度高于室温，因此在高压条件下可以以液态形式保存。氧化亚氮相对便宜，但从安全性方面考虑，人们还是更倾向于其他替代物，如氙气。氧化亚氮同氙气一样，均为NMDA受体拮抗剂。

【药理作用】

（1）麻醉效果　氧化亚氮麻醉作用极弱，MAC为105%，吸入30%~50%氧化亚氮有镇痛作用，80%以上方有麻醉作用，是吸入麻醉药中麻醉性能最弱的，故氧化亚氮在安全用量下不可能产生深度的麻醉，只起麻醉辅助作用。

（2）心血管系统　氧化亚氮是吸入麻醉药中对心血管系统影响最小的药物，尽管氧化亚氮在体外直接抑制心肌收缩力，但因它同时兴奋交感神经系统，使血压升高，心率增快，肾血流量减少，认为氧化亚氮有α肾上腺素能作用。麻醉性镇痛药有阻滞交感胺的作用，与氧化亚氮合用时可抑制氧化亚氮对交感神经的兴奋作用。临床因不能单独用氧化亚氮完成麻醉，对循环系统的影响主要受辅合用药的影响。氧化亚氮与卤族类吸入麻醉药合用能减轻该类药对心血管系统的抑制作用。

（3）呼吸系统　氧化亚氮对呼吸道无刺激性，不引起呼吸抑制。短时间吸入50%氧化亚氮不影响吞咽反射和喉反射，但持续吸入30min以上，可抑制喉部保护性反射，有发生反流误吸的可能性。长时间吸入氧化亚氮可降低潮气量，但增加呼吸频率，分钟通气量增加，$PaCO_2$保持正常。吸入50%~70%氧化亚氮可明显抑制CO_2通气反应，吸入35%~50%氧化亚氮可抑制缺氧通气反应强度的65%。氧化亚氮与氧混合气的密度比空气大，可使气道阻力轻度增加。

（4）脑　犬吸入0.2%氟烷后再吸入60%氧化亚氮，脑血流量可增加2倍，通过增加脑脊液和脑血流量，氧化亚氮有升高颅内压作用，对脑肿瘤患者，吸入66%的氧化亚氮时平均颅内压可升高26.7mmHg。

（5）神经肌肉　氧化亚氮选择性作用于脊髓后角Ⅰ~Ⅴ层细胞，抑制脊髓的传导，中枢神经抑制作用不完全。吸入氧化亚氮后味、嗅觉很快消失，有利于刺激性吸入麻醉药的诱导。氧化亚氮抑制咳嗽反射，易耐受气管插管。氧化亚氮与利多卡因合用，可提高猫的惊厥耐受力，但氧化亚氮对抑制恩氟烷诱发的惊厥样脑电图变化无效。与其他吸入麻醉药不同，氧化亚氮不能产生明显的肌肉松弛作用。在高压室内氧化亚氮高浓度下，引起的是肌肉强直。氧化亚氮不诱发恶性高热。

（6）肾　氧化亚氮增加肾血管阻力，减少肾血流量，减少肾小球滤过和尿量。

（7）肝　氧化亚氮麻醉期间，肝血流量减少，但是肝血流量减少的程度低于其他挥发性麻醉药。

（8）胃肠道　在成人使用氧化亚氮麻醉将会增加术后恶心呕吐的发生率，其原因可能是其兴奋了延髓的化学感受触发区和呕吐中枢。

【药代动力学】　氧化亚氮很稳定，通常7min完全排出，绝大部分以原形迅速由肺呼出，小量经皮肤排出，微量排至尿和肠道气体中。不到0.01%氧化亚氮可经肠道细菌的作用进行生物转化，产生亚硝酸盐和氮等。持续48h以上吸入氧化亚氮对骨髓有抑制作用，可出现白细胞减少，血小板减少，渐进性红细胞再生不良。但是，氧化亚氮并不影响骨髓单核细胞的生产，停吸氧化亚氮后可逐渐恢复。氧化亚氮可能有致畸作用，孕妇通常避免使用。氧化亚氮主要通过改变多形核白细胞的趋药性和活动力，有可能改变对感染性疾病的免疫反应。

【临床适应证】　临床常用于辅助吸入或静脉全身麻醉的诱导、维持以及术中唤醒，与其他吸入全身麻醉药、静脉全身麻醉药、麻醉性镇痛药和肌松药合用，组成复合麻醉，它可使吸入全身麻醉药的最低肺泡有效浓度恰当降低，静脉全身麻醉药用量减少，术中唤醒更为快速稳定。应用于各类大小手术麻醉，且特别适合临床情况较差、肝肾功能不良，心血管功能较差及危重患者麻醉。

【用法用量】　氧化亚氮在高压下变为液态贮于钢瓶中，应用时经减压后在室温下再变为气态以供吸入。

临床应用时必须与氧气合用，混合气体的比例通常为50∶50或60∶40。麻醉诱导先采用高流量（3L/min氧化亚氮∶2L/min氧气），当吸入浓度与肺泡浓度达平衡后，即FA/GI=1后，再减低流量（0.5L/min氧化亚氮∶0.5L/min氧气）以维持，给予低流量期间应严密监测吸入氧的浓度。麻醉诱导前应常规给氧去氮，先吸纯氧3～5min，停止吸入氧化亚氮后，继续吸纯氧5～10min。

【禁忌证】①肠梗阻、气脑、气胸、高头位开颅手术禁用氧化亚氮麻醉。②麻醉装置氧化亚氮流量计和（或）氧流量计不准确时。

【不良反应】

（1）氧化亚氮是唯一能高浓度吸入的全身麻醉药，诱导期可达80%，如不注意氧浓度监测，有发生缺氧的危险。

（2）由于氧化亚氮吸入浓度高，体内贮量大，停止吸入氧化亚氮后的最初几分钟内，体内大量氧化亚氮从血液迅速进入肺泡，使肺泡内氧被稀释而分压下降，造成"弥散性缺氧。"因此，停吸氧化亚氮后应吸纯氧5～10min。

（3）氧化亚氮在血中溶解比其他吸入麻醉药小，但比氮气高，血/气分配系数为氮气的35倍。因此，氧化亚氮在体内弥散速度远大于氮气，易于进入体内密封性气腔，并使其容积增大，麻醉3h后此作用更加明显。为此，肠梗阻、气胸、气脑造影、中耳手术等体内有闭合性空腔存在时，不应使用氧化亚氮。气管、支气管套囊注入空气后，长时间吸入氧化亚氮腔内压可逐渐增加，加重对管壁压迫，是发生气道并发症原因之一。对小儿影响更大，漂浮导管套囊有同样问题应予警惕。

（4）吸入50%氧化亚氮超过24h，人的骨髓可出现巨幼红细胞抑制。长时间吸入用于治疗时，可引起贫血、白细胞、血小板减少。维生素B$_{12}$可部分对抗氧化亚氮的骨髓抑制作用，该作用在停吸氧化亚氮后12h内迅速恢复。一般临床麻醉吸入氧化亚氮无此副作用。

【药物相互作用】因为氧化亚氮的MAC值很高，使得单独给予氧化亚氮难以完成全身麻醉，通常需要与更强效的挥发性麻醉药合用。加用氧化亚氮可以减少强效挥发性麻醉药的需要量（吸入65%的氧化亚氮可以使挥发性麻醉药的MAC值减少近50%）。尽管不应认为氧化亚氮是一种无害的载体气体，但是它确实可以减弱挥发性麻醉药对成人循环及呼吸的影响。氧化亚氮可以加强神经肌肉阻滞效果，但作用比挥发性麻醉药小。通过挥发器的氧化亚氮浓度可以影响挥发性麻醉药的供给速度，这种差别的原因在于氧化亚氮和氧气在液态挥发性麻醉药中的溶解度不同。

2. 氟烷（halothane）

【物理性质】氟烷是一种卤代链烷。其不易燃及非爆炸特性与碳-氟键有关。含麝香草酚的防腐剂和琥珀色的瓶子可以防止氟烷自发降解。氟烷在美国已很少使用。

【药理作用】

（1）麻醉效果　麻醉性能强，最低肺泡有效浓度（MAC）仅为0.77%，诱导迅速，舒适平稳，苏醒快，麻醉深度较易调节，但分期不明显，安全范围较小。镇痛作用差。

（2）心血管系统　氟烷可直接抑制心肌，导致剂量依赖性的动脉血压降低；2.0MAC的氟烷可使未接受手术的患者血压和心排血量减少50%。氟烷麻醉时，血压随麻醉加深而下降，其下降程度与吸气内氟烷浓度有关。血压下降原因与氟烷直接抑制心肌、有轻度神经节阻滞使血管扩张等多种因素有关。

（3）呼吸系统　氟烷对呼吸道无刺激性，不引起咳嗽、喉痉挛，且有抑制腺体分泌及扩张支气管作用（这种作用不会被β受体阻滞剂所抑制）。氟烷使支气管松弛，易于控制呼吸，且咽喉反射消失早，有利于气管插管操作。氟烷同时能减弱呼吸道中的痰液清除能力（黏液纤毛的功能），从而导致术后缺氧和肺不张的发生。

氟烷可引起典型的浅快呼吸。呼吸频率的增加不能充分弥补潮气量的减少，所以导致肺泡通气量的下降和静息时PaCO$_2$的升高。呼吸暂停的阈值即让患者呼吸保持暂停时最高的PaCO$_2$也会上升，因为在全身麻醉时这个阈值和静息时的PaCO$_2$会同步增高，而其差值不会改变。同样，氟烷限制了通常伴随PaCO$_2$的升高而出现的分钟通气量的增加。

（4）脑　氟烷有扩张脑血管作用，使脑血流量增加，颅内压升高。给予氟烷之前的过度通气可防止伴随产生的颅内压的增高，大脑活动减低，导致脑电波变慢和脑氧耗适度减少。

（5）神经肌肉　氟烷能松弛骨骼肌并可能有非去极化神经肌肉阻滞剂（NMBA）的作用。与其他挥发性麻醉药一样，它也可诱发恶性高热。

（6）肾　氟烷能减少肾血流量、肾小球滤过率和尿量，部分原因是氟烷对动脉压和心排血量的降低作用。因为肾血流量的减少幅度大于肾小球滤过率的减少，滤过分数会增加。术前增加补液量可以减轻氟烷对肾的影响。

（7）肝　氟烷使得肝血流量与心排血量成比例地减少。肝脏可发生较少但严重的肝损害，故再次施行氟烷麻醉时应间隔3个月以上。

（8）胃肠道　抑制胃肠蠕动，但停药后迅速恢复。术后恶心呕吐少见。由于抑制交感-肾上腺系统的反应，因此不引起血糖升高。

【药代动力学】　氟烷麻醉时经肺吸收很快，主要经肺排出，有12%～20%在体内代谢排出，首先经肝脏微粒体酶的作用，把氟烷降解为三氟乙酸、氟化物和氯化物等产物，大约2周内从尿排出。在缺氧或者疾病情况下，代谢途径改变可产生异常毒性物质，有较大潜在性肝毒性。氟烷麻醉时最初10min吸收率为5～10mL/min，逐渐降至3～4mL/min。停止吸入后1min，呼出气的氟烷分压只有最高值的1/2，10min时仅存25%，但1h后仍有15%，所以麻醉终了过度通气有利于氟烷的消除。

【临床适应证】　氟烷适用于需用电灼、电刀的手术；糖尿病患者手术；哮喘、慢性支气管炎或湿肺患者；出血较多需行控制性低血压者；各种复杂的大手术。

【用法用量】　为安全起见，多采用复合麻醉以减低氟烷浓度及剂量。应采用半紧闭或全紧闭回路的装置给药，准确精密的蒸发器必不可少。吸入麻醉的诱导，成人吸入内氟烷蒸气浓度可逐渐增至3%，以此为限，维持中常用浓度为0.5%～1.0%，小儿酌减，浓度应结合病情及其他药物的应用随时按需调整，可用半开放回路（如Bain回路）或F型多用途回路完成麻醉。氟烷可并用50%～65%的氧化亚氮。

【禁忌证】禁止用于心功能不全、休克、中毒性心肌损害患者，急慢性肝病需并用肾上腺素者，剖宫产及颅内压增高病例。

【不良反应】

中等深度全身麻醉时，对呼吸和循环功能就有抑制，镇痛效能差，骨骼肌松弛效能也差，再则能增加心肌对儿茶酚胺的敏感性，使用时应注意。

除引起心动过缓外，还会引起交界性心律、房室传导阻滞和室性心律失常，尤其在缺氧和酸中毒时，因此，术中应做好呼吸管理和避免使用肾上腺素。

损害肝功能的危险潜在，不得反复吸入，前后两次用药相隔应在3个月以上，肝炎患者应尽量避免使用。

恶性高热是麻醉期间罕见的严重并发症，可由多种全身麻醉药和肌松药引起，氟烷与氯琥珀胆碱并用，较易发生恶性高热。

【药物相互作用】　β受体阻滞剂和钙离子通道受体阻滞剂能加重氟烷引起的心肌抑制。使用三环类抗抑郁药和单胺氧化酶抑制剂不是使用氟烷的绝对禁忌证，但能引起血压波动和心律失常。氟烷和氨茶碱联合应用可导致严重的室性心律失常。

3. 异氟烷（isoflurane）

【物理性质】　异氟烷为恩氟烷的同分异构体，两者有许多相似的理化性质：呈透明、无色液体，略具刺激性醚样臭味。在任何气温下，异氟烷的蒸气压比思氟烷大1/3，沸点48.5℃。相对密度1.50，血/气分配系数为1.4，油/气分配系数为94.0，水/气为0.7，脂肪/气为94.5，脑/气为2.6。化学性质稳定，不需加稳定剂，临床浓度不燃不爆，遇光、紫外线、钠石灰无破坏。

【药理作用】

（1）麻醉效果　异氟烷的油/气分配系数为91，血/气分配系数为1.48，在现有强效吸入麻醉药中仅低于七氟烷和地氟醚，因而诱导较迅速。其MAC中年人为1.15%，青年人为1.28%，55岁以上者为1.05%，如混以70%

氧化亚氮则MAC可分别降至0.5%，0.56%和0.37%。清醒较氟烷、恩氟烷稍快。

（2）心血管系统　异氟烷对心功能抑制小于七氟烷、恩氟烷、氟烷；心脏麻醉指数为5.7，大于七氟烷、恩氟烷、氟烷。健康人，$PaCO_2$维持正常范围，1～2MAC的异氟烷仅轻度抑制心功能。在0.9～1.4MAC时右房压无明显改变，1.9MAC时稍增高，但低于氧化亚氮（N_2O）、七氟烷、恩氟烷、氟烷。随吸入浓度增加，每搏量减少，但心率加快，心排血量在2MAC以下无明显减少，此时血压下降与MAC相同的氟烷相比虽相似，而心排血量几乎不减，说明异氟烷降压主要是周围血管阻力下降所致。异氟烷能扩张冠状动脉，但是作用不及硝酸甘油或腺苷强。理论上，正常冠状动脉的扩张会使流经狭窄部位的血流进一步减少，这也是异氟烷产生心肌窃血作用的基础，而这一作用又往往被人们忽略。

异氟烷不减慢希-浦氏纤维传导，心率稍增快。不诱发心律失常，不增加心肌对儿茶酚胺敏感性。

异氟烷有轻度兴奋β肾上腺素能受体的作用，使骨骼肌内的血流量增加，降低了全身血管阻力，并进一步降低了动脉压。

（3）呼吸系统　异氟烷抑制呼吸与剂量相关，能严重抑制通气量，$PaCO_2$增高，且抑制对$PaCO_2$升高的通气反应。在1MAC时，对CO_2的通气反应抑制50%～70%；2MAC时反应消失，呼吸可停止。对缺氧反应的抑制更甚，0.1MAC时即抑制50%～70%，1MAC时反应消失。异氟烷可降低正常人的功能余气量和肺顺应性，增加肺阻力，因改变程度不大，无临床意义。尽管对上呼吸道有轻微的刺激作用，但异氟烷依然被认为是很好的支气管扩张剂，但是它扩张支气管的效果不如氟烷。

（4）脑　当浓度高于1MAC时，异氟烷增加脑血流量和颅内压。这些作用比氟烷弱，而且可被过度通气所抑制。与氟烷不同的是，没必要在使用异氟烷前就开始过度通气以防止颅内高压的发生。异氟烷能减少脑代谢的氧需求，且在2MAC时能产生静息的脑电图。

（5）神经肌肉　异氟烷有肌肉松弛作用，可增强非去极化肌松药作用，随麻醉加深肌松药用量减少。正常人2MAC异氟烷麻醉下，筒箭毒碱ED_{50}为1.6mg/m²，ED_{90}为3mg/m²，为氟烷的1/20～1/3。异氟烷还能增强琥珀胆碱的作用，而其他吸入药则无此作用。

（6）肾　异氟烷虽可降低肾血流量、肾小球滤过率和尿量，但恢复迅速。长时间麻醉后血清尿素氮、肌酐或尿酸无增加。

（7）肝　临床证明异氟烷对肝脏无损害。

（8）其他　异氟烷对子宫肌收缩的抑制与剂量相关。浅麻醉时不抑制分娩子宫的收缩力、收缩频率和最大张力；深麻醉可降低子宫血液灌流，对胎儿不利。异氟烷降低或不改变儿童眼内压，但可降低成人眼内压；不升高血糖。

【药代动力学】异氟烷化学性质稳定，抗生物降解力强，在体内生物转化极少，尿中代谢产物为异氟烷吸入量的0.17%，其代谢率约为恩氟烷的1/10，氟烷的1%，几乎全部以原形从肺呼出。异氟烷在肝脏进行生物转化，亦为肝微粒体酶所催化，最终代谢产物是无机氟化物和三氟乙酸。代谢产物由尿排出。异氟烷不发生还原代谢，故不产生自由基。

【临床适应证】异氟烷对老年人、小儿、冠心病患者影响较小，可考虑应用，也可应用于癫痫和颅内压增高的患者及重症肌无力、嗜络细胞瘤、糖尿病和支气管哮喘的患者，可应用于肝移植麻醉和控制性降压。

【用法用量】其MAC介于氟烷与恩氟烷之间。20℃时异氟烷蒸气压为250，氟烷为242，故当无异氟烷挥发器时，可使用氟烷挥发器。为维持1.3MAC的麻醉，在与70%N_2O复合应用时，吸入气中的异氟烷浓度为1.3%～1.4%，单纯吸氧时应为2%～2.1%。但随年龄增大，体温下降，可进一步降低其浓度。控制性降压时应适当提高吸入浓度。

【禁忌证】异氟烷没有绝对禁忌证。严重血容量征的患者可能不能耐受异氟烷的血管扩张作用。异氟烷同样可以引起恶心高热。

【不良反应】异氟烷的毒性比N_2O之外的其他吸入麻醉药均低，不良反应少，但逾量可引起呼吸、循环严重抑制。对呼吸道有轻度刺激性，单纯异氟烷诱导可有咳嗽、屏气。苏醒期偶有寒战或肢体活动。深麻醉用于产科可使子宫出血增加。

【药物相互作用】可以安全合用肾上腺素达4.5μg/kg。异氟烷可以加强非去极化肌松药的作用。

4. 地氟烷（desflurane）

【物理性质】地氟烷在20℃时的蒸汽压是681mmHg，在高海拔地区，室温条件下即可达到沸点，这时地氟烷就需要一个特殊的挥发器。地氟烷在血液及组织中的低溶解度，使其麻醉诱导和苏醒都很快。

【药理作用】

（1）麻醉效果　地氟烷苏醒所需要的时间是异氟烷的50%，而苏醒时间是由血/气分配系数决定的，地氟烷的血/气分配系数是0.42，比氧化亚氮的0.47还要低，为现有吸入全身麻醉药中最低者。地氟烷的药效是其他吸入麻醉药的1/4，是氧化亚氮的17倍。其最小肺泡内浓度（MAC）为6%~7%，氧化亚氮、芬太尼、咪达唑仑均可降低其MAC，故麻醉效力亦较其他者为低。地氟烷的特性可归纳为蒸汽压力高、起效时间短和药效缓和。

（2）心血管系统　地氟烷的心血管作用于异氟烷相似。随着剂量的增加，全身血管阻力会下降，导致动脉血压下降。在1~2MAC时，心输出量相对不变或轻度下降，心率、中心静脉压和肺动脉压都会轻度升高，但在低剂量时，这些变化均不明显。地氟烷浓度迅速增高时会导致心率、血压、儿茶酚胺水平的短暂升高，其作用强于异氟烷。该作用有时是不利的，尤其对于有心血管疾病的患者。芬太尼、艾司洛尔或可乐定可以减弱地氟烷浓度迅速增加所诱发的心血管反应。

（3）呼吸系统　地氟烷可以减少潮气量，使呼吸频率加快。地氟烷对呼吸抑制也是呈剂量依赖性。可降低潮气量和每分通气量，并抑制机体对PaCO₂增高的通气反应。如吸入高浓度时可能引起刺激性呛咳、屏气及喉痉挛。

（4）脑　地氟烷等效剂量对脑电活动的影响类似异氟烷，可抑制躯体诱发电位，与麻醉深度有关。抑制皮质电活动和脑氧代谢率。但高浓度吸入时扩张脑血管，使脑血流量增加及颅内压升高，并减弱脑血管自身调节作用。

（5）神经肌肉　地氟烷较深麻醉时可以产生较为满意的肌肉松弛效果，这种肌松作用比其他含氟麻醉药强并且与剂量有关。

（6）肾　目前还没有证据显示地氟烷有肾毒性。然而在使用地氟烷时，应该考虑到会发生心输出量下降及尿量和肾小球滤过的减少。

（7）肝　假设围手术期器官灌注不变，地氟烷对肝功能一般没有影响，使用地氟烷基本可以维持肝的氧供。

【药代动力学】地氟烷为体内生物转化最少的吸入麻醉药，在血液和组织中溶解度低，绝大部分以原形由肺排出。相比其他挥发性麻醉药，地氟烷在干燥的二氧化碳吸收剂（特别是氢氧化钡，还有氢氧化钠或氢氧化钾）中降解程度高，可生成含量上具有临床意义的一氧化碳。不使用干燥的二氧化碳吸收剂或者使用氢氧化钙能够显著减少一氧化碳中毒的危险。

【临床适应证】①因对气道有刺激性并使分泌物增加，临床上很少单独加氧用于麻醉诱导，一般静脉麻醉诱导后，单独吸入地氟醚或加用60%氧化亚氮进行麻醉。②因对心、肝、肾功能影响小，适宜于心脏手术及严重肝肾功能障碍患者，适用于门诊及一些特殊类型的手术，要求术后快速苏醒（停药后5min即可恢复）。③对婴儿和儿童只可作维持麻醉，不可作为诱导麻醉。

【用法用量】根据需要调节吸入浓度，用专用的电加热蒸发器施行紧闭环路麻醉。

【禁忌证】①同许多其他恢复性麻醉药。②因其对呼吸道刺激作用，不可用于小儿患者的麻醉诱导。③有恶性高热倾向、颅内高压的脑占位性病变、哮喘患者禁用。

【不良反应】①脑血流量增加，颅内压升高，麻醉后暂时认识功能障碍。②剂量依赖性循环抑制，可使血压下降、心脏顺应性下降、每搏指数下降。有交感活性作用，突然增加地氟烷的吸入浓度可引起血压上升、心率增快。③呼吸道刺激作用，可出现咳嗽、屏气、分泌物增多、喉痉挛、呼吸暂停、低氧血症等不良反应。④术后恶心呕吐发生率约占1/3。

【药物相互作用】可以安全合用肾上腺素达4.5μg/kg。地氟烷和异氟烷同样可以加强非去极化肌松药的作用。

5. 七氟烷（sevoflurane）

【物理性质】与地氟烷相似。七氟烷经氟烷卤化形成，为无色澄清的液体，易挥发，不易燃。

【药理作用】

（1）麻醉效果：七氟烷的血/气分配系数为0.63，诱导与苏醒均迅速。七氟烷对中枢神经作用强，其强度与恩氟烷相似，成年人的最低肺泡有效浓度（MAC）为1.71%，老年人降至1.48%左右，儿童增加到2.49%。实际上，吸入4%~8%七氟烷和50%氧化亚氮与空气的混合气体可以在1~3 min内完成麻醉诱导。

（2）心血管系统：七氟烷轻度抑制心肌收缩力。可降低外周血管阻力，使动脉压轻度下降，血压下降的程度比异氟烷和地氟烷轻。因为七氟烷对心律无显著影响，所以心输出量不像地氟烷和异氟烷那样维持稳定。

（3）呼吸系统：七氟烷对呼吸道无刺激性，也不增加呼吸道分泌物。随麻醉加深可致呼吸抑制加重，使潮气量减少，功能残气量下降，呼吸频率增加，$PaCO_2$升高。

（4）脑：脑电出现有节律的慢波，随着麻醉的加深慢波逐渐减少，出现类似巴比妥盐时的棘状波群。七氟烷以浓度依赖方式抑制中脑网状结构神经元，过深麻醉也可引起全身痉挛，但临床未发现有明显致痉挛情况。尽管有一些研究显示七氟烷使脑血流量减少，但是更多的研究证实七氟烷和地氟烷与异氟烷相似，使脑血流量和颅内压轻度增加。

（5）神经肌肉：具有一定的肌松作用，能增强和延长非去极化肌松药的作用，吸入时减少非去极化肌松药的用药剂量和给药次数。有研究表明，在儿童吸入诱导插管时，七氟烷可产生足够的肌肉松弛。

（6）肾：七氟烷轻度减少肾血流量。其代谢产物与肾小管功能损害有关。

（7）肝：七氟烷减少门静脉血流，但增加肝动脉血流，所以可以维持肝总血流量和氧的供给量。

【药代动力学】七氟烷血/气分配系数低，经肺摄取后，血中分压迅速升高。大部分以原形从肺呼出。吸入后10~15min，血中浓度达稳态，吸入结束后血中消除半衰期呈三相：分别为2.70min、9.04min和30.7min，主要经呼气排泄，吸入停止1h后，约40%原药在呼气中排出，体内消失率大于恩氟烷。停药后48h后含氟代谢产物及无机氟化物几乎完全排尽，七氟烷的代谢可被苯巴比妥等诱导剂诱导，增加其血清氟离子浓度。

【临床适应证】①凡需要全身麻醉的患者皆可应用。②特别使用于小儿、成人的门急诊手术或检查。

【用法用量】①麻醉方法可采用静脉诱导插管或用七氟烷面罩诱导插管后用高流量10~20min后改用低流量吸入麻醉维持。②因诱导及清醒快，可用于小儿或成人的门诊小手术或检查时手术，此时用面罩吸入法。③全身麻醉诱导：以50%~70%氧化亚氮与本品2.5%~4%吸入，使用催眠量的静脉麻醉时，本品的诱导量通常为0.5%~5%。④全身麻醉维持：应以最低有效浓度维持外科麻醉状态，常为4%以下。⑤用于较长时间全紧闭麻醉时，需降低二氧化碳吸收器的温度，以减少代谢物的生成。

【禁忌证】①严重血容量不足。②对卤化麻醉药有过敏及恶性高热病史者。③肝肾功能损害和颅内压升高者。

【不良反应】①本品可增加颅内压，降低脑灌注压，但较氟烷弱，还可使动脉压下降，与心功能抑制、心排血量减少等因素有关。②可产生重症恶性高热，高龄者、静脉注射氯琥珀胆碱引起肌肉强直患者慎用，如出现应立即停药，采用肌松药、全身冷敷及给氧等措施。

【药物相互作用】和其他吸入性麻醉药一样，七氟烷能够增强非去极化肌松药的肌肉松弛作用，不增加心脏对儿茶酚胺诱导的心律失常的敏感性。

第五节　肌肉松弛药

（一）概述

肌肉松弛药又称肌松药（muscle relaxants）是指能够阻断神经肌肉传导功能而使骨骼肌松弛的药物。自从1942年筒箭毒碱首次应用于临床后，肌松药就成为全身麻醉用药的重要组成部分。但是，肌松药并不产生意识消失、遗忘或镇痛作用，不恰当地使用肌松药，可能可以给外科医生提供最佳手术条件的同时，但是却为患者带来痛苦。

理想的肌松药应具有以下几个特点：非去极化、起效迅速、作用可靠、个体变异小、作用可逆转、恢复迅速、无心血管作用、不通过胎盘、无蓄积、无组胺释放、代谢产物无活性。目前并没有完全理想的肌松药。

（二）神经肌肉传导

神经组织合成乙酰胆碱，并将其储存在一种小而均一的囊泡中。当神经冲动到达末梢产生电位去极化，钙离子通过电压门控通道进入神经细胞胞质内，促使这些囊泡移动到神经表面，与突触前膜融合，破裂后向神经与肌肉间突触裂隙释放乙酰胆碱，位于肌肉终板上的乙酰胆碱受体反应性开放钠离子通道，使肌肉组织去极化。肌肉组织产生的终板电位沿着肌膜传导，使整个肌膜上的钠离子通道开放，引发肌细胞收缩，然后乙酰胆碱很快与受体分离并被突触裂隙的特异的胆碱酯酶水解为醋酸盐和胆碱。最终受体的离子通道关闭，引起终板复极化。一旦产生的动作电位停止，肌纤维膜上的钠离子通道随之关闭，钙离子重新聚集到内质网，肌细胞松弛。

（三）肌松药的分类

肌松药分为两大类：去极化和非去极化。这种分类方法直接反映了肌松药的作用机制，对周围神经刺激反应以及阻滞作用逆转的差异。

根据化学结构的不同，非去极化肌松药可以分为：甾类和苄异喹啉类。

根据作用时间的不同，肌松药又可以分为：短时效、中时效和长时效三类。

（四）作用机制和逆转

1. 去极化肌松药的作用机制和逆转　去极化肌松药和乙酰胆碱很类似，也可以作用于这些受体，模拟乙酰胆碱的作用，使终板去极化，产生能够使肌肉收缩的动作电位。这些药物不同程度地激动乙酰胆碱受体或者至少触发受体的兴奋，因而称作烟碱样胆碱能受体激动剂。但和乙酰胆碱不同的是，这些药物并不被乙酰胆碱酯酶水解，突触裂隙的浓度不会很快下降，导致肌纤维终板持续去极化（称为Ⅰ相阻滞）。经过一段时间后，终板的持续去极化可以引起烟碱样胆碱能受体的离子构象发生改变，从而产生临床上表现类似非去极化肌松药产生的肌松作用（Ⅱ相阻滞）。去极化肌松药并不被乙酰胆碱酯酶水解，而是从神经肌肉接头弥散离开后，在血浆和肝中被假性胆碱酯酶水解。

2. 非去极化肌松药的作用机制和逆转　非去极化也作用于受体，但其作用机制是阻滞乙酰胆碱与受体结合产生终板电位，从而阻止激动剂的去极化作用。非去极化肌松药可以阻止激动剂（如乙酰胆碱、卡巴胆碱、绿化琥珀酰胆碱）的作用，因而被称作乙酰胆碱受体竞争性拮抗剂。除米库氯铵外，非去极化肌松药既不被胆碱酯酶，也不被假性胆碱酯酶代谢。其阻滞作用的逆转主要依赖于药物与受体分离、重新分布、逐渐分解代谢、机体排泄或使用特异的拮抗剂抑制乙酰胆碱酯酶的活性。

（五）常用肌松药

1. 去极化肌松药　琥珀酰胆碱（succinylcholine）也可以叫司可林或双乙酰胆碱，由两个乙酰胆碱分子组成。是目前临床上唯一使用的去极化肌松药。

【药理特点】琥珀酰胆碱是唯一起效迅速而且作用时程超短的肌松药。琥珀酰胆碱与神经肌肉结合部的胆碱能烟碱样受体结合（比乙酰胆碱强1 000倍）后，引起终板肌肉细胞膜的长时间去极化，妨碍了其复极化，以致神经肌肉的传递受阻，肌肉松弛。增大剂量或反复使用时，肌肉细胞膜可以逐步复极化，但对递质乙酰胆碱仍无反应，呈现出受体对递质的敏感性降低，称为脱敏感阻滞，亦称Ⅱ相阻滞。用药后肌松作用出现，之前由于肌纤维去极化时间不同多有肌纤维纤颤表现，一般在静脉注射后20s内即可发生，开始在颜面部、颈部，逐渐波及胸大肌、腹部肌肉，终止于下肢肢端。如在给药前4min静脉注射小量非去极化骨骼肌松弛药（筒箭毒碱3～5mg或泮库溴铵0.5～1mg），肌颤可减轻甚至消除。给予小剂量非去极化骨骼肌松弛药后，本品应当加量。静脉注射后90s内肌肉松弛并持续5～10min。不引起组胺的释放，因此不致发生血流动力学的明显改变和支气管痉挛。

【药代动力学】琥珀酰胆碱在血液中绝大部分很快被血浆中的胆碱酯酶水解成琥珀酰单胆碱，进而再水解成琥珀酸和胆碱，降解产物随尿排出，以原形随尿排出的不超过2%。由于它的快速再分布和快速代谢，实际只有给药剂量的10%~15%到达作用部位。琥珀酰胆碱不易透过胎盘。

【用法用量】①用于气管插管，特别是急症患者的快速连续气管插管。1.0~1.5mg/kg静脉推注，90s内获满意肌松效果后完成气管插管。即使没有预注非去极化肌松药，0.5mg/kg的小剂量琥珀酰胆碱也可满足插管的需求。②可用于需要肌肉松弛的短小手术和抢救，如解除喉痉挛、解除局部麻醉药中毒引起的惊厥、腹膜缝合等。③可维持麻醉中肌肉松弛。维持手术中肌肉松弛可用0.05%~0.1%溶液以50~60μg/（kg·min）速率连续点滴或术中重复追加小剂量（10mg）。

【不良反应】①琥珀酰胆碱特别是其代谢产物琥珀酰单胆碱可兴奋心脏毒蕈碱受体，易致心率减慢和心律失常，并有心脏停搏的报道，已洋地黄化的患者禁用。②琥珀酰胆碱引起的广泛骨骼肌去极化反应可使细胞内钾离子外流增多，特别是病变招致骨骼肌失去神经支配时，引起血清钾升高0.5mmol/L，大面积烧伤、瘫痪、大面积软组织挤压伤和长期卧床肌萎缩等患者禁用。③琥珀酰胆碱引起眼部肌肉强直收缩升高眼内压，还可使胃内压和颅内压增高。青光眼、视网膜剥离和角膜穿通伤者慎用。④因琥珀酰胆碱能诱发恶性高热综合征，禁用于有恶性高热综合征家族史者。⑤因琥珀酰胆碱可引起肌纤维不协调收缩，部分接受本品者，特别是肌肉发达患者短小手术后诉胸壁、上腹部和肩胛背部肌肉疼痛，预先应用小剂量非去极化骨骼肌松弛药可以减轻或消除本品引起的肌痛反应。

【注意事项】①琥珀酰胆碱像其他各类肌松药一样不应用于清醒患者。②在肌肉松弛后必须保持呼吸道通畅和正确的呼吸管理。③严重肝功能损害、有机磷中毒时，血浆中胆碱酯酶活性降低者，给予琥珀酰胆碱的常用量后可引起肌松作用异常延长。④多次大量给予琥珀酰胆碱后，出现Ⅱ相阻滞，肌松作用显著延长。⑤当肌松作用不能按时消退时，应认真管理呼吸，静脉注射适量氯化钙，等待神经肌肉传递功能最终满意恢复。⑥本品与普鲁卡因同被血浆中胆碱酯酶水解，因此两药同时静脉滴注时有可能使本品肌松作用延长。⑦小儿患者所需的剂量通常大于成人。小儿肌内注射琥珀酰胆碱4~5mg/kg的大剂量，也不能产生完全的肌松作用。⑧琥珀酰胆碱应储存在冰箱内（2~8℃），室温下出现水解。

【药物的相互作用】通常，小剂量的非去极化肌松药拮抗去极化Ⅰ相阻滞，因为非去极化肌松药占据一些烟碱样胆碱能受体，琥珀酰胆碱的去极化作用部分受影响。如果给予足量的去极化肌松药产生的Ⅱ相阻滞，非去极化肌松药将强化这一作用。

2. 非去极化肌松药

（1）苯磺阿曲库铵（atracurium besilate）

【药理特点】苯磺阿曲库铵是一合成双季铵酯型的苄异喹啉化合物，为中时效非去极化型肌松药，起效快。静脉注射后1~2min显效，3~5min肌松作用达高峰，作用时间可维持15min。常用剂量不影响心、肝、肾功能，亦无明显的神经节阻断作用，不产生心动过缓等迷走神经兴奋的症状，组胺释放的作用较小。肌松效能约为氯化筒箭毒碱的1/2，可替代琥珀胆碱进行气管内插管术，并可作为肌松维持以便于机械通气实施。

【药代动力学】苯磺阿曲库铵作用迅速，起效时间1.4min，3~6.9min可达最大作用，作用持续时间20~35min。体内主要通过霍夫曼消除快速代谢，代谢产物经肾脏排出。作用时间不受肝肾功能的影响，重复给药无明显蓄积作用。

【用法用量】①用于气管插管时肌肉松弛，成人剂量范围为0.4~0.5mg/kg，给药后约90s内可完成气管内插管。②临床上适用于各种外科手术包括剖宫产术的麻醉肌松维持，并可使骨骼肌在外科手术或控制通气期间得以松弛。成人剂量范围为0.4~0.5mg/kg，可提供充分松弛达25~40min；如需延长全阻滞时间，在神经安定镇痛麻醉时可补充剂量0.1mg/kg，在吸入麻醉时为0.07mg/kg。体温低于25℃时，可降低本药输注速率，只需用约半量即可维持完全性神经肌肉传导阻滞；满月以上儿童，所用剂量与成人按体重比例法计算相同；老年患者可按标准剂量，但初始剂量应为剂量范围的低限并缓慢输注；对于临床上有明显心血管疾患的患者，输注初始剂量的时间应超过60s。心血管疾患患者及重症监护患者首次注入0.3~0.6mg，然后以0.011~0.013mg/（kg·min）滴速持续输注，滴速可低至4.5μg/（kg·min），或高至29.5μg/（kg·min）。③特别适合于肾和（或）肝功能衰退患者，均可按标准剂量使用。

【不良反应】可有皮肤潮红、轻度暂时性低血压或支气管痉挛、通气不足，其他不良反应有低血压、窦性心动过速、窦性心动过缓、阻滞不全、延长阻滞、皮疹、荨麻疹、注射部位反应。

【注意事项】①对本品或溴离子过敏者禁用。过量症状表现为肌瘫延长及其后遗症。治疗用辅助性正压通气维持患者呼吸道通畅直至达到充分的自主呼吸。一旦出现自身恢复征象时，使用抗胆碱酯酶药物配合阿托品可促进恢复并同时保持患者镇静。②仅在充分全身麻醉下和在有经验麻醉医生的严密监护下使用本品，并应准备完善的气管内插管和人工呼吸设备，宜使用周围神经刺激器监测肌松效果以防药物过量。③不应使用去极化肌松药如氯化琥珀胆碱来延长本品的肌松作用，因为这可能导致延长的复合性阻滞作用而难以用抗胆碱酯酶药物逆转。④下列情况慎用：支气管哮喘、有过敏史的患者，妊娠和哺乳期间的妇女，重症肌无力与其他神经肌肉疾病的患者和电解质失衡的患者。⑤本品在高pH下失效，故不能与硫喷妥钠或任何碱性药物混合在同一注射器内使用。如选择在小静脉注射本药，注射后应使用生理盐水把本药冲进该静脉。⑥本药用于烧伤患者时会产生抗药性。剂量调整取决于烧伤后多长时间以及烧伤的范围。⑦对眼压无直接影响，因此可用于眼科手术。⑧本品只能静脉注射，肌内注射可引起肌肉组织坏死。⑨本品需冷藏贮存。

（2）苯磺顺阿曲库铵（cisatracurium besilate）

【药理特点】本品是阿曲库铵的立体异构体，是一个中效的非去极化肌松药。本品与运动终板上的胆碱能受体结合，拮抗乙酰胆碱的作用，竞争性地阻断神经-肌肉的传导。这种作用易于被抗胆碱酯酶药如新斯的明拮抗。本品对神经肌肉的阻断作用活性是阿曲库铵的4倍。它对血压和心律无明显的影响，不会引起明显的组胺释放。产生神经肌肉阻滞作用的起始时间依赖于本品的剂量和所有的麻醉剂，但在使用本品2min后即可进行气管插管。维持剂量会产生附加的临床效果，但重复给药不会进一步延长其效果。自发恢复时间也依赖于剂量，需40～55min，合用抗胆碱酯酶则在4～9min内可迅速恢复。对特护患者，连续长时间使用本品6天，自发恢复时间约50min，明显比维库铵类药物要快。对老年人、肾或肝损害患者，本品不需调整剂量。

【药代动力学】本品在生理pH和温度下经Hofmann清除代谢，C_{max}为60ng/mL，比使用阿曲库铵342ng/mL降低很多。降解过程与器官无关。代谢过程最初发生在肝、肾。健康的外科手术患者在接受0.1～0.2mg/kg的本品的注射后，其药动学参数是：清除率是4.7～5.7mL/（min·kg），分布容积是121～161mL/kg，消除半衰期是22～29min。重症监护病房（ICU）里的患者接受延时时间输液，其药动学参数跟健康患者相似，平均清除率是7.5mL/（min·kg），消除半衰期是27min。那些肾或肝功能异常的ICU患者的代谢物浓度较高。

【用法用量】①对心血管影响极少。②气管插管，成人静脉注射：0.15～0.2mg/kg，静脉1次注射。在使用丙泊酚或鸦片样麻醉药时，需要维持剂量0.03mg/kg，注射20min。儿童：2岁以下不推荐使用本品；2～12岁0.1mg/kg，5～10s静脉注射。在使用卤代烃麻醉药时，需要维持剂量0.02mg/kg，注射9min。③只能静脉注射，无释放组胺作用。

【不良反应】少数患者会出现心搏徐缓、低血压、支气管痉挛、皮疹以及脸和上身发红等副作用。

【注意事项】对神经肌肉阻滞剂有过敏史、假瘫痪性重症肌无力、酸碱或血清电解质混乱及烧伤患者应慎用。

（3）泮库溴铵（pancuronium bromide）

【药理特点】本品为类固醇铵类中的长效非去极化肌松药，能与递质乙酰胆碱竞争神经肌肉接头的N_2胆碱受体，从而产生骨骼肌的松弛，强度为氯化筒箭毒碱的5～10倍，时效较之为短或与之近似。由于抗迷走神经作用及儿茶酚胺释放作用，用药后有轻度心率加快，外周阻力增加与血压升高。临床剂量无神经节阻断作用，组胺释放作用较弱，不引起低血压。能解除肌肉成束收缩、强直、阵挛或惊厥，便于机械通气管理。可用于剖腹产，其透过胎盘之量少，不影响新生儿的Apgar评分、肌肉张力及心肺适应性。

【药代动力学】小剂量静脉注射后在45s内出现作用，4～5min达高峰，大剂量0.06～0.1mg/kg，在20～30s出现作用，2～3min达高峰，维持临床肌松时间约80min，总时效120min。血浆蛋白结合率约10%。约20%经肝脏降解，其代谢物为3-OH、17-OH和3,17-OH衍生物，无明显的神经肌肉阻断作用。约40%以原形由肾脏排泄，泮库溴铵及代谢的40%由胆汁排泄。消除半衰期为107min，肝、肾功能不全者，其消除时间延长。

【用法用量】①成人常用量：气管插管时肌松，0.08～0.12mg/kg，2～3min内可作气管插管；手术之初剂量0.04mg/kg，然后每20~40min给0.01mg/kg。②临床研究显示，儿童所需剂量与成人剂量相当，4周以内新生儿对非去极化阻断剂特别敏感，剂量应降低，建议先试用初剂量0.01~0.02mg/kg，而后依手术情况而定。

【不良反应】①可产生心血管作用，如心率略增快，平均动脉血压和心输出量略增加。②极少数患者可出现过敏反应和组胺释放。③在麻醉过程中有时出现流涎，特别是术前未使用抗胆碱能药物时。④可使正常及升高之眼压明显下降达数分钟之久，也会产生缩瞳。

【注意事项】①对本品及溴离子过敏史者、严重肝肾功能不全和重症肌无力患者禁用。②高血压、心动过速及心肌缺血时应避免使用。③妊娠毒血症患者用硫酸镁治疗时，可加强神经肌肉阻断作用，此时使用该药用量要减少。④梗阻性黄疸患者、神经肌肉性疾病（肌病、严重肥胖、脊髓灰质炎史等）患者应慎用。⑤具有高血压倾向者如嗜铬细胞瘤或肾脏疾病引起的高血压患者应慎用。⑥电解质紊乱（低血钾、高血镁、低血钙等）、pH改变以及脱水时慎用，上述情况的出现要求在必要时预先加以纠正。⑦采取低温技术实施手术时，神经肌肉阻断作用下降。相反，当恢复正常体温时，神经肌肉阻断作用恢复正常。

（4）维库溴铵（vecuronium bromide）

【药理特点】维库溴铵又名万可松，是单季铵类固醇，为泮库溴铵的衍生物，中效非去极化型肌松药。其作用与泮库溴铵、筒箭毒碱相似。本品能竞争胆碱能受体，阻断乙酰胆碱的作用，其作用可被新斯的明等抗胆碱酯酶药所逆转。本品的肌肉松弛作用比泮库溴铵强1/3，但产生肌肉松弛作用的潜伏期短，初期相同剂量所产生的肌肉松弛持续时间比泮库溴铵短，恢复快。静脉注射0.08~0.12mg/kg，1min内显效，3~5min达高峰，肌肉松弛作用维持时间约为泮库溴铵的1/3~1/2，即为15~30min，但随剂量增加，维持时间延长。其肌肉松弛效应为泮库溴铵的1.2~1.7倍，与某些吸入麻醉药如安氟烷、异氟烷合用，肌肉松弛效应增强，无明显阻滞神经节及迷走神经的作用，也不干扰去甲肾上腺素的再摄取，无组胺释放作用，故不影响心率和血压，也不影响颅内压。没有或仅有轻微的蓄积作用。

【药代动力学】静脉注射后，本品的分布半衰期大约为2.2min。起效时间3min内，峰效应时间3~5min，作用持续时间25~30min。本药主要分布于细胞外液。消除半衰期平均约为71min。代谢程度相对较低，代谢产物3-羟基衍生物的肌松效力大约为维库溴铵的50%。主要经胆汁排泄，由肾脏排泄只有15%~25%。静脉注射后，40%~80%以单季铵形式经胆汁排泄，其中95%为原形，5%为本品的3-羟基化合物。因此，肝和（或）胆管疾病可使作用时间和恢复时间明显延长。心血管疾病、高龄、水肿等导致分布容量增加，可能延长起效时间。低温下手术，本品的神经肌肉阻断作用延长。

【用法用量】①静脉注射：成人插管剂量0.08~0.12mg/kg，术中维持的开始剂量为0.04mg/kg，然后每15~20min给予0.01mg/kg，或者以1~2μg/（kg·min）的速度输注。肥胖患者和使用吸入麻醉药时，应减量；剖宫产和新生儿手术剂量不应超过0.1mg/kg；儿童与1岁以内的婴儿，特别是对4周以内的新生儿和4个月以内的婴儿，首次剂量0.01~0.02mg/kg即可，5个月至1岁的婴儿所需剂量与成人类似，但由于作用和恢复时间较成人和儿童长，维持剂量应酌减。②适用于肾功能衰弱竭患者，可通过肝代谢。

【不良反应】有注射部位的瘙痒或红斑反应及全身类组胺的反应，如气管痉挛、心血管变化等。

【注意事项】①本品可注入含有芬太尼、氟哌利多、盐酸吗啡和泮库溴铵药物的输液通路中；禁忌与硫喷妥钠或含有硫喷妥钠的溶液混合用；不能与其他药物混合一起使用。②对于重症肌无力或肌无力综合征患者、神经肌肉疾病或脊髓灰质炎的患者应酌情慎用。③在用药过量及神经肌肉阻滞延长的情况下，患者应予以机械通气，并给予适量的胆碱酯酶抑制剂（即新斯的明、溴吡斯的明、依酚氯铵等）作为拮抗剂。当使用胆碱酯酶抑制剂不能恢复时，机械通气应持续至自主呼吸恢复。反复使用胆碱酯酶抑制剂是危险的。④应尽力纠正严重的电解质失衡、血液pH的改变和脱水。⑤在持续神经肌肉阻滞时，应给予患者足够的镇痛和镇静剂。⑥镁盐可强化神经肌肉的阻断效应，因此，对接受硫酸镁治疗的患者，本品用量要减少，并且应根据颤搐反应慎重滴注。⑦新生儿和婴儿的作用和恢复时间较成年人长，故本品的维持剂量应相应减少。⑧对本品铵或溴离子有过敏史者禁用。

【药物的相互作用】①合用时使本品作用增强的药物，有氟烷、乙醚、恩氟烷、异氟烷、甲氧氟烷、环丙烷、大剂量硫喷妥钠、甲乙炔巴比妥、氯胺酮、芬太尼、γ-羟基丁酸、依托咪酯、丙泊酚；其他非去极化类肌松药、琥珀酰胆碱、氨基糖苷类和多肽类抗生素、青霉素类、大剂量的甲硝唑、利尿剂、β肾上腺素能阻断剂、维生素B₁、单胺氧化酶抑制剂、奎尼丁、鱼精蛋白、α肾上腺素能阻断剂、镁盐等。②合用时使本品作用减弱的药物，有新斯的明、依酚氯铵、溴吡斯的明、氨基吡啶衍生物；长期使用皮质甾类药物或酰胺唑嗪后；去甲肾上腺素、硫唑嘌呤（仅有短暂、有限的作用）、茶碱、氯化钙。

（5）罗库溴铵（rocuronium bromide）

【药理特点】　罗库溴铵又名爱可松，是一种起效迅速、中效的甾体类非去极化肌松药，通过与运动终板处N型乙酰胆碱受体竞争性结合产生作用。其作用强度仅为维库溴铵的1/7，时效为维库溴铵的2/3，起效时间是非去极化肌松药中最快的一个，不释放组胺，无交感神经阻滞作用，对血流动力学影响轻微。

【药代动力学】　静脉注射本品后，其血浆浓度-时间关系呈三个指数时相，分布半衰期为（2±1）min和（16±8）min，消除半衰期为97min。稳态表观分布容积为（0.23±0.06）L/kg。血浆清除率为（3.9±1.3）mL/（kg·min）。起效时间约1min，峰效应时间约2min，作用持续时间30～40min。剂量较小时，起效减慢，时效缩短。老年人及有肝脏疾病或肾功能不全患者的血浆清除率降低，清除半衰期平均延长至225min。胆道排泄是本品的主要消除途径，30%～40%以原形经胆汁排出。给药12h内经尿排出量占给药总量的13%～30.8%。因此，有明显肝脏和（或）胆道疾病和（或）肾功能衰弱患者应用本品时应慎重。心血管疾病、老年人及浮肿，可致分布容积增大，使起效时间减慢。低温条件下手术时，本品的肌松作用增强，时效延长。同样在肥胖患者中时效延长，自然恢复延迟。

【用法用量】　①气管插管成人0.6mg/kg，快速插管用量增至0.9mg/kg，45s后插管，维持剂量间断追加0.15mg/kg，长时间吸入麻醉时可适当减少至0.075～0.1mg/kg，维持量最好在肌颤搐恢复至对照的25%时给予。②静脉注射：建议先静脉注射负荷剂量0.6mg/kg，当肌松开始恢复时再行静脉注射（适当调整静脉注射速率，使肌颤搐维持在对照的10%左右）。维持静脉注射速率范围为5～10μg/（kg·min）；吸入麻醉下、老年患者、肝脏和/或胆道疾病和（或）肾功能衰弱患者的静脉注射速率范围为5～6μg/（kg·min）；氟烷麻醉下儿童（1～14岁）和婴儿（1～12个月）对本品的敏感性与成人相似。婴儿和儿童的起效较成人快，临床作用时间儿童较成人短。

【不良反应】　①过敏反应，注射部位发生瘙痒和红斑，尤其以往对肌松药有过敏反应史者，更需特别小心，因为应用肌松药时已有交叉过敏反应的报道。②大剂量应用可能产生解迷走神经作用，会引起心律增快，有轻微组胺释放作用。

【注意事项】　①既往对本品或溴离子有过敏反应者、重症肌无力患者禁用。②吸入麻醉药可增强本品的肌松作用，因此，在吸入麻醉下长时间手术（超过1h）时，本品应减少维持量，延长给药间隔时间或减慢静脉注射速率。③在用药过量及神经肌肉阻滞延长情况下，患者应予以持续呼吸支持，一旦出现自然恢复就给予足量的乙酰胆碱酯酶抑制剂。当使用胆碱酯酶抑制剂不能恢复时，需继续给予呼吸支持直至患者自主呼吸恢复。反复使用乙酰胆碱酯酶抑制剂是危险的。④尽可能纠正严重电解质紊乱、血液pH改变或脱水，因低血钾、高血镁、低血钙（输液）、低蛋白血症、脱水、酸中毒、高碳酸血症和恶病质等均可能增强本品作用。⑤目前不推荐在妊娠期间应用本品。对接受镁盐治疗妊娠毒血症的患者进行神经肌肉阻滞的恢复可能是禁忌或不满意的，应减少本品用量并监测其肌松程度。哺乳期妇女应用本药应权衡利弊。

【药物的相互作用】　①合用使本品作用增强的药物：吸入麻醉剂、大剂量硫喷妥钠、甲乙炔巴比妥钠、氯胺酮、芬太尼、γ-羟丁酸钠、依托咪酯及丙泊酚等；其他非去极化肌松药，预先给予琥珀酰胆碱、氨基糖苷类和多肽类抗生素、青霉素类抗生素、大剂量甲硝唑、利尿药、β受体阻断剂、维生素B₁、单胺氧化酶抑制剂、奎尼丁、鱼精蛋白、α受体阻断剂、镁盐等。②合用使本品作用减弱的药物：新斯的明、依酚氯铵、溴吡斯的明、氨基吡啶衍生物，长期应用类固醇激素、苯妥英钠或酰胺唑嗪，去甲肾上腺素、硫唑嘌呤（仅有短暂、有限的作用）、茶碱、氯化钙等。③加入含有下列药物的液体时，有物理学上的配伍禁忌：两性霉素、硫唑嘌呤、头孢唑啉、氯唑西林、地塞米松、安定、依诺昔酮、红霉素、法莫替丁、速尿、戈拉碘铵、琥珀酸钠氢化可的松、胰岛素、甲乙炔巴比妥、甲泼尼龙、硫喷妥钠、三甲氧苄氨嘧啶及万古霉素。本品也与英脱利匹特有配伍禁忌。

3. 肌松药的拮抗剂

肌松药的不完全的拮抗和术后肌肉麻痹残留与术后并发症密切相关，因此，对应用过肌松药的患者，强烈推荐仔细评估神经肌肉阻滞程度并适当应用拮抗剂。接受非去极化肌松药的患者应常规给予拮抗剂，除非可以证实肌松已完全恢复，或准备术后保留气管插管并进行机械通气。

4. 肌松恢复的指标

研究证实TOF<0.6将伴随有肌肉无力，>0.7时，就能睁眼、抬头并具有适当的呼吸能力，长期以来确定了无残留肌松作用的标准必须是TOF≥0.7。但是近年来的临床观察证实，TOF为0.7时仍有残留肌松作用。同时还观察到肌松药对颈动脉体的缺氧性通气反应可能具有一定的抑制作用，只有TOF≥0.9时，对缺氧的通气反应才能够完全恢复正常，且咽喉部功能完全恢复。

测试肌松完全恢复的临床表现的敏感度也不尽相同（持续抬头>吸气力量>肺活量>潮气量），因此，建议将肌松恢复的最终指标定位：麻醉患者在100Hz刺激下可持续强直收缩5s，或者清醒患者可持续抬头或抬腿。

5. 特异的胆碱酯酶抑制剂

新斯的明：新斯的明作为非去极化肌松弛剂的拮抗药，一次静脉注射2.5mg和阿托品1mg，极量为新斯的明5mg和阿托品2mg。两药混合后一次静脉推注不得短于5min，10min后肌张力可改善，20min后拮抗效应最明显，能维持1h左右。静脉注射以前应观察吸入或静脉全身麻醉药的作用是否接近消失，肌张力是否有开始恢复的迹象等。

现在观点认为，给予非去极化肌松药后5min或者T1达10%或TOF出现1个反应时使用胆碱酯酶抑制药，不仅不能够拮抗肌松药的作用，而且能够使泮库溴铵、阿曲库铵以及维库溴铵的作用时间延长。因此，应该在TOF出现3个以上反应、TOF为0.7或T1>25%时给予肌松药，才能够有效拮抗残留肌松作用。

6. 新型拮抗药

Sugammadex是一种新型选择性肌肉结合剂，目前已在欧洲进入临床应用。Sugammadex是一种经修饰过的γ-环糊精，能与肌松药以1∶1的比例形成十分紧密的螯合物来发挥作用（罗库溴铵>维库溴铵>泮库溴铵），从而终止肌松药的神经肌肉阻滞作用，并抑制细胞外液中肌松药与烟碱样乙酰胆碱受体的结合。实验结果证明本品能拮抗甾体类肌松药，特别是拮抗罗库溴铵的作用，对非甾体肌松药作用不好，对去极化肌松药则无效。本品的另外一个特点是能拮抗深的肌松作用，在罗库溴铵肌松作用最强时可能发挥拮抗作用，缩短肌张力恢复的时间，也无拮抗重箭毒化发生。本品已逐步应用于临床。联合使用罗库溴铵和Sugammadex可以取代麻醉快速诱导时琥珀酰胆碱的使用，并且在麻醉后复苏室中可完全清除肌松药的残余作用。

第六节　镇痛类药物

在脊柱外科的各类手术中，麻醉是保障患者术中安全、方便外科手术医生操作的关键。然而随着现代医疗的进步，对麻醉医生的要求也越来越高，可以说如果仅仅满足了上述两点，只是达到了麻醉的最低要求。舒适化医疗越来越受到人们的关注。麻醉医生能否熟悉各类镇痛药物，并且在围手术期合理应用多模式镇痛，将导致患者术后舒适满意度的截然不同。

传统单纯的麻醉性镇痛药已经不能满足多模式镇痛的需要，越来越多的不同机制的镇痛药物进入麻醉医生的视野，为患者的身心康复提供了有力帮助。

（一）阿片类受体激动药

1. 吗啡（morphine）

【药理作用】　阿片受体激动剂，按阿片受体激动后产生的不同效应分型，吗啡可激动μ、κ及δ型，故产生镇痛。药理作用：①镇痛。强大的镇痛作用，对一切疼痛均有效，对持续性钝痛比间断性锐痛及内脏绞痛效果强。它是通过模拟内源性抗痛物质脑啡肽的作用，激活中枢神经阿片受体而产生药理作用。②镇静。在镇痛的同时有明显镇静作用，有时产生欣快感，可改善疼痛患者的紧张情绪。③呼吸抑制。可抑制呼吸中枢，降低呼吸中枢对二氧化碳的敏感性。对呼吸抑制的程度与使用吗啡的剂量平行，过大剂量可致呼吸衰竭而死亡。④镇咳。可抑制咳嗽中枢，产生镇咳作用，但因有成瘾性，并不用于临床。⑤平滑肌。可使消化道平滑肌兴奋，可致便秘，并使胆道、输尿管、支气管平滑肌张力增加。⑥心血管系统。可促进内源性组胺释放而使外周血管扩张、血压下降，使脑血管扩张，颅压增高。⑦镇吐。亦因其可致成瘾而不用于临床。本品口服易吸收，皮下注射、肌内注射吸收均快。吸收后可分布于各种组织，可通过胎盘。表观分布容积为3.2～3.4L/kg，清除半衰期为1.7～3h，约有1/3与血浆蛋白结合。主要在肝脏代谢，经肾排泄，清除率为15～23mL/（kg·min）；少量经乳腺排出。1次给药镇痛作用持续4～6h。

【麻醉临床应用】①麻醉前用药：解除或缓解术前疼痛、镇静、抗焦虑，提高麻醉效果，是常用于心血管和创伤等手术病例的术前用药。②术后镇痛：目前多用于术后小剂量硬膜外腔给药，用于术后镇痛，其镇痛效果优于其他麻醉性镇痛药。③麻醉中维持：目前较少应用。④镇咳、止泻。

【不良反应】①恶心、呕吐、呼吸抑制、嗜睡、眩晕、便秘、排尿困难、胆绞痛等，偶见瘙痒、荨麻疹、皮肤水肿等过敏反应。②连用3～5天即产生耐药性，1周以上可成瘾。③本品急性中毒的主要症状为昏迷，呼吸深度抑制，瞳孔极度缩小，两侧对称，或呈针尖样大，血压下降，发绀，尿少，体温下降，皮肤湿冷，肌无力，由于严重缺氧导致休克、循环衰竭、瞳孔散大、死亡。④中毒解救人工呼吸、给氧，给予升压药提高血压，β肾上腺素受体阻滞药减慢心率，补充液体维持循环功能。静脉注射拮抗剂纳洛酮0.005～0.01mg/kg，成人0.4mg，亦可用烯丙吗啡作为拮抗药。⑤吗啡可通过胎盘或乳汁抑制新生儿和婴儿的呼吸。

【相互作用】①可乐定：两药硬膜外联合注射，可明显延长镇痛持续时间。②维生素K：合用可增强吗啡的镇痛效果。③西咪替丁：能抑制吗啡的肝代谢和肝摄取，而使其血浓度增高，作用增强。合用偶可引起呼吸骤停、精神错乱和癫痫大发作。④氨茶碱：小剂量氨茶碱与吗啡合用，可减轻或解除吗啡所致的呼吸抑制。⑤全身麻醉药、催眠药：合用对呼吸的抑制作用明显增强，必需时注意剂量。⑥吩噻嗪类药物：均可增强吗啡的中枢抑制作用，并可使吗啡的呼吸抑制、低血压、便秘等不良反应加剧，更易引起吗啡依赖症。但吗啡与氯丙嗪合用，可使吗啡镇痛作用时间延长至6～8h。⑦地西泮：合用可增强吗啡的中枢抑制作用。⑧三环类抗抑郁药：增强吗啡的抑制呼吸、降低血压、便秘等不良反应，更易引起吗啡依赖症。⑨单胺氧化酶抑制剂：增强吗啡的作用，易引起惊恐、精神错乱、严重呼吸抑制、高热、多汗、惊厥、昏迷等严重不良反应。⑩抗胆碱药：可使吗啡的不良反应更明显，且可致麻痹性肠梗阻和尿潴留。⑪肌松药：可增强吗啡的呼吸抑制作用。⑫普鲁卡因、利多卡因：合用使吗啡的不良反应加剧，更易引起吗啡依赖症。⑬硫酸镁：可加剧呼吸抑制和低血压。⑭秋水仙碱：合用增强吗啡的中枢抑制作用。⑮乙醇：合用可相互延缓吸收，明显增强药物的作用并延长其作用时间，产生严重的中枢抑制作用，使吗啡不良反应剧增，且更易产生。

2. 哌替啶（dolantin）

【药理作用】苯基哌啶的衍生物，商品名杜冷丁，为合成的类阿片镇痛药。和吗啡相似，可能主要作用于中枢神经系统的阿片受体，主要为M阿片受体激动剂。

（1）中枢神经系统 ①镇静作用比天然类阿片弱，产生睡眠的可能性较小。②镇痛作用比吗啡弱，为吗啡的1/8～1/10；有效时间较短，为2～4h。在治疗剂量时可产生明显的镇痛作用。③在治疗剂量时可产生呼吸抑制作用，其程度与等效镇痛剂量的吗啡相等。④有催吐作用，能兴奋延髓化学感受器（CT2）的触发点，并增强前庭器官的敏感性。

（2）外周作用 ①本品具有平滑肌兴奋作用，但导致痉挛的作用较轻是其主要优点，口服效果较好，因此在一般情况下优于吗啡。②中度提高胃肠平滑肌及括约肌张力，减少推进性蠕动，但作用时间短，很少引起便秘或尿潴留。③引起奥狄括约肌痉挛，导致胆管内压升高，但较吗啡的作用弱。④可使脑内压升高，还可产生直立性低血压。⑤对妊娠末期子宫，不对抗催产素收缩子宫的作用，故不改变子宫的节律性收缩，也不延缓产程。⑥治疗量对支气管无影响，大剂量可引起支气管平滑肌收缩。

【麻醉临床应用】①麻醉前用药：可用于心脏直视手术或创伤、烧伤病例等术前用药。②麻醉诱导。③麻醉维持。④辅助麻醉：可以与氟哌利多合用组成神经安定镇痛合剂，应用于局部麻醉或锥管内麻醉，以增加麻醉效果，达到神经安定镇痛作用及减少不良反应。⑤术后镇痛：可以肌内注射、静脉注射、硬膜外给药镇痛。⑥人工冬眠：哌替啶与氯丙嗪、异丙嗪组成冬眠合剂，用于人工冬眠。

【不良反应】①常发生头晕、恶心、呕吐、出汗和面红。②可产生精神错乱、低血压和定向力障碍。③呼吸抑制和惊厥可能致命。④可出现耐受性和成瘾性，但较吗啡轻。⑤注射后局部常有反应，极少发生全身过敏反应。⑥静脉注射可能引起心率增快。

【相互作用】①与吩噻嗪类、三环类抗抑郁剂和催眠镇静药合用，可增加中枢抑制作用。②与单胺氧化酶抑制剂同用，可迅速出现强直、兴奋、低血压、高热、眼球震颤、昏迷等不良反应。③应用单胺氧化酶抑制剂的患者须停药14天以上，才能使用本品，否则易引起高热、多汗、严重的呼吸抑制、惊厥、昏迷，终至虚脱而死亡。④纳洛酮、尼可刹米、烯丙吗啡可降低本品的镇痛作用，而巴比妥类、吩噻嗪类、三环类抗抑郁药、硝酸酯类抗心绞痛药等可增强本品的作用。本品可增加双香豆素的抗凝作用，后者应按凝血酶原时间调整用量。⑤患者正在服用其他麻醉性镇痛药、镇静药、安定药、乙醇、MAOI及三环类抗抑郁药等，若同时使用哌替啶就可产生严重的反应（如呼吸抑制、低血压、深度镇静和昏迷）。⑥能与阿托品及其他抗胆碱药产生协同作用，使两者作用均增强。⑦与抗高血压药合用，可致血压过度下降、重度眩晕与昏厥。

3. 芬太尼（fentanyl）

【药理作用】本品为人工合成的强效麻醉性镇痛药。镇痛作用机制与吗啡相似，为μ阿片受体激动剂，作用强度为吗啡的75~125倍。作用时效为30min。与吗啡和哌替啶相比，本品作用迅速，维持时间短，不释放组胺，对心血管功能影响小，能抑制气管插管时的应激反应。本品对呼吸的抑制作用弱于吗啡，但静脉注射过快则易抑制呼吸。有成瘾性。纳洛酮等能拮抗本品的呼吸抑制和镇痛作用。

【麻醉临床应用】①麻醉诱导：与氟哌利多合用组成神经安定镇痛合剂，使用于麻醉诱导，特别是慢诱导和清醒气管插管技术。②麻醉维持。③辅助麻醉：与氟哌利多合用组成神经安定镇痛合剂，应用于局部麻醉或锥管内麻醉，以增加麻醉效果，达到神经安定镇痛作用及减少不良反应。④术后镇痛：可用于静脉或者椎管内的镇痛。

【不良反应】①一般不良反应为眩晕、视物模糊、恶心、呕吐、低血压、胆管括约肌痉挛、喉痉挛及出汗等，偶有肌肉抽搐。②严重副作用为呼吸抑制、窒息、肌肉僵直及心动过缓，如不治疗，可发生呼吸停止、循环抑制及心脏停搏等。③本品有成瘾性。④大剂量快速静脉注射可引起颈、胸、腹壁肌强直，胸顺应性降低影响通气功能。偶可出现心率减慢、血压下降、瞳孔极度缩小等，最后可致呼吸停止、循环抑制或心脏停搏。⑤中毒解救：出现肌肉强直者，可用肌松药或吗啡拮抗剂（如纳洛酮、烯丙吗啡等）对抗。呼吸抑制时立即采用吸氧、人工呼吸等急救措施，必要时亦联用吗啡特效拮抗药，静脉注射纳洛酮0.005~0.01mg/kg，成人0.4mg。心动过援者可用阿托品治疗。本品与氟哌利多合用产生的低血压，可用输液、扩容等措施处理，无效时可采用升压药，但禁用肾上腺素。

【相互作用】①氟哌利多2.5mg和本品0.05mg的混合液能使患者安静，对外界环境漠不关心，但仍能合作，肌内注射小量常作麻醉前给药；②地西泮（安定）能减少本品的用量（总量），因为前者能加深后者的中枢抑制，提早出现并延长呼吸抑制，地西泮用量偏大时又可使外周血管总阻力减少，血压也有所下降；③肌松药的用量可因本品的使用而相应减少，肌松药又能解除本品的肌肉僵直，遇有呼吸暂停，持续的时间又长，应识别这是中枢性的，是本品的使用所致，还是外周性的，由于肌松药作用于神经肌接头处N_2受体；④与80%氧化亚氮合用，可诱发心率减慢、心肌收缩减弱、心排血量减少，对左室功能欠佳者尤其明显；⑤与吩噻嗪类药合用，血压常不会有大幅度波动，但遇有外科强刺激即上升；⑥芬太尼决非静脉全身麻醉药，虽然大量快速静脉注射能使神志消失，但毕竟应激反应依然存在，常伴术中知晓；⑦纳洛酮等能拮抗本品的呼吸抑制和镇痛作用；⑧芬太尼与氟硝西泮合用，在术后常发生熟睡，应用纳洛酮可防止此作用。

4. 阿芬太尼（alfentanil）

【药理作用】为芬太尼的衍生物，药用其盐酸盐。主要作用于μ阿片受体，为短效镇痛药，镇痛强度为芬太尼的1/4，作用持续时间为其1/3~1/2。起效快，静脉注射1.5~2min达峰值，维持约10min，消除半衰期为

64~129min，长时间输注后，其作用维持时间可以迅速延长。阿芬太尼的亲脂性较芬太尼低，与血浆蛋白结合率却较高，分布容积小，符合三室模型，经肝脏代谢失活后经尿排出。

【麻醉临床应用】①麻醉诱导：100~200μg/kg，静脉注射，复合应用咪达唑仑，依托咪啶或丙泊酚实施全身麻醉快速诱导。②麻醉维持。③术后镇痛：静脉或者硬膜外镇痛。

【不良反应】①盐酸阿芬太尼可引起呼吸抑制或窒息。呼吸抑制与剂量有关。术后可能出现恶心、呕吐。建议在进行诱导麻醉和长时间的手术时于拔管前给予止吐药。②应用盐酸阿芬太尼时出现胸肌僵硬时应静脉注射肌松药，以便进行人工呼吸。

【相互作用】①巴比妥类药、镇静药、阿片类药、吸入麻醉药（恩氟烷、异氟烷）会增强本药的作用。②红霉素、磺胺异噁唑、地尔硫卓、氟康唑可抑制参与本药代谢的细胞色素酶P450-3A，从而降低本药的代谢，使本药作用时间延长，毒性增加。应通过监测患者的反应来调整剂量。③美索比妥、硫喷妥钠与本药合用时，呼吸抑制作用可增加。④纳曲酮与本药竞争阿片受体，从而引起阿片戒断症状。⑤丙泊酚可改变本药的代谢，从而增加本药的毒性（如呼吸抑制、低血压、心动过缓等）。⑥利福布汀能诱导细胞色素酶P450，加快本药的代谢，从而降低本药的作用。⑦术前长期使用肾上腺素β受体阻滞药（如醋丁洛尔、倍他洛尔、贝凡洛尔、比索洛尔、卡替洛尔、塞利洛尔、艾司洛尔、拉贝洛尔、左布诺洛尔、美托洛尔、纳多洛尔、氧烯洛尔）的患者，使用本药会增加心动过缓的发生率。⑧酒精会增加肝脏对本药的代谢，从而降低本药的治疗效果。

5. 舒芬太尼（sufentanil）

【药理作用】为芬太尼的衍生物，药用其枸橼酸盐。主要作用于μ阿片受体。其亲脂性约为芬太尼的两倍，更易通过血脑屏障，与血浆蛋白结合率较芬太尼高，而分布容积则较芬太尼小，虽然其消除半衰期较芬太尼短，但由于与阿片受体的亲和力较芬太尼强，因而不仅镇痛强度更大，在用于平衡麻醉时，其镇痛作用约为芬太尼的10倍，而且作用持续时间也更长（约为芬太尼的2倍）。舒芬太尼在肝内经受广泛的生物转化，形成N-去烃基和O-去甲基的代谢物，经肾脏排出。其中去甲舒芬太尼有药理活性，效价约为舒芬太尼的1/10，亦即与芬太尼相当，这也是舒芬太尼作用持续时间长的原因之一。

【麻醉临床应用】①诱导前应用：有报道用1.5~3μg滴鼻，用于不合作的小儿，使其耐受面罩及静脉穿刺。复合右美托咪定等镇静药物用于清醒气管插管。②麻醉诱导：应用1~5μg/kg静脉注射，同时复合丙泊酚或其他麻醉药。③麻醉维持：应用10~30μg/kg静脉注射，同时复合应用其他镇静催眠药或者吸入麻醉药。④术后镇痛：国内多用于静脉镇痛。

【不良反应】①与芬太尼相似，可引起呼吸抑制、奥狄括约肌痉挛、骨骼肌强直。②偶有恶心、呕吐、支气管痉挛、心动过速、心律失常、瘙痒、红斑。③长期应用可成瘾。

【相互作用】参见"芬太尼"。

6. 瑞芬太尼（remifentanil）

【药理作用】瑞芬太尼选择性地作用于μ阿片受体，表现出典型的阿片样药理效应，包括镇痛、呼吸抑制、镇静、肌张力增强和心动过缓，在人体内1min左右迅速达到血-脑平衡，在组织和血液中被迅速水解，故起效快，维持时间短，与其他芬太尼类似物明显不同。作用特点是起效迅速、消失极快，与用药量及时间无关，且阿片样作用不需要药物逆转，故能克服许多应用芬太尼和阿芬太尼而产生的术后恢复期呼吸抑制等不良反应。本品的相对效价为芬太尼的50~100倍，为阿芬太尼的20~50倍。

本品镇痛的最大效应时间为1~3min。单次静脉用药，止痛作用持续3~10min。其血浆蛋白结合率为92%，分布半衰期为1min，分布容积为30~60L。本品在血和组织中很快被酯酶所代谢，代谢产物无活性。全身清除率为40~60mL/（kg·min），在体内无蓄积。90%经肾脏排出，能否经乳汁分泌尚不清楚。母体化合物的消除半衰期为3~10min。

【麻醉临床应用】①全身麻醉诱导和维持：持续输注0.5~1μg/（kg·min）复合其他麻醉镇静、催眠药，可以用于麻醉诱导插管，但是不能单独用于麻醉维持，在66%氧化亚氮、异氟烷（0.4~1.5MAC）或丙泊酚100~200μg/（kg·min）麻醉时，本品持续输注量为0.1~2μg/（kg·min），同时根据需要补充1μg/kg静脉注射即可满足一般麻醉需求。②辅助局部麻醉或椎管内麻醉：首次量0.5~1μg/（kg·min）静脉注射，在给咪达唑仑2mg或局部麻醉及椎管内麻醉后，用0.025～0.2μg/（kg·min）输注。③术后镇痛：国内多用于静脉镇痛，根据呼吸和镇痛效果调节，其输注量为0.025～0.2μg/（kg·min），每次依情况增减0.025μg/（kg·min）。

【不良反应】①心血管系统：低血压和心动过缓具有剂量依赖性，有引起严重心血管抑制、心脏停搏的报道。②中枢神经系统：有引起典型阿片样中枢神经系统效应的报道，包括欣快、镇静、眩晕、疲劳、头痛，大剂量时还有语言障碍。也有激动不安的报道。③呼吸系统：可引起剂量相关性呼吸抑制，可引起窒息和缺氧。④肌肉骨骼系统：用药后可发生肌强直（发生率与阿芬太尼相似），与用量和给药速度有关。⑤胃肠道：术后恶心和呕吐。⑥皮肤：罕见注射部位烧灼感，偶有皮疹和（或）瘙痒。⑦眼：停药后有引起视觉改变、大剂量时引起眼颤的报道。⑧其他：给药后可出现温暖感、寒战和发热、过敏反应（如休克）。

【相互作用】①本品与硫喷妥、异氟烷、丙泊酚等麻醉药有协同作用，合用时应将后者剂量减至原剂量的50%～75%。给药量应根据患者反应做个体化调整。②与巴比妥类药物、苯二氮䓬类药物（如咪达唑仑）、中枢性肌松药、水合氯醛、乙氯维诺、阿片类止痛药、羟丁酸钠等合用，可致呼吸抑制效应增强。

7. 羟考酮（oxycodone）

【药理作用】 本药是从生物碱蒂巴因中提取的半合成的纯阿片受体激动药，其药理作用及作用机制与吗啡相似，主要通过激动中枢神经系统内的阿片受体而起镇痛作用，镇痛效力中等。本药也可通过直接作用于延髓的咳嗽中枢而起镇咳作用。此外，本药还具有抗焦虑、镇静作用。

【麻醉临床应用】①诱导前应用：有报道0.08～0.12mg/kg羟考酮复合右美托咪定作为清醒气管插管的诱导前用药。②麻醉诱导应用：0.3～0.6mg/kg静脉注射，同时复合丙泊酚或其他麻醉药。③麻醉维持：单次0.1mg/kg静脉注射，同时复合应用其他镇静催眠药或者吸入麻醉药。④术后镇痛：国内多有羟考酮用于静脉术后镇痛的报道。

【不良反应】①心血管系统：偶见血管扩张，可出现低血压（包括直立性低血压）。罕见面红、心悸、室上性心动过速。②精神神经系统：常见头晕、头痛、嗜睡、乏力。偶见紧张、失眠、意识模糊、感觉异常、焦虑、欣快、抑郁、噩梦、思维异常。罕见眩晕、抽搐、定向障碍、情绪改变、幻觉、激动、遗忘、感觉过敏、不适、言语障碍、震颤、晕厥。③代谢/内分泌系统：常见口干、多汗。偶见发热、寒战。罕见脱水、水肿（如外周性水肿）。④呼吸系统：偶见呼吸困难。罕见支气管痉挛。⑤肌肉骨骼系统：罕见张力异常（过高或过低）、肌肉不自主收缩。⑥泌尿生殖系统：可见排尿困难、输尿管痉挛。罕见闭经、性欲减退、阳痿。⑦消化系统：常见便秘（缓泻药可预防）、恶心（可用止吐药治疗）、呕吐（可用止吐药治疗）。可见胆管痉挛、血清淀粉酶一过性升高。偶见畏食、腹泻、腹痛、消化不良、呃逆。罕见胃炎、吞咽困难、嗳气、肠梗阻、味觉异常、口渴。⑧皮肤：偶见皮疹。罕见皮肤干燥、荨麻疹。⑨眼：罕见视觉异常、瞳孔缩小和绞痛。⑩其他：罕见过敏反应、戒断综合征。

【相互作用】①本药与中枢神经抑制药［如镇静药（如地西泮）、催眠药、全身麻醉药、吩噻嗪类药、中枢性止吐药］合用时，可加强中枢抑制作用，本药起始用量应为常规用量的1/3～1/2。②本药与中枢性肌松药合用时，呼吸抑制作用增强，对脑干呼吸中枢的直接影响是其部分原因。③本药与抗抑郁药、降压药合用具有叠加作用。④单胺氧化酶抑制药可使本药作用增强，导致意识紊乱、焦虑、呼吸抑制和昏迷出现的可能性增加。不推荐两者合用，停用单胺氧化酶抑制药至少14天后，才能开始使用本药。⑤利福平为细胞色素P450诱导药，可使本药经肝脏的代谢增加、血药浓度降低、疗效下降。利福布汀与利福平的结构相似，故理论上认为，利福布汀与本药之间也存在上述相互作用。⑥本药部分经细胞色素P450-2D6酶代谢为羟氢吗啡酮。某些药物（如胺碘酮和奎尼丁等心血管药物）可能阻断该代谢途径。但本药与具有抑制细胞色素P450-2D6酶作用的奎尼丁合用并未影响药效。此外，甲氧咪胍、酮康唑、红霉素等细胞色素P450-3A酶抑制药也可能抑制本药代谢。⑦纳曲酮与本药合用时，可竞争与阿片受体的结合，促发急性戒断综合征，应禁止两者合用。⑧阿片受体拮抗药（除纳曲酮外）与本药合用时，可减弱本药的镇痛效力和（或）促发戒断症状，两者合用时应谨慎。⑨与舍曲林合用时有引起5-羟色胺综合征的个案报道。⑩与左氧氟沙星合用时，不会引起AUC、血药峰浓度（C_{max}）和达峰时间（T_{max}）显著下降。⑪本药与乙醇合用时，可引起相加或协同的中枢抑制作用。用药期间应避免饮酒。⑫摄入高脂食物不影响本药控释片吸收。但有报道高脂饮食患者口服本药控释片160mg时，其C_{max}

比空腹口服者高25%。据推测，高脂饮食患者口服速释片时，本药AUC可能增加，但吸收率不会受到影响。

（二）阿片类受体激动-拮抗药

1．喷他佐辛（pentazocine）

【药理作用】喷他佐辛为阿片受体的部分激动剂，主要激动 κ 受体和 α 受体，对 μ 受体有弱拮抗作用。其镇痛效力为吗啡的1/3，呼吸抑制作用为吗啡的1/2。增加剂量时其镇痛作用增强，而呼吸抑制作用并不相应增加。对胃肠道平滑肌作用与吗啡相似，但对胆管括约肌作用较弱。对心血管系统的作用不同于吗啡，可引起血压上升，心律增快，增加心脏做功。

口服及注射后吸收均良好，肌内注射后T_{max}为15~60min。口服后，在肝脏中具有首过效应，进入血中的不到20%，故口服后T_{max}为1~3h。主要在肝脏代谢经肾脏排泄。肌内注射后半衰期约2h，口服后作用持续5h以上。

【麻醉临床应用】①由于本药只有轻度的 μ 受体拮抗作用，因此成瘾性小，已经列入非麻醉品。②临床上各种慢性疼痛，对剧烈疼痛效果不及吗啡。③可用于静脉术后镇痛。

【不良反应】①常见的不良反应有恶心、呕吐、眩晕、镇静、出汗。大剂量可引起呼吸抑制、血压上升、心率加快。偶见欣快症、便秘、尿潴留。有时可引起焦虑、噩梦、幻觉等精神症状。纳洛酮能对抗其呼吸抑制的毒性，缓解精神症状。②喷他佐辛为非成瘾性镇痛药。对吗啡有耐受性的人，使用本品能减弱吗啡的镇痛作用，并可促使成瘾者产生戒断症状。

【相互作用】与巴比妥类药物合用，易产生沉淀。

2．地佐辛（dezocine）

【药理作用】本品镇痛作用强于喷他佐辛，是 κ 受体激动剂，也是 μ 受体拮抗剂。在动物模型中显示烯丙吗啡样的拮抗作用，对吗啡成瘾的动物，本品能引起戒断症状；其阿片受体激动作用可被纳洛酮逆转。本品在术后肌内注射10mg的镇痛效果与10mg吗啡或50~100mg哌替啶等效。起效时间和作用持续时间与吗啡相仿。术后使用本品无明显呼吸抑制作用。由于它激动 σ 受体而提高血浆的肾上腺素水平，对心血管产生兴奋作用，能增加心脏指数、肺动脉压及左室每搏输出量。肌内注射后30min内生效，静脉注射15min内生效。清除半衰期为2.2~2.8h。在肝脏代谢，用药8h内80%以上经尿排泄。

【麻醉临床应用】术后镇痛：多见复合其他镇痛药物的静脉镇痛的报道。

【不良反应】①不良反应可见嗜睡、恶心、呕吐等，发生率较其他药低。②有报道本品可出现头晕、厌食、定向障碍、幻觉、出汗、心动过速及注射部位皮肤反应。③在一项研究发现，本品对呼吸的抑制与剂量有关，剂量达30mg/70kg时反应最重。④目前尚未报道有致命性呼吸抑制现象。静脉注射后有可能引起急性呼吸抑制，呼吸储备量减少的患者使用本品有危险。

【相互作用】纳洛酮可逆转或抑制本品所致的呼吸抑制作用。

3．布托啡诺（butorphanol）

【药理作用】布托啡诺为阿片受体部分激动剂，主要激动 κ1受体，对 μ 受体有弱的阻断作用。作用与喷他佐辛相似。其镇痛效力为吗啡的4~8倍。可缓解中度和重度的疼痛。

口服可吸收，但首过效应明显，生物利用度仅5%~17%。肌内注射后吸收迅速而完全，30~60min达峰值血浆浓度。经鼻喷雾给药1~2mg后15min起效，30~60min达峰值血浆浓度，48h内达到稳态；生物利用度为48%~70%，半衰期为4.7~5.8h，但老年人或肾功能损害者显著延长至8.6~10.5h。作用维持3~5h。80%与血浆蛋白结合。稳态分布容积为50L/kg。半衰期为2.5~4h。主要在肝脏代谢为无活性的羟布托菲诺，大部分经尿排泄，11%经胆管排出，5%以原形从尿中排出。血浆清除率每千克体重为2.700~4.066mL/min。可透入胎盘和乳汁。

【麻醉临床应用】术后镇痛用于手术后中度至重度疼痛治疗。肌内注射每次1~4mg，静脉注射每次0.5~2mg，经鼻给药每次1~2mg。

【不良反应】①最常见的不良反应是嗜睡、恶心、出汗。②偶见头痛、眩晕、头昏、飘浮感、嗜睡、精神错乱等。③偶见幻觉、异常梦境、人格解体、心悸和皮疹。④呼吸抑制较吗啡轻，在成人最大呼吸抑制出现于剂量超过4mg时，其抑制程度并不随剂量增高而加重。纳洛酮可拮抗其呼吸抑制作用。⑤对类阿片药物依赖的患者，使用本品可诱发戒断症状。

【相互作用】参见：吗啡。

4. 纳布啡（nalbuphine）

【药理作用】本品为菲衍生物。临床用其盐酸盐，为阿片受体激动-拮抗型镇痛药。其镇痛作用、作用开始时间和持续时间基本类似吗啡，或稍弱。肌内注射10mg引起的镇痛作用相当于10mg吗啡。皮下或肌内注射15min出现镇痛作用，持续3~6h。本品不增加心脏负荷，不升高血压。抑制呼吸的作用与等效量的吗啡相同，但剂量超过30mg时不再进一步抑制呼吸。本品对胃肠道的作用与喷他佐辛基本相同。

本品首过效应明显。皮下或肌内注射后30min可达血药峰值。清除半衰期为3~5h。在肝内代谢，原药主要随粪便排出，约7%用量的原药、结合物和代谢物随尿排出。

【麻醉临床应用】由于对μ受体有拮抗作用，故应用吗啡、哌替啶、芬太尼等麻醉性镇痛药物实施静脉麻醉后，若患者术后要求尽早复苏，恢复自主呼吸，不需要机械通气，且又需要疼痛治疗的手术病例，应用纳布啡是最好的适应证。用于术后镇痛常使用静脉输注自控镇痛（PCIA），用药浓度1mg/mL，单次注射量1~5mg，锁定时间5~15min。

【不良反应】①较常见的有嗜睡、出汗、头痛、恶心、呕吐、眩晕、口干等。偶有幻觉及其他拟精神反应，但比喷他佐星要少发生。②可能产生耐受性和依赖性。

【相互作用】参见：吗啡。

5. 丁丙诺啡（buprenorphine）

【药理作用】丁丙诺啡是蒂巴因的衍生物，为μ阿片受体激动剂。镇痛作用强于哌替啶，是吗啡镇痛强度的30倍。起效慢，持续时间长。对呼吸有抑制作用，但临床未见严重呼吸抑制发生。药物依赖性近似吗啡。注射后吸收好，可通过胎盘及血脑屏障，在肝中代谢，由胆汁、粪便排泄。主要用于各种术后止痛、癌性痛、烧伤、肢体痛、心绞痛等。作用持续时间6~8h。

【麻醉临床应用】①麻醉维持：有报道用于骨科和心胸外科手术的静脉复合麻醉能取得良好的镇痛效果，但应用不广泛。②术后镇痛：广泛用于术后镇痛，推荐PCIA，用药浓度0.03mg/mL，单次注射量0.03~0.1mg，锁定时间8~20min。

【不良反应】本品不引起烦躁不安等不适感，但引起心动过缓、低血压及呼吸抑制等。

【相互作用】参见：吗啡。

（三）非阿片类中枢性镇痛药

1. 曲马多（tramadol）

【药理作用】曲马多为非阿片类中枢性镇痛药，虽也可与阿片受体结合，但其亲和力很弱，对μ受体的亲和力相当于吗啡的1/6 000，对κ和δ受体的亲和力仅为μ阿片受体的1/25。镇痛强度为吗啡的1/10。该药是人工合成的，作用于μ阿片类受体以及去甲肾上腺素和血清张力素系统。

【麻醉临床应用】①麻醉维持：有报道用于术中，镇痛获得良好的效果。②术后镇痛：50~100mg，肌内或者静脉注射。目前多于PCIA。小儿用量每天按1mg/kg计算给药。

【不良反应】同吗啡，但较弱。

【相互作用】苯二氮䓬类可增强本品的作用，合用时应相应减少用药量。

2. 氟吡汀（flupirtine）

【药理作用】氟吡汀与κ、μ和σ三种阿片类受体都不结合，它的镇痛效应不被纳洛酮拮抗。本品的作用机制是作用于去甲肾上腺素下行性疼痛调控途径而产生镇痛作用。镇痛强度大致与喷他佐辛相等，为吗啡的50%。无抑制呼吸或镇咳等阿片样作用。长期应用后不产生耐受性和依赖性。

【麻醉临床应用】术后镇痛：每次100mg，每天3~4次，严重疼痛时可把剂量增至每次200mg，每天3次，每天最大剂量为600mg。直肠给药：每次1粒，每天3~4次，严重疼痛时剂量可增加到每天6次，每次100mg，最大剂量为900mg。最长连续用药时间为8天。

【不良反应】本品不良反应与剂量有关，可出现疲乏、头晕、恶心、胃部不适、便秘、腹泻、出汗、口干、皮肤反应、转氨酶升高和视觉障碍等。

【相互作用】氟吡汀能增强抗凝血药、镇静药和乙醇的作用，合并用药时应予注意。

（四）非甾体类抗炎药

1. 水杨酸类　阿司匹林（aspirin）

【药理作用】本品具有镇痛、解热，抗炎、抗风湿及抗血栓作用。本品及所有的非甾体抗炎药（NSAID）的镇痛作用主要是外周性，能降低局部因缓激肽、组胺等介质引起的疼痛的敏感性，有别于麻醉药的中枢性抑制镇痛作用。镇痛消肿作用机制在于抑制花生四烯酸的代谢。花生四烯酸是细胞膜磷脂的成分之一，是由致炎症因子活化磷脂酶后形成，再经环氧酶（cyclooxygenase，COX）的代谢作用而合成一系列的代谢产物，包括多种前列腺素（PG），如PGG_2、PGH_2、PGI_2、PGE_1、PGE_2和血栓素。前列腺素是很强的炎症介质，可引起局部组织的疼痛、充血、水肿和破坏。花生四烯酸的另一代谢途径为由脂氧酶而合成白三烯和HPETE。阿司匹林通过对COX结构中的丝氨酸的乙酰化而抑制COX，使前列腺素减少。阿司匹林和大部分的NSAID一样对脂氧酶的作用并不明显。在高浓度时，阿司匹林有清除促进炎症和组织破坏的超氧化物、羟基和其他自由基的作用。阿司匹林对生理型COX（COX-1）抑制较强，因此也可抑制胃、肾组织内生理性前列腺素合成，使胃酸产生过多，胃黏液生成减少，食管胃肌张力松弛，临床出现胃消化不良，甚至胃溃疡。在某些条件下，肾血流量减少，引起可逆性肾功能不全。它抑制子宫痉挛性收缩。阿司匹林的解热作用是因下丘脑（体温中枢）的前列腺素合成受抑所致。本品也可因影响COX而抑制血小板中血栓素（TXA_2）的合成以致降低血小板聚集。

【麻醉临床应用】在镇痛方面主要用于头痛、牙痛、肌关节痛、神经痛、痛经，对手术后也略有疗效。

【不良反应】①胃肠消化不良、恶心呕吐：虽不少见但大多均不严重，停药后多可消失。少部分人出现大便潜血，长期或较大剂量服用后有1.6%的患者出现血色素下降。服用12周后就有可能出现胃溃疡。②中枢神经：有可逆性的耳鸣、听力下降、头晕、头痛、精神障碍。多在服用一定疗程血药浓度达到200~300μg/L后出现。③过敏反应：出现于0.2%患者。表现为哮喘、荨麻疹、血管神经性水肿、休克。过敏反应多见于易感者，在服药后迅速出现呼吸困难、喘息，严重者甚至可以死亡，称为阿司匹林哮喘。对本药过敏者也可以对其他NSAID过敏，必须慎重。④肝、肾毒性：肝酶谱升高、肾功能降低均可出现，但多可逆性。有过引起肾乳头坏死的报道。⑤延长出血时间长期应用者的凝血酶原合成减少，凝血时间延长，增加出血倾向，故应监测凝血指标。⑥中毒解救：a. 对急性过量服用者必须进行洗胃和催吐，同时给以输液以促进其排出并维持电解质和酸碱平衡，保持碱性尿以利水杨酸的排出。有出血倾向者应补充维生素K并根据出血部位和量进行相应措施。对呼吸障碍、抽搐、高热者应以对症治疗。严重者需进行血液透析或腹腔透析。b. 对慢性水杨酸中毒者，即有严重精神症状、呼吸加快、酸碱平衡失调、出血者应立即停用本药，并用碳酸氢钠的葡萄糖液静脉输入以促进药物的排出。c. 对过敏反应者应立即停用本药，并嘱以后永久禁用此药甚或其他NSAID。有哮喘者应立即给以扩张气管的药物及氧吸入等。哮喘严重者给以静脉补液及氨茶碱静点。

【相互作用】①与其他非甾体抗炎镇痛药合用时胃肠道副作用增加，还可增加其他部位出血的危险。本品与对乙酰氨基酚长期大量同用有引起肾脏病变的可能。②与任何可引起低凝血酶原血症、血小板减少、血小板聚集功能降低或胃肠道溃疡出血的药物同用时，均可加重凝血障碍，引起出血的危险。③与抗凝药（双香豆素、肝素、醋硝香豆素等）、溶栓药（链激酶、尿激酶）及其他可引起低凝血酶原血症、血小板减少、血小板聚集功能降低或胃肠道溃疡出血的药物同用时，有加重凝血障碍并增加出血的危险。④尿碱化药（碳酸氢钠等）、抗酸药（长期大量应用）可促进本药经尿排出，使血药浓度下降。但当本药血药浓度已达稳定状态而停用碱性药物时，又可使本药血药浓度升高到毒性水平。碳酸酐酶抑制药可使尿碱化，但可引起代谢性酸中毒，不仅能使血药浓度降低，而且使本药透入脑组织中的量增多，从而增加毒性反应。⑤尿酸化药可减少本品的排泄，使其血药浓度升高。本品血药浓度已达稳定状态的患者加用尿酸化药后，可能导致本品血药浓度升高，毒性反应增加。⑥糖皮质激素可增加水杨酸盐的排泄，本品与激素长期合用，当激素减量或停药时可出现水杨酸反应，甚至有增加胃肠溃疡和出血的危险性。⑦胰岛素或口服降糖药的降糖效果可因合用大量本品而加强、加速。⑧与甲氨蝶呤（MTX）同用时，可减少甲氨蝶呤与蛋白的结合，减少其随尿的排泄，使血药浓度升高，毒性反应加重。⑨本药与丙磺舒或磺吡酮同用时，后两者的排尿酸作用减低；当水杨酸盐的血药浓度＞50μg/mL时降低明显，＞100μg/mL时更甚。此外，丙磺舒可降低水杨酸盐自肾脏的清除率，从而使水杨酸盐的血药浓度升高。⑩酒精可加强本药所致的出血时间延长及胃出血。⑪本品与巴比妥类、苯妥英钠、甲氨蝶呤、氯丙嗪等合用时，可增强它们的疗效和不良反应，因此本品与上述药物合用时应特别注意。此外，本品与抗凝血药合用时，尚有促进胃肠道出血的不良反应，正在服用抗凝血药的患者不宜用本品。⑫乙酰唑胺和氯化铵可增加阿司匹林的毒性。⑬本品可降低螺内酯（安体舒通）的活性代谢产物坎利酸钾的促肾小管分泌作用，抑制其排钠。⑭与双嘧达莫合用可增强疗效，但应减少用量，以防发生不良反应。⑮与甾体避孕药合用，可加速雌激素的代谢而致避孕失败。⑯与庆大霉素、链霉素等氨基糖苷类抗生素合用可增大耳肾毒性。

2. 对氨基衍生物　对乙酰氨基酚（p-acetaminophenol）

【药理作用】　本药为乙酰苯胺类解热镇痛药，是非那西丁在体内的代谢产物，其镇痛机制尚不十分清楚，可能是通过抑制中枢神经系统中前列腺素的合成（包括抑制前列腺素合成酶）以及阻断痛觉神经末梢的冲动而产生镇痛作用。其阻断痛觉神经末梢冲动的作用可能与抑制前列腺素或其他能使痛觉受体敏感的物质（如5-羟色胺，缓激肽等）的合成有关。本药可通过影响下视丘体温调节中枢而起解热作用，可能与下视丘的前列腺素合成受到抑制有关。本药解热作用强，与阿司匹林相仿，且较持久，但镇痛抗炎作用较弱，较低用量时对风湿病无效。这是因为本药抑制背侧丘脑前列腺素合成和释放作用较强，而抑制外周前列腺素的合成和释放作用弱的缘故。因此本药不能代替阿司匹林或其他非甾体抗炎药治疗各种类型关节炎，但可用于对阿司匹林过敏、不耐受或不适于应用阿司匹林的病例，如水痘、血友病及其他出血性疾病（包括应用抗凝治疗时），以及消化性溃疡、胃炎等。应用本药治疗，必要时还须应用其他疗法解除疼痛或发热的原因。阿司匹林类药物（如阿司匹林、对乙酰氨基酚、布洛芬等）有防止发生白内障的保护性效应。

【麻醉临床应用】　对乙酰氨基酚对多种疼痛有效，适用于轻到中度的疼痛，如头痛、关节痛、肌痛、神经痛、牙痛、痛经、癌痛、术后或创伤后疼痛。对乙酰氨基酚与吗啡、曲马多、可待因组成的复方制剂的应用也越来越广泛。

【不良反应】　①呼吸系统：本药可使对阿司匹林过敏患者的支气管痉挛加重，严重中毒时可抑制呼吸中枢。本药与哮喘发病及哮喘严重程度有强相关性，可能是呼吸道上皮细胞表层液及鼻黏膜黏液中抗氧化剂（谷胱甘肽）被本药代谢产物耗竭所致。②中枢神经系统：常规剂量下本药对情绪无影响。过量致肝坏死时可出现昏睡、注意力障碍、激动、精神错乱和昏迷等反应。③消化系统：本药的胃肠刺激作用小，短期服用不会引起胃肠道出血。但已有数例服用本药导致肝毒性的报道，甚至引起肝功能衰竭、肝坏死。滥用酒精可能加剧肝毒性。④泌尿系统：长期大剂量服用本药可致肾病，包括肾乳头坏死性肾功能衰弱，尤其是对肾功能低下者，可出现肾绞痛或急性肾功能衰竭（少尿、尿毒症）。肾功能衰竭也可能继发于本药引起的肝功能损害。⑤血液系统：罕见血液学不良反应，偶有引起血小板减少症（包括免疫性血小板减少症）的报道。其他罕见的血液学不良反应还有溶血性贫血、粒细胞缺乏、全血细胞减少、浆细胞增多、血小板增多、慢性粒细胞型白血病及慢性淋巴细胞型白血病等。与阿司匹林相比，本药对出血时间和血小板聚集时间几无影响。⑥内分泌/代谢：国外动物实验发现，大剂量本药能抑制甲状腺功能和精子生成，但还不能确定与临床有何关系。国外有引起低体温的报道，过量服用还有引起代谢性酸中毒的报道。中毒剂量可引起低血磷症及低血糖，也曾有一过性高血糖的报道。⑦皮肤：可发生荨麻疹、固定性药疹，偶见皮炎伴瘙痒。国外有发生血管性紫癜、急性全身性疱疹样脓疱病、乳头样斑丘疹的报道。罕见中毒性表皮坏死溶解。⑧骨骼肌肉：国外用本药做激发试验有引起横纹肌溶解症的报道。⑨过敏反应罕见。⑩尚无致癌的报道。

【相互作用】　①本药可抑制醋硝香豆素的代谢或干扰血块形成，从而增强醋硝香豆素的抗凝作用。②本药可抑制华法林的代谢或阻碍血块收缩因子形成，从而加大华法林引起出血的危险性。③二氟尼柳与本药合用时，本药血浆浓度上升约50%，这种浓度显著上升曾有引起肝毒性的报道。二氟尼柳的血药浓度不变。④非诺多泮与本药合用，可致非诺多泮血清浓度上升30%（短期合用）及70%（长期合用）；非诺多泮的药时曲线下面积（AUC）上升50%（短期合用）及66%（长期合用）；伴有非诺多泮代谢产物的含量及AUC下降。短暂合用在临床上无不良反应报道。⑤甲双吡丙酮可抑制本药葡萄糖苷酸结合物的形成，使本药中毒的危险性增加。

⑥磺吡酮与本药合用时，本药的代谢增加，对肝脏的毒性也增加。⑦本药可促进拉莫三嗪从血液中清除，故使拉莫三嗪的疗效降低。⑧磷苯妥英、苯妥英钠可使本药在肝脏中的代谢增加，使本药疗效下降，肝毒性加大。⑨本药使谷胱甘肽减少，而白消安通过与谷胱甘肽结合而排出体外，故两者合用时，白消安的肾清除率减少。⑩卡巴咪嗪为肝酶诱导剂，大剂量、频繁地与本药合用时，可使本药代谢加强，肝毒性产物增多。⑪考来烯胺能使本药的吸收减少，使本药疗效减弱。⑫替扎尼丁（肌松药）可使本药口服时的达峰时间延迟，但临床意义不明。⑬异烟肼可使本药的肝毒性增加。⑭本药可能会改变氯霉素的药物动力学（具体影响各家报道不一）。两者合用时，可能会增加氯霉素的毒性，出现呕吐、低血压、低体温。⑮与抗病毒药齐多夫定合用时，由于两药可互相降低与葡萄糖醛酸的结合作用而降低清除率，从而增加毒性，因此应避免同时应用。⑯抗酸药可显著延缓本药血药浓度的达峰时间，但对本药的平均血浆峰浓度、最大血浆峰浓度及半衰期无影响。⑰佐咪曲坦与本药合用后，前者的血浆浓度轻度上升，但无临床意义。⑱本药可能增加炔雌醇的血浆浓度，而本药血浆浓度可被口服避孕药降低。⑲长期大量与阿司匹林、其他水杨酸盐制剂或其他非甾体类消炎药合用时（如每年累积用量达到1 000g，应用3年以上时），可明显增加对肾脏的毒性（包括肾乳头坏死、肾及膀胱肿瘤等）。⑳对乙酰氨基酚与降压药（如阿替洛尔）合用时，降压作用无明显改变。㉑长期嗜酒者者过量使用本药的肝毒性大于非嗜酒者，导致本药的毒性代谢产物产生得更多。㉒食物可减慢本药的吸收，使其峰浓度降低。

　　3. 吲哚和吲哚乙酸类　吲哚美辛（indomethacin）

　　【药理作用】　本药为非甾体抗炎药，具有抗炎、解热和镇痛作用。本药有抑制环氧酶的作用致使前列腺素的合成减少以达到抗炎、镇痛、解热作用。由于本药对抑制引起炎症反应的诱导性（COX-2所需的剂量也能同时明显地抑制胃、肾部位的结构型COX-1），因此它引起的胃肠道、肾的不良反应较为明显。

　　【麻醉临床应用】　在治疗类风湿关节炎时，大多数学者认为本药的疗效与阿司匹林相似。本药在治疗强直性脊柱炎、痛风性关节炎、银屑病性关节炎、Reiter综合征、幼年性类风湿关节炎均有良好的镇痛、消肿作用。对骨关节炎虽也有疗效，但近年来认为本药有加重软骨病变的不良反应，故长期应用时要谨慎。亦可考虑用于急性疼痛情况，如术后、创伤、头痛、牙痛等。

　　【不良反应】　本药不良反应较布洛芬、萘普生、双氯芬酸为多，占服用者的1/3。①胃肠：出现消化不良及各种胃肠道症状者12.5%~44%。有消化道溃疡（胃、十二指肠、空肠），合并出血者为2%~5%。这种消化性溃疡的特点是无临床症状。②中枢神经：10%~25%出现晨起前额痛、头晕、忧虑、失眠等，少数有幻觉和精神症状。③肾：由于本药影响肾功能，尤其是老年人会出现一过性肾功能不全、高钾血症等。④造血系统：粒细胞缺乏症见于0.6/100万服用者，再生障碍见于10.1/100万服用者。⑤其他不良反应有肝损害、心绞痛、哮喘发作、髋关节病变、周围神经病变、皮疹等，但不多见。⑥中毒解救：急性过量服用者处理方法同舒林酸。有严重不良反应者务必立即停药。

　　【相互作用】　①与乙醇或其他消炎药（皮质激素及非甾体抗炎药）并用时，消化道溃疡的发病率增高。②与阿司匹林或其他水杨酸盐并用时，疗效并不加强，而胃肠道不良反应明显增多。③与呋塞米（呋喃苯胺酸）并用时，可减弱后者排钠及抗高血压作用。④与肝素或其他抗凝药合用时，本品可抑制血小板聚集，增加出血的可能性。⑤与丙磺舒并用时，由于后者抑制本品在肾脏的排泄，使药效增强，毒性也相应加大，故本品应减量。⑥与锂盐并用时，可减少锂盐自尿排泄，使其血药浓度相应升高，毒性加大，应监测锂盐的血药浓度，调整剂量。⑦与磺胺类药物并用时，本品可使磺胺类血药浓度增高，作用增强。⑧有报道，本品与氨苯蝶啶合用，可引起肾功能损害。⑨与口服降糖药合用，可加强降糖效应，须调整降糖药剂量。⑩与乙酰氨基酚长期合用，可增加肾脏毒性。⑪与皮质激素合用，可增加胃溃疡出血。⑫与肝素合用可增加出血倾向。⑬与硝苯地平合用，可使后者药浓度增加。

　　4. 芳香乙酸类

　　（1）酮咯酸（ketorolac）

　　【药理作用】　为前列腺素合成酶抑制剂，具有强力止痛作用和中等抗炎、解热作用，主要通过阻断花生四烯酸代谢的环氧化酶，减少前列腺素的合成而发挥作用。在标准的镇痛动物模型中，本品的镇痛活性是阿司匹林的800倍，比吲哚美辛和萘普生强，相当或优于保泰松。多次试验中，其消炎活性相当或优于吲哚美辛，强于萘普生，明显优于保泰松。对眼睛疾病的多次试验表明，本品的消炎活性强，而不使眼睛有潜在感染恶化。在大鼠模型，本品的退热活性强于阿司匹林和保泰松，相当于吲哚美辛和萘普生。本品似乎抑制花生四烯酸和胶原引起的血小板凝集，但是不抑制腺苷二磷酸引起的血小板凝集，似乎延长平均出血时间。本品局部应用可降低房水内前列腺素（PGE_2）的水平，具有消炎镇痛作用，对眼压几乎无影响，可与抗生素、β受体拮抗剂及散瞳剂联合应用。本药的优点是无中枢神经系统损害和成瘾性等毒副作用，也无呼吸抑制或便秘等不良反应。

【麻醉临床应用】　肌内注射或静脉注射用于手术后疼痛，可代替阿片类镇痛药，不能用于产科镇痛。

【不良反应】　本品不良反应较同类药严重，常见的有神经系统反应：嗜睡、头晕、头痛。消化道反应：恶心、呕吐、腹痛、消化不良。其他：口干、肌肉痛、心悸、血管扩张。长期应用可引起肾功能不全和皮疹、支气管痉挛、休克等过敏反应。现已有引起消化道出血、术后出血、急性肾功能不全和过敏反应而死亡的报道。偶有抑制血小板功能作用，使出血时间延长，具有可逆性。

【相互作用】　①本药与其他非甾体抗炎药合用，不良反应增加，应避免合用。②合用利尿药可使本药不良反应增强。③本药与吗啡或哌替啶合用治疗术后疼痛，无明显不良相互作用。④与某些抗感染药如β-内酰类的青霉素、头孢菌素及氨基糖苷类抗生素、止吐药、泻药、支气管扩张药等合用，无药物相互作用。

（2）双氯芬酸（diclofenac）

【药理作用】　本品的钠盐具有良好的抗炎、镇痛、解热作用。它有抑制炎症反应中的环氧酶和脂氧酶的双重作用。当环氧酶被抑制时，其代谢产物前列腺素类就明显减少，使局部炎症反应、组织的充血肿胀、对缓激肽等的疼痛敏感性就减轻，发挥其抗炎镇痛的作用。在动物试验和人体临床实践中都证实本品有解热作用。由于前列腺素也与维持人体胃肠道和肾脏等的正常功能有关，因此有少数人应用本品后可以出现胃肠道受损的不良反应。本品对COX-2的抑制明显强于对COX-1的抑制，因此它引起的胃肠道不良反应低于阿司匹林、吲哚美辛等。

【麻醉临床应用】　可用于术后疼痛。

【不良反应】　用于风湿性及类风湿性关节炎、强直性脊椎炎、骨关节病，适用于各种中等疼痛，如手术后及创伤后疼痛，急性肌肉-骨骼疾病，以及各种炎症所致的发热等，也用于急性痛风及癌症、软组织损伤、手术后疼痛。

【相互作用】　①本品与锂盐或地高辛合用时，可使后两者血药浓度升高。②与非甾体抗炎药或糖皮质激素类药物全身性合并应用时，可能会增加不良反应。③与阿司匹林合用，可降低本品的血药浓度。④与保钾利尿剂合用时，可能会产生血清钾水平升高，应注意监测。⑤与口服抗凝药合用时，应做有关的实验室检查，以确保疗效和用药安全。⑥用甲氨蝶呤前后24h内服用本品，应当注意观察，甲氨蝶呤的血药浓度可能被提高，毒性也可能增强。

5.丙酸衍生物

（1）布洛芬（ibuprofen）

【药理作用】　本药为非甾体抗炎镇痛药，具有镇痛、抗炎、解热作用。它有抑制细胞膜的环氧酶将花生四烯酸代谢为炎性介质前列腺素的作用，由此减轻因前列腺素（PGE_1、PGE_2、PGI_2）引起的局部组织充血、肿胀，亦降低局部周围神经对缓激肽等的痛觉敏感性，起着抗炎、镇痛作用。PGE_1亦是一个较强的致热原，当受抑制后可以起到解热作用。它对引起炎症反应的另一些成分如氧离子和超氧化物自由基亦有一定的清除作用。本品对花生四烯酸的另一代谢酶——脂氧酶的作用很弱。由于本品除抑制诱导型（致炎性）环氧酶（COX-2）外，亦能抑制胃、肾等组织的结构型（生理性）环氧酶（COX-1），因此在服用本品后可出现胃酸增多、胃黏液分泌减少、胃食管张力降低、肾血流量减少等症状。

【麻醉临床应用】　可用于减轻疼痛和炎症，如扭伤、劳损、腰痛、肩关节周围炎、滑囊炎、肌腱炎、腱鞘炎，类风湿性及非类风湿性关节炎、增生性骨关节病，痛经、牙痛及术后疼痛。

【不良反应】　①约16%服用者出现消化不良症状，但较轻，停药即消失，不停药亦可耐受。②引起胃肠道潜血者少于阿司匹林，但随服用剂量的增大而增加。③引起消化性溃疡和消化道出血者分别低于1%。④神经系统：偶可出现头痛、嗜睡、晕眩、耳鸣。⑤肾脏：对一些有潜在性肾病的易感者可出现肾乳头坏死和急性肾功能不全。⑥其他少见的反应有支气管哮喘、粒细胞减少症和肝酶升高。⑦中毒解救：极少发生。服用过量者血浆浓度可达704mg/L而不出现任何中毒症状。过量者中有约20%在服药后4h出现中毒症状，包括：抽搐、昏迷、视物模糊、复视、眼颤、头痛、耳鸣、心率减慢、血压降低、腹痛、恶心、血尿、肾功能不全。文献报道24例有过量中毒症状者中有一例死亡。抢救措施包括尽早洗胃、输液、保持良好的血液循环以促进药物排出。

【相互作用】①与其他非甾体类抗炎药同用时增加胃肠道不良反应，并有致溃疡的危险。②长期与对乙酰氨基酚同用时可增加对肾脏的毒副作用。③与肝素、双香豆素等抗凝药及血小板聚集抑制药同用时，有增加出血的危险。④与维拉帕米、硝苯地平同时用，布洛芬的血药浓度增高。⑤可增高地高辛的血药浓度，同用时须注意调整地高辛的剂量。⑥可增强抗糖尿病药（包括口服降糖药）的作用。⑦与抗高血压药同用时可影响后者的降压效果，使各种降压药的降压作用减低。⑧丙磺舒可降低布洛芬的排泄，增高布洛芬血药浓度，从而增加毒性。⑨可降低甲氨蝶呤的排泄，增高甲氨蝶呤血药浓度，甚至可达中毒水平。⑩与阿司匹林或其他水杨酸类药物同用时，药效不增强，而胃肠道不良反应及出血倾向发生率增高。⑪与呋塞米同用时，后者的排钠和降压作用减弱。⑫本品可抑制苯妥英钠的降解。⑬饮酒或与其他抗炎药同用时，增加对胃肠道不良反应，并有致溃疡的危险。

（2）萘普生（naprosyn）

【药理作用】本品为抗炎镇痛药，有抗炎、镇痛、解热作用。和其他的非甾体抗炎药一样，它抑制花生四烯酸代谢途径中的环氧酶而使得炎症介质前列腺素的合成减少，从而起抗炎、镇痛、解热的作用。其抗炎作用约为保泰松的11倍，镇痛作用约为阿司匹林的7倍，对炎性疼痛的效果优于创伤性疼痛。解热作用约为阿司匹林的22倍。其显著特点为毒性低，对胃肠道和神经系统的不良反应明显较阿司匹林、吲哚美辛少。本品抑制COX-2的浓度低于COX-1，COX-2/COX-1比值明显低于阿司匹林、吲哚美辛、吡罗昔康，这可能是本品出现严重胃肠道不良反应和肾损害少的原因。

【麻醉临床应用】用于类风湿性关节炎、骨关节炎、强直性脊柱炎、急性痛风、运动系统（如关节、肌肉及肌腱）的慢性变性疾病以及轻、中度疼痛（如痛经、手术后的疼痛等）均有肯定疗效。

【不良反应】本品较为安全，安全性与布洛芬大致相似。①胃肠：约20%服用者出现消化不良反应，可以不停药自行缓解或少数需加抗酸药物。有文献报道对有消化性溃疡史和食管裂孔疝者虽服用本药但无严重胃肠道不良反应。本药很少引起严重胃肠道出血及穿孔，据统计其发生率较吲哚美辛低一半，为吡罗昔康的20%。②肾：有肾前性和肾本身病变者，有可能出现肾损害，包括浮肿、电解质紊乱、肾功能不全，停药可以恢复。③其他少见的不良反应有头痛、头晕、皮疹、肝酶升高、支气管哮喘发作等。④中毒解救：未见有中毒的报道。过量服用者宜尽早洗胃、输液以促进药物早些排出。

【相互作用】①本品与肝素、双香豆素等抗凝药同用，抗凝作用加强，可出现出血倾向，并可能导致胃肠道溃疡；②本品与水杨酸类制剂同服，并不增强疗效，反而增强胃肠道不良反应；③本品可降低呋塞米的排钠和降压作用；④本品与丙磺舒同用时，其血药浓度升高，半衰期延长，可增加疗效，但不良反应也相应增加；⑤本品可抑制锂随尿排泄，使锂的血药浓度升高；⑥饮酒或与其他抗炎药（非甾体抗炎药或糖皮质激素类）同用时，胃肠道的不良反应增多，并有溃疡发作的危险；⑦与口服降血糖药合用时，可增加其疗效，有致低血糖危险；⑧与中枢抑制药合用时，可增加镇痛效果。

（3）氟比洛芬与氟比洛芬酯（flurbiprofen）

【药理作用】氟比洛芬是丙酸类非甾体类抗炎药，主要通过抑制前列腺素合成酶起作用，具有止痛、抗炎及解热作用。本药抗炎作用和镇痛作用分别为阿司匹林的250倍和50倍，比布洛芬强，且毒性更低，是目前已知的丙酸类非甾体类抗炎药中作用最强的一种。本药对血小板的黏着和聚集反应也有轻度的抑制作用，故有可能诱导出血。由于本药有较好的耐受性，故对阿司匹林无效或不能耐受者可选用本药。前列腺素是眼内某些炎症的介质，可致血-房水屏障破坏、血管扩张、血管通透性增加、白细胞趋化、眼压升高，在眼部手术时引起与胆碱能作用无关的瞳孔缩小。临床研究表明，本药滴眼剂能抑制前列腺素，故可抑制白内障手术时的瞳孔缩小。本药对眼内压无明显影响。氟比洛芬酯注射液是利用特殊工艺制成脂微球载体制剂，有脂微球包囊的氟比洛芬组成。

【麻醉临床应用】　氟比洛芬酯手术后与阿片类药物联合使用，可节省阿片类药物，采用超前镇痛的方法优于术后给药。

【不良反应】①常见消化不良、恶心、腹泻、腹痛等胃肠道不良反应。15%的病例有肝脏氨基转移酶增高，继续用药可能发展，亦可保持不变或消失。②中枢神经系统可见头痛、视力模糊等。③动物实验中，使用本药50～100mg/kg，用药3个月，可引起肾乳头坏死。对人类亦可能有此作用。④应用直肠栓剂时耐受较好，但有局部刺激、不适、里急后重及腹泻等反应。⑤滴眼时可有轻度刺激、烧灼感和（或）视觉紊乱。因影响血小板凝聚而延长出血时间，有眼科手术应用本药后眼内出血倾向增加的报道。⑥其他包括尿路感染样症状、皮炎等。⑦全身不良反应较轻，一般易于耐受。主要为胃肠道反应。其他偶有皮疹、白细胞减少、血小板减少、肾功能损害及久用后诱发消化道溃疡。

【相互作用】①本药与醋硝香豆素、双香豆素、苯丙香豆素、依替贝肽、低分子肝素、茴茚二酮、苯茚二酮、华法林等合用，引起出血的危险性增加。②本药与阿仑膦酸钠合用时应慎重，因两者都可引起胃肠道刺激症状。与钙通道阻滞药合用时，发生胃肠道出血的危险性增加。③野甘菊可增加本药不良反应的发生率，尤其是胃肠道损害和肾损害，因为野甘菊也有抑制前列腺素的作用。④与酮洛酸合用时，胃肠道的刺激作用增加，严重时可出现消化性溃疡、胃肠道出血和（或）穿孔。应禁止合用。⑤与锂剂合用时，对锂的清除率降低，锂剂中毒的危险性增加。⑥与甲氨蝶呤合用时，甲氨蝶呤的清除率降低，中毒的危险性增加，可出现白细胞减少、血小板减少、贫血、中毒性肾损害等不良反应。⑦与环孢素合用时，后者的毒性增加，可能出现肾功能损害、胆汁淤积、感觉异常等反应，作用机制尚不明确。⑧左氧氟沙星、氧氟沙星与本药合用，可使癫痫发生的危险性增加，可能的机制是抑制了γ-氨基丁酸，导致了中枢神经系统兴奋。⑨本药与阿司匹林合用时，本药的血清浓度降低约50%，故两者不宜合用。⑩本药可抑制磺脲类药的代谢，使发生低血糖的危险性增加。⑪本药可降低β肾上腺受体阻滞药的降压作用。⑫因本药可减少肾前列腺素的生成，故与袢利尿药、噻嗪类利尿药合用时，利尿药的利尿和降压作用降低。⑬与保钾利尿药合用时，利尿作用降低，并可能出现高钾血症或中毒性肾损害。⑭血管紧张素转换酶抑制药与本药合用时，前者的降压作用和促尿钠排泄的作用降低。⑮本药与免疫抑制药合用时，可能引起急性肾功能衰竭，作用机制尚不明确。⑯有研究指出，服用本药后再使用乙酰唑胺，本药可使乙酰唑胺的血浆蛋白结合率增高，但无统计学意义。本药还可使乙酰唑胺的稳态分布容积轻度增加（有统计学意义），但对乙酰唑胺的清除率、半衰期或曲线下面积没有显著影响。因此对于接受乙酰唑胺治疗的患者，本药比阿司匹林更安全。⑰与雷尼替丁合用时，本药的曲线下面积可增加5%，但这种增加没有统计学意义。⑱本药与西咪替丁无特殊的相互作用。⑲有试验证明，本药（滴眼液）不会干扰噻吗洛尔或阿拉可乐定的降眼压作用。⑳食物可使本药吸收和达峰时间延迟，但并不影响本药的利用度。

6. 昔康类（烯醇酸类）

（1）氯诺昔康（lornoxicam）

【药理作用】　本药属非甾体类抗炎镇痛药，系噻嗪类衍生物，具有较强的镇痛和抗炎作用。作用机制包括：①通过抑制环氧化酶（COX）活性进而抑制前列腺素合成。但本药并不抑制5-脂质氧化酶的活性，因此不抑制白三烯的合成，也不将花生四烯酸向5-脂质氧化酶途径分流。②激活阿片神经肽系统，发挥中枢镇痛作用。本药抑制环氧酶的作用比替诺昔康、吲哚美辛、双氯芬酸强100倍，抑制炎症疼痛的作用比替诺昔康强10倍，对5-脂氧化酶途径的作用较弱。本药镇痛作用较强，不良反应较轻微，耐受性较好。

【麻醉临床应用】　主要用于风湿性和类风湿性关节炎、增生性骨关节病，也用于神经炎、神经痛、急性痛风、术后疼痛等。

【不良反应】　可引起胃痛、恶心、呕吐、眩晕、嗜睡、头痛、皮肤潮红或注射部位疼痛、发热、刺痛等，这些不良反应的发生率为1%～10%。尚可能出现胃肠胀气、躁动、消化不良、腹泻、血压增高、心悸、寒战、多汗、味觉障碍、口干、白细胞减少、血小板减少、排尿障碍等不良反应，但发生率低于1%。

【相互作用】①阿仑膦酸钠导致上消化道不良反应的发生率较小，可与本药合用。但因两者都有一定的胃肠道刺激作用，因此合用时仍应谨慎。②本药与酮洛酸合用时，对胃肠道的刺激作用增加，导致胃肠道不良反应增加，可能出现消化性溃疡、胃肠道出血和（或）穿孔。③本药与茴茚二酮、双香豆素、依替贝肽、华法林等合用时，出血的危险性增加。④本药与钙通道阻滞药合用，胃肠道出血的危险性增加。⑤西咪替丁可减少本药的代谢，使本药的血清浓度升高。⑥本药与环孢素合用时，发生环孢素中毒（肾功能障碍、胆汁淤积、感觉异常）的危险性增加。⑦本药与地高辛合用时，地高辛的清除率减少，中毒的危险性增加，可能出现恶心、呕吐、心律失常等现象。⑧本药与左氧氟沙星合用时，发生惊厥的危险性增加。⑨本药与血管紧张素转换酶抑制药合用时，后者的降压和促尿钠排泄作用降低。⑩本药可使袢利尿药的利尿和降压作用降低。⑪本药与β肾上腺素受体阻断药合用时，因扩张血管的肾性前列腺素的生成减少，后者降压作用降低。⑫有实验指出，本药与醋硝香豆素合用时，未发现后者的药动学或抗凝活性出现引起临床效应的改变。

（2）美洛昔康（meloxicam）

【药理作用】美洛昔康是一种非甾体类抗炎药，对COX-2具有选择性抑制作用。体内体外试验均表明美洛昔康对COX-2较COX-1具有更强的抑制作用。COX-1的抑制可造成消化道和肾的不良反应及抗血小板作用，而对COX-2的抑制作用则与其抗炎性质有关，从而达到其治疗作用。

【麻醉临床应用】用于治疗类风湿性关节炎、疼痛性骨关节炎（关节病、退行性骨关节病）及强直性脊椎炎。注射制剂可用于手术后外伤性疼痛和运动型疼痛。

【不良反应】①胃肠道：消化不良、腹痛、恶心、腹泻等最为常见（约15%），偶见食管炎、结肠炎等。约0.1%发生严重胃肠道反应（包括溃疡、出血、穿孔等）。②肝脏：约10%的患者可出现肝酶升高，停药后可恢复。③肾脏：可能引起肾损害，约0.4%的患者可出现轻度血肌酐或尿素氮异常，停药后可消失。④神经系统：约7.7%出现头晕、头痛，还有可能出现眩晕、耳鸣、嗜睡等反应。⑤血液系统：可引起贫血等不良反应。国外已有口服本药出现白细胞减少症的报道，但很罕见。⑥心血管系统：可引起水肿、血压升高、心悸、潮红等。⑦其他：可出现瘙痒、口炎、荨麻疹、光过敏、皮疹等。

【相互作用】①本药与环孢素合用时，后者中毒的危险性增加。②本药与左氧氟沙星、氧氟沙星合用时，癫痫发作的危险性增加。③本药与磺脲类药物合用时，发生低血糖的危险性增加。④本药与钙通道阻滞药合用时，胃肠道出血的危险性增加。⑤与甲氨蝶呤合用时，应注意本药可能增加甲氨蝶呤的毒性作用。二者合用时，要严格监测血细胞计数。⑥与其他非甾体抗炎药合用时，胃肠道不良反应可能增加。⑦本药可使锂剂的血药浓度增加，故建议在开始使用，调节剂型或停用本药时应监控血浆中锂的浓度。⑧本药与口服抗凝药、溶栓剂合用时，出血的可能性增加。必须合用，应密切监测抗凝药与溶栓药的作用。⑨考来烯胺可增加本药的清除率。⑩与免疫抑制药合用时，可能导致急性肾功能衰竭。⑪本药与血管紧张素转换酶抑制药合用时，可降低后者的降压和利尿作用。⑫本药与β肾上腺素阻滞药合用时，可降低后者的降压作用。⑬本药与袢利尿药、噻嗪类利尿药合用时，可降低后者的降压和利尿作用。⑭本药与保钾利尿药合用时，能降低后者的利尿作用，可能导致高钾血症或中毒性肾损害。⑮本药在治疗剂量时与地高辛、西咪替丁、抗酸剂、呋塞米等合用时并不出现明显的相互作用和毒性症状。

（3）吡罗昔康（piroxicam）

【药理作用】本品为具有烯醇型结构的长效消炎镇痛药。动物实验证明具有广谱抗炎作用，可消除红斑水肿，并对组织肉芽肿的形成和佐剂性关节炎有抑制作用。体外试验，本品能抑制吞噬作用及溶酶体水解酶的释放，也能抑制血小板聚集。本品并不抑制组胺、5-羟色胺、乙胺胆碱或前列腺素的致痉作用，但却是前列腺素合成的强效抑制剂，这种抑制是可逆的。本品还具有镇痛作用。对模拟人类痛风的动物模型，不仅能减轻炎症和水肿，还能抑制炎性白细胞增多。本品为昔康衍生物。本品为新型长效非甾体抗炎药，作用机制与抑制前列腺素合成有关。

【麻醉临床应用】用于急慢性类风湿性关节炎、增生性骨关节病、强直性脊椎炎、慢性劳损性腰背痛、肩关节周围炎、术后及创伤后疼痛及急性痛风。

【不良反应】①偶见头晕、浮肿、胃部不适、腹泻或便秘、粒细胞减少、再生障碍性贫血等，停药后一般可自行消失。②长期服用可引起胃溃疡及大出血。③对过敏体质者可有过敏反应，常见皮疹、荨麻疹。皮疹发生率2%～3%。

【相互作用】①与苯巴比妥合用：苯巴比妥可加速吡罗昔康的代谢，而使其浓度降低。②与碳酸锂合用：可减少锂盐的肾清除率，增高血锂浓度，易出现毒性反应。③与普萘洛尔合用：可减弱普萘洛尔的降压作用和副作用。④与利尿药合同：吡罗昔康可减弱利尿药的利尿和降压作用。⑤与甲氨蝶呤合用：增强肾毒性，易致肾功能损害。

7. 烷酮类：萘丁美酮（nabumetone）

【药理作用】 本品为一种非酸类的非甾体类抗炎药物。原形萘丁美酮［化学名4-（6-甲氧基-2-萘基）-2-丁酮］为前体药，其活性很弱，经代谢为6-甲氧基-2-萘乙酸（简称6MNA）活性成分，则发挥抗炎、止痛和解热作用。其作用机制主要通过抑制环氧化酶，阻断花生四烯酸合成参与炎症反应的前列腺素。另可减少中性粒细胞和单个核细胞向炎性组织聚集，抑制一些破坏组织酶的活性。本品因呈非酸性而对胃黏膜不产生直接刺激，以其无活性的前体药而不影响胃黏膜合成生理性前列腺素，以其无活性代谢物经肾排泄等特点，而有利于提高疗效和安全性。

【麻醉临床应用】①各种急、慢性关节炎：类风湿性关节炎、强直性脊柱炎、增生性骨关节病、痛风性关节炎、银屑病性关节炎、反应性关节炎、赖特综合征、风湿性关节炎以及其他关节炎或关节痛。本药可明显改善上述各种关节炎的症状。②软组织风湿病：包括肩关节周围炎、颈肩综合征、肱骨外上髁炎（网球肘）、纤维肌痛症、慢性劳损性腰背痛、腰椎间盘脱出、肌腱炎、腱鞘炎和滑囊炎等。③运动性软组织损伤、扭伤和挫伤等。④其他：如手术后疼痛、外伤后疼痛、癌性疼痛、牙痛、拔牙后痛、痛经等。

【不良反应】 常见的不良反应表现在胃肠道有腹泻、腹痛、消化不良、恶心、呕吐、胀气、便秘和口炎；在神经系统有头痛、头晕、耳鸣、多汗、失眠、嗜睡和紧张；在皮肤有瘙痒、皮疹和水肿。少见或偶见的不良反应有黄疸、胃或十二指肠溃疡、肝功能异常、焦虑、抑郁、感觉异常、震颤、眩晕、大疱性皮疹、荨麻疹、呼吸困难、过敏性肺炎、哮喘、蛋白尿、血尿及血管神经性水肿等。

【相互作用】 由于本药的主要代谢产物具有较高的蛋白结合率，当与口服抗凝药、乙酰类抗惊厥药和磺酰脲类降血糖药合用时，应监测这些药物的过量体征，必要时调整剂量。本品的吸收速率和程度不受抗酸药（氢氧化铝）、阿司匹林、对乙酰氨基酚的影响。与华法林也不产生相互作用。

8. 昔布类

（1）塞来昔布（celecoxib）

【药理作用】 塞来昔布是具有独特作用机制的新一代解热镇痛抗炎药，能特异性抑制环氧化酶-2（COX-2）。炎症刺激诱导COX-2生成，从而导致炎性前列腺素类物质的合成和聚积，尤其是PGE_2，可引起炎症、水肿和疼痛。而本药可通过抑制COX-2阻止炎性前列腺素类物质的产生，达到抗炎、镇痛及退热作用。体外及体内试验表明，塞来昔布与基础表达的环氧化酶-1（COX-1）的亲和力极弱，治疗剂量的塞来昔布不影响由COX-1激活的前列腺素类特质的合成，因此不干扰组织中与COX-1相关的正常生理过程，尤其在胃、肠、血小板和肾等组织中。

【麻醉临床应用】 用于急性期或慢性期骨关节炎和类风湿性关节炎的对症治疗，作为内镜检查、小手术的镇痛治疗及围手术期多模式镇痛。

【不良反应】①较常见的有头痛、上呼吸道感染、消化不良、腹泻、腹痛、鼻窦炎、意外操作损伤、腰痛、失眠、咽炎、胃肠胀气、皮疹、周围水肿、鼻炎和头晕。②极少出现ALT、AST上升。③包括过敏样反应在内的敏感反应可能致死，如有可察觉的迹象，应立即停药，进行及时救治。④本品可能与其他非甾体消炎药或磺胺类药物存在交叉过敏反应，应予注意。⑤本品引起消化性溃疡和出血的风险虽比其他非甾体消炎药小，但有可能发生，甚至穿孔的可能性是存在的。⑥本品对肾的影响与原型非甾体消炎药相似，应考虑对肾的直接损伤和间接影响（即前列腺素维持肾血流灌注的失代偿）。特别处于这种风险中的患者包括心力衰竭、肝肾功能不全或脱水，或接受利尿剂或ACEI的患者以及老年患者。⑦偶见体液潴留和水肿。已存在水肿、高血压或心力衰竭的患者应慎用本品，注意观察。

【相互作用】①酶抑制剂如氟康唑等可能使本品的血药浓度升高；反之，酶诱导剂如巴比土酸盐或利福平等可能使本品的血药浓度降低。②被P450 CY P2D6代谢的药物如恩卡尼可能与本品存在潜在的药动学相互作用。③与非甾体消炎药存在药理学相互作用。本品合用阿司匹林比单用本品更易引起胃肠道出血。④本品与锂存在药动学相互作用。⑤本品合用华法林可能引起出血。⑥抗酸剂（如铝剂和镁剂）能使塞来昔布的吸收降低10%，但并不影响其临床作用。

（2）帕瑞昔布（parecoxib）

【药理作用】　帕瑞昔布是伐地昔布的前体药物。伐地昔布在临床剂量范围是选择性环氧合酶-2（COX-2）抑制剂，环氧化酶参与前列腺素合成过程。现已存在COX-1和COX-2两种异构体。研究显示COX-2作为环氧化酶异构体由前炎症刺激诱导生成，从而推测COX-2在与疼痛、炎症和发热有关的前列腺素样递质的合成过程中发挥最主要作用。COX-2还被认为与排卵、受精卵植入、动脉导管闭合、肾功能调节以及中枢神经系统的功能（诱导发热、痛觉及认知功能）有关。此外COX-2还有助于溃疡愈合。已发现COX-2存在于人体胃部溃疡组织的周边，但未确定COX-2与溃疡愈合之间的相关性。

对血管栓塞的高危患者而言，一些有COX-1抑制作用的非甾体抗炎药和COX-2选择性抑制剂之间的抗血小板活性具有临床显著差异。COX-2选择性抑制剂降低组织（包括内皮组织）前列腺素的生成，但对血小板血栓烷素没有影响。尚未确立上诉观察结果的临床相关性。

【麻醉临床应用】　适用于手术后疼痛的短期非胃肠道途径给药，临床上可用于中度或重度术后急性疼痛的多模式镇痛治疗，与阿片类药物合用可减少后者的需要量，有报道称诱导前给药可以降低插管时气管的应激反应。

【不良反应】①感染和寄生虫感染：少见胸骨伤口异常浆液状引流物，伤口感染。②血液和淋巴系统异常：常见术后贫血，少见血小板减少。③代谢和营养异常：常见低钾血症。④精神异常：常见焦虑、失眠。⑤神经系统异常：常见感觉减退，少见脑血管疾病。⑥心脏异常：少见心动过缓。⑦血管异常：常见高血压，低血压，少见高血压加重。⑧呼吸、胸及胸腔纵隔异常：常见呼吸功能不全、咽炎。⑨胃肠道异常：常见干槽症、消化不良、胃肠气胀，少见胃及十二指肠溃疡。⑩皮肤及附属器官异常：常见瘙痒，少见瘀斑。⑪肌肉骨骼及结缔组织异常：常见背痛。⑫肾及泌尿系统异常：常见少尿。⑬全身及注射部位：常见外周水肿。

【相互作用】①正在接受华法林或其他抗凝血药物治疗的患者使用帕瑞昔布，将增加发生出血并发症的风险，尤其在治疗开始后数天内。②非甾体类抗炎药可以减弱利尿药以及抗高血压药的作用。③非甾体抗炎药与环孢霉素或他克莫司合用可以增强环孢霉素或他克莫司的肾毒性。

9．磺酰苯胺类

尼美舒利（nimesulide）

【药理作用】　尼美舒利是一种非甾体类抗炎药。体内试验表明尼美舒利具有抗炎、镇痛和解热作用，其抗炎作用强度大于阿司匹林、吲哚美辛等。与其他非甾体类抗炎药相同的是，尼美舒利是前列腺素合成酶的抑制剂，并同样可以抑制PGE_2和PGF_2-alpha的形成。本品对COX-2有选择性抑制作用。药物起效时间分别是：口服治疗发热为1~2h，用于炎症为2~4天，用于骨关节炎为7天，直肠给药治疗术后疼痛为30min。单剂量给药药效持续时间：口服及直肠给药治疗发热为6h，直肠给药治疗术后疼痛为6h。

【麻醉临床应用】①骨科：增生性骨关节病，风湿性关节炎，肌腱炎，腱鞘炎，滑囊炎，腰痛。②呼吸科：急、慢性支气管炎，肺炎，流行性感冒，发热，偏头痛。③妇产科：乳腺炎，盆腔炎，痛经。④耳鼻喉科：中耳炎，喉炎，流行性腮腺炎，咽炎，鼻窦炎，扁桃体炎。⑤口腔科：口腔炎，牙龈炎，牙周炎，牙周肿胀，牙痛。⑥泌尿科：尿道炎，膀胱炎，前列腺炎。⑦外科：肿瘤痛，手术后痛，静脉炎，血栓性静脉炎，外伤后炎症。

【不良反应】①本药耐受性良好，不良反应发生率少于其他同类药物。②偶可引起上腹痛、胃灼热、恶心、呕吐、腹泻、头痛、眩晕、出汗、脸部潮红、红斑、失眠、兴奋增强、氨基转移酶及碱性磷酸酶升高等，极少需要中断治疗。③罕见过敏性皮疹。

【相互作用】①与醋硝香豆醇、茴茚二酮、双香豆素、苯茚二酮、苯丙香豆素、华法林合用时，出血的危险性增加。②与钙离子通道阻滞药合用时，胃肠道出血的危险性增加。③与环孢素合用时，可增加环孢素中毒的危险，出现肾功能障碍、胆汁淤积、感觉异常等不良反应。④与达那帕罗、低分子肝素合用时，在进行硬膜外或脊髓麻醉时，出血和血肿的危险性增加。⑤与苯妥英钠合用时，出血的危险性增加。⑥与酮咯酸合用，可加重胃肠道不良反应，出现消化性溃疡、胃肠道出血和（或）穿孔。⑦可能降低锂剂的清除，使锂剂的毒性增加，出现虚弱、震颤、烦渴、意识混乱等反应。⑧可减少肾脏对甲氨蝶呤的清除，使后者的毒性增加。⑨与左氟沙星合用时，癫痫发作的危险性增加。⑩与磺脲类降糖药合用时，发生低血糖的危险性增加。合用时应对患者的血糖进行密切监测。⑪与袢利尿药，噻嗪类利尿药合用时，后者利尿和降压作用降低。⑫与血管紧张素转换酶抑制药合用时，后者的降压和促尿钠排泄作用降低。⑬可降低β肾上腺受体阻滞药的降压作用。⑭与保钾利尿药合用时，后者的利尿作用降低，可能出现高钾血症和肾毒性。⑮与他克莫司合用时，可能引起急性肾功能衰竭。联合用药时，应监测血清肌酐和尿量。

（五）辅助性镇痛药

1. 抗抑郁、抗惊厥、抗癫痫药

（1）阿米替林（amitriptyline）

【药理作用】 本品为三环类抗抑郁药的代表药之一。抑郁作用与丙米嗪相似，但镇静和抗毒蕈碱作用较强。适用于各种抑郁症及抑郁状态，对伴有明显焦虑、激动不安症状的患者尤为适用。改善抑郁症状显效较慢，一般需时2周以上。

【麻醉临床应用】 阿米替林适用于治疗各型抑郁症或抑郁状态。对焦虑性抑郁症、激越性抑郁症疗效较好，对抑郁性神经症亦有效。①亦用于治疗小儿遗尿。②常作为慢性疼痛治疗的辅助用药。

【不良反应】 本药常见的不良反应有口干、嗜睡、便秘、视力模糊、排尿困难、心悸，偶见心律失常、眩晕、运动失调、癫痫发作、直立性低血压、肝损伤和迟发性运动障碍。

【相互作用】①氯氮、奥芬那君可增强阿米替林的抗胆碱能作用。②吩噻嗪类药可增强本药的作用。③西咪替丁、哌甲酯、抗精神病药、钙通道阻滞药及抑制细胞色素P450同工酶的药物可降低本药的代谢，导致血药浓度增高，引起中毒症状。④本药可增强中枢抑制药（如哌替啶等）的作用。⑤与单胺氧化酶抑制药合用或相继应用时，可增强不良反应，症状类似阿托品中毒症状，换用药物时须间隔2周。⑥本药能增加抗感冒药、止咳药、减肥药的副作用。⑦口服避孕药或含雌激素的药物可增加本药的不良反应并降低疗效。⑧硫糖铝可明显影响本药的吸收。⑨巴比妥类药物及其他酶诱导药（如利福平和一些抗癫痫药）可增加三环类抗抑郁药的代谢，降低血浆药物浓度，降低它们的抗抑郁作用。⑩本药可削弱麻黄碱的间接拟交感作用，可阻断神经末梢对麻黄碱的摄取，从而抑制去甲肾上腺素的释放。⑪倍他尼定、异喹胍、胍乙啶和可乐定的抗高血压作用可因服用三环类抗抑郁药而减弱。⑫阿米替林与抗惊厥药合用，可降低癫痫阈值，从而降低抗惊厥药的作用，故须调整抗癫痫药的用量。⑬据报道，同时服用本药和戒酒可引起谵妄。⑭当三环类抗抑郁药与可延长Q-T间期的药物（包括抗心律失常药物，如奎尼丁；抗组胺药物，如阿司咪唑、特非那定；某些抗精神病药物，如匹莫齐特、舍吲哚、西沙比利、卤泛群、索他洛尔）合用时，可能会增加室性心律失常的危险性。⑮同时服用本药和甲状腺激素易导致心律失常。⑯吸烟可使本药血浓度降低。⑰本药可提高机体对酒精的反应性。过量饮酒导致酒精中毒。

（2）卡马西平（carbamazepine）

【药理作用】 卡马西平为钠通道调节剂，其主要作用如下：①抗惊厥作用。可能是通过增强钠通道的灭活效能，限制突触后神经元高频动作电位的发放，以及通过阻断突触前钠通道和动作电位发放，阻断神经递质的释放，从而调节神经兴奋性，产生抗惊厥作用。②抗外周神经痛作用。可能是通过作用于γ-氨基丁酸（GABA）B受体而产生镇痛效应，并与调节Ca^{2+}通道有关。③抗利尿作用。可能与刺激抗利尿激素（ADH）释放和加强水分在远端肾小管的重吸收有关。④抗人格障碍和躁狂抑郁作用。可能与抑制多巴胺和肾上腺素的积蓄有关。⑤抗心律失常作用。本药可轻度延长房室传导、降低四相自动除极电位及延长浦氏纤维的动作电位时间。此外，本药还有膜稳定作用，对室性或室上性早搏均有效，可使症状消除，尤其对伴有慢性心功能不全者疗效更好。

【麻醉临床应用】①为抗惊厥药物，并非典型的镇痛药。②缓解三叉神经痛、舌咽神经痛的闪电样痛、糖尿病周围神经痛、患肢痛、外伤后神经痛和某些疱疹后神经痛等神经源性疼痛。

【不良反应】①中枢神经系统：常见视力模糊、复视、眼球震颤、嗜睡。本药还可能激发潜在的精神病，引起老年人精神错乱或激动不安，不良反应发生率随血药浓度的增高而增高。罕见中枢神经毒性反应，表现为说话困难、口齿不清、抑郁、心神不定、强直以及难以解释的幻听、不能控制的躯体运动、幻视等。②消化系统：常见口渴、恶心、呕吐；少见严重腹泻；罕见过敏性肝炎，表现为黑尿、粪便颜色变浅、皮肤巩膜黄染等。③呼吸系统：罕见过敏性肺炎。④心血管系统：罕见心律失常、房室传导阻滞、心动过缓、充血性心力衰竭、水肿、高血压或低血压、血栓性静脉炎、昏厥等。⑤血液系统：罕见再生障碍性贫血、粒细胞减少、全血细胞减少、血小板减少性紫癜、骨髓抑制、淋巴结瘤。⑥内分泌代谢：可见低钠血症，表现为无力、恶心、呕吐、精神错乱、神经系统异常、恍惚以及痫样发作增多等；少见低钙血症，表现为癫痫发作频率增加、肌肉或腹部痉挛；罕见骨质疏松、急性间歇性卟啉症。⑦泌尿生殖系统：罕见肾中毒、急性肾功能衰竭。国外有导致性功能障碍的报道。⑧皮肤：少见Stevens-Johnson综合征、中毒性表皮坏死溶解症或红斑狼疮样综合征，表现为皮疹、荨麻疹、瘙痒、发热、骨关节痛、疲劳或无力等。⑨其他：罕见腺体瘤、感觉异常和周围神经炎。

【相互作用】①本药与氯磺丙脲、氯贝丁酯（安妥明）、去氨加压素、赖氨加压素、垂体后叶素、加压素等合用时，可加强抗利尿作用。②洛沙平、马普替林、噻吨类、三环类抗抑郁药、红霉素、竹桃霉素、异烟肼、维拉帕米、地尔硫卓、右丙氧芬、维洛沙嗪、氟西汀、西咪替丁、乙酰唑胺、达那唑、地昔帕明等药可提高本药的血药浓度，出现毒性反应。③与对乙酰氨基酚合用（尤其是单次超量或长期大量使用）时，可增加肝脏中毒的危险，并使对乙酰氨基酚的疗效降低。④与腺苷合用，可增加心脏传导阻滞程度。⑤与碳酸酐酶抑制药合用时，出现骨质疏松的危险性增加，故出现早期症状时应立即停用碳酸酐酶抑制药，必要时给予相应的治疗。⑥与锂盐、甲氧氯普胺，或与精神安定药（如氟哌啶醇、硫利达嗪）合用，能增加神经系统的副作用。⑦与香豆素类抗凝药、雌激素、含雌激素的避孕药、环孢素、洋地黄类（地高辛除外）、多西环素、左甲状腺素或奎尼丁等合用时，可使后者药效降低。⑧本药可以降低诺米芬辛的吸收并加快其消除。⑨锂剂可以降低本药的抗利尿作用。⑩与口服避孕药合用，可发生阴道大出血及避孕失败。⑪与某些利尿药合用（如氢氯噻嗪、速尿）可引起低钠血症。⑫本药对非除极肌松剂（如泮库铵）有拮抗作用。⑬与单胺氧化酶（MAO）抑制药合用时，可引起高热或（和）高血压危象、严重惊厥甚至死亡，两药应用时应至少间隔14天。当本药作为抗惊厥药时，MAO抑制药可以改变癫痫发作的类型。⑭可降低酒精的耐受性。⑮葡萄柚汁可使本药血药浓度峰值增加。

（3）加巴喷丁（gabapentin）

【药理作用】本品结构与γ-氨基丁酸（GABA）类似，但并非GABA受体的激动剂，与脑组织神经元上所结合的受体尚未确定，故其作用机制尚未弄清。在传统的抗癫痫药无效或患者不能耐受时，本品常用作辅助药物，研究表明，当加用加巴喷丁治疗时，发作频率明显减少，长期疗效满意，且不良反应较少。发作控制后，如果单用加巴喷丁，仅部分患者有效，对失神性发作无效。

【麻醉临床应用】①主要用于用于控制癫痫部分性发作。②目前在慢性疼痛综合征尤其是神经病理疼痛方面得到广泛应用。

【不良反应】①常见的为嗜睡、眩晕、运动失调、疲劳、眼球震颤、头痛、震颤、复视、鼻炎及恶心与呕吐。一般继续用药后这些反应可见减轻。②偶有惊厥、咽炎、发音不良、体重增加、消化不良、遗忘、神经过敏等。③极少发生胰腺炎、肝功能受损和斯-约综合征。

【相互作用】①抗酸药可减少本品从胃肠道的吸收。②西咪替丁可降低胃清除，但无实际临床意义。

2. α₂肾上腺素受体激动药

（1）可乐定（clonidine）

【药理作用】可乐定直接激动下丘脑及延脑的中枢突触后膜 α_2 受体，使抑制性神经元激动，减少中枢交感神经冲动传出，从而抑制外周交感神经活动。可乐定还激动外周交感神经突触前膜 α_2 受体，增强其负反馈作用，减少末梢神经释放去甲肾上腺素，降低外周血管和肾血管阻力，减慢心率，降低血压。直立性症状较轻或较少见，很少发生直立性低血压。可乐定开始用于耳鼻喉科血管收缩药及高血压的治疗，后发现可以降低眼压而用于眼科。其降眼压的机制为减少房水的生成，同时也可增加房水的流出，一般在滴药后2～3h眼压降至最低，4~8h后恢复正常。

【麻醉临床应用】 可乐定有明显的镇静作用，还有镇痛、对抗吗啡戒断症状和降低眼压等作用。可乐定的降压作用主要是通过激活延脑血管运动中枢的α_2受体，对咪唑啉受体也有激动作用。其结果引起中枢的交感神经传出冲动减少，外周交感张力减低，血压下降。注射给药引起的暂时升压作用是由于激活外周血管α_2受体所致。可乐定还可提高迷走神经兴奋性，心率减慢，其中枢抑制作用与激活额叶皮层α_2受体有关。可乐定也可用于围手术期麻醉联合用药，以增加麻醉药物的作用强度和时间，并且减轻麻醉药物的不良反应。

【不良反应】 常见的有口干（与剂量有关）、昏睡、头晕、便秘和镇静。少见不良反应有恶心、呕吐厌食和全身不适、短暂肝功能异常、肝炎、腮腺炎。可见短暂血糖升高及血清肌酸磷酸激酶升高、紧张和焦躁、精神抑郁、头痛、失眠、睡行症（梦游症）及其他行为改变、烦躁不安、直立性低血压、心悸、心动过速、雷诺现象、心力衰竭和心电图异常、皮疹、瘙痒、荨麻疹、血管神经性水肿、性功能减低、夜尿多、排尿困难、乏力。

【相互作用】 与乙醇、巴比妥类或镇静药等中枢神经抑制药同用，可使中枢抑制作用加强。与其他降压药同用可加强其降压作用。与β受体阻滞剂同用后停药，可使可乐定的撤药综合征危象发生增多，故宜先停用β受体阻滞剂，再停用可乐定。与三环类抗抑郁药同用，可使可乐定的降压作用减弱，同用时可乐定须加量。与非甾体类抗炎药同用，可使可乐定的降压作用减弱。

（2）右美托咪定（dexmedetomidine）

【药理作用】 本品为有效的α_2肾上腺素受体激动剂，对α_2肾上腺素受体的亲和力比可乐定高8倍。动物试验显示，缓慢地静脉注射中低剂量本品（10~300mg/kg）对α_2肾上腺素受体具有选择性，而缓慢地静脉注射高剂量本品（1 000mg/kg）或快速静脉注射则同时对α_1肾上腺素和α_2肾上腺素受体起作用。本品有镇静、镇痛和抗焦虑作用。

【麻醉临床应用】①围手术期镇静作用；②减少全身麻醉药用量；③减轻气管插管的应激反应，可联合其他镇痛药用于清醒气管插管；④止痛，有报道作为术后镇痛药物，可减少阿片类药物的需要量；⑤减少麻醉恢复过程中的并发症，如恶心、呕吐、寒战等。

【不良反应】 本品耐受性良好，常见的不良反应包括低血压、恶心、心搏徐缓、组织缺氧和心房颤动。

【相互作用】①本品与麻醉剂、镇静剂、催眠药和阿片类药物（如七氟烷、异氟烷、丙泊酚、阿芬太尼、咪达唑仑）合用可能会提高疗效。②本品不影响罗库溴铵的神经肌肉阻滞作用。

3. NMDA受体阻滞药

氯胺酮（ketamine）

【药理作用】 本药为非巴比妥类静脉麻醉剂，可先阻断大脑联络路径和丘脑向新皮层的投射，故意识还部分存在，痛觉消失则明显而完全。其镇痛作用与NMDA受体上氯胺酮的原发作用位点被阻滞有关，随血药浓度升高而抑制整个中枢神经系统，作用快速但短暂，能选择地抑制大脑及丘脑，静脉注射后约30s（肌内注射后3~4min）即产生麻醉，但自主神经反射并不受抑制。麻醉作用持续5~10min（肌内注射者12~25min）。一般并不抑制呼吸，但可能发生短暂的呼吸频率减缓和潮气量降低，尤以静脉注射较快时容易发生。注入后可引起一定程度的血压上升和脉率加快，并可能引起喉痉挛。

【麻醉临床应用】小剂量氯胺酮可用于急慢性疼痛的治疗。无防腐剂的氯胺酮可经硬膜外和神经鞘内给药用于术中和术后疼痛的治疗。

【注意事项】①本品过量时可产生呼吸抑制，此时应施行辅助（或人工）呼吸，不宜使用呼吸兴奋药。②对咽喉或支气管的手术或操作，不应单用本品，必须加用肌松药。③麻醉恢复期中少数患者出现恶心或呕吐，个别患者可呈现幻梦、错觉甚至幻觉，有时并伴有谵妄、躁动现象，为减少此种不良反应，需避免外界刺激（包括语言等），必要时静脉注射少量短效巴比妥（但注意巴比妥与本品不可使用同一注射器）。

4. 钠离子通道阻滞药

氢溴酸高乌甲素（lappaconitine）

【药理作用】 本品是从高乌头中提取总碱经化学分离获得的二萜类单体刺乌头碱的氢溴酸盐，为非成瘾性镇痛药，具有较强的镇痛作用，本品还具有局部麻醉、降温、解热和抗炎作用。本品与哌替啶相比镇痛效果相当，起效时间稍慢，而维持时间较长；镇痛作用为解热镇痛药氨基比林的7倍。

【麻醉临床应用】　主要有镇痛、局部麻醉、降温、解热和消肿作用，并无成瘾性。

【不良反应】　仅个别病例出现荨麻疹、心慌、胸闷、头晕，停药后很快消失。本品中毒的早期表现是ECG的变化（可逆性）。

5. 中枢性肌松药

环苯扎林（cyclobenzaprine）

【药理作用】　本品为骨骼肌松弛药，在结构上与三环类抗抑郁药相似，主要作用于中枢神经系统的大脑脑干而非脊髓水平，不作用于神经接头，也不直接作用于骨骼肌，主要作用机制是通过影响γ运动系统和α运动系统从而降低强直躯体的运动能力。本品能够减轻局部骨骼肌痉挛而不影响肌肉功能，对中枢神经系统疾病引起的肌肉痉挛无效。本品亦具有抗胆碱能作用。

【麻醉临床应用】　用于缓解局部肌肉痉挛及其伴随症状，如疼痛、触痛、活动受限以及日常生活行为限制等（作为休息和物理治疗的辅助药）。但本品对脑、脊髓疾病或儿童脑性瘫痪引起的痉挛无效。

【不良反应】　常见嗜睡、口干和眩晕，少见疲劳、衰弱、恶心、便秘、消化不良、味觉异常、视物模糊、头痛、神经质及谵妄。

【相互作用】①中枢神经系统抑制药（如催眠药、抗焦虑药、抗抑郁药等）可增强本品作用，合用时需密切监控或减少本品用量。②抗胆碱药可增强本品的抗胆碱能作用。③与曲马多合用可增加癫痫发作的危险性。④本品结构与三环类抗抑郁药类似，而三环类抗抑郁药与单胺氧化酶抑制剂合用可能引起高血压危象、严重惊厥，甚至死亡，因此禁止本品与单胺氧化酶抑制剂合用。⑤氟西汀通过对细胞色素P450肝酶系统的影响而抑制本品的代谢，增加QT间期延长的危险性。⑥本品可降低胍乙啶及同类药物的抗高血压作用。⑦乙醇可增强本品的作用。

（张科　肖天科　郑传东）

参考文献

［1］　RONALD D MILLER. 米勒麻醉学［M］. 7版. 曾因明，邓小明，译. 北京：北京大学医学出版社，2011.

［2］　邓小明，姚尚龙，于布为，等. 现代麻醉学［M］. 4版. 北京：人民卫生出版社，2014.

［3］　宋德富. 麻醉科合理用药［M］. 北京：人民军医出版社，2011.

［4］　AKIN A, BAYRAM A, ESMAOGLU A, et al. Dexmedetomidine vs midazolam for premedication in pediatric patients undergoing anesthesia ［J］. Pediatr Anesth, 2012, 22（9）, 871-876.

［5］　MAJEDI H, RABIEE M, HUSSAIN KHAN Z, et al. A comparison of metoclopmmide and lidocaine for preventing pain on injection of diazepam［J］. Anesth Analg, 2002, 95（5）: 1297-1299.

［6］　STRATMANN G. Neurotoxicity of Anesthetic Drugs in the Developing Brain［J］. Anesthesia & Analgesia, 2011, 113（5）: 1170-1179.

［7］　BANKS P, FRANKS N R. Competitive inhibition at the glycine site of the N-methyl-D-aspartate receptor mediates xenon neuroprotection against hypoxia-ischemia［J］. Anesthesiology, 2010, 112（3）: 614-622.

［8］　NAGUIB M, LIEN C A. Pharmacology of muscle relaxants and their antagonists［M］//MILLER R D, ERIKSSON L I, WIENER-KRONISH J P, et al. miller's Anesthesia. 7th ed. London: Churchill Livingstone, 2010.

［9］　MURPHY G S, SZOKOL J W, AVRAM M J, et al. Intraoperative acceleromyography monitoring reduces symptoms of muscle weakness and improves quality of recovery in the early postoperative period.［J］. Anesthesiology, 2011, 115（5）: 166-167.

［10］　FUCHS-BUDER T, SCHREIBER J C. Monitoring neuromuscular block: an update［J］. Anaesthesia, 2009, 64（1）: 82-89.

第六章　麻醉期间监测与管理

　　监测是麻醉医生动态了解患者的生理、病理生理变化，明确诊断和指导治疗的重要措施，也是保证麻醉质量和患者围手术期安全的基础。目前监测方法较多，分为无创性和有创性两大类。无创性监测操作简单，经济，不增加患者的痛苦，但往往不精确。有创性监测相对于无创性监测而言，准确性更高，但可能增加患者的痛苦，有时甚至可产生一些严重并发症。脊柱外科手术通常采用俯卧位或侧卧位，选择全身麻醉，对患者呼吸、循环、神经系统等干扰较大，麻醉期间的监测和管理尤为重要。因此，应根据患者的具体情况、手术体位、手术方式合理配置监测指标与手段，切勿盲目滥用。

第一节　常用麻醉监测

　　监测是麻醉管理中一个非常重要的环节。任何一个麻醉都离不开监测。美国麻醉医生协会的麻醉基本监测标准中指出，在整个麻醉过程中麻醉医生应该一直在场，并对患者的氧合、通气、循环和体温进行持续评估。全身麻醉患者的标准监测包括氧合（氧分析仪和脉搏氧饱和度仪）、通气（二氧化碳波形仪和每分通气量）及循环（心电图、血压及组织灌注评估）（详见本章第二、三节），必要时进行体温监测。脊柱手术通常采用全身麻醉，手术范围大、时间长、出血多、容易损伤脊髓等，因此整个手术过程中，除采用全身麻醉标准监测外，可能需要进行心排血量、中心静脉压、脊髓功能监测等。

一、体温监测

　　体温是维持人体正常生命活动的基础，被誉为"人体的第五大生命体征"。由于手术和麻醉等因素的影响，术中极易发生低体温。发生低体温的因素可能有：麻醉药物及技术致血管扩张散热增加、手术室温度偏低、术中热量丢失以及输血输液等。这些多方面因素往往造成患者体温下降、术后寒战。若术中体温过低，有诱发心室颤动的危险，可能危及生命。当然，极少数患者也可能出现体温过高，如恶性高热、保温过度等，因此术中体温监测在现代麻醉中非常重要，并作为常规监测在各大医院已普遍开展。

　　通常体温监测的部位有鼓膜、鼻咽部、食管和直肠、肺动脉等，由此获得的温度为中心温度，一般要求不低于36℃。一般来讲，当全身麻醉时间大于半小时，手术时间超过1h，需行体温监测。对可能手术范围大、手术时间长、出血多的手术患者，尤其是婴幼儿、老年患者，术中需做好体温监测与保护。

二、麻醉深度监测

　　麻醉深度是麻醉药物的抑制与伤害性刺激的激惹之间相互作用的一种中枢神经系统状态，取决于麻醉药、镇痛药的效能和手术刺激强度的平衡。临床上麻醉医生常常通过全身麻醉患者的临床体征和反应，如心率、血压和气道压力等来判断麻醉深度。但这些方法粗略、局限性大，不能直观地描述患者麻醉深度，往往造成不良后果。由于麻醉效应和手术反应通常呈相反作用，因此为了更精准的麻醉管理，科学家们发明了多项神经电生理指标来监测麻醉深度。麻醉深度监测实际上是对麻醉所处的状态及其变化程度进行数字化评估，多用于气管内插管、全凭静脉麻醉、静吸复合等全身麻醉、麻醉苏醒期、区域阻滞辅助镇静等。

麻醉深度监测包括听觉诱发电位指数（auditory evoked potential index，AEPI）、脑电双频指数（bispectral index，BIS）、脑电熵指数等，目前BIS在临床上应用最为广泛。对于脊柱外科手术患者，术中可能需要唤醒，麻醉深度监测尤为必要。

脑电双频指数（BIS）是一个单一变量的概率函数，是通过多变量数学回归方程计算产生的一个统计值。它来源于对大样本接受不同麻醉药物输注的受试者双额脑电图的记录，所有被记录的脑电图与其相联系的意识状态和镇静水平组成的数据库。计算数据库中脑电图的双谱和能量谱参数，与相关临床资料进行分析，将最能区分临床麻醉目标点的双

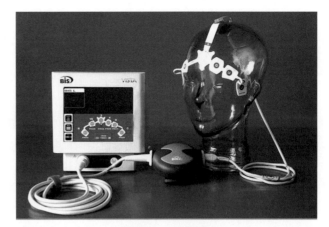

图6-1　BIS监测

谱和能量谱参数的相关性组合起来，使用多因素回归模型将每个特性参数在达到临床麻醉目标点中的相对作用转换为线性数字化指数即为BIS（图6-1）。BIS值的范围为100～0，0为等电位，100为清醒。数字减少表示大脑皮质抑制程度加深，100～85为正常状态，85～65为镇静状态，65～40为麻醉状态，＜40脑电可能呈现爆发抑制。数值越低，麻醉深度越深，反之则可能出现术中知晓。BIS是第一个通过美国FDA认证的麻醉药物对大脑效应的测量指标，也是唯一进行过预防术中知晓大样本研究并证明有效的麻醉深度监测指标，主要反应镇静深度。BIS监测并不能完全避免术中知晓，且不同麻醉药的组合在达到相同BIS值时，可能出现麻醉深度不一致的现象。BIS监测具有滞后性。另外，电极片的位置也可能影响BIS值的准确性。

听觉刺激产生的脑听觉诱发电位（AEP）包括短潜伏期、中潜伏期和长潜伏期AEP。而中潜伏期听觉诱发电位（MLAEP）与许多麻醉药呈剂量相关性变化，能监测术中知晓。MLAEP监测的是听觉而不是对声音的感知，在一定麻醉深度时，试验对象意识消失不能感受声音，但对声音的反应还存在，成为麻醉深度监测的指标。听觉诱发电位指数（AEPI）是利用ARX数学方法从MLAEP中提取出来的一个指数，可作为麻醉深度的一个量化指标。AEPI的范围为100～0，100代表清醒，0代表深度镇静，推荐手术麻醉AEPI指数变化范围为15～25。但AEPI在15～25时，也并不能确保每一个个体都处于无意识状态。

三、尿量监测

脊柱外科手术时间长、出血多、体位特殊等，术前留置尿管非常必要。一方面，术中可关注患者尿量情况，直接评估肾血流量的灌注，并间接了解全身其他脏器的灌注；另一方面，导尿可减少膀胱充盈，避免因手术引起泌尿系统疾病。当成人尿量＜0.5mL/（kg·h），小儿＜0.8mL/（kg·h）即为少尿，应及时查明原因并有效处理。

第二节　循环系统监测

循环功能的维持是人体基本代谢的基础保障。循环系统分为体循环和肺循环。血液从左心室泵出进入体循环，充分灌注内脏器官，由上下腔静脉回流入右心房，再由右心室进入肺循环，完成整个血液循环过程。循环系统能输送氧气和营养物质至各个器官组织，维持各相关脏器的氧供和正常功能，同时可以带走代谢产物，利于机体正常运转。密切监测循环系统的变化与波动，是术中麻醉管理最基本的要求。血压、脉搏和心电图监测是麻醉中最常用、最基本的循环功能监测。特殊情况下，还可通过中心静脉压、肺动脉导管和超声心动图等进行循环功能评估。

一、血压监测

　　脊柱外科手术体位特殊，常采取俯卧位，对循环干扰大，再加上手术本身创伤较大、出血多，血压的监测尤为重要。血压的监测方法分为间接法（无创性）和直接法（有创性）两种。

　　间接法是一种无创的监测方法，通过血压计测量血压。临床上常用的血压计有人工血压计和电子血压计，麻醉期间通常采用电子血压计自动测量血压。电子血压计简单方便，省力省时，可随意调节测量时间。间接法测量的血压受许多因素的干扰，测量所需时间较长。如过于频繁的测量往往会造成静脉充血或肢体缺血等不良反应；过低或过高的血压，用无创法测量时误差较大，测量值通常偏低；当外周灌注不足时，间接法常无法准确测出血压或测不出。另外，应注意袖带的位置和宽度也会影响血压测定的准确性。袖带宽度应为上臂周长的1/2，或覆盖上臂的2/3（图6-2）。袖带过窄使测量值偏高，袖带过宽则测量值偏低。

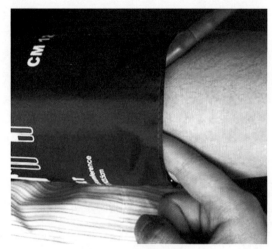

图6-2　无创血压监测

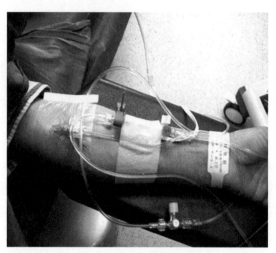

图6-3　有创动脉置管

　　直接法是把动脉穿刺导管置入动脉内，通过压力延长管连接于压力传感器直接测量动脉血压（图6-3）。这种方法测得的结果较间接法准确，而且可以连续显示每一瞬间动脉压力的变化状态，还能实时测量收缩压、舒张压和平均动脉压。动脉穿刺通常选择桡动脉、足背动脉、肱动脉、股动脉等部位。直接法是一种有创性的监测方法，穿刺血管可能会发生假性动脉瘤、动脉血栓形成、栓塞、动静脉瘘等并发症，应严格掌握适应证。若选择桡动脉穿刺置管，需在操作前进行Allen试验，判断尺动脉功能是否完好。估计手术时间长、出血多、易出现循环系统紊乱的脊柱外科手术患者宜选择有创血压监测。

二、脉搏监测

　　脉搏监测最常用的方法是直接触摸桡动脉、股动脉、颈动脉等浅表动脉，通过对血管的搏动了解脉搏的强度、频率和节律，从而评估血压的高低、脉压的变化，以及脉率与心率是否强弱一致、节律是否整齐。当桡动脉血压<80mmHg、股动脉血压<60mmHg或颈总动脉血压<50mmHg时，脉搏几乎无法触及，在条件有限的情况下，可以采用此法对患者病情做出初步判断。随着多功能监护仪的普及，目前多通过指脉搏血氧仪、心电图监测仪来监测脉搏的频率、强弱和节律（图6-4）。

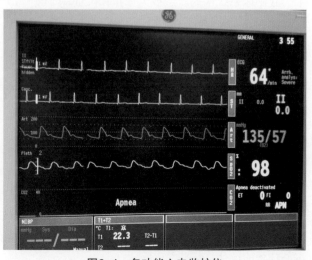

图6-4　多功能心电监护仪

三、心电图监测

心电图用于监测心率和心律、发现和诊断心肌缺血、心律失常、监测起搏器功能以及电解质紊乱（图6-4）。目前，心电图已作为所有麻醉患者手术时的常规监测项目，可反映心脏的部分基础功能状况，但是不能反映心排血量功能和心肌收缩力的变化，也不能替代其他循环功能监测手段。麻醉中常用的心电监测仪器通常作为多功能监测仪的一部分，不同型号仪器的性能和功能不同，但使用上大同小异。心电图监测仪器一般可以识别QRS波自动计算心率，并有报警功能，可以保存心率的趋势，可以打印记录等。心电监测仪器的导联系统，有三电极、四电极和五电极三种。临床麻醉中，最常采用的是改良三电极。心电图的波形随电极位置的改变而改变，一般将电极置于避开手术消毒范围的空白区域，尽量满足各导联在各自相应的指定位置。同时，脊柱外科手术多采用俯卧位，在电极安放时需注意避开皮肤压迫区域。

四、中心静脉压监测

中心静脉压（central venous pressure，CVP）是指腔静脉与右心房交界处的压力，正常值为5~12cmH2O。CVP可以直接反映患者循环血量的情况，为有效循环容量不足或容量负荷过重等循环状态提供客观依据。适应证：①各类较复杂的手术。②大量输血、补液。③脱水、失血和血容量不足。④各类休克。⑤心功能不全。⑥需长期胃肠外营养。脊柱外科手术复杂，术中可能出血多、循环波动较大等，此时CVP监测可以指导术中补液以及严密观察患者循环容量，作用不可小觑。

中心静脉压的监测通常选择颈内静脉、锁骨下静脉、股静脉等。由于右颈内静脉粗、长、直，穿刺容易（图6-5），且为避免脊柱外科手术患者采取俯卧位时的压迫，因此右颈内静脉作为此类手术患者中心静脉穿刺的首选部位。进行中心静脉压监测时，测压导管尖端必须位于右心房或近右心房的上、下腔静脉内；注意测压零点的校正。CVP的影响因素较多，应注意排除并及时处理。在穿刺操作过程中，要严格无菌操作，找准穿刺进针点，熟练操作。中心静脉穿刺常并发感染、气胸、血肿、心包填塞及空气栓塞等，因此应严格掌握适应证和禁忌证，严格无菌按规范完成操作，尽量避免并发症的出现。

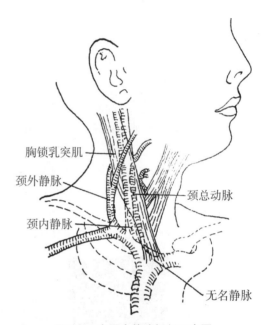

胸锁乳突肌
颈外静脉
颈内静脉
颈总动脉
无名静脉

图6-5　右颈内静脉解剖示意图

五、心排出量监测

心排出量（cardiac output，CO）是心脏每分钟向外周循环中泵出的血量。它反映的不仅仅是心脏的，而是整个机体的循环状态。心排出量等于每搏量与心率的乘积（CO=SV×心率）。前负荷、后负荷、心肌收缩力、心率是心排出量的几个主要决定因素。对于部分基础疾病较严重、心脏功能不全的患者，心排出量监测是非常值得使用的一个监测指标，有利于更全面地监测并维持术中整体循环的稳定性。由于脊柱外科手术体位特殊，常在俯卧位进行，加上手术失血较多，易引起循环的剧烈波动，心排出量监测有助于麻醉医生及早发现与处理。目前，心排出量监测的方法较多，下面做简单介绍。

1. Fick法　使用氧耗和动静脉血氧含量差来测定心排出量。

2. 指示剂稀释法　是指通过观察某一时间点注入已知量的指示剂，在下一个时间点可探测到等量的指示剂。下一时间点探测到的指示剂等于心排出量乘以指示剂的浓度变化。常用的指示剂为冰盐水或锂离子，而染料（如吲哚花青绿）或放射性核素已很少应用。

3. 温度稀释心排出量测定　温度稀释法是目前通过肺动脉导管进行有创心排出量测定的主要方法，分为间断性和持续性。间断性温度稀释法是通过无活性的指示剂进行频繁的心排出量测定，无须抽取血样。1990年持续心排出量监测功能的肺动脉导管被应用于临床。目前心排出量监测的数据主要是通过连续温度稀释法而获得的连续心排出量测定值，它是采用类似于Swan-Ganz的导管置于肺动脉内，运用心房到心室之间的加温系统，使周围血液温度提升，然后由热敏电阻测定血液温度变化，从而获得温度-时间曲线来测定心排出量。

4. 用超声技术进行心排血量测定　超声能够进行CO的测定，主要是基于多普勒技术。通过多普勒频率转换技术对红细胞移动反射的回声进行分析，就可以得到血流信息，如血流的速度、方向和加速度，从而根据以下公式测得SV和CO。SV=VTI×CSA（SV代表每搏量，VTI是多普勒速率-时间积分，CSA代表流量测得处的横截面面积），CO=SV×心率。

5. 脉搏外形分析　CO测定的另外一种方法是脉搏外形分析（arterial pres-sure-based cardiac output，APCO），是由爱德华公司研发的基于动脉压力波形监测CO的微创技术，通过分析外周动脉压力波形信息，连续计算CO、心排指数（CI）、每搏输出量（SV）、每搏变异度（SVV）等血流动力学指标，又名FloTrac/Vigileo™心排血量监测系统。建立动脉通路后，连接于FloTrac传感器，再连接Edwards Lifesciences仪器上Vigileo心排血量监测系统（图6-6）而获得CO值。相对传统经肺动脉置入Swan-Ganz导管测量心排血量，APCO具有操作简单、微创、连续性动态监测的优点，成为当前CO测量的一个主流方法。

6. PiCCO法　利用经肺热稀释和脉搏波形轮廓分析两种技术，对患者进行血流动力学和容量监测，所有PiCCO参数都不需要肺动脉导管，用Seldinger技术进行放置。该监测仪（图6-7）采用热稀释方法测量单次的心排出量（CO），并通过分析动脉压力波形曲线下面积来获得连续的心输出量（PCCO）。同时可计算胸内血容量（ITBV）和血管外肺水（EVLW），ITBV已被许多学者证明是一项可重复、敏感，且比肺动脉阻塞压（PAOP）、右心室舒张末期压（RVEDV）、中心静压（CVP）更能准确反映心脏前负荷的指标。

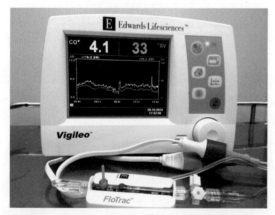

图6-6　FloTrac/Vigileo™心排血量监测系统

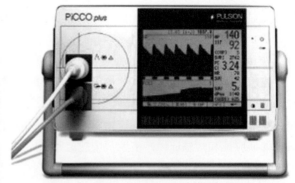

图6-7　PiCCO监测仪

PiCCO可连续监测下列参数：每次心脏搏动的心排出量（PCCO）及心排出量指数（PCCI）、动脉压（AP）、心率（HR）、每搏量（SV）及每搏量指数（SVI）、每搏变异度（SVV）、外周血管阻力（SVR）及外周血管阻力指数（SVRI），适用于所有血流动力学不稳定及循环状态复杂的患者。

优点：①创伤小，只需放置中心静脉和动脉导管，无须肺动脉导管。②初始设置时间短，可在几分钟内开始使用。③动态、连续测量。④无须胸部X线确认导管位置。⑤效费比，比连续肺动脉导管价格便宜，动脉PiCCO导管可以放置10天。⑥PiCCO参数非常易于判断和理解。⑦血管外肺水床旁定量测量肺水肿。

六、超声心动图

超声心动图是通过发出超声波形成心脏及周围结构的二维图像。根据要观察的解剖结构和实际情况，可选择经胸或经食管两种途径。超声心动图除可获得肺动脉导管测定的各种参数外，还可评估心脏瓣膜功能、心室收缩力、舒张功能等，评估循环功能状态。超声心动图还可以测定真实的心腔大小并使其一目了然。脊柱外科手术常采取俯卧位，经食管超声探头难以放置，必要时可采取经胸超声。

第三节　呼吸系统监测

呼吸功能是人最基本的功能之一。简单来说，呼吸就是吸入氧气，然后将氧气运输到各个器官，同时将二氧化碳排出体外。呼吸活动分为外呼吸和内呼吸，外呼吸是指气体的输送及弥散，包括氧气经胸廓和肺的运动进入血液及二氧化碳经血液弥散排出体外的过程，内呼吸是指体内组织细胞利用氧气和排出二氧化碳的过程。在麻醉中，呼吸系统负责氧气的摄取和二氧化碳的排出，并且为吸入麻醉药的输送提供通道。脊柱外科手术常采取俯卧位，对呼吸功能的影响较大，应加强呼吸系统的监测，包括呼吸力学、氧合功能和通气功能等。

一、呼吸力学的监测

呼吸力学监测包括阻力、动力、呼吸功的监测，是机械通气时患者重要的监测参数，有助于病理生理异常的诊断及治疗效果监测。

1. 气道阻力（airway resistance，Raw）　气道阻力指呼吸时气体在气道内流动所产生的阻力。其大小与气道内径、气流速度及气体的黏度和密度有关，正常值为$0.098 \sim 0.294 kPa/（L \cdot s）$。Raw增加提示有气道阻塞，见于阻塞性肺疾病。

2. 肺顺应性（lung compliance，CL）　肺顺应性是指在单位压力改变时肺容量的改变率，分为静态肺顺应性（cst）和动态肺顺应性（cdyn）。静态肺顺应性是指在呼吸周期中，气流暂时阻断时测得的顺应性，即肺组织的弹力；动态顺应性指在呼吸周期中，气流未阻断时测得的肺顺应性，此受气道阻力的影响。当动态顺应性随呼吸频率改变而变化者，为频率依赖顺应性。小气道阻塞患者，动态肺顺应性随呼吸频率增加而降低。

$CL = \Delta V / \Delta P = 1 / T$，式中CL代表顺应性，$\Delta V$代表容积改变，$\Delta P$代表压力改变，T代表呼吸系统的弹性。顺应性与呼吸系统的弹性两者之间是互为倒数关系。顺应性的单位是：L/cmH_2O。顺应性的正常值肺为$0.2L/cmH_2O$，胸廓为$0.2L/cmH_2O$，因为胸廓与肺为串联系统，所以呼吸系统总的顺应性为$0.1L/cmH_2O$。肺顺应性检查适用于：①各种类型的肺纤维化、胸膜纤维化等限制性肺疾病。②肺水肿、肺充血。③急性呼吸窘迫综合征。④肺气肿。⑤小气道功能测定。⑥机械通气和呼吸监护。

3. 压力-容量环（pressure-volume curve，P-V曲线或P-V环）　呼吸力学监测也可通过呼吸力学环包括P-T，F-T，V-T和P-V曲线进行监测，其中P-V曲线使用较为普遍。

压力-容量环是根据呼吸系统的压力和容量相关性描绘出的曲线，反映的是呼吸系统的顺应性。P-V曲线分为动态P-V曲线（dynamic P-V curve）和静态P-V曲线（static P-V curve）。动态P-V曲线反应气道阻力和肺、胸壁顺应性的综合影响，测定简便，但掺杂了气道阻力等因素，并不能真正反映呼吸系统的顺应性。静态P-V曲线是指理想状态的肺容积随压力改变的曲线。相对而言，静态P-V曲线更准确，但测定更繁琐。实际测试中，所测量到的只是准静态P-V曲线（quasi-static P-V curve）。

经典的准静态P-V曲线测定方法主要有超大注射器法、联合闭塞法（呼吸机法）和恒定低流速法。全身麻醉患者采用的是恒定低流速法。恒定低流速法以恒定的低流量气体（常为3-9L/min氧气）为呼吸系统充气，同时以压力为X轴，容量为Y轴（流量的积分即为容量或根据恒定流量乘以时间算出容量）描出P-V曲线（图

6-8）。

正常人在直立、放松、清醒状态下的呼吸系统准静态P-V曲线呈低段凹面向上、高段凹面向下的"S"形，整个曲线是胸壁（膈肌和胸腔）作用力与肺弹性回缩力之间相互作用的平衡。当两者相互作用刚好抵消，肺容积达到平衡状态，此时的肺容积即为功能残气量（FRC），此时，肺泡内压力等于大气压。正常人仰卧位时，肺的FRC减少约50%，胸壁顺应性曲线轻度右移并轻度逆时针旋转，源于膈肌张力变化以及胸廓顺应性轻度改变。

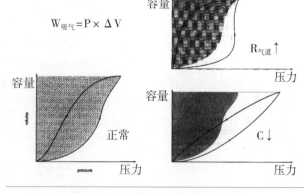

图6-8　不同状态患者的P-V曲线

肺的充气相P-V曲线呈"S"形，可概括为"三段两点"：低位平坦段，表现为低顺应性，相当于正常或基本正常的肺泡随压力增大而扩张；下拐点（low inflection point，LIP），相当于陷闭肺泡的开放点；中间陡直段，压力的升高和容积的变化呈线性关系，相当于已张开的陷闭肺泡和正常肺泡在弹性限度内的等比例扩张；高位平坦段，顺应性下降，表明肺处于过度扩张的危险中；后两段之间的交点称为上拐点（upper inflection point，UIP）（图6-8）。

任何累及胸壁（膈肌和胸腔）以及肺实质或气道，导致肺容积变化的疾病都可能改变肺的顺应性而导致P-V曲线形态和位置上的变化（图6-8）。P-V曲线也可作为机械通气参数设置的依据，因此P-V曲线正在成为临床越来越实用和简便的工具，但目前没有一个标准的P-V曲线测定的方法。同时，P-V曲线反映的只是整个呼吸系统顺应性的变化，而许多呼吸系统的病变往往是局灶性的，因此，P-V曲线和其他的临床评估工具（CT、超声等）应该充分结合，而不是相互取代。

二、氧合功能监测

1. 动脉血氧分压（PaO_2）　吸空气时，正常PaO_2为80～100mmHg。80～70 mmHg为轻度缺氧，70～60为中度缺氧，<60mmHg则为重度缺氧，或称为低氧血症。随着年龄增长而PaO_2逐渐下降。一般情况下，年龄每增加10岁，其平均值下降约4mmHg（表6-1）。PaO_2也可以参照下列公式计算：$PaO_2 = 100 - 1/3$年龄。

表6-1　正常人标准状态下呼吸空气时血气值

项目	年龄/岁	动脉血	混合静脉血
pH		7.40	7.36
$PaCO_2$/mmHg		40.0	46.0
	20～29	84～104	
	30～39	81～101	
PaO_2/mmHg	40～49	78～98	
	50～59	74～94	
	60～69	71～79	

影响PaO_2的三大要素为环境（大气压、吸入气氧浓度）、肺泡通气量（潮气量、呼吸频率、无效腔量）、肺泡水平的气体交换[通气血流比例（V/Q）、气体弥散能力（DL）、静脉性分流（Qs/Qr）]。动脉低氧血症的原因与肺泡-动脉血氧分压差（$PA-aO_2$）和PaO_2的关系（如表6-2）。PaO_2仅能反映肺的氧合功能和动脉血的氧合程度，不能说明动脉血的氧含量和组织利用氧的情况。由于PaO_2测定需穿刺动脉采血，为创伤性检查，临床应用受到一定限制，现在大多采用脉搏氧饱和度间接了解PaO_2的变化。

表6-2　PA-aO$_2$和PaO$_2$与动脉低氧血症的原因

原因	PaO$_2$	PA-aO$_2$（空气）	PA-aO$_2$（FiO2＞0.6）
低通气	↓	↔	↔
V/Q不匹配	↓	↑	↔
弥散功能障碍	↓	↑	↑↔
分流	↓	↑↑	↑↑↑

2. 脉搏血氧饱和度　脉搏血氧饱和度（SPO$_2$）是一个临床上广泛使用的监测和评估氧合最简易的无创监测指标。健康成年人血氧饱和度的正常值为96%～100%。脉搏血氧饱和度多采用透射式氧饱和度仪监测，常用的监测部位为指（趾）端（图6-4和图6-9）。现主要用于：①监测氧合功能，了解SPO$_2$，避免创伤性检测。②防治低氧血症。连续监测SPO$_2$，一旦其数值低于95%，即有报警显示，可及时发现各种原因所致的低氧血症。SPO$_2$受许多因素的影响：①氧离曲线。②血红蛋白。脉搏氧饱和度仪是利用血液中血红蛋白对光的吸收来测定SPO$_2$，如果血红蛋白发生变化，如贫血、碳氧血红蛋白、正铁血红蛋白，就可能影响准确性。③血流动力学变化。危重患者，当外

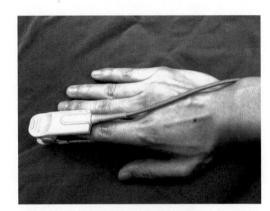

图6-9　SPO$_2$的监测

周组织灌注不足、低温时，脉搏氧饱和度仪难以获得准确的SPO$_2$数值。④其他。如亚甲蓝、吲哚花青绿、荧光素等都可以影响SPO$_2$监测的准确性。此外，电刀，运动，光线也会干扰SPO$_2$的监测。

三、通气功能监测

动脉血二氧化碳分压（PaCO$_2$）：PaCO$_2$是监测通气功能的一项重要指标。正常值为35～45 mmHg。PaCO$_2$直接反映肺泡通气量变化，也是判断呼吸性酸碱平衡的重要指标。＞45 mmHg，提示通气不足；＜35 mmHg，提示通气过度，有呼吸性碱中毒。测定PaCO$_2$为有创性监测，且不能连续观察，临床应用受到限制。

呼气末二氧化碳分压（PetCO$_2$）：通过监测呼气末二氧化碳曲线图可对肺通气功能进行评估。PetCO$_2$能反映PaCO$_2$的变化，具有无创、简便、反应快等优点。现临床上常用的呼气末二氧化碳分压多采用红外线二氧化碳监测仪，除显示呼吸末二氧化碳的分压（PetCO$_2$）外，还可以连续显示CO$_2$浓度曲线。呼吸末二氧化碳正常值较动脉二氧化碳分压低2～5mmHg。全身麻醉时呼气末二氧化碳正常值为30～40mmHg。患者状态不同，CO$_2$曲线不同（图6-10），

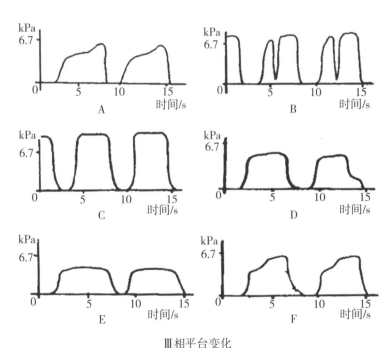

Ⅲ相平台变化

A. 平台终末抬高—肺泡无效腔增多；B. 平台升高—通气不足；C. 平台降低—过度通气；D. 平台沟裂—自主呼吸恢复；E. 平台后段降低—按压胸肺部；F. 平台前段降低—肌松药作用消失

图6-10　PetCO$_2$曲线图

PetCO$_2$过高提示肺泡通气不足或输入肺泡的CO$_2$增多,后者见于恶性高热等高代谢状态、二氧化碳气腹、突然放松肢体止血带和快速注射碳酸氢钠后。PetCO$_2$过低提示通气过度或输入肺泡的CO$_2$减少,后者见于肺栓塞、心跳骤停、严重低血压和体温降低。

第四节　其他系统监测

一、神经肌肉传递功能监测

肌松药监测可以依靠直接测定肌力,如抬头、握力、睁眼、伸舌、咬牙,也可以通过间接测定呼吸运动如潮气量、肺活量、分钟通气量,以及术中凭借手控呼吸的感觉和术野肌肉的松弛程度,但这些方法不能精确评估肌松药作用及阻滞性质。目前,神经刺激法是最佳的评判方法。脊柱外科手术过程中,由于术中需要唤醒,神经刺激仪的使用将凸显优势。

全身麻醉应用肌松药时监测神经肌肉传递功能的目的有:①肌松药个体化;②选择最佳气管插管时间和应用肌松拮抗剂时间;③了解术中肌肉松弛程度,确定追加肌肉松弛剂时间及剂量;④评定术后肌张力恢复情况,决定拔管时机;⑤监测静脉滴注或反复静脉注射琥珀胆碱时的神经肌肉阻滞性质演变;⑥研究对比不同肌松药的临床药效。

神经刺激仪是一个脉冲电刺激发生器,刺激神经可产生脉冲波宽为0.2~0.3ms的单相矩形波,可保证肌群收缩产生最大效应。脉冲波以不同频率与方式组合就构成了不同的刺激种类的刺激。临床上运用的刺激种类包括单次刺激(single twitch stimulation,SS)、4个成串刺激(train-of-four stimulation,TOF)、强直刺激(tetanic stimulation,TS)、强直刺激后单刺激肌颤搐计数(post tetanic count,PTC)和双强直刺激(double-burst stimulation,DBS)。

1. 单次刺激(SS)　单次刺激常用刺激频率为0.1Hz和1.0Hz。1.0Hz仅用于确定超强刺激。0.1Hz常用于术中连续监测和比较不同肌松药的作用。肌松药消退时,单刺激反应高度由25%恢复到75%的时间称为恢复指数,反映恢复速率。SS方法简单,基本无刺激痛,但敏感性差。

2. 四个成串刺激(TOF)　目前临床上最常用的刺激方式为TOF(如图6-11)。TOF是4个频率为2Hz、波宽为0.2~0.3ms的矩形波组成的成串刺激,连续刺激时其串间距为10~12s,4个成串刺激引起4个肌颤搐,分别为T$_1$、T$_2$、T$_3$、T$_4$。通过观察肌颤搐的收缩强度和各次肌颤搐的衰减趋势,可判断肌松药的阻滞特性和肌松作用。当TOF的比率(T$_4$/T$_1$)<25%时,肌松程度能满足手术的要求;当TOF比率>75%,可作为拔除气管导管的指征。

3. 强直刺激(TS)　频率20Hz以上持续刺激时,肌颤搐就会融合成为强直收缩。部分非去极化阻滞时,强直收缩的肌力不能维持,出现衰减。典型的去极化阻滞不出现衰减,但阻滞性质转换成Ⅱ项阻滞时,强直刺激可引起衰减。强直刺激用于评定术后残余肌松,常用频率为50Hz,持续刺激时间为5s,如果不出现衰减,可作为临床上随意肌张力恢复的指标。强直刺激的频率越高,刺激时间越长,引起的疼痛程度越强,在临床中应用较少。

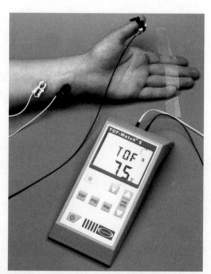

图6-11　TOF监测

4. 强直刺激后单刺激肌颤搐计数(PTC)　为了顺利进行气管内插管或保证全身麻醉患者术中绝对安静,常给予足够量的非去极化肌松药,使外周肌的神经肌肉接头发生深度阻滞。用传统的SS或TOF进行监测结果均为零,无法对零以下的阻滞状态进行评估。1981年Viby-Mogensen设计出PTC刺激方式。PTC是利用强直刺激衰减后的易化，用50Hz强直刺激持续刺激5s后间隔3s再给以单刺激（1Hz），计算肌颤搐出现的数目。PTC是非去极化肌松药在接头前区域产生神经肌肉阻滞的敏感指标，主要用于估计深度阻滞的程度。一般PTC达到6~10次，TOF即可出现。要完全抑制横膈活动和避免咳嗽，应保持PTC为0的水平。如果PTC保持在2~3，此时可避免发生剧烈的咳嗽，但仍不能避免发生轻微的咳嗽反应。

5. 双强直刺激（DBS） DBS是由2串间距750ms的短程50Hz强直刺激所组成，而每串强直刺激只有3或4个波。在神经肌肉传递正常时，DBS引起的2个肌肉收缩反应相同。而在非去极化阻滞时，第二个肌肉收缩反应较第一个弱，DBS的肌肉收缩衰减较TOF衰减更明显。适用于神经肌肉阻滞恢复期对衰减程度的判断。

二、神经功能监测

脊柱外科手术患者本身可合并脊髓损伤或相应节段神经损伤，脊柱手术中失血和操作也可能导致或加重神经损伤，给患者造成极大的影响，因此从技术环节上来减轻、逆转甚至避免神经损伤的发生具有很大的价值。因此，术中神经电生理监测（neuro-logic intraoperative electrophysiologic monitor，NIOM）对即将发生的或正在发生的神经损伤进行早期识别，可以使外科医生早期进行干预。目前，脊柱手术中常用的神经功能监测包括：术中唤醒实验、躯体诱发电位、肌电图、神经传导检测，经皮质电诱发运动电位。

1. 术中唤醒实验（wakeuptest，WUT）
术中唤醒实验一直被认为是判断脊柱手术中脊髓损伤的"金标准"。具体做法为：术中唤醒患者，令其活动手和双脚，如果手可以动，但下肢没有明显的活动，则需将撑开器放松一个螺距，再令其做刚才的动作，然后重新操作，反复试探。达到满意的程度后，立即加深麻醉。唤醒试验假阴性少。但唤醒实验需要注意以下几点：首先要求患者能够合作，但对小儿及智力缺陷患者不宜。其次，术中唤醒时容易发生意外，包括意外脱管或松动置入的器械、突然而剧烈的深呼吸导致气栓、术后不良回忆等。第三，唤醒试验仅反映脊髓前角运动功能，无法监测后角的感觉功能，故不能全面监护脊髓功能。

2. 躯体诱发电位（somatosensory evoked potentials，SEP）
诱发电位是指经特定刺激诱发的具有相对固定时间关系即锁时关系的神经系统点活动。目前术中用于监测感觉通路完整性的技术是躯体诱发电位（SEP）。

体感系统由脊髓背侧束-丘脑通路，或者后侧束和脊髓丘脑通路组成。前者介导触觉和本体感觉，后者介导温度和痛觉。通常认为标准躯体诱发电位监测的是背侧束-丘脑通路。一般情况下，背侧束-丘脑通路的血液来源于脊髓后动脉，脊髓后动脉来源于椎动脉，在脊髓后外侧沟内行走并供应整个脊髓的两侧后1/3。

SEP是由重复点刺激周围神经产生，在传入感觉通路上，对外周神经、脊髓、脑干和初级躯体感觉皮质记录平均电位。监测方法包括刺激和记录。通常选择术中刺激的神经应在高危手术区域之下，而记录点应在手术刺激区域以上。SEP采用成组方波脉冲电刺激，包括刺激时程和刺激强度。当刺激感觉运动混合神经时，为了避免干扰，需要调整刺激强度，使运动神经支配的远端肌肉抽搐最小。对于单纯感觉神经刺激，建议刺激强度是混合神经刺激阈值的2~3倍。典型的刺激强度范围在10~50mA。

获得重复性好，可识别的基准波形是术中SEP监测成功的基础，术中是否有变化是参照这些基准波形。公认的标准为：与基线电位相比，连续两次测定的SEP波幅下降50%或者潜伏期延长10%，并且排除麻醉或生理原因，则认为是需要术中介入的显著变化。

同时监测双上肢和下肢SEP用于脊髓可能受损的高危手术，如脊柱侧弯、脊柱肿瘤或降主动脉修补术。脊髓损伤风险随手术种类不同而不同，如脊柱侧弯矫形术发生率为1%~2%，而涉及脊髓髓内病变如髓内肿瘤手术的损伤风险则高达65%。因此，躯体诱发电位通常用于监测感觉神经和脊髓的缺血和损伤；确定神经传导通路上的急性损伤部位，指导手术医师迅速去除诱因，及时纠正；确定脊髓肿瘤及其他神经组织病变范围，监测麻醉药对脊髓功能的抑制。但是SEP的显著变化仅反映脊髓感觉通路的完整性，而对运动通路则无法监测。

3. 运动诱发电位（motor evoked potential，MEP）
运动诱发电位可以从放置在头皮上的电极经颅电刺激获得，其波形可经靠近脊髓的硬膜外电极（脊髓运动诱发电位）和上肢或下肢（肌源性运动诱发电位）电极进行记录。在运动皮质或者皮质脊髓束受损的高危手术中，运动诱发电位可以评价运动皮质到运动神经支配的肌肉。

运动通路从运动皮质开始下行，在脑干越过中线，并在同侧脊髓前索下行。运动功能通路对缺血比感觉通路更敏感。脊髓运动束主要由脊髓前动脉形成的血管网供血，包括脊髓前部的前2/3～4/5灰质和前角细胞。

术中MEP监测需要经过颅电刺激运动皮质产生下行反应，通过皮质脊髓束，并最终产生复合肌肉动作电位或脊髓前角细胞的突触反应。标准MEP监测，使用电流刺激运动皮质椎体细胞而发生去极化波，但数量较少，一般只能激活4%～5%脊髓皮质束。调节不同的刺激数目、间隔、时长以及电刺激的强度可以优化刺激。获得一个MEP所需要的时间一般<10s。

目前，尚没有明确的标准定义运动通路受到损害的MEP变化。评估MEP反映最常见的标准：固定的刺激参数产生相似的肌肉反映，则需要术中干预。因为MEP对确定血液灌流不足的运动区及相邻区域的敏感性高，故及时识别MEP变化并进行干预可以减少永久性运动功能损害。躯体运动诱发电位（MEP）仅反映脊髓运动束的变化，因此SEP和MEP的结合可完美反映脊髓的功能状况。

4. 肌电图（electromyogram，EMG）

肌电图是用电子仪器记录并描述神经肌肉单位活动的生物电流，来判断神经肌肉所处的功能状态。神经肌肉单位又称为运动单位，由一个前角运动神经元及其支配的肌纤维组成。正常的运动单位在静止时肌纤维呈极化状态。神经冲动传到肌纤维时，肌纤维呈去极化状态，即产生动作电位并发生收缩，收缩之后又恢复极化状态。当神经受到损害时，肌电图显示肌肉出现一系列如下的改变。①纤颤电位：失去神经支配的肌肉在受到刺激电极插入后，处于肌静息时出现的短时限、低电压电位，称为纤颤电位；②束颤电位：肌肉在放松时出现的自发运动电位，其时间宽、电压高，单个、成对或成群发放；③正锐波：很多失神经支配的肌纤维同步放电时，可产生波形呈正相的正锐波，其波形呈"V"形，多见于失神经变性的晚期；④多相电位：正常肌肉的多相电位不超过总数的5%，但部分失神经支配的肌肉收缩时出现大量的多相运动单位电位。

三、其他监测

脊柱手术，尤其是脊柱矫形术、脊柱肿瘤等，手术复杂，手术历时长，出血量多，术中还应注意动态监测血红蛋白、电解质、凝血功能等，维持血流动力学及内环境的平衡，及时输血补液，减少缺血缺氧对脊髓的损害。加强体温监测与保护，减少术中低体温对患者的危害。

第五节　术中输液管理

麻醉和手术过程中输液、输血的目的是为了补充患者血容量的丢失，维持血流动力学的稳定，保证氧供，优化组织灌注，维持正常的凝血功能以及水、电解质的平衡。

脊柱外科手术通常较为复杂，时间长、出血多，常需在全身麻醉下进行。手术患者因术前禁食、禁饮，麻醉期间控制呼吸，加上麻醉药的血管舒张作用和手术操作导致失血失液，常常出现水、电解质紊乱，因此术中的输液输血管理直接关系到患者术中的生命安全及术后的顺利康复，麻醉医生在实施麻醉期间必须认真对待这项工作。

一、术中输液

术中输液是保证机体内环境稳定的基本措施之一。虽然机体具备调节水、电解质、酸碱平衡的机制，但疾病本身、麻醉、手术创伤等均可致机体平衡破坏，造成一系列变化。围手术期输血输液是术中循环管理的重要内容，是保证手术患者安全的关键问题。围手术期常用的液体制剂包括晶体液和胶体液两大类。然而，自20世纪60年代以来，就有关围手术期应使用晶体液还是胶体液，争论一直存在。

（一）围手术期常用的液体制剂

1. 晶体液　晶体液中含有水和电解质，包括平衡盐溶液、高张盐水和低张盐水。围手术期液体治疗时晶体液可提供机体必需的水及电解质，同时具有扩容作用。

（1）乳酸林格液　又名平衡盐溶液，是围手术期最常用的晶体溶液，其电解质浓度与细胞外液（extracellular fluid，ECF）相似，Na^+浓度低于生理盐水，且加入了28mmol/L乳酸钠，经肝脏代谢后可以转化为当量的碳酸氢根，可缓冲酸性物质。乳酸林格液可补充血容量，降低血液黏稠度，改善微循环灌注，保护肾功能和纠正酸中毒。

（2）生理盐水　等渗等张溶液，但是生理盐水的Cl^-含量超过ECF，大量使用可能导致高氯血症，引起碳酸氢盐的减少。生理盐水适用于低氯性代谢性碱中毒和输血治疗时稀释红细胞，因不含K^+，亦可用于高钾血症患者。

（3）高张盐溶液　高张盐溶液的Na^+浓度为250～1 200mmol/L，平时应用较少，可用于治疗严重低钠血症。

（4）5%葡萄糖溶液　为等渗不含电解质的晶体液，主要起到补充水分和能量作用。围手术期由于手术创伤刺激引起儿茶酚胺、皮质醇、生长激素的释放增加，胰岛素的分泌相对不足，形成高血糖，故一般不作为术中补液用。

2. 胶体溶液和血浆替代品　胶体溶液是大分子物质，产生的渗透压使溶液主要保留在血管内。胶体溶液在血管内的半衰期为3～6h。目前胶体溶液适用于：①患者血容量严重不足的补充治疗。②麻醉期间增加血容量的治疗。③严重的低蛋白血症或者大量蛋白丢失的补充治疗。现将常用的胶体介绍如下。

（1）6%右旋糖苷液　右旋糖苷溶液分为D40和D70。D40，其分子量为40 000道尔顿；D70，其分子量为70 000道尔顿。D70扩容效果优于D40。D40可以明显降低血液黏稠度，增加毛细血管的血流速度，可改善微循环，但在血管中停留时间短，扩容作用只持续1.5h，故很少用于手术扩容。右旋糖苷可引起血小板的黏附力下降，当计量为20mL/（kg·d）时，将会延长出血时间。不良反应主要是过敏，偶尔会发生非心源性肺水肿。

（2）羟乙基淀粉溶液　羟乙基淀粉是由玉米淀粉合成的高分子治疗淀粉。羟基化和醚化作用使淀粉稳定，并减慢水解，显著增加分子的亲水性。羟乙基淀粉主要经过肾排泄。万汶，化学名为聚（氧-2-羟乙基）淀粉130/0.4，是中分子量（分子量为130 000道尔顿）的羟乙基淀粉130/0.4，在国内使用普遍。羟乙基淀粉为血容量扩充药，经静脉滴注后，可较长时间停留于血液中，提高血浆渗透压，使组织液回流增多，迅速增加血容量，同时稀释血液，有一定的降低全身血黏度、改善微循环作用。羟乙基淀粉的容量扩充效应及血液稀释效果取决于其分子量大小、取代度、取代方式和药物浓度以及给药剂量和速度。6%的羟乙基淀粉溶液，其峰血浆容量效力为100%，可以维持4～6h的平台期，持续至少6h，组织蓄积明显减小，每天最大安全用量可达50mL/kg。

近年来，国际学术刊物如NEJM、JAMA发表文章，认为羟乙基淀粉溶液用于危重症患者容量复苏或者重症脓毒症患者的治疗效果不佳，甚至可能引起肾脏损害或者出血倾向而加重病情。因此，大量使用羟乙基淀粉溶液时应注意加强肾功能及凝血功能的监测。

（3）明胶溶液　由牛胶原水解而来，属人工胶体溶液，临床用于补充血浆容量。临床上常用的有聚明胶肽、琥珀酰明胶等，适用于各种原因引起的低血容量性休克的早期治疗（如失血、急性创伤或手术、烧伤、败血症等），血液稀释，人工心肺机的预充液，休克容量补充和维持，可在24h内输注10～15L。聚明胶肽平均分子量为27 500～39 500道尔顿，其渗透压与血浆相等，可保持血管内液与组织间液的平衡，不引起组织脱水及肺水肿，具有维持血容量和提升血压作用；也可导致血液稀释，降低血液黏度，从而改善微循环；对出凝血时间及血小板功能无明显影响。输注明胶类之后，可出现类过敏样反应，如荨麻疹，极少数患者可出现过敏性休克等。

3. 晶体液与胶体液的比较　两类输液有各自的优缺点，如表6-3，多方面研究结果证明，没有单一或某种液体在各个方面优于其他液体，需要联合输入各类液体，达到最大益处或最小害处可能是最佳的临床方案。

表6-3　晶体液与胶体液的比较

制剂	优点	缺点
晶体液	费用低	短暂地改善血流动力学
	增加尿量	外周水肿（蛋白稀释）
	补充组织间液	肺水肿（蛋白稀释及肺动脉楔压升高）
胶体液	较好的扩容效果	费用高
	扩容时间长	影响凝血功能
	很少引起外周组织水肿	肺水肿
		降低肾小球滤过率

（二）术中液体治疗方案

术中补液主要目的是保持组织的有效灌注压，维持氧供需的平衡，维持水、电解质、酸碱以及血糖水平在一定的正常范围内。通常术中所需液体总量计算公式为：输入液体总量＝补偿性扩容＋生理需要量＋累计缺失量＋继续损失量＋第三间隙缺失量。一般而言，在手术第一小时内的补液量应为禁食所造成的缺失总量的1/2，余下的补液量应在2~3h内完成。患者术中补液分两步进行。①扩容阶段：首先补充术前体液累计缺失量和麻醉诱导后的补偿性扩容（compensatory intravascular volum expansion，CVE）。②维持阶段：补充术中继续缺失量、生理需要量、第三间隙丢失量。

1. 补偿性扩容　CVE是补偿麻醉本身可引起某种程度上的血管扩张和心功能抑制引起的相对性容量不足。一般在麻醉前或麻醉开始时静脉滴注5~7mL/kg的平衡盐溶液来进行补偿性扩容。

2. 生理需要量　生理需要量包括当天基础生理需要量和当天额外丧失量。一般根据4-2-1法则（表6-4）进行计算。若要计算每小时需水量，第一个10kg体重所需的液体量以4mL/kg计算，第二个10kg体重所需的液体量以2mL/kg计算，剩余每千克体重所需的液体量以1mL/kg计算。以70kg手术患者为例，生理需要量包括水2 640mL/天和能量11×10^3kJ。成年人每天所需要的钠量约为1.5mmol/kg，钾量为1.0~1.5mmol/kg。大脑和红细胞消耗葡萄糖量每分钟约为2mg/kg，但由于手术刺激引起机体的皮质醇、儿茶酚胺、生长激素的分泌增加，造成胰岛素的相对分泌不足，所以术中血糖会升高，因此术中用于维持生理需要量的液体一般不应包含葡萄糖。

表6-4　人体每天生理需要量

体重	液体容量/（mL·kg^{-1}）	输入速度/[mL·（kg·h）$^{-1}$]
第一个10kg体重	100	4
第二个10kg体重	50	2
以后每个10kg体重	20~25	1

3. 累计缺失量　累计缺失量＝生理需要量×禁食时间＋术前额外缺失量＋第三间隙丢失量。术前若因外伤或其他疾病引起的额外缺失、第三间隙丢失，造成有效血容量不足，此时的体液丢失是难以估计的，一般都根据循环情况来进行评估。因此，麻醉诱导前最好补足液体量，将平均动脉压、心率、中心静脉压等恢复至接近正常。若术前准备时间足够，可将尿量恢复至正常水平[＞0.5mL/（kg·h）]。

4. 继续损失量　术中额外损失的体液和血液等也应该得到相应的补足，以维持正常的血容量和ECF。临床上处理手术失血时，应考虑三方面问题：①红细胞丢失及对症处理；②凝血因子丢失及对症处理；③血容量减少及对症处理。

人体对失血有一定的代偿能力，但当红细胞下降到一定程度时，则需要补充血液。由于个体差异，每个患者对失血的耐受能力不同，输血时机有所差异，但输注红细胞的要求都是相同的，即避免组织器官的缺血缺氧。是否输血主要是看患者的血红蛋白实际值。临床用血规范的输血指征为Hb<70g/L（Hct<21%）。对心肌缺血、冠状血管疾病等患者，应要求Hb≥100g/L（Hct≥30%）。若要输血，首先考虑输入浓缩红细胞；若要补充凝血因子，可输入新鲜冰冻血浆、浓缩血小板和冷沉淀。术中失血容量补充时，失血量与晶体液容积比为1∶3，而与胶体液容积比应该为1∶1。若需补充浓缩红细胞，计算公式为：浓缩RBC=（所需要Hct-实测Hct）×55×体重÷0.6。

5. 第三间隙丢失量　又称为再分布量，主要由于组织水肿或者跨细胞体液转移所致。第三间隙的体液组成与ECF相似，适合用平衡盐溶液来补充。需要补充的再分布量与手术部位和方式有关。一般腹部小手术需补充2mL/（kg·h），腹部大手术需补充4~6mL/（kg·h）。

6. 术中输液方案的制定　术中输液计划参照表6-5。

表6-5　术中输液计划制定步骤

1. 术前评估患者生理状态，计算已缺失量
2. 计算每小时生理需要量
3. 计算禁食造成的缺失量
4. 评估麻醉方式将引起的相对性血容量不足，计算CVE
5. 评估失血量
6. 评估手术引起的第三间隙失血量

下面举例说明脊柱外科手术患者常规的术中输液治疗方案如下。

70kg男性患者拟于全身麻醉下行胃切除术，术前禁食10h，制定液体治疗方案为：

（1）术前访视　该患者行择期手术，术前无明显额外损失量。

（2）根据4-2-1法则（表6-4），计算每小时需要量：第一个10kg体重：10kg×4mL/kg=40mL，第二个10kg体重：10kg×2mL/kg=20mL，其余千克体重：50kg×1mL/kg=50mL。总计每小时生理需要量：110mL。

（3）计算禁食所造成缺失总量　110mL/h×10h=1100mL，一般将此量的1/2在手术的第一小时输入，余量在其后的2~3h补完。

（4）计算补偿性扩容　此患者按5mL/kg计算，即5mL/kg×70kg=350mL。在麻醉诱导前15~20min输入补偿性扩容350mL，累计损失量220mL，生理需要110mL，总计680mL。从麻醉诱导到手术切皮进腹约1h左右再输入累计缺失量200mL和生理需要量110mL，总计330mL。

（5）术中失血量　假设术中出血在第一小时和第二小时各失血100mL，以300mL平衡盐溶液来补充，第三小时失血50mL，以150mL平衡盐溶液补充。

（6）评估第三间隙丢失量　由于胃肠手术为腹部大手术，故第三间隙再分布量为每小时4~6mL/kg，中间值5mL/kg，故第三间隙丢失量为350mL/h。假设第四小时关腹，则第三间隙丢失量减少为200mL/h。

当然，计算的只是理论上应该补充的液体量，术中的液体治疗应该根据每个患者的实际情况和术中的具体情况来进行调整、设计，最好根据目标导向液体治疗予以实施。

7. 目标导向液体治疗（goal-directed fluid therapy，GPFT）

GPFT是一个个体化的输液方案，是根据患者的性别、年龄、体重、疾病种类、术前全身状况、容量状态及并发症等，采取个体化的补液方案，精准地控制液体复苏，有助于提高有高危因素手术患者的预后。原则是最优化的心脏前负荷，既可维持有效血容量，保证微循环灌注和组织氧供，又可避免组织水肿，减少并发症。

GPFT的临床监测主要以每搏量（SV）最大化为目标，所遵循的理论基础是根据Frank-Starling曲线，术中液体治疗使个体的前负荷达到曲线的拐角处即接近或达到Starling曲线的平台，此时SV恰好初始处于最佳值。

SV的监测方法较多，各有优缺点。

（1）肺动脉导管（Swan-Ganz）直接测定，但有创、难度大、风险大、费用高、易受干扰，目前仅在心脏手术及危重患者中有应用。

（2）脉搏指数连接心排出量测定法（Picco）。采用Picco心肺容量监护仪，需留置颈内静脉或锁骨下静脉及股动脉导管，经深静脉导管快速推注冰盐水，Picco动脉导管测量动脉管内温度的变化而测得SV。该方法有创，心律失常时由于动脉波形不规则可导致测定值不准确，相对复杂，费用也高。

（3）经食管超声心动图测定降主动脉单位时间的血流量即心排量。此方法无创，与Swan-Ganz和Picco测定的心输量有良好的相关性（$r=0.81$，$r=0.92$）。但只有全身麻醉患者才能应用，且需专业超声人员或经专门培训人员配合。

（4）间接测定法

①通过容量负荷使机械通气周期动态脉压变化（APP）最小化，也可达到SV最大化。

②经外周动脉心排量血氧定量监护仪监测每搏量输出变异度（stroke volume variation，SVV）。SVV是由于机械通气使胸腔内压发生变化导致SV出现波动而产生，目前被认为是预测容量的一个敏感指标，可用来预测容量状态和对液体治疗的反应。只需建立一个动脉通路，即可实现围手术期全程监测。

临床GPFT的实施方案：在短时间内输入一定量的液体，然后测定达标指标，如果没有达到标准，则继续液体治疗和（或）应用血管活性药，直至达到所设定的目标为止。GPFT充分体现了不同患者围手术期所需液体量的不一致性；GPFT所观察的指标结果都是正效应，主要体现在维持患者有效循环血容量，增加组织氧合，改善微循环，减少并发症，加快恢复等。

GPFT使用的液体种类：胶体和晶体不能简单地互换，血管内丢失的容量补充晶体虽大多致血管外，胶体液也不总是合理的，要考虑药物适应证、禁忌证、副作用等。目标导向依赖于局部或全身的状况，从维持血压心率在正常范围到每搏量及脉搏压变化，监测到患者情况需要补充液体。在常见的由于交感张力抑制而导致的相对低容量用胶体或晶体输入较用血管加压药更好，后者会影响器官功能，特别是肾功能。联合晶体与胶体治疗的患者恢复质量高于单独应用胶体者，且仅用乳酸林格液的患者术后呕吐、复视发生率较高，疼痛更明显。总之，进行液体治疗时，不同原因引起的容量不足，应采用联合应用晶胶体，必要时使用血液制品，根据病情调整比例。在临床上，应尽可能设计更加细致的补液方案，使用正确方便反映液体复苏效果的监测手段及理想的监测仪器，以安装方便、操作简单、数据提取准确快捷、对患者创伤小等为宜，精确反应血容量和组织灌注的指标，以及全面客观的评价指标，指导GPFT的实施。

二、术中输血

脊柱外科手术，由于术式复杂，出血较多，需要根据情况决定输血。少量出血，可补充3倍左右的平衡液或相当于失血量的代血浆溶液。若是中等量出血，在患者没有严重的心血管系统疾病和呼吸系统疾病，心肺代偿功能较强的情况下，可输入电解质液、血浆代用品，并根据血红蛋白和Hct值酌情补充浓缩红细胞和血浆。大量出血，即出血量超过血容量的30%。失血量大于患者血容量的30%，在总蛋白≥52g/L时，除补充浓缩红细胞外应输全血；失血量达50%时，可加输浓缩白蛋白；失血量＞全身血容量的80%，除补充上述成分外，还需加输凝血因子，如新鲜冰冻血浆、浓缩血小板及冷沉淀等，以改善凝血功能。对大量失血、输血的患者，需做好凝血功能的监测与维护、体温保护等。除肿瘤外，大多数脊柱外科手术，可使用自体血回收机，将术野的失血进行收集，清洗后回输到患者体内，以减少异体血的输入，减少或避免输血相关并发症，从而达到血液保护（详见第十章）。

（董蜀华　王丽　郑传东）

参考文献

［1］ 邓小明，姚尚龙，于布为，等. 现代麻醉学［M］. 4版. 北京：人民卫生出版社，2014：345-898.

［2］ JOEL A. KAPLAN. 卡普兰心脏麻醉学［M］. 5版. 岳云，于布为，姚尚龙，译. 北京：人民卫生出版社，2008：325-445.

［3］ MORGAN G E, MIKHALL M S, MURRAY M J. 摩根麻醉学［M］. 4版. 岳云，吴新民，罗爱伦，译. 北京：人民卫生出版社，2007：100-132，559-596.

［4］ FLEISHER L A. 循证临床麻醉学［M］. 2版. 杭燕南，周大春，译. 北京：人民卫生出版社，2010，139-200.

［5］ 黄宇光，罗爱伦. 麻醉学-高级医师案头丛书［M］. 北京：中国协和医科大学出版社，2002，85-97，347-357.

［6］ 曹伟，黄长顺，陈骏萍，等. 血液保护学［M］. 杭州：浙江大学出版社，2008，250-319.

［7］ 胡建，鲍红光. FloTrac/Vigileo系统围手术期血流动力学监测的应用进展［J］. 山西医药杂志，2014，42（4）：404-407.

［8］ 杨军林，邓耀龙，黄紫房. 触发肌电图监测技术及其在脊柱矫形内固定术中应用的研究进展［J］. 中国脊柱脊髓杂志，2013，23（8）：752-755.

［9］ ARGUETA E, BERDINE G, PENA C, et al. FloTrac® monitoring system：what are its uses in critically ill medical patients？［J］. Am J Med Sci. 2015, 349（4）：352-356

［10］ CHEN B, CHEN Y, YANG J, et al. Comparison of the Wake-up Test and Combined TES-MEP and CSEP Monitoring in Spinal Surgery［J］. J Spinal Disord Tech, 2015, 28（9）：335

第七章　麻醉期间严重并发症管理

第一节　概　　述

　　脊柱手术涉及从颈椎到腰椎骶尾部的手术，手术方式多采取俯卧位，并且患者常伴强直性脊柱炎、类风湿关节炎、颈椎结核等复杂情况，因此，术中和术后往往会引起较为严重的呼吸、循环系统等并发症，给患者和家属带来了严重的负担。所以，了解脊柱手术术后的常见并发症和麻醉后管理，对术后并发症的防治不容忽视。

　　脊柱手术患者术后的潮气量、肺活量、呼吸力量都有所下降，尤其是脊柱肿瘤切除手术，颈椎和胸椎手术，手术时间≥4h的患者甚为明显。有关研究指出：①过长的麻醉时间可引起功能残气量减少，进而导致肺不张、低氧血症。②由于脊柱手术常难以避免会骚扰或损伤到膈神经及分支，使膈神经的呼吸反射减弱，导致呼吸容量下降、呼吸模式改变、呼吸道纤毛运动减弱、低氧血症等发生。脊柱手术时，若脊柱损伤位于$C_2 \sim C_3$，因呼吸肌麻痹而出现无力呼吸，甚至呼吸困难随时有死亡的可能，若损伤在$C_4 \sim C_5$水平则提示膈肌受累，肋间肌受累，通气功能明显减少。若损伤在C_6以下，膈肌功能得以保存，但肋间肌受累，通气量也会减少。脊柱手术患者呼吸功能改变主要为通气/血流比例失调，导致低氧血症。然而随着年龄增长，由于代偿功能下降而出现CO_2分压升高，长期低氧血症，高CO_2分压，使肺血管收缩，导致肺血管不可逆改变和肺动脉高压，伴有神经肌肉疾患的脊柱畸形患者预后更差。多数脊柱融合患者阿片类药和肌松药的参与作用也可引起通气不足或呼吸暂停，尤其是伴有神经肌肉疾病的患者，术后应强化呼吸治疗和物理治疗以预防肺水肿和肺炎。

　　低血压是指血压降低幅度超过麻醉前20%或收缩压降低达80mmHg。脊柱手术麻醉的特点是常常取俯卧位、侧卧位及头高位，对于麻醉患者来说，患者知觉部分或全部消失，各种保护性反射减弱或消失，肌张力减弱，基本丧失了自身保护和调节能力。所以，体内的血液几乎完全受体位改变所支配，改变体位所致的引力作用，可使血液出现重新分布继而影响回心血量，同时，麻醉后也可以引起血管扩张，有效循环血量减少，血流减慢导致CVP降低。俯卧位时，由于支撑体位会不同程度地压迫胸腔和腹腔，间接或直接压迫心脏，这也是俯卧位时手术引起血流动力学改变的主要原因。另外，脊柱手术一般出血较多，特别是涉及多个节段的手术，所以，脊柱手术常常需要控制性降压。术中应加强监测，如中心静脉压、直接动脉测压、体温等。要建立好静脉，做好快速大量输血、输液的准备，防止血压过低引起不良后果。

　　高血压是指血压升高超过麻醉前的20%或血压高达160/95mmHg以上，血压过高是指血压升高超过麻醉前30mmHg。术中麻醉深度不足和术后止痛不全是血压升高的常见原因。脊柱手术的患者多是高龄患者，往往多并存高血压或冠心病的基础疾病，若术中手术刺激大，麻醉过浅常引起高血压的发生，应立即加深麻醉辅助镇痛药物。术毕麻醉清醒期，由于伤口疼痛和气管内吸引刺激，尤其对原有高血压患者，此时高血压更常见。术毕时多采取术后多模式镇痛的方式，以减少术后高血压的发生。

　　术中心律失常多由于血压上下波动过大造成心肌供血不足，或因为通气不良造成缺氧和二氧化碳蓄积等原因所致。颈胸椎手术时，若颈胸髓损伤会阻断高级中枢对心脏交感神经的支配，使心脏代偿功能受到抑制，故出现心率减慢，心律失常。脊柱手术的刺激较大，对骨膜的刺激也较大，当麻醉过浅时遇到伤害性刺激，特别在刺激脊神经和牵拉压迫脊髓时，易发生心动过速或心动过缓及其他心律失常。对原发病因做相应处理，心律失常一般可逐渐消失，对于消除诱因后仍不恢复正常心律者，可给予抗心律失常药物。

　　脂肪栓塞（fat embolism，FE）是指脂肪进入人体血液循环，可伴或不伴有临床症状，是一种病理诊断。脂肪栓塞综合征（fat embolism syndrome，FES）是指脂肪颗粒进入血液循环后阻塞血管腔而引起的一系列病理生理改变致低氧血症神经系统病变和皮肤黏膜出血为主要表现的一种综合征。

脂肪栓塞的病理生理是毛细血管内皮细胞破坏导致血管周围出血渗出，主要表现在肺部和脑部，肺血管渗出造成肺水肿和低氧血症，脑缺氧和脑水肿可导致神经功能障碍。诊断主要采用Gurd标准，即三项主要标准（至少一项）：神经系统症状、呼吸功能不全以及皮下瘀点；次要标准（至少四项）：包括发热、心动过速、黄疸、视网膜变化、肾功能不全；实验室检查：脂肪巨球蛋白血症（必要标准）、贫血、低血小板、血沉加快。诊断需具备至少一项主要标准加四项以上次要标准，同时有脂肪巨球蛋白血症的证据。

迄今为止，脂肪栓塞尚无有效的特异性治疗方法。麻醉处理包括及早发现、充分供氧和控制输液量。大剂量激素在严重创伤后短期应用可减轻脂肪栓塞的临床症状，但大多数患者只要给予适当的输液，充分的通气以避免低氧血症，其预后通常都很好。

深静脉血栓的形成是一种严重的骨科术后并发症。血栓部分或全部脱落随血液循环堵塞血管而造成栓塞，可继发致死性肺栓塞，造成血流动力学不稳定及右心功能不全，是骨科围手术期致残、致死率极高的并发症之一。脊柱手术、上肢手术和膝关节镜手术的深静脉栓塞发生率约为3%，静脉壁损伤、血流滞缓和高凝状态的致栓说是下肢静脉血栓形成的主要发生机制。考虑脊柱手术下肢深静脉血栓形成的因素：①患者术后下肢活动较少，下肢血流缓慢；②创伤及手术引起血容量减少，血液黏稠，形成高凝状态；③术中俯卧体位对下腔静脉、髂静脉等的压迫致下肢血流瘀滞；④腰椎术后常发生腹胀使下肢静脉血回流受阻；⑤截瘫平面以下血管神经调节障碍，容易发生栓塞。

本病一般无自觉症状，有症状者主要表现为肢体疼痛、肿胀及浅静脉曲张，全身反应不明显。单凭临床表现诊断困难，需结合实验室检查和影像学检查。其中多普勒超声可反复检查，其诊断率可达90%，故为临床首选。

术后预防深静脉血栓的措施有间歇气体压迫下肢，活动足部，早期下床活动。脊柱手术一般不主张术后使用抗凝药物，术后应严密观察患者的状态和体征。对于易有深静脉血栓形成的高危患者，可在术前安置腔静脉过滤器。

（王昊）

第二节　呼吸系统并发症

呼吸系统并发症仍是围手术期威胁患者生命安全的主要原因之一，常见的呼吸系统并发症包括气道阻塞、通气不足、喉痉挛、支气管痉挛、低氧血症、误吸、吸入性肺炎、急性肺损伤（ALI）、急性呼吸窘迫综合征（ARDS）等。

一、呼吸道梗阻或阻塞

（一）原因及诱发因素

1. 诱导期间

（1）舌根后坠　常见于鼾症和舌患者，同时可伴有不同程度插管困难。

（2）喉痉挛　常见于高气道反应患者，加上麻醉诱导过浅、反复刺激气道或硫妥钠等药物的作用。

（3）呕吐误吸　常见于急诊、饱胃或胃胀气患者，麻醉诱导时大量内容物反流。

（4）头颈部外伤所致咽后壁、会厌、声带损伤及水肿。

（5）气道受压　常见于颈部肿瘤或血肿压迫气管。

2. 麻醉维持期间

（1）浅麻醉下机械刺激　如气管内吸痰、手术操作等，进而可引起支气管痉挛。

（2）呼吸回路故障　气管导管扭转、打折，套囊堵塞导管口，导管放置过深，单向活瓣失灵，气体过滤器气流阻力过大。

（二）临床特点

1. 气管内插管全身麻醉患者　气道阻力增大，气道压升高，潮气量减少；开胸术野可见一叶、一侧甚至两侧肺塌陷；$PetCO_2$数值或波形改变：①部分气道阻塞$PetCO_2$数值突然变小，上升支和下降支坡度变缓，平台期缩短；②完全气道阻塞$PetCO_2$数值变为0，波形呈0位直线，双肺听不到呼吸音。

2. 非气管内插管的麻醉患者　发生上呼吸道梗阻时，患者呼吸困难，表现为胸腹部反常呼吸运动，不同程度的吸气性喘鸣，严重者出现"三凹征"，并有不同程度的SPO_2下降。

（三）诊断

根据临床表现及呼吸参数和$PetCO_2$的动态监测即可明确诊断。

（四）预防

（1）戒烟2周以上。

（2）术前控制和治疗急性呼吸道炎症，必要时延迟手术，转入专科治疗。

（3）麻醉前常规检查麻醉机呼吸回路，排除机械故障。

（4）对高气道反应患者避免使用对呼吸道有刺激性的药物，减少插管或吸痰反复操作的机械刺激。

（5）对怀疑有咽喉部、声带部损伤的患者，可预防性使用地塞米松等糖皮质类固醇药物。

（6）严格掌握禁食时间，防止呕吐和误吸。

（7）术前预见气管插管困难、急诊饱食、头面颈部外伤尤其伤及气道、气道肿瘤可能阻塞气道或气道周边肿瘤可能压迫气道，宜采用清醒气管内插管。

（8）及时清除气道内分泌物，对痰量多及有肺脓肿、肺囊肿、结核等患者，应采用双腔气管导管。

（五）治疗

1. 保持气道通畅　如舌根后坠可托起下颌，放置口咽或鼻咽通气道、插入气管导管或喉罩等。

2. 维持正常通气　机械故障导致气道阻塞者，应排除气管导管扭转、过深等情况，并予以修复或更换呼吸机，短时间不能完成时，可用简易呼吸囊通气。

3. 防止误吸　如发生误吸，应按照吸入性肺炎进行治疗。

4. 药物治疗　解除喉、气管、支气管痉挛可通过加深麻醉，或采用解痉药如氨茶碱、舒喘灵，麻醉药如异丙酚、氯胺酮，糖皮质激素如氢化可的松、地塞米松等，严重者可用肌松剂。

二、支气管痉挛

支气管痉挛是指麻醉期间各种原因引起的支气管进行性收缩，主要表现为支气管平滑肌痉挛性收缩，气道变窄，通气阻力骤然增加，呼气性呼吸困难，终致严重缺氧和二氧化碳蓄积，并引起血流动力学改变。

（一）病因

1. 高危人群　①近期上呼吸道感染；②有呼吸道慢性炎症病史；③曾有支气管哮喘或支气管痉挛发作史；④吸烟，尤其伴有咳嗽、多痰、高气道反应者。

2. 麻醉因素　①应用了具有兴奋迷走神经、刺激呼吸道增加分泌物和促使组胺释放的麻醉药、肌松药或其他药物；②麻醉或手术操作的刺激，引起反射性支气管平滑肌痉挛性收缩；③浅麻醉；④气管或支气管内吸痰；⑤纤维支气管镜检查；⑥缺氧。

（二）临床表现

1. 清醒患者

（1）咳嗽咳痰　于先兆期因支气管黏膜过敏而引起咳嗽。一般为干性无痰咳嗽，程度不等。至发作期咳嗽减轻，以喘息为主。

（2）呼吸困难　常常伴有呼气性呼吸困难、呼气延长、哮鸣音、心率加快，甚至心律失常。

（3）发绀、缺氧、二氧化碳蓄积。

（4）血流动力学异常：早期可表现为血压升高，心跳加快；重者则可出现血压下降、心跳减慢，甚至心跳骤停。

2．麻醉患者

（1）气道阻力增高。

（2）两肺听诊可闻及喘鸣音。若全肺无呼吸音，则说明全支气管痉挛，此时很严重。

（3）挤压麻醉机呼吸囊，手上感到气道阻力大，甚至不能压入气体。

（4）开胸患者，加压呼吸后肺部不扩张。

（5）血流动力学异常。与清醒患者相似，有时可直接表现为血压下降，心跳减慢。

（三）诊断

根据患者病史和临床表现，结合患者发生呼气性呼吸困难前的诱因，即可作出诊断。

（四）预防

（1）对既往有呼吸道慢性炎症或哮喘病史的患者应进行呼吸功能的检查，请呼吸专科会诊，必要时术前可用激素、支气管扩张药（包括雾化吸入）、抗生素治疗。

（2）避免应用诱发支气管痉挛的药物。

（3）选用局部麻醉药进行完善的咽喉部和气管表面麻醉，可有效防止因刺激气道而诱发的支气管痉挛。

（五）治疗

1．消除诱因　立即消除刺激因素，停用具有兴奋迷走神经、刺激呼吸道增加分泌物和促使组胺释放的麻醉药、肌松药或其他药物，停止气道内物理性刺激如气管吸痰。

2．对症处理

（1）若麻醉过浅，应加深麻醉。

（2）未使用肌松药或肌松作用已消退的全身麻醉患者，应给予肌松药；肌肉松弛后有助于判断气道压力是否升高，亦有助于判断通气困难时是由于支气管痉挛引起还是气管导管反应性用力屏气和咳嗽所致。

3．药物治疗

（1）拟肾上腺能药物　①肾上腺素与异丙肾上腺素：肾上腺素可皮下注射0.1～0.5mg，异丙肾上腺素可通过气雾吸入给药，但两药物可导致快速性心律失常。②β_2受体选择性药物：为治疗急性支气管痉挛的首选药物，最具代表性的有沙丁胺醇、特布他林。

（2）茶碱类药物　①氨茶碱在围手术期气管痉挛中治疗作用尚有争议，其治疗支气管痉挛的血清药物浓度范围相当狭窄，为10～20μg/mL；对于既往未用过茶碱类药物者，可在10～20min内静脉注射氨茶碱5～6mg/kg，然后以0.9mg/（kg·h）维持。

（3）糖皮质激素　糖皮质激素是最有效的抗炎药，可多环节阻断气道炎症，降低气道高反应性。

（4）抗胆碱药　阿托品注射后可产生全身副作用，不常用于治疗支气管痉挛。异丙托品气雾剂吸入疗法效果良好，且副作用小。

（5）其他药物　利多卡因、脂皮素、介质阻释剂、介质拮抗剂均有助于支气管痉挛的治疗。

（6）纠正缺氧和二氧化碳蓄积　严重支气管痉挛伴低氧血症和（或）高碳酸血症者需要呼吸支持，选择适当的通气模式和通气参数，并加强监测。

（7）支持治疗　维持水、电解质、酸碱平衡及循环稳定。

三、低氧血症

低氧血症指SPO_2低于正常值，不包括血红蛋白量异常或同类的异常。它是全身麻醉后常见的并发症，可导致严重的后果。据有关文献报告，术后发生一次或一次以上低氧血症（$SaO_2 < 90\%$）的患者占55%，并指出其发生是与全身麻醉时间、麻醉药应用及吸烟史有关。自采用脉搏血氧饱和度（SPO_2）监测方法后，能及时地发

现低氧血症，且有了较准确的评估标准。

1. 易于引起麻醉后低氧血症的因素　①高龄与吸烟患者；②体重肥胖的患者，如体重＞100kg；③睡眠性呼吸暂停综合征的患者；④有心血管疾病，如各种右向左分流的先天性心脏病等；⑤有呼吸系统疾病，如肺血管分流、动静脉畸形、哮喘、COPD、气胸、混合静脉血氧合不良等；⑥施行全身麻醉的患者要比区域性麻醉的患者更易于发生；⑦麻醉时间过长；⑧施行腹部手术的患者对呼吸的影响显著大于胸部手术，肢体手术的影响较为轻微。

2. 发生低氧血症是主要原因　在全身麻醉后发生低氧血症的原因是多因素的：①由于供氧浓度的低下或因设备故障引起吸入氧浓度＜0.21。尽管发生此意外并不多见，但是不能大意。②通气不足。③术后肺内右向左的分流增加，如术后发生肺不张、急性气胸或急性肺梗死等，使经肺的静脉血得不到充分的氧合，提高了动脉内静脉血的掺杂，造成动脉低氧血症是必然的结果。④肺通气/灌流（V/Q）的失衡，如因麻醉药的影响损害了低氧下肺血管收缩的补偿，V/Q的失衡加重。同时，术后患者的心排血量低下也促进了这种失衡。⑤采用不正确的吸痰方法，应用过高的吸引负压、过粗的吸痰管及超时限的吸引，可以引起患者SaO_2的显著下降，尤其是危重和大手术后的患者。

3. 监护与预防

临床上不能忽视肉眼的观察，如呼吸的深度、呼吸肌的协调和呼吸的模式等，监测方面包括脉搏血氧饱和度的持续、$PetCO_2$和$PaCO_2$的监测。一般认为，对如下患者应加强术后的呼吸功能监测和氧的支持：①胸腹部手术后；②显著超重的患者；③用过大剂量阿片类药物；④存在急性或慢性呼吸系统疾病。

以下患者即使其PaO_2处于正常范围，但仍有发生组织低氧或缺氧的可能：①低血容量；②低血压；③贫血；④心血管或脑血管缺血的患者；⑤氧耗增高，如发热的患者。

一般要求这些患者可以增强氧的支持，至呼吸空气时的SPO_2＞90%或恢复至手术前的水平。对有气道慢性阻塞的患者，其呼吸功能有赖于CO_2或低氧的驱动，所以谨慎调节供氧的浓度，有时进行动脉血气分析是必要的措施。

四、吸入性肺炎

吸入性肺炎是吸入酸性物质、动物脂肪，如食物、胃内容物以及其他刺激性液体和挥发性的碳氢化合物后，引起的化学性肺炎。严重时可发生呼吸衰竭或呼吸窘迫综合征。

（一）原因

1. 呕吐误吸　儿童和青春期患者术后恶心、呕吐发生率最高，女性术后恶心、呕吐发生率是同龄男性的2～3倍。另外，肥胖、手术时间过长、麻醉用药量大、术前禁食时间过长，均易诱发呕吐。术后肺腑胃肠功能紊乱、使用阿片类药镇痛和胃肠刺激性抗生素也易诱发呕吐。

2. 反流误吸　麻醉中食管入口周围组织松弛或者贲门阻力降低；密闭面罩正压给氧不当，使气流误入胃腔引起胃内压增高导致反流；胃肠减压周围的虹吸现象或手术操作挤压胃、食管。

（二）临床表现

患者常有吸入诱发史，一般在1～3h后出现症状，患者神志清楚时会出现痉挛性咳嗽、气急。在神志不清情况下，吸入时常无明显症状，但1～2h后可突发呼吸困难，迅速出现发绀和低血压，两肺闻及湿罗音可伴有喘鸣音，严重时可发生呼吸窘迫综合征。

（三）预防

预防吸入性肺炎的主要措施为防止食物或胃内容物吸入，如手术麻醉前让胃充分排空，对昏迷患者可采取头低位，必要时作气管插管或气管切开，同时要加强护理。

（四）处理

关键在于及时发现和采取有效的措施，以免发生气道梗阻窒息和减轻急性肺损伤。

1. 保持呼吸道通畅　①及时使患者处于头低足高位，并转为右侧卧位。②在明视下进行吸收清除胃内容物。当患者牙关紧闭时，可通过面罩给氧，经鼻腔反复进行吸引，清除反流物。亦可采用开口器打开口腔，或纤维光导支气管镜经鼻腔导入进行吸引，紧急时行气管插管。

2. 支气管冲洗　适用于气管内有黏稠性分泌物，在气管内插管后用生理盐水5～10mL注入气管内，边注边吸和反复冲洗，或用双腔导管分别冲洗两侧支气管。

3. 纠正低氧血症　大量酸性胃液吸入肺泡，使肺泡萎陷，并增加肺内分流和静脉血掺杂。用一般方式吸氧，不足以纠正酸误吸综合征所致的缺氧，需应用机械性通气以呼气末正压通气（PEEP）0.49～0.98kPa（5～10cmH$_2$O），或CPAP，以恢复FRC和肺内分流接近生理学水平，避免或减轻肺损害的严重性。

4. 激素　早期应用有可能减轻炎症反应，改善毛细血管通透性和缓解支气管痉挛的作用，虽不能改变其病程，但在临床上仍多有应用。一般要早期应用并早期停药，如静脉内给予氢化可的松或地塞米松。

5. 气管镜检查　可待病情许可后进行，其目的在于检查并清除支气管内残留的异物，以减少和预防肺不张和感染的发生。

6. 其他支持疗法　如保持水和电解质的平衡，纠正酸中毒，进行血流动力学、呼气末CO$_2$、SPO$_2$和动脉血气分析及心电图的监测，必要时给予变力性药物和利尿药。

7. 抗生素的应用　以治疗肺部继发性感染。

（田密）

第三节　循环系统并发症

一、高血压

凡收缩压高于160mmHg或舒张压超过90mmHg、收缩压超过基础值的30%或平均血压超过20%称为高血压。

（一）原因

1. 疼痛　手术切口刺激、胃肠减压管、手术引流和输液的静脉路等，同时还伴有恐惧、焦虑等精神因素的影响。疼痛的刺激是与麻醉前后和麻醉维持过程处理有关。

2. 低氧血症与高碳酸血症　轻度低氧血症所引起循环系统反应是心率增快、血压升高，以高动力的血流动力学来补偿血氧含量的不足。随着血内CO$_2$分压的升高，可直接刺激颈动脉和主动脉化学感受器，以及交感-肾上腺系统反应，则呈现心动过速和血压的升高。

3. 术中补充液体超荷和升压药应用不当。

4. 其他　比如吸痰刺激、术后寒战，尿潴留膀胱高度膨胀也会引起血压的升高。

（二）预防和处理

1. 首先要了解引起高血压的原因，并对应处理，如施行镇痛术、呼吸支持纠正低氧血症、计算液体的出入量。

2. 减少不必要的刺激，使患者处于安静状态。

3. 药物治疗　由于多数患者并无高血压病史，且在术后4h内高血压能缓解，故不必应用长效抗高血压药物。值得选用的药物：①硝普钠的优点在于发挥药效迅速，且停止用药即可反转，对动脉、静脉壁均有直接的扩张效应。一般多采用持续静脉点滴给药，开始可以0.5～1.0 μg/（kg·min）给药，达到可以接受的血压水平，但应密切监测动脉的动态，适时调整给药速率。②压宁定若在拔管时给0.5 mg/kg，可有效预防高血压反应和维持循环功能的稳定。③β受体阻滞剂，如艾司洛尔为超短效β受体阻滞药，对处理术后高血压和心动过速有效。但因半衰期短，应予持续静脉点滴给药，依据血压的情况调节给药速率，相当于25～300 mg /

（kg·min）。④对高龄、体弱或心脏功能差的患者，则可采用硝酸甘油降压。它对心脏无抑制作用，可扩张冠脉血管，改善心肌供血和提高心排血量。停药后血压恢复较缓，且较少发生反跳性血压升高。

二、急性心肌梗死

（一）病因

诱发心肌梗死的危险因素：①冠心病患者；②高龄；③有外周血管疾病，如存在外周血管狭窄或粥样硬化，则提示冠脉也有相同的病变；④高血压患者心肌梗死发生率是正常人的2倍；⑤围手术期间有较长时间的低血压；⑥手术的大小，心血管手术的发生率为16%，胸部为13%，上腹部为8%。

麻醉期间易于引起心肌氧耗量增加或缺氧的因素：①患者精神紧张、焦虑和疼痛、失眠，均可致体内儿茶酚胺释放和血压升高，周围血管阻力增加，从而提高心脏后负荷、心率增速和心肌氧耗量增加。②血压过低或过高均可影响到心肌的供血、供氧。若在麻醉过程中发生低血压，比基础水平低30%并持续10min以上者，其心肌梗死发生率特别是透壁性心肌梗死发生率明显增加。另外，高血压动脉硬化的患者，多伴有心肌肥厚，其发生心内膜下（非Q波型）心肌梗死的机会较多，即使未出现过低血压，也可发生心肌缺血性损伤。③麻醉药物如氟烷、甲氧氟烷、恩氟烷、异氟烷对心肌缩力均有抑制的效应，且抑制程度随吸入浓度而递增。同时，还应该注意药物对整个心血管和机体代偿机制的影响。④麻醉期间供氧不足或缺氧，势必使原冠状动脉供血不全的心肌供氧进一步恶化。⑤因麻醉过浅或其他用药引起了心率增快或心律失常。

（二）诊断

心电图的记录仍然是诊断急性心梗的主要依据，尤其是用12导联心电图检查，诊断心梗的依据是Q波的出现，以及S-T段和T波的异常，非透壁性则可不伴有Q波的出现。同时谷草转氨酶（GOT）、乳酸脱氢酶（LDH）和磷酸肌酸激酶（CPK），尤其是CPK-MM水平升高，但酶水平的升高多出现在头24h，对即时的诊断帮助不大。近年提出的测定血内心肌肌钙蛋白T，肌钙蛋白（tyoponin，TN）包括三个亚单位，即肌钙蛋白C（TnC）、肌钙蛋白I（TnI）和肌钙蛋白T（TnT）。当心肌细胞缺血时，细胞内pH下降，激活蛋白溶解酶，使心肌结构蛋白透过细胞膜进入循环，对诊断急性心肌梗死的敏感度高达98%~100%。

（三）处理

①建立对血流动力学的监测，如平均动脉压、中心静脉压、体温、尿量，以及漂浮导管置入，以便进一步了解肺动脉压、肺毛细血管楔压和左室舒张末压等。②充分供氧。③暂停手术。④应用变力性药物如多巴胺、去甲肾上腺素以保持冠状动脉血液灌注。⑤应用辅助循环装置——主动脉内囊扶助（IABA）即反搏系统，通过降低收缩压，减少左室做功，使心肌氧耗量随之下降，同时还增加舒张压，有利于冠状动脉血流和心肌供氧。⑥其他对症治疗，如镇静药和镇痛药的使用。

三、心律失常

连续的心电监测发现，麻醉期间心律失常的发生率高达60%，尤其在全身麻醉诱导、气管插管和术毕苏醒期间。常见的心律失常包括窦性心动过缓或过速、室上性或室性早搏、房室或室内传导阻滞、心房颤动甚至心室纤颤等。麻醉期间引起心律失常的原因包括：各类麻醉药物的不良作用，原先存在心脏疾病和其他生理异常，如电解质紊乱、体温降低，麻醉操作或管理不当以及外科手术刺激等。

直接与麻醉药物的药理或毒理作用有关的心律失常不是很多，芬太尼引起的心动过缓、潘库溴铵引起的心动过速、氟烷增加心肌对儿茶酚胺的敏感性而诱发室性心律失常，以及局部麻醉药中毒时发生的各种严重心律失常，包括房室传导阻滞、频发室性早搏甚至心室纤颤等。

麻醉中发生心律失常与心脏疾病有密切关系。各类早搏和心房纤颤在风湿性或缺血性心脏病患者中十分常见，如果合并窦房结功能损害可出现窦性心动过缓甚至窦性停搏，这些异常心律可在术前发生并持续到麻醉中，也可在麻醉过程中诱发，例如麻醉过程中的气管插管、中心静脉和肺动脉插管、手术疼痛刺激、牵拉腹膜或其他敏感结构，或麻醉中意外导致CO_2蓄积、缺氧、血压过低或过高等均可能诱发心律失常。值得注意的是，有些窦房结功能减退致心动过缓的患者，术前常得不到足够的注意，麻醉后药物或其他因素对窦房结功能的进一步抑制，可导致严重心动过缓。

（田密）

第四节　术中知晓和苏醒延迟

一、术中知晓

术中知晓是指全身麻醉从麻醉开始至麻醉结束患者对手术过程中任何事件的记忆。现代麻醉学虽然在许多方面已取得了很大的进步，但术中知晓由于其检测和诊断的困难，始终是麻醉学界一大难题。

1. 病因

（1）麻醉药物的种类与剂量　镇静效果好而镇痛效果差的药物，使患者对疼痛刺激耐受差，术中常有疼痛回忆；镇静效果差而镇痛效果好的药物，术后常有听觉记忆；镇痛、镇静药剂量偏小，肌松药剂量较大，使患者意识尚清、肌张力消失等。

（2）技术问题　全身麻醉诱导后没有达到足够的麻醉深度就开始手术；术中没有根据手术的需要及时加深麻醉；麻醉机不能释放麻醉气体入麻醉回路；输液管道发生泄漏或堵塞等。

（3）一些特殊的手术　如剖宫产、心脏手术、外伤手术、腹腔镜手术等。

2. 临床表现和诊断

一般术中很难发现术中知晓，复合麻醉下可能并不出现麻醉过浅的临床征象，如血压高、心率加快、出汗、流泪、瞳孔散大、躁动不安等，明确诊断只能靠术后患者的回忆和心理学检测来确定。

临床上发现术中知晓的最正确方法是患者从完全的肌肉麻痹中解除出来，并给予特殊的言语刺激，有阳性反应时提示可能出现术中知晓。近年来，随着生物、物理及计算机技术的发展，可以监测大脑皮层和脑干麻醉水平的方法已经问世，包含表面肌肌电图、食管下段收缩性、心率变异性、脑电图及其他的脑电分析等。

目前研究结果显示，脑电双频指数（BIS）是与镇静水平及神志消失相关性最好的脑电指标，一般术中控制在40~60，高于75被认为可能会出现术中知晓。

3. 预防与处理

许多观点认为，麻醉深度是麻醉药物的抑制与伤害性刺激之间相互作用的一种中枢神经系统状态，主要取决于手术刺激、镇静药和镇痛药3个因素，因此，减少术中知晓发生率的关键在于：①全身麻醉开始前，需对所用麻醉机及监测设备进行仔细的检查；②麻醉诱导时，镇静药、镇痛药和肌松药的搭配要合理；③全身麻醉诱导与维持应紧密衔接；④创伤刺激较大的手术操作前，应适当增加镇痛镇静药，以维持适中的麻醉深度；⑤手术结束前避免过早停药；⑥合理使用肌松药，可明显减少记忆和知晓的发生率；⑦对易出现术中知晓的部分手术，需辅助镇静、镇痛药或加大其用量；⑧准确判断麻醉深度，避免麻醉过浅，临床上常用体动、血流动力学改变或自主神经反射等体征和症状来初步判断麻醉深度，但由于临床经验和个体差异的影响，很难做到准确判断。然而，双频谱指数（BIS）和中潜伏听觉诱发电位（MLAEP）是近年来用于临床判断麻醉镇静深度的较好指标，结合临床经验和体征可有效地减少和防止麻醉过浅。

二、苏醒延迟

全身麻醉后患者一般在60~90min内可获得清醒，对指令动作、定向能力和术前的记忆得以恢复。若超过此时限，称为苏醒延迟。苏醒时间除了与患者个体生理和病理状态有关外，还与麻醉药血/气分配系数和肺泡通气功能直接相关。患者肺泡通气不足是苏醒延迟最常见的原因，麻醉前用药、诱导和维持麻醉的药物、复合的用药如（阿片类、肌松药、神经安定药）的剂量和持续时间等也是影响因素。但对苏醒延迟还应该考虑其他因素的影响，以排除电解质平衡失调、伴发疾病或并发症引起神志昏迷之可能，及时予以生命支持和纠正。

1. 原因

（1）麻醉药药物过量　单位时间内过量或者总量过量是导致苏醒延迟的最常见原因。肝功能差、肾功能障碍的患者药物在体内蓄积，或因患者对麻醉的高敏反应，此类患者更易导致苏醒延迟。

（2）麻醉中低氧　老年人对低氧耐受差，低氧时间长，则苏醒时间延长。常见的低氧原因有：低血压、低氧血症、贫血。

（3）其他原因　糖代谢紊乱、严重水电解质紊乱。

2. 临床表现

全身麻醉停止后超过90min意识仍不能恢复，即可诊断为苏醒延迟。此时，大多数患者的生命体征无特殊变化。贫血的患者可有结膜苍白等贫血表现，脑水肿的患者可有瞳孔散大、反射迟钝等症状，低体温的患者可有四肢冰冷、末梢循环不良。对怀疑糖代谢和水电解质的患者及时作血气检查。

3. 预防与处理

应根据具体情况分析苏醒延迟的原因，有针对性地处理。如是单纯因麻醉药量过大所导致的苏醒延迟，应在手术结束前尽早停止麻醉，若是吸入麻醉，可提前加大通气量。静脉复合麻醉则需根据药物的作用时间、手术时间、患者情况决定用药剂量。非去极化肌松药可用新斯的明拮抗如是镇痛药所致，可用烯丙吗啡或纳洛酮拮抗，巴比妥类药可用氟马西尼拮抗，但同时要排除其他并发症。

（田密）

第五节　其他并发症

一、脑血管意外

脑血管意外，事实上是患者先前多存在有脑血管病，而在麻醉手术过程中，意外发生了脑卒中，在卒中之中约有80%是因脑血管供血不足，其余20%则属于出血性卒中。卒中所涉及的范围，可以是局灶性、多灶性，也可以是弥散性，反映出因单一或多个血管的病理改变而引起脑功能的急速障碍。

（一）病因

1. 动脉粥样硬化　约2/3缺血性卒中的原因是颅外和颅内动脉粥样硬化，患者多有高血压病史，且多发病于60岁以上老年人，特别在手术期曾发生过持续性低血压。

2. 心源性栓子　来自心脏的栓子是引起脑栓塞缺血性脑卒中的主要原因。如心肌梗死区的附壁血栓、心律失常和心脏瓣膜与腔的结构异常促进血栓形成和栓子的脱落。

3. 血管炎　原发性中枢神经系统动脉炎、感染性血管炎引起的局灶性或多灶性脑缺血。

4. 血液黏稠度的改变　处于高凝态的患者，如癌症（尤以肾上腺癌）妊娠和产褥期均容易有动脉、静脉血栓形成，此高凝状态可能发现有纤维蛋白原水平升高、部分凝血酶或凝血酶原时间改变，或有血小板聚集的异常。

（二）预防

高血压是脑血管意外中最危险的因素。收缩压升高可能是卒中的直接原因，如160/95mmHg的高血压患者，其卒中发生的危险性比正常血压者高4倍，可见，手术前用药物控制高血压具有重要的意义。对心房纤颤或心脏瓣膜患者应请心脏科医生会诊。

（三）治疗

对任何原因引起的脑血管意外的患者，都应保持气道通畅和呼吸支持，保持血流动力学的稳定，必要时予以药物支持。对疑有颅内压明显增高患者，可行过度通气和应用渗透性利尿剂来治疗。临床上也常用皮质类固醇类药物以减轻脑水肿。

二、术后恶心与呕吐

术后的恶心与呕吐是全身麻醉后很常见的问题，会造成患者的不安、不适，从而影响患者的休息，甚至会延迟出院的时间。

（一）诱发因素

1. 倾向性因素　包括年轻患者、妇女、早期妊娠、月经周期的天数，以及糖尿病和焦虑的患者。
2. 胃容量增加　如肥胖、过度焦虑等。
3. 麻醉用药与方法　全身麻醉远比区域性麻醉或局部麻醉多见。
4. 手术部位与方式　如手术时间、牵拉卵巢和宫颈扩张术，以及腹腔镜手术为多见。
5. 手术后的因素　如疼痛、应用阿片类药、运动、低血压和大量饮水等，胃肠减压导管刺激也常引起呕吐。

（二）治疗

1. 丁酰苯类　常用的药物氟哌利多（droperidol）是强效神经安定药，通过对中枢多巴胺受体的拮抗而发挥镇吐效应。当 $>20\mu g/kg$ 时将呈明显的镇静作用，可延长出院时间。
2. 吩噻嗪类　此类药物抗呕吐的作用可能是通过阻断中枢化学触发带多巴胺受体所致，应用氯丙嗪和异丙嗪来拮抗阿片类药物引起的恶心、呕吐。但有可能发生低血压、强度镇静而影响出院时间，特别是可能发生椎体系统的症状，如烦躁不安和眼球旋动等。
3. 胃动力性药　甲氧氯普胺和多潘立酮以促进胃、小肠运动和提高食管下括约肌的张力。
4. 抗胆碱能药　传统的抗胆碱能药物有阿托品、格隆溴铵和东莨菪碱，因它们具有止涎和解迷走神经效应。但由于这些药物副作用较为突出，如口干、谵妄、瞳孔扩大和眩晕等，而限制了应用。
5. 抗组胺药　茶苯海明（dimenhydrinate）和羟嗪（hydroxyzine）主要作用于呕吐中枢和前庭通路，可用于预防PONV的发生，尤宜用于治疗运动病和中耳手术后的患者。
6. 非药物性疗法　推荐应用针刺（acupuncture）疗法，在防止心和治疗PONV时取得良好的疗效。

（田密）

三、脑脊液漏

在颈椎或胸椎的手术中，若损失硬脊膜导致术后脑脊液漏是脊柱手术常见的并发症。硬脊膜损失累及蛛网膜的破裂，使中枢神经系统失掉了硬脊膜的屏障保护，闭合的脑脊液循环系统与外界相通，易造成伤口感染，重者颅内感染，甚至危及患者生命。

四、神经损伤

神经损伤是腰椎术后最严重的并发症之一，机械性损伤与缺血性损伤是手术发生神经损伤并发症的主要机制。神经损伤的严重程度不同，部分患者表现为一过性的神经功能障碍，若运动功能发生障碍，由于神经支配肌肉的运动，神经损伤后不同程度造成运动障碍，常表现为四肢部分功能丧失。若感觉功能发生障碍，常表现为左右肢体感觉不同，也可表现为麻痹感或酸胀感。严重者表现为肢体感觉消失、大小便失禁，可能与马尾神经受损所致，术后大多数经激素、脱水治疗后数周可完全恢复。

五、高钾血症

急性脊柱损伤激发破骨细胞活性，加速骨吸收，导致骨钙的丢失，骨钙入血经肾脏排出，钙的释放超过肾脏排泄的功能，是脊柱损伤后高钙血症的主要原因。

六、硬膜外血肿

SoKolowski等报告，腰椎手术后约有一半以上的患者术区会形成硬膜外血肿，甚至有28%的患者会在相邻节段硬脊膜外形成血肿，只是压迫不重，未引起明显临床症状。引起术后硬膜外血肿形成的主要原因为凝血功能障碍，手术时间长导致出血量多、输血多，术中止血不彻底及术后引流不畅等。

七、低体温

在脊柱手术过程中常发生低体温，引起低体温有多种因素，其中最重要的因素是全身麻醉过程中体温调节中枢受到抑制，患者的体温受环境因素影响。此外，术中暴露术野过大，输液及输血过多，也会导致低体温的发生。

（王昊）

参考文献

[1] 谭雪梅，张洲. 创伤性脊柱骨折患者围手术期凝血功能的变化［J］. 重庆医学，2007，36（16）：1596-1597.

[2] 岳云. 术中知晓与相关研究的进展［J］. 继续医学教育，2006，20（15）：14-20.

[3] 王世泉. 麻醉意外［M］. 北京：人民卫生出版社，2001.

[4] 庄心良，曾因明，陈伯銮. 现在麻醉学［M］. 北京：人民卫生出版社，2013.

[5] 屠伟峰. 麻醉相关并发症处理学［M］. 北京：中国医药科技出版社，2005.

[6] RONALD D MILLER. 米勒麻醉学［M］. 7版. 曾因明，邓小明，译. 北京：北京大学医学出版社，2011.

[7] 邓小明，姚尚龙，曾因明. 麻醉学新进展［M］. 北京：人民卫生出版社，2015.

[8] MORGAN G E, MIKHALL M S, MURRAY M J. 摩根临床麻醉学［M］. 4版. 岳云，吴新民，罗爱伦，译. 北京：人民卫生出版社，2007.

[9] SOGAME L, FRANCESCHINI J, JARDIM J R. Estudo das pressesoes maximas inspiratona e expiratomia e da capacidade vital no pos-operation no de craniotomia eletiva por tumor［J］. Rev Bras Fis，2000，4：85.

[10] GURD A R, WILSON R I. The fat embolism syndrone［J］. J Bone Joint Surg Br，1974，56B：408.

[11] SMITH J S, WANG V Y, AMES C P. Vertebral column resection for rigid spinal deformity［J］. Neurosurgery，2008，63（3）：177-182.

[12] SOKOLOWSKI M J, GARVEY T A, PERL J, et al. Prospective study of postoperative lumbar epidural hematoma: in cadence and risk factors［J］. Spine（Phila Pa 1976），2008，33（1）：108-113.

第八章 脊柱手术体位与围手术期护理

第一节 手术体位对生理的影响

为了方便手术治疗，脊柱手术常采用不同的体位，但任何手术体位都有可能带来与体位相关的危险或并发症，手术时间越长，危险越大。在非麻醉状态下，可通过自身的代偿能力来维持正常的生理功能。但在麻醉状态下，由于患者的知觉部分或全部消失，各种保护性反射减弱或丧失，肌肉张力减弱，基本丧失自身保护和调节能力，由体位引起的生理改变而带来的危害则更加明显。因此，在选择手术体位时，应该考虑到各种危险因素，权衡利弊，既要使手术野的显露达到最佳效果，方便手术操作，又要使因体位对患者生理产生的影响及危险减少到最低程度。一般来说，手术体位是由外科医师根据手术需要来选择的，并由外科医师和手术室护士共同安置。但麻醉医生应对体位改变引起的潜在危害要有充分认识，并应具备判断患者对某种体位耐受的能力。同时，在手术期间应密切监测因体位改变而引起的生理变化，以便及时采取有效的防治措施。

常用脊柱手术体位及对生理的影响

1. 侧卧位 患者手术侧在上，背部平面靠近手术台边缘并与手术台垂直。头颈部与躯体保持正常关系，头部垫一稍厚的头圈以避免肩部和耳朵过分受压。下方的下肢取髋膝屈曲接近90°，便于固定侧卧姿势和放松腹壁，而上方的下肢可保持伸直位置，在两膝及大腿之间垫一软垫。双上肢向前平行伸开，或与躯体垂直，或肘部屈曲向头稍过伸，用双层支架固定。有时需上肢高于肩部，但应特别注意避免上肢过伸而损伤臂丛神经，固定上肢时应避免在肘部和桡关节处压迫尺神经和桡神经。在下侧胸壁靠近腋窝处垫一薄垫，以防腋窝部的血管和神经受压。骨盆为固定侧卧姿势的主要部位，其次是胸部，可以在骨盆或胸部前后以支架和软垫固定，也可以在骨盆腹侧置一沙袋。

侧卧位所引起的生理改变：①下肺功能残气量减低。吸入气量的减低，吸入量的分布，上肺较下肺为多，无论是自主呼吸还是机械呼吸，都具有此特性。相比之下，机械呼吸的潮气量若较大，双肺的通气量都较自主呼吸有所增加。侧卧全身麻醉患者，为改善呼吸情况，还是作控制呼吸（适当加大潮气量）为好。②如果双肺有病，呼吸功能已有损害，那么侧卧位时，尽可能使右肺在下，此时的动脉血氧分压往往较左侧位为高。③病肺在下，常会出现呼吸困难、费力，有时还可能出现心律失常。④就血管血压的影响而论，学者发现患者及手术台都处于水平位时，绝大部分的血管内压都无改变，只有上肢和下肢、上肺和下肺这两处的血压稍有压差差别。⑤侧卧位时，如果下方的肩部未加垫，或者肘部压于台沿上，臂丛及尺神经有可能受损。

2. 俯卧位 麻醉稳定后，将患者双臂下垂紧靠躯体，在保持头部与颈、胸部位置正常的情况下，以脊柱为轴心向一侧缓慢旋转为俯卧位。在一般情况下，可由麻醉医生把握住头部和气管内插管进行旋转，而有颈椎病拟行颈椎手术者，应由专科医师负责把握患者头的位置。在翻身时注意保护动、静脉置管，以免脱出。在俯卧位时，垫物放置的位置十分重要，既应避免对呼吸和循环的影响，又要避免对外周神经及软组织的损伤。放置垫物的支撑点一般都选择双肩部和双侧髂前上棘为主，胸腹部两侧辅以长条状软垫或凝胶垫支撑，确保胸腹壁稍离开手术床面而不受自身体重的压迫。在俯卧位时，胸腹部受压可限制呼吸时胸廓的扩张，引起限制性的呼吸困难，使肺活量和功能残气量降低，严重时可导致CO_2蓄积和低氧血症；可压迫下腔静脉使静脉血回流受阻，这使心排出量降低而影响血流动力学稳定，同时，下半身的静脉血则通过椎旁静脉网经奇静脉回流，使脊柱手术的手术野严重瘀血，渗血明显增加。头部位置应视手术部位而定，颈椎手术应以专用头架由外科医师固定头位，而其他部位的手术一般将头转向一侧，或以前额及两侧颊部为支点置于U形头垫上，而眼和口鼻部置于头垫的空隙处。在俯卧位全身麻醉下手术时，应特别注意呼吸道的管理，气管插管不宜过浅，导管的固定一定要牢靠，绝对避免导管脱出，也不易发生导管扭折。在改变体位的前后都要听诊以确保导管位置正确。麻醉期间应监测有效通气量、气道压、$ETCO_2$及SPO_2，如发生通气不足、气道压过高或氧合障碍，应迅速查明原因，如是否发生导管脱出、过深或扭折，或因患者的体位发生改变而严重限制胸廓的扩张等。

俯卧位对呼吸、循环的影响较大，体现在如下几方面。

（1）俯卧位时，下肢多成屈髋屈膝近似俯跪姿势，下肢往往低于心脏水平。这样常使下肢淤积较多的血液；其次，如作间断正压通气，因能活动的胸廓部分受到压迫，且因背部重量的下压，要使胸廓能扩张，务必要适当加大通气压，这又使胸内压上升，妨碍静脉血的回心，于是又增加下肢瘀血的可能性。上述两种作用相加的结果，有可能会减少心排血量。

（2）腹部受压，内脏及腹内大血管多同时受到挤压，其中受影响最明显的是静脉血管，再就是全身的静脉血管瘀血，若作脊柱手术，出血量往往增多。

（3）俯卧患者往往将头转向一侧，这使受压一侧面颊的血流减少，同时，颈部拧转也影响颈内静脉的回流，这对血管硬化及患有颈椎关节病的患者椎动脉及颈内动脉的供血，都有明显不利。

（4）胸部贴于台面的俯卧，胸廓扩张受限，气体交换会受到严重影响。

从生理角度考虑，俯卧位的骨科患者，要求：①胸、腹尽量架空，不妨碍呼吸及血管。②头应放正，用头架将头支起，不使扭曲。用头架的患者，头圈架必须避免压眼，应将颧骨捆在头圈上，压及眼球可导致失明的严重后果。③足背尽量垫高，双上肢亦应垫好，以免发生软组织受压缺血而至损伤。

（5）必须高度重视全身麻醉患者气管插管的问题：①防止体位移动时插管从气管滑出；②插管与麻醉机脱开。一旦发生，对患者极其危险，后果也极严重。为此，每次移动患者身体或转动头部，麻醉者都要扶住头部，使身体或头部同步活动。俯卧患者，重力可能将插管脱出口外或者从麻醉机的接头处脱离，故将呼吸管固定好，并不时检查插管，是防止意外的关键步骤。

第二节　手术体位不当的并发症及处理

与手术体位相关的意外和并发症，是指按照手术需要和常规安置手术患者的体位时，由于患者本身的病理生理改变或因体位引起的生理变化而导致的难以预料的突然变化，或目前还难以完全避免对组织器官结构或功能的损害。当然，如果术前进行充分的准备，纠正患者的病理生理变化，改善器官功能，并充分注意到所需手术体位对生理的影响，术中加强观察和监测，与手术体位相关的意外和并发症的发生率是可以降低到最低程度的。

1．通气不足或通气障碍　麻醉期间发生通气不足时，主要表现为CO_2潴留，血气分析显示$PaCO_2 > 50mmHg$，同时$pH < 7.30$，为呼吸性酸中毒。由于麻醉期间吸入氧浓度较高，发生低氧血症者较少，但$PaCO_2$太高或时间过长，也可发生低氧血症。发生通气不足和通气障碍的主要原因为限制性通气障碍，如果发生呼吸道梗阻必须立即解除。在术中，任何能限制胸廓活动和膈肌运动的因素都可引起呼吸系统机械性能的改变，导致胸肺顺应性降低。自主呼吸时，由于吸气时气道阻力增加而使潮气量减少，患者为了代偿而表现为浅而快的呼吸。若时间过长，可因呼吸做功增加而发生呼吸功能失代偿或局限性肺不张，导致通气不足或（和）低氧血症。在机械通气时，如能保证呼吸道通畅，一般不容易发生通气不足，但气道阻力有不同程度的升高。如果气道阻力过高，有引起肺损伤的可能。

2．上呼吸道梗阻　一般都为机械性梗阻，非全身麻醉患者常见舌后坠、口腔内分泌物及异物阻塞、喉头水肿等，全身麻醉患者可因体位变化引起气管插管的位置改变、压迫或扭折，导致呼吸道梗阻。不全梗阻表现为呼吸困难并有鼾声，完全梗阻者有鼻翼扇动和三凹征，虽有强烈的呼吸动作而无气体交换。舌后坠时可将头后仰、托起下颌、置入口咽或鼻咽通气道，同时清除咽喉部的分泌物及异物，即可解除梗阻。喉头水肿多发生于婴幼儿及气管内插管困难者，也可因手术牵拉或刺激喉头引起。梗阻的另一原因是喉痉挛，常在浅麻醉下或缺氧时刺激喉头而诱发。喉痉挛时，患者表现为呼吸困难，吸气时有鸡鸣声，可因缺氧而发生紫绀。轻度喉痉挛者经加压给氧即可解除，严重者可经环甲膜穿刺置管行加压给氧。

3. 气管内插管脱出　气管内插管的脱出是全身麻醉期间的严重并发症，若未能及时发现和处理，可危及患者的生命。尤其在患者体位发生改变时，应特别注意。气管内插管脱出后，麻醉机送气时阻力明显降低或完全消失，呼气相无气体回到呼吸囊，因而呼吸囊很快塌陷。如果以手法进行人工呼吸则感到呼吸环路系统漏气。如果能监测潮气量、SPO_2或$ETCO_2$，可发现呼出潮气量很快降低到零，$ETCO_2$波形也消失，SPO_2迅速降低。在此情况下，必须迅速以面罩进行人工呼吸，待情况改善后再重新插管。容易引起气管内插管脱出的体位有俯卧位、侧卧位及颈后仰卧位等。手术体位改变时可引起气管内导管的移位。据观察，头低位时，隆突可向头方向移动1.9cm，在平卧位时即使导管固定牢靠，但当变为头低位时导管有向下移位的可能。相反，由平卧位变为头高位时，尤其是头高后仰位，导管可向外退出1.9cm以上，有导致导管脱出气管的危险。因此，在上述危险体位时，气管内导管应适当深入，并在改变体位后应再次检查以确保导管位置正确无误。

4. 肺不张　全身麻醉下可发生微型肺不张，尤以低垂部位肺最为明显。引起肺不张的因素较为复杂，而体位改变是重要因素之一，如侧卧位、肾体位及各种头低位等，都可使低垂部位的肺受到明显压迫，再加上全身麻醉期间功能余气量的降低、手术操作及纱垫的压迫等因素，使肺容量降低，肺不张的发生率明显增加。此外，气管内导管插入过深而滑入一侧支气管内，使另一侧肺的通气显著降低或完全无通气，结果导致肺不张。因此，在全身麻醉期间，尤其是在体位改变时，应特别注意加强呼吸的管理。

5. 大量失血　复杂的矫形手术会引起大量失血，有时可达1 000～2 000mL。影响出血的因素包括手术部位、操作技巧、患者的凝血功能及麻醉管理质量。脊柱手术时如腹部受压，也会导致出血量增加。为最大限度地减少出血，可采用急性高容量血液稀释技术、术中术区血液回收洗涤技术、控制性降压、适当胶体、止血药物、保持正常体温和外科技术的改进等措施。

6. 空气栓塞　当手术是在心脏平面以上时就可能出现空气栓塞，全身麻醉下神志消失被掩盖，患者迅速陷入严重休克状态，脉搏细弱甚至触不到，血压下降甚至难以测出，瞳孔散大，心律失常，于心前区可以听到从滴答声音至典型的收缩期粗糙磨轮样杂音，有时在颈静脉上可感到血管内气泡在手指下移动。心电图可出现急性肺心病的心电图改变，包括出现肺性P波，右束支传导阻滞。心脏抽取的血液呈泡沫状。治疗时，首先给予100%氧气吸入，静脉输入晶体维持循环。如右侧气栓，让患者躺在左侧，头低位，经静脉穿刺或放置导管至右心房排出。

7. 脊柱手术后失明　失明的原因较多，视网膜中央静脉阻塞与受压强度有关，脊柱手术俯卧位时要防止眼球受压。枕叶缺血也可导致中枢性失明，有脑血管危险因素的患者麻醉后失明的危险也增加。

8. 其他　长时间的俯卧位手术可以造成静脉血栓形成和栓塞、受压部位压疮、气管分泌物阻塞、凝血功能障碍、肺不张、血气胸、肺水肿等。

第三节　手术中护理

围手术期时围绕手术的一个全过程，从决定接受手术治疗开始，直至基本康复，包括手术前、手术中及手术后的一段时间。手术能治疗疾病，但也可能导致并发症和后遗症。患者接受手术，要经历麻醉和手术创伤的刺激，机体处于应激状态，任何手术都会使患者产生心理和生理负担。因此，围手术期护理旨在为患者提供身心整体护理，增加患者的手术耐受性，使患者以最佳状态顺利度过围手术期，预防或减少术后并发症，促使患者早日康复。

一、术前护理

1. 评估和观察要点　①评估患者的病情、配合情况、自理能力、心理状况。②评估患者生命体征、饮食、睡眠、排便、原发病治疗用药情况、既往病史等。③了解女性患者是否在月经期。④了解患者对疾病和手术的认知程度。

2. 操作要点　①向患者及家属说明术前检查的目的及注意事项，协助完成各项辅助检查。②帮助患者了解手术、麻醉相关知识、手术方式、麻醉方式等。③向患者说明手术的重要性，术前、术中、术后可能出现的情况及配合方法。④做好术前常规准备，如个人卫生、手术区域的皮肤准备、呼吸道准备、胃肠道准备、体位训练等。⑤根据手术需要，配合医生对手术部位进行标记。⑥做好身份识别制度，以利于病房护士与手术室护士进行核对。

3. 指导要点　①呼吸功能训练：根据手术方式，指导患者进行呼吸训练，教会患者有效咳痰，告知患者戒烟的重要性和必要性。②床上排泄：根据病情，指导患者练习在床上使用便器排便。③体位训练：教会患者自行调整卧位和床上翻身的方法，以适应术后体位的变化，根据手术要求训练患者特殊体位，以适应术中和术后特殊体位的要求。④饮食指导：根据患者病情，指导患者饮食。⑤肢体功能训练：针对手术部位和方式，指导患者进行功能训练。

4. 注意事项　①指导患者及时阅读手术须知。②对教育效果需要进行评价：患者能否正确复述术前准备相关配合要点，能否正确进行功能训练，护士应注意观察患者情绪变化，评估患者有无焦虑状态，焦虑是否减轻或消除。

二、术中护理

1. 评估和观察要点
（1）根据不同的手术需要，选择合适的手术间进行手术，并评估手术间环境和各种仪器设备的情况。
（2）评估患者的病情、意识状态、自理能力、全身情况、配合程度、术前准备情况、物品带入情况等。
（3）术中注意评估患者的体位摆放情况、皮肤受压情况。
（4）评估手术需要的物品并将其合理放置。
（5）评估手术间的消毒隔离方法。

2. 操作要点
（1）护士常规检查手术室环境，保证所有电源、仪器、接线板、吸引器等都处于正常工作状态，仪器设备按规范化布局放置到位。
（2）运用两种及以上的方法进行患者手术信息核对，同时，对患者意识和全身状况以及患者带入物品进行评估并记录，通过交谈来缓解患者的紧张情绪。
（3）根据不同手术，评估并准备适合于患者的手术辅助设备、器械和敷料，按规范化布局进行各类仪器的摆放。手术物品的准备方面有：脊柱敷料包及脊柱器械，根据手术方式选择各类内固定器械、C型-臂X线机等，进胸需备胸腔闭式引流水封瓶及开胸器械。另外，备负压球、脑棉片、明胶海绵、"花生米"剥离子、骨腊等。
（4）连接各仪器，使其处于功能状态。建立静脉通路，在实施正确体位的同时，确保静脉通路、尿管等各类引流管的通畅。
（5）手术医师、麻醉医生、手术护士三方核对确认患者身份。
（6）手术体位的安置由手术医师、麻醉医生、手术室护士共同完成，注意做好患者的隐私保护。
（7）手术过程中要给予患者必要的保温措施。
（8）限制手术室内人员数量。
（9）巡回护士应密切观察患者的反应，及时发现患者的不适，配合麻醉医生和手术医师做好各种并发症及紧急情况的抢救工作。

（10）巡回护士与洗手护士按照物品清点制度的要求，在手术开始前、关闭体腔前、关闭体腔后、术毕共同查对手术器械、敷料、缝针等物品数目无误并准确记录，术中如有添加及时记录。

（11）患者出手术室前需要再次评估，保证各种引流管正确连接、固定牢固、引流通畅，伤口有无渗血、包扎是否妥当、受压皮肤是否完好。

3. 指导要点　指导患者熟悉手术间的环境，了解手术过程。

4. 注意事项

（1）术中用药、输血的核查　由麻醉医生或手术医师根据需要下达医嘱并做好相应记录，由手术室护士与麻醉医生共同核查。

（2）体位安置要安全合理，防止坠床或损伤；保护患者受压皮肤，预防压疮的发生，做好交班并记录。

5. 常见病例的手术配合

腰椎滑脱减压（复位）内固定的手术配合包括：①椎板减压，克氏针定位，C型-臂X线机协助定位，确认需复位的椎弓根。②递开口器，丝攻准备螺钉孔道。③递旋凿及合适的螺钉植入。④递直血管钳、尖刀、咬骨钳，准备植骨床。⑤模棒的剪裁和折弯。⑥钉棒连接，植骨，安装横连接。⑦放置引流，关闭切口。

腰椎间盘突出术的护理配合，以$L_5 \sim S_1$为例：先进行L_5到S_1后路正中切口，显露间隙，保护周围软组织。递椎板牵开器牵开显露椎旁肌，递神经剥离子、直血管钳、尖刀、椎板咬骨钳切除黄韧带和部分椎板，进入椎管探查。递直、弯髓核钳取出髓核，遇出血递棉片、明胶海绵压迫止血。最后放置引流，关闭切口。

三、安置手术体位的原则和体位

在选择患者手术体位时应全面考虑，既要达到手术野易于暴露和方便手术操作，以提高手术的成功率，又要全面考虑患者的生理代偿功能，体位对生理功能的影响不能超越患者的代偿能力。尤其是年迈体弱者，合并有心、肺、脑等器官功能障碍者，其生理代偿能力较差，对突然改变体位时引起的生理变化也难以适应，应尽量避免一些风险性大的体位，如俯卧头高位、坐位等。

近年来，气管内插管加全身静脉复合麻醉逐渐成为颈椎手术的主流方式。胸腰段手术一般采用气管插管加全身静脉复合麻醉，腰椎手术也可采用椎管内麻醉。一般来说，手术体位是由外科医师根据手术需要来选择的，并由外科医师和手术室护士共同安置。但麻醉医生应对体位改变引起的潜在危害性要有充分认识，并应具备判断患者对某种体位耐受性的能力。麻醉医生更应密切监测患者的生理变化，以免在体位变化期间发生意外，如气管内导管脱出、血压剧烈波动甚至心跳骤停等。

安置体位时应合理设计好重心的支撑点、支撑物、固定部位及人体各部位的位置，尤其是头部位置的安放。支撑点应避免在大血管和神经集中的部位，不应影响静脉回流及过分限制呼吸动作。脊柱手术体位主要有：颈椎前路手术一般采用仰卧位，肩部垫高使颈部充分暴露。颈椎后路手术采用俯卧位颅骨牵引，双肩部用宽胶布向下对抗牵引，在前肩部、前胸部及前髂部下方垫放一海绵垫，使胸腹前方悬空，呼吸顺畅；双踝部垫一长海绵垫，双膝屈曲20左右。胸腰椎后路手术患者俯卧于脊柱手术支架上。腰椎前路手术取侧卧位，患肢在上，下方垫高。

1. 仰卧位　水平仰卧位是常用的手术体位。让患者自然地仰身平卧于手术台上，头部垫一薄枕以保持前屈位，使颈部肌肉放松以利于静脉回流。双臂靠近躯体自然伸直，以布料包裹固定。腘窝和腹股沟是大血管和神经干通过集中的部位，应在双腘窝部垫一薄枕可使髋、膝部适当屈曲，以减轻对大血管及神经的牵拉。双足放松，后根垫一圆圈以免因长时间压迫而引起皮肤缺血坏死。

2. 侧卧位　常用于剖胸手术。患者手术侧在上，背部平面靠近手术台边缘并与手术台垂直。头颈部与躯体保持正常关系，头部垫一稍厚的头圈以避免肩部和耳朵过分受压。下方的下肢取髋膝屈曲接近90°，便于固定侧卧姿势和放松腹壁。而上方的下肢可保持伸直位置，在两膝及大腿之间垫一软垫。双上肢向前平行伸开，或与躯体垂直，或肘部屈曲向头稍过伸，用双层支架固定。有时需上肢高于肩部，但应特别注意避免上肢过伸而损伤臂丛神经。固定上肢时应避免在肘部和桡关节处压迫尺神经和桡神经。在下侧胸壁靠近腋窝处垫一薄垫，以防腋窝部的血管和神经受压。骨盆为固定侧卧姿势的主要部位，其次是胸部，可以在骨盆或胸部前后以支架和软垫固定。

3. 俯卧位　适用于脊柱、后颅窝及其他背部手术。麻醉稳定后，将患者双臂下垂紧靠躯体，在保持头部与颈、胸部位置正常的情况下，以脊柱为轴心向一侧缓慢旋转为俯卧位。在一般情况下，可由麻醉医生把握住头部和气管内插管进行旋转，而有颈椎病拟行颈椎手术者，应由专科医师负责把握患者头的位置，在翻身时注意保护动、静脉置管，以免脱出。在俯卧位时，垫物放置的位置十分重要，既要避免对呼吸和循环的影响，又要避免对外周神经及软组织的损伤。放置垫物的支撑点一般都选择双肩部和双侧髂前上棘为主，胸腹部两侧辅以长条状软垫或凝胶垫支撑，确保胸腹壁稍离开手术床面而不受自身体重的压迫。头部位置应视手术部位而定，颈椎手术应以专用头架由外科医师固定头位，而其他部位的手术一般将头转向一侧，或以前额及两侧颊部为支点置于U形头垫上，而眼和口鼻部置于头垫的空隙处。麻醉和手术期间，应经常检查患者的体位有无变化、支撑点是否改变、有无压迫易损部位或器官（如眼球）等，以免发生严重并发症。

第四节　术后护理及康复

一、术后护理

1. 评估和观察要点

（1）了解麻醉方式、手术方式及术中情况。

（2）观察意识状态、生命体征及病情变化，静脉穿刺情况及带入液体（血）、镇痛泵等。观察伤口敷料有无渗出及引流管的类型、位置、是否通畅，观察引流液的颜色、性质、量，皮肤受压情况等。

（3）观察有无疼痛、发热、恶心呕吐、腹胀、呃逆以及尿潴留等常见的术后反应，并遵医嘱给予处理。

（4）特殊评估：①胸腔引流管固定情况，是否通畅，引流液的量、颜色及性状。②有无皮下气肿形成。③手术节段平面以下感觉运动情况，并与术前作比较。④颈椎肿瘤术后颈托固定情况。⑤患者的活动能力，四肢感觉运动情况，并与术前比较。⑥切口疼痛、咽喉疼痛、后枕部疼痛情况等。⑦说话语调有无改变，有无嘶哑，喝水有无呛咳。⑧腰椎肿瘤术后患者的活动能力，观察下肢感觉运动情况，并与术前作比较。⑨切口疼痛、下肢放射痛情况等。⑩腰椎前路手术后观察腹部体征、肠鸣音、排气排便时间等。

2. 操作要点

（1）根据患者手术和麻醉方式，采取适当的卧位。平卧位，每2h轴线翻身。颈椎手术戴好颈托，注意颈部制动，确保头颈肩一直线。术后早期进行四肢的主动或被动功能锻炼。颈椎肿瘤术后须戴颈托下床活动，胸腰椎术后下床活动须戴腰围，具体时间遵医嘱。

（2）呼吸道管理　观察有无舌后坠、痰液堵塞气道等情况。①监测氧饱和度，听诊双肺呼吸音。②选择合适的吸氧方式，一般予鼻导管吸氧2～4L/min，若氧饱和度<95％改面罩8～10L/min。③常规雾化吸入，鼓励有效咳嗽、咳痰，深呼吸，咳痰困难者必要时吸痰。④颈椎手术床边备气切包，必要时备吸痰装置。⑤经胸入路的患者术后进行呼吸功能锻炼。⑥如有胸闷、胸痛、气急、氧饱和度异常及时通知医生。

（3）连接各种治疗性管路，妥善固定，保持通畅；引流管的护理。

（4）根据需要给予床档保护和保护性约束。

（5）观察并记录病情变化。

（6）疼痛护理　评估疼痛，密切观察，针对引起疼痛的原因，遵医嘱给药控制疼痛。对肿瘤压迫引起的疼痛，按三阶梯止痛给药；咽痛给予雾化吸入，鼓励多饮水。

（7）协助床上翻身、叩背。

（8）根据病情选择适当的饮食。术后6h可进流质，逐步过渡到普食，多饮水，多吃水果、蔬菜、高蛋白饮食，避免高脂、辛辣饮食。

（9）根据患者的恢复情况进行术后康复指导，实施出院计划。

3. 指导要点

（1）根据病情指导患者适量活动，合理膳食。

（2）告知患者严格按医嘱服用药物，如有疑问及时与医师取得联系。

（3）指导患者及家属保护伤口、造瘘口及各引流管的方法。

（4）根据患者病情及手术方式，指导患者进行功能锻炼。

4. 注意事项

（1）从生理、心理、社会等方面为患者提供整体护理服务。

（2）可运用患者经验分享、专题讲座等多种教育手段讲解术后配合的相关知识并对教育效果进行评价。

二、术后康复

手术后后遗症的表现非常多样化，但基本是各种关节功能在不同程度上的丧失，具体有关节僵硬、关节挛缩、肌肉严重萎缩、关节活动严重受限、关节疼痛、肢体肿胀等，有些患者长期卧床，还会产生肺炎、尿路感染、静脉血栓等并发症，甚至伴发严重的心理障碍。因此，为了将后遗症减小到最低程度，患者需要做康复治疗方案。

1. 颈椎病手术后八种颈椎康复法

（1）良好睡姿　卧床时不用戴颈托；保持良好的睡姿，取侧卧或仰卧时，头颈部、胸腰部保持生理曲度，双髋及双膝呈屈曲状，翻身要轴线。

（2）合理用枕　枕头的高度，仰卧位时为其本人的拳头高度；侧卧时，枕头的高度应为一侧肩膀的宽度。

（3）术后防颈部外伤　尤其防止在乘车急刹车时颈部前后剧烈晃动，以免引起损伤。所以，在出院乘车回家时，最好平卧车上（可弯腿，下肢屈曲），戴好颈托。术后一年之内也应当小心，避免颈部的突然受力以及颈部外伤，以防止术后症状再次加重。

（4）四肢功能锻炼　应当积极锻炼四肢的肌肉力量及功能活动。上肢的锻炼包括肩臂腕的活动以及握拳练习，还有手的精细动作的训练，如穿针、拿筷子、系衣扣等，或者通过健身球的练习来增强手的力量和灵活性。

下肢的锻炼包括股四头肌的收缩练习、踢腿、抬腿等动作的练习，患者也可在家属和陪护人员的陪同或搀扶下练习行走，以增强下肢力量，尽早恢复下肢（行走）功能。

（5）背肌锻炼　在佩戴颈托的情况下，应当渐渐开始进行项背肌的锻炼，这样有益于改善（增进）颈项部肌肉的血液循环，改善颈部劳损等症状，同时可防止项背肌的失用性萎缩，增进肌肉力量的恢复，特别是颈椎后路手术患者，应当长期坚持锻炼。

（6）颈部保暖防湿　注意颈肩部保暖，避免风寒湿邪侵袭。中医认为，颈椎病病因多与风寒湿邪有关，故颈部的保暖防湿十分重要。颈椎病术后还应防止感冒，否则会加重症状。

（7）正确工作体位　应避免过于低头，尤其是埋头工作的人群应隔一段时间调整颈部姿势，并适当活动颈部，这样有助于增进颈椎部的血液循环，加强局部肌力，保持患椎的稳定性。

（8）全身锻炼　每周应定期进行全身锻炼，如打太极拳、散步等。在复诊后病情允许的情况下，可以参加游泳，同时注意防寒保暖。

2. 腰椎术后锻炼

（1）术后当天，完全性瘫痪者卧气垫床，其余者卧硬板床。肢体功能位，下肢外展15°～30°，外侧垫枕或穿丁字鞋，保持踝关节90°中立位，防止足下垂及内翻畸形，双上肢屈伸及抬举活动，股四头肌舒缩锻炼，完全瘫痪者除外，10次/组，3组/天，以防萎缩，因股四头肌萎缩在制动3天便可发生。

（2）术后1～2天，腹式深呼吸咳嗽、咳痰，叩拍胸部，呼气末时双手掌在肋弓下缘用力向后上方按压，促进肺的回缩助咳痰，吹气球或鼓腮等锻炼，以防呼吸功能低下，预防肺感染。足背伸或被动牵拉跟腱至踝关节90°，保持10s后放松，或足蹬床尾及用牵引带牵拉足底部至踝背伸，以防足下垂。肌力0级时拍打、提拉、揉搓肌群，并点穴肌群的起止点，从上至下给予感觉刺激。

（3）术后3天，双手托臂抬起，下肢肌力1～2级时，床上平面滑动，或滑板向上滑动下肢。肌力3级时，交替直腿抬高<30°，屈伸、内收、外展及旋转等锻炼。

（4）术后4～7天，上肢负重锻炼，双手握哑铃或沙袋平举、上举、交叉举。下肢肌力4级时，胫前系沙袋，直腿抬高<30°，以防过度屈髋时牵拉刺激神经，不利于脊髓休克期水肿的消退和脊髓功能的恢复。

（5）术后8～10天，渐进性抗阻锻炼，扩胸器行上、下、左、右各方向扩胸运动，以增强上肢及胸背部肌群的协调性；下肢抗阻锻炼，足蹬或足牵拉扩胸器，以增强下肢肌群的协调性。

（6）脊柱稳定的术后2周，自主翻身，五点式腰背肌锻炼，俯卧或侧卧行膝关节全范围的锻炼，0°～135°。

（7）术后3～5周，双手抓住吊环引体向上，双手支撑挺胸或伸肘外展抗阻锻炼，增强肱三头肌肌力和上肢、胸背及腰臀部肌力。

（8）术后8～12周，起坐屈曲锻炼，但锥板植骨融合术3个月后再进行，逐渐达到直立坐位后1～3周，再持拐下床或轮椅训练。

（9）注意事项　运动顺序先远端关节，逐渐到近端关节，运动范围早期除屈髋<30°外，其余关节均应达到生理性，锻炼时不可操之过急，腰椎损伤伴截瘫者需等待骨折愈合后做仰卧起坐锻炼。关节运动前，先固定近端关节，缓慢有序，避免冲击性粗暴牵拉，以防损伤。活动应在无痛范围内进行，运动量以轻度疲劳为度，不可劳累过度，以防止影响以后的锻炼。

3. 腰椎骨折术后早期肢体锻炼原则

（1）积极主动参与原则。

（2）安全持之以恒原则。

（3）早期循序渐进抗阻原则，增进耐力锻炼用轻负载多重复方法，增进肌力用重负载少重复方法。

（4）重点突出与全身康复相结合原则，如伸肘支撑是锻炼肱三头肌肌力，是局部的，但是对以后双上肢支撑躯干，从床上移到轮椅上的动作需要三头肌的力量举起躯干的重量，又需要一定耐力将躯干移动至轮椅上，这就是整体康复。出院后出现各种并发症，考虑主要原因与糖尿病及瘫痪体质差、康复意识差有关。

（张东江　宋峰）

参考文献

[1]　庄心良，曾因明，陈伯銮. 现代麻醉学［M］. 3版. 北京：人民卫生出版社，2002.

第九章　低温与控制性降压

第一节　人工低温在脊柱手术中的应用

按需要降低深部组织温度（即中心体温），以减少人体代谢，提高组织对缺氧和阻断血流的耐受能力，过后，又能使体温回升至正常，这就是人工低温。

人工低温的最突出优点是：氧耗减低，氧需亦相应下降；药效延长，故麻醉药用量可减少；心肌做功随之降低；对于感染，病菌的活力可被抑制。故可应用于重大手术，也适用于特殊病情如惊厥、持续高热的治疗等。人工低温的不利：抗凝效应（须注意其出血时间不延长）、室颤及寒战的发生，须加防范。

一、低体温疗法在神经系统治疗中的发展简史和研究进展

（一）低体温疗法简史

低体温疗法用于中枢神经系统（CNS）治疗可追溯到20世纪50年代。Pontius和DeBakey首先报道了在大动脉手术时体外低温对脊髓损伤有简单的作用。Sedzimir和Dundee发现，低体温可用于治疗颅内肿瘤和严重颅脑损伤（TBI）所致的颅内压增高。在20世纪60年代，Hubert Rosomoff对低温疗法在脑病理生理学方面进行了先驱性研究。随后，由于其疗效的不一致性、高并发症率和神经保护药物的出现，该疗法在随后的20年里，于临床中的应用基本被遗弃。20世纪90年代，由于一些研究清晰地描述了低温疗法的有益作用和临床安全应用参数，研究人员又逐渐恢复对该领域的研究兴趣。通过颅脑损伤（TBI）大鼠模型研究发现，适度低温（≥30℃）对神经系统有保护作用。在一些小样本临床试验中，严重TBI的适度低温治疗显示对患者有积极的作用。这些实验结果显得格外重要，因为其显示了适度低温可提供更好的神经治疗作用，并且可以在不提升明显副作用的条件下成功使用。

（二）低温疗法在脊髓损伤保护作用的研究进展

在过去的10年，不断增加的证据表明，轻度低温可改善脊髓损伤（SCI）动物模型的电生理学、组织学和运动功能特征。虽然，大部分实验进行的是适度低温测试性研究，但是其得出的结果却与临床密切相关。

Yu等使用适度低温干预（硬膜外温度为32～33℃，损伤后半小时内诱导，维持4h）对大鼠胸段SCI进行了研究，该研究第一次显示出低体温疗法可同时改善行为学和组织学特征。Ha和Kim评估了大鼠胸段SCI硬膜外局部降温疗法的作用，结果显示，局部降温可明显减少实验组动物的神经元和胶质细胞凋亡，可明显抑制小胶质细胞的活性，并且可促进SCI后的功能恢复。其他类似研究也发现低温疗法可改善不同动物模型（包括创伤性、压缩性SCI）的功能恢复。总的来说，通过以上动物实验说明，低温疗法可有效预防神经死亡。

但是，Morochovic等的动物研究发现，低体温（31.8℃）疗法可部分保护脊髓损伤组织，但其与功能恢复没有联系。Casas等研究发现，低体温疗法没有神经组织保留、神经保护或肢体功能等有益作用。他们推测，该方法可能降低了脊髓损伤部位的血压供应，并且可能增加了二次损伤。

在临床的研究中，脊髓损伤是胸腹主动脉瘤手术的灾难性并发症，所以，如何进行胸腹主动脉瘤手术的脊髓功能的保护成为重要的研究课题。以往的研究表明，采用脊髓的局部轻度低温可取得满意的效果，在SCI冷疗法的研究中也取得了同样的效果。但就目前发表的文献来说，所有先前发表的临床研究和病理报道中，SCI冷疗法都是在椎板切除术时的脊髓局部降温。只有一篇全身低温治疗SCI的病例报道：14例美国脊髓损伤协会和国际截瘫医学会（AIS）分级A级的颈段SCI患者，经股静脉血管内导管诱导的轻度全身低温，接受了标准化

SCI治疗，包括减压手术和固定术，保持核心体温33℃ 48h。该研究发现适度低温操作相对简便且安全，并且与早期研究和匹配对照组相比，不会明显增加并发症的发生，比其他多中心临床试验报道的自发恢复结果要好得多。

一些其他研究人员对现存文献进行了综述，并且也报道了他们个人的观点和实验结果。在2005年，Fehlings和Baptiste对前瞻性随机试验进行了综述，这些实验的主要研究内容为不同药物对急性SCI的作用。虽然他们没有对低温疗法进行综述，但却将其列为有前景的治疗方法。

在2013年，美国神经外科医师协会/神经外科医师大会（AANS/CNS）发布了关于脊柱和周围神经损伤的正式指南，级别为C级，声明全身适度低温可以在人体中安全应用。在他们的Ⅰ级推荐指南中指出，没有足够的证据推荐或反对局部或全身低温在急性SCI方面的应用。

二、目前低温疗法用于神经系统方面的治疗建议

脊髓损伤（SCI）是一种极其严重的神经事件，可发生于各年龄段，目前尚没有成熟有效的治疗方法。而日益增加的证据表明，低体温在治疗SCI方面是一种潜在有效的方法。低体温疗法在预防/限制中枢神经系统（CNS）损伤方面的潜在益处已广为人知。有研究证实，低体温疗法对心脏骤停后缺血缺氧性脑病有益，并且对主动脉瘤术后的脊髓有保护作用。高级心脏生命支持方案也将轻度低温作为停跳后治疗的一部分，并且，低体温疗法在颅脑损伤（TBI）、早产性脑病和卒中后的合并使用也引发了很大的关注。

三、低温疗法有益作用的机制

低温疗法在SCI保护方面的病理生理学机制相当复杂。已有的研究表明，通过诱导性低体温和对发热的控制来实施这种保护作用。局部和直接制冷在某些条件下影响脊髓的生理学机能和血供，引起易损伤的脊髓的氧和能量供给。一方面，低体温可以降低组织新陈代谢率、能量需要，减轻氧化应激反应以及局部的炎症反应和随后的细胞损害；另一方面，通过系统性低温，血流实际上是优先供给髓质的中央。另有研究认为，此种保护作用通过降低脑脊液谷氨酸兴奋毒性代谢产物浓度、减少损伤部位血管性水肿、抑制中性粒细胞浸润，以及通过激光多普勒血流仪观察到SCI后局部血流量降低减少。

四、临床降温的分类与麻醉

（一）降温种类

临床上，根据降温范围的不同，分为全身降温和局部降温；根据降温幅度的不同，分为浅低温、中度低温及深低温。

1. 因降温范围不同，低温可分全身及局部两种，降温的效果各异。如需全身代谢降低，低温就需扩及全身，如重大心血管手术或甲亢危象治疗，即须如此；若只要局部组织的代谢降低，身体的某一局部降温即可，如心搏骤停时脑复苏采用头部降温，开腹作肝切除时的腹内脏器的降温等。局部降温的重点虽限于局部，由于血液在全身流动，全身温度亦必受到影响，只是体温降低的幅度不如局部为多，两者可相差3～5℃。因此，对患者的生理影响及其处理亦须按全身性低温考虑。

2. 因所降温度多少，低温可分浅、中、深3类。在临床上，各有其限定范围：浅低温，30℃以上；中度低温30～28℃；深低温，20℃以下。

在某一范围内，由于心血管并发症较为突出，一般降温（除非采用体外循环）很少涉及24～28℃这一范围，也就是说，作为临床的人工低温多在28℃以上，较少低于此温度界限。低温适用于胸、腹、脑等大手术的危重患者，也可用作头部外伤、恶性高热及心搏骤停时复苏等的治疗。

（二）麻醉问题

1. **麻醉目的**　①制止寒战，以免代谢剧升。②使外周血管扩张，有利于体内温度均匀迅速地下降。③消除患者寒冷的不适感。为此，必须应用全身麻醉，或较深程度的意识消失，始能满足低温时的麻醉要求。

2. 降温使麻醉药的肝脏解毒能力受限，故所用药物尽量不必经肝脏解毒为首选。从这个视角出发，首选吸入麻醉药，不用或极少量应用巴比妥类药物。对于镇静类药如异丙嗪、氯丙嗪、氟哌利多，加上辅助性用药如芬太尼、哌替啶等，亦有助益。至于肌松剂，对寒战的制止及全身麻醉药量的减少自不可少。

3. 低温使全身代谢降低，全身需用药量减少，其减少程度与降温幅度成反比例，降温越多，麻醉药用量越少，至深低温时可以不用。这就是说，低温患者的全身麻醉，以浅麻醉为原则，浅麻醉也可使循环进一步受到抑制。

4. 低温使呼吸受到抑制，又使酸碱失衡，且易有肺泡萎陷，麻醉时应重视呼吸管理。①采取控制呼吸，由呼吸器进行间断正压通气较为合适。②应有充分的潮气量，使肺泡充分充气，避免肺泡萎陷。③宜用过度通气，达到动脉血二氧化碳分压偏低的水平。

5. **单纯用作治疗时的麻醉处理**　人工低温有时亦用作治疗，此时亦需作一定的麻醉处理，以制止寒战反应。①如患者已陷入昏迷，且达相当深度，可以不必再作麻醉处理。②如患者清醒、半清醒或有躁动，可先作人工冬眠，然后根据需要再作降温。

五、人工低温的监测

针对人工低温的监测项目较为有限，主要有：

1. **体温**　其测定部位与降温的目的有关。①为降低脑温而监测温度，以测中耳或后鼻咽部温度为主，后者更为安全。②如测中心体温，可测食管中段，可显示心、脑的降温情况，且较安全、可靠。③肛温，因有粪便阻隔，有时测得温度不能真实反映，除非食管温度不能测得（如食管手术），但术前需经灌肠或缓泻处理较好。

2. **心电图监测**　很重要，可及时发现严重心律失常及电解质的改变。

3. **血气分析**　对重大手术或危重患者，可了解低温对酸碱度的影响、呼吸管理是否得当等。

4. **血压改变**　可借以发现低温及麻醉或手术对血动力方面的不利影响。但降温至30℃以下，用间接法测压可能有困难，必要时须作动脉穿刺直接测量。此外，要重视失血量的监测，低温患者对失血反应迟钝，往往在术终复温时才始出现休克，故应随时作出估计与测算，及时补充。

5. **其他监测**　如出凝血的变化、电解质的异常等，根据具体需要作监测。

由于低温患者多需进行重大手术，或患者因重病而做低温治疗，这些情况本身也需有其特殊监测要求，应酌情另加。

六、降温技术

（一）体表冰袋

将冰袋放置于体表较大动脉干行经之处，方法简便，适用范围较广，降温速度和缓，循环较少剧烈变动。

（1）将冰砸成核桃大小的冰块，填入冰袋，袋内不应有过多空气。冰袋放置于下述部位：枕后、颈两旁、两侧腋窝、腹股沟及腘窝。若垫以降温毯，可以加快降温速度。

（2）对颅脑伤患者，以头部为降温重点，可将冰袋放置在双侧颈部（颈动脉所经过）、枕部、头顶、额部及两颞部，或用特制冰帽。

（3）开始降温较为缓慢，但下降1℃之后，降速会逐渐加快。

（4）降温至35℃以下，可出现寒战反应；至32℃左右，寒战明显；30℃以下则消失。寒战会妨碍降温速度，必须立即制止。全身麻醉可用肌松剂，或适当加深麻醉；轻微的寒意，加用少量氟哌利多、芬太尼、地西泮、哌替啶和三氟丙嗪等药物。

（5）体温降至预期温度前1～2℃，可撤去部分或大部分冰袋。这是因为体温在停止降温后尚有一个续降过程，始可到达预期目标温度，这样维持较短时间之后，出现体温回升倾向，此时可再加上少许冰袋，使体温保持一定水平。在到达低温前及到达目标温度后，可逐步减少麻醉药用量甚至停药。

（6）手术结束前，病情又不需保持低体温时，可逐渐回升体温。升温改冰袋为暖水袋，内装42℃左右的热水，放置暖水袋的部位同降温时的放置位置。复温时体温回升的快慢，一看暖水袋多少，二与环境温度有关，如天气寒冷，室内适当调温，可加快体温的回升。升温开始停用麻醉药，也有助于升温的加速。升温至中心体温35℃而止，撤去暖水袋，此时仍可有1～2℃的续升。

（7）降温时，须作控制呼吸（如原为自主呼吸，应作呼吸辅助）。升温后，气管插管的拔除须待患者完全清醒、呼吸恢复正常之后，术后仍须加强监测。

（二）冰浴降温

此法降温的主要优点：①身体除头及四肢末梢等部位外，几乎皆浸泡于冰水浴中，因此，降温的接触面广泛，组织温度下降均匀一致。②降温速度较快。婴幼儿10～15min，肥胖成人亦仅需60～90min即可到达预期温度。③方法简便、易行。

（三）用变温毯降温及复温

变温毯有多种，其中之一是利用20%～30%的乙醇溶液，通电后循环于褥垫的微细管内，达到降温或升温的目的；变温范围，介于–10～+50℃，足敷临床应用。此类变温毯操作方便，变温良好，既可辅助冰袋或冰水浴降温，也能单独应用使体温下降，尤其对是否要降温事先不能确定时，可以预先铺在手术台上，根据手术需要，随时辅助升降温。降温及复温的实施细则与冰袋法相同。

（四）利用体外循环降温

用导管插入血管，经冷却或加温后，又经另一导管回入另一血管，使全身体温有所变化，这就是体外循环降温。它可用于心血管手术，也可单独用作其他手术降温或治疗用降温。

（1）优点　①降温及复温都较快速，降温速度约每分钟1℃，升温亦较快。②降温过程中，患者较少出现寒冷反应，亦少出现组织冻伤。③终止降温后的续降不明显。④复温视患者循环情况而定。循环功能良好，又无心血管严重问题，可自行复温，不必借助于体外循环。但如心功能不佳，则须由体外循环来完成。用体外循环复温，升温快速，对循环状态较差的患者，还可用体外循环作循环支持。

（2）缺点　①对血细胞有一定破坏，有时较为严重，可发生溶血。②血小板易被损坏，凉血在管道内，又易凝成血块。③电解质易于失衡。④全身降温并不均匀。

（3）做法要点　①患者须作全身麻醉，全身麻醉选择视不同疾病及病情而定。如用于心脏手术，则按心脏麻醉进行。②置入导管的血管视降温目的及需要而作不同选择。如用于心血管手术，按心脏手术用体外循环机的做法，将导管插入腔静脉及主动脉根部。

（五）腹腔降温

开腹患者如广泛肿瘤切除或需阻断重要腹内脏器血流，可采用腹腔降温这一局部降温的方法，可增强患者对手术创伤或血流阻断的耐受力，且对全身温度的下降较少（腹内降温至2～10℃时，全身温度不过31～32℃），对心血管的影响因而较轻，故应用颇广。此方法的另一优点是降温快速，平均降温4℃，仅需时4min，且方法简便、效果可靠。

（1）准备15 000～10 000mL的0.9%氯化钠注射液，放入冰箱，使之降温至1～10℃。

（2）开腹后，在将要阻断腹内血管之前，或决定进行肿瘤广泛切除之前，倒入冷的0.9%氯化钠注射液，灌满腹腔。

（3）将灭菌的乙醇温度计（用长约40cm的玻璃温度计）放在腹内深部液体中，随时监测温度变化。发现液体温度上升，立即将液体吸除，换入新的冷的0.9%氯化钠注射液。如此经反复几次更换，再测水温及腹内深部组织温度已达预期要求（2～10℃，视需要而定）而止，此时即可开始断流或作广泛切除。

（4）如手术时间较长，腹内温度又回升，可暂停手术，重新降温。

（5）待主要操作完成，而全身温度又未显著降低的，利用自然复温即可。

（6）腹内降温期间，对全身情况及中心体温的监测亦如全身降温，不可忽略。

（六）头部降温

头部堆敷小冰块，或戴冰帽，使脑的局部降温，对脑缺氧的治疗，特别是在脑复苏的处理中，具有重要性。降温能减低脑的耗氧量，降低颅内压，缩小脑容积，使脑的损害有所减轻。

用作脑复苏的头部降温，最好在脑水肿高峰到达前及早开始效果较好。用轻度降温（中心体温降至32℃左右为合适，此时脑温可为23～30℃），直至脑功能出现稳定的恢复为止，中间不要任意中止降温。在降温过程中，要定时测试中心温度，随时加以调节，使全身温度始终保持于32℃的水平，上下相差不应超过1℃，因为不稳定的体温对脑及全身反而有危害。若局部降温困难，可以配用冰袋或变温毯做全身降温，也可适量加做人工冬眠或氟哌啶-哌替啶合剂。对寒战的控制也很有必要。此外，对环境温度也要适当加以调控。

降温终止，复温宜缓不宜快，以免引起反应性高热，增加脑及全身的氧耗量，结果加重脑损害。一般先撤除全身降温（如果有的话），再逐步减少头部降温冰量，中间遇体温大幅回升，仍可适当降温。总之，复温以自然复温为主，多数不必加用温水袋。

七、人工低温的管理

（一）最佳目标温度

研究人员对SCI低体温疗法兴趣再燃的部分原因是轻度低温可在不会增加深低温相关并发症的同时，实现低温疗法的有益作用。轻度低温的范围为32～34℃，它介于亚低温（33～36℃）和中低温（28～32℃）之间。研究人员所在研究中心进行了相关临床研究，并推荐将33℃作为最佳目标温度。

研究人员指出，在临床使用低体温疗法时，也需要考虑一些与目标温度不相关的因素：损伤后诱导时间（治疗时间窗）、诱导速度、治疗时间跨度和复温速度。有些研究已经表明，SCI的治疗时间窗为损伤后8h内，而延迟降温可能会产生相反的神经治疗效果。在损伤早期进行降温是非常可取的，在损伤早期院外实施降温可能有助于实现早期低温介入的目标。

研究人员推荐将低温维持48h，因为有关TBI的文献研究显示，与短维持时间相比，当低温保持48h以上时，可最大程度降低并发症的发生，并且也可得到更理想的神经治疗效果。

研究已证实，快速复温将对患者造成不良影响，该结论是基于两个临床和实验研究得出的。研究显示，在快速复温时，人体会出现细胞因子释放增加、水肿增加、炎性血管反应性改变和心律失常等。该综述的研究人员指出，他们通常采用缓慢复温，即复温速度为每6h 0.5℃。

（二）降温及复温的速度

一般而言，除局部降温外，全身降温、复温都须重视速度问题。

（1）全身降温要求快速，能在短期达到所预期的中心体温较为理想，以免引起过于强烈的反应。

（2）全身复温，则以缓慢为宜，除非体温过低需用温水袋外，一般以自然复温为妥。有关复温的注意事项，已见前述。

（三）输液问题

低温可引起血液浓缩、血量减少。输入液体时，尤其大手术患者，以输入适量代血浆（如右旋糖苷40，最多可输10～20mL/kg）、乳酸林格液（最多可输10mL/kg）。待复温进行，周围血管扩张，血容量又可出现相对不足，可适量输血或补充液体。

八、人工低温常见并发症

众所周知，深低温会带来副作用，例如酸中毒、心肌功能损伤、出血倾向和肝肾功能下降。低体温也会导致心电图的改变，主要表现为出现J波（Osborn波）、PR、QRS和QT间期延长、心房纤颤，并且也会导致电解质紊乱、药物清除时间延长和胰岛素抵抗。大部分并发症会出现在深低温和体温低于30℃时。

1. 出血倾向　体温降低，能引起血小板减少，某些凝血因子降低，严重时可致凝血障碍，出现出血倾向，多数在复温时恢复。但肝功能受损后，出血倾向明显，须在术前或降温前先做处理（如应用维生素K等）。低温导致的凝血障碍可能是多因素的，与医源性低体温诱导相比，凝血障碍和血小板减少更多见于创伤后自发体温过低。

2. 心律失常　室性早搏、房性期前收缩、房性纤颤、房性传导阻滞，最严重的心律失常是室颤，引发这些心律失常的因素有多种。①降温至26~28℃以下，心肌低氧。②大血管阻断时间过长（＞10min）。③大血管阻断后开放的瞬间。④酸碱失衡。⑤交感过度兴奋或血内儿茶酚胺释出过多。⑥心肌内钾、钙等离子失衡。

心室纤颤一旦发生，在低温状态下电击除颤较难成功，亦有人尝试用普鲁卡因胺、奎尼丁、新斯的明、乙酰胆碱等药物，效果欠佳。因此，除坚持心肺脑复苏外，加快体温回升，然后再作电击，即可复跳。

为预防心室纤颤，除注意上述因素的避免之外，适当加深麻醉，可提高心室纤颤阈值，心律失常可能有所减少。

3. 升温休克　体温升至28℃以上，此时若急剧复温，患者可能出现心率增速、血压下降、心排出量减少等休克症状。有人认为，复温过急，患者容易发生寒战，同时因体表温度上升过快，氧的需要因而剧升，若患者曾有血流阻断，心脏又无力适应，就会发生休克。预防重点在于：①复温速度不宜过快。②全身麻醉患者出现寒战，可适当加深麻醉。③术终前做血气分析，发现酸中毒，及时纠正。④如病情许可，复温初时可用小剂量普萘洛尔或其他β受体阻滞剂。

休克的处理，须针对上述原因，同时应用升压药，并适当补充血容量。

4. 反应性高热　这也是复温速度过快所诱发的并发症，主要由于脑缺氧致体温调节中枢功能失常，体温因而剧升。

处理要点：①以降温为主，尤其体温超过39℃，须用冰袋降温，同时应用人工冬眠合剂或氟哌利多等药物。②预防处理，包括：升温至中心温度32℃左右，应停止复温，让其自然复温。颅脑手术、脑血管断流或进行脑复苏的患者，为使脑缺氧有所缓解，升温务必缓慢，最好在4h以上。

5. 低体温可增加感染风险　主要原因为其对炎症反应的抑制、中性粒细胞黏附的抑制、抗炎T细胞活性的抑制和减少细胞因子释放，尤其在延长降温时间时。有文献报道，低温也可增加呼吸道和伤口感染机会，肺炎和尿道感染是主要的感染并发症，但这常发生于需长期插管和膀胱导尿管植入患者。

6. 其他并发症　①肢体末梢（如指、趾）或耳壳等处的冻伤。②复温时水温过高所致的烫伤。③婴幼儿皮下脂肪坏死。④毛发脱落。⑤因过度寒冷而出现强直性痉挛。⑥体温过降（主要由于未作精心监测所致）。⑦体液补充不当而致血压下降。⑧免疫抑制。⑨肺不张、肺炎、ARDS。⑩DVT（深静脉血栓）。

上述并发症，一般仅需对症处理即可。

第二节　控制性降压的生理影响

控制性低血压的概念首先由Cushing等在1917年提出，1946年由Gardner等应用到临床。1948年Griffiths和Gillies提出"椎管内低血压技术"后，控制性低血压更加普遍。50年代首先应用交感神经阻滞剂次戊基三甲季铵降低动脉血压。随后的降压技术包括用麻醉气体如氟烷和血管扩张药，如硝普钠、β肾上腺素能受体阻滞剂、$α_1$和$β_1$肾上腺素能受体阻滞药。近年来应用联合降压药物与技术方法，例如硝酸甘油和异氟醚更为普遍接受。

控制性低血压是采用降压药物与技术等方法，将收缩压降低至80~90mmHg或者将平均动脉血压降低至50~65mmHg，不致有重要器官的缺血缺氧性损害，终止降压后血压可迅速回复至正常水平，不产生永久性器官损害。

降低血压的主要目的是：减少失血，改善术野的环境，减少输血，使手术期的安全性增加。近年来关于输血有机会获得传染性疾病及血液保护的概念已被普遍接受，控制性低血压技术的应用比过去更受重视。

一、控制性降压的理论基础

维持人体血压的主要因素包括：心排出量（cardial output，CO）、总外周血管阻力（total systemic vascular resistance，TSVR）、血液容量（blood volume）以及血管壁弹性和血液的黏稠度。机体在相对稳定情况下，平均动脉压（MAP）可用心排出量乘总外周血管阻力，即MAP＝CO×TSVR。依照此理论，在将总外周血管阻力降低而保持心排出量不变的情况下可达到降低血压的目的。组织灌流量主要随血压和血管内径的变化而变化，血压降低，灌流量也降低。

$$组织灌流量 = \frac{\pi \times 血压 \times （血管半径）^4}{8 \times 血黏稠度 \times 血管长度}$$

一般情况下，血液的黏稠度和血管的长度不会改变，所以可认为组织的血液灌流量随血压和血管半径的变化而增减。从公式中可以得出血压增加1倍，血流量也可增加1倍，而血管半径增加1倍，则血流量可增加16倍。所以，如果组织血管内径增加，尽管灌注压下降，组织灌流量可以不变甚至增加。因此，血压适当降低，组织灌流量可由血管扩张来代偿。理论上，只要保证毛细血管前血压大于临界闭合压，就可保证组织的血流灌注。人体的血管分为动脉（阻力血管）、静脉（容量血管）和毛细血管。主动脉和大动脉及大静脉血管的收缩与舒张能力有限，而小动脉含有丰富的平滑肌，受胸、腰交感神经节的节后纤维和内分泌激素、药物等的影响，血管舒张或收缩变化较明显，对血压的调控起重要作用。器官对血流的自身调节能力在一定血压范围内发挥作用，手术创面的血流灌注降低、出血量减少时，重要器官血管仍具有一定的调节能力而保持自身的血液供应。目前所公认的控制性低血压安全低限为MAP 50～55mmHg，其依据就是脑血流量的自主调节能力在这个范围之内，一旦MAP低于这个限度，脑血流量就会随血压降低而呈线性减少。器官血压的自身调节低限并不是该器官缺血阈，器官组织丧失自身调节血流能力的最低压高于该组织缺血的临界血压。所以，如果术中控制性低血压应用正确，则可以安全有效地发挥其减少出血、改善手术视野的优点。

二、控制性降压对机体的影响

控制性低血压通过降低外周血管阻力，使动脉血压下降。组织器官血流是否减少很关键，因为稳定的心排出量对维持组织的血液灌流量十分重要。另外，足够的有效循环容量是维持器官血流充分灌注的必要条件，控制性降压手术过程中应定时评估血管内液体容量，以维持器官最理想的功能状态。

（一）脑神经系统

控制性降压过程中，脑和心肌最易受损，适当的动脉血压对于脑循环尤其重要。目前公认正常体温患者，控制MAP的安全低限为50～55mmHg，此范围内脑血流量（CBF）的自身调节能力仍然保持，一旦MAP下降低于此限度，CBF将随动脉血压而平行地下降，有可能产生脑缺血，影响脑功能。慢性高血压患者的脑血管自身调节曲线可右移，对这些患者要保持CBF自身调节能力，其血压的安全低限与CBF低限比正常血压者高。应用有效的抗高血压治疗后，CBF自身调节曲线可回到正常位置。因此，控制性降压对于已用药物控制的高血压患者仍是安全的。

对脑血流量影响最重要的是脑的灌注压。脑灌注压（CPP）是动-静脉的压力差，由于脑动脉血流入压相当于MAP，脑的静脉压与颅内压（ICP）差不多，CPP一般计算公式为：CPP＝MAP－ICP。颅内压增高的患者，在切开硬脊膜之前不要进行控制性降压，以免造成CBF急剧降低，产生脑缺血。

控制性低血压时由于脑血管阻力的降低，脑血流会相应地增加，颅内血容量增加会造成颅内压增加。麻醉的加深会使脑血管的自主调节能力丧失，恩氟烷还会增加脑脊液的生成量而进一步增加颅内压。在颅内顺应性降低的患者，即使低浓度的异氟烷也可诱发颅内压增高，造成脑水肿，加重脑损伤。因而，用异氟烷降压时联合应用α及β受体阻滞剂，可以减轻单用异氟烷时易发生的不良反应。硝普钠可以消除脑的自主调节，增加脑血流，硝普钠输注的早期在多数患者可以看到颅内压增加，低碳酸血症倾向于减弱硝普钠产生的颅内压增加。

慢性高血压和脑血流自身调节功能不全者，需要更高的脑灌注压。脑肿瘤周围组织、蛛网膜下隙出血急性期和脑创伤之后，脑自身调节功能丧失，更需要有较高的CPP及CBF，以防脑缺氧损害加重。

（二）循环系统

控制性降压期间，保证心肌代谢所需的氧供充足是非常重要的。控制性低血压的扩血管药物会部分消耗冠脉扩张储备。控制性降压使用硝普钠等药物时常引起反射性心动过速，除了增加心肌氧耗，还缩短舒张期，降低心肌血流灌注。但研究发现，即使这样，由于心脏负荷减轻，心肌总的氧耗明显下降，心肌代谢的氧供需平衡仍能维持正常。较小剂量的β$_1$受体拮抗剂如艾司洛尔与血管扩张剂联合使用，既不会产生反射性心动过速，又可避免引起心肌抑制，可有效地抑制因硝普钠降压引致的反射性心动过速。拉贝洛尔和乌拉地尔对心脏功能无明显影响。腺苷扩张血管的作用强，且直接抑制窦房结功能，降压时不产生心动过速。临床和实验研究表明，异氟烷与氟烷或恩氟烷比较，在产生同等的低血压水平情况下，能更好地维持心功能。研究表明，单纯应用一种药物降低血压的方法均有不利之处，目前认为采用吸入全身麻醉药与血管扩张药联合使用控制性低血压的方法更为合理。

有冠状动脉疾患的患者，其冠脉扩张能力降低，静息时依赖于代偿机制能保持心肌有效灌注。对这种患者施行控制性低血压会直接减少心肌灌注，是否会出现心肌缺血依赖于心肌氧代谢需要的变化。用降低心肌代谢的药物（如吸入麻醉药和β受体阻滞剂艾司洛尔）或可避免心肌缺血，硝酸甘油通过改善缺血心肌的血流灌注也可避免心肌缺血；强力扩血管药（如腺苷和硝普钠）会引起缺血心肌冠状血流重分配，造成冠状动脉窃血，对这类患者十分有害，应避免使用。一般说来，疑有缺血性心脏病的患者，原则上不应做控制性低血压，必须考虑其他代替控制性低血压的技术如等容血液稀释和自体血回输技术等方法。

（三）肺功能

控制性降压对肺功能的影响仍有不同观点。有的认为控制性降压使肺的生理无效腔量增加。也有发现，用硝普钠控制降压，若能维持足够血容量及心排出量，应用控制性机械通气，生理死腔量不会增加。对慢性阻塞性肺病（COPD）的患者，原已存在分流分数增加，控制性低血压时分流分数不会改变。普通患者和COPD病者对注射硝酸甘油与硝普钠的反应相似。用硝普钠者肺分流分数增加，而用异氟醚者较少增加。

（四）肾功能

正常肾血流量相当于心排出量的20%～25%。肾血循环的特征是具有良好的自身调节能力，肾小动脉的静息张力低，使用降压药后扩张能力有限，MAP≥75mmHg时，肾小球滤过率保持不变，肾血流灌注仍足够满足肾细胞代谢的需要，尿量可能减少。如MAP<75mmHg，肾小球滤过率就会降低，尿量减少至无尿，但这并不意味着肾的血流灌注能满足肾组织的代谢需要。控制性低血压时供应肾小球滤过的血流降低，而供肾组织代谢的血流仍是足够的。在控制性低血压时，尽管内源性肌酐清除率明显降低，但髓质组织氧合仍然不变。大多数血容量正常者在停止降压后，尿量迅速恢复。临床研究发现，控制低血压时，肾血流灌注减少，但肾组织并没有缺血、缺氧的证据；肾小球滤过率降低，但血肌酐、尿素氮并没有明显增加；停止控制性低血压后，泌尿功能很快恢复正常。肾功能不全在控制性降压时不常发生。因此，短时间的控制性降压并不会损害肾实质，但较长时间的控制性降压终会损害肾功能。使用血管扩张药与异氟烷联合控制性低血压比单独用深度异氟烷麻醉能更好地维护肾功能。

（五）肝、胃肠功能

肝动脉血管床的压力-血流自身调节功能有限，门静脉循环本身无调节功能，控制性降压期间易发生肝脏血流灌注不足与肝细胞缺氧。所以，低血压期间，必须尽力维护心排出量，必要时给予药物，如小剂量多巴胺支持心血管功能。同时应注意，手术的应激或外源性血管收缩药物可降低肝脏血流。

另一个内脏主要器官是胃肠道，其血管的自身调节能力较肾及脑更差，血液循环的调控较困难，严重低血压时易产生内脏低灌流状态。手术刺激使交感神经兴奋性增加，可引致内脏血管收缩。异氟烷较氟烷或恩氟烷能更好地维护胃肠道血流与供氧及功能的保护作用。

内脏血循环的临床监测仍较困难。目前应用胃肠道黏膜pH作为判断的依据，胃肠道黏膜二氧化碳（PCO_2）监测能较准确、有效地监测该项指标，但尚未能普及应用于临床。

（六）眼

眼压包含眼内血液和房水的联合压力。当动脉血压降低则眼内压亦降低。眼球具有两套独立的血管系统：视网膜血管系统和虹膜血管系统。虹膜血管系统很独特，有毛细血管前括约肌，保持稳定的血流量。因为虹膜供应眼的大部分血液，如突然降低MAP导致眼内压下降。低血压时的血流变化可发生某些并发症，如视力模糊，偶有发生失明。所以，控制性降压时应注意眼的正确位置、血流量及眼的局部压力。

（七）皮肤和肌肉

控制性降压时皮肤和肌肉的血液流量减少，组织内氧分压降低，但不会导致皮肤、肌肉缺血坏死。测量流向皮肤和肌肉的血流量的重要性显然远不及内脏器官的重要。

第三节　控制性降压的应用

一、控制性降压的适应证与禁忌证

控制性降压对于保障患者术中安全起着重要作用，但必须谨慎操作，以防并发症的发生。因此，必须严格把握控制性降压的适应证和禁忌证。

（一）控制性降压的适应证

（1）血供丰富区域的手术，如头颈部、盆腔手术。

（2）血管手术，如主动脉瘤、动脉导管未闭、颅内血管畸形。

（3）创面较大且出血可能难以控制的手术，如癌症根治、髋关节断离成形、脊柱侧凸矫正、巨大脑膜瘤、颅颌面整形。

（4）显微外科手术、区域狭小而要求术野清晰精细的手术，如不同类型的整形外科手术、中耳成形、腭咽成形。

（5）麻醉期间血压、颅内压和眼内压过度升高，可能导致严重不良后果者。

（6）大量输血有困难或有输血禁忌证的患者。

（7）因宗教信仰而拒绝输血的患者。

（二）控制性降压的禁忌证

由于有更好的药物、更严密的监测和更先进的技术应用于控制性降压，其禁忌证已较前放宽，但仍要考虑许多相对的禁忌证。

（1）重要脏器实质性病变者　严重呼吸功能不全、心功能不全、肾功能不全及肝功能不全的患者。

（2）血管病变者　脑血管病、严重高血压、动脉硬化、外周血管性跛行及器官灌注不良。

（3）低血容量或严重贫血。

（4）麻醉医生对该技术不熟悉时应视为绝对禁忌。

（5）对有明显机体、器官、组织氧运输降低的患者，应仔细衡量术中控制性低血压的利弊后再酌情使用。

（6）麻醉期间血压、颅内压和眼内压过度升高，可能导致严重不良后果者。

（7）大量输血有困难或有输血禁忌证的患者。

（8）因宗教信仰而拒绝输血的患者。

二、重要脏器对低血压的耐受及降压限度

（一）重要脏器对低血压的耐受

见表9-1。

表9-1　重要脏器对低血压的耐受情况

脑	平均动脉压<6.67~9.33kPa（50~70mmHg）时，脑血流量减少。高血压患者，此值可上移，上移幅度视高血压严重程度而定
心	收缩压<8kPa（60mmHg），或舒张压<4~5.3kPa（30~40mmHg），可出现心肌缺血征象
肾	收缩压<9.3kPa（70mmHg），肾小球滤过率可剧降
肝	收缩压<8kPa（60mmHg）或平均动脉压<6.67kPa（50mmHg），肝血流就随之减少
肺	收缩压<10.7~12kPa（80~90mmHg），肺内血流量减少，通气/灌注比失调

（二）合适的降压限度

重要内脏对低压各有不同的耐受，降压就有其限度，这种最低的合适低压限度取决于两个因素：

（1）生理限度因素　从控制性降压的并发症看，必须重视脑的降压耐受限度，最低平均动脉压不应<6.7~7.2kPa（50~55mmHg）。其次要考虑肾的耐受力，收缩压≥10.7kPa（80mmHg），肾的并发症少，这就是说，对控制性降压无禁忌证的人，降压的生理限度应在收缩压10.7kPa（80mmHg）；如需更多下降，则平均动脉压在6.7kPa（50mmHg）以上。当然，血压降至较低水平，持续时间不宜过久。

（2）效果因素　控制性降压的目的在于减少失血，但各人对低压与渗血关系并无一定标准，有人收缩压降至12kPa（90mmHg），术野干净；有人虽降至6.7kPa（50mmHg），仍然渗血不止。故在控制性降压过程中，应先将收缩压降至10.7~12kPa（80~90mmHg），待手术开始，严密观察术野渗血情况。发现渗血较多，可继续降低，边降边观察，至渗血明显减少，收缩压即维持于此一水平。但如降压已至生理限度，渗血仍不见减少，不必过降，即止于此。有时，降压至12kPa与降至6.7kPa，不见有何渗血量上的区别，则应将收缩压升至12kPa。

三、控制性降压及其他技术在脊柱手术中的具体应用

脊柱和脊髓肿瘤手术中常可见较多出血，控制性降压可明显减少手术创面的出血，但控制性降压是一把双刃剑，减少失血的同时又面临着脊髓缺血的危险，脊髓是一种对缺血耐受性差的器官，如何把握好减少失血和避免缺血是一大难题。在脊柱和脊髓手术中有关控制性低血压和脊髓缺血研究的文献较少，大体有如下的一些结果：①采用不同的降压药可得到不同的降压效果。如对比异氟烷和尼卡地平的降压效果，发现当平均动脉压下降2.66kPa（20mmHg）时采用异氟烷组腰椎旁肌肉血流明显下降，而尼卡地平组血流明显增加。②合适的降压可避免脊髓缺血，有实验观察采用前列腺素E1（PGE1）为脊髓手术患者降压至平均动脉压为7.98kPa（60mmHg），结果未发现脊髓血流的明显下降。③躯体诱发电位和运动诱发电位可监测脊髓缺血。有研究报道，在人体当平均动脉压为7.98kPa（60mmHg）时可出现躯体诱发电位和运动诱发电位的消失。在动物实验中发现，采用较深度的控制性降压时，皮质躯体诱发电位和脊髓运动诱发电位较脊髓躯体诱发电位更敏感。

血液稀释和术中血液回收技术也是减少术中异体血的一个良策。血液稀释可减少血液黏稠度，有利于重要脏器的血液灌注，但同时过度的血液稀释可能影响脏器的氧供。血细胞比容维持在0.30左右时，血液运氧能力最强。洗涤式血液回输技术是近年来采用的新技术，是一种较好的节约用血的方法，但不宜回收混入恶性肿瘤细胞的血液。目前正在研究开发将肿瘤细胞杀灭的方法，有报道使用丝裂霉素C与血液充分混合，静置20min能杀死血液中的癌细胞，也可使用微滤器吸附去除肿瘤细胞的方法；可以预测今后在这一方面有扩大适用范围的可能性。

研究表明，抗纤维蛋白溶解药（如氨甲环酸）的使用可降低接受脊柱侧凸手术的小儿患者的失血量，这些药物对神经肌肉型脊柱侧凸患者（如进行性假肥大性肌营养不良）尤其有益，这些患者术中失血量显著多于特发性脊柱侧凸患者术中失血量。给二次负荷量的抗纤维蛋白溶解药，接着持续输注到外科切皮时停止，这时，纤溶系统开始激活。

合理使用控制性降压，除上述把握降压幅度和加强诱发电位监测外，也必须充分考虑患者的个体差异，如年老体弱、有心血管病变、已有脊髓缺血表现者，必须慎用此法。

四、降压技术

控制性降压技术有多种，这里介绍4种：传导阻滞降压、加深全身麻醉降压、外周血管作用药物降压和利用体位调整降压。

（一）传导阻滞降压

利用腰麻或硬膜外麻醉，若较广泛地阻滞交感节前纤维，血管运动即可麻痹，血压于是下降。这种降压的优点，是将麻醉与降压合一，对做腹部、盆腔手术较适用。但其不足为降压幅度难以恰当控制，且麻醉平面扩展过高，降压目的虽可达到，若将胸部及颈部运动肌麻痹，势必麻痹呼吸，增加麻醉处理上的困难。举例说明具体操作如下：

（1）患者紧张，适量应用镇静剂。

（2）按手术范围，决定麻醉平面，并由此定出硬脊膜外穿刺点及导管置入方向。

（3）降压的关键是局部麻醉药用量。作者认为，先按手术需要给予试验量和麻醉量，经30min左右的观察，可以大致掌握：①血压是否容易下降，下降幅度大小。②降压同时是否伴有心率改变，若心率异常增速，往往说明心脏正在代偿，心功能可能较差。一般规律是除非血压剧降，硬脊膜外麻醉时心率多保持或接近原水平。③患者主观感受，如有头晕、恶心、心慌、不适等，表示患者对血压下降的耐受较差，正常情况下，降压患者多较安静。

在此期间的血压下降至低压稳定，又在生理低压限度之内，即可使其回升（如适当加速输液或应用升压药），以便了解症状是否好转及此患者血压回升的难易程度，用作以后的参考。

（4）待手术开始进行至需要降压的关键步骤之前即可降压。注入少量局部麻醉药（仍用原来作麻醉的药物），但量须少（例如每次注入3~7mL），若等待10min左右未见血压下降，再注入少量，多数患者的血压能降至希望水平或渗血减少的水平。注药不宜一次大量，以免发生血压过降，回升困难。

（5）若麻醉平面已高（如已达T_3或T_4），血压却较平稳，此时若仍用原来浓度的局部麻醉药，恐平面过升，使呼吸肌（包括膈肌）麻痹，故采用低浓度（如0.5%利多卡因），每次注入量略多（如5~10mL，视身材、原麻醉平面及心脏代偿力而定），使仅有血管运动纤维被麻醉而少牵涉运动神经纤维。

（6）可减少出血或渗血的另一关键步骤为调节体位以控制血压升降。若经上述追加药量处理，血压所降有限，可逐渐成头高足低位（先头高3°，再成5°），至合适降压水平而止。同时，手术部位应高出身体其他部位，这也是降压中的重要步骤，例如盆腔手术，则须将骨盆垫高。

（7）如需较长时间降压，可在硬膜外间断给药，但降压总的时间不宜超过1h，仍需降压时，可先使血压回升至原水平，经10~15min再予降低。血压回升的处理：预先停用局部麻醉药，恢复平卧体位，适量加快输液，必要时用升压药。

（8）手术关键操作步骤完成后（如开腹患者准备关腹前），应使血压回升至原水平，一方面减少内脏缺血时间，另一方面便于术者发现出血点，充分止血，以免造成术后出血。

（9）麻醉过程中患者如觉低压不易忍受，可予镇静药物使其睡眠，但要注意观察，保持自主呼吸。

（10）患者回病房应取头低足高（10°左右）位，经6~8h后改为平卧，使脑循环有足量血运。

（二）加深全身麻醉降压

以往的研究认为，全身麻醉加深之所以出现降压，主要通过以下3条途径：①直接降低各级血管运动中枢，包括视丘下中枢及节段上交感神经活性。②小动脉及小静脉血管内平滑肌纤维被麻痹，引起这些血管扩张及外周阻力下降。③心肌可被抑制，心肌收缩力减弱。

各种麻醉药对上述三方面的作用有同有异。对各级血管运动中枢的抑制，所有吸入麻醉药都有同样作用。各药都具有降低血管阻力的作用，却有强弱之分：异氟烷最强，恩氟烷中等，而氟烷则甚微。就心肌收缩力抑制而言，氟烷最明显，恩氟烷较轻，而异氟烷最少。吸入异氟烷对心排出量无影响，且对冠状动脉引起扩张。因此，对比这几种吸入麻醉药，用作降压以异氟烷为首选。静脉麻醉药物降压，以丙泊酚复合瑞芬太尼为代表的静脉麻醉目前发展迅速，成为全身麻醉的主流方法之一。丙泊酚具有扩张血管和抑制心肌的作用，但对心肌的抑制作用较轻，丙泊酚同时能降低颅内压。丙泊酚复合瑞芬太尼行静脉麻醉，同时复合硝普钠等血管活性药物行控制性降压，同样能达到满意的效果。如果采用静吸复合麻醉，也可复合硝普钠等血管活性药物行控制性降压，只是增加了麻醉管理的难度。下述控制性降压的具体操作方法，即以异氟烷为例作说明。

（1）麻醉前给药，应以消除患者焦虑、减少全身麻醉药用量为目标。

（2）全身麻醉诱导以静脉麻醉药及肌松剂为主，气管插管后，随即开始吸入异氟烷。

（3）开始需要降压时，增加异氟烷吸入浓度至2%~4%，使患者的平均动脉压较原水平下降40%左右，或渗血减少，或血管充盈降低即可。

（4）加深异氟烷等吸入麻醉药以降压的患者，要特别加强动脉压及中心静脉压的监测。输入液量以保持正常中心静脉压水平为准，失血须补，且所补血量应较失血量为多（可多10%左右）。

（5）血压回升，只需减浅麻醉、降低吸入麻药浓度；必要时，将麻醉药清洗外排，几分钟后血压可升至原水平。

（6）输液，用平衡液或适量胶体液，根据中心静脉压或肺动脉压以补充。若有失血，如用浓缩红细胞输入，输血量亦应较失血量多10%左右。

（三）外周血管作用药物降压

常用的药物：硝普钠、硝酸甘油、α肾上腺素能受体阻滞药、三磷酸腺苷（ATP）、艾司洛尔、拉贝洛尔、尼卡地平。

（1）硝普钠　配备含硝普钠100~200μg/mL溶液静脉滴注，或用注射泵泵注，起效时间为1~2min，4~6min可将血压降低到预定值，停药2~5min后血压可恢复正常值。如果发生明显的心动过速，可应用短效β受体阻滞剂，如艾司洛尔。

（2）硝酸甘油　配备含硝酸甘油100~200μg/mL溶液静脉滴注或单次静脉注射50~100μg，起效时间为2~5min，停药5~10min后血压可恢复正常。如发生反射性心动过速，可给以短效β受体阻滞剂使其改善。

（3）钙通道阻滞剂　主要改变钙离子的跨细胞膜运动，引起不同程度的动脉扩张，而对静脉的影响较小。外周血管阻力降低，冠脉扩张，还可维持心肌收缩及心排出量而不产生心动过速，有利于心肌的氧供需平衡。对心肌肌力和房室传导的抑制作用较强，一般不单独应用，可作为控制性降压的辅助用药。主要药物有：维拉帕米、硝苯地平、尼卡地平等。降压时维持滴速在100~250μg/（kg·h），如血压过低可用去氧肾上腺素（新福林）。颅脑手术用尼莫地平600~800μg/（kg·h）滴注降压，停药后5~30min即可使血压恢复，也不产生反跳性高血压，且还有防治术后脑水肿的效应。

（4）α肾上腺素能受体阻滞药　静脉注射酚妥拉明2min内阻断α_1肾上腺能受体，产生MAP降低，停药后15min之内血压回复至控制水平，停药后亦可有高血压反跳现象，颅内压无明显变化，但给药后10min脑内灌注压降低。常用于嗜铬细胞瘤手术降压。

乌拉地尔：具有周围拮抗及中枢调节脑内5-羟色胺受体双重机制，阻滞外周α_1肾上腺能受体，扩张血管，产生血压下降，但其中枢作用具有自限性降压效应，使用较大剂量亦不产生过度低血压，为诱导中度低血压（MAP为70mmHg）最合适之药物。给予乌拉地尔后交感神经活性不增高，不影响颅内压和顺应性，用乌拉地尔使MAP从（107±13）mmHg降至（70±13）mmHg，脑血流不变。乌拉地尔应用于嗜铬细胞瘤术中控制降压比硝普钠更能控制血压水平，心率稳定，不发生反跳性高血压。乌拉地尔与异氟烷并用可减少挥发性麻醉药所需浓度。首次用药量为10~15mg，持续20~25min，需要时可重复应用。

（5）三磷酸腺苷（ATP）降压效果与剂量和注射速度有关，适用于短时间降压。单次静脉注射0.4～3mg/kg可使收缩压及舒张压降低25%左右，持续滴注量为1～1.5mg/（kg·min），起效时间约5min，单次静脉注射维持2～5min，持续滴注时停药后数分钟血压即可恢复正常。应注意用量过大或注药速度过快时可引起心动过缓，严重者发生房室传导阻滞，因此，心脏传导阻滞者慎用，一般不用于长时间的控制性降压。

（四）利用体位调节血压

血液受重力作用，处于低位血管（特别是静脉）内的血量必然较多，对控制性低压患者来说，由于小静脉容量血管的扩张，这一作用格外明显。因此，利用体位以作降压的调控，就具有实际意义。以往有研究以不同倾斜度检测对局部血压的影响，大致规律为每升高2.5cm（相当于倾斜3°），升高部位的收缩压就要降低0.267kPa（2mmHg）。根据此规律，可利用于控制性低压作为血压的调节之用，至少具有以下3点临床意义：

（1）如需降低血压，应取头高足低位。

（2）希望回升血压，可取头低足高位。

上述两点，在用药物降压，特别是硬脊膜外麻醉降压时，发现降压困难，就可取头高足低位以辅助降压，所需降低幅度以手术台倾斜作计算。反之，难以升压时，也可利用体位以助升。

（3）手术部位应垫高，高出心脏平面，这样，术野血流减少，就能做到创面干净少血。

采取头高足低的倾斜体位，固然有助于降压，但若头部血流过少，将引起脑缺血，后果可能严重。从临床经验来看，健康人即使头高25cm，此时肘部血压虽降至8kPa（60mmHg），脑凭其自身调节能力，不致发生脑缺血。健康人固可耐受，对脑血管疾病或脑功能已受损的患者，就不能以此作为安全的临界线。对此，做颅脑或其他手术采取体位以调节血压时，必须重视：①由于脑的灌注压与平均动脉压有对应关系，故降压过程中，血压的监测应以平均动脉压为准，平均动脉压过降，应考虑脑有缺血发生之虞。②要随时注意脑缺血症状的出现，如心律失常、自主呼吸患者有不规律的喘息呼吸，颅脑手术时术野完全无血。一旦出现脑缺血，立即放平体位，并用药物作升压处理。

第四节　控制性降压的管理与并发症

一、控制性降压的管理

临床上进行控制性降压时，麻醉医生术前应全面了解患者的体格状态、手术种类和手术时间，严格掌握适应证，确定降压药的种类。进行控制性降压前，应做到麻醉平顺、血压稳定、静脉输液通路通畅、足够的血容量、充分供氧，避免缺氧和二氧化碳蓄积。无论全身麻醉或椎管内麻醉，均可产生不同程度的降压作用。与静脉降压药物联合使用，不但能减少降压药的使用剂量，还可使降压作用更为平稳。另外，麻醉医生除要具备熟练的麻醉技术和正确处理病情的能力外，还应与手术医师充分配合，适时、适度进行控制性降压处理，以确保安全。

（一）监测

（1）连续动脉血压监测　通常在桡动脉内置入导管，即时、准确、连续地测定动脉压力变化。压力换能器必须调零，放于头位水平。

（2）心电图监测可提示心肌灌注与缺血的情况，显示过度低血压过程中是否出现异位心律和ST段改变等。

（3）低血压时呼气末二氧化碳（ET-CO_2）和动脉二氧化碳分压之间的相关性是不可靠的，因低血压时生理性无效腔、心排出量和机体代谢的改变使呼气末CO_2的监测失去了正常意义。但呼气末CO_2的图形仍具监测意义，可以帮助判断是否出现心排出量突然急剧下降或呼吸管道连接中断等情况（ET-CO_2突然下降或消失）。呼吸末CO_2监测还有助于避免发生过度通气，控制性降压期间低CO_2血症使脑血流进一步减少，可导致脑缺血。

（4）脉搏氧饱和度监测（SPO₂）

（5）体温监测　因扩张皮肤血管，体热丧失更快，必须常规使用。

（6）中心静脉压监测　考虑出血多且控制降压时间较长，必须放置中心静脉导管，以监测心脏前负荷血容量。

（7）长时间的手术者，应常规监测电解质、血气分析、红细胞压积。

（8）尿量　是简单而重要的监测指标，降压期间不可长时间内无尿，尿量至少应保持$1mL/（kg·h）$。

（9）有条件时可进行其他监测，包括听觉诱发电位（AEP）、躯体诱发电位、运动诱发电位、脑电图（EEG）和胃肠道pH（pHi）和二氧化碳分压（PCO₂），这些监测有助于了解低血压期间机体功能状态的变化。

（二）降压程度

降低血压的主要目的是减少失血与输血量，改善术野的环境，但不能以此作为降压程度的标准。血压下降的数值应以维持心、脑、肾等重要脏器的充分灌注为限度，还需根据患者的不同情况区别对待，结合手术的具体要求，并参考心电图、心率、动脉血氧饱和度和中心静脉压等指标以及患者对低血压的耐受情况，随时调整降压速度和程度。正常体温患者，MAP安全低限为50～55mmHg，在此范围脑血流（CBF）自身调节能力仍保持正常，一旦MAP下降低于此限度，CBF将平行地下降。慢性高血压患者保持脑血管自身调节所需的脑灌注压水平更高。所以在临床应用中，短时间内降压后MAP保持为56～65mmHg可能是安全的。而老年患者、高血压患者、血管硬化患者血压降低不应超过原水平的40%（通常30%～33%）或收缩压降至比术前舒张压低0～10mmHg的范围之内，可基本保证安全。

（三）手术体位

在控制性降压中，改变体位将促使血液潴留于下垂部位，导致有效循环血量相对减少。因此，在控制性降压中可充分利用体位来调节降压的幅度和速度。若头抬高25°，头部比心脏水平高25cm，此时，如果心脏水平的平均动脉压为70mmHg，则头部的血压将是55mmHg。颅脑手术可取头高10°～25°，并根据手术野出血情况随时进行调节。坐位手术的控制性降压必须谨慎，提防脑缺血的发生。

（四）降压措施与药物选择

可根据降压要求、降压时间长短、患者对低血压耐受程度而选择。

（1）全身麻醉或管内麻醉均有一定降压作用，不宜忽视；加深全身麻醉降压方法对短时间降压者有好处；短效作用β₁肾上腺素能受体拮抗剂艾司洛尔更适用于短期降压者。

（2）需要较长时间降压者，宜采用联合用药方法，使降压过程平稳，减少单一药物用药量，避免中毒及副作用，减少吸入麻药对ICP影响，降低脑缺血发生率。硝普钠是有效的降压药物，但不易控制稳定的血压水平，且有氰化物中毒的危险，停药后常有血压反跳现象，常需要逐渐减量与停药，近年来对它的应用逐渐减少。

（3）有前途的可选择联合降压药物有：①β₁受体阻滞剂美托洛尔可控制室上性心动过速及降低心肌耗氧量；②压宁定，中枢性与自限性降压作用，使降压维持稳定，副作用少，受到越来越多的重视；③伴有冠心病者，硝酸甘油或钙通道拮抗剂尼卡地平是首选之一。此外，药物的选择还应根据个人经验与熟悉程度而定。

（五）呼吸管理

控制性降压期间，肺内分流量和无效腔量均可能增加，因此，供氧必须充分，潮气量和每分钟通气量以保持正常的$PaCO_2$；控制性降压时，$PaCO_2$过高或过低均可造成大脑缺血缺氧。$PaCO_2$过高，脑血管扩张，ICP增高，脑灌注压降低等；$PaCO_2$过低，脑血管收缩，脑血流量减少。另外，降压后，毛细血管动-静脉通道分流，微循环内的血流量降低，容易引起组织缺氧，用硝普钠降压时代谢产生的氰化物还可能使组织对氧的摄取能力下降，因此，为了保证患者的安全，应提高吸入氧浓度，提高动脉血氧分压，保证组织充分氧供。所以，保持正常的通气量是非常重要的。

（六）补充血容量

通过减少血容量来控制性降压是极其危险的，因为减少血容量可能会减少器官血液灌流量，产生不可逆的器官功能损害。因此，控制性降压过程中，需要在手术过程中保证足够的有效循环血量，以维持器官功能的正常。要尽量精确估计失血量，及时补充血容量。当出现血压急骤下降时，应及时寻找原因，充分考虑有效循环血量不足的可能性。处理上应调整降压药用量、调整体位、加快输血输液等，除非必需不应轻易使用升压药，以免创面大量渗血而使情况进一步恶化。

（七）脊柱侧凸手术控制性降压特殊处理

脊柱侧凸手术在行控制性降压的主要问题是脊髓血流量的减少导致脊髓损伤，尤其是在牵拉脊髓的时候，因为在正常条件下，安全的低血压水平在脊髓受到牵拉后会导致脊髓的血流量减少。一项对狗的研究中表明，脊髓血流量在控制性降压时会降低，但在大约35min后可恢复到对照水平，因此，有人推荐在开始控制性降压后的35min内不要牵拉脊髓。

（八）停止降压后处理

引起出血的手术步骤结束即应停止降压，使血压回升至原水平，彻底止血后再缝合切口，以避免术后继发出血。采用短时效的降压药停药后经调整患者体位、麻醉深度和补充血容量后，血压易回升并保持稳定。长时效的降压药如神经节阻滞药使用后即使血压已恢复原有水平，仍可能产生因体位变化、麻醉深度变化等而再度出现低血压。因此，停止使用降压药并不意味着控制性降压作用已完全消失，仍应加强对患者呼吸和循环系统的监测，保持良好的氧供及补足血容量，减少患者体位的变化，严密注意尿量，直至保持生命体征平稳较长时间为止。必须强调的是当控制性降压时出现异常性低血压或患者重要生命器官有缺血而不能耐受者，应及时恢复血压的处理，停止降压以免产生严重不良后果。

（九）术后护理

手术结束并不意味着控制性降压作用已完全消失。手术结束后，体位性低血压仍很显著，因此必须加强术后护理。在搬动患者时要严防剧烈改变体位，手术后采取头高位者有可能导致脑缺血性肢瘫。对控制性降压术后的患者还要做到及时补足术中的失血量，用面罩或鼻导管给氧，严密观察尿量，护理患者直至完全清醒，反应活跃，通气良好，肤色红润。

二、控制性降压的并发症

（一）控制性降压的并发症的准确发生率难以估计

20世纪50年代手术患者死亡率为0.34%，有0.24%与麻醉和低血压有关，这些早期报道几乎令美国废除控制性降压。现今只有0.055%死亡者与麻醉和低血压有关，非致命并发症发生率为3.3%，通常与神经系统有关。控制性降压并发症的发生主要与下述情况有关：

（1）降压幅度　若收缩压<10.7kPa（80mmHg），并发症即多，故控制降幅十分重要。

（2）降压持续时间　最安全的时限不超过1h，至多不应超过75～90min，此为允许的上限。

（3）降压速度　降压要求平稳、少波动，且缓慢进行，故须调控得宜，监测手段完善可靠，并密切注意手术失血以及及时输血、补液。

（4）严格掌握适应证及禁忌证。

（二）常见并发症

（1）术后患者出现视觉模糊，可能与脑缺血有关，须查眼底血管。

（2）脑栓塞、心肌梗死都有发生报道，很可能与适应证及禁忌证未能严格掌握有关。

（3）肾功能不全，无尿、少尿，应检查肾功能。

（4）血管栓塞，可见于各部位血管栓塞。

（5）反应性出血或术后出血，前者可能出现在血压回升时，后者则发生于术后，故在术终前应先回升血压，充分止血后始能缝合切口。

（6）持续性低血压，休克。

（7）颅内压上升，须对症处理。

（8）嗜睡、苏醒延长等。

综上所述，控制性低血压大多数是安全的，但不等于无并发症发生。大多数的并发症或死亡都是与降压适应证选择、降压技术掌握与管理不妥当有密切关系，降压过急，药量过多，血容量不足，以及对患者术前潜在危险性因素缺乏应有了解等有重要关系。总之，控制性降压可有效地减少失血和提供更好的术野清晰度。许多药物和技术已经成功应用于控制性降压，这些药物的作用机制各不相同，产生复杂多变的器官血流量改变。因此，控制性低血压并非没有危险，必须充分考虑利弊，选择使用。

健康年轻患者进行控制性降压，少有并发症发生，老年人和有潜在器官功能不全者进行控制性降压的危险性较大，所以麻醉医生一定要小心评估每个患者，基于合理原因作出行控制性降压的决定。有选择地应用控制性降压技术有助于手术成功，对患者有明显益处。

（罗铁山　杜晓宣）

参考文献

［1］　O'TOOLE J E, WANG M C, KAISER M G. Hypothermia and human spinal cord injury：updated position statement and evidence based recommendations from the AANS/CNS Joint Section on Disorders of the Spine Peripheral Nerves. Available at：http：// www. Spinesection. org/ files/ pdfs/ Hypothermia%20Position%20Statement%20Oct%202013.pdf.Accessed January 9，2014.

［2］　SHIMIZU H, MORI A, YOSHITAKE A, et al. Thoracic and thoracoabdominal aortic repair under regional spinal cord hypothermia［J］. Eur J Cardiothorac Surg, 2014, 46（1）：40-43.

［3］　WANG J, PEARSE DD.Therapeutic Hypothermia in Spinal Cord Injury：The Status of Its Use and Open Questions［J］. Int J Mol Sci, 2015, 16（8）：16848-16879.

［4］　ELGAFY H, BRANSFORD R J, MCGUIRE R A, et al. Blood loss in major spine surgery：are there effective measures to decrease massive hemorrhage in major spine fusion surgery？［J］. Spine（Phila Pa 1976）, 2010, 20（35）：S47-56.

［5］　KUMAR N, CHEN Y, NATH C, et al. What is the role of autologous blood transfusion in major spine surgery？［J］. Am J Orthop（Belle Mead NJ）, 2012, 41（6）：E89-95.

［6］　PARK J H, HYUN S J. Intraoperative neurophysiological monitoring in spinal surgery［J］. World J Clin Cases, 2015, 3（9）：765-773.

［7］　LI A, SWINNEY C, VEERAVAGU A, et al. Postoperative Visual Loss Following Lumbar Spine Surgery：A Review of Risk Factors by Diagnosis［J］. World Neurosurg, 2015, Sep 1. pii：S1878-8750（15）01046-3.

［8］　TSE E Y, CHEUNG W Y, NG K F, et al. Reducing perioperative blood loss and allogeneic blood transfusion in patients undergoing major spine surgery［J］. J Bone Joint Surg Am, 2011, 93（13）：1268-1277.

第十章 围手术期血液保护

第一节 自体血回收技术概述

自体输血是一项重要的血液保护措施。目前自体输血方式有3大类：术前自体采血贮存技术、急性血液稀释技术和术中、术后术区血液回收技术。通常所说的自体血回输是指第三种，它是利用人工方法回收过滤自体血，或者通过机器自动回收清洗自体血得到浓缩红细胞后再回输入机体，后者已在临床上广泛使用。

自体输血的主要优点：①避免异体输血的并发症，如过敏及发热反应、溶血反应、免疫抑制、传播疾病等。②节约血液资源。③解决部分稀有血型的用血问题。

自体血回收是血液保护的重要措施之一。围手术期自体血回输技术采用负压吸引装置回收患者体腔血，回收后经洗涤、过滤浓缩或不洗涤通过标准输血器直接回输。围手术期自体血回收处理，过滤除去较大的杂质，离心除去血浆成分如蛋白和凝血因子，同时洗涤也显著减少了残留污染物，包括抗凝剂等；得到红细胞悬液Hct可达0.45~0.65，其主要成分是浓缩红细胞，其他成分如凝血因子、血小板含量与总白蛋白浓度低。回收血液的红细胞寿命及半衰期均与正常红细胞相似，2,3-二磷酸甘油酸含量及携氧能力正常，红细胞形态学及脆性、红细胞ATP和DPG含量无明显改变；而白细胞部分丢失、血小板丧失功能，血浆蛋白和凝血因子基本去围手术期自体血回输能及时补充血液，维持其血容量和血压，尤其是在急诊和大出血手术中能赢得抢救生命的时间；能即刻提供血液，有效缓解血源紧张的状况；解决了稀有血型如RhD阴性患者出血及因宗教信仰拒绝输血等问题；减少异体输血反应及并发症，完全避免因异体输血引起的传染病。

围手术期自体血回输技术主要适用于出血量较大的手术，如创伤、战伤、大血管损伤、肝破裂等大出血抢救手术，胸科及腹部外科手术如门脉高压分流术、肠系膜血管破裂出血等，妇科手术如宫外孕破裂大出血等，脊柱外伤骨科手术如全髋置换及脊柱正畸等出血较多的骨科手术，神经外科手术（如颅咽管瘤手术、动脉瘤等）及心脏、肝、肾等移植手术。有些情况不能作自体血回输，如肠道破裂、癌症手术等，但肠道破裂、结直肠癌、胰腺癌、肝细胞癌等手术自体血回收技术均有报道。目前，自体血回输是否会造成肿瘤细胞或肿瘤栓子扩散或转移是医学界争论的焦点。污染或疑似污染的血液尽量不要回收。经血液系统传播的传染病患者如HIV及HBV患者应慎重对待，操作者有被感染的可能。围手术期自体血回收偶有发生凝血病、感染的报道，可能与休克、低体温、自体血质量、采集污染以及回输量多少等因素有关。

围手术期自体血回收对患者凝血功能可能存在影响。围手术期自体血回收患者术后PLT及凝血因子高于正常含量的30%，但未引起凝血功能改变。只要凝血因子维持正常值的30%就能维持正常的凝血功能。大量的血浆蛋白、凝血因子、血小板的丢失及肝素抗凝的应用，理论上会导致机体凝血功能障碍。但围手术期自体血回收后PT、APTT、ACT等正常或轻度延长，对凝血功能影响甚小。血液回收超过1 500mL时，血小板和纤维蛋白原将降低，PT、APTT、ACT会轻度延长，可能致术后大量渗血，应适当补充血小板、新鲜血或血浆；大量的清洗血回输，蛋白丢失过多造成低蛋白，应适当补充胶体或白蛋白。肝功能差或肝移植的患者，需加强监测凝血功能。

围手术期自体血回收对患者免疫功能可能存在影响。机体血浆IL-2具有免疫增强作用，自体血回输可能具有一定的调节手术和麻醉或异体输血导致的细胞免疫抑制作用。

围手术期自体血回收可明显减少异体输血量，减少输血并发症等方面都优于异体输血。一般而言，预计术中出血量超过1 000mL的手术应考虑使用自体血回输技术。出血量越大，使用自体血回输技术的效益越大。难估计术中失血量者，则术前准备好仪器及其相关设备，做到有需要时立即可以使用。对术前无相同血型的异体血制品库存及那些拒绝输注异体血制品者，考虑围手术期自体血回收也是可取的。目前国内尚无关于自体血回输技术的成本效益分析统一的标准，而且具体计算中相关指标难以量化。国内关于自体血回输技术使用的成本效益分析需要进一步收集资料进行系统研究。决定是否使用自体血回输技术应根据临床实际情况，围手术期自体血回收是解决血源不足或创伤出血患者救治的重要措施，同时也能减少输血相关并发症，是最安全的输血方式，对凝血功能无明显影响，是无偿义务献血的补充。开展术中回收自体血技术势在必行，值得临床推广应用，但相关的研究还需要进一步展开。

（王龙　杜晓宣　杜建华）

第二节　术中、术后输血

本节所讲述的输血是指异体输血（allogous transfusion）。输血的主要目的是：①维持组织的氧供；②维护机体的止血、凝血功能；③维持有效的容量负荷。以上功能由血液的不同成分完成，故从节约用血及治疗有效性的角度考虑，在有条件的地区应不遗余力地推行成分输血。麻醉科医生应该是输血方面的专家，因此，必须熟练掌握输血的指征，掌握恰当应用各种血液成分的临床技巧。

一、输血指征

（一）改善组织的氧供

机体的氧供公式：DO_2（mL/min）=CO（L/min）×CaO_2（mL%）×10=HR×SV×[Hb（g/dL）×SaO_2×1.34+0.003 1×PaO_2（mmHg）]×10，表明心排出量与心肌收缩力、有效的容量负荷及心率呈正相关。输血可以提高容量负荷，但输血并非是提高容量负荷的首要措施，改善容量负荷应根据患者的实际情况，补充晶体液和胶体液。当然天然胶体如白蛋白溶液和血浆，在危重患者中所起到的扩容和维持胶体渗透压的作用仍是不可替代的。在提高血氧含量方面，从上述公式中不难看出：SaO_2至多为100%；提高PaO_2，由于氧气的低溶解度，对增加血氧含量的作用较小，而提高血红蛋白浓度对血氧含量的改善作用最为明显，故临床上指导输血的指标应为即时的血红蛋白浓度（Hb）或红细胞压积（Hct）。但麻醉医生遇到的情况多为术中的急性失血，由于大部分医院的条件限制，并不能即时对患者的Hb或Hct进行监测，故对输血指征的掌握仍限于对出血量的估计。通常对患者出血量可以用以下方法加以粗略估计。

1. 患者的临床表现和生命体征（见表10-1）

表10-1　患者不同程度失血量的临床表现

	I	II	III	IV
失血量/mL	≤750	750~1 500	1 500~2 000	>2 000
失血量占体循环总量	≤15%	15%~30%	30%~40%	>40%
脉率（次/分）	>100	>100	>120	140或更高
血压	正常	正常	下降	下降
脉压	正常/增加	减小	减小	减小
毛细血管充盈试验	正常	阳性	阳性	阳性
呼吸频率（次/分）	14~20	20~30	30~40	>35
尿量/（mL·h^{-1}）	≥30	20~30	5~10	无尿
精神症状	极轻度焦虑	轻度焦虑	焦虑，意识混乱	意识混乱，昏睡
体液替代疗法方案	晶体液	晶体液	晶体液+血液	晶体液+血液

2. 测量吸引瓶内的血量，称量吸血的纱布，检查手术单上的失血情况，粗略估计出血量。

3. 估计可允许的失血量（EABL）　EABL＝（Hct$_{术前}$－Hct$_{允许值}$）× BV/Hct$_{术前}$

但这里我们要着重指出，估计出血量不仅仅只是对量的估计，而是要通过量的估计来粗略计算出血后的Hb或Hct。随着术式的日趋成熟，许多手术的出血量相对固定，麻醉医生应该在术前对患者的术中及术后Hb或Hct作出相应的预测。对出血后Hct的估计可采用以下公式：

Hct$_{出血后}$＝（1－出血量/2BV）Hct$_{基础}$/（1＋出血量/2BV）Hct$_{基础}$。

血容量（BV）按体重（kg）算，成年男性66～77mL/kg，成年女性66.5mL/kg，新生儿85mL/kg。

BV也可按下列公式计算：BV＝H×28.5＋BW×31.6-2820（男）；BV＝H×16.25＋BW×38.46-1369（女）。其中H表示身高（cm），BW表示体重（kg），BV表示血容量（mL）。

卫生部于2000年颁布了新的输血指南。在指南中，是采用患者的血红蛋白浓度作为输注红细胞的指标。认为患者一般情况良好，Hb＞100g/L，不必输血；Hb＜70g/L的急性贫血，应考虑输注浓缩红细胞；当Hb在70～100g/L时，应根据患者的代偿能力、一般情况和其他脏器的病变程度考虑输血指征。这些因素包括心血管系统的状况、患者年龄，预测血液可能进一步丢失，以及患者的氧合状况，但事实上术前Hct的最适标准尚未确立。术前Hb＝60g/L的择期手术患者，如出血量＜500mL，可顺利度过手术；术前Hct 20%～22%的患者围手术期并发症率及死亡率并不增加；贫血不增加外科手术术后感染发生率及严重程度，不延长恢复时间。目前也尚无明确的Hb极限低值，所谓Hb极限低值是指无系统或器官功能不全发生的Hb的低限。Weiskopf等报道对健康志愿者实施急性等容量血液稀释（ANH），Hb＝50g/L时，患者仍耐受良好，氧供、氧耗无异常；无血乳酸增加，即便加用β受体阻滞剂，Hb＝50g/L仍未成为Hb极限低值。他们同时指出，Hb极限低值与器官特性、功能状态、病变情况、年龄等因素有关。Hebert将836名入住ICU的患者随机分为两组，进行前瞻性研究，第Ⅰ组为限制输血组，即只有当Hb达到70～90g/L的水平才给予输血，第Ⅱ组为自由输血组，Hb达到100～120g/L时即给予输血。结果发现两组患者30天内死亡率相近：Ⅰ组18.7%，Ⅱ组23.3%。而院内死亡率、多器官功能不全评分、肺水肿发生率Ⅰ组显著低于Ⅱ组，这也说明，在Hb的极限低值以上，高的血红蛋白浓度并不与好的预后相关。

（二）维护机体的凝血机制

在围手术期可以遇见不少患者由于先天性或获得性的因素造成出凝血功能障碍，需要输血治疗，以顺利度过手术关。用于治疗的主要血液成分有血浆及其制品、血小板制品。

下列情况需要输注新鲜冰冻血浆或其提纯制品来改善凝血功能：①血友病；②大量输血伴有出血倾向者，输血量＞5 000mL，KPTT延长1.5倍以上；③肝功能衰竭伴出血者；④V因子或X因子缺乏有出血者；⑤DIC纤维蛋白原含量＜150mg/dL，且有明显出血倾向。

下列情况需要输注血小板制剂维护止血功能：①原发性血小板减少性紫癜、肝硬化、原发性脾亢等因素造成的血小板计数减少并造成临床出血倾向者；②大量输血造成急性稀释性血小板减少症（血小板计数＜50×10^9/L）临床上有出血倾向表现者；③重度血小板减少（血小板计数＜20×10^9/L），须进行重大手术者；④DIC且血小板过度消耗者。

（三）维持有效的容量负荷

输血可以提高容量负荷，但就目前而言，输血并非提高容量负荷的首要措施，改善容量负荷应根据患者的实际情况补充晶体液和胶体液。随着科技的进步，扩容效力强、维持时间长的人工胶体液不断出现，如明胶溶液、中分子羟乙基淀粉溶液等应作为扩容的首选。但基于某些特殊情况，如严重的烧伤、创伤、浆膜炎症、消化道瘘重症感染等，在体液丢失的同时，还伴有大量的蛋白外渗，对于这类患者除补充足够的功能性细胞外液外，还须通过输注白蛋白或血浆来维持血管内容量，维持正常的胶体渗透压来保证血管内外的体液平衡。对于出血患者来说，1 000～5 000mL的出血量需要输注人工胶体液和红细胞制剂共同维护容量，＞5 000mL的出血需要人工胶体液、红细胞和血浆共同维护血容量并保持血浆总蛋白水平在52g/L以上或血浆胶体渗透压在15mmHg以上。

二、成分输血

成分输血主要是指根据患者所丢失或缺乏的血液成分补充相应的血液制品。目前临床上常用的血液成分为全血、红细胞、新鲜冰冻血浆、冷沉淀物、浓缩血小板，以及在此基础上进一步提纯的血液制品，包括白蛋白、球蛋白、凝血酶原复合物、纤维蛋白原、Ⅷ因子等。

（一）全血

即将采集到的供体血保存于含有特殊保存液的塑料袋中，并置于4℃冷藏。

全血性质主要取决于抗凝剂（或保存液）的种类以及贮存时间的长短。随着保存时间的延长，血液中的一些有效成分（2,3-DPG、ATP、白细胞、血小板等）含量减少，功能逐渐丧失，而一些有害成分（血氨、游离血红蛋白、血钾）将逐渐增加。其变化速度与抗凝剂（保存液）的种类有较大关系。为了防止血浓凝固，必须加入适量抗凝剂，目前常用的抗凝剂或保存液有以下几种：

1. 单纯枸橼酸钠 1914年Hustin首先发现枸橼酸钠与血液中钙作用形成可溶性的复合物。1918年发现冷藏可以保存血液后，开始用枸橼酸钠作为血液抗凝剂保存血液，使最初的直接或半直接的输血法改为间接输血法，这是输血史上一大发展。单纯枸橼酸钠由于不含葡萄糖，保存期只有5天。

2. 肝素 是一种酸性黏多糖，具有较强的抗凝作用，其抗凝效果取决于同抗凝血酶Ⅲ的相互作用，阻止凝血酶的生成，因其不涉及钙离子，故血液中钙离子的浓度是正常的，但因其抗凝能力有一定的时间限制，故不能长期保存，其保存期为34h。

3. ACD（枸橼酸-枸橼酸钠-葡萄糖保存液） 1943年应用于临床，所含的糖是正常红细胞糖酵解过程中的必需底物，它的主要生理功能是氧化供能，因而防止红细胞的溶解和延长红细胞的保存期限，保存期可延长到21天。加入枸橼酸，可防止葡萄糖在高压消毒时焦化，并可延缓保存期红细胞脆性增加。目前国内各血站大多采用ACD保存血液。

4. CPD（枸橼酸-枸橼酸钠-磷酸二氢钠-葡萄糖保存液） 1957年开始使用。CPD保存1周的血液相当于ACD保存1~2天的血液，输注后血细胞24h的存活率为98%，2,3-DPG水平为99%。国外大多已放弃ACD而推广使用CPD。

5. ACD-A（ACD-腺嘌呤）或CPD-A（CPD-腺嘌呤） 很多研究者通过大量试验证实，ACD-A或CPD-A保存血液使红细胞活力显著延长，但它不能阻止2,3-DPG的减少或氧亲和力增加，然而此种血液输入人体后，2,3-DPG浓度可以在24h内恢复。有效期为35天。

以上所定保存期，主要指红细胞而言，即保存期末输入患者体内的红细胞24h后仍有70%以上的存活率，而并没有考虑血小板、白细胞和凝血因子等成分。

新鲜全血，根据不同的目的有不同的含义，如果输血目的是为了纠正运氧能力的不足，则以输用含2,3-DPG较高的全血为合适，在4℃保存下，5天以内的ACD全血或10天以内的CPD全血均可视为新鲜全血。为了补充红细胞、血小板、粒细胞或不稳定的凝血因子Ⅴ，则以输用当天新鲜全血为合适。为了补充凝血因子Ⅷ，则可使用保存5天以内的全血。决定输新鲜全血一定要慎重，因为在1天内来不及进行HBsAg、梅毒血清试验及HIV抗体等检查，故有发生上述疾病的危险性。现代输血大多用成分输血，不主张用新鲜全血。

库存全血（库血）的保存期如前所述，依保存液种类而定。事实上，全血只要一离开血循环到体外就开始发生变化，这些变化统称为"保存损害"，其程度与保存液种类、保存温度和保存时间长短有关，如保存温度和保存液种类不变，则血液的变化随着保存期的延长而增加，见表10-2。如全血在4℃保存1天后，粒细胞即已丧失功能；血小板在全血内保存12h后即丧失大部分活性，保存1天后就丧失全部活性；凝血因子Ⅴ在全血内保存24h后，活性下降50%，Ⅷ因子保存3~5天后也损失50%。比较稳定的是白蛋白、免疫球蛋白和纤维蛋白原。因此经保存的全血有效成分主要是红细胞，其次是白蛋白和球蛋白，后者含量也不多。为了满足临床需要，最好输用某种血液成分的浓缩制剂。

表10-2　ACD库血保存期中的生化性质变化

	当日	7天	14天	21天
葡萄糖/（mmol·L⁻¹）	19.43	16.65	13.60	11.66
乳酸/（mmol·L⁻¹）	2	7	12	15
无机磷/（mg·mL⁻¹）	1.8	4.5	6.6	9.0
pH	7.0	6.85	6.77	6.68
红细胞生存率/%	100	98	85	70
2,3-DPG/（μg·g⁻¹）（以Hb计）	15.0	9.0	3.5	1.5
游离血红蛋白/（mg·mL⁻¹）	6~10	25	50	100
Na⁺/（mmol·L⁻¹）	15	148	145	142
K⁺/（mmol·L⁻¹）	3~4	12	24	32
Ca²⁺/（mmol·L⁻¹）	<0.5	<0.5	<0.5	<0.5
Cl⁻/（mmol·L⁻¹）	100~150	260	470	680

（二）红细胞制剂

1．少浆血　从全血中分离出一部分血浆，保留一部分血浆的血，其红细胞压积约为50%。可以通过自然沉降或离心法制备获得。

2．浓缩红细胞　制备方法与少浆血类似，所得红细胞与全血具有同样携氧能力，而容量只有全血的1/2~2/3。其红细胞压积可为70%~90%，但以（70±5）%压积的红细胞输用最为方便，输注时不必再加生理盐水稀释。如为80%以上压积的红细胞，因黏稠度大，输注时需加适量生理盐水，配制成70%压积的红细胞悬液，以利输注。

3．洗涤红细胞　一般用生理盐水反复洗涤红细胞3~6次。洗涤红细胞除很少含白细胞、血小板外，血浆蛋白含量也极少。制品中残存的血浆蛋白含量约为原总蛋白的1%以下，去除80%的白细胞和保留红细胞80%以上。制品中血浆已基本去除，同时白细饱和血小板也大部分去除，故可降低不良反应的发生率；洗涤红细胞缺乏同种抗A、抗B凝集素，因此洗涤的O型红细胞可输给任何ABO血型的患者；洗涤红细胞中钾、钠、氨、枸橼酸盐以及乳酸等基本被去除，更适用于心、肝、肾疾病患者。

4．冰冻红细胞　研究证明，红细胞代谢速度取决于保存温度，如果把血液保存在很低的温度下，可使红细胞的代谢活动降低或完全停止，从而减少红细胞代谢所需要的能量消耗，同时也可避免有毒代谢产物的积累，达到延长红细胞保存期的目的。

冰冻红细胞的制备是防止在冷冻过程中红细胞的破坏，常用的方法是加入防冻剂，常见的防冻剂为甘油。甘油的最终浓度为40%，红细胞冰冻及保存温度为-80~-70℃，输用前用盐水洗涤法或糖液洗涤法洗脱甘油。冰冻红细胞的最大优点是保存时间长，高浓度甘油的冰冻红细胞可保存3年，低浓度甘油的冰冻红细胞可保存10年以上，可以解决稀有血型的贮藏问题。但输用前需解冻并洗去甘油，洗涤时工序繁琐，需要一定设备，故推广应用受限。冰冻红细胞解冻洗涤后应置于（4±2）℃保存，并在24h内输注。

5．少白细胞的红细胞　用于反复发热的非溶血性输血反应患者。大多患者因反复输血导致白细胞同种免疫，再输入带有白细胞的血液可引起反应，本制剂即可防止这种反应。多数学者提出，如患者有2次以上发热或非溶血性输血反应，宜输注少白细胞的红细胞以纠正贫血。此外，为了避免同种免疫HLA抗原，尤其是急性白血病、恶性肿瘤、再生障碍性贫血患者（常要输注白细胞及血小板），以及血液透析患者及器官移植患者等宜输注少白细胞的红细胞。

6．年轻红细胞　由年龄较轻的红细胞（包括网织红细胞）组成，其半存活期为44.9天，而成熟红细胞为20天，故输用年轻红细胞可明显延长输血间隔。制备原理是根据衰老的红细胞体积小、密度高而年轻的红细胞密度相对较小的特点通过离心法将其分离。经临床证实，输注年轻红细胞对长期依赖输血的贫血患者可延长输血间隔，减少铁的积累，延迟或防止血色素病的发生。

（三）血浆及血浆蛋白制品

1. 血浆　　血浆是承载血细胞的基质，其主要成分是水、电解质、糖和蛋白（包括白蛋白、球蛋白、凝血因子、细胞因子等）。原来输注血浆的主要目的是扩容和维持血液的胶体渗透压，血浆是天然的胶体，蛋白含量为60～70g/L，胶体渗透压20～25mmHg，蛋白在血浆中的半衰期为15～20天，故可以很好地维持血管内容量。输血浆的另一重要目的是补充凝血因子。如前所述，由于凝血V因子、Ⅷ因子的不稳定性，4～6℃条件下库存血存放21天后该两种凝血因子的水平降至原来的15%～0。而采用冰冻的方法可以很好地保存这两个因子，故新鲜冰冻血浆曾被用来治疗大量输血后的异常出血。

（1）血浆的制备

1）在制备红细胞制剂时分离获得。发达地区把80%以上的全血制成各种血制品供成分输血用，既满足了临床对红细胞的要求，又取得了大量血浆供制备血浆蛋白制品。

2）单采血浆法　它是近年来为取得大量血浆而发展的一种新技术。方法主要有两种，一种是多联塑料袋法，另一种是使用仪器如IBM或Haemon血细胞分离器。单采血浆法的优点在于只采集机体容易合成的血浆而还输生成较慢的细胞尤其是红细胞。

按抗凝剂的不同可分为枸橼酸钠、ACD、CPD、肝素和EDTA血浆等；按血浆保存的时间不同可分为新鲜血浆和库存血浆；按保存时物理状态的不同可分为液体、冰冻和冻干血浆。新鲜冰冻血浆（FFP）是用ACD和CPD抗凝，于6h内将血浆分出，并迅速在-30℃以下冻结和保存。目的是保存不稳定的蛋白成分，特别是易变的凝血因子（V因子和Ⅷ因子），它含有全部的正常人血浆蛋白。这种血浆内凝血因子的含量基本上保持正常，并可保存12个月。血浆具有一系列综合治疗价值，可用于抗休克、免疫、止血和解毒等。其具体应用指征：①大量输血而伴有出血倾向者。②肝衰竭伴出血者。③对双香豆素抗凝剂过量者。④凝血因子V或X缺乏有出血者。⑤有时也用于提供其他的血浆成分如C_1-脂酶抑制剂，它是遗传性血管神经性水肿患者所缺乏的。⑥血浆置换疗法，用于治疗某些疾病如变态性疾病以及去除体内的Ⅷ因子抗体和抗D等。⑦在缺乏更好的血液制剂时，也可用于纠正血容量缺乏和某个单一的凝血因子缺乏。一般来说，在治疗甲型血友病时，每千克体重输10～15mL新鲜冰冻血浆，只能提高患者Ⅷ因子的15%～20%。对治疗低纤维蛋白原血症，遗传性V因子、Ⅷ因子、X因子、IX因子和XIII因子缺乏症时，成人一次输400mL新鲜血浆只能提高血循环内凝血因子水平约10%。为达到止血，必须多次较大剂量的输注，但有可能发生循环负荷过重。因此，最好采用冷沉淀物或凝血酶原复合物来治疗血友病和其他凝血因子缺乏者的出血。⑧在缺乏白蛋白制剂时，用作扩容和纠正低蛋白血症。如烧伤、外伤休克等引起的血液浓缩与循环血容量急剧减少时，输用血浆较全血更为合适。

有学者认为，一般情况下，只需要5%～20%正常水平的V因子和30%正常水平的Ⅷ因子就足以满足外科手术过程中的凝血要求，手术中由于大量输血造成的出血倾向更多是由于血小板缺乏所致，故从严格的意义上考虑，新鲜冰冻血浆作为凝血因子的补充物，输注标准应满足下列要求：①出血无法通过外科缝合和电凝止血。②部分凝血酶原时间KPTT超过正常值的1.5倍。③血小板计数>50×10^9/L（已排除异常出血的主要原因是血小板减少）。

（2）输注剂量　新鲜冰冻血浆的使用剂量取决于临床表现，一定要个体化。平均剂量为5～15mL/kg，为了确定最适的新鲜冰冻血浆使用剂量，通过临床和实验室指标评价患者情况很重要，如用中心静脉压力（CVP）来评估容量负荷，随访凝血功能包括PT、KPTT、纤维蛋白原的定量，有条件的单位还可以通过血栓弹力图动态观察患者凝血功能的变化。

输注新鲜冰冻血浆的速度不应超过10mL/min。由于每个个体的遗传基因类型不尽相同，血细胞和血浆蛋白的表现型也各有差异。因此，受血者接受了血浆中在分浆时混入的少量红细胞、白细胞、血小板等同种抗原，在理论上受血者对输注异体血的同种抗原产生同种抗体有潜在可能。另外血浆蛋白的种类很多，其中有免疫球蛋白、乙种球蛋白、白蛋白和结合珠蛋白等十多种蛋白，它们在不同的个体都有不同的表现型，所以输注血浆的变态反应发生率较高，特别是荨麻疹和发热反应常发生。过敏反应虽然少见，但常常危及生命。

2. 血浆冷沉淀物（简称冷沉淀物）　富含Ⅷ因子和纤维蛋白原的制剂，包括Ⅷ：C（促凝的活性部分）、

Ⅷ：vWF（vonWillebrand因子）和纤维连接素（一种协助网状内皮系统清除异物及细菌的糖蛋白），其他的血浆蛋白在冷沉淀物中的含量很少。

冷沉淀物主要用于治疗Ⅷ因子缺乏或血友病甲，也用于治疗纤维蛋白原缺乏症。从某种意义上说，输冷沉淀物较输市售纤维蛋白原制剂更为安全，因为市售纤维蛋白原的肝炎病毒的污染率很高，而输冷沉淀物的感染机会与输血相同。

输冷沉淀物时须做ABO配型，但并不十分严格，因为冷沉淀物中抗体的含量极低。冷沉淀物中含有少量的红细胞碎片，故Rh阳性的制品输给Rh阴性的患者可以致敏。

在输冷沉淀物时会出现"矛盾出血"现象，即当Ⅷ因子的水平达到正常水平的30%~50%，足以满足凝血需求时，异常出血仍未得到控制，甚至在Ⅷ因子水平正常的情况下也不例外。此种现象的产生是由于冷沉淀物中富含纤维蛋白原，输注冷沉淀物的同时血浆中纤维蛋白原的浓度也在上升，造成出血概率增加。单纯输注Ⅷ因子则不出现上述情况。

冷沉淀物应在过滤后快速输注，速度>200mL/h。解冻后尽可能在6h内使用。

目前治疗血友病甲的药物为纯的Ⅷ因子制剂，随着科技的发展，通过DNA重组技术生产出了合成的Ⅷ因子，从而避免了血浆提纯的Ⅷ因子传播疾病的危险。

3. 凝血酶原复合物　该产品主要含有Ⅸ因子、Ⅱ因子、Ⅶ因子、Ⅹ因子。凝血酶原复合物的主要治疗指征为Ⅸ因子缺乏的血友病乙患者，另外还包括一些获得性的低凝血酶原血症，如华法林过量等。

4. 白蛋白　市售制剂有5%和25%的等张盐水溶液，国内主要为20%的制剂。使用该制剂的主要目的是为了扩容，因为白蛋白的半存活期约20天，故可以较平衡电解质溶液更有效地扩张血管内的容量。

一个体重70kg的成人在体内大约储有300g白蛋白，主要在皮肤、肌肉和内脏中。在体内大约40%的白蛋白分布在血管内，60%在血管外，不同的血管外储存以不同速率与血管内白蛋白保持着平衡。一般说来，速率较快，每小时有相当于血管内总量的5%白蛋白进入血循环。白蛋白的半存活期约20天，在正常情况下，显然合成率和分解率是互相平衡的。关于白蛋白的分解代谢知道不多，主要分解代谢是在单核-巨噬细胞系统和胃肠道中，如输注过多的白蛋白或其他胶体液将抑制白蛋白合成并增加其分解。白蛋白分解率增加的情况有：患癌症、急性感染、手术后、烧伤（烧伤面积达50%时，白蛋白的分解率是正常的2倍）。

5. 血小板

（1）血小板生理　血小板是止血机制中的一个重要因素，它来源于骨髓巨核细胞，血小板的生成受血小板生成素调节。正常人血小板存活期为8~11天；近年来用^{111}In（铟）标记自身血小板回输后发现，在最初10~20min血小板下降很快，以后逐渐变慢，半存活期为3.7天或4.6天。自身免疫性血小板减少性紫癜患者血小板存活期仅48~230min，其总转换率为正常的4~9倍。正常人血小板数为（100~280）×10^9/L。

（2）血小板的制备　血小板是血液有形成分中密度最轻的一种，密度约为1.032，相对来说，比白细胞容易从全血中分离出来，因此血小板输注开始较早。分离方法可以从1单位全血中提取，也可以用细胞分离机从单个献血者采集较大量的血小板供1个患者1次输用。血细胞分离机价格昂贵，费用高，此法可以提供HLA配合的血小板，主要用于已产生血小板抗体，导致普通血小板输注无效的患者。一般情况下都采用前一种方法，从1单位全血中制备血小板制品供临床施用。血小板性质脆弱，离体后很容易发生变形、破坏，影响输后体内存活期。

（3）血小板的保存　影响血小板保存的因素比较多，其中以温度和pH最为重要，而pH的维持又与贮存袋的通透性、白细胞残留量、血浆残留量以及保存方式等因素有密切关系。

1）温度　以（22±2）℃保存为佳。研究证明，血小板在4℃保存24h就有明显损伤，其主要原因是血小板遇冷后在形态上很快发生变化，由盘状变为球状，容易聚集和破坏，输入体内存活期短；而在（22±2）℃保存的血小板，可以保持形态的完整，输后在体内存活时间长，冰冻保存血小板虽有20多年历史，但因保存后损失较大，体内回收率低，至今没有广泛应用。

2）pH　血小板保存质量与pH关系密切，适合血小板保存的pH为6.5~7.2，保存期末测定pH不应<6.0，也不应>7.4，否则输后回收率低，存活期短。而pH下降与保存过程中乳酸浓度有关，当乳酸浓度升高到

$30 \sim 40 mmol/L$时，pH降到6.0。而乳酸浓度升高又与贮存容器对气体的通透性有关，在有氧条件下血小板代谢产生CO_2，通过气体交换，将CO_2散出贮存容器，而O_2进入贮存容器，以保持pH不变。如果通过袋壁的气体交换不能满足血小板对氧的需求，血小板代谢就从需氧代谢变为厌氧代谢，于是糖酵解增加而产生过多的乳酸，使pH下降。另外保存血小板必须保持轻轻地摇荡，由于摇荡使氧气和二氧化碳容易通过贮存容器表面，有利于保存期间pH的维持。

3）保存期　保存期长短在很大程度上取决于贮存容器的材料，20世纪70～80年代早期使用的贮存容器，由含二乙基己基邻苯二甲酸盐增塑剂的聚氯乙烯组成，如PL 146和CL 3000属于此类容器，由于容器表面对氧的通透性较差，在（22 ± 2）℃下，保存期只有3天。基于以上情况，从70年代末至80年代又研制了一类新型容器，此类容器由于增加了气体的通透性，能较好地维持pH，使保存期延长到5天。此类容器有3种类型：一种是不含增塑剂的聚烯烃贮存容器，如PL 732，另一种是含1,2,4-苯三增塑剂的聚氯乙烯贮存容器，如CLX-7和PL1240，第三种容器是含DEHP增塑剂的聚氯乙烯贮存容器，如XT-612。

（4）输注血小板的适应证

血小板减少：一般认为血小板减少即用血小板输注，但要认识到不是所有血小板减少的患者均需要输注血小板。血小板减少患者按血小板数量可分为轻度减少、中度减少、重度减少。血小板为（$50 \sim 100$）$\times 10^9$/L时为轻度血小板减少，除有皮肤出血点及紫斑外，无其他部位出血，虽经外伤也不易有严重出血，因而不必在手术前或外伤时行预防性血小板输注，更不宜用输注血小板来提高血小板数。血小板在（$20 \sim 50$）$\times 10^9$/L时为中度血小板减少，也不需预防性血小板输注，如要手术及严重外伤时则可输血小板。如血小板<（$5 \sim 10$）$\times 10^9$/L时为严重血小板减少。一般血小板<20×10^9/L才有皮肤、鼻、齿龈出血增多，在（$5 \sim 10$）$\times 10^9$/L时出血时间明显延长，出血严重者可有血尿、呕血、黑粪甚至颅内出血。但也有少数情况血小板虽在10×10^9/L，仍无明显出血症状，而在有些病例血小板数在（$40 \sim 50$）$\times 10^9$/L时却有出血。因而，血小板输注的指征应视患者的出血情况、血小板数及出血时间作出综合判断。血小板数<20×10^9/L，可有各种部位出血，在有严重出血或要手术或外伤时可用血小板输注；在急性白血病或再生障碍性贫血时血小板数在20×10^9/L以下，如无严重出血可不必输注血小板。临床上有明显活动性出血，如鼻衄，用常规方法不能止住，咯血、呕血、大量阴道出血用一般止血措施无效时应输注血小板。

血小板输注方法：按每10kg体重输血小板1个单位计算，1个70kg体重患者输血小板7U，相当于3 000mL新鲜全血所含的血小板数量，1h后可使血小板数上升50×10^9/L。从血库取来的血小板应立即输用，可用常规过滤器或血小板过滤器（170Pm），不要用微聚集纤维，它可去除血小板而减低治疗效果。输注速度越快越好。如有脾脏肿大、感染、弥漫性血管内凝血时，宜加大剂量至$1.5 \sim 2.0U/10kg$。是否需用ABO相合的血小板，目前尚无定论。近年证明，输注ABO血型不合者的血小板，输注后有止血效果，输注ABO血型相合的血小板疗效比不合者为好，但差别不显著。故在没有ABO血型相合的血小板时，也可输血型不合的血小板，但对那些输ABO血型不合的血小板疗效差的病例可改用ABO血型相合的血小板。如血小板制品中含红细胞5mL以上，应作交叉配血，以免溶血反应。血小板表面无Rh抗原，但血小板浓缩制剂可混有红细胞，故Rh阴性患者如接受Rh阳性献血者的血小板，可使受血者致敏，因而生育年龄妇女最好输Rh血型相合的血小板。

表10-3　人的ABO血型

血型	红细胞凝集原	血清凝集素
A	A	抗B
B	B	抗A
AB	A和B	无
O	无	抗A和抗B

三、输血的相关问题

（一）血型

红细胞血型为输血免疫学中最重要的部分，也是临床输血中问题最多的血型部分。我们常说的红细胞血型包括ABO血型、Lewis血型、MN血型、P血型和Rh血型。

1. ABO血型系统　ABO血型系统为第一个被发现的人类血型系统，也是与临床安全输血关系最密切的血型。因为红细胞缺乏A或B抗原者，血清中有规律地出现相应的抗-A或抗-B（表10-3），人类的主要ABO血型有A型、B型、AB型和O型。此外，少见的有A亚型如A1、A2、Aint、A3、Am及B亚型、孟买型和类孟买型，也有同时存在两种血型红细胞的个体即嵌合体血型。ABO血型在国内人群中的分布如下：O型28%～34%，A型23%～30%，B型29%～37%，AB型7%～11%。ABO血型与临床输血有密切关系，是最重要的血型系统。ABO同型输血者99%以上是安全的。如果不进行ABO血型检查而输血，大约有1/3的输血将是不相合的。

2. Rh血型系统　Rh血型是继ABO血型之后临床意义最大的另一个血型系统，也是最复杂的血型系统之一。Rh血型中常见的抗原有C、D、E、c、e 5种。其抗原强度仅为A、B抗原的1/100～1/10，其中以D抗原最强，故临床上只按D抗原的存在与否来分型，有D抗原者为Rh阳性，无D抗原者为Rh阴性。我国汉族人口Rh阳性率为99.6%～99.8%。与ABO血型系统不同，Rh抗体系统并非天然存在。绝大多数Rh抗体是经过妊娠或输血后产生的免疫性抗体，故Rh阴性的患者第二次输入Rh阳性的血液，可产生溶血性输血反应。Rh阴性的产妇第二次怀孕，胎儿是Rh阳性时，可致新生儿溶血。

（二）血型鉴定及配血

ABO-Rh定型、筛选和鉴定不规则抗体、交叉配血是通常配血过程中常用的3个步骤，以确保供者、受者之间无不良的抗原抗体反应。

1. ABO-Rh血型的鉴定　利用红细胞凝集试验，通过正反定型来确定ABO血型。正定型是用标准的抗A相抗B血清测定红细胞上的抗原，反定型即用标准的A型、B型和O型红细胞抗原测定受血者血清中的抗体，从而鉴定A型、B型、O型、AB型。鉴于我国汉族人中Rh阳性率达99%以上，目前不主张常规检查Rh血型，只有当患者的血清中含有其他Rh抗原的特异性抗体时，才有必要检查献血者的Rh抗原，选用相应Rh抗原的血液。

2. 筛选和鉴定不规则抗体　所谓不规则抗体是指抗A、抗B以外的血型抗体。为了确保输血质量，应常规对所有献血者和患者作抗体筛选试验。该试验是用已知的配组试剂红细胞检查献血者或患者血清或血浆中是否有意外的不规则抗体。一旦检测出不规则抗体，立即进一步做抗体特异性鉴定，明确是同种抗体和/或自身抗体。同种抗体在群体中检出率为0.3%～2%，一般通过妊娠、输血或人体免疫而产生。

3. 配血试验　主要目的是检查血型是否相符，供受者之间是否有不相配合的抗原、抗体成分，从而防止输血的并发症。对已明确血型、供受者血清抗体筛选试验均呈阴性的患者，仍需进行交叉配血，因为抗体筛选试验不一定能检查出所有有临床意义的抗体。交叉配血又可验证以前的血型鉴定及抗体筛选试验结果的正确性。交叉配血中，主要观察受血者的血清与供血者的红细胞是否相配合，同时还需观察受血者红细胞与供血者血清是否相配合。常用的交叉配血技术有盐水法、酶介质法、抗球蛋白法。目前提倡常规同时使用这3种技术进行交叉配血，以确保输血的安全。交叉配血可以分为3个步骤：第一步，在室温下将供受体的红细胞和血清相互滴定，检测是否有ABO血型不符，虽然供受血的ABO血型相同，但仍有Lewis血型、MN血型、P血型不合的可能。这一过程需要1～5min。第二步，是将第一步的反应加入到白蛋白溶液或低张盐水溶液并置入37℃的水浴中，以检测不完全抗体或在普通盐水红细胞悬液中不发生凝集反应的抗体。白蛋白溶液水浴需要30～45min，低张盐水水浴需要10～15min。第二步仍不能检出的不完全抗体则可以通过第三步用抗球蛋白进一步检出。其方法为在第二步的样本中加入抗球蛋白血清，与已结合在红细胞上的抗体发生结合，并引起凝集反应，这是检测患者血中抗体种类最完全的方法，可以检测出Rh、Kell、Kidd和Duffy血型的抗体。以上交叉配血步骤中以第一步、第二步尤为重要，因为此两步检测出的抗体可以引起严重的溶血反应。

四、输血的并发症

输血不良反应的总体发生率为20%，其中绝大部分为轻微副反应，并不对患者造成长期影响。

（一）一般输血的并发症

1. 急性溶血性输血反应　一般是输注了血型不相匹配的红细胞所致，其中绝大部分是ABO血型不匹配，当输注血型不匹配的红细胞后，即刻就被受体血液中的抗体所破坏而产生溶血反应。总体发生率为1/250 000～1/210 000，死亡率为1/100 000。

临床上当患者输血时出现发热、寒战、腰背部疼痛、气促或注射点灼烧感，均应考虑到输血反应。如反应继续进行，则可出现低血压、出血、呼吸衰竭、急性肾小管坏死。一般来说，每100mL血浆中的结合珠蛋白可以结合约100mg血红蛋白，只需要50mL血型不合的血液输入，其产生的血红蛋白含量即可超过血浆结合珠蛋白的结合能力。当游离血红蛋白仍在结合珠蛋白结合能力之内，它们将形成复合体由网状内皮系统清除。如果血浆中含有血红蛋白2mg/dL，则血浆为粉红色或浅棕色；血浆中含有血红蛋白达100mg/dL，血浆为红色；血浆中含有血红蛋白达150mg/dL，则出现血红蛋白尿。血浆游离血红蛋白的浓度直接与输入的血型不合血的量相关。麻醉状态下由于患者没有主诉，其症状往往发展得更为严重，在出现难以纠正的低血压和血红蛋白尿时才考虑到此方面因素。

实验室检查主要包括血清结合珠蛋白、血浆和尿液中的血红蛋白浓度及直接抗体的测定等，对怀疑有急性溶血反应的患者应进行相关实验室检查以明确诊断。

处理：当怀疑有急性溶血性输血反应发生时，立即停止输血，将血样和尿样送实验室检查，包括重新作交叉配血、测定血浆血红蛋白浓度、直接抗球蛋白试验等。对急性溶血造成的肾功能衰竭成因有很多假说，但目前多数人认为是由于血蛋白以酸性血色素的形式沉积在远曲小管内造成机械性梗阻所致，此种梗阻相当一部分可以通过增加尿量和提高pH值来逆转，故治疗的首要是补充足够的水分以保证足够的尿量（＞100mL/h）并维持24h以上，与此同时可能还需要速尿来维持尿量。DIC在急性溶血性反应中也很常见，可能是由于红细胞基质破坏后血红素暴露激活了内源性凝血程序所致，相伴随的是血小板及凝血因子Ⅰ、Ⅱ、Ⅴ、Ⅶ会有消耗，故怀疑有急性溶血反应发生时，应立即送血样作凝血方面的检查，包括血小板计数、PT、KPTT、纤维蛋白原含量测定，以备之后比较用。低血压常见，与激肽释放酶系统激活有关，溶血反应发生后，经过一系列反应，激肽原转化为缓激肽，并发挥强大的舒血管作用。处理低血压可以按处理过敏性方案进行。在新福林等常规升压药物作用不明显的情况下，在有通畅静脉通路的条件下，可采用小剂量肾上腺素治疗，在500mL液体中加入肾上腺素0.1～0.2mg静脉滴注，并根据血压调节滴速。有关具体措施见表10-4。

表10-4　急性溶血性输血反应的处理

1. 停止输血

2. 保持尿量在75～100mL/h以上

　　a. 大量静脉补液维持CVP 10～14cmH_2O，必要时在5～10min内快速滴注甘露醇12.5～50g

　　b. 如果补液和输注甘露醇无效，则采用速尿20～40mg静脉注射

3. 碱化尿液，通常采用碳酸氢钠滴注，40～70mmol碳酸氢钠可以将尿pH提高至8，复测尿pH以指导是否需要进一步补充碳酸氢钠

4. 测定血浆和尿血红蛋白浓度

5. 测定血小板计数、KPTT、纤维蛋白原含量

6. 将未用完的血送至血库重新作交叉配血试验

7. 将患者血尿样送至血库检查

8. 防止低血压，保证充足的尿量

另一治疗严重溶血性输血反应的方法是换血疗法。利用体外循环装置，用3 000mL同型血将体内血液稀释。但由于多数情况下患者的肾功能会很快恢复，故采用此方法应该慎重考虑。

2. 延迟性溶血性输血反应　如先前描述，急性溶血反应是由于受体血中有足够高的抗体浓度以致形成即刻的红细胞的破坏，此类现象很少见。更多情况下是异体血在受血者体内存活2～21天，而后崩解，此类反应主要是因为受血者由于上一次输血或妊娠对异体红细胞抗原过敏，故在女性患者和已存在同种异体免疫的患者中更为常见。溶血反应的延迟出现是因为输血的当时，体内抗体的浓度太低，不至于造成红细胞破坏，在配血反应中不能反映出来，当再次输血时，抗原刺激免疫系统产生抗体导致红细胞破坏。延迟性溶血性输血反应的临床表现可能仅仅表现为输血后红细胞压积下降，当然也可以表现为黄疸、血红蛋白尿和肾功能受损，但罕有致死。与急性溶血性输血反应不同，延迟性溶血性输血反应主要涉及Rh及Kidd血型系统的免疫反应，而非ABO血型系统反应。延迟性溶血性输血反应多数不能避免。当临床上在术后2～21天出现不能解释的Hct降低时，应考虑到本反应。

3. 非溶血性输血反应　此类反应多不严重，多为一般的发热和变态反应，少数情况下发热可以是溶血反应和细菌污染的首发表现。当体温升高超过1℃应考虑溶血反应。输注血小板的细菌污染机会较多。

输血的最常见副反应为发热反应，症状包括发热、寒战、头痛、肌肉酸痛、恶心及干咳。少见的症状包括低血压、呕吐、胸痛、气促等，甚至有报道从X线片上可以看到淋巴结的形成，以及肺低垂部位的水肿浸润影。诊断上应与溶血性输血反应相鉴别。直接的抗球蛋白试验有利于两者的鉴别。

对于出现发热反应时是否需要终止输血目前仍有争议。

4. 变态反应　多数的变态反应比较轻微，多与供血中的异体蛋白有关，多表现为荨麻疹并伴有瘙痒。输血过敏的发生率约为3%。如不伴有发热或任何提示溶血性输血反应的症状时，则没有必要停止输血。抗组胺药物有利于控制症状。严重的变态反应为过敏反应，症状包括呼吸困难、低血压、喉水肿、胸痛甚至休克。此类反应主要是因为IgA缺乏的患者输注了含IgA的异体血，并产生抗IgA抗体。该反应并不出现红细胞破坏，但发展迅速，只需输入几毫升血或血浆即可发生反应。对此类患者只能输注洗涤红细胞或是同样缺乏IgA的全血。

5. 由输血造成的感染性疾病　凡能通过血液传播的疾病，都可能经过输血途径由供血者传播给受血者，人们目前比较关注的除以往所知道的肝炎病毒甲～己（HAV～HFV）、人类免疫缺陷病毒（HIV）外，1995年又发现了3种新的病毒，GB-病毒-C（BGV-C）、庚肝病毒（HGV）具有同丙肝相类似的传播特性，但发病率极低。人类疱疹病毒-8（HHV-8）被认为是与卡波希氏肉瘤及其他一些肿瘤发病相关的病毒，但HHV-8更多的是通过器官移植传播，而非输血传播。事实上多年来多数血库只进行两项检查——梅毒和乙型肝炎表面抗原的检查。但随着社会的发展，有许多血行传播疾病有蔓延的趋势，包括丙型肝炎，由于其一旦染疾，后果严重，故受到关注，在发达国家和我国的部分城市，供血的人免疫缺陷病毒（HIV）和HCV的免疫学检查已成为常规（表10-5）。

表10-5　美国对供血的病原体检测项目

1. 血清谷丙转氨酶的检测
2. HCV抗体检测
3. HBV核心抗体的检测
4. HIV-1
5. HIV-2
6. HIV抗原（p24抗原）
7. HTLV Ⅰ/Ⅱ
8. 梅毒螺旋体

6. 输血导致的免疫抑制（表10-6）　输血可以导致非特异性的免疫抑制。这对器官移植的受体来说可能是件好事，但对其他患者来说，输血有可能增加术后感染的机会，有可能促使恶性肿瘤的进展和术后的复发。Agarwal等在研究了4 000例创伤患者后认为输血是创伤术后感染并发症的唯一危险因素，危险因素的增加与输血量有关，与疾病的严重程度无关。Tartter统计结果表明，围手术期输血患者感染率由4%增加到25%，多因素方差分析显示术后感染率与输血显著相关，并呈量效关系。Burrows等回顾总结122例结肠癌患者复发情况，围手术期输血者术后5年生存率降低，复发率增高，与未输血患者比较有显著差异，且复发时间提前。输血导致的免疫抑制的机制尚未阐明，可能与前列腺素E的合成增加、白介素-2的产生减少以及新鲜冰冻血浆中纤维蛋白的分解产物有关。对肿瘤患者来说，输浓缩红细胞或少白细胞的红细胞制剂更为合适。但有人对异体输血会导致肿瘤复发概率增高提出相反的观点，如Younes等研究了116例结肠癌肝转移的手术治疗患者，认为术中低血压的时间、肿瘤的部位、转移灶的数量及术前肿瘤抗原表达的水平是决定患者预后的首要因素而非输血。

表10-6　输血导致的免疫抑制的机制

网状内皮系统内铁盐负荷过重导致一系列改变
单核细胞合成前列腺素E_2增加，使巨噬细胞的二级抗原表达下调，抑制了白介素-2的生成
TH淋巴细胞抑制白介素-2使B淋巴细胞对抗原的反应降低，抗体产生减少
克隆无能理论——对移植物产生排异反应细胞的功能丧失
T抑制——淋巴细胞产物的减少
抗输血的抗个体基因型的产物——T淋巴细胞受体或抗体形成新的抗原与先前抗体的结合位点竞争性结合

（二）大量输血后的并发症

大量输血是指一次输血超过患者自身血容量的1~1.5倍，或1小时内输血＞自身血容量的1/2，或输血速度＞1.5/（kg·min）。

1. 供氧能力降低　血液贮存后，其向组织释氧的能力下降。1954年Valtis和Kenendy首次描述了血液在体外出现的氧离曲线左移的现象，其程度与在ACD保存液中的时间成正相关。在输入保存7天以上的库血后，所有的患者均出现氧离曲线左移，一般持续24h以上，且程度与输血量及库血贮存的时间相关。目前大多数理论认为，此种现象的发生与库血中2,3-二磷酸甘油酸（2,3-DPG）的减少有关。2,3-DPG减少后，血红蛋白对氧的亲和力增强，向组织的释氧减少，可能导致组织的缺氧，临床上也有证据证实此方面的推测：Marik和Sibbard发现，输注贮存15天以上的库血后，胃黏膜的pH（pHi）下降，推测有内脏器官的缺氧发生。但多数情况下，2,3-DPG下降对重要脏器的功能并不产生影响，原因是因为输注库血后可使心排出量增加，使单位时间内通过脏器毛细血管的红细胞数量增加，从而代偿了由于红细胞释氧能力下降带来的影响。故对于术前脏器功能良好的患者应无此方面的顾虑，但对于一些器官功能处于代偿边缘的患者，必须考虑到此方面的影响，尤其是冠心病患者。

2. 出血倾向　大量输血后的出血倾向非常多见，这是一个多因素诱发的事件，但认为主要与输血量、低血压及低灌注持续的时间有关。如果患者术中血压维持良好，灌注充沛，则即便输入较多的异体血，也不至于引发凝血功能障碍。如果患者术中存在长时间低血压，同时又输入了大量的异体血，则有可能造成凝血系统异常，这种异常可有两个方面组成，一是弥散性血管内凝血（DIC），另一个是输注大量库血造成的凝血因子稀释（包括Ⅴ因子、Ⅷ因子的缺乏和稀释性的血小板减少症）。如患者术前没有凝血机制障碍，输血后出现术区渗血、血尿、齿龈出血，尤其是静脉穿刺点的出血和皮下瘀斑的出现，须考虑到凝血系统异常的发生。

稀释性血小板减少症：血小板在库血贮存的条件下破坏很快，4℃条件下，保存6h，血小板活力下降到原来的50%~70%，24~48h以后，活力仅保存5%~10%。被破坏的血小板进入体内后会迅速地被网状内皮系统吞噬清除，残余的血小板存活期也大大缩短。故大量输注库血，会导致机体内血小板稀释。一般认为急性条件下，血小板计数＜$75×10^9$/L时，出血的危险性显著增加，而慢性的血小板减少症，即便血小板计数达到

15×10^9/L以下，也未出现出血倾向，此种现象尚未得到满意的解释。不少学者认为仅根据血小板计数而预防性使用血小板并无益处，而另一部分学者认为，由于手术创伤的存在，有必要将术中的血小板计数维持在$>75 \times 10^9$/L，以充分满足创面止血的需要。

V因子、Ⅷ因子的水平降低：除了V因子和Ⅷ因子之外，大部分凝血因子在库血中较稳定，故大量输用库血会导致这两种因子的稀释。但是先前的研究表明，只需正常水平5%~20%的V因子和30%水平的Ⅷ因子即可满足外科手术凝血的需要。输血很少造成该两种凝血因子水平降到上述水平以下。Miller的临床研究发现，在输红细胞5 000mL后，补充500~1 000mL的新鲜冰冻血浆，虽然KPTT恢复正常，但术区的出血仍无明显减少，只有在输注了血小板后，出血才明显趋于停止，表明V因子、Ⅷ因子的减少在输血后的出血倾向中并不占主导地位，更主要的因素可能为稀释性血小板减少症，而该两种因子的减少只是加重了出血倾向。

弥漫性血管内凝血（DIC）：是一组血液在血管内异常凝固，同时又造成凝血因子过度消耗和纤溶亢进引发出血的临床症候群。其具体成因尚不清楚。组织缺氧造成酸中毒和血流缓滞可以直接或间接地促使组织凝血活酶的释放。在感染性休克和器官衰竭的终末期，DIC多见，考虑与肿瘤坏死因子、外毒素激活外源性凝血程序有关。DIC可以由休克、感染、创伤、肝脏疾患以及恶性肿瘤引发，当在输血出现出血倾向时，应加以鉴别，以明确是否存在DIC。现代对DIC的总体评价为：DIC是少见的疾患，DIC同时伴有微血管血栓的机会很少，DIC很少引起器官损坏和梗死，合并有大血管血栓的机会较大，但并非DIC引起；发生DIC时，出血常见，但出血的主要来源仍是局部的创伤；肝素治疗对一部分患者有效，但会引起更严重的出血；DIC的病死率较高，主要是因为引发DIC的原发病均较重；DIC的出现预示患者预后不良。

急性溶血反应：输血过程中的出血倾向也是急性溶血性输血反应的重要临床表现之一，具体诊断和治疗请参看本章节内的专题介绍。

3. **枸橼酸中毒** 枸橼酸的中毒并非枸橼酸离子本身的毒性，而是枸橼酸结合钙离子引发低钙血症的相关症状，包括低血压、脉压减小、心脏舒张末期容量增加、CVP升高。这与心肌的电生理特性有关，低钙血症使心肌动作电位Ⅲ相缩短，钙内流减少，兴奋-耦联作用减弱，心肌收缩力下降。多数情况下，如果循环血量维持稳定，枸橼酸的中毒症状并不常见，只有当ACD保存的红细胞输注速度>150mL/min才会出现上述症状，用改良后的含枸橼酸较少的保存液的血制品时，中毒发生的概率就大大减少。如果患者在输血后出现低心排出量的表现时，可以考虑补充钙离子，主要是氯化钙，剂量0.5~1.0g，给药速度1.5mg/（kg·min），并严密监视血清钙离子的变化，以决定是否需要追加剂量。这里须指出的是，即便出现低心输出量的表现，治疗的重点首先要放在纠正低血容量方面，而非忙于补钙，因为低血钙状态在停止输血后会很快得到纠正，其机制是输入体内枸橼酸很快会被肝脏代谢从而释放出钙离子以及机体调动内源性钙储备来维持血清钙的水平。当然，有些特殊情况可以增加枸橼酸中毒的可能性，包括肝脏疾病、肝移植手术、低温、过度通气等。前三者主要是干扰了枸橼酸的代谢，过度通气则是因为pH升高，血清游离钙离子减少，从而加重了枸橼酸的中毒反应。低温和过度通气在临床可以迅速解决，而肝脏疾患和肝移植手术中大量输血后补钙应成为常规。多数情况下由输血造成的血钙降低并不足以造成出血，故临床上出现输血后的出血倾向不应首先考虑低钙血症。

4. **高钾血症** 保存21天的库血，其血清钾的含量可达19~30mmol/L，但临床上因大量输血造成的高钾血症并不多见，因为库血输入体内后，钾离子可以通过红细胞的摄入、向血管外间隙的扩散以及肾脏的排泌，离开血管腔从而使血清钾的水平维持正常。只有当输血速度>120mL/min时，才会出现明显的血钾升高。处理此种高钾的主要措施是补充钙离子，但预防性使用钙离子无必要，一般只有临床上出现典型的高钾表现时（T波高尖）才有必要补钙。对抗高钾的钙制剂必须是氯化钙而非葡萄糖酸钙。

5. **低体温** 库血是保存于4℃的环境中，如果拿来直接给予患者输注，可以造成患者的体温下降。低温会对人体的生理带来很多不利的影响，尤其是对循环系统和凝血系统的影响。另外，由于术中低温，患者在苏醒期往往出现严重的寒战，造成氧耗量急剧上升，心肺负荷加重，对心肺功能不全的患者造成威胁。简单的解决办法是将每一袋库血在使用前放入38~39℃的水浴中加热，适当的加热还可降低红细胞制剂的黏滞度有利于输注。需要快速输血时应采用快速输液系统，并配合其他的物理加温手段如变温毯和充气加温被（air forced warmer system）。

6. 酸碱平衡紊乱　血液的保存液是酸性的，加之红细胞在保存过程中代谢产物及生成的二氧化碳不能被清除，所以库血都呈酸性，保存21天的库血pH仅为6.9，PCO_2达150～220mmHg。对通气量足够的患者来说，库血的高二氧化碳并不会对患者产生影响，但大量输注库血，造成的患者体内代谢性酸碱变化是多变的，库血的大量代谢性酸性产物的输入固然可以造成受血者的代谢性酸血症，但库血中所含的枸橼酸进入体内后可以通过肝脏迅速转化为碳酸氢根，反而有可能造成代谢性碱中毒。故凭经验给予输注碳酸氢钠治疗是不可取的，应在动脉血气的指导下，对酸碱平衡进行调整，同时应掌握宁酸勿碱的原则，因为轻度的酸血症有利于氧向组织释放。

7. 微小血栓的输入　20世纪70年代，Moseley就报道了库血中小的血凝块和碎片随着血液贮存时间延长而增多，这些凝血块和碎片可以通过普通输血管道的过滤网进入受血者体内。有相当多的学者认为，出血和创伤后的急性肺损伤与输血过程中大量微小血栓进入肺循环造成肺毛细血管阻塞有关。理论上讲，使用孔径更小的过滤器可以避免微小血栓的进入，但临床应用效果并不理想，或许将来对保存液的改进有利于解决库血保存过程中微小血栓的形成。

五、减少术中输血的方法

（一）合理应用麻醉技术
合理应用麻醉技术来减少术中出血，如控制性降压技术、止血带的应用。

（二）合理使用止凝血药物
1. 抑肽酶　抑肽酶为一种非特异性丝氨酸蛋白酶抑制剂，可以保护并提高血小板功能。大量文献报道，术前使用抑肽酶可减少心脏直视手术和肝移植手术的出血量。使用方法有：小剂量200万U，静脉注射；超小剂量100万U，静脉注射。与抗纤溶药物合用以减少因使用抑肽酶后纤维蛋白快速溶解的副作用。

2. 氨基己酸和止血环酸　研究表明使用止血环酸可显著减少全膝置换手术的出血量，考虑其抑制了止血带松解后的纤溶物质的释放。

3. DDAVP　一种结构类似加压素的合成药物，可以促使Ⅷ因子和vonWillebrand因子的释放，起到加强凝血的功能。

（三）合理使用血浆代用品
临床上多数<1 000mL的出血并不需要通过输血解决，而只需补充血浆代用品（主要是各种人工胶体）。临床上常用的人工胶体有：

1. 明胶（Gelatin）　明胶首先用于临床作补充血浆的人造胶体溶液。由于原材料来源、制造方法和理化性质的不同，商品上有3种制剂：①尿素交连明胶，分子量35 000，浓度为3.5g%，在血管内存留2～3h；②改进液体明胶（MFG），分子量为35 000，浓度为4g%，在血管内存留2～3h；③氧基聚明胶（OPG），分子量为30 000，浓度为5.5g%，在血管内存留2～3h。

2. 右旋糖苷（Dextran）　临床上最常用的制品是右旋糖苷70（中分子右旋糖苷）和右旋糖苷40（低分子右旋糖苷）。6%右旋糖苷70溶液所产生的胶体渗透作用（作为不弥散多聚体，其在体内的储水能力为20～25mL/g），高于白蛋白或血浆蛋白；因而右旋糖苷70似乎特别适合于血浆补充，维持容量的时效相当长。右旋糖苷40的平均分子量为40 000，采用的浓度为10%，比血浆有更高的渗透性，所以右旋糖苷40发挥扩容量效应的初期几乎为输入容量的2倍。但因平均分子量低，输注右旋糖苷40后3～4h能较快地排出体外，故所得到的血管内容量仅接近于输入的容量。扩容的初始是由于组织间液的跨毛细血管转移。若作为常规输入右旋糖苷40时，应同时输一定量的生理盐水以避免脱水。胶体渗透力将间质液吸入血管内，首先是在微循环的静脉端，此处因红细胞聚集和淤滞，是微循环中最脆弱的部位。因此当毛细血管后细静脉内发生血液稀释，便很快恢复有效循环血流。这种局部的稀释效应取决于跨毛细血管膜的胶体渗透压差，因此不是右旋糖苷40所特有的。输入体内的右旋糖苷一部分经肾小球滤过排出体外，另一部分在肝脾内代谢，分裂成异麦芽糖后，继续被脾、肝、肌肉、肾所分解。大多数临床使用的右旋糖苷产品，注射后24h内尿内要排出20%～45%。

3. 羟乙基淀粉（Hydroxyethyl starch，HES）　羟乙基淀粉是由支链淀粉制成，含有羟乙基化葡萄糖，由

2-1-4链连接。羟乙基淀粉的特性与下列3个参数有关。

（1）浓度　影响其分布及扩容量。

（2）分子量　影响血浆黏度、凝血功能和免疫源性，高分子量易干扰凝血功能，低分子量则易诱发过敏反应。

（3）分子取代级　支链淀粉上羟乙基与糖基的结合比值决定HES的代谢半衰期，高分子取代级代谢时间长，而低分子取代级代谢时间短。

临床上常见的羟乙基淀粉制剂：①高分子量羟乙基淀粉（HES 450/0.7），6%的溶液平均分子量为450 000，对血管内容量的作用相当于右旋糖苷70。影响某些凝血因子。输注HES 450/0.7达到1 000mL时，Ⅷ因子抗原水平明显降低。②中分子量羟乙基淀粉（HES 200/0.5），平均分子量200 000，分子取代级0.5，6%的溶液商品名贺斯（HAES），胶体渗透压25～26mmHg，扩容时间达4～8h，清除快，体内蓄积少，有堵毛细血管渗漏作用，对凝血功能的影响较小，是较为理想的血浆代用品。新产品HES 130/0.4商品名贺亮，对凝血功能的影响极小，临床使用效果更为理想。③低分子量羟乙基淀粉（HES 20/0.9），商品名706代血浆，扩容效力差，维持时间短，但清除半衰期>48h，有蓄积现象，不能满足胶体血浆代用品的要求，有过敏反应发生。

理想的血浆代用品的质量标准应包括以下几点：①血浆代用品浓度所产生的胶体渗透压需等于正常血浆的渗透压。②分子量70 000～100 000 D。③$t_{1/2}\beta$不少于6h，最好达到12h。④制剂易灭菌、无热原，保存有效期长。⑤无抗原性。⑥所用浓度不影响止血或凝血。⑦不使红细胞发生凝集，或溶血，或损害白细胞，不妨碍交叉配血。⑧能在体内被代谢，或最后从体内排出。即使反复应用后，也不会引起任何器官的功能有持久的损害。⑨不损害机体的防御功能，特别对网状内皮系统无严重抑制，不降低机体抗感染能力。⑩不妨碍造血功能或血浆蛋白的生成。⑪不影响心、肾功能，也不产生代谢性酸中毒。⑫无致癌、致突和致畸作用。⑬原材料易得，生产工艺简便，价格合理。

（王龙　杜晓宣　杜建华）

第三节　自体血液回收准备与应用

一、传统的术区血液回收技术

传统的术中血液回收是将术区的出血通过吸引器收集至无菌瓶中，并按比例加入适量的抗凝剂，通常为每100mL回收血中加枸橼酸钠0.4g，也可以使用双腔吸引管道，在吸引器头端同步滴注抗凝剂（3.8%枸橼酸溶液），与回收血量的比例为1∶10。这种方法曾被广泛用于脾破裂及宫外孕破裂手术的血液回输。心脏体外循环中利用体外心肺机对术区血液回收也是大家所熟悉的血液回收技术。

传统术中血液回收的缺点如下：

1. 红细胞破坏　当所用的吸引负压过大时，血液形成涡流、气泡或受吸引泵的液压等易于引起血细胞的破坏，或出现溶血，增加血浆内游离血红蛋白。正常血浆内游离血红蛋白<40mg/L。当输入回收的血液＞2 000mL时常可出现血红蛋白尿，严重者可引起急性肾衰竭。

2. 凝血功能障碍　血液中的血小板于回收的过程因负压吸引及机械性损伤而破坏，或其生理功能降低；其他凝血因子如纤维蛋白原因出血及与组织接触而耗损，以及大量输入回收的自体血或血液稀释均可引起凝血因子减少或失活，另外抗凝剂用量不当等，这些因素均使患者呈现出血的倾向。当血细胞破坏过多，并伴有低血压、酸中毒等情况更易促进DIC的发生，使凝血因子进一步耗损。在回收血中含有血小板释放的介质，以及手术中对血管内皮细胞的损伤而激活Ⅻ因子（接触因子），组织损伤亦可激活血管外的凝血因子，故易发生DIC，因而输入回收血不宜过多。但在无血源或血源不足的情况下，被迫大量应用回收血，可能是挽救患者生命的唯一措施。

3．微血栓　回收血中常存在有脂肪滴（尤以矫形外科手术多见）纤维蛋白、血小板、红细胞、白细胞团等，这些物质易于形成微细的栓子，当大量输入未经滤过的血液可引起广泛的肺微血管栓塞，引起严重的低氧血症，甚至出现ARDS。

4．污染　如血液来自空腔脏器或消化腺，则回收血液往往已受细菌污染或富含消化液，传统的血液回收方法无法利用。

二、术中术区血液回收洗涤技术

术中术区血液回收洗涤技术是在传统的术区血液回收技术上发展起来，采用的是Cell Saver的设备。同样是用双腔的吸引管道将混有抗凝剂（肝素）的术区血回收至储血罐，并经过初步过滤当回收血达到一定量的时候，则送至离心罐中离心，分离出红细胞，同时接入生理盐水进行洗涤，通常300mL红细胞需要1 000mL盐水洗涤，洗涤完的红细胞再输入集血袋中保存，此时红细胞的压积为60%左右，根据手术需要将红细胞回输。

术中血液回收主要功能：①主要是把手术中的失血收集处理后，进行自体血液回输。②用于大出血患者的抢救（疾病、战争、野外作业、自然灾害等）。③术前分离自体红细胞、血小板和血浆，进行成分输血。④可回收心血管手术、关节置换、脊柱等大手术后无污染的引流液中的血液。⑤提供洗涤红细胞给特殊患者使用。

血液回收临床适应范围：①创伤外科手术、外伤、战伤出血，如大血管损伤、肝破裂、脾破裂、脊柱外伤、闭合性骨折出血、大出血抢救。②心血管外科手术。③血管外科大手术。④骨科全髋置换、脊柱手术（滑椎、脊柱融合术、畸形矫正等）。⑤脑外科手术。⑥妇产科异位妊娠破裂大出血手术及剖腹产大出血手术等。⑦腹部外科肝脾手术、门脉高压分流手术等。⑧器官移植手术（心脏、肝脏等移植）。⑨泌尿外科大出血手术。

对于一些术中粘连重、渗血多、血小板消耗严重的手术，可于术前麻醉后用血液回收机分离提出血小板，术后再回输给患者，以减少血小板损耗，防止术后渗血。

血液回收临床使用禁忌证：①被严重污染的血不能回收。②败血症。③血液中被恶性肿瘤细胞严重污染的病例。

回收洗涤的红细胞寿命与异体血相当，2,3-DPG的含量显著高于异体库血，洗涤的红细胞悬液为弱碱性，钠、钾含量正常，90%的游离血红蛋白可以通过洗涤去除。另外，回收血中的肿瘤坏死因子-α（免疫调节因子）、弹性蛋白酶（与急性呼吸窘迫综合征的发生有关）和脂肪颗粒也可以通过洗涤去除，从而大大减弱了回收血输注的不良反应。

洗涤的红细胞内含有残留的血小板和白细胞，但其功能并不确定。绝大多数的血浆蛋白，包括凝血因子都在洗涤中被清除，故大量输注时仍应考虑补充凝血因子和血小板。

对于污染手术的回收血，洗涤过程可以去除大部分细菌，但不能全部清除，但有作者认为预防性使用抗生素后，残留的细菌不足以产生严重的后果，但其利益风险的取舍目前尚无明确结论。

对于肿瘤术区的出血是否能够安全地回输利用，目前仍有许多争议。Elias回顾了1968—2000年有关肿瘤患者术中采用血液回收方式的文献，并利用Meta方法分析指出，回收血液中均发现肿瘤细胞，统计学计算认为，这些患者的肿瘤播散与回收血无关。白细胞滤膜可减少回收血中肿瘤细胞的数量，但体外实验证实，白细胞滤膜仅可以除去75%的肝肿瘤细胞，X线的照射可以抑制肿瘤细胞增殖活性，但不能将其杀死。故目前总体的认识是恶性肿瘤术区的出血不宜回收，以避免肿瘤的扩散。

术中血液回收机器与物品的准备：常规检查，备好抗凝剂，生理盐水500mL加肝素25 000U，抗凝药与吸血量比例为1∶5。一次性使用的凝血滤血器、清洗配件、自体血液回输系统用耗材、消毒用品、止血钳2把。正确安装凝血滤血器，清洗储血罐、集血袋、离心杯、废液袋、吸引管路及负压吸引管，将含有肝素的抗凝剂100mL预冲洗吸引管并注入储血罐中。

术中操作与监测指标：手术开始时启动吸引器使储血罐形成持续负压，通过吸引头把创口血液吸引到储血罐内，抗凝剂加入量与血液吸入量比例为1∶5，当储血罐内达到一定量血液时，按进血键，离心机开始运转，达5 600r/min。调速泵以500mL/min流速正向转动，收集在储血罐内的原血进入回收血罐。血细胞留在罐内，废液分流入废液袋。当探头探测到血层后开始清洗程序，离心罐对回收的血液进行分离、洗涤，细胞碎片、游离的血红蛋白及抗凝剂随离心泵转动被分流入废液袋中，而浓缩的红细胞被留在回收血罐内。清洗液每次用量1 000mL，洗涤红细胞250mL，洗涤后的红细胞可直接输回患者体内。术中沾染血液的纱布可在无菌盆内清洗后吸入储血罐，重复进血、清洗、排空、操作，直至储血罐内全部清洗完为止。

（王龙　杜晓宣　杜建华）

第四节　血液稀释与应用

急性血液稀释技术即在麻醉后，手术开始前，利用晶体液或胶体液将血液稀释到一定程度，从而达到在同样的出血量情况下，红细胞损失较少的目的。例如Hct=45%的患者和Hct=20%患者都出血1 000mL，前者丢失红细胞450mL，后者仅丢失200mL红细胞，是前者的一半，很大程度上保留了体内的红细胞。

一、急性等容量血液稀释

急性等容量血液稀释（acute normovolaemic haemodilution，ANH）是指在麻醉诱导前或诱导后进行采血，同时补充等效容量的晶体液或胶体液，使血液稀释，同时又得到相当数量的自体血。在手术必要的时候再将采得的自体血回输，以达到不输异体血或少输异体血的目的。

根据稀释程度的不同，可将ANH分为：急性有限度的等容血液稀释（acute lmited normovolaemic haemodilution）：Hct稀释至28%左右；急性极度等容血液稀释（acute extreme normovolaemic haemodilution）：Hct稀释至20%左右；扩大性急性等容血液稀释（augmented acute normovolaemic haemodilution）：用具有携氧能力的红细胞代用品作为稀释液。

（一）实施ANH的生理改变

1. 血流动力学变化　血液稀释可使红细胞和纤维蛋白原浓度降低，红细胞聚集倾向减弱，血液黏度下降。ANH时全血黏度及血浆黏度与Hct减少呈线性完全相关。采血600mL，使Hct降至30%左右，血液黏度从3.85降到3.43（$P<0.01$）。血液稀释时血液黏度降低，外周血管阻力（SVR）降低，后负荷减轻，静脉回流增加，从而使每搏量增加，心排出量（CO）增加。对麻醉狗施行ANH，使Hct从40%降到20%和10%，SVR分别降为稀释前的72%和52%，血液稀释时CO的增加，以每搏量的增加为主，心率无明显改变。血液稀释时，由于CO的增加，所有器官血流都增加，但身体各部位血流量并非均等地增加，各器官血流分布率变化不一。血流重新分布，脾血管床收缩，心肌和脑血流明显增加。Hct达20%的中度血液稀释时，左心室血流分布率增加，而右心室和脑无变化，但肝、肾血流降低。也有作者报告此时肝脏的血流分布率没有变化，而肾脏却明显增加。当进一步血液稀释使Hct<10%时，心、脑血流分布率增加，肝脏无变化，肾脏降低。这种血流重新分布的结果使组织能更有效地利用血液稀释后的有限氧供，以保证重要生命器官如心脏、脑的氧需求。Hct20%的中度血液稀释对心肌内外层血流比无影响。当进一步血液稀释，使Hct低于10%时，左心室内外层血流比显著降低，而右心室无变化，提示高度血液稀释时，心脏做功量大的左室心肌内层缺血，有可能导致CO增加发生困难，故对心脏病患者，特别是冠状动脉狭窄和老年患者施行ANH时必须慎重。

2. 组织氧供影响　影响组织氧供的因素是CO、动脉血氧饱和度（SaO_2）和Hb含量三者的乘积。血液稀释后由于Hb浓度降低，必然使血氧含量降低。一般血液稀释时机体是通过CO的增加、微循环的改善、组织氧摄取量的增加和Hb氧亲和力降低等机制的共同调节，来代偿血氧含量的降低，维持组织氧供。动静脉分流血管具有调节参与组织物质交换的毛细血管网血流的作用，而与其本身的血流与组织代谢无关。矢野观察到Hct21%左右的中度血液稀释，各脏器的动静脉分流率无增加，肾脏甚至降低。Messmer报告Hct从42%降低到

20%，肝脏、胰腺、小肠、肾脏等器官组织的氧张力无明显改变，也就是说，血液稀释不仅使CO增加，各器官血流量增加，而且由于各重要器官的动静脉分流率无增加，从而使实际流入到各器官毛细血管网的血流大大增加。加上红细胞的聚集倾向因血液稀释而减弱，红细胞很容易通过直径小于其自身的毛细血管，这样有助于周围组织的均一灌注和减少组织细胞的无氧代谢。ANH时，局部组织氧合不受损，反而变得更加均匀。这是因为每单位血液内的红细胞减少，而每单位时间内红细胞的流动却增快，使单位时间内组织氧摄取量增加，即使Hct降至20%时，组织氧摄取率仍可保持不变。进一步的血液稀释使Hct＜20%，机体通过降低Hb氧亲和力，使血液在组织水平的氧释放增加，提高组织氧摄取率而维持组织的氧需求。体外实验证实，Hct＜20%时，1,3-DPG转化为2,3-DPG增快，氧离曲线右移，Hb氧亲和力降低，血液在组织水平的氧释放增加。

3. 对凝血功能的影响　血液稀释可使血小板总数降低，各种凝血因子稀释。右旋糖苷和羟乙基淀粉等均可吸附在血小板的表面，影响其黏附与凝集功能。小堀等报告快速输入1 000mL右旋糖苷或羟乙基淀粉后，血小板最大凝集率出现暂时性降低。对施行ANH的患者用800mL上述两种溶液分别置换血液后，部分凝血酶原时间（KPTT）延长，各种凝血因子减少，血小板功能受抑制，右旋糖苷比羟乙基淀粉显著，但都只是暂时性的、单纯血液稀释所致，其用量只要不超过1 500mL/天，对凝血、纤溶系统没有影响。新一代改良明胶液（血定安、海脉素）由于不具备抗血栓形成作用，对凝血功能影响更小，其用量可达5～10L/天，因此在临床上施行轻、中度血液稀释不会造成凝血功能障碍。相反，血液稀释对血栓形成的防治却起积极的作用。但重度血液稀释可使血小板总数急剧减少，加之右旋糖苷抑制其功能，可造成凝血功能障碍，出现所谓的"稀释性凝血病"。一般认为，当急性的血小板总数＜50×10⁹/L时，可引起出血；而凝血因子Ⅴ只需为正常值的5%～20%，凝血因子Ⅷ仅须为正常值的30%，即可满足止血需要。复旦大学中山医院使用血栓弹力图（TEG）研究中等度血液稀释（稀释后Hct＞25%）对凝血功能的影响，稀释液采用5%羟乙基淀粉（200，0.6）或琥珀酰明胶溶液（佳乐施），结果发现代表各凝血因子功能的R时间和K时间在稀释前后没有发生显著的变化，分别为（5.64±2.84）min vs.（5.21±1.10）min，（3.27±2.10）min vs.（2.94±1.00）min，但代表血小板数量和功能的血栓最大直径（MA）和血栓强度（G）有轻度下降，并在统计学上有显著差异，但并未进入异常范围，考虑与血小板的稀释有关。

4. 对血管与组织间质间体液平衡的影响　因血液稀释，血浆蛋白浓度随之下降，机体为了保持血浆渗透压的稳定，可通过以下途径来补充血浆蛋白：①肝脏加速蛋白的合成；②减缓蛋白的分解代谢；③从血管内、外蛋白的贮备中得到补充。当急性血液稀释后，蛋白在体内可以以3种方式进行转移：①小分子蛋白经毛细血管直接弥散进入血管内；②较大分子的蛋白分子经毛细血管远端及淋巴管而进入血液循环；③贮存于肝脏等内的蛋白大分子可通过细胞的吞饮作用转运到血管中。失血时，间质液进入血浆补充容量的同时，一部分蛋白亦随之进入，因而间质液中蛋白含量也下降。血液稀释时，血浆蛋白虽有不同程度的降低，但与间质液中的蛋白含量的梯度在一定程度上得到代偿，从而使跨毛细血管胶体渗透压梯度变化不大。但在重度血液稀释时，血浆蛋白浓度的进一步降低，造成与间质间渗透压的不平衡，导致过多的液体透过毛细血管壁进入间质，促进组织水肿。血液稀释会不会对肺组织间液产生过多，影响氧的弥散能力？复旦大学中山医院用PiCCO热稀释导管对实施ANH同时结合控制性降压技术的患者进行了肺水含量的测定，稀释液采用6%HES（200，0.5），结果发现患者在血液稀释后及术中实施控制性降压时的肺水含量（EVLW）与基础值无显著差别，分别为（414±73）mL、（406±64）mL、（404±31）mL，且与同时段对照组的肺水含量无显著差异。另一组实验用不同种类的稀释液进行ANH，Ⅰ组为全晶体液组，Ⅱ组为晶胶混合组，Ⅲ组为全胶组，同样用PiCCO热稀释导管对ANH前后的肺水进行检测，结果发现各组稀释前后的肺水含量（EVLW）均无显著变化，且组间同时段的肺水含量亦无显著差异。虽然全晶组的胶体渗透压由稀释前的（21.03±1.71）mmHg降为稀释后的（16.09±1.60）mmHg，显著低于全胶组稀释后的胶体渗透压（21.92±1.69）mmHg，但两者稀释后的肺水含量及氧分压均无显著差别。根据Starling定律，肺间质水的生成Qf=κf（肺毛细血管静水压-肺间质静水压）-σf（血浆胶体渗透压-肺间质胶体渗透压）。从理论上讲，由于晶体液作为稀释液时血浆胶体渗透压的下降较胶体稀释液为明显，两者静水压相仿的条件下，全晶组的肺水应大于全胶组，但实验结果提示，肺有强大的肺水清除能力，在适度的血液稀释条件下可以保证自稳态。

正是因为从理论上和实践中都证实了ANH的安全性和有效性，ANH已在世界范围内开始得到广泛应用。在美国ANH已被用作全髋置换手术的标准治疗方案。

（二）实施方法

一般经桡动脉采血，亦可经中心静脉采血，不推荐外周静脉采血。动脉留置针直径要求20G或18G，深静脉留置管则要求16G以上。采血量（mL）=体重（kg）×7%×2×（Hct$_{实际}$−Hct$_{目的}$）/（Hct$_{实际}$+Hct$_{目的}$）。血液稀释过程中应给予纯氧吸入以保证充分的氧合。自体血回输的时机则根据出血量及预测的Hct值决定，可以直接参照卫生部输注异体红细胞的指征即Hct<21%或Hb<70g/L。如果手术出血不多则可在手术止血后将自体血回输。回输血顺序与采血顺序相反，即后采的先输，先采的后输。

二、急性高容量血液稀释技术

急性高容量血液稀释技术（acute hypervolaemic haemodilution AHH）是在麻醉后通过深麻醉使血管容量得到一定的扩张，同时快速补充相当于20%自身血容量的胶体液，使血液稀释，减少出血时红细胞的丢失量。AHH的优点是操作简便，出血量在800~1 000mL时，该方法能避免大多数异体输血。

AHH的问题：

1. 与ANH相比，节约用血的效力较差，ANH可以避免出血量在1 500mL左右的多数异体输血。

2. 需要一定的麻醉深度，如掌控不良，可能造成循环负荷过重产生心脏意外。

3. 稀释效能有限，鉴于血管的固有容积，不可能作无限制的血液稀释，1 000~1 200mL的扩容量仅可使Hct下降7%~8%。另外根据Starling定律：组织间液的形成=κf（毛细血管血压−组织静水压）+δf（组织胶体渗透压−血浆胶体渗透压）高容量补充液体，毛细血管压增高，假设血浆胶体渗透压不变，组织液生成有增多的趋势，保留在血管内的容量减少，影响稀释效果。

4. 存在一个低Hct的窗口期 因AHH的实施过程是一个Hct进行性下降的过程，到手术结束时达到谷值，术后可经机体调整将多余的体液排出体外，Hct得以上升，故患者存在一个低Hct的窗口期，可能产生低氧供造成的不良反应。

鉴于上述问题，复旦大学中山医院麻醉科提出了改良的急性高容量血液稀释方法，并在一组老年患者中应用，取得了良好的效果。其具体方法是在麻醉前经动脉采血400~600mL，或循环血量的10%~15%，采血时不进行快速补液稀释，在全身麻醉诱导同时快速补充2~2.5倍于采血量的等效胶体液和晶体液，达到高容量血液稀释的目的，并在手术结束前回输所采得的自体血。与传统的AHH相比，该改良方法有下列优点：

（1）对循环的容量负荷影响较小，实际增容仅为系统容量的10%~15%。

（2）稀释的效率提高，因在稀释前已移出一部分红细胞，采血扩容后，Hct可下降9%~10%。另外对系统静水压的影响小，使得扩容液在血管内保留量高于传统的AHH组，同样补充等效于1 150mL的扩容液，改良方法实际保留（1 014.3±241.6）mL，而AHH组为（934.6±303.6）mL，两者有显著差异。避免低Hct窗口期，两组术毕的Hct分别为（31.5±5.1）%（改良AHH）和（27.7±3.6）%（AHH），故改良的方法亦可适用于老年人和有轻度心血管病变的患者。

该改良的急性高容量血液稀释方法与ANH相比，优势在于达到同样的稀释程度采血量明显减少，从而简化操作。下以理论计算值说明（表10-7）。

表10-7 不同血液稀释方法的稀释效力*

稀释方法	采血量/mL	稀释液用量/mL	稀释后血容量/mL	稀释后Hct/%
ANH	1 500	1 500	5 400	28.8
AHH	0	1 500	6 000	>30
改良AHH	600	1 500	4 500	28.8

*假定患者的血容量为4 500mL，用1 500mL HES进行急性血液稀释，稀释后稀释液均保留在血管内。

三、血液稀释技术的适应证和禁忌证

适应证：①预计手术出血＞800mL。②稀有血型须行重大手术。③因宗教信仰而拒绝异体输血者。④红细胞增多症包括真性红细胞增多症和慢性缺氧造成的红细胞增多。

禁忌证：①贫血Hct＜30%者。②低蛋白血症血浆白蛋白＜25g/L时即可出现全身性水肿，如再进行血液稀释，必然使水肿加重，甚至发生急性肺水肿。③凝血功能障碍。④老年人或小儿：70岁以上的老年人的重要器官存在退行性改变，功能减退，机体代偿能力下降，中度以上的血液稀释可使重要器官发生缺血性损害。但这一禁忌为相对的，老年人一般情况好，无其他禁忌，在条件成熟的医院仍可进行血液稀释。小儿体重轻，固有血容量少，不适合稀释。⑤高颅内压：如液体稀释度过大，有增加脑水肿的危险。⑥存在重要脏器功能不全：如心肌梗死、肺动脉高压、呼吸功能不全、肾功能不全等。

（王龙　杜晓宣　杜建华）

第五节　围手术期输血相关知识

输血是对患者围手术期治疗的重要措施之一。围手术期输血是指在围手术期输入血液或血液成分，包括自体血以及异体全血、红细胞、血小板、新鲜冰冻血浆和冷沉淀等。据报道围手术期的输血大部分在手术中完成，估计有2/3经由麻醉医生之手，因而输血也是麻醉医生极为关注的议题之一。为了有效规范麻醉医生的临床工作，做好围手术期的血液保护，美国ASA在2006年发布了《围手术期输血与辅助治疗指南》。据此，结合中国实际状况，中华医学会麻醉学分会于2009年提出了《围手术期输血的专家共识》，并于2014年进行了修订，以期指导临床节约用血与安全用血。合理用血是围手术期血液保护策略的最基础环节，应严格按照指南执行。

一、输血前的评估及准备

1. 主要评估内容　①了解过去有无输血史，有输血史者应询问有无输血并发症。②了解有无先天性或获得性血液疾病。③了解有无服用影响凝血功能的药物，如阿司匹林、华法林、氯吡格雷等。④了解有无活动性出血或急、慢性贫血情况；了解患者出血史、家族史及详细用药史。⑤了解实验室检查结果，包括血常规、凝血功能检查、肝功能、血型鉴定（包括ABO血型和Rh血型）、乙肝和丙肝相关检查、梅毒抗体以及HIV抗体等，对有出血史的患者应进行术前血小板功能评估。⑥一般体格检查并对重要脏器功能评估。

2. 输血前准备　①医患沟通，详细告知患者及家属输血的风险及益处，填写《临床输血申请单》，签订《输血治疗同意书》。②血型鉴定和交叉配血试验。③停止或调整抗凝药物，可预防性给药改善凝血功能，如氨甲环酸和6-氨基乙酸等。择期手术患者可推迟手术直至抗凝药物的作用消退。④既往有出血史，行血小板功能检测，并排除血小板功能减退是否因使用抗血小板药所致。⑤了解患者贫血的原因，如慢性出血、缺铁、肾功能不全、炎症等，并根据病因治疗贫血，首先可考虑铁剂治疗，若排除缺铁因素，术前可使用促红细胞生成素。⑥血液病患者术前应进行病因治疗和/或全身支持治疗，包括少量输血或成分输血、补铁、加强营养等。⑦如患者选择自体输血且条件许可时，可在术前采集自体血贮存。⑧稀有血型如Rh阴性患者术前应备好预估的需要血量。

二、围手术期输血及辅助治疗

（一）围手术期输血相关监测

1. 失血量监测　密切观察手术失血量，如吸引器和纱布计量。

2．重要脏器灌注或氧供监测　包括血压、心率、脉搏血氧饱和度、尿量、血红蛋白量（Hb）或红细胞压积（Hct），必要时监测血气和酸碱平衡、电解质、混合静脉血氧饱和度、pHi。

3．凝血功能监测　包括实验室诊断项目如血小板计数、PT、APTT、INR、纤维蛋白原等，必要时应进行床旁及时凝血监测如血栓弹性图（TEG）、凝血和血小板功能分析仪（Sonoclot）等。

4．监测原则　①除常规监测外，术中出血患者应在Hct/Hb和凝血功能的监测下指导成分输血。②围手术期应维持患者前负荷，但应避免全身血容量过高；严重出血时，应考虑动态评估液体反应性和无创测量心排出量的测定，而不能仅依赖中心静脉压（CVP）和肺动脉楔压（PCWP）作为唯一判断血容量的标准。③出现急性出血时，建议反复测量Hct、Hb、血清乳酸水平以及有无碱不足，以监测组织灌注、组织氧合及出血的动态变化。④活动性出血者，需注意避免高氧血症，更要预防动脉低氧血症的发生（$PaO_2 < 200mmHg$），因而吸入氧浓度应该足够高。

（二）输红细胞

1．红细胞制品　有浓缩红细胞、红细胞悬液、洗涤红细胞、少白红细胞、辐照红细胞等，在我国每个单位红细胞制品中红细胞含量相当于200mL全血中红细胞含量。

2．输入的指征　建议采用限制性输血的策略，Hb＞100g/L的患者围手术期不需要输红细胞，Hb在70～100g/L，根据患者心肺代偿功能、有无代谢率增高以及有无活动性出血等因素决定是否输红细胞。

以下情况需要输红细胞：①Hb＜70g/L；②术前有症状的难治性贫血患者：心功能Ⅲ～Ⅳ级，心脏病患者（充血性心力衰竭、心绞痛）及对铁剂、叶酸和维生素B_{12}治疗无效者；③Hb＜80g/L并伴有症状（胸痛、体位性低血压、对液体复苏反应迟钝的心动过速或充血性心力衰竭）的患者，应考虑输注红细胞；④术前心肺功能不全和代谢率增高的患者应保持相对较高Hb（80～100g/L）；⑤对于围手术期严重出血的患儿，建议Hb维持在＞80g/L的水平。

3．临床上可按下述公式大约测算浓缩红细胞补充量。

成人：浓缩红细胞补充量=（Hct预计值×55×体重-Hct实际测定值×55×体重）/0.60。

小儿：红细胞补充量=（Hb预计值-Hb实际测定值）×体重×5（Hb单位为mg/dL）。

4．注意事项　①不能依赖输红细胞替代容量治疗。②少白细胞用于产生白细胞抗体患者。③洗涤红细胞适用于自身免疫性溶血和对血浆蛋白有过敏反应的患者。④对于行心脏手术的患者，建议输注去白细胞的红细胞。⑤高原地区应酌情提高Hb水平和放宽输血指征。⑥紧急情况下无同型血源时，可适量输入O型血浓缩红细胞，并密切监测溶血反应。

（三）输注浓缩血小板

1．血小板制品　手工分离血小板、机器单采血小板。

2．输注指征　用于血小板数量减少或功能异常伴异常渗血的患者。包括：①血小板计数＞100×10⁹/L，不需要输血小板。②术前血小板计数＜50×10⁹/L，应考虑输注血小板（产妇血小板可能＜50×10⁹/L而不一定输注血小板）。③血小板计数在（50～100）×10⁹/L，应根据是否有自发性出血或伤口渗血决定是否输血小板；如术中出现不可控性渗血，经实验室检查确定有血小板功能低下，输血小板不受上述指征的限制。④血小板功能低下（如继发于术前阿司匹林治疗）对出血的影响比血小板计数更重要。手术类型和范围、出血速率、控制出血的能力、出血所致的后果以及有影响血小板功能的相关因素如低体温、体外循环、肾衰竭、严重肝病等，都是决定是否输血小板的指征。

3．注意事项　①手工分离血小板约含2.4×10¹⁰，保存期为24h；机器单采血小板约含2.4×10¹¹，保存期为5天。②每一个治疗量机采浓缩血小板可使成人增加（7～10）×10⁹/L血小板数量。③小儿输注血小板5mL/mg，可使外周血血小板增加（20～50）×10⁹/L血小板数量。

（四）输血浆

用于围手术期凝血因子缺乏的患者。研究表明，北美洲、欧洲的白种人维持30%凝血因子浓度或不稳定凝血因子仅需维持5%～20%，就可以达到正常凝血状况。

1．血浆制品　新鲜冰冻血浆（FFP）、冰冻血浆、新鲜血浆。

2. 使用FFP的指征　①PT或APTT>正常值的1.5倍或INR>2.0，创面弥漫性渗血；②患者急性大出血输入大量库存全血或浓缩红细胞（出血量或输血量相当于患者自身血容量，约70mL/kg）；③病史或临床过程表现有凝血因子缺乏；④紧急对抗华法林的抗凝血作用（FFP：5~8mL/kg）。

3. 注意事项　①新鲜冰冻血浆内含全部凝血因子及血浆蛋白，规格为200mL、100mL；②每单位（相当于200mL新鲜全血中血浆含量）新鲜血浆可使成人增加2%~3%的凝血因子，应用时需要根据临床症状和监测结果及时调整剂量；③普通冰冻血浆用于Ⅲ因子和Ⅷ因子以外的凝血因子缺乏患者的替代治疗；④不应该将血浆用来单纯补充血容量或升高白蛋白；⑤小儿使用FFP有致严重不良反应的风险。

（五）输冷沉淀

1. 输入冷沉淀的目的是补充纤维蛋白原和（或）Ⅷ因子，纤维蛋白原浓度>150mg/dL，一般不输注冷沉淀，若条件许可，对出血患者应先测定纤维蛋白原浓度再输注冷沉淀。

2. 以下情况应考虑输冷沉淀　①存在严重伤口渗血且纤维蛋白原浓度<80~100mg/dL；②存在微血管出血且已大量输血者；③儿童及成人轻型甲型血友病、血管性血友病、纤维蛋白原缺乏症及Ⅷ因子缺乏症患者；④严重甲型血友病需加用Ⅷ因子浓缩剂。

3. 围手术期纤维蛋白原浓度应维持在100~150mg/dL之上，应根据伤口渗血及出血情况决定补充量。一个单位冷沉淀含150~250mg纤维蛋白原，每单位FFP含有2个单位冷沉淀的纤维蛋白原量，使用20单位冷沉淀可恢复到必要的纤维蛋白原浓度。

（六）输全血

用于急性大量血液丢失可能出现低血容量休克的患者，或患者存在持续活动性出血，估计失血量超过自身血容量的30%。

主要用于：①新生儿，特别是早产儿需要输血或换血者；②严重肝、肾功能障碍需要输血者；③弥散性血管内凝血需要输血者。

（七）大失血时药物辅助治疗

1. 纤维蛋白原　血浆纤维蛋白原水平<1.5g/L或血栓弹力图指示功能性纤维蛋白原不足时使用，初次输注的纤维蛋白原浓缩物剂量为25~50mg/kg。

2. 凝血因子ⅩⅢ浓缩物　应用于凝血因子ⅩⅢ活性<60%时，治疗剂量为30U/kg。

3. 凝血酶原复合物　若出现出血倾向增加和凝血时间延长的情况，建议使用凝血酶原复合物（20~30U/kg）。如曾接受口服抗凝药物治疗的患者，在运用其他凝血药品处理围手术期严重出血之前，应给予凝血酶原复合物浓缩物（PPC）和维生素K。

4. 重组活化凝血因子Ⅶ　大失血时，若传统的治疗手段均失败，可考虑使用重组活化因子Ⅶ，它还可用于治疗合并低温或酸中毒的凝血障碍，其使用剂量为90~120μg/kg，可反复使用。

5. 氨甲环酸　应用于纤溶亢进时，可明显减少患者输血量，推荐剂量为20~50mg/kg，可反复使用或1~2mg/（kg·h）静脉泵注维持。

6. 葡萄糖酸钙　维持正常的Ca^{2+}水平（≥0.9mmol/L）有助于术中止血。

7. 去氨加压素　预防性应用可使甲型血友病和血管性血友病患者术中出血减少，但重复使用可使疗效降低。

三、围手术期输血不良反应

常见的输血反应和并发症包括发热反应、过敏反应、溶血反应、细菌污染、循环超负荷、出血倾向、酸碱平衡失调、输血相关性急性肺损伤和传播感染性疾病等。应严格遵循输血适应证，避免不必要的输血。

1. 发热反应　发热反应多发生在输血后15~120min，往往先有发冷或寒战，继以高热，体温可高达39~40℃，伴有皮肤潮红、头痛，多数血压无变化，罕见低血压、胸痛、呕吐、气促。症状持续少则30min，多则1~2h后缓解。

2. 过敏反应 过敏反应轻者只出现单纯性皮肤红斑、荨麻疹和瘙痒；中型为过敏性反应；重者可发生过敏性休克。其特点是输入几毫升全血或血液制品后立刻发生，主要表现为咳嗽、呼吸困难、喘鸣、面色潮红、神志不清、休克等症状。

3. 急性溶血反应 绝大多数是输入异型血所致。典型症状是输入几十毫升血后，出现休克、寒战、高热、呼吸困难、腰背酸痛、心前区压迫感、头痛、血红蛋白尿、异常出血等，可致死亡。麻醉中的手术患者唯一的早期征象是伤口渗血和低血压，继而出现血红蛋白尿或无尿。

4. 细菌污染反应 如果污染血液的是非致病菌，可能只引起一些类似发热反应的症状。但因多数是毒性大的致病菌，即使输入10~20mL，也可立刻发生休克。在库存低温条件下生长的革兰染色阴性杆菌，其内毒素所致的休克可出现血红蛋白尿和急性肾功能衰竭。

5. 循环超负荷 心脏代偿功能减退的患者，输血过量或速度太快，可因循环超负荷而造成心力衰竭和急性肺水肿。表现为剧烈头部胀痛、呼吸困难、发绀、咳嗽、大量血性泡沫痰以及颈静脉怒张、肺部湿啰音、静脉压升高，少数会出现心律不齐、休克甚至短期内死亡，胸部拍片常显示肺水肿征象。

6. 出血倾向 大量快速输血可因凝血因子过度稀释或缺乏，导致创面渗血不止或术后持续出血等凝血异常。

7. 电解质及酸碱平衡失调 库血保存时间越长，血浆酸性越大，钾离子浓度越高。大量输血常有一过性代谢性酸中毒，若机体代偿功能良好，酸中毒可迅速纠正。对血清钾高的患者，容易发生高钾血症，大量输血应提高警惕。此外，输注大量枸橼酸后，可降低血清钙水平，影响凝血功能；枸橼酸盐代谢后产生碳酸氢钠，可引起代谢性碱中毒，会使血清钾降低。

8. 输血相关性急性肺损伤 是一种输血后数小时（一般在6h内）出现的非心源性肺水肿，病因是某些白细胞抗体导致的免疫反应。表现为输血后出现低氧血症、发热、呼吸困难、呼吸道出现液体。

9. 输血相关性移植物抗宿主病 是输血的致命性并发症之一。多于输血后1~2周出现（中位数发病天数为10天），其机制是受血者输入含有免疫活性的淋巴细胞（主要是T淋巴细胞）的血液或血液成分后发生的一种与骨髓移植引起的抗宿主病类似的临床症候群，死亡率高达90%~100%。临床症状初期多为高热，全身多处皮肤出现斑丘疹，也有表现全身皮肤剥脱和消化道症状为主，发展至终末期为骨髓衰竭。肺炎所致呼吸衰竭成为大部分患者的直接死因。

10. 传染性疾病 输异体血主要是传播肝炎和HIV，核酸技术的应用减少了血液传播疾病的发生率，但迄今为止，疟疾、SARS、Chagas病和变异型Creutzfeldt-Jakob症仍无法监测。

11. 免疫功能抑制 输入异体血可明显抑制接受者的免疫功能，容易引起术后感染及肿瘤复发扩散，会影响疾病的转归。

12. 其他不良反应 包括微血管栓塞、枸橼酸钠中毒、含铁血黄素沉着症、高血氨、低体温、稀释性血小板减少症等。

四、围手术期输血不良反应的防治

（一）预防

在全身麻醉状态下，输血反应的症状和体征往往被掩盖，不易观察和早期发现，并且还可能被漏诊，应引起麻醉科医生的警惕。输血前应由两名医护人员严格核对患者姓名、性别、年龄、病案号、床号、血型、交叉配血报告单及血袋标签各项内容，检查血袋有无破损渗漏，血液颜色是否正常，准确无误方可输血。此外，在输血过程中应仔细、定时查看是否存在输血反应的症状和体征，包括荨麻疹、发热、心动过速、低血压、脉搏血氧饱和度下降、气道峰压升高、尿量减少、血红蛋白尿和伤口渗血等。

（二）治疗

如发生输血不良反应，治疗措施包括：①首先应立即停止输血，核对受血者与供血者姓名和血型。采取供血者血袋内血和受血者输血前后血样本，重新化验血型和交叉配血试验，以及做细菌涂片和培养；②保持静脉输液通路畅通和呼吸道通畅；③抗过敏或抗休克治疗；④维持血流动力学稳定和电解质、酸碱平衡；⑤保护肾功能：碱化尿液、利尿等；⑥根据凝血因子缺乏的情况，补充有关凝血成分，如新鲜冰冻血浆、凝血酶原复合物及血小板等；⑦防治弥散性血管内凝血；⑧必要时行血液透析或换血疗法。

（丰浩荣）

第六节　围手术期血液保护概念新认识

随着对输血风险认识的加深、血源短缺的日益增加，20世纪50年代中期有学者提出了血液保护的概念。世界各国都在不遗余力地开发和推广血液保护相关技术，多年来取得了令人瞩目的成绩，例如制定了输血指南、广泛开展了微创外科手术、建立重大手术的血液保护策略，包括术前或术中自体血储备、血液稀释、控制性低血压、动脉球囊封堵及失血回输等，大大减少了手术失血与围手术期输血。但是当前的血液保护技术并不完美，血液保护的理念也未能得到充分理解与执行，临床用血每年仍在递增，输血风险仍然严峻，血液保护依然是任重而道远，需要加强以下血液保护概念的认识，通过相关制度与管理来加强对血液保护的执行。

（一）输血不仅仅是双刃剑，风险远超人们预期

输血风险意识和理念的更新是血液保护的关键所在。早在20世纪50年代中期就提出血液保护的概念，但直到20世纪80年代经输血传播艾滋病的发现，血液保护概念才逐渐被重视。过去将输血作为唯一救治失血的方法或滥用输血的旧观念开始向不输血或少输血、输成分血和血浆代用品的合理用血新观念转变。各种血液保护措施和设备技术也应运而生，并开始在临床上推广应用。

50余年的输血研究已让学者认识到输血是把双刃剑，失血性休克时输血可以恢复血容量和血液携氧量，从而恢复氧供逆转休克，但输血同时又可输入传染性疾病和诱发输血反应从而给患者造成疾病或损害。遗憾的是，临床上仍有相当的医护人员只知道输血的好处而不知道它的风险，以致临床上仍常可见到给患者输了本来可以不输的血而造成传染性疾病、急性肺损伤等输血相关疾病，甚至在发生输血并发症时仍全然不知所以然。

输血不仅仅是把双刃剑，输血的风险远远超出人们的想象。以往认为，给重症患者输血有助于提高氧供而改善预后，但系统分析显示，对外科重症患者给予输血不仅未能改善预后，反而使感染、急性呼吸窘迫综合征、多器官功能障碍综合征等并发症的发生率与病死率显著高于无输血者。还有研究发现，早期手术本应是改善肝癌患者预后的重要手段，但不幸的是，由于围手术期输血削弱了患者的免疫功能，导致外周血淋巴细胞计数减少，天然抗癌免疫受损，不仅使患者术后的感染发生率增加，而且术后8年生存率明显降低。

当今，越来越多人认识到输血的真正威胁是改变宿主的免疫状态。例如体外循环心脏手术患者，围手术期即使输用的是去白细胞血，同样会出现细胞免疫向Th2偏移改变，此种改变削弱了细胞免疫功能。对未成熟新生儿的观察发现，输血可改变淋巴细胞的抗原表达，尤其是输用未经去除白细胞血者，导致近期免疫功能增强而远期功能抑制。因此即使无明显近期并发症的输血仍可影响宿主的远期免疫功能，导致对感染和肿瘤复发的抵御能力下降，远期不良预后增加。

（二）严守输血指征是为了减少输血，更是为了规避输血风险的需要

有人认为严格按照指南实施输血是为了减少输血以缓解供血不足的压力，事实上这种认识是十分不全面的。输血实际上是一种有着潜在危险性、类似器官移植的干预性治疗。有研究表明，对Hb＞70g/L的无指征输血不仅不会给患者带来益处，反而会带来害处。对脑外伤患者，输血虽可以增加全身氧供，但对脑灌注压、颅内压、颈静脉血氧饱和度、脑组织氧分压与pH、脑乳酸、丙酮酸、乳酸/丙酮酸比值等指标均未见有实质性改善。动物实验发现，给贫血的急性心肌梗死动物输血使Hb从70～80g/L增加到100g/L，可缩小梗死面积并使心功能改善，但若输血使Hb增加到120g/L不仅不会进一步改善病情，反而使梗死面积增加和心功能进一步削弱。因而，对于无急性心肌梗死或不稳定心绞痛心脏病患者，只要血容量稳定，安全的目标Hb为70～90g/L，输血指征仍是＜70 g/L。还有研究认为，外科贫血患者术前给予输血虽然可快速纠正贫血，但并不能纠正贫血的基础疾病，这样的输血无异于是对患者的二次打击、再次伤害。有研究显示，即使是1～2U的小剂量输血也会增加术后并发症风险和降低术后半年生存率。

因此，严守输血指征的根本目的不仅在于减少输血，而是设法避免输血，既要杜绝可输可不输的无意义输血，还要通过容量治疗和心肺功能支持技术恢复氧供和免除输血，尤其设法避免1～2U的小剂量输血，最终目的是规避输血风险。

（三）血液保护目的是为了减少失血与输血，更是力求手术"无血"

血液保护的目的不仅仅是减少失血和减少输血，即便是后者也不完全是血液保护的最终目的，最终目的应是实现外科手术无输血，即所谓"无血手术"，以彻底规避输血风险。有学者认为外科手术可以采用血液保护措施减少失血和输血，但要做到"无血手术"就很难了。主要原因一方面是对血液保护作用缺乏把握，另一方面是对患者的贫血耐受缺乏信心，害怕承担限制输血带来的风险与责任。对此美国新泽西州Englewood医疗中心的"无血手术"策略与经验或许具有很好的提示。他们对心脏手术患者采取了以下策略：术前积极处理贫血，使术前血液的Hb提高到理想的正常水平；术中采用等容血液稀释，以储备部分自体血；回收术中创面失血；根据患者对贫血的耐受能力尽可能在Hb＜60～70g/L时才考虑输血；手术中细心止血；收集血管内静脉血；床旁凝血监测，包括血栓弹力图和肝素浓度测定；酌情使用止血药，如抗纤溶药和去氨加压素等。结果是无血手术接近90%，需要输血的患者只有10.6%，远低于该地区其他医院的输血率（42.5%）。手术死亡率和严重并发症发生率对比也明显优于其他医院。上述提示，只要细致落实术前、术中和术后相关环节的血液保护策略，实现"无血手术"是完全可能的，严格输血指征不仅不会增加反而可减低并发症发生率和病死率。目前，世界各地大约有180所医院或医疗中心提供不输血的内外科医疗方案或免输血医疗项目。

除心脏手术外，在以往公认手术失血和输血都是比较多的脊柱矫形或腹部肿瘤等手术，如今已有许多做到了无血手术。因此，如果国外医疗机构可以做到"无血手术"而我们做不到，或是对拒绝输血或无输血条件的患者可以做到无血手术而对普通患者做不到，这显然是没有充分道理的。

（四）血液保护体现的是技术，更是体现医疗机构的执行力

医疗卫生机构管理人员对血液保护的理念更新对于临床血液保护的有效实施和开展至关重要，在一些国家已经成立了由医院领导、血库（输血科）工作人员、外科医生、麻醉科医生组成的自身输血专业组织，有的医院还设有自身输血库。血液保护不仅需要技术，更需要严格按章执行。尽管输血和血液保护已进行了多年的宣传，但效果并不理想。一份调查显示，美国自2007年发布心脏手术血液保护指南后3年间，有78%麻醉医生和67%灌注医生读过该指南，仅20%医院讨论该指南和14%医院成立了监督小组，只有9%～31%受访者认为指南发布后输血率有所下降，这提示自觉运用指南指导临床工作的意愿仍非常有限。在我国，当前不必要的临床输血率据报道可能高达50%。仍有许多医生不知道输血指南，一些医生虽然知道输血指南但并未能按照指南实施输血。临床上仍不时看到术中麻醉医生通过容量治疗减少甚至避免术中输血，但术后者回到病房依然还是进行输血治疗，输血指南名存实亡。因此继续加强临床医师的输血指南和血液保护执行力的培训仍然是非常有必要的。

有一份对188例椎板减压椎体融合术的随机对照研究，比较了术中血液回收对失血与输血的影响，发现未用血液回收的患者术中平均失血量为766mL，而使用血液回收者失血量明显增加，达到1 476mL。尽管回收组回输了回收血，但异体输血量（2.7U）仍明显多于对照组（1.7U）。作者分析认为，血液回收的使用使手术医生对术中止血有所放松，从而使失血增加，这也提示，血液保护绝不仅仅是停留在技术层面，更重要的是要有责任心和对规章制度不折不扣的执行。

我国血液保护专家邓硕曾等在总结我国血液保护实践时指出，凡是领导重视的医院，血液保护和血液管理做得比较好。例如成都心血管病医院2005年心脏手术的无输血率为13%，2006年制定Hb≤80g/L的输血指征，使无输血率上升至50%。北京阜外医院2008年成人心脏手术的输血率是70.5%，2009年建立血液管理系统后，2010年的输血率降至47.5%，血浆输注率也从65.8%降至41.2%，自体输血率从30.3%上升至65.2%，两年共节约红细胞超过12 000多U，节约血浆152万mL，而手术死亡率由1.2%降至0.6%。因此，从医院层面加强管理力度是增强血液保护执行力和取得更大成效的重要保障。

（五）血液保护不是多个"单一"，而应是全面的综合应用

血液保护需要多科室协作，从术前、术中和术后多环节出发，利用各种技术和手段制定多模式的血液保护操作规程。血液保护不应是围手术期的某一时间点、某个医生、使用某种技术来节约血液，而应是在整个围手术期均需考虑，不是单纯的实现术前贮血、术前稀释、术中及术后回收血液，而是将严格掌握输血指征、提高麻醉质量、降低机体应激、控制性降压、加强止血减少失血、药物及血浆代用品的使用、术后足够的镇痛镇静等综合应用以构建先进的血液保护策略，同时为实施个体化血液保护提供依据。不仅是临床某一科工作人员的任务，而是医院管理层、外科、麻醉科、输血科及患者的通力合作，全面提高血液保护的认识与水平，让更多的患者受益。

（六）血液保护策略研究不断取得进展，但永未达顶峰，仍需继续深入

围手术期血液保护策略研究在机制、设备、方法、操作技术、药物等诸多方面均取得了重大进展，并在不断进步，但仍存在许多问题需要深入研究，临床上也可能会不断产生出新的问题，面临新的挑战。将来的深入研究方向主要有：深化各种血液保护策略的研究，创造出更多更新的相关技术；是否可以建立综合性血液保护的理想模型，将多种血液保护方法联合运用，取长补短，互相补充；开展前瞻性、随机对照研究相关的安全阈值，如血液稀释时对于不同患者的Hct及Hb安全稀释阈值等。设备如血液回输装置的简便、智能、低廉化等，通过转基因技术合成更加理想的人工血红蛋白等，这些问题的解决将有重要的临床价值。

（七）血液保护在临床实践中需遵循四个原则

可以说，血液保护的临床实践是一项复杂的、尚未成熟的医学工程，虽然目前已有一些血液保护的技术规范和指南可供参考，但在临床实践中仍会碰到许多特殊的情况或争议性问题，这就需要实施者遵循血液保护临床实践原则，充分考虑患者所属群体特征、医学治疗步骤和程序、医院环境和政府规章制度等，灵活开展各项血液保护技术。实施中需充分考虑到安全性原则、有效性原则、个体化原则及协同性原则。

（丰浩荣）

第七节　自体输血概述及主要临床应用

自体输血（autotransfusion AT, autologous blood transfusion ABT）是指采集患者体内的血液和血液成分或回收创伤、手术失血，然后再回输给同一患者，即献血者与受血者为同一个体，以满足患者本人手术或紧急情况下所需要的一种输血疗法。自体输血与成分输血一样已成为当今科学合理用血的重要手段之一，其以节约血液资源、避免输血不良反应和输血传播疾病、减少同种异体输血引起的因免疫抑制而导致的术后感染及肿瘤复发，减少患者的输血费用等优势逐渐受到广大患者和医务工作者的青睐。尤其是全自动自体血回输机的问世及广泛的应用，以及麻醉技术及控制低血压方法的不断进步，使自体输血技术已成为心血管外科、神经外科、创伤外科、骨科、矫形外科、普外科、妇产科等众多临床科室围手术期的一种常规的输血治疗方法。

一、自体输血类型

自体输血根据术前采血、麻醉后采血和（或）血液稀释以及术中和（或）术后将患者术野和体腔流出的血液回收后再输入，主要分为3种类型，即贮存式自体输血、稀释式自体输血和回收式自体输血。可根据患者的具体病情，联合应用促红细胞生成素以及术中控制性低血压技术，灵活选用这3种自体输血。

（一）贮存式自体输血（prepoerative autologous blood donation，PABD）

贮存式自体输血是指对某一个体施行输血治疗前，在术前1～3周内有计划地采集其自身的血液或血液成分，包括自己的红细胞、血小板、新鲜冰冻血浆、冷沉淀、外周造血干细胞预先贮存，在治疗时再进行回输。

（二）稀释式自体输血（hemodilutional autotransfusion，HAT）

血液稀释的原理是通过补充血浆代用品或血液代用品，使血管内单位体积血液中细胞成分相对或绝对减少，使在等量的外科出血情况下，明显减少红细胞的丢失数量，从而达到节约用血的技术方法。根据将血液稀释的程度分为4级：轻度血液稀释（Hct＞30%），中度血液稀释（Hct 30%～20%），重度血液稀释（Hct 20%～10%）及极度血液稀释（Hct＜10%）。又根据血容量的程度分为急性等容血液稀释、急性高容量血液稀释、急性超高容量血液稀释及急性非等容血液稀释。

在患者麻醉后，临手术前经静脉采集患者一定量的血液短暂贮存6h，同时输注等量的液体，在急性等容血液稀释的状态下对患者实施手术，在术中或术后将自体血回输给患者；或者不采血直接用血浆代用品扩容而达到血液稀释的目的，在急性高容量的状态下结合控制性低血压对患者实施手术，甚至采取急性非等容量和急性超大容量血液稀释状态下进行手术。最终的目的是减少术中红细胞的丢失，避免和减少异体血的输入。

（三）回收式自体输血

回收式自体输血根据回收的时间分为术中回收式、术后回收式和外伤时回收式，又根据回收方法的不同，分为洗涤式回收和非洗涤式回收（分别也叫细胞加工式回收和滤过式回收）。

手术过程中或手术后用严格的无菌技术用自体血回收机将术野中流出的血液或体腔的血液回收，经过滤、洗涤、浓缩后，再制备成红细胞悬液回输给患者；或者术后将6h以内从体腔引流出来的血液无菌回收到一次性自体血液回收器中，经过滤但不经洗涤直接回输给患者。

（四）联合式自体输血

通过上述3种自体输血的联合使用，来达到"趋利避害"，最大限度节约血液的目的。包括以下4种方式。

1. 贮存式自体输血联合回收式自体输血　一般估计术中出血量较大，术前备血时间不充裕，术前可采集400～800mL自身血液预存，术中用自体血回收机将术中丢失的血液回收，术中或术后回输患者回收的血液和预存的血液。

2. 稀释式自体输血联合回收式自体输血　在血液稀释的情况下实施手术，减少术中失血，并将术野中的血液全部回收，在术中或术后回输术前抽出的血液和（或）回收的血液。适用于不适合术前贮存式自体输血或者拒绝术前贮血且估计术中用血较多者。

3. 贮存式自体输血联合稀释性自体输血　术前估计术中可能需要的自身血液贮存，并进行血液稀释，术中或术后回输预存的血液，适用于不能进行血液回收的患者。

4. 贮存式、稀释式、回收式联合自体输血　估计术中失血量可能极大，可将3种方式联合应用，对血液进行保护，充分节约每一滴血液，达到尽量不输异体血液的目的。

二、自体输血开展的必要性

（一）血液供需的矛盾现状

血液需求量增加和合格献血者数量减少是当前临床输血的最大矛盾。我国自1998年开展无偿献血以来，人们的无偿献血意识有了一定程度的提高，但目前还是有许多人对献血有所顾虑，不愿意参与无偿献血，加之随着某些传染病在普通人群中的感染率增加，以及对献血筛查的加强，合格献血者的数量在逐步减少。2013年中国人口献血率只有0.94%，低于世界高收入国家的4.54%（丹麦最高为6.7%）和中等收入国家的1.01%。而我国临床血液需求量逐年递增，特别是近几年，我国临床年用血量每年以10%～20%的速率增长，仅2008年全国红细胞用血量达到了3 100t，较10年前增加了3.88倍。血浆更是供不应求，缺口极大。其原因在于：一是患者逐年增加，医院的床位数不断扩大，2012年全国病床数总量达572.5万张，并且病床位使用率在不断增长。据统计，从2007年到2009年，全国供血量虽翻了两番多，由800吨增长为3 600吨，但与此同时，全国的医疗服务总量也持续大幅增长，床位使用率居高不下。以住院人数统计为例，全国住院总人数已经由2005年的5 400余万，增加到了2012年的17 812万。二是临床上心、肺、肝移植及复杂大血管手术的广泛开展增加了血液的需求。三是随着我国工业化进程的加速，生产、交通事故频发及自然灾害造成外伤需要输血抢救的外伤患者增多。四是临床上还存在滥用血液的现象，据报道，2009年，四川省针对199家二级医院和16家三级医院合理用血情况的调查显示，不合理用血情况普遍达到20%~30%。在对有关输血知识的调查中，370位二级医院临床医生正确率为67%，160位三级医院临床医生的正确率为73%。因此，开源节流、搞好血液的保护就显得非常重要。

（二）输血传播疾病的问题

输血传播疾病的问题是当前大力开展自体输血最主要的原因，特别是HIV、HBV、HCV等核酸类病毒的输血传播。另外还有许多输血传播类疾患尚不清楚，某些疾病如疟疾、SARS等疾病尚无法检测，有些输血传播疾病尚未列入常规检测范围，以及病毒的变异、窗口期等原因，使输血传播疾病的风险始终存在。

（三）输血与免疫相关问题

同种异体输血可使患者产生红细胞抗体、白细胞抗体和血小板抗体而引起溶血性输血反应、新生儿溶血病、非溶血性输血反应、血小板输注无效、输血后急性肺损伤、输血后移植物抗宿主病、输血引起的免疫抑制导致术后感染或肿瘤的复发等。

（四）输血所需费用的问题

同种异体血的费用包括血液的采集、化验、血液成分制备、贮存、配血、发血等费用，这些都使异种输血的成本增加，给患者增加经济负担。

三、自体输血的优点及不良反应

（一）自体输血的优点

①避免输血相关性感染；②避免了同种异体抗体的产生；③避免了异体血对受血者的特异性和非特异性免疫功能的抑制，降低围手术期感染的发生率以及减少了肿瘤患者术后的早期复发；④稀有血型和有同种抗体的患者可及时得到合适的血液；⑤刺激骨髓造血功能，利于术后的康复；⑥稀释式自体输血可降低患者的血液黏度，改善微循环，使组织增加氧的摄取，对某些合并疾病如心肌缺血、脑供血不足等患者可能有利；⑦回收式自体输血抢救急诊大出血紧急手术患者迅速有效；⑧能一定程度减轻患者的经济负担，降低费用；⑨扩大血液的来源，增加全社会的血液供应量并节约了血源，减少了同种异体血液的供应量；⑩减轻了采供血机构的工作强度，节约了医疗机构人力成本。

（二）自体输血不良反应

一般来说，自体输血是安全有效的。但是没有掌握好适应证和禁忌证，没有严格按照标准操作规程操作以及未采取完善的监测手段，也可能会给患者带来不良影响。①对于贫血、严重感染、凝血因子缺乏、出血性疾病、阻塞性肺部疾患、伤口污染、肿瘤细胞污染等患者以及心、肺、肝、肾功能不全者来说，并不适宜进行自体输血。②多次反复采血容易造成患者贫血、血容量减少以及采血过程可能发生献血反应。③回收式自体输血可能造成凝血因子和血小板的减少，收集血液和贮存血液不当可能导致溶血以及血液的细菌污染、肿瘤细胞的扩散、空气栓塞、脂肪栓塞、白细胞激活释放炎性细胞因子和中性粒细胞的过氧化氢的生成，引起回收综合征，补体旁路激活引起过敏毒素C3a、C5a和补体复合物C5b~9形成，导致靶器官的损伤等不良反应。④输入大量的经过洗涤的回收红细胞可引起低蛋白、凝血因子减少。⑤稀释性自体输血稀释和扩容不当，也可引起稀释性凝血病、血循环超负荷等不良反应。

四、自体输血的主要临床应用

（一）骨科

骨科大、中型手术特别是脊柱、髋关节、肩关节、膝关节等部位的手术，手术创伤及创面较大，而且此类手术无法使用止血带，出血量较多。文献报道人工关节置换术术中和术后出血总量为300~1 500mL，髋关节翻修手术失血量则可高达2 000mL以上。脊柱侧弯患者在行矫正手术中由于软组织广泛剥离、椎板切除、椎体截骨、髂骨取骨、内固定等，手术时间长且复杂，术中大量出血是手术中棘手的问题，因此骨科手术是自体输血的主要领域。据统计欧洲自体血液回输每年有30万例，骨科手术17.5万例，占60%，心血管手术占30%，其他占10%。骨科手术自体输血包括术前自体血贮存、术中血液稀释、术中血液回收和术后血液回收。一般采用2种和（或）3种联合自体输血以及控制性低血压等综合血液保护措施，使患者术中和术后无需输异体血以及明显减少异体血的输入量。骨科某些手术种类或由于某些操作需要，可导致自体血回输属禁忌，如脊柱结核、腰椎肿瘤或感染手术包括骨髓炎，术野的污染如止血胶、骨水泥及碘伏、洗必泰等冲洗术野时应禁忌血液回收。

（二）特殊患者

稀有血型如Rh阴性者以及弱D、不完全D、不完全弱D和已产生多种抗体以至于交叉配血困难者，以及有宗教信仰而拒绝输异体血等患者，常常因不能及时供应合适的血液，延误抢救时机，甚至造成患者的死亡。因此，大力开展自体输血无疑是一种快速、有效、安全的输血方法。对于择期手术患者，估计术中出血不是很大，可采用术前贮存式或稀释性自体输血；对于择期手术，估计出血量较大，可采用贮存、稀释、回收式自体输血2种和（或）3种并用；对于急诊大出血的患者可采用回收式自体输血；对于肿瘤患者适用术前贮存式、稀释性自体输血，除一般肿瘤根治术外禁止血液回收。有报道在32例Rh阴性择期手术患者分别采用了术前贮存式、稀释式自体输血或两者联合应用，贮存式术前采血800mL备术中和术后应用。估计术中出血>800mL，与急性等容血液稀释联合应用，采血量分别控制在全身血容量的20%~30%，结果如下：32例患者中6例未输血；18例（56.2%）仅输自体血，未输用异体血；另8例以输自体血为主，输异体血为辅（400~1 000mL），所有的患者均顺利度过围手术期。另有报道5例急诊Rh阴性患者（肝破裂、脾破裂、宫外孕、骨盆骨折、股骨骨折），其中4人术前失血800~1 200mL，术中采用回收、回输自体血450~675mL，3例患者未输异体血，2例患者仅输异体血400mL。

（三）心血管外科

心外科手术中出血量比较大的手术有瓣膜置换术、冠状动脉搭桥手术、先天性心脏病复杂畸形矫治术、大血管瘤手术、心脏移植术等，出血量多在1 000~5 000mL，甚至达上万毫升。因此，体外循环下的心血管手术的血液保护成为人们关注的问题，这对于提高手术成功率、减少并发症有重要的意义。国内外文献都提出，心脏手术后只要静脉血氧饱和度在70%以上，Hb维持在90~100g/L即可不输库血。心脏外科手术应用较多的是稀释性自体输血联合回收式自体输血。一般常规建立体外循环及全身肝素化，经上腔静脉插管放自体血，放血量按15~20mL/kg计算，放血的同时经升主动脉插管按1:1.5的比例预冲液以维持血容量，同时视心脏大小控制输入容量，视血压情况控制放血速度。所含的肝素血液于常温下保存，体外循环停止后即全部于手术室回输；肝素化前及鱼精蛋白中和肝素后术野失血以及体外循环中心腔内冲洗血水均利用自体血液回收机收集处理，清洗后的红细胞于术后回输；术后将全部体外循环机中剩余的血液逐步回输体内。一般体外循环转机时间少于2h，红细胞破坏较少，可将机内的血液不经洗涤直接回输。若转机时间超过2h，最好经洗涤后再回输，以避免红细胞碎片及游离血红蛋白造成患者机体损害；术后6h内胸腔和纵隔引流血回输。目前心外科异体输血量显著减少，国外已有小体重瓣膜置换患者78%不用库血的报道，并且认为膜肺和血液回收机联合应用能有效减少异体血的应用。

（四）神经外科

正常脑的重量仅占体重的2%，但脑血流量达心搏出量的15%~20%，因此神经外科手术中出血往往较多，是自体输血的主要领域之一。神经外科手术出血的特点是出血主要集中在开、关颅时，及进行邻近大血管和静脉窦的操作时和切除供血丰富的肿瘤组织时。出血的特点因部位不同而异，静脉窦撕破、动脉及大静脉的出血以快速、大量为特征，出血常可迅速充满狭小的术野使术者不易快速准确止血。开、关颅时，因创面较大，皮下组织供血丰富，易发生较快且广泛的渗血。一般神经外科可根据患者的具体情况选择术前贮存式、稀释式和回收式自身输血以及联合应用。对于恶性肿瘤患者选择稀释性自体输血为好，对于良性肿瘤、脑血管手术、闭合性颅脑外伤、癫痫等应选择回收式或联合稀释式和贮存式自体输血。对于出血较大的手术术中血液回收应为首选。

对于有大量出血择期的脑部手术，应在术前常规准备具有快速自动处理能力的血液回收机，并宜应用大容量（3 000mL）贮血罐，可用2～3条吸引器同时吸引血液，出血汹涌时可适当加大吸引器的负压，以保证吸引效果，加快吸引速度，迅速回收和回输血液。其次，抗凝要充分，因脑组织富含组织凝血活酶（可达50U/g），手术损伤使其大量释放进入术野血液中，可能促进凝血系统的激活，使出血的凝固速度加快，因此抗凝剂的剂量应适当加大。另外，神经外科手术中由于磨钻骨组织，有细小的骨屑以及手术中常用的止血材料能够通过滤芯，回收机清洗过程中并不能有效地清除这些杂质，这些微颗粒则可能沉积在肺的微血管床中，具有引发不良反应的潜在危险。术中应用的过氧化氢溶液也常被用来促进广泛渗血的创面止血，但其可能导致溶血。因此，回收血液时尽量使用微小孔径（20～40μm）的贮血罐过滤收集血液，保证足够的清洗过程。当术野中出现上述材料和液体时，应暂停血液回收。

（五）小儿外科

在小儿神经外科手术中，由于小儿本身血容量小，手术中绝对出血量一般不大，出血的特点与成人相似，在开、关颅期、处理颅内血肿时、进行邻近大血管操作时及切除供血丰富的组织时，为出血易发期，特别是针对狭颅症的手术。该类手术患儿多为1岁以内，且手术创面大，术中出血较多。大多患儿的出血量为血容量的50%～100%，有的甚至达血容量的500%。过去由于血液回收机离心杯体积大（>200mL），在小儿外科手术中的应用受到限制。近年来，随着小容量离心杯和连续性离心血液回收机的应用，血液回收在小儿神经外科手术中发挥的作用越来越大。离心杯容量越小，回收血液的效率越高。有人在60例接受狭颅症手术的患儿应用回收式自体输血，使用cell saver回收机专用容量仅为55mL的儿科离心杯，术中平均失血356mL，平均回收血液110mL，仅30%患儿输入异体血。有时即使使用小容量的离心杯，收集的血液也无法将其充满。因为离心杯中的血量越少，血液回收机的清洗效能就越差，回输清洗不好的血液可能对小儿的肺功能造成不利的影响，因此要加大清洗液的用量。随着清洗血液过程的进展，血液回收的效率也会随着下降，清洗后回收血的红细胞比容较低，在输入较少的红细胞的情况下可能给患儿增加相对较多的容量负荷。而使用连续性离心洗涤式血液回收机（CATS）则可消除以上的顾虑，CATS的螺旋形清洗腔容量只有30mL，利用持续清洗技术，对收集的血液离心分离、清洗、排空各步同时进行，收集的血液压积高，血液处理速度快。

（丰浩荣）

第八节　自体输血的临床科室分工及推广策略思考

自体输血在国外已得到广泛应用，德国临床上的术前存血率已达89%，澳大利亚择期手术患者有约60%输的是自体血，美国有的医院输自体血量已占总用血量的15%左右。近年来，特别是我国1998年10月1日实施的《中华人民共和国献血法》第15条规定：国家提倡并指导择期手术的患者自身储血、自身输血，自体输血受到空前重视。卫生部2000年颁布《临床输血技术规范》附件《自体输血指南》，要求三甲医院自体输血率>20%。2012年，为保障自体输血的推行，卫生部颁布了《医疗机构临床用血管理办法》，要求医疗机构应当动员符合条件的患者接受自体输血技术，提高输血治疗效果和安全性；输血科及血库参与推动自体输血等血液保护及输血新技术。2014年中华医学会麻醉学分会发布了《围手术期输血指南》，提倡实施自体血回输。尽管如此，我国目前自体输血率还很低，与发达国家差距较大，在临床大力推广和普遍实施自体输血方面仍任重道远。

一、开展自体输血的临床科室分工

自体输血不仅涉及输血科，还涉及麻醉科及临床手术科室，需要三方积极密切配合，才能最大限度保护好血液，降低同种异体输血率，保证临床输血的安全。

自体输血具有其特殊性，即受血者和供血者均是同一个患者。虽然其体格检查和化验检查不像异体献血者要求那么严格，但严格掌握自体输血的适应证和禁忌证仍然十分重要。因为自体输血处理不当，可能出现一些不良反应，甚至产生危险。应依据自体输血的类型，输血科、麻醉科和临床科室应分工明确，责任到位，才能保证自体输血的安全有效。卫生部于2000年颁布的《临床输血技术规范》第7条已明文规定：术前自身贮血由输血科（血库）负责采血和贮血，经治医师负责输血过程的医疗监护。手术室内的自体输血包括急性等容血液稀释、术野自身血回输及术中控制性低血压等医疗技术由麻醉科医师负责实施。

（一）麻醉科在自体输血中的作用

1. 近年来，国内外麻醉医生对血液稀释时血液流变学、血流动力学改变，对机体凝血功能、免疫功能、电解质及酸碱平衡、主要脏器的影响，麻醉药物对血液稀释的影响，血液稀释联合控制性低血压，术中回收血液的特性等，从动物实验到临床应用都做了大量的研究工作。在手术中大量开展了急性等容、急性非等容、急性高容量血液稀释及术中自体血回收，许多手术做到不输异体血，一些手术明显降低了异体血输入量，在综合性血液保护和自体输血中起到了不可估量的作用。

2. 术中密切监测体温、心率、血压、中心静脉压（CVP）、红细胞压积（Hct）、血红蛋白（Hb）、平均动脉压（MAP）、脉搏氧饱和度（SPO_2）、呼吸末二氧化碳（$PetCO_2$）、心电图、动脉血气分析、血小板（PLT）、凝血酶原时间（PT）、部分凝血活酶时间（APTT）、术中出血量、输液量和尿量等。

3. 严格掌握术中回收血液回输的禁忌证，确保自体血回收的质量和安全。

（二）输血科在自体输血中的作用

1. 大力宣传和鼓励患者自身献血。

2. 对于临床科室递交的自体输血的申请，输血科医生应对患者进行会诊，了解患者的现病史、既往史，重点了解心、肺、肾、肝等重要脏器情况，以及血常规、血清铁、出凝血等化验结果，以便综合判断患者是否合适贮存式自体输血，评估患者献血是否安全。

3. 确定患者适合自身献血后，要制订采血计划、采血量、采血间隔，建议临床检测红细胞压积和血红蛋白浓度及血清铁水平，对不符合献血标准的应暂缓采血，对符合献血者也应在采血前告知患者可能出现的不良反应。

4. 采血过程要严格无菌操作，严防血液污染。

5. 贮存血液要标明自体血，并与其他库存血分开贮存。

6. 回输时要与取血者认真核对，避免错发。

7. 对于术后尚未使用的自身血，如不符合献血者的标准，则必须经过献血者本人同意而废弃；符合献血者的标准，未经献血者同意，自身血液也不能转让给其他人使用，必须废弃。

（三）临床手术科室在自体输血中的作用

一般在较大的综合性医院中，手术科室如骨科、外科、妇产科等输血几乎占全院用血量的50%~80%，可以说手术科室自体输血开展情况，将直接决定一个医院自体输血的比例，因而手术科室医生在决定患者自体输血中起着关键的作用。

1. 对于符合自体输血条件的患者，应积极鼓励自体输血。

2. 主管医师应书面签署患者本人同意自体输血的知情同意书。如果患者为小儿，则应有监护人的同意。

3. 若采取贮存式自体输血，应请输血科（血库）会诊，根据患者具体情况决定，并负责采血过程中及采血后的医疗监护。若采取稀释式自体输血和（或）回收式自体输血，应请麻醉科医生会诊后决定。

4. 未经输血科同意，其他科室不得自行采集患者的血液。

5. 术后自体血回输应严格无菌操作，避免不良反应的发生。

二、我国自体输血发展滞后原因探析

（一）推广自体输血宣传不足，管理体制不到位

直到近年来的结构性、季节性临床血源紧缺日渐常态化之前，国内普遍对科学合理输血，特别是自体输血的宣传力度不够，导致医生和患者的输血观念滞后，自体输血的积极性不高。自体输血需要麻醉科、输血科（血库）、临床科室及患者的相互沟通和配合，达成共识；血液回收需要购买设备，匹配人员。贮存式自体输血在采血、观察、血液保存及发放过程都有可能出现问题，也给医院及临床科室增加了部分繁复的工作及潜在的风险和压力；部分临床医生对自体输血的安全性也心存疑虑，甚至一些医生认为自体输血存在血液被污染等风险，一旦发生，其责任完全要由医院和医生承担，多一事不如少一事。另外，现行的医疗体制里的很多环节也束缚了自体输血的发展，如目前许多地方对自体血回输在医保报销方面有很多限制，一定程度上造成自体输血患者个人负担的加重。

（二）自体输血的重要价值还没有被充分认识

自体输血需要医院添置相对有些昂贵的血液回收专用设备及给予相应技术力量的支持，这使得部分医院实施起来有困难。回收式血液回输虽然对技术要求不高，但回收式血液回输仪器、耗材昂贵，仅购买1台回收机就需要数十万元，这限制了在更多医院的推广使用。在施行回收式血液回输工作中，医师和患者普遍认为，回收式血液回输设备成本、耗材成本太高，同样1台手术，如果施行回收式血液回输，就需配备更多人力，增加投入成本；而许多患者及家属精打细算后，也感到不是十分经济合算，按目前用血收费标准，1袋200mL的血收费400元左右，输3袋血也只需1 200元，但回收式血液回输无论回收血有多少，发生的耗材费用都超过1 000元，如果回收血液少于800mL，势必会比输异体血液花费更高。因此，只要临床用血不太紧张，不到万不得已，医患双方都不会选择使用回收式血液回输。

（三）贮存式自体输血的可能浪费问题

贮存式自体输血还可能因为储备了但未全部使用引起纠纷。现行的无偿献血激励政策并未将自体输血纳入其中。部分医院为避免这一矛盾，尝试在手术后将预存的血回输给患者本人，可是这与科学用血原则不符。有报道贮存式自体输血采集的自体血有50%～90%未用于患者而废弃，这是因为医生未能对术中出血量作出科学的评估。贮存式自体输血患者经常依照外科手术用血标准采血，这种采血标准适用于90%的病例，而50%的贮存式自体输血患者在术前依照90%患者制定的采血标准采集了过多的血液；若患者术中出血较少，则术后不同意回输，致使部分血液浪费。故英国的做法是建议当患者输血的可能性＞50%时才行贮存式自体输血。

（四）受"缩短平均住院日"及传统观念的影响，贮存式自体输血受到限制

采取贮存式自体输血，最后1次采血须在手术前3天完成，医生需要根据患者的身体状况和手术类型提前作数次采血，所需时间较长，会影响床位周转率，而这也限制了贮存式自体输血的应用；同时，绝大部分医院绩效考核中"自体输血"权重很小，但"平均住院日"却是关键指标，导致临床科室难以实施自体输血。在不发达地区，仍有将血液当成补品的现象，患者及家属经常主动要求医院或经治医生为其提供输血治疗；少数患者及亲属受固有的陈旧观念的影响，认为患病住院身体不适，动刀失血应该补血，而不是抽血，对动员患者在手术中用自己的血心存疑虑，情理上都不能接受，致使部分择期手术患者不愿意在术前储备自体血。

三、我国进一步推广自体输血的策略思考

（一）加大宣传力度与制度保障

积极鼓励符合自体输血的患者作自体输血，医院在加大自体输血宣传的同时，应建立更加明确的指标考核体系和机制，促使临床科室和医生选择自体输血；通过加强同患者的沟通，使患者充分了解输异体血的危害和自体输血的益处。实践证明很多患者对自体输血并不是不接受，而是不了解，只要沟通到位，当他们了解了相关知识和自体输血的益处后，是愿意接受自体输血的。

（二）完善自体输血管理体系

保障自体输血安全，严格自体输血适应证，建立规范的采血流程，医患签署自体输血同意书，如患者尚未成年，则应有监护人的同意签名。若采取贮存式自体输血，应请输血科（血库）会诊，综合判断患者是否适合贮存式自体输血，评估献血是否安全。根据患者具体情况决定，科学评估手术出血量，制定采血计划、采血量、采血间隔，在采血前告知患者可能出现的不良反应，并负责采血过程中及采血后的医疗监护。若采取稀释

式自体输血和/或回收式自体输血，应请麻醉科会诊后决定，麻醉科在自体输血中的责任主要应严格掌握术中回收血液的禁忌证，确保自体血回收的质量和安全。术后自体血回输应严格无菌操作，避免不良反应的发生。

（三）科学掌握、灵活应用自体输血方法

对没有来得及作贮存式自体输血的患者，可在手术室的严密监护下，安全地实施稀释式自体输血。目前认为，在获取手术用血方面，稀释式自体输血的价值明显优于贮存式自体输血，医疗费用更低，患者离开手术室前就回输完毕，避免了人为差错等管理问题，因此随着对稀释式自体输血低氧状态下有关疾病的病理、生理规律认识的加深，该方法将在择期手术患者中得到更加广泛的应用，并可能最终取代贮存式自体输血。

（四）转变观念，着眼长远利益

对自体血的成本应放在更大的背景中考量：临床上1袋异体血的价格几百元，但背后还有巨大的社会成本。献血者需要花时间和精力去献血，个别单位还允诺休假、奖励；血液采集后，检测、处理、运输、保存等多个环节均需人力、物力来支撑；如果考虑这些成本，自体血回输的成本比异体血要低得多。为此，卫生行政管理部门应积极推广自体输血，并有配套激励政策。有许多学者建议将自体输血全部列入国家医保报销目录，在基本医保服务项目中扩大自体输血支付范围（目前各省市对自体血使用核报比例不一）；对开展自体输血的医疗机构，上级主管单位除了给予精神荣誉外，也应给予一定的物质投入，促进自体输血率不断提升，保障患者健康，提高社会资源使用效率。如今，各地已有不少医疗机构开始重视自体输血，尤其是一些大城市的三甲医院已逐步开展自体输血并取得一定成效。如何充分提高自体输血的术前采集和使用率，如何在扩大回收式自体血液回输的同时，降低其相对于异体输血较高的医疗费用，仍然是各级医院输血管理工作中的重要课题。自体输血是缓解日益趋于紧张的血液资源、确保血液安全的新的输血理念和新的输血方法，必须大力推广，使自体输血成为临床输血的重要组成部分。相信随着自体输血的应用和推广，长期困扰的血源紧张和输血传播疾病等问题，将会得到缓解，而且据估计自体输血的全面普及将可以节省现有血源的40%~50%，这对于全面贯彻实施《献血法》具有重要意义，"输自己的血更安全"正在成为现实。

（丰浩荣）

第九节　围手术期其他血液保护主要策略简介

围手术期血液保护是指在围手术期采用不同的技术或者联合应用各种技术保护和/或保存血液，以达到减少出血、少输血、不输血的目的。其具体措施除了上述的各种自体血液回输外，还包括以下内容。

（一）术前评估与准备

ASA在2006年发布的《围手术期输血与辅助治疗指南》中赞同术前要复习医疗文件、访视患者、复习血红蛋白（Hb）和红细胞压积（Hct）及术前凝血状况的检查结果。在择期或非急症手术前应停用抗凝剂（如华法林、氯吡格雷、阿司匹林），或在抗凝剂作用消退后再行手术，避免由于抗凝药物引起的术中出血。

（二）严格把控输血指征

树立正确的输血观念，杜绝不必要的输血是血液保护的关键。美国胸外科学会在2011年发布的《胸外科及心血管麻醉医生协会围手术期血液保护与实践指南》中强烈推荐当Hb<60g/L时应给予红细胞，尤其是急性贫血；Hb>100g/L时则不必输入。至于Hb在60~100g/L者，应根据患者的临床状况综合考虑是否输注红细胞，包括年龄、患者疾病的严重程度、器官失血的速度和量、患者血容量及氧合不足时发生并发症的风险等危险因素来决定是否给予红细胞。2014年我国中华医学会麻醉学分会发布的《围手术期输血指南》中也提出，Hb>100g/L可以不输红细胞；Hb<70g/L应考虑输；Hb在70~100g/L，根据患者贫血程度、心肺代偿功能、有无代谢率增高以及年龄等因素决定。提倡成分输血，尽量避免输注全血。

（三）控制性降压和控制性低中心静脉压

术中常用于控制性降压的方法和药物包括：使用椎管内麻醉；挥发性吸入全身麻醉药；直接血管扩张药；α_1与β_1肾上腺素能受体阻滞剂；钙离子通道阻滞剂；前列腺素E_1。对于短时间降压者可以采用加深麻醉或选用短效的β_1肾上腺素能受体阻滞剂；对于较长时间控制性降压宜采用联合用药的方法，使降压过程平稳，减少单一用药的毒副作用。钙离子通道阻滞剂尼卡地平选择性扩张动脉血管，保护心、脑、肾等靶器官，血流动力学平稳，在控制性降压中越来越受到关注。近期研究表明，在肝叶切除手术中应用控制性低中心静脉压，既保持$CVP \leq 5cmH_2O$同时不发生低动脉血压的方法能有效减少术中出血且不增加肝、肾功能的损害。

（四）合理使用药物

对于肾性贫血和慢性疾病如肿瘤患者，术前使用促红细胞生成素（EPO）配合铁剂可以提高患者血色素水平，减少术中、术后输血量。但有学者认为，对于正常血色素水平的患者，术前使用EPO并不能减少术中输血率，且存在费用高、耗时长的缺点。既往许多研究表明，在大型手术如心脏手术中使用大剂量抑肽酶可以有效减少出血量，但因研究表明其可能引起多器官功能损伤，现在已停用。氨甲环酸和ε-氨基己酸都是人工合成抗纤溶药物，在减少术中失血方面两者效果不如大剂量抑肽酶，但安全性能高。重组活化Ⅶ因子（rFⅦa）能够与组织损伤因子（tissue factor，TF）结合形成TF-rFⅦa复合物，同时激活共同凝血途径上的X因子，使凝血酶原转化成凝血酶，再进一步激活FV、FⅧ、FXI和血小板，从而形成稳定的纤维蛋白凝块，达到止血的目的。

（五）血液替代品

血液替代品包括血红蛋白类制品和全氟碳化合物（perfluorocarbon，PFC）。化学修饰类的聚合血红蛋白Hemopure、Hemolink、PolyHeme已被美国食品与药品管理局（FDA）批准处于3期临床阶段，其中美国Northfield Laboratories生产的PolyHeme是美国临床实验中至今唯一用于严重创伤者的产品。PolyHeme使59%的重伤患者在受伤后最初24h避免输入异体血液，72h内体温、动脉压、心率均未发生改变。血红蛋白类制品的副作用包括血管收缩引起的血压升高和胃肠道不适，体内循环时间短，在卒中、心肌梗死和严重持续缺血性休克的情况下可能会引起过氧化物和氧自由基的释放，导致组织坏死。PFC是一种具有优良携氧能力的乳剂，在心肺分流术中可减少体外循环预充的血液用量，能溶解大量气体防止空气栓塞，并且可以减少神经功能受损的发生率。第二代PFC制品Oxygent在美国已进入3期临床。研究显示Oxygent应用于手术中ANH，1.8g/kg的Oxygent比自体血或胶体更有效减少输血指征。PFC的副作用包括短暂的流感样症状、短暂的血小板数量轻微减少，同时PFC的半衰期较长，达24h左右。未来也可能通过应用基因工程技术，通过大肠杆菌制造与人血相同的人造血或血制品，或由转基因动物来提供人的血红蛋白。

（六）外科止血

外科医生认真仔细地发现并处理出血和渗血是血液保护必不可少的措施。四肢手术中使用止血带和局部应用止血药物都能达到减少出血的目的。对供血丰富的肿瘤进行术前动脉栓塞也能显著减少术中失血。国内张兰等人在骶尾部手术中运用低位腹主动脉内球囊阻断的方法显著减少术中出血收到良好的效果。以往的许多传统手术可借助设备开展微创治疗，减少出血。

（七）术后管理

术后加强监测，根据结果合理而有效地行容量及营养支持治疗能显著减少术后的出血。有实验尝试使用治疗性的呼气末正压（PEEP）减少心胸外科手术后出血过多，但有效性尚未证实。预防性使用PEEP减少术后出血是无效的。

（八）体温保护

低温常导致凝血障碍，即使是中度的低温（核心温度降低<1℃）也会显著增加手术失血。围手术期在体温监测下通过调节室温、变温毯保暖、使用输液加热装置等措施尽量保持正常体温范围。Wrinkler等认为保持36.5℃的核心温度比常规36.0℃的核心温度减少手术出血的效果更好。

总之，围手术期间应该在输血指南的指导下正确应用血液制品，盲目使用血液制品有害无益。综合并且选用合适的血液保护手段可以更加有效地减少手术出血和血液制品的输注。

（丰浩荣）

参考文献

［1］ 陈剑明，郭斌，王晓腾，等. 术中自体血回输在骨科大手术中的应用［J］. 中国输血杂志，2009，22（5）：395-396.

［2］ 朱合，高馥莉. 自体-3000P型血液回收机回收血液质量评价［J］. 临床输血与检验，2011，13（1）：49-50.

［3］ 郑祥德，宋祥勇. 术中自体血液回收与回输的应用研究［J］. 临床医学，2011，31（6）：19-20.

［4］ 张媛，斯妍娜，魏海燕，等. 自体血小板分离联合术中自体血回输在脊柱侧弯矫形术中的价值［J］. 临床麻醉学杂志，2012，28（3）：225-227.

［5］ 欧珊，李著华，周乐顺，等. 不同急性等容性血液稀释对家兔IL-1、IL-2和IL-6的影响［J］. 中国病理生理杂志，2008，24（1）：181-182.

［6］ 熊娅琴，钟光. 围手术期血液保护策略的研究进展［J］. 军医进修学院学报，2010，31（1）：88-89.

［7］ 孙杨，马龙先. 急性等容性血液稀释的研究新进展［J］. 南昌大学学报（医学版），2012，52（2）：96-98.

［8］ 陈铃，朱小东. 自体输血的临床研究进展［J］. 内科，2013，8（5）：537-539.

［9］ 招伟贤. 血液保护既要技术更要执行力［J］. 广东医学，2011，32（22）：2889-2891.

［10］ 曹伟，黄长顺，陈骏萍，等. 血液保护学［M］. 杭州：浙江大学出版社，2008：267-289.

［11］ 刘景汉，王德清. 临床输血学［M］. 北京：人民卫生出版社，2011：360-396.

［12］ 庄心良，曾因明，陈伯銮. 现代麻醉学［M］. 3版. 北京：人民卫生出版社，2003：1736-1740.

［13］ 中华医学会麻醉学分会. 2009围手术期输血共识［J］. 临床麻醉学杂志，25（3）：189-191.

［14］ 张帆，朱昭琼. 围手术期血液保护策略的研究进展［J］. 国际麻醉与复苏杂志，2013，34（9）：812-815.

［15］ 李玲，官丽娜，朱昭琼，等. 肿瘤患者围手术期血液保护——困惑、机遇与挑战［J］. 中国输血杂志，2011，24（8）：655-657.

［16］ SLOAN T B, MYERS G, JANIK D J, et al. Intraoperative Autologous Transfusion of Hemolyzed Blood［J］. Anesth Analg, 2009, 109（1）：38-42.

［17］ YAZER M H, WATERS J H, ELKIN K R, et al. A comparison of hemolysis and red cell mechanical fragility in blood collected with different cell salvage suction devices［J］. Transfusion, 2008, 48（6）：1188-1191.

［18］ RAVAL J S, WATERS J H, YAZER M H. The impact of suctioning RBCs from a simulated operative site on mechanical fragility and hemolysis［J］. Korean J Hematol, 2011, 46（1）：31-35.

［19］ MATSUDA K, NOZAWA M, KATSUBE S, et al. Activation of fibrinolysis by reinfusion of unwashed salvaged blood after total knee arthroplasty［J］. Transfus Apher Sci, 2010, 42（1）：33-37.

［20］ DAMGAARD S, NIELSEN C H, ANDERSEN L W, et al. Cell saver for on-pump coronary operations reduces systemic inflammatory markers: a randomized trial［J］. Ann Thorac Surg, 2010, 89（5）：1151-1157.

［21］ STACHURA A, KR61R, POPLAWSKI T, et al. Transfusion of intraoperative autologous whole blood: influence on complement activation and interleukin formation［J］. Vox Sang, 2011, 100（2）：239-246.

［22］ SCHMIDT A, SUES H C, SIEGEL E, et al. Is cell salvage safe in liver resection? A pilot study［J］. J Clin Anesth, 2009, 21（8）：579-584.

［23］ KILIC Y A, CANPINAR H, GOC D, et al. Effects of autologous and homologous blood transfusion on TNF-alpha levels and survival in an intraabdo minal infection model［J］. Ulus Travma Acil Cerrahi Derg, 2009, 15（4）：324-329.

［24］ LASARZIK I, CORDIER J, PEETZ D, et al. Effect of autologous blood transfusion on cerebral cytokine expression［J］. J Neurosurg Anesthesiol, 2011, 23（3）：215-221.

［25］ KESSACK L K, HAWKINS N. Severe hypotension related to cell salvaged bloodtransfusioninobstetrics［J］. Anaesthesia, 2010, 65（7）：745-748.

［26］ WALDRON S. Hypotension associated with leucocyte depletion filters following cell salvage in obstetrics［J］. Anaesthesia, 2011, 66（2）：133-134.

［27］ REIJNGOUD L W, PATTYN C, DE HAAN R, et al. Does intraoperative cell salvage remove cobalt and chromium from reinfused blood?［J］. J Arthroplasty, 2009, 24（7）：1125-1129.

［28］ LIUMBRUNO G, BEARDELLO F, LATTANZIO A, et al. Recommendations for the transfusion of red blood cells［J］. Blood Transfus, 2009, 7（1）：49-64.

［29］ WILLIAMS L, WILKINS L. Practice guidelines for perioperative blood transfusion and adjuvant therapies［J］. Anesthesiology, 2006, 105（1）：198-208.

第十一章　非手术治疗与疼痛管理

第一节　非手术治疗的应用

脊柱疾病的治疗方法有很多，面对各种各样的治疗方法，患者往往难以适从。面对各种脊柱疾病，相当数量的患者选择了非手术治疗作为首选方法，在正规非手术治疗效果不满意的情况下再尝试创伤较大的微创或开放手术治疗。对于80%以上的颈椎和腰椎疾病，都可以通过非手术治疗的方法，如休息、牵引、制动、理疗、药物和功能锻炼等方法得到缓解。

一、牵引

牵引是治疗脊柱疾病的常用治疗技术，通过力学的作用力和反作用力的原理，对脊柱施加牵引力，达到制动、缓解肌肉痉挛和调节腰椎后关节细微变化的目的。同时还能恢复腰椎正常生理曲度，调节椎间孔和椎间隙，减轻椎间盘压力，解除神经根所受的刺激和压迫。根据牵引力的大小和作用时间长短，将牵引分为快速牵引和慢速牵引。快速牵引重量为患者体重的1.5~2倍，作用时间短（0.5~2s），多在牵引的同时加中医正骨手法。慢速牵引的重量为患者体重的30%~120%，每次牵引时间为20~40min，需多次牵引，是临床治疗的常用方法。

（一）治疗机制

1. 缓解肌肉痉挛　快速牵引可快速有效地伸展肌肉，使之出现反射性肌肉松弛，缓解疼痛；慢性牵引对肌肉持续性牵引能明显缓解肌肉痉挛，减轻腰背部疼痛，改善脊柱侧凸，增加活动度。

2. 椎间隙增宽　水平牵引后，椎间隙明显增宽，生理曲度变直，椎间盘厚度增加，腰椎肌肉和韧带拉长，脊柱小关节的活动和椎间孔增大，但牵引结束处于直立位时椎间隙的宽度会再次恢复之前水平。

3. 增加椎管及椎间管的容积　屈曲位快速牵引可使椎间隙增宽，椎间孔上2/3增大，下1/3变小，黄韧带拉伸，减轻神经根所在通道内的卡压，松解粘连。

4. 纠正腰椎小关节的病理性倾斜　脊柱旋转时关节突关节滑动移位，关节间隙增加，关节囊受牵伸可松动小关节，纠正脊柱疾病继发的关节紊乱。

5. 松解神经根粘连　快速牵引可松解粘连的神经根帮助神经功能恢复，特别是向健侧旋转时效果更明显，慢速牵引对术后神经根粘连的临床症状有较好疗效。

6. 减轻炎症反应和神经根水肿　牵引可缓解肌肉痉挛，增宽椎间隙，减轻神经根的机械压迫，从而使神经根水肿减轻，消除无菌性炎症反应，缓解疼痛。

（二）适应证和禁忌证

1. 适应证　颈椎间盘突出症、颈椎病、颈椎小关节功能紊乱、颈椎滑脱，轻中度腰椎间盘突出、腰椎小关节紊乱、早期强直性脊柱炎、神经根炎、韧带肥厚所致腰痛或关节僵硬等。

2. 禁忌证　脊柱结核、肿瘤，严重骨质疏松，脊髓血液循环障碍，椎骨软化症，严重高血压冠心病及出血性疾病患者和孕妇。

（三）临床应用

1. 多方位快速牵引　患者俯卧于牵引床上，胸部和臀部分别固定于牵引床的胸腰板和臀腿板上，根据患者的性别、年龄、身体状况、症状体征及影像学检查，设置治疗参数，包括牵引距离、屈曲度数、旋转角度。

牵引后适度制动，为减轻牵引的加剧反应可行骶裂孔注射，口服非甾体类抗炎药、地巴唑和小剂量地塞米松。恢复后期患者应进行正确的功能锻炼，维持脊柱稳定。

2. 慢速牵引 ①自体牵引：也称重力牵引，利用患者下体重量进行牵引，对正常组织影响有限，不会出现重量不当而造成的损伤，较为安全。②骨盆牵引：患者仰卧于牵引床上，胸部和骨盆分别固定于牵引床的头部和尾部，施加一定压力后使脊柱受到牵拉，达到治疗目的。③手法牵引：患者俯卧或仰卧，助手固定肩部，术者双手握住踝部，身体后靠对躯干施压。

（四）牵引的不良反应

1. 快速牵引 常见的不良反应有腰酸背胀、腹胀腹痛、胸壁挫伤或肋骨骨折，牵引后突出物增大，马尾损伤等。

2. 慢速牵引 与快速牵引相同，但发生率较小。由于牵引时间长，胸腹部压迫重，呼吸运动受到明显限制，所以对老年及心肺疾病患者应特别谨慎。

二、物理治疗

物理治疗是利用电、声、光、磁、热、力等物理因子作用于人体，并根据人体的反应来达到预防、治疗及康复目的的治疗方法，简称理疗。理疗具有收效快、无痛苦、不良反应少、疗效持久等特点。

1. 低频电疗法 直流电疗法是应用0～1kHz的低频电流预防和治疗疾病的方法。直流电药物离子导入有直流电和导入药物的双重作用。间动电疗法是应用50Hz的正弦交流电经整流后叠加在直流电上构成的脉冲电流来治疗疾病，有止痛、促进局部血液循环、兴奋神经收缩肌肉的治疗作用。

2. 中频电疗法 应用频率为1 000～10万Hz的脉冲电流治疗疾病，常用方法包括干扰电疗法、调制中频电疗法等。治疗作用包括镇痛、提高平滑肌和横纹肌的张力、调节自主神经、促进骨痂形成、促进局部血液循环、兴奋神经收缩肌肉等。

3. 高频电疗法 应用频率为10万Hz以上的高频正弦交流电流治疗疾病的方法，包括超短波电疗法、短波电疗法、微波电疗法等。

4. 红外线疗法 应用红外线治疗疾病，以达到改善局部血液循环、消肿解痉镇痛、促进组织再生修复的作用。

5. 磁疗法 使用磁场作用于人体以治疗疾病，具有镇痛、消肿、消炎、促进创面及骨折愈合、软化瘢痕的作用。

6. 石蜡疗法 利用加热融化的石蜡作为温热介质接触体表，将热能传至肌体以治疗疾病。

7. 水疗法 利用水的不同温度、流动性、浮力和溶质作用于人体，起到解痉、镇痛、肌肉锻炼的作用。

三、神经阻滞疗法

1. 概述 将药物直接作用于神经节、神经根、神经丛、神经干和神经末梢的周围，使其传导功能被暂时或永久阻断的治疗方法称为神经阻滞疗法。神经阻滞疗法可在短时间内用较快的速度将药物准确地送达病变部位，与其他治疗方法相比具有止痛效果明显可靠；对诊断疾病具有重要意义；治疗范围及时，可选择性强；不良反应小；疗效与操作技巧关系密切的特点。

主要的作用机制包括阻断痛觉神经传导通路；阻断疼痛引起交感神经兴奋所致的疼痛恶性循环；改善局部血液循环，促进组织修复；消除局部无菌性和免疫性神经炎症；改善患者情绪，调整心理状态。

常用药物分为局部麻醉药、肾上腺皮质激素、维生素类药、神经损毁药等。禁忌证包括穿刺部位感染，不能合作，凝血功能异常，呼吸功能不全，巨大肿物，畸形肿瘤，局部麻醉药过敏等。

2. 硬膜外腔阻滞 将药物注射至硬膜外腔，阻滞部分节段脊神经的传导功能，使其所支配区域的感觉和（或）运动功能消失的方法称为硬膜外阻滞。操作方法同硬膜外麻醉。

3．骶管阻滞　经骶管裂孔或骶孔将药物注射至骶部硬膜外腔，通过上行扩散到腰部，从而阻滞腰骶脊神经的方法称为骶管阻滞，主要针对低位椎间盘突出。操作方法同骶管麻醉。

4．椎旁阻滞　用穿刺针经椎板外侧缘刺到椎间孔外口，让药物充分作用阻滞脊神经根。

5．椎间孔阻滞　将药物直接注入椎间孔以松解神经根与周围组织的粘连，降低神经根受到的牵张力而解除疼痛。此方法可以解除或减轻神经根的压迫和炎症水肿，促进神经根功能的恢复，是治疗腰椎间盘突出症的一种简单有效的方法。

6．腰大肌间隙阻滞　将药物注入腰大肌间隙内，阻滞行走其中的腰骶丛神经，以减轻或解除疼痛的方法。

7．侧隐窝阻滞　用穿刺针经小关节内缘或椎板外切迹入路至硬膜外间隙，将药物注射至侧隐窝，让药物充分作用阻滞脊神经根。

四、运动疗法

1．运动疗法的作用机制　运动使骨骼受力增加，促进骨质增长，承重训练有利于脊柱骨密度的增加。不同种类运动也使肌肉耐力增加，爆发力增长。运动疗法通过改善骨密度、增强肌力和稳定腰椎来发挥治疗作用。

2．运动与姿势　正确的姿势与转移搬运动作可以减轻脊柱压力，有效维持脊柱稳定性，是治疗脊柱疾病的重要组成部分。通过运动体操训练腰背肌、腹肌、臀肌及下肢肌肉群，提高脊柱周围肌群肌力，消除软组织的萎缩，矫正肌力不均衡，提高身体运动的协调平衡能力。

3．休息　脊柱疾病患者卧床休息是必要的，近来研究表明卧床不宜超过1周，症状略减轻后即可开始限制性的生理活动，避免肌肉的失用性萎缩。

五、药物疗法

1．西药疗法　西药治疗主要用于消炎止痛、镇静解痉、营养神经等，常用药物包括解热镇痛抗炎药、解痉药、止痛药、镇静抗焦虑药、局部麻醉药、扩张血管药、脱水利尿药、激素、维生素及营养药。

2．中药疗法　主要根据"瘀血阻络，通则不痛"的理论辨证施治，包括针对不同证型的内服汤剂和外用的敷擦类、膏贴类、熏蒸类中药。

3．治疗原则　对症用药，辨证施治，中西药联合应用，个体化用药，综合治疗以达到最佳治疗效果。

第二节　针灸推拿治疗

一、针灸治疗

针灸治疗是中医学常用的外治方法，被广泛用于脊柱疾病的防治，因其疗效显著、经济安全、不良反应小，已普遍为人们接受，是脊柱病的有效治疗手段之一。

（一）治疗作用和治疗原则

针灸治疗具有止痛镇静、抗炎消肿、调节肌肉韧带状态、加强脊柱稳定性的作用，其治疗原则可概括为补虚泻实、清热温寒、治病求本。

（二）经络和腧穴

经络是经脉和络脉的总称，是人体内运行气血、联络脏腑、沟通内外、贯穿上下的径路。络系统相互联系，彼此衔接，通过气的活动，调节全身各部的功能，使整个机体保持协调和相对平衡。其中经脉包括十二经脉、奇经八脉，络脉包括十五络脉和难以计数的浮络、孙络等。

腧穴可根据分布位置与经脉的关系分为经穴、奇穴和阿是穴。常用腧穴包括百会、水沟、气海、关元、肝俞、肾俞、命门、大肠俞、腰阳关、夹脊、次髎、秩边、环跳、承扶、风市、委中、阴陵泉、阳陵泉、足三里、丰隆、承山、三阴交、悬钟、昆仑、太溪、太冲、后溪、外关、合谷、中渚等。

（三）常用针刺方法

1. 毫针 临症时选择适当体位，以便于正确定位取穴和顺利进行针刺操作，临床以侧卧屈膝位和俯卧位常用。其次要根据患者的胖瘦、体质、病情、所取腧穴以及年龄、性别等选取长短粗细适宜的针具，一般以长短1~3.5寸、粗细28~30号常用。进针时，一般应双手协同操作，常用指切、夹持、舒张、提捏等进针或单手进针。操作中，要正确掌握针刺的角度、方向和深度，尤其是腰臀区腧穴，以增强针感，提高疗效，防止意外事故的发生。

在进针后，根据病情施以一定的手法，基本手法包括提插法和捻转法，两者既可单独使用，又可联合运用，并可适当合循、弹、刮、摇、飞等手法，发生有序刺激，使针刺入腧穴后产生有序的经气感应，即所谓"得气"。

在得气的基础上，根据疾病辨证，选择适宜的针刺补泻手法激发经气以补益正气、疏泄病邪而调节人体脏腑经络功能，才能获得满意的疗效。为加强针刺作用和便于继续行针，针刺如腧穴行针后，常常将针留置腧穴内。

出针时一般先以左手按住针孔周围皮肤，右手持针轻微捻转，针慢慢提至皮下，将针起出，用消毒干棉球揉按针孔，以防出血。出针后患者休息片刻，清点针数，以防遗漏。

2. 电针 电针是在针刺腧穴"得气"后，用电针器输出脉冲电流通过毫针作用于经络腧穴以治疗疾病的一种最常用方法。它既有针刺和脉冲电双重作用，又可代替手法行针。

一般按针刺常规行针得气并施行补泻手法后，选取同侧肢体的1~3对腧穴。笔者常选2对腧穴，且交叉使用，如侧卧位下位肾俞、上位环跳1对，上位肾俞、阳陵泉1对。将强度调节旋钮调节至零位，再将负极接住主穴，正极接配穴，拔开电源开关，选好波形，恢复期或后遗症期常选连续疏波，急性期多选连续密波，慢慢调高至所需输出电流量。一般情况下，感觉阈和痛阈之间的电流强度是治疗最佳值。通电时间一般20~30min，如感觉减低，可适当加大输出电流量。施术完毕后，将强度调节旋钮逐渐调至零位，关闭开关，拆下导线后出针。

注意事项：电针刺激量大，要防止晕针，体质虚弱、精神紧张者，尤应注意。电流调节时不可突然增强，防止肌肉强烈收缩造成弯针或折针，及时改变波形、频率、疗程以延迟针刺耐受的发生。

3. 水针 又称穴位注射，是选用中草药和（或）西药注入相应腧穴的一种疗法。医师必须对腰骶部解剖尤其是局部神经解剖充分熟悉，常用于坐骨神经痛的治疗。操作时患者取侧卧位，选择合适的注射器和针头，抽取0.5~1mL药液。在穴位局部皮肤常规消毒后，右手持注射器对准穴位，常根据针灸治疗时的处方原则进行辨证选穴，或选取阳性反应点，也可将药物注射到神经根附近，快速刺入缓慢推进，至相应深度后产生"得气"感应，回抽无血方可缓慢注入药物。

4. 灸法 灸法是用艾绒或其他药物放置在腧穴的体表部位上烧灼、温熨，借火的温和热力及药物作用，通过经络、腧穴以防治疾病的方法。常用的有艾柱灸和艾条灸两种。

二、推拿治疗

（一）概述

推拿是在中医学理论指导下，运用各种不同的手法作用于人体的一定部位或穴位，运动患者肢体进行防治疾病的一种方法。具有经济简便、无毒副作用、疗效显著、易掌握和推广及保健强身的作用。中医学认为推拿通过疏通经络、行气活血、调整脏腑、理筋整复的原理来达到治疗作用。

常用推拿手法包括：擦法、揉法、推法、擦法、按法、点法、拿法、拨法、拍法、击法、下肢抖法、振法、拔伸法、屈曲牵拉法、牵抖法、背法、扳法、直腿抬高法、足蹬法、折腰法、摇法、抬单腿法、绞腰法。

（二）推拿治疗原则

（1）适应证　适用于初次发病，病程较短，证属血瘀或寒湿的疾病。如颈椎病、落枕、腰椎后关节紊乱、退行性脊柱炎、急性腰扭伤、慢性腰肌劳损、轻度腰椎滑脱、腰椎间盘突出、腰三横突综合征等。

（2）禁忌证　诊断尚不明确的急性脊柱损伤伴有脊髓损伤者，病史长、反复发作、病程迁延者，出血倾向或血液病患者，症状和体征较重者。

（三）常用推拿治疗方法

1. 压痛点强刺激推拿　适用于颈、肩、背部急慢性软组织损伤所引起的疼痛、肌紧张、肌痉挛。操作者以屈指点法深压痛点，实施点压、点拨、点揉、点顺强刺激推拿。

2. 颈椎拔伸推按法　以推按为主的此套手法可被动牵拉颈部软组织，故对于软组织损伤后的僵硬、沉重疼痛者可起到缓解痉挛、松解粘连、通络止痛的作用。以劈法和散法放松软组织。

3. 颈椎牵引揉捻法　由牵引、揉捻、旋转颈部组成。适用于颈部急性软组织损伤、颈部肌筋膜炎、落枕及各类型的颈椎综合征，具有舒筋活血、祛风止痛、缓解软组织痉挛等作用。动作要求轻柔和缓，沉稳连贯。

4. 颈椎前屈位牵伸归挤手法　适用于颈椎间盘突出症、颈脊髓压迫症、动力性颈椎管狭窄及颈椎节段性失稳。

5. 颈椎牵引定点旋转整复松解手法　适用于颈椎间盘突出症。患者坐位，颈椎牵引20~30min，角度依据上、中、下颈椎病变节段分别取前屈10°、20°、30°，质量8~10kg。

6. 颈椎侧向扳按整复手法　适用于颈椎节段性失稳症。患者仰卧位，医师立于床头，一手托住其后颈部并以拇指按住患椎横突侧向隆起处，另一手托其下颌并用前臂贴其颊部，两手合作将患者的头先牵引并渐屈向健侧后屈向患侧，当向患侧扳至最大角度时，拇指"定点"不放松，与"动点"手同时做一扳、按、牵联合闪动力，此时可闻及关节弹响声，医师拇指可触到关节复位的弹跳感即完毕。

7. 颈椎仰头摇正整复手法　适用于枕寰、寰枢关节错位。患者低枕仰卧位，医师一手托下颌另一手托枕部，将其头做上扬、侧转，缓慢摇动2~3下，嘱患者放松头部后将头旋转至弹性限定位，稍加有限度的闪动力，多可听到关节复位时的弹响声即可。

8. 胸椎俯卧冲压法　适用于颈胸交界处及以上胸椎区前后滑移或合并左右旋转错位，T_8以上节段、胸椎后关节错位及肋椎关节错位的整复。

9. 胸椎按背扳肩整复手法　适用于T_8以上节段、胸椎后关节错位及肋椎关节错位的整复。

10. 胸、肋椎关节对抗整复手法　适用于T_4~T_{10}节段、胸椎后关节错位及肋椎关节错位的整复。

11. 胸椎旋转定位扳手法　适用于T_8以下节段、胸椎角度位置异常的整复。

12. 按背板髋整复手法　适用于T_6以下节段、胸椎关节及肋椎关节错位的整复。

13. 胸肋小关节错位整复手法　包括顿拉法和提端法，适用于胸壁扭挫伤。

14. 腰椎牵扳手法　适用于腰椎间盘突出症（侧旁型）。

15. 腰椎牵压手法　适用于腰椎间盘突出症（中央型）、腰椎滑脱症。

16. 腰椎推臀扳肩手法　适用于腰椎间盘突出症、腰椎小关节紊乱、急性腰扭伤。

17. 胸腰椎关节活动双上肢伸展法　适用于增加脊椎的活动性，整复松解胸腰背部肌紧张及肌痉挛，达到以松止痛的目的。

18. 腰背部软组织松解手法　适用于腰背部慢性软组织损害及腰椎手术后期被动的功能训练。

19. 屈髋屈膝摆臀拉腰法　适用于腰椎多关节多形式错位、腰椎间盘突出症及老年肥大性脊柱炎、腰骶部慢性软组织损害。

20. 骨盆旋转复位法　适用于腰椎小关节紊乱、腰椎间盘突出症。

21. 抱膝滚动复位法　适用于腰椎滑脱症、腰弓过深、腰骶部成角错位。

22. 髋部侧摆整复手法　适用于腰椎侧弯侧凸式小关节错位。

23. 屈髋屈膝冲压法　适用于骶髂关节错位者。

24. 按骶扳髂整复手法　试用于骶髂关节前错位者。
25. 推髂拉腿整复手法　适用于髂骨后错位者。
26. 骶髂关节前后同时错位整复手法　适用于双侧髂骨向前后错位者。

第三节　围手术期镇痛治疗

一、围手术期疼痛的生理或病理生理影响

疼痛是组织损伤或潜在组织损伤所引起的不愉快感觉和情感体验。作为持续组织损伤的警示作用，有积极的意义；诱发制动作用，有利于合适的愈合。术后急性疼痛同时对机体产生许多不利影响。

1. 短期不利影响

（1）增加氧耗量　交感神经系统兴奋，增加全身氧耗量，对缺血脏器有不良影响。

（2）心血管功能　心率增快、血管收缩、心脏负荷增加，增加冠心病患者心肌缺血及心肌梗死的危险性。

（3）呼吸功能　伤害性感受器激活触发多条有害脊髓反射弧，膈神经兴奋脊髓反射抑制，术后肺功能降低；呼吸浅快，呼吸辅助肌僵硬，通气量减少，咳嗽无力，易引起术后肺部并发症。

（4）胃肠　导致胃肠蠕动的减少和胃肠功能恢复的延迟。

（5）泌尿系统　尿道及膀胱逼尿肌运动力减弱，引起尿潴留。

（6）骨骼肌肉系统　肌肉张力增加，肌肉萎缩，限制机体活动并促进深静脉血栓形成。

（7）神经内分泌系统　神经内分泌应激反应增强，引发术后高凝状态和免疫抑制；交感神经兴奋，儿茶酚胺和分解代谢性激素的分泌增加，合成代谢性激素降低。

（8）心理情绪　可导致焦虑、恐惧、无助、忧郁、怒气、过度敏感、挫折、沮丧；也可造成家属恐慌、手足无措的感觉，引发家庭危机。

（9）睡眠障碍　对心情和行为产生不利影响。

2. 长期不利影响

（1）慢性疼痛　术后疼痛控制不佳是发展为慢性疼痛的危险因素。

（2）行为改变　术后长期疼痛（持续1年以上）是行为改变的危险因素。

二、常用镇痛药物

1. 麻醉性镇痛药　也称阿片类药物，是治疗中重度、急慢性疼痛最常用的药物，常用的有吗啡、哌替啶、芬太尼及其衍生物、喷他佐辛等。

2. 非阿片类镇痛药　包括中枢性镇痛药曲马多、氟吡汀，非甾体类抗炎药。

3. 辅助镇痛药　包括氯胺酮、加巴喷丁、可乐定等。

4. 局部麻醉药　可选用丁卡因、利多卡因、布比卡因、罗哌卡因、氯普鲁卡因等。

具体用法详见第五章。

三、给药途径和给药方法

（一）全身给药

1. 口服给药　方便无创，适用于神志清醒、术后胃肠功能良好的患者轻、中度疼痛的控制。

2. 肌内注射　适用于门诊手术和短小手术后单次给药，连续使用不超过5天。

3．静脉注射 起效快，适用于多种术后镇痛，一般采用患者自控方式。

（二）局部给药

1．局部浸润 简单易行，仅适用于浅表或小切口手术。

2．外周神经阻滞 患者可保持清醒，对呼吸、循环影响小，适用于相应神经丛、神经干支配区域的镇痛。

3．椎管内给药 不影响神志和病情观察，镇痛完善，可做到不影响运动和其他感觉功能，适用于胸、腰骶部手术后疼痛的控制。

（三）患者自控镇痛（patient controlled analgesia，PCA）

是目前术后镇痛最常用和最理想的方法。适用于手术后中度到重度疼痛，根据不同给药途径分为静脉PCA（PCIA）、硬膜外PCA（PCEA）、皮下PCA（PCSA）和外周神经阻滞PCA（PCNA）。

（四）多模式镇痛、超前镇痛和靶向镇痛

1．多模式镇痛 联合使用作用机制不同的止痛药物或镇痛方法，但不同时使用作用于同一受体的两种药物。药物副作用相应降低，镇痛作用相加或协同，从而达到最大的效应/副作用比。

2．超前镇痛 在手术切皮前通过药物和镇痛技术达到充分、有效的镇痛，并持续应用直至伤口愈合，有效预防外周和中枢敏化，防止手术后持续疼痛和慢性疼痛的发生。

3．靶向镇痛 COX抑制剂在前列腺素高表达的部位浓集，尤其是在炎症和水肿部位可持续较长时间高浓度。

（武婕 杜晓宣）

参考文献

［1］ 中华医学会麻醉学分会. 成人术后疼痛处理专家共识［J］. 临床麻醉学杂志，2010，26（3）：190-196.

［2］ 石学敏，王拥军. 针灸推拿学高级教程［M］. 北京：人民军医出版社，2014.

［3］ 李义凯. 脊柱推拿的基础与临床［M］. 北京：军事医学科学出版社，2001.

［4］ 岳寿伟. 腰椎间盘突出症的非手术治疗［M］. 4版. 北京：人民军医出版社，2009.

［5］ RONALD D MILLER. 米勒麻醉学［M］. 7版. 邓小明，曾因明，译. 北京：北京大学出版社，2011.

第十二章　脊柱和脊髓外伤手术的麻醉

第一节　急性外伤的临床特点

脊柱、脊髓外伤的伤情严重复杂，在工矿、交通事故，战时及自然灾害情况下均可发生。不仅可危及生命，且常合并严重的并发症，处理上难度大、预后差。每年均有成千上万例急性脊柱、脊髓损伤患者，其致残率和病死率极高。

脊柱、脊髓外伤的临床特点视脊柱损伤的部位、程度、范围、时间及个体特异性不同，临床症状与体征差别较大。

一、病因

1. 直接暴力损伤　相对较少见。由外力直接损害脊柱所致，以交通事故、自然灾害（地震、龙卷风）及枪弹伤为多见，多伴有软组织损伤。随着现代交通工具的发达，交通事故已成为急性脊柱、脊髓损伤的首要原因。

2. 间接暴力损伤　多见。主要因作用于头颈部及足臀部的暴力纵向传导至脊柱的某一节段，而引起骨折或脱位。属于这一类的有高空坠落伤、运动伤（尤其是潜水运动）、重物坠击伤。肌肉拉伤：以腰椎及颈椎多见。常发生于腰部或颈部突然侧弯或前屈时，以致引起横突或棘突撕裂性骨折。

3. 病理性骨折　老年人多见。当脊柱椎体原有转移性肿瘤或骨质疏松时，对正常人不致引起骨折的轻微外力却可引起此类患者骨折。

二、一般特点

1. 疼痛　具有骨折患者所特有的剧烈疼痛，除昏迷或重度休克病例者外，几乎每个病例均出现，尤以搬动躯干时为甚，常感无法忍受。因此，患者多采取被动体位而不愿做任何活动。在检查与搬动时应设法减轻这一症状。

2. 压痛、叩痛及传导痛　骨折局部均有明显的压痛及叩痛（后者一般不做检查，以免增加患者痛苦），并与骨折的部位相一致。单纯的椎体骨折者，压痛较深在，主要通过棘突传导。椎板及棘突骨折的压痛较浅表。除单纯棘突、横突骨折外，一般均有间接叩痛，疼痛部位与损伤部位相一致。

3. 活动受限　无论何型骨折，脊柱均出现明显的活动受限。在检查时，切记让患者坐起或使身体扭曲，以防使椎管变形而引起或加重脊髓及脊神经根受损；也不应让患者做各个方向的活动（包括主动与被动），以免加剧骨折移位及引起副损伤，甚至造成瘫痪。

4. 神经症状　这里指的是脊髓、马尾或神经根受累的症状。

（1）高位颈髓伤　高位颈髓伤是指$C_1 \sim C_2$或枕颈段骨折脱位所引起的颈髓损伤，如该处的生命中枢直接受到压迫并超过其代偿限度时，患者多立即死亡。所幸该处椎管矢状径较大，仍有一定数量的存活者，但也可引起四肢瘫痪及因并发症而发生意外。

（2）下位颈髓伤　下位颈髓伤是指C_3以下部位的颈髓伤。严重者，不仅四肢瘫痪，且胸部呼吸肌多受累，仅保留腹式呼吸。完全性瘫痪者，损伤平面以下呈痉挛性瘫痪。

（3）胸段或腰段脊髓伤　胸段或腰段脊髓伤以完全性损伤多见，尤其是在胸段，损伤平面以下感觉、运动及膀胱和直肠的功能均出现障碍。

（4）马尾伤　视受损的范围不同，马尾伤的症状差异较大，除下肢运动及感觉有程度不同的障碍外，直肠、膀胱功能也可受波及。

（5）根性损害　根性损害多与脊髓症状同时出现，常因神经根受压而引起剧烈疼痛，尤以完全性脊髓伤者多见，且常常成为该类患者要求手术的主要原因之一。

（6）脊髓损伤平面的临床判定　脊髓损伤平面一般与骨折平面相一致，但其顺序数却因成人脊髓末端止于第1腰椎下端的解剖特点而与脊髓损伤平面顺序数不同。脊髓损伤时其椎节平面应该是：颈椎+1，上胸椎+2，下胸椎+3，圆锥位于T_{12}与L_1之间处。此外，临床上尚可根据受累肌肉部位来推断脊髓神经根的受损平面。

5. 其他症状　根据骨折脱位的部位，损伤程度，脊髓受累情况及其他多种因素不同，脊髓损伤患者尚可出现某些其他症状与体征，其中包括：

（1）肌肉痉挛　指受损椎节椎旁肌肉的防御性挛缩。实质上，它对骨折的椎节起固定与制动的作用。

（2）腹肌痉挛或假性急腹症　常见于胸、腰段骨折。主要原因是由于椎体骨折所致的腹膜后血肿刺激局部神经丛，造成反射性腹肌紧张或痉挛。个别病例甚至可出现酷似急腹症样的症状与体征，以致因被误诊而行手术探查，最后在术中才发现是膜后血肿所致。

（3）发热反应　多见于高位脊髓伤者。主要因全身的散热反应失调所致，也与中枢反射、代谢产物的刺激及炎性反应等有关。

（4）急性尿潴留　除脊髓伤外，单纯胸、腰段骨折患者也可发生急性尿潴留。后者主要是由于腹膜后出血所致的反射性反应。

（5）全身反应　除全身创伤性反应外，其他如休克、创伤性炎症反应及其他各种并发症等均有可能发生，应全面观察。

第二节　麻醉前评估与准备

急性脊柱及脊髓损伤患者多半病情严重、情况复杂且合并有其他脏器损伤。为保证患者的麻醉安全和顺利完成手术，术后恢复迅速，减少术中、术后的并发症，必须重视术前准备工作。术前应访视患者，对患者的病史、实验室检查和各项辅助检查的结果、病情特点及全身情况了然于胸。

手术麻醉前，必须认真检查和充分估计脊柱、脊髓损伤患者，对脊柱、脊髓损伤的稳定性，神经损伤的程度，脊髓损伤的平面以及损伤的时间进行评估。全面了解病情是手术麻醉成功的关键。脊柱损伤可以是严重创伤的一部分，脊髓损伤患者围手术期尤其具特殊性，如体位变化、饱胃、呼吸肌麻痹、低血容量、心动过缓、心功能不全、水及电解质紊乱等因素都使麻醉处理变得更为复杂。对各种不利于麻醉安全性的因素，术前应尽可能予以纠正，体检时应特别注意呼吸、循环和神经功能等重要器官的损伤，如检查头部有无颅脑损伤；颞颌关节活动情况如何，若已存在下颌骨骨折、张口困难时，在全身麻醉前就必须考虑是否应做气管切开术；颈部有无气管断裂；有无颈椎脱位或骨折。颈椎脱位的患者不宜活动头部，特别是屈曲活动可能危及生命。麻醉诱导前应做适当的固定或持续颅骨牵引。根据患者的反应判断清醒程度，如果昏迷应查明病因决定手术的先后次序，再施行麻醉。

有失血性休克时可能合并实质性脏器破裂、腹膜后出血、骨盆骨折等。胸部检查应特别注意有无张力性气胸和血胸，证实存在则麻醉前必须先做闭式引流。疑有支气管或胸部穿通伤者，应先用双腔支气管内插管。检查有无上、下肢活动障碍，测定截瘫平面对掌握神经损伤情况和麻醉选择有益。

麻醉前用药：术前用药必须谨慎选择，既要解除患者的焦虑又不能影响患者的呼吸功能，除合并颅脑外伤或有明显呼吸抑制外，一般均须用镇痛药和镇静药以解除患者痛苦，且可防止休克的发生和发展。为使药物能及早发挥作用要求静脉给药，术前应慎用巴比妥类、阿片类麻醉性镇痛药、强效安定类镇静药，以免影响神经功能评估和抑制呼吸。但用药原则与麻醉诱导相同，即稀释后小剂量缓慢注射且反复直至止痛效果满意。

由于急性脊柱、脊髓损伤患者多为饱胃，麻醉诱导和术中易发生反流、误吸，术前应留置胃管，可以考虑给予阿托品减少呼吸道内分泌物，防止麻醉和手术中出现危害性不良反射，对高位颈椎外伤手术及经胸、腹腔内的脊柱创伤手术用量应足够。应特别强调脊柱、脊髓创伤患者术前应用胃酸分泌抑制剂如法莫替丁以降低胃内容物的pH值，防止胃酸增加，损害胃黏膜造成出血。

第三节　麻醉实施与术中管理

一、麻醉的实施

麻醉应选择对脊髓血流灌注影响小的方法，尽量减小对呼吸、循环血流动力学的影响。局部麻醉仅用于有严重心血管功能障碍或脊柱稳定性严重受损、脊髓功能严重受损的患者。单纯的椎板切除术可以在局部麻醉或神经阻滞麻醉下完成。

（一）椎管内阻滞

适用于下胸段和腰段脊柱创伤手术治疗。

1. 腰麻　部分手术医师和麻醉医生较喜欢用低密度布比卡因腰麻，操作方便，效果确实，但必须注意：①有可能因阻滞平面续升影响呼吸功能，因而应严格选择患者并限制使用药物剂量与容积；②手术时间必须与腰麻时间相合以保证手术时患者无疼痛，若手术超时者辅以镇痛药须十分谨慎。

2. 硬膜外阻滞　适用于胸段以下脊柱创伤手术，它起效缓慢，机体有足够时间代偿，同时由于硬膜外留置导管，保证了手术时间内和术后镇痛。但必须注意：①麻醉效果必须确定，因为在俯卧位下再改麻醉方法和应用大剂量辅助药物危险较大。②麻醉平面完全固定后再摆体位，因为脊柱外伤可能有硬脊膜损伤，较大容量的局部麻醉药有可能渗入蛛网膜下隙造成全脊麻，或硬膜外阻滞易于扩散至广泛阻滞。所以在硬膜外阻滞下行脊柱创伤手术时要严格遵守小剂量分次给药的原则，平面阻滞既符合手术要求，又不导致患者有严重的生理功能紊乱。③脊柱创伤手术对硬膜外阻滞的要求是镇痛为主，肌松要求不高，所以宜用低浓度局部麻醉药，尽可能保持运动功能。少用或不用辅助镇痛和镇静，使术者与患者易于交流。

（二）全身麻醉

适用于所有脊柱创伤手术治疗，尤其适用于颈椎创伤合并呼吸功能不全、胸椎创伤合并气胸、腰椎创伤合并骨盆骨折以及不愿意忍受椎管内阻滞操作者。单肺通气技术：胸段脊柱创伤手术治疗时经前路或后路融合相结合时须采用单肺通气技术，萎陷手术侧肺有利于手术野暴露。目前临床上有两种单肺通气的方法：一是双腔气管导管技术，常选用左侧双腔气管导管，对位容易并以纤支镜辅助定位。能够保证术中血氧饱和度正常，此外右侧进胸对生理功能影响相对左侧为小。二是使用支气管阻塞法，应用Univent导管，将手术侧主支气管阻塞，多数以套囊充气防止新鲜气流进一步进入而使肺萎陷。

二、麻醉用药的选择

目前对急性脊柱、脊髓损伤患者的麻醉诱导和维持过程没有特别优越的麻醉药物，许多全身麻醉诱导药物均可用于脊柱创伤者。常用的诱导药物包括硫喷妥钠、芬太尼、舒芬太尼、依托咪酯、咪达唑仑、丙泊酚。但此类患者对硫喷妥钠较敏感，故宜用小剂量。麻醉维持可以采用静脉药物维持，也可使用吸入麻醉药（氟烷、异氟烷、七氟烷），吸入麻醉维持可能对术后呼吸功能的抑制作用小，对低血压效应的逆转作用较静脉麻醉药为快且容易。目前多采用静吸复合全身麻醉，没有神经损伤和禁忌证时，可用琥珀胆碱辅助气管内插管，但是琥珀胆碱易引起严重高血钾、心搏骤停，一般不宜使用，一般宜使用短效非去极化肌松剂如阿曲库铵和维库溴铵。

三、术中管理

术中除了要进行基本监测如血压、心率、心电图、脉搏氧饱和度、呼气末二氧化碳、体温、尿量等外，还需要进一步进行有创血压监测。麻醉诱导前行动脉穿刺置管、肺动脉置管及放置尿管，以指导输液。急性脊髓损伤四肢瘫痪的患者由于心肌抑制、交感神经反射抑制以及显著的血管床扩张，很容易因为输液过量而导致急性肺水肿，应监测中心静脉压（CVP）。当CVP还没有明显改变时，左心室充盈压及肺动脉压（PAP）已经产生很大的波动，故连续监测PAP和间断监测肺毛细血管楔压（PCWP）意义较CVP更大。

第四节　神经根保护与检测

一、肌电图用于神经根保护

肌电图（EMG）是应用电刺激或机械刺激神经根，并在其支配的肌肉记录电位的变化。运用单纤维EMG方法可判定由于神经根受压造成肌肉失神经性异常。

置入椎弓根的手术大致可分为两个阶段：运动期和静止期。运动期是指应用椎弓根钉器械定位、钻洞和放置椎弓根钉时，静止期是指打出洞后放置椎弓根钉前及装钉之后的时间。由于这两个时期对神经根的危险性不同，有必要应用不同类型EMG，即机械刺激的EMG和电刺激的EMG。

在椎弓根手术的运动期，所做的椎弓根钻孔、探子探查、放置椎弓根钉等操作均可使神经根处于危险之中，此期内机械刺激的EMG较为敏感。而在手术的静止期，则可通过电刺激椎弓根孔或螺钉引出EMG，可将阴性电极置于钉孔基底，钉孔的一半或在安装螺钉之后放置于螺孔之上。

二、皮节体感诱发电位用于神经根监测

皮节体感诱发电位（DSEP）主要通过刺激皮肤特定神经节段区的感觉神经，并在体感皮质记录。如果术中DSEP改变明显，那么神经根已经得到了合适的减压，术后疼痛可得到很大程度的减轻。DSEP对机械刺激和神经根移位很敏感，如果刺激严重或移位明显，可导致DSEP完全消失。但有研究提示，这种变化可快速恢复，在1～2h后可恢复至基础水平，术后无任何神经功能缺失，这说明DSEP用于术中神经根监护方面有较高的假阳性率。还有研究发现已发生了严重的神经根损害而无DSEP的明显变化。

DSEP可在术前给手术医师提供受累神经根节段的信息，对急性脊神经压迫病例可在术中作为神经根减压是否合适的指标。而作为椎弓根固定监护神经根的方法，则有较高的假阳性率和假阴性率，在这方面EMG监测比DSEP更加可靠。

（夏艳　杜晓宣）

参考文献

［1］　崔苏扬. 脊柱外科麻醉学［M］. 上海：第二军医大学出版社，2005：1-360.

［2］　郝春芳. 脊柱脊髓损伤手术的麻醉管理［J］. 中外健康文摘，2013，46：54-55.

［3］　夏建华. 脊髓损伤病人的麻醉处理［J］. 国外医学：麻醉学与复苏分册，2001，22（05）：281-283.

［4］　金大地，王健，瞿东滨. 颈椎前路手术早期并发症原因分析及对策［J］. 中华骨科杂志，2005，25（02）：102-106.

第十三章　脊柱退行性变手术的麻醉

第一节　病理生理与临床特点

脊柱退行性变，就是指随着年龄的增长，人体的脊柱所发生的一种异常改变。通俗说法就是"脊柱老化"。脊柱退行性变产生的最主要原因跟年龄有关，因此在老年人中发病率最高。另外遗传、内分泌、免疫等因素也影响退变进程。脊柱退行性疾病包括颈椎间盘突出症、颈椎管狭窄症、胸椎间盘突出、胸椎管狭窄、腰椎间盘突出症、腰椎管狭窄症、腰椎滑脱症等。

一、椎间盘突出

（一）病理生理

出生时髓核大而软，位于椎间盘中央，成人髓核为白色、有光泽、略透明的半胶状物，其中含有软骨细胞和纤维细胞的网状纤维，故富于弹性。青年时含水量为70%～90%，髓核能缓冲人体跑、跳和受外力时的压力冲击，使压力平衡。椎间盘中无血管，由纤维环、髓核及软骨板组成，纤维环由环行、斜行或纵行3层坚强纤维组织包裹着髓核，纤维环起止于上、下两个相邻的软骨板，软骨板有保护椎体防止髓核脱出的作用，软骨板的通透性良好，可进行液体交换，供应髓核营养。一般在20～30岁后，人的椎间盘开始发生退行性变，以纤维环后外侧最明显，可发生小裂隙成为椎间盘脱出的基础。由于椎间盘前方有坚韧的前纵韧带，而后面的后纵韧带较薄弱，其两侧更薄弱，是髓核容易脱出的部位。

在纤维环和（或）髓核刚刚开始变性时，可使椎体间关节的平衡失调，致原来稳定的椎体间关节、钩椎关节及小关节开始松动、轻度变位及咬合失稳。此时，主要通过纤维环外层边缘及后纵韧带上的神经末梢（窦-椎神经）引起症状，此时，避免各种诱因还可痊愈。在前者基础上，已开始变性的髓核，沿着破裂的纤维环向侧后方或侧方突出，以致后纵韧带受刺激，经窦-椎神经产生症状。如突出的髓核压迫或刺激神经根，则出现根性痛症状。根据突出的方向不同，可产生不同的临床表现。若病变进一步发展，髓核可完全脱出进入椎管内，产生更严重的症状。若在某种诱因影响下发生急性髓核突出，则可出现急性的根性痛症状或相应的其他临床表现。

（二）临床特点

椎间盘突出可发生于颈椎、胸椎和腰椎，而以颈椎和腰椎为多见，腰椎以L_5/S_1和$L_{4/5}$节段最为多见。根据椎间盘突出的方向可将其分为神经根型和脊髓型（中央型）。前者以根性痛为主，后者以感觉障碍为主。临床症状轻者可先行非手术治疗，重症者或非手术治疗效果不佳者可行手术治疗。手术方式有颈椎前路椎间盘切除减压术和胸椎或腰椎后路椎间盘切除或半椎板切除。根据术式的不同，麻醉方法可选择颈丛神经阻滞、硬膜外麻醉和全身麻醉。

二、椎管狭窄

椎管狭窄是指因原发或继发因素，造成椎管的骨性或纤维性管腔狭窄，致脊髓、神经根或马尾神经受压迫或供血不足而出现一系列临床症状，如：颈椎管狭窄可出现肩臂疼痛、麻木，甚至出现脊髓压迫所致的运动、感觉障碍；腰椎管狭窄可出现以间歇性跛行为主要特征的腰腿痛。

（一）病理生理

颈椎椎管管径相对狭小，当病变组织侵占椎管时就会对椎管内的脊髓、椎动脉及神经根产生压迫和刺激。侵占椎管的病变组织可能是由于颈椎骨质退变、增生，椎间盘突出，黄韧带肥厚、骨化，后纵韧带骨化等。颈椎骨质退变、增生使椎体后缘形成的骨赘以及后纵韧带的骨化、颈椎间盘突出等均横置于脊髓前方，压迫脊髓。当颈椎伸屈活动时，脊髓在前方骨赘或椎间盘上的摩擦，造成脊髓严重损伤，脊髓前方长期受到压迫，使脊髓前动、静脉发生栓塞，严重影响脊髓血供。脊髓的病变根据不同的脊髓束或神经纤维受累出现相应的临床表现，如运动障碍、感觉障碍、共济失调、自主神经及括约肌功能障碍等。

先天性腰椎椎管狭窄可由于椎管发育狭窄、椎板增厚、关节突间距靠近、侧隐窝狭小和骶裂等所致；后天性腰椎椎管狭窄主要因腰椎间盘膨出、黄韧带褶皱、椎板重叠、后关节增生、后关节半脱位和骨赘等所致。椎管发育性容积减小以及椎管结构的退行性变更加缩小了椎管的容量，导致椎管内压力增加、马尾神经缺血、神经根受压，腰椎活动时神经根被摩擦增生充血，同时椎管内硬膜外静脉丛回流障碍和椎管内无菌性炎症，引起马尾神经症状和神经根症状。

胸椎椎管狭窄症的病理基础包括黄韧带骨化、后纵韧带骨化、骨质增生、椎间盘退变而突出、关节突增生硬化等。在同一节段可同时存在不同的病理损害。黄韧带骨化在胸椎可跳跃发生。椎管狭窄有进行性脊髓受压表现者，或症状严重经保守治疗无效者，都应行手术治疗。

（二）临床特点

椎管狭窄可发生于颈段、胸段和腰段，但临床常见的椎管狭窄为颈椎管狭窄、胸椎管狭窄和腰椎管狭窄。

1. 颈椎管狭窄　颈椎椎管呈椭圆形，矢径短而横径长，有很多因素可使矢径或横径缩短，引起椎管狭窄，压迫脊髓。正常人颈椎椎体与椎管的矢状径比值为1∶1，若椎体与椎管的矢状径比值<1∶0.75者称为椎管狭窄。另一种方法可采用绝对值判断，即在X线球管距离颈椎180cm时摄颈椎侧位片，测量椎管矢状径，一般多在14mm以上，<10mm者为绝对狭窄，10～12mm者为相对狭窄，12～14mm者为临界椎管。颈椎椎管狭窄可分为发育性和获得性两种。单纯的发育性狭窄很少出现脊髓受压征象，一般在40岁以后发病，颈椎间盘发生严重的退变才使椎管进一步狭窄，出现脊髓受压症状。获得性颈椎椎管狭窄的原因有椎体滑移、椎体后缘骨质增生、椎弓根肥大变短、椎间盘突出或脱出、后纵韧带骨化、黄韧带肥厚和骨化、钩椎与关节突关节骨赘等。在发育性狭窄的基础上，加上获得性狭窄的因素易诱发脊髓症状。

按皮质脊髓束在髓内由外到内的排列顺序为骶、腰、胸、颈，脊髓受压出现的症状也依次为先下肢后上肢。临床表现的特点为：①运动障碍，先由下肢乏力、麻木、肌肉跳动及紧张、迈步困难，逐渐向上发展而累及上肢。下肢症状重于上肢，伴有大、小便功能障碍（尿频、尿急、排便困难、大小便失禁等），最后可发展成各种类型的瘫痪。②感觉障碍，一般先是下肢麻木，逐渐向上发展但感觉障碍平面不整齐，且常低于病变平面，可出现分离性感觉障碍，即痛觉、温觉明显障碍而触觉正常或轻度障碍。

2. 胸椎管狭窄　胸椎椎管狭窄征的典型表现为下肢的上运动神经元损害的症状和体征，并有相应的影像学表现证实。当与脊髓型颈椎病及颈椎后纵韧带骨化症并存时，颈脊髓损害的症状和体征常掩盖胸脊髓的损害，以致漏诊或误诊。胸椎椎管狭窄症因T_{11}、T_{12}水平的压迫造成脊髓腰膨大或圆锥的损害时，表现类似腰椎椎管狭窄症或中央性腰椎间盘突出症。有下肢的根性感觉及运动障碍、括约肌功能障碍以及膝、跟腱反射减弱或消失，类似于下运动神经元的损害。

3. 腰椎管狭窄　腰椎椎管狭窄多起病缓慢，有明显的腰腿痛症状和间歇跛行。临床表现主要有以下特点：下腰痛常有单侧或双侧臀部、大腿外侧胀痛，感觉异常或下肢无力，行走或站立时症状加重，下蹲或平卧时症状消失，脊椎后伸时症状加重，前屈时症状减轻。患者可出现神经源性间歇性跛行，在步行几百米后下肢即出现症状，严重时仅能行走数十步，当蹲下休息或向前弯腰或卧床屈膝休息数分钟，症状即逐渐缓解。出现神经源性间歇性跛行的原因是：下肢活动时椎管内静脉回流量增加，但椎静脉因椎管狭窄回流受阻，椎静脉充血扩张加重对马尾神经或神经根的压迫。

三、腰椎滑脱

腰椎滑脱是指因椎体间连接异常发生的上位椎体于下位椎体表面部分或全部的滑移。简单地说，腰椎滑脱是指一个椎体在另一椎体上向前或向后移位。腰椎滑脱一般为前滑脱，后滑脱好发于L_5和L_4椎体，约占95%，其中L_5椎体发生率为82%~90%，其他腰椎少见。一些外伤或退行性滑脱可多节段同时发生，甚至出现后滑脱。

（一）病理生理

腰椎滑脱的病理特征主要是腰椎解剖结构破坏，刺激或挤压神经，引起不同的临床症状。根据病变部位不同，产生腰痛、下肢痛、下肢麻木，甚至大小便功能障碍等症状。椎弓峡部不连性及退变性腰椎滑脱是临床上最常见的腰椎滑脱类型。椎弓峡部不连性腰椎滑脱症：椎弓崩裂被认为是椎体滑脱的前期病变，主要发生在上下关节突间的峡部，90%累及L_5，但椎弓断裂不一定都伴有滑脱，其中以青少年发病伴滑脱症居多。崩裂滑脱发生时，可因局部瘢痕、骨痂及纤维增生使椎管侧方压迫神经根，也可因椎管折曲而造成椎管矢状径狭小，压迫硬脊膜及马尾神经，压迫以下位椎骨上后缘台阶状突起处较为明显。滑脱严重者对神经根造成牵拉，但症状与滑脱程度并不成正比。退行性腰椎滑脱的病程可分为如下几个阶段：腰椎不稳（以L_4及L_5明显），过度活动关节突负荷增加、骨质增生、关节松弛（伴关节磨损）前移。向前滑脱多发生于L_4平面，因为L_4承受了较大的前滑应力。上位腰椎位于腰椎后凸下部，有后移趋势，故在椎间盘、小关节退变及椎间不稳情况下，可向后滑脱，严重者可致椎间孔狭窄，压迫神经根，产生坐骨神经痛。滑脱可致椎管矢状径容量变小，黄韧带肥厚，关节突周围增厚及骨赘形成，可加重椎管狭窄，卡压硬脊膜及神经根。

（二）临床特点

大多数腰椎滑脱没有症状，部分患者可有下腰部酸痛，其程度大多较轻，往往在劳累以后加剧，也可因轻度外伤开始，适当休息或服止痛药以后多有好转，故病史多较长。腰痛初为间歇性，以后则可呈持续性，严重者影响正常生活，休息也不能缓解。疼痛可同时向骶尾部、臀部或大腿后方放射。若合并腰椎间盘突出症，则可表现为坐骨神经痛症状。患者的症状和体征与滑脱类型、滑脱程度、腰椎稳定情况、年龄、性别等因素有关。退行性滑脱多见于50岁以后发病，随年龄增长，发病率增加，患者可有腰骶部疼痛，酸胀感可向大腿后方或整个大腿放散。腰椎稳定性较差时疼痛有如下特点：休息时意识到疼痛和下肢僵硬感，活动后可稍缓解，长时间站立、蹲起活动后疼痛加重，再休息后又缓解。伴椎管狭窄时可有下肢疼痛，各种运动感觉障碍，肌肉僵硬、皮肤刺痛、麻木等。有时出现间歇性跛行。伴椎间盘突出时，神经牵引征阳性。峡部崩裂性滑脱多见于50岁以下，可有腰背痛和下肢痛，腰部过伸时可加重或诱发疼痛。合并椎间盘突出时可出现根性痛，体征可表现为腰椎前凸增大、病椎处棘突压痛等。

第二节　麻醉前评估与准备

所有麻醉药和麻醉方法都可影响患者的生理状态稳定性，并存的内科疾病又有各自的病理生理改变，这些因素都将造成机体生理潜能承受巨大负担。为减轻这种负担和提高手术麻醉安全性，在手术麻醉前对全身情况和重要器官生理功能做出充分估计，并尽可能加以维护和纠正。这是外科手术治疗学中的一个重要环节，也是麻醉科医师临床业务工作的主要方面。

全面的麻醉前估计工作应包括以下几个方面：①充分了解患者的健康状况和特殊病情；②明确全身状况和器官功能存在哪些不足，麻醉前需做哪些积极准备；③明确器官疾病和特殊病情的安危所在，术中可能发生哪些并发症，需采取哪些防治措施；④估计和评定患者接受麻醉和手术的耐受力，选定相适应的麻醉药、麻醉方法和麻醉前用药，拟订麻醉具体实施方案。

一、麻醉前评估

（一）病史复习

麻醉前要对病历资料进行系统性复习，尽可能做到全面详细的了解。

1. 个人史　个人史包括劳动能力，能否胜任较重的体力劳动和剧烈活动，是否出现心慌、气短，有无饮酒、吸烟嗜好，每日量多少，有无长期咳嗽、咳痰、气短史，有无吸毒成瘾史，有无长期服用安眠药等历史，有无孕产史。

（1）吸烟与嗜酒　必须询问每日的摄取数量和持续时间，吸烟会产生某些不利作用，包括黏膜分泌与清除能力减弱，小气道口径缩小，免疫反应改变等。术前应劝说患者至少停止吸烟2个月，即使术前停止吸烟不到24小时，对心血管生理也可能有益。

（2）依赖性药物应用史　术前应询问是否应用违禁药物和毒品，是否已形成习惯使用，对这类病例应列入高危病例，因有可能感染人类免疫缺陷病毒，围手术期应对戒断综合征采取预防或治疗措施。

（3）对已出现戒断综合征的患者，除非急诊，应延期麻醉和手术。对术前因治疗而使用阿片类药，或因滥用阿片类药的患者，术中和术后应用阿片类药时应考虑剂量。

2. 过去史　了解以往疾病史，特别注意与麻醉有关的疾病（如抽搐、癫痫、高血压、脑血管意外、心脏病、冠心病、心肌梗死、肺结核、哮喘、慢性支气管炎、肝炎、肾病、疟疾、脊柱疾病、过敏性疾病或出血性疾病等），同时追询曾否出现过心、肺功能不全或休克等症状，近期是否还存在有关征象，特别对心前区疼痛、心悸、头晕、昏厥、活动后呼吸困难、夜间憋醒、长期咳嗽多痰等征象应引起重视，还需判断目前的心、肺功能状况。

3. 治疗用药史　有些手术患者因治疗需要，常已应用降压药、β受体阻断药、糖皮质激素、洋地黄、利尿药、抗生素、降糖药、抗癌药、镇静安定药、单胺氧化酶抑制药、三环类抗抑郁药等，应了解其药名、用药持续时间和用药剂量，有无特殊反应。

4. 外科疾病史　明确患者当前患有哪几种外科疾病。麻醉处理取决于拟施行的手术类型，也取决于术前的治疗和准备程度，同时要指出麻醉处理的危险所在，还需要做哪些补充检查和治疗。

5. 以往麻醉手术史

（1）以往做过哪种手术，用过何种麻醉药和麻醉方法，麻醉中及麻醉后是否出现特殊情况，有无意外、并发症和后遗症，有无药物过敏史，家庭成员中是否也发生过类似的麻醉严重问题。

（2）以往手术可能影响麻醉方案，例如以往颈椎固定手术史患者，对其麻醉处理就不同于正常颈椎和呼吸道的患者。又如对正在进行动静脉瘘血液透析的患者，应避免在患肢上施行静脉穿刺置管或缚扎血压充气套囊。

（3）了解以往对某些麻醉药的不良药物反应（如患者对琥珀胆碱曾出现异常肌松延长史，或恶性高热史），今次麻醉需避免再采用。

（4）重点询问麻醉后的并发症问题，在上次麻醉后是否出现过异常情况？如果患者答复是"我对琥珀胆碱过敏"或"术后恶心呕吐难受"。这样，今次麻醉方案就要据此进行改变，例如改用其他肌松药或区域阻滞麻醉，选用以异丙酚为主的麻醉方法，尽早使用抗呕吐药等。

6. 内科疾病史　许多内科疾病从麻醉处理角度看属高危病例，与麻醉手术预后有密切关系，需从病史中获得所需的有关资料。

（1）心血管系统

1）高血压、瓣膜病、缺血性心脏病、周围血管病病史应列为重点；重点询问风湿热史和心脏杂音史，是否出现过昏厥史，后者常发生于二尖瓣脱垂病和肥厚性心肌病患者。①对高血压病应了解患病的时间、接受何种治疗、治疗时间、是否有效等问题。合并高血压未经治疗或治疗不恰当的患者，围手术期血流动力学波动幅度大，危险性倍增，死亡率较高。②对中年以上冠状动脉病患者，应询问是否有心绞痛史、陈旧性心肌梗死史（MI）或充血性心力衰竭史。据报道，术前伴心肌梗死不足6个月（称近期心肌梗死）的非心脏手术患者，其围手术期的再心肌梗死率和死亡率都显著增高。因此，对近期心肌梗死患者的择期手术应予以推迟；如是急诊手术，围手术期应加强血流动力学监测，手术全过程要时刻警惕再发心肌梗死，需要有心脏科医师协助诊治。此外，要核对当前所用治疗药物；记录静息无疼痛期的心率和血压；记录运动诱发心绞痛时的心率-收缩压乘积（RPP）；明确是否存在肺动脉高压和充血性心力衰竭。冠心病患者常伴有焦虑，应利用术前药、麻醉处理和其他方法使患者充分安静休息，防止儿茶酚胺大量释放。手术前晚应使患者充分睡眠。患者入手术室后，在诱导前只限于安置血压计袖套、心电图极板和开放外周静脉通路，不可施行其他疼痛性操作，因疼痛可促发心肌缺血。

2）心律失常　重点注意心律失常的性质与类型，是否已安装心脏起搏器。衡量患者的脉搏和神志的关系。症状性心律失常同样具有重要性。术前指诊摸出室性早搏的患者，择期手术前应加以治疗。有心动过速史的患者，手术期间可能出现阵发性室上性心动过速。某些心律失常（包括非窦性心律、房性早搏和每分钟超过5次的室性早搏），围手术期可能发生心脏意外。

3）心脏起搏器　①需要安置起搏器的患者，提示已确诊存在严重心血管系统疾病，同时还可能并存其他器官退行性病变。因此，术前除需要估计和调整心功能外，还必须处理其他器官系统功能衰竭。术前需要测定患者的清醒程度，这不仅与脑灌注有关，也反映心排出量现状。②需牢记，起搏器电极与心脏直接相连，且心脏完全依靠它才能较正常地跳动。因此，术前必须了解起搏器的类型与安装部位；在安置体位时，要特别注意防止起搏器电极与心脏脱开，同时必须将起搏器系统与任何电器设备隔绝，严格防止外界电源误传至心脏而引起心室纤颤意外。手术中使用电灼，可干涉起搏器的功能，因此，术前有必要更换为非同步型起搏器，后者不受电灼干扰。明确起搏器安装部位的另一个理由是，便于事先设计安置电灼极板的恰当位置，使电灼电流尽可能少地经过起搏器。③刚安置起搏器的患者，多数主诉不舒适，这与较长时间躺卧硬板床保持不动的姿势有关，有时需用镇痛药以减轻。④鉴于安置起搏器的患者多数是老年人，药物代谢慢，镇痛药剂量必须减小，建议分次使用芬太尼，每次剂量10～20μg，用药后必须吸氧，同时监测呼吸。⑤应避免使用影响神志清醒度的药物。有些镇静催眠药具有抑制心肌（如巴比妥）或改变外周血管阻力（如氟哌啶、酚噻嗪）的作用，老年人耐受力差，容易出现低血压，应予避用。⑥不少患者给予镇静催眠药后，可能诱发阵发性激动和心前区疼痛，无迅速逆转的拮抗药，抑制状态维持时间过长，故不适用。事实证明，医生对激动和不舒适的患者，如果采取关怀和体贴的措施，其效果常比使用药物更为安全且有效。

（2）肺脏系统　重点在对肺气肿、支气管炎、哮喘、近期上呼吸道感染、经常性或非经常性咳嗽，以及鼻窦炎患者进行估计。①需了解患者的日常活动能力，通过询问即可初步获知。例如"能否快速登上一层楼？登上后是否上气不接下气"。但心脏病同样也可发生呼吸困难，需加以鉴别。②对慢性阻塞性肺疾病（COPD）患者应了解每日咳痰量；如果每日痰量增多或痰颜色与平时不一样，提示患者已合并急性呼吸道感染，此时，择期手术应推迟，直至感染痊愈以后2周再进行。③患者突发不能控制的剧咳，往往是哮喘或胃内容物反流和误吸的唯一征象。④患有鼻窦炎或鼻息肉的患者，应禁用经鼻气管内插管。

（3）胃肠系统　胃内容物误吸是麻醉期间最危险的并发症之一。麻醉前对患者是否面临反流误吸危险，必须做出明确的判断。下列因素如疼痛、近期损伤、禁食时间不足、糖尿病、肥胖、妊娠，或应用麻醉性镇痛药、β肾上腺素能药物或抗胆碱药等，均可延迟胃内容物排空，或改变食管下端括约肌张力，显然会增加误吸的机会。食管裂孔疝患者是误吸危险性病例，其"烧心"（heartburn）症状往往比食管裂孔疝本身更具有诊断意义。对肝病患者应询问输血史、肝炎史、呕血史，慢性肝病如肝硬化和低血浆白蛋白史，这类病例的药物药代学和药效学常发生明显改变。此外，肝功能不全患者常出现凝血机制异常。

（4）内分泌系统　①对每一例患者都应常规询问是否有糖尿病史。因糖尿病常合并静息性心肌缺血、自主神经系统疾病和胃麻痹症，应重点注意心血管系统和其他器官系统改变。②肾上腺功能抑制与使用皮质激素有关。对经常使用皮质激素治疗的患者（如哮喘、溃疡性结肠炎和风湿性关节炎等），应询问其用药剂量和最后一次用药时间。肾上腺皮质功能抑制不能预测，取决于激素的用药剂量、药效和频度，以及激素治疗时间的长短。泼尼松累积剂量>0.4g，即可发生肾上腺皮质功能抑制，且可延续至停止用药后1年。③甲状腺疾病有甲状腺素补充型（甲状腺功能低下）或抗甲状腺素型（甲状腺功能亢进）两类。近年资料表明，对稳定型的甲状腺功能低下患者，允许施行择期麻醉和手术，但应慎重，也可推迟择期手术，其间适当补充甲状腺素治疗。④其他内分泌疾病如甲状旁腺功能亢进，提示患者存在多发性内分泌赘生物综合征，需进一步排除其他内分泌异常，如嗜铬细胞瘤或甲状腺髓体癌。

（5）神经系统　询问患者是否患有中枢神经和周围神经系统疾病，颅内压改变情况。①颅内病变可并发颅内高压。②垂体瘤可引起内分泌异常，围手术期需特别小心处理。③近期曾有脑缺血发作史者，术前必须对其神经系统情况进行仔细评估，大致可分为3类：一过性缺血发作，其症状和体征的持续时间一般不超过24h；可逆性缺血损害，其症状和体征的持续时间一般不超过72h；完全性脑缺血，如脑血管意外，遗留永久性体征。④有癫痫史者，应询问癫痫病史，包括癫痫的类型、发作频度、最后一次发作时间，以及是否已用抗癫痫药治疗。⑤有脊髓损伤史者，必须测定其神经损害平面；损害平面超过T_7者，给以持续性皮下刺激或内脏膨胀刺激可诱发自主神经系统反射亢进发作。近期脊髓损伤患者应避用琥珀胆碱，因去极化过程可促使细胞内钾大量释出而引起高血钾。⑥肌肉骨骼系统改变常见于类风湿性关节炎史患者，可引起麻醉问题，应预先估计，如喉头解剖学改变，颈椎、颞颌关节活动度受限等可致呼吸管理困难；颈椎不稳定常发生于寰枢关节，气管插管期对头位的要求，需加倍谨慎处理；因类风湿性关节炎致关节活动显著受限时，麻醉诱导后安置和固定手术体位常可能遇到困难。

（6）血液系统　询问患者以往是否有异常出血病史，是否需要经常输血，初步判断在围手术期是否会出现异常出血。如果术前有足够的时间，应考虑采用自体输血技术。已证实对这类患者采用自体输血是有效的节约用血措施。应用红细胞生成素可增加术前自体采血的有效性和采血量。

（二）体格检查及实验室检查

1. 体格检查

（1）一般情况　包括体温、体重、血压、脉搏和呼吸次数，患者发育和营养状况，有无贫血、水肿、发绀、黄疸、消瘦或肥胖等。

（2）观察有无呼吸困难、桶状胸、胸廓畸形和脊柱畸形，两肺呼吸音是否清晰、对称，有无哮鸣音或啰音。心脏听诊有无心律失常、心脏杂音。

（3）叩诊肝脏大小，有无肝、肾区叩痛，有无腹水、眼睑水肿等。

（4）检查颈椎活动度，有无张口困难等影响气管插管难易程度的情况。

（5）检查有无神经肌肉功能损伤等情况。

2. 实验室检查　除专科检查外，其他常规检查一般包括：①血、尿和粪便常规；②肝、肾功能；③血糖和血电解质；④心电图、胸部透视；⑤凝血功能。对于每位患者是否都需要进行上述所有的常规检查，国内外有不同的看法。美英等发达国家一般主张根据患者的年龄、健康状况、手术部位和手术大小，以及日常有疾病症状的或体征的患者，才进行上述所有常规检查。国内则常规进行上述检查。当然，对于有并存疾病及重要器官功能受损的患者，还必须有针对性地进一步详细检查。

3. 用药检查　手术患者在手术前，常有应用内科治疗药物的情况，术前需要全面检查，以决定是否继续用药或停止使用，相应还需要注意哪些事项。合并内科疾病的患者，常使用降压药、β受体阻断药、皮质激素、洋地黄、利尿药、抗生素、降糖药、抗癌药、镇静安定药、单胺氧化酶抑制药、三环抗忧郁药等治疗。应了解其药名、用药时间和用量，有无特殊反应；明确哪些药物与麻醉药之间可能存在相互不良作用。据此，决定术前是否需要继续使用或停止用药。

二、麻醉前准备

麻醉前需根据病情对患者做好各方面的准备工作，总的目的在于提高患者的麻醉耐受力和安全性，保证手术顺利进行及术后恢复更迅速。对ASA Ⅰ级患者，做好一般准备即可；对ASA Ⅲ级患者，应维护全身情况及重要生命器官功能，在最大程度上增强患者对麻醉的耐受力；对于Ⅲ级、Ⅳ级、Ⅴ级患者，除需做好一般性准备外，还必须根据个别情况做好特殊准备。

（一）一般准备

1. 精神状态准备　多数患者在手术前存在种种不同程度的思想顾虑，或恐惧或紧张或焦急等心理波动、情绪激动或彻夜失眠，导致中枢神经系统活动过度，麻醉手术耐受力明显削弱，术中或术后容易发生休克。为此，术前必须设法解除患者的思想顾虑和焦急情绪，从关怀、安慰、解释和鼓励着手，酌情恰当阐明手术目的、麻醉方式、手术体位，以及麻醉或手术中可能出现的不适等情况，用亲切的语言向患者做具体介绍，针对存在的顾虑和疑问进行交谈和说明，以取得患者信任，争取充分合作。对过度紧张而不能自控的患者，术前数日起即开始服用适量安定类药，晚间给安眠药，手术日晨麻醉前再给适量镇静安眠药。

2. 营养状况改善　营养不良导致机体蛋白质和某些维生素不足，明显降低麻醉和手术耐受力。蛋白质不足常伴有低血容量或贫血，对失血和休克的耐受能力降低。低蛋白血症常伴发组织水肿，降低组织抗感染能力，影响创口愈合。维生素缺乏可致营养代谢异常，术中容易出现循环功能或凝血功能异常，术后抗感染能力低下，易出现肺部感染并发症。对营养不良患者，手术前如果有较充裕的时间，应尽可能经口补充营养；如果时间不充裕，或患者不能或不愿经口饮食，可通过小量多次输血及注射水解蛋白和维生素等进行纠正，白蛋白低下者，最好给浓缩白蛋白注射液。

3. 胃肠道准备　择期手术中，除浅表小手术采用局部浸润麻醉者外，其他不论采用何种麻醉方式，均需常规排空胃，目的在防止术中或术后反流、呕吐，避免误吸、肺部感染或窒息等意外。胃排空时间正常人为4～6h。情绪激动、恐惧、焦虑或疼痛不适等可致胃排空显著减慢。为此，成人一般应在麻醉前至少8h，最好12h开始禁饮、禁食，以保证胃彻底排空；小儿术前也应至少禁饮、禁食8h，但哺乳期婴儿术前4h可喂一次葡萄糖水。有关禁饮、禁食的重要意义，必须向患儿家属交代清楚，以争取合作。

4. 膀胱的准备　患者送入手术室前应嘱其排空膀胱，以防止术中尿床和术后尿潴留。进行盆腔或疝手术时，排空膀胱有利于手术野显露和预防膀胱损伤。危重患者或复杂大手术，均需于麻醉诱导后留置导尿管，以利观察尿量。

5. 口腔卫生准备　麻醉后，上呼吸道的一般性细菌容易被带入下呼吸道，在术后抵抗力低下的情况下，可能引起肺部感染并发症。为此，患者住院后即应嘱患者早晚刷牙、饭后漱口；对患有松动龋齿或牙周炎者，需经口腔科诊治。进手术室前应将活动假牙摘下，以防麻醉时脱落，甚或误吸入气管或嵌顿于食管。

6. 输液输血准备　对中等以上手术，术前应检查患者的血型，准备一定数量全血，做好交叉配血试验。凡有水、电解质或酸碱失衡者，术前均应常规输液，尽可能作补充和纠正。

7. 治疗药物的检查　病情复杂的患者，术前常已接受一系列药物治疗，麻醉前除要求全面检查药物治疗的效果外，还应重点考虑某些药物与麻醉药物之间存在的相互作用，有些容易导致麻醉中的不良反应。为此，对某些药物要确定是否继续用、调整剂量再用或停止使用。例如洋地黄、胰岛素、皮质激素和抗癫痫药，一般都需要继续使用至术前，但应核对剂量重新调整。对1个月以前曾较长时间应用皮质激素而术前已经停服者，手术中有可能发生急性肾上腺皮质激素功能不全危象，因此术前必须恢复使用外源性皮质激素，直至术后数日。正在施行抗凝治疗的患者，手术前应停止使用，并需设法拮抗其残余抗凝作用。患者长期服用某些中枢神经抑制药，如巴比妥、阿片类、单胺氧化酶抑制药、三环抗抑郁药等，均可影响对麻醉药的耐受性，或于麻醉中易诱发呼吸和循环意外，故均应于术前停止使用。安定类药（如吩噻嗪类药氯丙嗪）、抗高血压药（利血平）、心绞痛药（如β受体阻断药）等，均可能导致麻醉中出现低血压、心动过缓，甚至无力，故术前均应考虑是继续使用、调整剂量使用或暂停使用。

（二）各系统的麻醉准备

手术并发症和死亡率，与术前并存心血管、呼吸、血液和内分泌系统等疾病有密切关系。并存器官性疾病的手术患者，于术前应做好麻醉前准备工作。

1. 心血管系统疾病　当患者合并心脏病而确定施行手术时，应特别注意下列问题。

（1）长期应用利尿药和低盐饮食患者，有可能并发低血容量、低血钾和低血钠，术中容易发生心律失常和休克。低血钾时，洋地黄和非去极化肌松药等的药效将增强。应用利尿保钾药螺内酯后，如果再用去极化肌松药琥珀胆碱，易出现高血钾危象。因此，术前均应做血电解质检查，保持血清钾水平在3.5～5.5mmol/L；术前一般宜停用利尿药48h；对能保持平卧而无症状者，可输液补钠、钾，但需严密观察并严格控制输液速度，谨防发作呼吸困难、端坐呼吸、肺啰音或静脉压升高等危象。

（2）心脏病患者如伴有失血或严重贫血，携氧能力减弱，可影响心肌供氧，术前应少量多次输血。为避免增加心脏负担，除控制输血量和速度外，输用红细胞悬液优于全血。

（3）对正在进行的药物治疗，需进行复查。对有心力衰竭史、心脏扩大、心电图示心肌劳损或冠状动脉供血不足者，术前可考虑使用少量强心苷，如口服地高辛0.25mg，每日1~2次。

（4）对并存严重冠心病、主动脉瓣狭窄或高度房室传导阻滞而必须施行紧急手术者，需做到以下几点：①桡动脉插管测直接动脉压；②插Swan-Ganz导管测肺毛细血管楔压；③定时查动脉血气分析；④经静脉置入带电极导管，除用做监测外，可随时施行心脏起搏；⑤准备血管扩张药（硝普钠、硝酸甘油）、正性变力药（多巴胺、多巴酚丁胺）、利多卡因、肾上腺素等；⑥准备电击除颤器；⑦重视麻醉选择与麻醉管理。

2. 呼吸系统疾病　麻醉患者合并呼吸道疾病者较多，尤其以老年患者为然。麻醉前必须做好以下准备，包括：①禁烟至少2周；②避免继续吸入刺激性气体；③彻底控制急、慢性肺感染，术前3~5日应用有效的抗生素，做体位引流，控制痰量至最少程度；④练习深呼吸和咳嗽，做胸部体疗以改善肺通气功能；⑤对阻塞性肺功能不全或听诊有支气管痉挛性哮鸣音者，需雾化吸入麻黄碱、氨茶碱、肾上腺素或异丙肾上腺素等支气管扩张药治疗，可利用FEV$_1$试验衡量用药效果；⑥痰液黏稠者，应用蒸气吸入或口服氯化铵或碘化钾以稀释痰液；⑦经常发作哮喘者，可应用肾上腺皮质激素，以减轻支气管黏膜水肿，如可的松25mg，口服，每日3次，或地塞米松0.75mg，口服，每日3次；⑧对肺心病失代偿性右心衰竭者，需用洋地黄、利尿药、吸氧和降低肺血管阻力药（如肼屈嗪）进行治疗；⑨麻醉前用药以小剂量为原则，哌替啶比吗啡好，因有支气管解痉作用，阿托品应等待体位引流结合咳嗽排痰后再使用，剂量要适中，以防痰液黏稠而不易咳出或吸出。一般讲，伴肺功能减退的呼吸系统疾病，除非存在肺外因素，通常经过上述综合治疗，肺功能都能得到明显改善，这样，在麻醉期只要切实做好呼吸管理，其肺氧合和通气功能仍均能保持良好。这类患者的安危关键在手术后近期，仍然较易发生肺功能减退而出现缺氧、CO$_2$蓄积和肺不张、肺炎等严重并发症。因此，必须重点加强手术后近期的监测和处理。

3. 内分泌系统疾病　并存内分泌系统疾病的患者，麻醉前需做好以下准备工作。

（1）血压和循环功能　有些内分泌病可促使血压显著升高，但实际血容量恰是明显减少的，例如：①嗜铬细胞瘤，由于周围血管剧烈收缩致血管内液体外渗，实际是处于低血容量状态，一旦肿瘤血运完全切断时，可立即出现顽固性低血压，因此在术前必须做专门的术前准备，包括：术前数日开始服用苯苄胺（10mg/次，每日2次），适当配合β受体阻断药以控制高血压和心律失常，应用适量地西泮（10~20mg口服）以控制焦虑，术中做到及时补充血液和白蛋白以尽快恢复血容量。做到这些措施，往往就可完全避免术后顽固性低血压并发症。②肾上腺皮质功能不全时，由于钠、水经尿道和肠道异常丢失过多，可致血容量减少，术前必须至少输注生理盐水2日，并口服氟氢可的松0.1~0.2mg，手术当天还需至少每6h肌内注射可溶性磷酸氢化可的松或半琥珀酸盐可的松50mg。③尿崩症患者，由于大量排尿，可出现显著的血液浓缩、血容量减少和电解质紊乱，应在术前每4h肌内注射抗利尿激素，待血浆渗透压降达正常后再施手术。

（2）呼吸通气　进行性黏液水肿患者，呼吸通气量明显减少，手术应推迟，需先用甲状腺素治疗，如果手术必须在1周内施行者，可口服三碘甲状腺原氨酸，每日50~100g；如果手术允许推迟到1个月以后进行者，可口服甲状腺素，每日0.1~0.4mg。服药期间可能出现心绞痛或心律失常，剂量应减少或暂停。内分泌病并存过度肥胖者，呼吸通气量也明显减少，术中与术后必须给予全面的呼吸支持治疗以策安全。

（3）麻醉耐受性　未经治疗的肾上腺皮质功能不全、脑垂体功能不全或垂体促肾上腺皮质激素分泌不足的患者，机体的应激反应已消失或接近消失，对麻醉期间的任何血管扩张，都容易发生循环虚脱，有生命危险。由于对这类意外事先难以预测，估计有可能发生者，术前可预防性肌内注射磷酸氢化可的松100mg。

（4）渗血　库欣综合征患者的肾上腺糖皮质激素活性显著增高，可使小动脉和较大血管的收缩功能严重丧失，因此可出现手术野渗血，止血困难，失血量增多。此时只有通过谨慎结扎血管以求止血。

（5）感染　库欣综合征患者的肾上腺糖皮质激素分泌过多，机体防御功能显著减弱，又因吞噬作用和抗体形成不完全，切口容易感染。未经治疗的糖尿病患者，其吞噬作用也显著减弱，切口也容易感染，均需注意预防，以选用杀菌性抗生素比抑菌性抗生素为佳。

（6）镇静药 库欣综合征患者常处于警醒和焦虑状态，因此需用较大剂量镇静药。未经治疗的艾迪生病患者，对镇静药特别敏感，故需慎用。甲亢患者因基础代谢率高，甲状旁腺功能低下患者因神经肌肉应激性增高，故镇静药和镇痛药均需加量。甲状腺功能低下患者，对镇静药和镇痛药特别敏感，均需减量。

4. 肾脏疾病 麻醉前准备的基本原则是保护肾功能，维持正常的肾血流量和肾小球滤过率，具体应尽可能做到以下几点：①术前补足血容量，防止因血容量不足所致的低血压和肾脏缺血。②避免使用缩血管药，大多数该类药易导致肾血流量锐减，加重肾功能损害，尤其以长时间大量使用时更为严重，必要时只能选用多巴胺。③保持尿量充分，术前均需静脉补液，必要时同时并用甘露醇或呋塞米以利尿。④纠正水、电解质和酸碱代谢失衡。⑤避免使用对肾脏有明显毒害的药物，如汞剂利尿药、磺胺药、抗生素、止痛药（非那西丁）、降糖药（苯乙双胍）和麻醉药（甲氧氟烷）等，尤其是某些抗生素的肾脏毒性最强，如庆大霉素、甲氧苯青霉素、四环素、两性霉素B等均需禁用。某些抗生素本身并无肾脏毒性，但如果复合应用，则肾脏毒性增高，例如先锋霉素单独用并无肾脏毒性，若与庆大霉素并用则可能导致急性肾功能衰竭。⑥避免使用完全通过肾脏排泄的药物，如肌松药三碘季铵酚、氨酰胆碱，强心药地高辛等，否则药效延长，难以处理。⑦有尿路感染者，术前必须有效控制炎症。

5. 肝脏疾病 肝功能损害患者的麻醉前准备特别重要。肝功能损害患者经过一段时间保肝治疗，多数可获得明显改善，对手术和麻醉的耐受力也相应提高。保肝治疗包括：①高碳水化合物、高蛋白质饮食，以增加糖原储备和改善全身情况，必要时每日静脉滴注GIK溶液（10%葡萄糖液500mL加胰岛素10U、氯化钾1g）；②低蛋白血症时，间断给25%浓缩白蛋白液20mL，稀释成5%溶液静脉滴注；③小量多次输新鲜全血，以纠正贫血和提供凝血因子；④应用大剂量维生素B、维生素C、维生素K；⑤改善肺通气，若并存胸水、腹水或浮肿，限制钠盐，应用利尿药和抗醛固酮药，必要时术前放出适量胸腹水，引放速度必须掌握缓慢、分次、小量的原则，同时注意水和电解质平衡，并补充血容量。

6. 其他 恶性肿瘤患者多伴低血容量、贫血和低蛋白血症，术前需给予少量输血，补充蛋白、糖和维生素，纠正酸碱和电解质失衡等。术前需做凝血功能检查，仔细询问有无血友病、镰刀形红细胞病、胆碱酯酶缺乏症及恶性高热等遗传性疾病。

第三节 麻醉监测管理

脊柱退行性变是临床上常见的一类疾病，老年人居多。老年人由于全身性生理功能降低，对麻醉和手术的耐受能力较差，并存其他疾病的发生率高，因而麻醉和手术的风险普遍高于青壮年患者。因此，麻醉方法的选择首先应选用对生理干扰较少，麻醉停止后能迅速恢复生理功能的药物和方法。

一、麻醉方法的选择

（一）连续硬膜外或腰-硬联合麻醉

对体格状况及心、肺功能较好的腰椎退行性变的患者，单纯行经后路开窗髓核减压的手术采用连续硬膜外或腰-硬联合麻醉，只要阻滞平面控制在T8以下是安全的。与连续硬膜外麻醉相比，腰-硬联合麻醉更具优势，它克服了硬膜外麻醉可能出现的单侧麻醉，以及阻滞脊神经根不完善的缺点。研究表明，罗哌卡因具有感觉与运动分离的特点，所以应用0.2%的罗哌卡因注射液4.5~5.0mL行蛛网膜下腔阻滞，避免了因手术操作不慎对神经根造成损伤的可能，还可及时了解患者症状的改善情况。

（二）全身麻醉

脊柱退行性变的患者行内固定以及融合的手术，普遍采用全身麻醉。因本病的特殊性，所以麻醉诱导力求平稳，减轻气管插管时的心血管应激反应，同时防止麻醉药用量过大引起严重的循环抑制和缺氧。这里就不再详细介绍了。

二、监测管理

脊柱退行性变的患者，术中监测管理应根据病情的轻重、手术的复杂程度、麻醉和手术对患者生理功能的影响等来考虑，但应特别注意老年人的特点。因此，除常用的基本监测外，应根据老年人的特点有所侧重和加强。老年人有高血压和冠心病，循环系统功能监测是非常重要的；呼气末二氧化碳的监测有助于及时发现、避免低二氧化碳血症以防冠状动脉的收缩和痉挛。对于有阻塞性或限制性通气功能障碍的患者，除监测一般的肺功能外还需监测肺的通气功能和顺应性等。老年人较易出现麻醉后苏醒延迟、兴奋、谵妄等异常表现，所以需要进行麻醉深度的监测。

（一）SPO$_2$的监测

传统的SPO$_2$的测量是基于氧合血红蛋白（HbO$_2$）和脱氧血红蛋白（Hb）对红光和近红外光的吸收差异的原理，手指探头发射器发射的两种光经过指尖时有不同程度的吸收，根据Lambert Bear定律可以计算出HbO$_2$占总血红蛋白的比例，即SPO$_2$。但是，SPO$_2$监测也存在一定的局限和缺陷，因此只有坚持做好临床观察，才能做好围麻醉期监测，确保患者安全。

（二）呼气末二氧化碳（ETCO$_2$）的监测

呼气末二氧化碳是指呼吸终末期呼出的混合肺泡气中所含的二氧化碳分压（PETCO$_2$）或二氧化碳浓度（CETCO$_2$）。临床上通常采用PETCO$_2$来评价患者的通气功能、循环功能、肺血流、肺泡通气、细微的重复吸入以及整个气道及呼吸回路的通畅度等情况，其正常值为35～45mmHg。

1. 临床常见的二氧化碳曲线图

（1）正常二氧化碳波形 呼出气二氧化碳曲线图是展示二氧化碳浓度与时间或呼气容积之间关系的曲线图。最常用的是在呼吸过程中将测得的二氧化碳浓度与相应时间对应描图，得到的标准曲线分为4部分。第一个时期为呼出解剖无效腔的过程，呼气相延续并进入第二个时期，表现为S形曲线，为肺泡气体与无效腔气体快速混合的过程。第三个时期称为肺泡平台期，代表肺泡内富含二氧化碳的气体，这一期持续的时间最长。第四个时期的开始表示进入吸气相。可将曲线与基线之间的面积类比为二氧化碳排出量。

（2）异常二氧化碳波形

1）呼气末二氧化碳过高 其意义是肺泡通气不足或输入肺泡的CO$_2$增多。常见于以下4种情形：①呼吸频率和峰值相正常，但ETCO$_2$值高于正常：常见于人工通气患者，其预定的呼吸频率可正常，但分钟通气量太低，或由于病情发生变化，如恶性高热时增加CO$_2$的产生等。②呼吸缓，峰相长，ETCO$_2$值高于正常：常见于颅内压增高，麻醉性镇静药如哌替啶、芬太尼等对呼吸的抑制，呼吸频率与分钟通气量均过低。③呼吸过速，峰相短，ETCO$_2$值高于正常：常见于浅而快呼吸，试图以提高呼吸频率来代偿呼吸的抑制，如吸入挥发性麻醉药有自主呼吸的患者，机械通气时呼吸频率较快，但潮气量不足。④值得警惕的一种严重通气不足，表现为呼吸快速，潮气量极低，多数的峰相不正常，只在按压胸部后或一次用力呼气才可见到真实的CO$_2$值。这见于有较严重呼吸肌麻痹患者的自主呼吸中或机械通气时呼吸机故障或回路系统漏气。

2）呼气末二氧化碳过低 主要是肺泡过度通气或输入肺泡的CO$_2$减少。有以下3种情形：①呼吸频率和峰相正常，但ETCO$_2$值过低。见于潮气量过大的机械通气；休克、体温低下的患者；亦可见于处在代谢性酸中毒代偿期的自主呼吸患者。②呼吸过程缓，峰相长，ETCO$_2$值低。如人工通气时，频率过慢，潮气量过大；患有中枢神经系统疾病可呈中枢性通气过度，另外体温太低时也有类似的表现。

3）呼吸过速，峰相短，ETCO$_2$值低。人工通气的频率和潮气量均属太高；患者因疼痛、代谢性酸中毒、低氧血症、严重休克状态或中枢神经性的通气过度。

4）人与呼吸机对抗　当患者恢复自主呼吸时，易与呼吸机发生对抗，表现为CO_2曲线的规律中断，夹杂着自主呼吸的曲线，随着患者呼吸运动迅速增加，呼吸机的不协调活动使机体代谢率上升，此时潮气末CO_2呈稍升高状。当麻醉过程出现这样的图形时，表明需追加肌松药。

5）箭毒样残余作用　多见于患者的自主呼吸与呼吸机对抗的初期，肋间肌和膈肌运动失调者，颈神经有损害者。主要特点为$ETCO_2$值略高，峰相的右$1/3$处出现裂口，其深度与肌肉麻痹程度成反比。如为麻醉恢复期或呼吸支持治疗的患者，需等待裂口消失后才能拔出气管插管，因为它提示有通气障碍存在。

2. 二氧化碳曲线趋势图与呼吸、循环及代谢的关系

（1）呼吸节律紊乱　只见于自主呼吸患者中。①陈-施氏呼吸，每组呼吸后都有心源性振动，可见于严重的脑动脉硬化、脑损害、酒精中毒或危重的患者。②喘息性呼吸：特点为呼吸频率慢（$2 \sim 6$次/min），CO_2值多超过正常，每次CO_2曲线后常有心源性振动，见于非常严重的呼吸抑制或垂死患者。③叹气样呼吸：曲线波形规则，被有规律的间歇深叹气所中断，CO_2值可高、可低或正常。人工通气时如使用间歇深叹气功能，亦可得到这种图形。正常患者深叹息时CO_2值低于平均值，阻塞性肺疾病的患者深叹息时，CO_2值高于平均值。年轻人或老年人，在5min内发生深叹气1次以上应考虑为病理性，提示有脑损害。生理状态下的婴儿或高龄人在睡眠或麻醉状态下也可出现深叹气。④不规律呼吸：见于严重脑损害的患者，各曲线波大小、形态和高度毫无规律，CO_2平均值高于正常。

（2）发生肺栓塞时在数分钟内ECG可呈频发室性前期收缩或缺氧改变，Pleth振幅先变宽，继之几乎变为直线，血压显著下降，$ETCO_2$曲线在1min内迅速下降。如此典型肺梗死征象多发生在手术中，如气栓、脂肪栓塞、羊水栓塞、心血管内栓子脱落等，患者往往处于极度的危险之中。即使不危及生命的小栓塞，这些变化也要经$5 \sim 10$min后才能恢复为原来水平。

（3）心脏停搏时，典型表现为：①心电图显示室性期前收缩后逐渐停止；②Pleth振幅降低变为直线；③血压降到零；④CO_2曲线呈冲洗曲线状，可以不降到零；如经抢救措施后，仍无回升改善现象，则预示患者濒于死亡。

（4）在中枢呼吸抑制或呼吸机频率太慢的患者，或正常儿童中，因心脏或胸内大血管搏动时拍击肺所致。表现为出现在较长呼吸末端之后，与心跳同步的低频小潮气量呼吸曲线，$ETCO_2$可略高。

（5）CO_2呈短时性小幅升高，可能原因包括：①用较大剂量的肾上腺素类药物（如局部麻醉时）；②嗜铬细胞瘤手术过程；③疼痛的刺激，可能是追加麻醉药物的指征；④麻醉后初醒的患者。常伴有心率、血压升高。

$ETCO_2$曲线监测直接、快捷，不仅是肺通气效率的指标，亦可为循环功能及两者间的关系提供参考。已成为麻醉手术患者和重症患者重要监测指标之一。

（三）肺顺应性及通气功能的监测

1. 压力-容量曲线　压力-容量曲线，反映了顺应性。　顺应性表示胸廓和肺扩张的难易程度，反应压力-容量变化的关系。即单位压力改变引起的容积改变，$C = \Delta V / \Delta P$，其单位是L/cmH_2O。

（1）胸廓顺应性　指跨胸壁压力变化引起的容积变化。$C_c = \Delta V / \Delta P_{pl}$，正常值为$0.2L/cmH_2O$。$P_{pl}$指胸膜腔内压力，即跨胸壁压。因食管内压力随$P_{pl}$高低而变化，$P_{es}$可反应$P_{pl}$的变化。因此测定抽查时用$\Delta P_{es}$代替$\Delta P_{pl}$。

（2）肺顺应性　指跨肺压力变化引起的肺容量变化。$C_1 = \Delta V / \Delta P (P_{ao}-P_{es})$，正常值为$0.2L/cmH_2O$。（$P_{ao}$为开放气道压，是指气道出口部位的压力，测定时可用口腔内压力代替）。

（3）总顺应性　又称呼吸系统顺应性，指胸廓与肺的总体顺应性，其倒数是胸廓顺应性和肺顺应性倒数之和。$1/C_t = 1/C_c + 1/C_1$，或$C_{rs} = \Delta V / \Delta P_{ao}$，正常值为$0.1L/cmH_2O$。

上述所测得的均是静态顺应性，及压力与容量改变的瞬间所测得两者之间关系曲线的斜率。胸廓、肺和呼吸系统的静态顺应性是相当恒定的，即压力-容量关系曲线的斜率变化很小。然而，当容量接近肺总量和残气量时，因肺和胸廓张缩接近它们的极限，其顺应性下降。

2. 流速-容量环　在坐标轴上绘出用力呼吸时每一时刻气流速度与其相关的容量变化所得到的闭合环形曲

线。流速–容量环可获得与肺活量测定类似的指标，包括FVC、FEV_1、PEFR、FEF_{25-27}和FEF_{50}。流速–容量环对发现早期慢性阻塞性肺疾病更为敏感，因为在FEV_1或FEV_1/FVC比率出现变化之前，气体流速已经明显下降。流速–容量环比标准肺活量测定的另一优点是可以确定气流阻塞的解剖位置。因为呼气和吸气均可用流速容量环进行描述，通过分析流速–容量环可以区别气流受阻部位。胸腔外水平的上气道阻塞，如喉或气管部位，这些部位的解剖异常、肿瘤或狭窄导致固定，但有限的气流通过阻塞部位。胸腔外水平的上气道阻塞患者，流速–容量环的吸气相变化最为明显，患者主要是吸气困难，甚或伴有尖锐的气流声。相反，如阻塞部位在胸腔内的下呼吸道，流速–容量环的吸气相和呼气相均受影响。

（四）有创动脉压监测

有创动脉压是临床麻醉和ICU中的重要监测指标。早期检测有创动脉压采用水银或弹簧血压计测压装置，只能测出平均动脉压。目前，临床上更多的通过传感器把机械性的压力波转变为电子信号，经放大由示波屏直接显示动脉压力波形和SBP、DBP及MAP数值，并可连续记录、储存，供分析研究。采用周围动脉内置管直接测压方法简便、效果确切，操作虽带有一定的创伤性，但并发症较少。

有创动脉压监测的指征：

（1）各类危重患者，循环功能不全，体外循环下心内直视手术、大血管手术及颅内手术等，Allen均需连续监测动脉压。

（2）严重低血压、休克和需反复测量血压的患者，以及用间接法测压有困难或脉压狭窄难以测试出时，采用直接动脉内测压，即使压力低至30~40mmHg，亦可较准确地测量。

（3）术中血流动力学波动大，患者需大量或反复使用血管活性药物治疗时，连续监测动脉内压力不仅可以保证测压的及时性和准确性，亦可及早发现使用药物引起的血压突然变化，如嗜铬细胞瘤手术。

（4）术中预计有大量失血或大量液体转移的患者。

（5）术中需进行血液稀释或控制性降压的患者。

（6）采用动脉压波形分析方法或染料稀释法测量心排血量时，由周围动脉内插管获得动脉压波形成经周围动脉连续采血分析染料的浓度。

（7）需反复采集动脉血样做血气分析的患者，为减少采取动脉血样的困难及频繁动脉穿刺引起的不适和损伤，一般也主张做动脉内置管，既可对血流动力学进行监测，又可在必要时采取血样进行检测分析。

（五）中心静脉压的监测

中心静脉压（CVP）是指位于胸腔内的上、下腔静脉或右心房内的压力，是评价右心排出回心血量能力的指标。临床上常采用中心静脉穿刺置管来监测中心静脉压。

1. 中心静脉穿刺置管的指征

（1）严重创伤、休克以及急性循环功能衰竭等危重患者需监测中心静脉压。

（2）需接受大量、快速输血输液的患者，利用中心静脉压的测定可随时调节输入量和速度。

（3）心血管代偿功能不全患者，进行危险性较大的手术或手术本身会引起血流动力学显著的变化，如嗜铬细胞瘤、大动脉瘤和心内直视手术等。

（4）需长期输液、静脉抗生素治疗或化疗。

（5）全胃肠外营养治疗。

（6）经导管安装心脏临时起搏器。

（7）研究麻醉药或治疗用药对循环系统的作用时收集相关资料。

2. 中心静脉穿刺置管的途径 途径有：①颈内静脉；②锁骨下静脉；③颈外静脉；④股静脉；⑤腋静脉及其他周围静脉。

目前，在需要长期静脉内药物治疗的患者中已广泛开展了经外周静脉置入中心静脉导管技术（PICC），常选用贵要静脉和头静脉。此方法具有操作简单、方便和可在患者床旁完成的优点。但导管尖端能否达到中心静脉部位常需要通过影像学检查加以判断，且某些导管产品尖端设置有防反流单向活瓣，无法测量CVP，应予注意。另外，导管在血管内行程过长及长时间留置，会增加血栓性静脉炎发生的概率。

3. 影响中心静脉压测定值的因素

（1）导管位置　测定CVP时，导管的尖端必须位于右心房或近右心房的上、下腔静脉内。经外周静脉置入导管时，常依据体表穿刺位置估计导管需插入的长度。遇有导管扭曲或进入了异位血管，导管尖端就无法达到上述位置，而使测压不准。故插管后应常规做X线透视或摄片以准确判断导管位置。据体外循环心内直视手术时观察，成人经颈内、锁骨下静脉插入导管12 ~ 13cm，约10%的导管尖端达右心房入口处，其余约90%均处于近右心房的上腔静脉内。

（2）标准零点　中心静脉压值仅数厘米水柱，零点发生偏差将显著影响测定值。现常以右心房中部水平线作为标准零点，仰卧位时相当于第4肋间前、后胸径中点（腋中线）的水平线，侧卧位时则相当于胸骨右缘第4肋间水平。

（3）胸内压　正常的心室外壁压即是胸内压，当胸内压增加时，心室外壁压随之升高，影响心脏的有效充盈，从而影响CVP数值。

（4）测压系统通畅度　测压系统通畅，才能提供正确的测压数值。因此置入的中心静脉导管要足够粗，一般选用14G导管。较长时间监测中心静脉压、输液速度又较缓慢时，可于每500mL液体内加肝素300 ~ 500U，以预防管端形成血凝块，保持测压系统的通畅。

4. CVP测定常见的并发症

（1）血肿　是中心静脉穿刺时较常发生的并发症。导致血肿的主要原因是穿刺过程中误伤临近静脉，故穿刺置管应慎重，有条件可在超声引导下穿刺置管。

（2）气胸　是较常见并发症，其发生率可达2% ~ 10%。

（3）血胸、水胸　胸片有助于诊断，临床上一旦出现肺受压症状，应立即拔出导管并做胸腔穿刺引流。

（4）空气栓塞　静脉快速误入100 ~ 150mL空气就足以致命。

（5）心包填塞　多由心脏穿孔引起，一旦发生后果严重。

（6）感染　导管在体内留置时间过久可引起血栓性静脉炎。

（7）血栓形成　导管源性血栓形成是中心静脉置管的严重并发症，在所有的穿刺径路中锁骨下径路的血栓发生率最低。

5. CVP变化的意义　CVP的正常值为4 ~ 12cmH$_2$O。临床上常根据CVP的变化来估计患者的血流动力学状况。正常情况下，CVP的高低取决于心功能、血容量、静脉血管张力、胸内压、静脉回流量和肺循环阻力等因素，尤以静脉回流与右心室排血量之间的平衡关系最为重要。在液体输送过程中，CVP不高，表明右心室能排出回心血量，可作为判断心脏对液体负荷的安全指标。对CVP的监测不应过分强调所谓正常值，更不能强求输液以维持所谓的正常值而引起输液过量。作为反映心功能的指标，连续观察其动态变化比单次的绝对值更有指导意义。一般CVP不高或偏低，输血、补液是安全的。心脏供血供能依赖于CVP，心排血量和CVP二者之间的关系可描绘成心功能曲线。在一定限度内，心排血量随CVP的升高而增加，形成心功能曲线的上升支，超过一定限度，进一步增加CVP就引起心排血量不变或下降，形成心功能曲线的下降支。正常或大多数病例情况下，心脏是在曲线的上升支工作，监测CVP的目的是提供适当的充盈压以保证心排血量。由于心排血量不能常规测定，临床工作中常依据动脉压的高低、脉压大小、尿量及临床症状、体征并结合CVP变化对病情做出判断，指导治疗。

此外，CVP仅反应右心室的功能情况，当左心室由于疾病、缺氧和毒素等影响而出现功能不全时，患者出现肺水肿而CVP可仍正常或偏低，但此时肺小动脉楔压已有明显升高，因此用CVP难以准确判断及预防肺水肿。

（六）心排出量的监测

我国人群流行病学长期队列随访资料和2002年全国营养调查数据显示，我国年龄≥60岁的高血压患病率为49.1%，高血压的致病作用明显强于其他心血管病危险因素，而且，高血压是心脑血管病最主要的危险因素，对中老年人健康危害极大，严重地影响患者的寿命和生活质量。老年患者常合并多种衰老性疾病，其中，高血压或由长期高血压而导致的高血压性心脏病甚至冠心病是最常见的，即便经过术前控制血压，围手术期常因患者心情紧张或手术、麻醉操作或麻醉药物的影响等也常引起血压的剧烈波动，影响心脏功能，特别是在麻醉诱导期容易出现。因此，老年患者围麻醉期循环系统功能监测具有非常重要的意义。

心排出量是心脏泵出的血流量，是监测及评价循环系统功能的重要指标。正常成年人静息时的心排出量范围为4.0~6.5L/min。心排出量的变化旨在满足组织代谢的要求，对心排出量的监测则可以提供对循环整体的评价，包括神经体液对其的影响。心排出量往往会与其他血流动力学指标同时监测（心率、动脉压、CVP、PAP和楔压），以计算得到其他一些重要的循环参数，例如全身血管阻力（SVR）和PVR。

监测实践中有3个原因促使医生监测心排出量。第一，认识到许多重症监护患者，低的心排出量会明显增加其发病率和死亡率。第二，临床上对心排出量的估计都不准确，特别是那些危重病患者，其心排出量已经很低但收缩压正常，这种情况常误导临床医生。第三，一些新的测量技术的创伤性较PAC监测小，在给患者带来好处的同时，可以避免有创监测的风险。

目前，超声心排出量监测仪（ultrasonic cardiac output monitor，USCOM）是国外最新研制出的利用成熟的连续多普勒技术，可进行无创快速、不同体位准确地监测患者心脏功能和血流动力学的仪器。

（七）麻醉深度的监测

全身麻醉应包括镇静催眠和记忆缺失、镇痛、抑制应激和肌肉松弛等4大要素。麻醉深度监测是临床麻醉的一项基本监测内容。通过麻醉镇静深度监测，指导全身麻醉诱导和调节术中麻醉深度，以预防麻醉过深和术中知晓，从而达到理想的麻醉状态。麻醉镇静深度监测已建立了多种方法和指标，如脑电双频指数（bispectral index，BIS）、熵指数（entropy）、Narcotrend指数、脑功能指数等，根据这些监测建立有效的目标数值以满足全身麻醉的要求：无意识、无知晓、无回忆。无意识和无知晓同时无回忆，即不发生显性记忆的术中知晓，是目前所有全身麻醉必须达到的最基本要求。

1. 脑电双频指数（BIS）　BIS是最早通过美国FDA批准及临床最常用的指标，主要反映大脑的兴奋或抑制状态。用0~100分度表示，85~100分代表正常状态，67~85分代表镇静状态，40~67分代表麻醉状态，<40分可能出现暴发性抑制。BIS与麻醉剂和镇静剂产生的催眠和麻醉程度变化密切相关。对采用BIS监测麻醉镇静深度推荐全身麻醉的标准范围（即40~60分为有效麻醉状态，认为不会发生术中知晓）。对于术中知晓高危人群的麻醉手术、长时间的大型手术、特殊类型的手术，以及老年人、肥胖人群的麻醉手术，应该采用麻醉镇静深度监测，并调整术中麻醉药物的用量，做到精准麻醉。

2. 脑电熵指数（entropy）　熵是热力学中的一个物理量，用来表示某种物质系统状态的一种量度，或说明其可能出现的程度，1865年由德国物理学家Clausius首先引入。

熵指数有两个指标：状态熵（state entropy，SE）和反应熵（response entropy，RE）。SE的数值是从0（脑电等电位时）到91（完全清醒时）；RE的数值是从0~100。熵描述的是大脑电信号的无序和不可预测性的特点，与BIS相比更能反映大脑的实际电活动。已有研究表明，全身麻醉苏醒期RE、SE分别与BIS有良好相关性，同时RE能更快预测唤醒。

3. Narcotrend指数（NI）　NI指数是德国Hannover大学医学院研制的Narcotrend麻醉/脑电意识深度检测系统。Narcotrend能将麻醉下的脑电图进行自动分析并分级，从而显示麻醉深度。Narcotrend监测仪通过计算NI对意识状态和麻醉深度进行分级，共分A~F 6个级别，表示从觉醒到深度麻醉再到脑电爆发抑制期间脑电信号的连续性变化。其中B级、C级、D级、E级又各分为0、1、2三个亚级别，B级、C级表示镇静，D级、E级表示麻醉。每个级别均对应一定的数值（NI），与BIS相似，从100到0定量反映镇静和麻醉深度的连续性变化。研究表明，分级在D_2时，对应的BIS值95%的可信区间在39 ~52。

Narcotrend监测仪与BIS监测仪的功效相似。Narcotrend分级显示剂量依赖性变化。Schmidt等的研究表明，NI与BIS值的相关性良好，可作为丙泊酚和瑞芬太尼麻醉期间评价麻醉状态的可靠指标，与丙泊酚浓度具有良好的相关性。

研究显示，NI和BIS在麻醉意识消失时很接近。意识消失时的NI大约相当于D_1的分级水平。但是在意识消失时Narcotrend分级的跨度很大，从B_2到E_0，说明个体差异较大。

（八）体温监测技术

体温监测适用于大多数接受全身麻醉及椎管内麻醉的患者，可量化麻醉、手术期间体温变化的程度，提高麻醉的可控性及安全性。

第四节　相关并发症与处理

　　脊柱退行性变多见于老年人，大多数证据表明，全身麻醉与椎管内麻醉对于老年人结局的影响几乎没有区别。椎管内麻醉的一些特殊作用对患者有益，首先椎管内麻醉可通过抑制术后纤维蛋白溶解而影响凝血系统，在某些高风险手术术后，有2.5%的患者可能发生深静脉血栓或肺栓塞。还有数据表明，在麻醉恢复室中老年人对低氧血症更敏感，椎管内麻醉患者发生低氧血症的危险性较低。本节介绍与脊柱退行性变手术麻醉密切相关的并发症，其他如体位不当导致副损伤、术中知晓及苏醒延迟、恶性高热等并发症将在相关章节介绍。

一、椎管内麻醉并发症的防治

　　部分腰椎退行性变手术，如不需固定的、手术时间短的腰椎间盘突出及椎板减压术，可以采用单纯硬膜外麻醉、腰麻，或腰-硬联合麻醉。由于脊柱退行性变多见于老年人，椎管内麻醉发生并发症的概率相对较大，熟悉可能发生的并发症，预防其发生。现将常见并发症及防治措施表述如下：

（一）低血压和心动过缓

　　一般认为低血压的定义是收缩压<90mmHg以及收缩压或平均动脉压的下降幅度超过基础值的30%。椎管内麻醉中低血压的发生率为8%~33%。心动过缓指心率<50次/min，其发生率为2%~13%。椎管内麻醉后由于阻断了交感神经节前纤维，使阻滞范围内容量血管扩张，回心血量减少，外周血管阻力降低，血液重新分布、心室充盈不足，血压下降；同时副交感神经活动增强及交感神经活动减弱，导致心动过缓；严重的低血压和心动过缓可能导致心搏骤停，老年人发生的概率相对较高，应引起高度警惕。

　　合并冠心病的脊柱退行性变的患者实施胸段硬膜外阻滞，使血压下降和心率减慢，心脏的前后负荷下降，心肌耗氧量降低，同时可使狭窄的冠状动脉扩张，心内膜与心外膜的血流比例增加，缺血区血供改善，并可逆转或减轻心肌缺血时的ST-T段改变，使心肌梗死范围缩小。临床研究表明，胸部硬膜外阻滞有助于缓解心绞痛，改善心功能，降低心肌梗死范围和减少心律失常的发生。但广泛的胸部硬膜外阻滞使血压下降，有降低冠状动脉灌注压的危险，所以用于冠心病患者治疗时应注意控制平面并应权衡利弊。需注意的是，冠心病患者行腰段硬膜外阻滞虽也使心脏的负荷降低，但阻滞范围外的交感活性增强，可能使心率加快，冠状动脉收缩，不利于心肌氧供需平衡，应避免使用。

　　防治措施：

　　1. 警惕和消除引起低血压和心动过缓、心跳停搏的危险因素　①广泛的阻滞平面。②原有低血容量。③原有心血管代偿功能不足、心动过缓或传导阻滞，高体重指数、老年人。④术前合并应用抗高血压药物、丙嗪类药物。⑤突然体位变动可发生严重低血压、心动过缓，甚至心动骤停。⑥椎管内阻滞与全身麻醉联合应用。

　　2. 预防及治疗措施　①麻醉前开始预充或补充血容量：输入晶体液或胶体液500~1 000mL。②控制麻醉平面：阻滞范围广泛或脊麻平面超过T_6易发生低血压。因此，硬膜外阻滞应分次小剂量注药，避免广泛阻滞，局部麻醉药剂量不应太大，控制阻滞平面在T_6以下。③随着新的局部麻醉药物（如罗哌卡因）的临床应用，低浓度（0.2%罗哌卡因）腰麻在临床逐步开展，它有用药量小、阻滞完善、血流动力学稳定、不影响术中观察下肢运动功能等优点，手术时间短的腰椎间盘突出及椎板减压可以采用0.2%罗哌卡因腰麻下完成手术。④一旦发生低血压可静脉注射麻黄碱5~10mg，伴心动过缓时用阿托品0.5mg。严重低血压必要时，可静脉注射去氧肾上腺素0.1~0.3mg或间羟胺0.5~1mg，如无反应立即静脉注射小剂量肾上腺素（5~10μg）。

（二）呼吸抑制

　　临床研究表明，脊麻或硬膜外阻滞麻醉平面高于T_8，由于肋间神经被阻滞即可影响呼吸功能，引起呼吸困难，平面越高影响越重。若平面高达C_3时，可导致呼吸停止。呼吸功能不全患者在应用椎管内阻滞时容易出现呼吸功能失代偿；脊柱外科手术多为俯卧位，如术中出现呼吸抑制，则处理较困难，所以脊柱外科采用椎管内麻醉时应适当选择局部麻醉药的浓度、剂量及给药方式，应用低浓度局部麻醉药（如0.2%罗哌卡因）。此外，凡辅助应用镇静镇痛药者，必须严密监测呼吸功能，直至平面减退，镇静与镇痛药物作用消失。发生高平面阻滞呼吸抑制时，应给予患者吸氧，必要时面罩加压吸氧，或果断改变体位用喉罩或气管插管辅助或控制呼吸。

（三）局部麻醉药中毒

局部麻醉药过量或硬膜外导管误入硬膜外静脉时，可产生局部麻醉药中毒，因此注药之前须回抽无血。局部麻醉药中毒轻者耳鸣、唇和舌麻木、头痛、头晕、视力模糊，严重时出现肌肉抽搐、意识不清、昏迷甚至呼吸心跳停止。轻度中毒症状，停止给局部麻醉药，中毒症状一般能自行缓解。如果出现严重症状，应根据AAGBI（英国麻醉医生协会）指南救治方案：立即停用局部麻醉药，保持呼吸道通畅，维持呼吸和循环功能。兴奋型：肌内注射苯巴比妥钠或地西泮，重症有惊厥者静脉缓慢注射2.5%硫喷妥钠6～8mL；抑制型：迅速吸氧，特别要维持呼吸和循环功能，酌情使用升压药、阿托品等。呼吸心搏骤停者立即心肺复苏，局部麻醉药致心搏骤停应用传统心肺复苏是无效的，必须在心肺复苏早期加强呼吸道管理和应用脂肪乳剂。局部麻醉药致心搏骤停心肺复苏的同时应采取以下措施：①立即静脉推注20%Intralipid（英脱利匹特）或脂肪乳剂1.5mL/kg，历时1min；②同时静脉滴注20%Intralipid或脂肪乳剂，速度为15mL/（kg·h），5min后若患者心血管稳定尚未恢复、循环继续恶化，可追加给予最多3次静脉推注剂量（包括初次静脉推注剂量），5min为1个周期；同时静脉滴注剂量加倍，增至30mL/（kg·h），最大剂量≤12mL/kg。ASRA（美国区域麻醉和疼痛医学学会）指南与AAGBI指南不同的地方在于只可追加一次静脉推注剂量，且最大剂量≤10mL/kg，时间为30min。

（四）全脊髓麻醉

全脊髓麻醉简称全脊麻，硬膜外阻滞时意外穿破硬膜的发生率为1%～2%。穿刺针或硬膜外导管误入蛛网膜下腔又未能及时发现，而致注入相对过量的局部麻醉药，阻滞全部脊神经；局部麻醉药上行经过延脑，再进入第四脑室，使呼吸循环迅速抑制；临床表现为呼吸困难、低血压、缺氧、意识消失甚至呼吸心跳停止。全脊麻持续时间与使用的局部麻醉药有关，利多卡因可持续1～1.5h，布比卡因持续1.5～3h。

处理原则是维持呼吸功能和循环功能。面罩吸氧并辅助呼吸，快速扩容，静脉注射麻黄素10～30mg，如严重低血压或测不到血压，应静脉注射肾上腺素8～10μg，或加大剂量纠正低血压。呼吸停止应立即气管插管人工通气直到局部麻醉药的作用完全消失。如心跳停止则进行心脏复苏。应注重预防全脊麻的发生，关键是遵循规范化操作，必须常规使用试验剂量，并严密观察患者。

（五）脊麻后头痛和硬膜穿破后头痛

脊麻后头痛（spinal headache）一般发生在手术后1～3日，极少数患者持续时间较长，甚至达1个月之久，头痛多发生在前额，也可位于顶枕部，并伴有颈项牵紧感。头痛与体位有关，坐位或直立时加重，平卧位可缓解。其发生率受多种因素影响：①穿刺针粗细：穿刺针越细头痛发生率越低。②穿刺针种类：穿刺针头部呈笔尖形的Whiteacre针，笔尖上有一侧孔，穿透硬膜和蛛网膜时呈扩张型，不切割膜纤维，穿刺孔比较小且易闭合。手术后头痛的发生率约1%。③性别和年龄：女性、青年、产妇和精神紧张患者头痛发生率高。④其他：原有头痛病、脱水和血容量不足的患者，脊麻后头痛发生率高。

治疗措施包括：①饮用含咖啡因的饮料，如茶、咖啡、可乐等。②维生素C500mg和氢化可的松50mg加入5%葡萄糖液500mL静脉滴注，连续2～3日。③必要时静脉输注低渗盐水。④口服解热镇痛药，也可用治疗神经病理性疼痛药物如加巴喷丁或普瑞巴林（pregabalin）。⑤严重而上述治疗无效者，可在穿刺部位行硬膜外间隙注入生理盐水或自体血10～20mL，以阻塞硬膜上的穿刺孔。一般有效率可达90%以上，必要时少数患者可重复1次。

（六）拔管困难和导管折断

1. 拔管困难　硬膜外导管拔管困难时不可用力硬拔。应让患者在处于原穿刺体位，慢慢拔管。如椎旁肌群强直，可采用热敷或在导管周围注入局部麻醉药，这些措施有助于导管拔出。也可在导管内插入钢丝管芯，钢丝尖端不可进入硬膜外间隙，试行拔管。必要时使用镇静药或全身麻醉肌松状态拔管。

2. 导管折断　有两种情况可能发生导管折断：①硬膜外导管质量较差，韧性及强度不够，拔管困难时用力拔出而折断。②操作不当，导管在硬膜外穿刺针内退管，引发导管折断而留置在硬膜外间隙，尤其是新穿刺针或针头头端尖锐易割断导管是否需要手术取出，根据患者及折断导管的具体情况而定。如导管断在皮下，易于取出，或有感染及神经刺激症状则应手术取出。

（七）背痛

主要是由于脊神经阻滞时，腰骶部肌肉处于松弛状态，脊椎的生理弧度改变，平卧时间较长后易发生。也可能为多次反复穿刺损伤局部软组织，或穿刺针至椎板骨膜分离，形成骨膜下血肿，后者疼痛持续时间较长。疼痛严重时，可口服解热镇痛药，但应区别是体位引起或是穿刺损伤所致，此外需排除局部感染。

（八）硬膜外血肿（epidural hematoma）

1. 发生率　常规穿刺置管硬膜外间隙血管损伤率为2.8% ~ 11.5%。在美国麻醉学会（ASRA）指南出版之前，蛛网膜下腔血肿发生率为1/10 000，硬膜外间隙血肿发生率为1/1 000。ASRA指南出版后，由于加强了操作的规范性，发生率分别下降为1/220 000和1/150 000。

2. 早期诊断依据　硬膜外间隙有丰富的静脉丛，当穿刺或置导管和拔导管损伤静脉时，在有凝血功能障碍或服用抗凝剂的患者中可发生大血肿，进而压迫脊髓，如不能及时发现和解除压迫，甚至会产生截瘫。早期诊断依据：麻木、肌无力、根性背痛，其中肌无力占46%，38%和14%的患者分别出现背痛和感觉障碍。Kreppel等报道约85%的患者出现背痛，个别发生膀胱或（和）肠道功能紊乱。临床上应注意在麻醉平面消退后，又重新出现麻木及下肢活动障碍，应警惕有发生血肿的可能，应加强术后随访，此外，还需注意硬膜外镇痛患者，可掩盖血肿产生的疼痛。一旦发现神经症状或截瘫，应立即进行CT或MRI检查，椎管内麻醉拔除硬膜外导管后出现新的神经功能障碍，也应立即行MRI检查。

3. 硬膜外血肿的处理　确诊硬膜外血肿后应立即行外科手术（8h之内效果较好），清除血肿和椎板减压。对于伴有神经障碍的硬膜外血肿，通常需要紧急外科手术。据报道，椎管内血肿的患者，如8h内清除血肿和椎板切除减压，77%患者可痊愈或恢复部分神经功能，如果延误超过24h，只有15%患者能恢复部分神经功能。

4. 预防措施　硬膜外血肿预防措施包括：①凝血功能异常（血小板<7.5万患者）禁用硬膜外阻滞、镇痛。②停用阿司匹林连续7日，可行硬膜外阻滞。③应用新抗血小板药塞氯吡啶（ticlopidine）、血小板膜GPⅡb/Ⅲa抑制药，停药14日后才能用硬膜外阻滞。④溶栓治疗10日内不宜行硬膜外阻滞，如已置导管，每2h做神经功能评估。停治疗后24h才能拔管。⑤长期服用华法林者术前4 ~ 5日停药，PT正常或INR<1.5可行硬膜外阻滞。Parvizi等报道全膝置换术1 030例，手术当日用华林法，48h后拔除硬膜外导管，保持INR为1.54（0.93 ~ 4.25）没有一例发生硬膜外血肿。⑥用皮下注射肝素5 000U，用药前2h可行脊麻及硬膜外穿刺置管；最后1次用肝素后4h，血小板计数正常才能行脊麻及硬膜外穿刺置管；硬膜外阻滞后使用肝素，必须在肝素作用消失后2h才能拔管，拔管后2h才能再用肝素。⑦用低分子肝素（enoxaparin）30mg，至少12h后才能穿刺置管，大剂量需24h后才能再用肝素。⑧香豆素：长期使用者应待INR正常后才能行硬膜外阻滞，INR<1.5才能拔导管。⑨中草药：某些中草药如活血化瘀药如丹参、红花等影响凝血功能，术前应询问服药史，并引起注意，术前应停用大蒜7日，银杏36h，人参24h。

尽管上述多中心或循证医学研究结果对临床有重要指导意义，但临床实践中还应根据患者具体情况，谨慎行事，非急症患者待校正后实施，有疑问时不要勉强，以改用全身麻醉为上策。

（九）神经系统并发症

椎管内麻醉后神经系统并发症文献报道较多。有报道神经损害发生率为0.02% ~ 0.07%，因此椎管内麻醉后的下肢疼痛和麻木应引起重视。硬膜外间隙注入大量局部麻醉药，长时间的硬膜外阻滞，局部麻醉药的酸性高渗透压、偏高及其本身的神经毒性等因素，可能会产生潜在性的神经损害（如马尾综合征）。此外，穿刺可直接损伤神经。

防治：

1. 按指南正规操作，减少穿刺针与操作不当引起的损伤。预防感染，严格无菌技术。预防因局部麻醉药引发的神经毒性，尤其应控制适当的浓度和剂量。严格掌握适应证和禁忌证。有些疾病相对禁忌，如老年病患者伴发高血压、动脉硬化、糖尿病和椎管狭窄及椎间盘突出，有明显下肢疼痛与麻木，或肌力减弱，均慎用或不用椎管内麻醉，以免造成不良后果或不必要的医疗纠纷。

2. 药物治疗　①肾上腺皮质激素：大剂量冲击疗法。②维生素和神经营养药：弥可保等。③消炎镇痛药和三环抗抑郁药。

3. 神经阻滞疗法 椎管内或局部类固醇注射疗法，交感神经或周围神经阻滞。

4. 高压氧治疗、康复治疗 包括电刺激、穴位电刺激、激光、主动运动疗法和被动运动疗法等。

二、围手术期急性肺不张

脊柱退行性疾病通常发生在老年患者，其肺泡总表面积和弹性回缩力降低，肺活量减少，残气量增加。在全身麻醉时，FRC下降15%～20%，外科操作（拉钩、体位改变）使FRC进一步减低，FRC的减少与V/Q比例失调、气体交换效率下降和P（A-a）O_2增加有关。FRC减少以及年龄增长相关的闭合气量增加的共同作用，使患者有肺不张的倾向。肺不张（atelectasis）通常是指患者的肺段、肺叶或小叶出现萎陷，从而丧失通气功能。围手术期肺不张的发生率可能要远高于人们的想象，尤其是对于全身麻醉患者。据统计，全身麻醉患者中肺不张的发生率可达90%，它是导致患者出现血氧含量下降、肺内分流增加、肺顺应性下降和通气功能障碍以及术后低氧血症等的最常见原因，而且，肺不张与术后肺部感染及其他肺部并发症的发生亦显著相关。值得庆幸的是，围手术期出现的大部分肺不张都是"静息性"的，通常不出现明显的症状和体征，只有在血气分析监测的情况下才有可能发现。但严重的患者则可能出现呼吸功能障碍，影响患者的病程及预后。

（一）发生机制

目前认为，围手术期急性肺不张的发生主要与以下3种机制有关：

1. 压迫性肺不张（compression atelectasis） 在麻醉药物的作用下，尤其是使用肌松剂后，机体呼吸肌的张力下降或消失，胸壁在重力作用下出现一定程度的回缩，使胸腔容积下降。同时，由于膈肌张力的下降或消失，使腹内压相对升高，压迫膈肌向头侧移位，导致胸腔容量的进一步下降，从而压迫肺组织。另外，在自主呼吸受抑制后机械通气的情况下，膈肌运动也与正常自主呼吸时存在明显的不同，具体表现在平卧位时，各级靠近背侧的部分运动减弱或消失，只有腹侧的部分在通气正压的驱动下存在一定的运动，再加上重力的作用，使肺组织靠近背侧和膈肌的部分更易受到压迫。这可能是围手术期出现急性肺不张的最重要的发病机制。

2. 吸收性肺不张（absorption atelectasis） 这种肺不张可能存在两种机制：其一是，当气道出现完全梗阻时，梗阻远端肺泡内的气体只能向血液中转移，最终出现肺泡的萎陷；其二是，对于通气相对不足的区域（低V/Q区），如气道部分梗阻或肺下垂部位，由于肺组织的灌注仍良好，当FiO_2较高时，肺泡内的氧气而非氮气被吸收入血液，导致肺泡内的容量下降甚至萎陷。后一种机制在围手术期肺不张的发生中可能占更重要的地位。因为早已证实，肺不张的发生、出现的速度和严重程度均与FiO_2明显相关，尽量降低麻醉中FiO_2也是预防围手术期肺不张的重要措施之一。

3. 肺泡表面活性物质丢失（loss of surfactant） 肺泡表面活性物质的数量下降、活性降低或代谢异常在ALI和ARDS的发病中起重要作用，但在急性肺不张发病中的作用仍存在争议。相关研究尚未能证实该机制在肺不张的发病中起原发性的作用，肺不张患者肺泡表面活性物质的质和量的改变更有可能是继发性损伤的结果。

（二）影响因素

1. 吸入氧浓度（FiO_2） FiO_2是围手术期肺不张最明确的相关因素。总体而言，FiO_2越高，肺不张的发生越快、面积越大。纯氧通气时，肺不张在数十秒及数分钟内即发生；而采用40%FiO_2通气时，肺不张的出现可能延迟至40min后出现。100%FiO_2时，肺内分流量可由0.3%上升至6.5%，肺不张面积达8.0cm²；而30%FiO_2时，肺内分流量上升至2.1%，肺不张面积仅0.2cm²。但围手术期FiO_2的选择还需兼顾患者的氧合状况、气道管理难易度，甚至术后恶心呕吐的发生率和手术切口的感染率等多种因素。尚无所谓的"理想的"FiO_2，80%的FiO_2可能是较均衡的选择。

2. 肥胖 与正常体型的患者相比，肥胖者尤其是病态肥胖患者的FRC更低，肺总顺应性下降，肺泡-动脉氧分压差增加，因而肺不张的出现更早，持续时间更长。不张面积也可能更大。多数患者在麻醉诱导期甚至诱导前即已出现肺不张，并迁延至术后24h或更长的时间才消失。肺不张的面积与体重指数（BMI）间存在逆相关性，因而围手术期低氧血症的发生明显增加。

3. COPD　COPD患者围手术期肺不张的发生率较低，面积也较小，甚至不出现明显的肺不张，其机制尚未完全明确，可能与此类患者在肺泡萎陷前已出现气道关闭、胸壁与肺组织的平衡机制发生改变以及残余功能的肺组织过度通气而较不易出现萎陷等多种因素有关。但此类患者围手术期低氧血症的发生率远高于肺功能正常的患者，主要原因还是与患者肺内低V/Q区的面积显著增加有关。正压通气作为一种反生理的通气模式，可进一步增加肺内低V/Q区的面积，因而导致肺内分流量明显增加。

4. 麻醉药物的选择　有研究显示，静脉麻醉下肺不张的严重程度可能较吸入麻醉轻，可能与静脉麻醉药对低氧肺血管收缩反射（HPV）的抑制作用较轻有关。1MAC以上的吸入麻醉药可明显抑制HPV，加重V/Q比例的失调，引起肺内分流量增加。氯胺酮由于对呼吸肌的张力无明显影响，可能是唯一的不影响肺不张形成的静脉麻醉药。

5. 其他　①手术部位，胸腔和上腹部手术患者较易发生，而其中又以体外循环下手术患者的发生率最高也最严重；②手术切口疼痛，不完善的镇痛可能影响患者的呼吸动度，叹气样呼吸和自主深呼吸减少或消失；③呼吸道感染，可能会增加气道梗阻的风险，使肺内分流量增加；④过量使用镇痛药物等。

（三）临床表现

围手术期的急性肺不张通常在全身麻醉诱导期即开始出现，术后拔出气管导管24h内恢复。对绝大部分患者而言，小面积的肺不张一般均无明显的临床症状和体征，术中肺功能的改变是暂时而可逆性的。然而尽管围手术期出现严重肺不张的概率较低，但相对于数量庞大的全身麻醉手术，其仍是一个值得重点关注的问题。其最常见的症状是低氧血症，一般以术后苏醒期"难以解释"的低氧血症最常见，但严重的患者在麻醉诱导和术中即可出现。一般患者仅在术中动脉血气监测时发现氧分压下降、肺泡-动脉血氧分压差增大，术后自主呼吸恢复后即缓解。

除非出现由气道梗阻和ALI等因素引起大面积的肺叶或肺段不张，由麻醉和机械通气因素引起的肺不张通常不会出现任何明显的体征，胸部体检无明显阳性发现，X线检查亦无特征性的表现，这是此种肺不张最显著的特征之一。

其确诊的唯一最有效的方法是胸部CT检查。肺不张多出现在肺下垂、靠近膈肌的部位。平卧时，肺不张以膈肌上约1cm、背侧靠近脊柱的双侧肺部区域最明显。此部位也是临床研究中判断肺不张面积最常用的切面部位。有些患者肺不张的面积"看起来似乎"并不是很大，而低氧血症却较严重。须记住，肺不张区域内肺组织的密度是明显增高的，约为通气良好的区域内的4倍，因而不能简单地以不张的面积占肺总面积的大小来判断肺内分流量。

（四）预防和处理

一般临床就高危人群的患者（如病态肥胖、COPD、吸烟和肺部感染等）常规采取一定的预防措施。

肺不张的预防和治疗措施并无明显的差异，归纳起来主要有以下几点：

（1）尽量降低吸入氧浓度　如前所述，所谓"理想的"FiO$_2$尚不存在，应在综合考虑患者的氧合和同期功能等多种因素的前提下谨慎选择。

（2）肺复张手法（recruitment manoeuvre, RM）　研究发现，在进行肺膨胀时，气道压达20cmH$_2$O对肺不张无明显作用；当气压道至少达到30cmH$_2$O时，肺不张面积才开始减少；40cmH$_2$O的肺膨胀压力、持续15s可使不张的肺组织完全复张。但过高的压力和过长时间的肺膨胀有导致循环功能障碍和加重压力性肺损伤的风险。现已明确，40cmH$_2$O、持续7~8s的肺膨胀亦可达到持续15s的相同的复张作用，因而现多将此作为标准的RM策略。由于在该压力水平下，肺膨胀的程度相当于患者自主呼吸下最大肺活量时的膨胀程度，因而也将该手法称为肺活量手法（vital capacity manoeuvre, VCM）。其安全性虽受到一定的质疑，但目前尚无RM引起显著呼吸系统和循环系统严重并发症的报道，因而在患者不存在明显心功能障碍和循环低血容量的前提下，其临床应用应该是安全的。但RM的复张作用在停止肺膨胀后即刻迅速消失，如不加用一定水平的PEEP则难以保持复张的肺组织维持膨胀的状态。

需要明确的是，单纯通过增加潮气量的方法不能预防和治疗肺不张，反而有增加压力性和容量性肺损伤的风险。病态肥胖患者RM的推荐压力可能应该上升到55cmH$_2$O的水平。

（3）PEEP　10cmH$_2$O水平的PEEP仅可预防和复张部分的不张肺组织，继续升高PEEP水平可能使更大面积的肺组织复张，但并不能使肺完全复张，也并不总能改善氧合和减低肺内分流，加上对循环功能的不利影响，因而往往是弊大于利。PEEP的复张作用在停止使用后1min内消失，肺组织会重新萎陷。麻醉诱导时，加用一定水平的PEEP（常用6~10cmH_2O）或CPAP往往可能增加动脉血氧含量，减轻肺不张的形成，并延长患者气管插管前暂停通气的安全时限，对肥胖患者可能尤其有利。

目前通行的方法是在RM后立刻加用一定水平的PEEP，这样可能完全避免肺不张的形成或使肺完全复张。

（4）尽量保留呼吸肌张力和患者的自主呼吸　麻醉状态下，即使保留患者10%~20%的自主呼吸也能明显减轻肺不张的发生，并改善氧合功能。

（5）选用较新型的通气模式　采用适当的气道减压通气（airway pressure release ventilation，APRV）或双水平气道正压（BiPAP）有利于保留患者部分的自主呼吸功能，减轻甚至消除肺不张。

综上所述，成人预防和处理围手术期急性肺不张的主要措施包括：①加用一定水平的PEEP（至少10cmH_2O，可酌情增加）；②间歇性行RM（30cmH_2O开始起效，40cmH_2O、持续7~8s可达最佳效果）；③尽量避免使用100%的O_2进行通气；④麻醉诱导纯氧通气过程中加用一定水平的CPAP和（或）PEP；⑤尽量保留患者的自主呼吸，力争避免不必要地使用肌松剂。

三、围手术期脑卒中

脑卒中是急性起病、迅速出现并持续24h以上的局限性或弥漫性脑功能缺失征象的脑血管性事件，是公认的围手术期严重的并发症之一，具有较高的病死率和致残率。随着人口老龄化问题加剧，围手术期脑卒中的发病率呈逐步上升趋势。

（一）脑血流特点

大脑的重量占体重的2%~3%，但其所需的血流量为每分钟心排出量的20%。脑组织耗氧量占全身的20%~30%，能量主要来自糖的有氧氧化，几乎无能量储备。大脑血液由两侧颈内动脉和椎-基底动脉供应，前者约占全脑血流量的4/5，后者占1/5。脑血流量具有自动调节功能，当平均动脉压在60~160mmHg范围内变动时，脑血管通过自动调节机制使脑血流量保持恒定。但是在缺血缺氧状态下，脑血管自动调节机制紊乱。因此脑组织对缺血缺氧性损害十分敏感，无论氧分压下降或血流量明显减少都会出现脑功能的严重损害。

（二）围手术期脑卒中的机制

围手术期脑卒中以脑栓塞为主。脑栓塞机制目前尚不明确，可能为以下几方面，见表13-1。

表13-1　围手术期脑卒中的危险因素

术前危险因素	高龄（>70岁） 女性 高血压、糖尿病、肾功能不全（Cr>177μmol/L）、吸烟、COPD、外周血管疾病、心脏病（冠心病、心律失常、心力衰竭）、收缩功能障碍（射血分数<40%） 脑卒中或TIA病史 颈动脉狭窄 升主动脉粥样硬化 术前抗凝治疗突然中断
术中危险因素	手术类型 麻醉方式 手术持续时间 在主动脉粥样硬化部位进行手术操作 心律失常、高血糖、低血压、高血压
术后危险因素	心力衰竭、低射血分数、心肌梗死、心律失常（心房颤动） 脱水、失血 高血糖

据统计，25%的脑栓塞为心源性，其中绝大多数为心房颤动引起的。心房颤动时由于血液淤滞、心房失去收缩力，左心房特别是左心耳处易形成附壁血栓，脱落引起体循环栓塞。脑卒中的发生与心房颤动的类型有关：孤立性心房颤动患者（年龄<60岁且无心肺疾病史），脑卒中发生率约为1.3%；非瓣膜性心房颤动患者，脑卒中的发生率约为5%；而风湿性二尖瓣狭窄使心房颤动患者脑卒中风险增加17倍。

高血压是已知的脑卒中独立危险因素之一，脑卒中风险与血压升高呈正相关。高血压导致动脉粥样硬化和血管重构，使血管更易栓塞和破裂。有研究表明，Ⅲ级高血压患者（≥180/110mmHg）脑栓塞发病率是正常血压者（<140/90mmHg）的4倍。

糖尿病增加脑卒中的发病率和死亡率。高血糖使血管平滑肌细胞钙离子浓度增加，可能是引起血压升高和器官功能损害的主要原因；此外，血浆胰岛素水平过高可引起红细胞膜流动性降低，从而导致血液流变学紊乱和微循环障碍。与正常血糖相比，糖耐量受损者（血糖7.8～11.0mmol/L）脑卒中风险增加1倍，而糖尿病患者（血糖>11.1mmol/L）脑卒中风险增加2倍。

血脂异常（总胆固醇、甘油三酯、LDL-C降低）是动脉粥样硬化最重要的危险因素。胆固醇、甘油三酯、LDL-C可直接或者通过脂质过氧化物引起动脉内膜损伤、血管收缩功能障碍。在血流动力学发生变化的情况下，损伤的血管内膜容易形成附壁血栓，脱落引起栓塞。

阿司匹林非竞争性拮抗血小板和血管内皮细胞环氧化酶，维持循环中TXA_2和前列环素的平衡，是常用的抗血栓药物。Beving研究结果表明，停止阿司匹林治疗3周，血小板花生四烯酸代谢产物增多，新生血小板环氧化酶活性增强。有研究认为，停止阿司匹林4周后出现反弹效应并使脑卒中风险增加。

（三）围手术期脑卒中的预防和处理

1. 术前评估　术前脑血管风险最常采用的评估方法是CHADS2评分系统（表13-2）。脑卒中发生率与CHADS2分值的关系见表13-3。

表13-2　CHADS2评分

事件	评分
心力衰竭	1分
高血压	1分
高龄（>70岁）	1分
糖尿病	1分
脑卒中或短暂性脑缺血发作病史	2分
总分	6分

表13-3　脑卒中发生率与CHADS2分值的关系

CHADS2得分	每年脑卒中发生率（/100人）
0分	1.2
1分	2.8
2分	3.6
3分	6.4
4分	8.0
5分	7.7
6分	44.0

2．围手术期脑卒中预防

（1）术前

1）抗凝治疗 合并心房颤动或CHADS2评分≥2分者，需要采用华法林进行抗凝治疗，使INR维持在2.0～3.0。CHADS2评分为1分时，华法林或者阿司匹林均可使用。CHADS2评分为0分或华法林使用禁忌者，阿司匹林推荐剂量为80～325mg/d。Larson等收集了100名长期口服抗凝治疗的栓塞高危病例，围手术期采用中等剂量华法林治疗并使INR维持在1.5～2.0，研究结果表明围手术期大出血或栓塞事件较少。因此，围手术期采用中等剂量华法林治疗并使INR维持在1.5～2.0是相对安全的，并且能有效预防术后栓塞并发症。

2）控制高血压 降压治疗能使脑卒中风险降低20%～40%。美国高血压指南（JNC7）推荐的目标高血压值为140/90mmHg，合并糖尿病者血压应控制在130/80mmHg以下。多数高血压患者需要两种以上的降压药才能达到理想血压。噻嗪类利尿药是一线的降压药，可单独使用或者与其他降压药（ACEI、ARBs、β受体阻滞剂等）合用。

3）控制血糖 术前血糖控制在200mg/dL（11.1mmol/L）以下可降低术后死亡率和并发症的发生。

4）降脂治疗 大量临床研究证实他汀类药物可显著降低心血管病、糖尿病、高血压病患者脑卒中风险，并且能够预防脑卒中复发。LDL-C每降低0.03mmol/L（1mg/dL），脑卒中风险降低0.5%。LDL-C推荐目标值为2.6mmol/L（100mg/dL）。

（2）术中、术后

1）维持循环稳定 术中最佳血压水平尚存在争议。有研究表明，CABG中平均动脉压80～100mmHg与50～60mmHg相比，心血管事件的发生率明显降低。Charlson等认为，术中血压应该根据术前基础值进行调控，血压波动超过术前值的20%并且持续一段时间会使围手术期脑卒中发生率增加。

2）麻醉药物的脑保护作用 巴比妥类药物抑制神经传递，降低脑代谢，增加大脑对缺血缺氧的耐受力，曾经作为脑保护的一线药物被广泛使用。吸入麻醉药的脑保护作用与抑制兴奋性神经递质传递、调节缺血期间细胞内钙浓度、调控TERK双孔钙通道的功能有关。吸入麻醉药的脑保护作用与剂量相关。有研究表明，<1.5MAC的异氟烷可明显改善严重脑缺血大鼠的脑组织改变，随着MAC的增加，脑保护作用逐渐减弱。

丙泊酚的脑保护作用也逐渐得到重视。异丙酚除了通过抑制突触活动降低脑代谢外，还有清除自由基及抑制炎症反应作用。

此外，利多卡因、依托咪酯、氯胺酮等麻醉药物也被证实有脑保护作用。

3．治疗 围手术期脑卒中患者应用t-PA可能增加出血风险，但是这与t-PA的给药方式有关。对36名发生围手术期脑卒中并且接受t-PA动脉内溶栓治疗的患者进行分析，结果表明：再通率为80%，而切口出血发生率仅为17%。因此t-PA动脉内给药或者介入治疗是相对安全、有效的。

四、术后谵妄（POD）与术后认知功能障碍（POCD）

脊柱退行性疾病患者多为老年人，在老年患者围手术期，术后谵妄（POD）与术后认知功能障碍（POCD）是最常见的两个术后并发症，其发生率高于诸如心肌梗死和呼吸衰竭等严重术后并发症。

（一）POD与POCD的区别

术后谵妄（postoperative delirium，POD）是多种原因引起的一过性意识混乱状态，是一种急性起病为特征的临床综合征，也是急性脑功能障碍的最常见行为表现。其临床特征主要是短时间内出现意识障碍和认知功能改变，症状的发展呈波动变化。术后认知功能障碍（postoperative cognitive dysfunction，POCD）是麻醉和手术后出现的一种中枢神经系统并发症，表现为记忆力、注意力、语言理解力等多方面认知功能受损，严重者还会出现人格分裂和社会行为能力下降。常持续数日或数周，少数可发展为不可逆的认知障碍。

POCD与POD既有明显区别也有一定的内在联系。二者临床的易感因素虽然相似，但是其发病机制是否类似，因了解有限而尚难定论。POD有波动性的意识变化，而POCD没有意识改变。POD通常发生在术后早期1～3日，病程仅数日。因此临床研究POCD时，神经心理学测试一般在术后1周左右进行，就是为避免与POD

混淆。

（二）POD与POCD的相关危险因素

POD与患者术前因素，如明显的功能损害和认知障碍，失眠，制动，高龄，葡萄糖、电解质异常，抗胆碱能药物，复合用药和苯二氮䓬类药物有关。术中失血量与输血量、电解质与葡萄糖异常与POD相关，术后疼痛增加POD的风险。POCD发病原因可能与麻醉、手术和患者自身因素有关，具体发病机制不明。

（三）POD与POCD的防治

预防POD的第一步是确认有风险的患者，术前访视应包括药物史和对抑郁、药物滥用以及认知功能下降的筛查。在术中，特定的麻醉技术可能并不如相应的治疗重要。术中应维持足够的供氧和灌注。正常情况下患者应该基本状况良好，葡萄糖和电解质异常应予纠正。最好避免使用中枢性抗胆碱能药物、苯二氮䓬类药和哌替啶。为了弥补年龄增长所致的身体功能、药物敏感度和清除能力的变化，药物的剂量应进行调整并优先选用短效制剂。

关于POD的术后预防措施推荐意见集中于以下几点：足够的中枢神经系统供氧、液体和电解质平衡、简化药物治疗方案、保持肠道和膀胱功能、营养、运动与康复、镇痛、适当的环境刺激、焦虑性谵妄的适当治疗与预防、严重并发症的早期诊断和治疗。

疼痛的处理需要特殊阐述。应积极治疗疼痛同时避免使用与谵妄有关的药物。因此，选择合理的局部镇痛技术可能有一定意义，比如置入神经周围导管可以减少POD的发生。

重要的是应该意识到POD可能是一些并发症的表现症状，包括脓毒血症、泌尿系统感染、心肌梗死、脑卒中和肺炎。因此，处理POD的第一步是确诊和治疗器质性病因。在阐述了POD可能的病因之后，应采取措施使患者恢复神志。如果患者处于焦虑的威胁中，可应用氟哌啶醇或非典型的抗精神病药物。如果谵妄源于戒断症状，可应用β受体阻滞剂、可乐定和苯二氮䓬类药物（表13-4）。对于酒精戒断的患者，应给予维生素B_1。最后，社会心理以及职业和物理治疗有助于功能康复。

表13-4　术后谵妄的药物治疗选择

分类和药物	剂量	不良反应	评论
抗精神病类			
氟哌啶醇	0.5~1.0mg，每日2次，口服，如需要可每4h追加剂量（峰值效应，4~6h） 0.5~1.0mg，肌内注射，观察30~60min，如果需要可重复注射（峰值效应，20~40min）	锥体外系症状，尤其是剂量＞3mg/d 心电图QT间期延长 有戒断症状、肝功能不全、抗精神病药物恶性综合征的患者应避免使用	为常选药物 疗效为随机对照研究所证实 因作用时间短，避免静脉给药
非典型抗精神病类			
利司培酮	0.5mg，2次/d	锥体外系症状，与氟哌啶醇相当或较弱	仅在小型非对照研究中验证与老年痴呆患者的死亡率升高相关
奥氮平	2.5~5.0mg，1次/d		
酸喹硫平	2.5~5.0mg，1次/d	心电图QT间期延长	
苯二氮䓬类			
劳拉西泮	0.5~1.0mg，口服，如需要可每4h追加剂量	反常呼吸，呼吸抑制，过度镇静	二线用药 临床研究证实与谵妄的延长和恶化有关 镇静药物和酒精戒断患者、帕金森病患者以及抗精神病药物恶性综合征患者禁用

（续表）

分类和药物	剂量	不良反应	评论
抗抑郁类			
曲唑酮	25～50mg，睡前口服	过度镇静	仅在非对照研究中验证

（邱颐　王彩霞　崔淑侠）

参考文献

［1］　崔苏扬. 脊柱外科麻醉学［M］. 南京：第二军医大学出版社，2005：142-146，173-174，191-192.

［2］　庄心良，曾因明，陈伯銮. 现代麻醉学［M］. 3版. 北京：人民卫生出版社，2004：767-790，802-821，1344-1346.

［3］　邓小明，姚尚龙，于布为，等. 现代麻醉学［M］. 4版. 北京：人民卫生出版社，2014：741-843，1765-1767.

［4］　邓小明，姚尚龙，曾因明. 2015麻醉学新进展［M］. 北京：人民卫生出版社，2015：507-511.

［5］　孙斌，吴刚明，欧册华. 脂肪乳剂防治局部麻醉药中毒的研究进展［J］. 医学综述，2013，19（3）：467-469.

［6］　FREDERICK E SIEBER. 老年麻醉学［M］. 左明章，田鸣，译. 北京：人民卫生出版社，2010：267-277.

［7］　RONALD D MILLER. 米勒麻醉学［M］. 6版. 曾因明，邓小明，译. 北京：北京大学医学出版社，2006：1344-1345.

［8］　STABILE M，COOPER L. Review article：The evolving role of information technology in perioperative patient safety［J］. Can J Anaesth，2013，60（2）：119-126.

［9］　STECKER M M. A review of intraoperative monitoring for spinal surgery［J］. Surg Neurol Int，2012，3：S174-187.

第十四章　先天性脊柱脊髓发育异常手术的麻醉

第一节　病理生理与临床特点

先天性脊椎脊髓发育异常是胚胎期至出生前因各种致病因素所造成的发育缺陷和功能障碍。以往认为脊椎脊髓先天性畸形与遗传有关，是由不正常染色体或生殖细胞原生质突变引起。近年来许多学者指出不同物质对胎儿所致的损伤，如病毒感染、代谢障碍、叶酸缺乏、各种化学物质及孕妇经受多次X线照射均可造成脊椎脊髓的先天发育异常，而且畸形的发生多在胎儿早期前3个月内形成。

脊椎脊髓先天发育异常可无症状，常因其他疾病做X线检查时被偶然发现。有的在出生后畸形即很明显，但更多的是在年幼时无症状，随着年龄的增长才出现症状。尤其是在枕骨大孔区形态特殊、结构复杂，可出现各种各样的症状。由于临床表现与畸形的程度并不完全一致，很容易造成误诊。

脊椎的畸形比较常见，可表现为脊柱骨数量的增多或减少、形状的改变和椎骨的部分缺损、融合或增多等。由于枕骨大孔区在发生学上神经管闭合较晚，因此易于出现发育性畸形，如颅底凹陷、寰枕融合、寰齿脱位等。枕骨大孔的畸形往往不是单一的，而是多种畸形合并发生的组合，同时常伴发小脑扁桃体下疝畸形。另外脊髓畸形几乎多伴有脊椎裂。

脊柱裂（spina bifida）是妊娠早期、胚胎发育时，神经管闭合过程受到影响而致脊椎管的一部分没有完全闭合的状态。脊柱裂是造成婴儿死亡和终身残疾的主要原因之一。脊柱裂的神经系统症状与脊髓及脊神经受累程度有关，较常见的神经系统症状为下肢瘫痪、大小便失禁等。如病变部位在腰骶部，出现下肢迟缓性瘫痪和肌肉萎缩，感觉和腱反射消失。下肢多表现温度较低、青紫和水肿，容易发生营养性溃疡，甚至坏疽。常有肌肉挛缩，有时有髋关节脱位，下肢常表现马蹄足畸形。常有大小便失禁。有些轻型病例，神经系统症状可能很轻微。随着患儿年龄的增大，神经系统症状常有加重现象。这与椎管增长比脊髓快，对脊髓和脊神经的牵扯逐渐加大有关。

最常见的脊柱异常是脊柱侧弯和脊柱后凸（图14-1）。脊柱侧弯包括脊柱前凸，表现为脊柱侧弯成弧度，伴椎体旋转。在侧突角度最大处，椎体、椎间突和椎间盘成楔形。在弧度的凸面，肋骨被向后牵拉而形成驼背。脊柱后凸与脊柱侧弯相反，后凸的脊柱只有一个角。此病为进行性加重的过程，畸形越严重，重心偏离中心越多，越容易发生脊柱侧弯。少数脊柱侧弯患者合并有脊柱后凸。

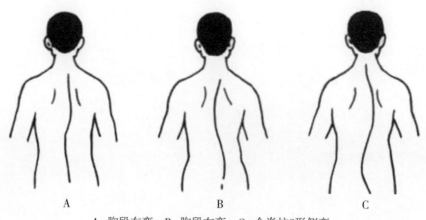

A. 胸段右弯；B. 胸段左弯；C. 全脊柱S形侧弯

图14-1　脊柱侧弯

先天性脊柱脊髓发育异常患者常伴随其他疾患，如严重的肺发育受限及心血管系统功能明显受损等。肺发育受限所致的慢性低氧可导致肺动脉高压。5岁为分隔年龄，5岁以前已有明显畸形的患儿肺（肺血管与肺泡）的发育较差，可见肺萎缩现象。5岁以后发病者，对心、肺功能发育的影响较小。该类患者的胸腔均较狭窄，表现为阻塞性肺通气功能障碍，潮气量低下，功能余气量减少，肺总量降低。潮气量的降低常可直接提示胸廓变形的严重程度。随着畸形的加重，气体交换的异常、通气/血流的不相匹配可能越来越明显，导致二氧化碳分压升高，长期低氧血症、高二氧化碳分压，使肺血管收缩，导致肺血管不可逆性改变和肺动脉高压。该类患者还可伴有先天性心脏疾患，如二尖瓣脱垂、主动脉缩窄和发绀性心脏病，这表明有一个共同的胚胎和胶原性缺陷。

第二节　麻醉前评估与准备

一、麻醉前评估

术前访视的内容包括对患者的评估、各种术前医嘱、禁食水时间、术前用药的选择及术后镇痛计划等。对患者的评估需全面了解患者疾病本身及全身情况，应对脊柱脊髓发育异常的严重程度、腰椎有无强直、能否实施腰椎穿刺等进行详细评估；且注意有无并发症，如心血管系统和呼吸系统疾患、糖尿病等，肾上腺皮质功能状况如何，心脏代偿能力如何，是否应用糖皮质激素以及肾上腺皮质功能状况，长期应用激素者应于术前1日及手术当日恢复激素用药，以防术中出现肾上腺皮质功能不足。

（一）对脊柱畸形的评估

通常对患者的X线做Cobb角的测量，即以脊柱侧弯的最高一个椎体的上缘与最低一个椎体的下缘做延长线，这两点分别与此线做垂线而测得Cobb角（图14-2）。可以此Cobb角测得值对肺功能进行评估，并对术后恢复进行预测。

（二）对心肺功能的评估

可通过胸部X片、肺功能测定（FVC、FEV和PEFR）、运动耐量、动脉血气分析、咳嗽能力及有无胸部感染史（频率与严重程度）等指标对肺功能进行综合评估。肺功能检测值应在正常范围±20%内。当FVC<50%者，术后可能需要呼吸机支持，特别是同一天内进行了两步手术的患者或同时存在神经肌肉疾病的患者。

先天性脊柱脊髓发育异常的患者可发生肺动脉高压，如果ECG显示高P波（>2.5mm）以及在V_1、V_2导联R波高于S波为肺动脉高压晚期征象。任何边缘性的肺功能及肌营养不良患者必须行二维超声检查来评价左心室壁的厚度、室壁活动情况以及射血分数。许多疾病可累及心肌，当射血分数<50%时，则可能增加围手术期的死亡率。

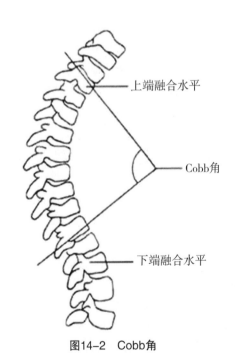

上端融合水平

Cobb角

下端融合水平

图14-2　Cobb角

（三）对潜在困难气道的评估

婴幼儿头相对较大，颈短，颈部肌肉发育不完全（图14-4），易发生上呼吸道梗阻，即使施行椎管内麻醉，若体位不当也可阻塞呼吸道。口小舌大会厌长而硬，呈U形，喉头位置较高（$C_3 \sim C_4$），成人喉头位于$C_5 \sim C_6$且向前移位，气管插管时喉部暴露困难。有时需选用直形喉镜暴露声门，采用修正体位，即将头部位于中间位或颈部轻度屈曲使气管插管容易完成。小儿喉部最狭窄的部位在环状软骨水平，也即声门下曲，年龄最小最明显。因此在小儿气管插管时当气管导管进入声门遇有阻力不能用力硬插而应该用细一号导管插入，以免损伤气管，导致气道狭窄。

二、麻醉前准备

1. 必须检查所用的麻醉机有无漏气、连接是否妥当、机器的性能是否正常，并应检查气管插管所需设备是否齐全。

2. 术前应对患者的病情有较详细的估计，尤其要注意近期是否有呼吸道感染及相关疾病、有无呼吸道解剖异常等。

3. 术前禁食　成人禁食8h，禁水4h；小儿禁固体食物6h、牛奶4h、清淡液体2h。

4. 术前用药　主要目的是消除焦虑、充分镇静、抑制呼吸道腺体分泌、减少术中麻醉药需求量。一般情况下选择神经安定类药及抗胆碱药。

围手术期的充分镇静、镇痛能显著减轻应激反应。小于6个月的婴儿通常可短时间离开家长而不需麻醉前用药；6个月以上的婴幼儿比较依恋家长，需麻醉前用药。目前小儿术前用药的变革趋势是尽量避免肌内注射而改用口服、经鼻或肛塞等途径。术前口服咪达唑仑糖浆0.5mg/kg获良好效果，可使患儿安静地与父母分离，达到充分镇静和诱导平顺的目的。

第三节　麻醉监测管理

（一）麻醉诱导与维持

选择静脉或吸入诱导主要取决于麻醉医生及患儿的状况。目前常选择静吸复合全身麻醉的方法。吸入麻醉药可选择低浓度的异氟醚、地氟醚或七氟醚。静脉药可选阿片类镇痛药芬太尼和短效瑞芬太尼复合丙泊酚，间断使用非去极化类肌松药如维库溴铵或罗库溴铵。采用低浓度吸入麻醉药有助于较少阿片类药的用量，以维持血压平衡，且不干扰躯体诱发电位监测。

在进胸手术或前路松解时，气管插管可选用双腔支气管导管，但大多数情况下，普通气管导管即可。因为开胸后，侧突侧向上，轻拨开肺，即可显露手术视野。对于Cobb角较大的患儿，术前需用纤维支气管镜对气管导管位置进行检查，因为胸部的发育畸形常导致气管的畸形。先天性脊柱裂麻醉诱导、气管插管时体位比较特殊，必须有助手将患儿头高举，以方便气管插管，或者取侧卧位，清醒气管插管，既安全又可防止枕后肿物受压。固定气管导管也是不容忽视的重要环节，特别当做唤醒试验时，意外的导管滑出将带来灾难性的后果。

诱导后需开放两路较粗的静脉通路；插鼻胃管做胃肠减压；插导尿管以便术中监测尿量；双眼需做适当防护，以免角膜损伤。术中可采用IPPV或PCV模式行机械通气，维持$PETCO_2$正常或略低水平。麻醉维持可采用静吸复合技术，小剂量阿片类药物（瑞芬太尼、舒芬太尼）与丙泊酚持续输注或分次给予能维持术中麻醉平稳，也可辅助吸入N_2O和低浓度挥发性麻醉药（异氟醚、七氟醚），但要注意可能影响躯体诱发电位（somatosensory evoked potential，SSEP）。

（二）术中监测

术中可能发生电解质紊乱、凝血障碍、空气栓塞等，故应加强监测，及时发现。

1. 血流动力学监测　诸多因素可引起术中循环系统的变化，严重的循环紊乱直接影响患者的安危及预后。因此，术中必须认真、细致、全面地观察ECG、SPO_2、$PETCO_2$以及尿量、中心体温等各指标变化，及时做出正确判断，采取有效的防治措施。同时应连续监测有创动脉血压及血气分析以维持内环境的稳定并指导输血。若行前路松解术，予开胸一侧实施中心静脉置管。对于有严重肺动脉高压或合并严重心、肺疾患者可能需放置漂浮导管并监测肺毛细血管楔入压及经食道超声检查等以了解肺动脉压、心输出量等情况。

2. 呼吸功能监测　术中监测呼吸功能的目的是为了维持正常的呼吸功能，预防和处理呼吸系统的意外或并发症，积极防治低氧和二氧化碳蓄积。

3. 神经功能监测　目前主要通过监测诱发电位，主要是躯体诱发电位和运动诱发电位，来判断脊柱和脊髓手术中是否有外周神经、脊髓或脑损害，或是否有传导通路的血供障碍。术中发生诱发电位异常时，应及时发现和纠正不当操作，以避免永久性神经损伤。

脊髓功能监测是重要的环节，有3大监测方法：术中唤醒试验、躯体诱发电位（SSEP）和运动诱发电位（motor evoked potential，MEP）。

（1）术中唤醒试验　在术前应告知患者术中被唤醒的事宜，且要反复说明术中唤醒无任何不适或痛苦，以期获得患者的配合。唤醒在金属棒完全固定后准备关切口之前进行。在行唤醒试验前30min应逐渐减浅麻醉，不再追加肌松，肌松监测有助于提示在唤醒试验中，患者是否能活动肢体。所有的麻醉药在唤醒试验前应停用，一旦患者苏醒，先让患者握麻醉医生的手，再让患者活动脚。随后麻醉医生应给予小剂量诱导药物以及肌松药，使患者回到唤醒前的状态，手术继续进行。唤醒试验完成后可用丙泊酚维持代替吸入麻醉。也可用咪达唑仑，随后可用氟马西尼来拮抗。

（2）躯体诱发电位（SSEP）　在20世纪70年代后期出现，目前在各大脊柱手术中心广泛应用。刺激胫神经、腓神经、正中神经，并分别记录刺激后大脑皮层、脊髓反应的波形。大脑皮层对刺激的反应对笑气及吸入麻醉药的敏感程度超过脊髓反应的敏感程度。局部麻醉药对脊髓SSEP也有明显的影响。双极硬膜外电极可直接由外科医生置于手术野最高点或由麻醉医生用硬膜外穿刺针在术前经皮置入。在前路脊柱手术时脊髓SSEP技术是很有用的。开始上椎板螺钉时就应监测SSEP。若SSEP振幅下降超过50%，提醒外科医生需警惕，可能应松棒或去除固定物。发生瘫痪与术中监测到脊髓损伤符合率为1%～7%。有些脊柱中心既监测SSEP也进行术中唤醒试验。

（3）运动诱发电位（MEP）　可以持续监测运动通路，而术中唤醒试验只监测一次。但目前MEP并未广泛应用，因为许多麻醉药都对其有影响，N_2O和吸入麻醉药以及肌松药都不能应用，术中可采用全静脉麻醉。

（三）体位

前路松解术患者取侧卧位，上侧手臂置于手架上，所有着力点需有棉垫保护。后路融合术取俯卧位，可选用特殊的脊柱手术床，如Relton Hall或Toronto frame等。腹部不应施压，可避免硬膜外静脉充血，避免术中出血，患者头侧应偏向一侧，手臂在头两侧置于支架上。膝置于软枕上，以防压疮。

（四）其他

术中体温监测与防护也很重要，手术时间长、切口创面大以及环境温度低等因素均可造成患儿术中体温难以维持。无论是侧卧位还是俯卧位，使用加压热空气毯可能较传统加温毯的效果更佳。静脉补液及血制品都应加热后给予，呼吸机循环紧闭或环路中可添加有效的温湿化装置。

脊柱手术术中失血量与体位、需融合的椎体数、术者经验、手术时间、同种异体骨或合成骨移植以及血压偏高或静脉充血等因素有关。减少输血的方法包括：肾上腺素术野浸润，控制性降压，血液回收技术，自体输血和使用抑肽酶等。在脊柱手术的控制性降压时，收缩压不应低于50mmHg，否则会影响脊髓灌注。

第四节　相关并发症与处理

一、手术相关并发症

（一）术中并发症

（1）手术操作错误　损伤血管、脊髓、神经、硬膜等。

（2）先天性脊柱侧弯的器械矫形远比特发性脊柱侧弯要复杂得多。不但有侧弯而且有前凸或后凸，因此不但要从冠状面，亦要从矢状面进行矫形，而且矢状面矫形比冠状面更重要。原则上，上下端椎钉钩要放置在稳定椎上。凹侧撑开可增加后突，突侧加压可增加前突。用去旋转原理恢复胸椎生理性后凸及腰椎生理性前凸。

（3）矫形中要注意循序渐进，不可暴力强行矫正。对脊柱畸形重，尤其是上胸端严重侧弯畸形的矫形要更加小心，不能一味追求矫正度数而忽视脊髓损伤的可能。因此术中唤醒实验是十分必要的。一旦出现脊髓受牵拉的神经症状，必须立即放松矫形棒，减小矫正度数。

（4）静脉气栓　是脊柱手术严重并发症之一，由于大量骨组织的暴露，加之手术部位高于心脏水平，使其发生率增高，但其确切发生率不清楚，不过确有致死的报道。表现为无法解释的低血压、呼气末氮气水平升高。麻醉医生应警惕这一并发症发生，早期诊断和处理可提高存活率。一旦怀疑发生静脉气栓，应立即将伤口注以生理盐水覆盖，避免使用 N_2O 吸入，应用血管收缩药。大量气栓则需将患者平卧，行心肺复苏术。

（二）术后并发症

（1）术后伤口皮下积血、长久不愈，需通畅引流。

（2）与器械固定有关的并发症　螺钉置入椎间隙，会导致固定不稳，术后疼痛以及内固定断裂、椎弓根钉脱出等。应当选用适合儿童尺度的内置物，选择既有一定弹性模量又有一定刚度的矫形棒，这样才既有利于矫形，又可防止脱钩、椎弓根钉脱出等并发症的发生。

各种矫形内固定系统中，选择具有适度刚度和弹性模量优化组合的固定棒，更适合亚洲人种特别是青少年的解剖数据，可在旋转过程中避让脊柱连于躯干的抵抗力量，有一定弹性的矫形棒可发生适度伸展，在纠正病理弯曲的同时减小弯曲角度，顺应背部生理后凸的角度，重塑适度的生理弯曲，从而使三围旋转矫形成为可能。术后应加强制动。

（3）融合术后不愈合　矫正率丢失，异体骨移植不要在多节段椎间融合术中使用，因为不愈合率将明显增加。

二、麻醉相关并发症

（一）术中并发症

长时期俯卧位手术可给患者带来诸多问题：受压部位出现压疮，由于视神经缺血造成失明（罕见），短暂的心排出量减少（与外科操作有关），器官压迫，支气管分泌物堵塞气管导管，乳酸性酸中毒（肌球蛋白尿、肾功能不全、横纹肌溶解之故），静脉气栓（常可致命），血液稀释而致凝血功能紊乱等。

（二）术后并发症

绝大多数术后并发症涉及呼吸系统，特别是经前路手术以及非特发性脊柱侧弯的患者。包括：肺不张，血气胸，拔管延迟，胸膜渗出，肺炎，肺水肿；上呼吸道梗阻，胃扩张，抗利尿激素分泌失调而造成的综合征，低血容量，DIC和麻痹性肠梗阻等。

（三）术后处理

多数该类手术患者如术前肺活量基本正常，术后可拔除气管导管，但一天内进行两期手术（前路松解＋后路融合）的患者、术前肺功能较差的患者以及合并肌营养不良的患者，术后都应选择性地进行机械通气12～24h，可有利于患者的身体状况逐渐恢复至稳定。阿片类药和肌松药的残余作用可引起通气不足或呼吸暂停，尤其是伴有神经肌肉疾病的患者，术后应强化呼吸治疗和物理治疗预防肺不张和肺炎。术后早期给予镇静但不能用肌松药，由此能评估患者的运动功能。术后应定时替患者翻身，一旦苏醒，应鼓励其积极活动。术后深呼吸及定时胸部理疗是预防胸部问题的有效手段。术后还应注意有无出血，注意中心静脉压、尿量和伤口敷料监测，同时还应密切监测神经功能的变化，预防出血或组织水肿导致脊髓受压。

良好的镇痛是先天性脊柱脊髓畸形手术后处理的重要一环。术后一般可经静脉、鞘内、硬膜外应用阿片类药物镇痛，成年人或年长儿可选用自控镇痛（patient control analgesia，PCA）。术后3～5日静脉内镇痛或硬膜外镇痛是必须的，随后可改用口服阿片类药物或NSAIDs药物。

（米克热依·赛买提　杜晓宣）

参考文献

［1］　吴在德，吴肇汗. 外科学［M］. 7版. 北京：人民卫生出版社，2013：101.

［2］　刘艳秋，李星宇，邹小华. 脊柱侧弯矫形手术的麻醉处理剖析［J］. 贵阳医学院学报，2014，39（2）：260-261.

［3］　王波，闫洪彦，黄宇光. 胸腔镜下脊柱侧凸矫形术的麻醉处理［J］. 临床麻醉学杂志，2006，22（5）：327-329.

［4］　全立新，禹芳. 脊柱侧凸矫正手术的麻醉处理［J］. 中国实用医药，2007，2（16）：66-67.

［5］　许鸿. 脊柱畸形致困难硬膜外麻醉效果观察［J］. 英国社区医师，2015，31（19）：42-43.

［6］　刘海洋，陈彤岩，曾横宇，等. 两种麻醉方法用于神经脊柱外科手术的比较研究［J］. 中国现代神经疾病杂志，2010，10（4）：447-451.

［7］　阮侠，刘薇，谭刚，等. 全凭静脉麻醉在青少年脊柱侧弯手术唤醒试验中的应用［J］. 协和医学杂志，2011，2（2）：147-150.

［8］　何斌，董理. 脊柱侧弯矫形术中唤醒试验麻醉探讨［J］. 现代医药卫生，2009，25（22）：3382-3383.

［9］　崔苏扬. 脊柱外科麻醉学［M］. 上海：第二军医大学出版社，2005：242.

［10］　王世泉. 临床麻醉学精要［M］. 北京：人民卫生出版社，2007：53-55.

［11］　PETER F DUMN. 麻省总医院临床麻醉手册［M］. 于永浩，译. 天津：天津科技翻译出版公司，2009：146-147.

第十五章　强直性脊柱炎矫形术的麻醉

第一节　概　　述

强直性脊柱炎（ankylosing spondylitis，AS），其病因、发病机制尚未明确，一般认为是遗传因素和环境因素相互作用所致。基因标记或某种特定的病毒感染可能导致能与组织相容性抗原（HLA-27）分子发生交叉反应的抗体形成。感染后，细胞毒T淋巴细胞和一种细胞肽发生反应，这种细胞肽来源于和HLA-27相关的关节组织，阳性率高达90%，提示本病与HLA-27强相关。研究发现AS的发病与某些细菌或其他微生物感染有关，且感染是发病和使病变持续的重要因素，AS的感染以泌尿道和胃肠道为多见。

AS是以中轴关节慢性炎症为主，也可累及内脏及其他组织的慢性进展性风湿疾病。其特征性病理变化为肌腱、韧带附着点风湿性炎症样改变。炎症病变由关节韧带逐渐蔓延至关节，血管丰富的纤维组织——血管翳，使其附近的软骨分裂，并通过其裂隙进入骨质，进而破坏关节软骨，骨端出现纤维强直，最后形成骨性强直，数年后脊椎韧带发生骨化而强直。肌腱、韧带附着点初期淋巴细胞、浆细胞以及少数多核白细胞浸润，炎症过程引起附着点侵蚀，附近骨髓炎症、水肿乃至造血细胞消失，进而肉芽组织形成，最后受累部位钙化、新骨形成。在此基础上又发生新的附着点、修复，如此多次反复，而出现骶髂关节不同程度病变、椎体方形变、脊柱韧带钙化、脊柱"竹节样"变、胸廓活动受限等临床表现。

男性多见。多见于青少年，发病年龄多在10～40岁，以20～30岁为高峰。起病大多缓慢而隐匿，是进行性、侵袭性疾病，临床表现和预后呈高度异质性。有的患者长期处于相对静止状态，可以正常工作和生活，但大部分病情持续进展。早期症状常为：①好发于男性青壮年，常隐匿起病，多数以中轴关节起病，开始表现为乏力，轻微的腰痛、背痛或颈项疼痛；也有以外周关节起病，表现为反复的膝关节、踝关节肿痛，或髋关节疼痛。②晨僵是AS的早期症状之一，表现为腰背部和各受累关节的僵硬，疼痛在晨起时较重，症状不因休息而缓解，活动后反可减轻；部分患者有夜间疼痛，影响睡眠。③外周关节以下肢大关节受累多见，髋关节受累后会给患者的生活带来很大不便。④肌腱附着点病变较多见，主要表现为足跟痛。⑤关节外表现主要有急性虹膜炎或虹睫炎、泌尿道炎症和慢性腹泻等。⑥早期很少有脊柱活动受限或胸廓活动度降低。⑦影像学上骶髂关节病变以Ⅰ～Ⅱ级为主，脊柱椎体病变主要表现为小关节模糊，未见椎体方形变、脊柱韧带钙化和脊柱"竹节样"变。

进行性骨连接处韧带骨化常累及中轴的关节软骨和椎间隙，若未及时适当诊治，随病情进展可由腰椎部向胸颈部脊椎发展。患者逐渐出现胸椎后凸增大，腰椎前凸减少，出现相应部位疼痛，脊柱前屈、后伸、侧弯和转动活动受限，晚期合并严重的胸腰椎后凸畸形，枕墙距大于零，严重影响患者生理功能和生活质量。由于脊柱韧带、椎间盘逐渐骨化，最终导致整个脊柱僵硬，胸廓顺应性下降，肺功能受到限制，肺活量降低幅度与疾病的严重程度有关。

能客观反映本病早期变化者为放射学骶髂关节炎。放射学骶髂关节炎是AS的标志性特点，其在本病诊断中具有相当大的重要性。AS骶髂关节炎的病理在早期主要表现为滑膜炎、腱端炎和血管翳形成，随着疾病的进展逐渐出现浅表软骨的破坏、新骨形成、关节内纤维强直直至最后的骨性强直。影像学表现主要包括骶髂关节面的硬化、模糊和侵蚀，关节间隙在早期增宽，在晚期狭窄直至强直。

典型病例X线片显示骶髂和脊柱关节明显破坏，后期脊柱呈"竹节样"变。X线征象常晚于临床数年才出现，一般3年以上才能出现韧带钙化征。

较早X线表现有：①椎间隙略变窄（由于血管丰富的纤维组织浸入髓核并逐渐取代它，并延伸到纤维环，穿至椎体终板软骨，直至软骨下骨质，致椎间隙变窄）。②椎体的前缘和前外缘骨皮质（主要在椎体上角或下角处）出现浅表浸噬，至椎体前缘强度消失，前臂变直，呈"四方形"椎体现象；③骶髂关节的变化出现在脊柱改变之前，做骶髂关节左右斜位相，可见关节间隙增宽，边缘不清楚，软骨下轻度硬化，偶可见"串珠样"阴影，以后出现硬化融合。

晚期脊柱的典型表现：骨质疏松，椎间隙正常或略窄，前后纵韧带、黄韧带、棘上棘间韧带钙化，小关节亦硬化融合，前后位X线可见呈"瀑布样"密度增高影，椎间盘纤维环发生骨化时，可于椎体间形成骨桥，呈"竹节样"变，脊柱大多是屈曲畸形。

AS尚无根治方法，但是AS患者如能得到及时诊断及合理治疗，可以控制症状并改善预后。应通过非药物、药物和手术等综合治疗，缓解疼痛和发僵，控制或减轻炎症，保持良好姿势，防止脊柱或关节变形，必要时矫正畸形关节，以达到改善和提高患者生活质量的目的。AS的外科治疗适用于难治性疼痛、功能丧失及影像学有证据表明关节结构遭到破坏者。

脊柱的外科手术在AS中有许多适应证，包括脊柱后凸、没有代偿及失去水平的视野和节段性不稳定，以及一些少见的神经系统的并发症如椎管狭窄、脊髓病和罕见的马尾综合征。胸腰椎后凸畸形患者经椎弓根椎体截骨（pedicle subtraction osteotomy，PSO）是治疗AS胸腰椎后凸畸形常用的主要术式之一，这个手术的目的是改善和维持姿势，防止脊柱弯曲和肺功能不全进一步发展。一般认为，脊柱弯曲度越大，影响越大，预后越差。

术前应对患者的疾病及全身情况有全面了解和评估，心、肺功能状态是首先要注意的内容，注意并存疾病及治疗情况，检查重要脏器的功能，是否发生过麻醉并发症，估计施行区域阻滞和气管插管的困难程度等。另外，还要考虑手术体位、脊髓功能检测、控制性降压。俯卧位手术应特别注意颈部位置固定，防止气管导管扭曲、手臂和眼睛受压，注意血流障碍和血栓形成等问题。

任何原因所致胸部脊柱畸形，均可导致呼吸和循环功能衰竭。由于胸廓畸形，肺血管床的发育受到影响，因此每个肺容量单位的血管数量少于正常人，从而导致血管阻力的增加。另外，在肺泡被压迫的区域，肺泡的容量减少，甚至接近或少于无效腔量，此区域的通气血流比异常，通气量下降，由此可引起血管收缩，导致肺动脉压增高。术前对脊柱畸形患者要常规进行呼吸功能检查和动脉血气检查，以了解其受损程度和类型，从而有针对性地采取有效措施，协助患者的治疗和康复。

严重强直性脊柱炎晚期可能导致类椎关节固定，影响胸廓活动，降低肺活量，可导致胸式呼吸严重受损，围手术期呼吸功能的评估和调控对于患者术中呼吸管理和愈后具有重要意义。

术前要对患者常规进行心电图、超声心动图检查。超声心动图可测出心室壁的厚度和心腔的大小，有助于对心功能进一步评价，从而评估患者对手术的耐受性。强直性脊柱炎的患者可能存在主动脉瓣关闭不全和二尖瓣反流，超声心动图有助于确定病变程度。传导障碍或完全性传导阻滞可能需要临时或永久起搏器。

后期当病变累及颈椎后，颈椎和颞下颌关节活动受限，颈椎和胸椎均呈严重的后凸畸形。患者下颏与胸部相贴，颈椎的极度前屈，常造成开口困难及呼吸和吞咽障碍，下颏强直，口腔张口受限，Mallampati分级常为Ⅲ~Ⅳ级，不能良好地暴露会厌部和声门，导致插管困难，严重者会危及生命，这就给临床麻醉医生带来了严峻的考验。

复杂的矫形手术会引起大量失血。骨组织血运丰富，手术时骨断面和骨髓腔的渗血不易控制。全髋置换术失血量为500~3 000mL，骨盆切除术、脊柱手术和同种异体骨移植术失血量可达7 000~8 000mL，甚至10 000mL。影响出血的因素包括手术部位、手术时间、操作技巧、患者的凝血功能及麻醉管理质量。脊柱手术时，如腹部受压，也会导致出血量增多。为最大限度地减少失血，减少异体血输入量，可采用自体储血、急性等容性血液稀释、自体血液回收等多种血液保护方式。

对脊柱畸形的患者，还应注意是否同样伴有神经肌肉疾患，如脊髓空洞症、肌营养不良、运动失调、神经纤维瘤等，这些疾患将使治疗更加困难，预后更难预测。除了心肺功能检查，肝肾功能、电解质等常规检查亦应进行，全面了解患者的身体情况，以便做出切实可行的麻醉方案。

1. 麻醉前准备

（1）了解患者有无慢性肺疾病，如气管炎、肺气肿，有无咳嗽、咳痰、气喘和呼吸困难，胸廓活动是否受限。这与术中的呼吸管理和术后的呼吸支持息息相关。行憋气试验，测定肺活量。对于急性肺部感染，应在感染控制1～2周后行择期手术。

（2）评估气道有无呼吸道解剖畸形，有无颈椎强直、张口障碍。术前应确定插管方案及困难气道应急方案。

（3）了解是否有长期服用激素史，服用时间长短，何时停用。术前行皮质醇功能检测，若皮质醇功能差，术前、术中、术后应补充激素，保持机体足够的应激能力。

（4）了解有无并存糖尿病，了解糖尿病的类型、病程、有无并发症及治疗情况。术前血糖水平控制在正常或稍高水平，避免出现低血糖。

（5）脊柱胸部畸形病变，胸廓活动下降，肺通气顺应性可发生改变，可能需要较高的通气压力以维持足够的通气和氧合，谨防气压伤。

（6）术前用药的主要目的是减少术前焦虑，减少呼吸道分泌物，减轻疼痛。应根据患者情况、拟施麻醉方法和拟用麻醉药物来确定术前用药的种类、用药时间及给药途径。特殊的或严重的病例，可根据具体情况适当调整用药。

2. 麻醉方式的选择

（1）强直性脊柱炎因脊柱间和脊肋关节的固定使胸廓活动受限，肺活量降低，有的可下降到正常的60%，最低降至30%，严重者胸廓活动受限，胸式活动消失，此种患者应避免使用肌间沟、锁骨上臂丛阻滞，否则一旦膈肌麻痹，自主呼吸无法维持可造成严重呼吸困难。

（2）强直性脊柱炎患者在选择麻醉方法时，由于关节软骨的非特异性炎症和韧带骨化导致脊柱呈"竹节样"变，椎体融合，使椎管内麻醉在AS晚期往往不能施行，全身麻醉成为此类患者的首选。

（丁玉美　安敏）

第二节　病理生理与临床特点

一、病理生理

强直性脊柱炎是一种常见、多发的风湿性疾病之一，属于慢性自身炎性疾病，主要侵犯骶髂关节、脊柱及外周关节，还可伴发其他系统疾病，如心脏、眼部、肺部疾病等。

1. 在韧带和关节方面，病变从骶髂关节、上腰椎开始，逐渐累及整个脊柱。炎症细胞浸润、纤维蛋白渗出及滑膜组织增生是AS骶髂关节病变早期阶段的主要表现，韧带和关节囊附着部的炎症，导致韧带骨赘形成、椎体改变、椎骨破坏、跟腱炎和其他改变。病变最初从骶髂关节逐渐发展到骨突关节炎及肋椎关节炎，脊柱的其他关节由上而下相继受累。AS周围关节的滑膜改变是以肉芽肿为特征的滑膜炎。在病变早期，巨噬细胞、淋巴细胞和浆细胞浸润滑膜小血管，侵犯韧带、纤维环、椎间盘、骨膜和骨小梁，且在椎体上下缘形成肉芽组织，椎小关节的关节面模糊、毛糙、破坏、糜烂，肉芽组织纤维化或骨化造成关节骨性强直、关节间隙狭窄、椎管骨质疏松、肌萎缩和脊椎后凸畸形。晚期，关节周围软组织及韧带发生明显的钙化，韧带附着部形成严重的韧带骨赘且不断纵向延伸。椎旁韧带连同椎前韧带钙化，椎小关节间隙变窄、融合，使脊柱呈"竹节样"变。

2. 在心脏方面，特征是侵犯主动脉瓣，使瓣膜增厚，纤维化进而缩短，但不融合，主动脉瓣环扩大，有时纤维化可达主动脉基底部下方，引起主动脉下纤维嵴。病变累及二尖瓣前叶时，可导致二尖瓣关闭不全；三尖瓣较少受累。偶见心包和心肌纤维化，组织学可见心外膜血管有慢性炎细胞浸润和动脉内膜炎；主动脉壁中层弹力组织破坏，变成纤维组织，纤维化组织继续侵犯房室束，则引起房室传导阻滞。

3. 在肺部方面，特征是肺组织呈斑片状炎症，圆细胞和成纤维细胞浸润，逐步发展至肺泡间纤维化伴玻璃样变。

二、临床表现

强直性脊柱炎常见于16～30岁青年人，高峰为20～30岁，男女比例为（2～3）：1，40岁以后及8岁以前发病者少见。本病发病隐袭，进展缓慢。起初患者常有下背痛，翻身困难，晨起僵硬但活动后减轻。随着病情的进展，炎性疼痛、活动受限、脊柱强直由腰椎向胸椎、颈椎发展，出现驼背现象。少数患者会伴有全身症状，如低热、乏力、食欲减退、消瘦等。

1. 骶髂关节炎　绝大部分的患者首发表现是骶髂关节炎。随着病情的进展，逐步上行至颈椎，以腰痛为主，可放射至臀部和大腿，腰部僵硬感明显，体格检查无明显阳性体征，但直接按压或伸展骶髂关节有疼痛感。极少一部分患者颈椎最先受累，以后下行发展至骶髂部，也有一部分患者脊柱的几个节段同时受累。

2. 脊椎病变　表现为局部疼痛、活动受限、关节强直。累及腰椎时，腰部侧弯、前屈、后伸、转动均可受限，体格检查发现腰椎棘突压痛、椎旁肌肉痉挛，后期腰肌可萎缩。累及胸椎时，胸背痛，胸背畸形，畸形的程度可造成胸廓扩张受限，深吸气或打喷嚏时胸痛加重，造成胸腔容量缩小引起心肺功能障碍。累及颈椎时，颈椎部疼痛，可放射至手臂和头部。颈椎活动明显受限，固定于前屈位，不能后仰、侧弯或转动。颈部肌肉开始痉挛而后逐渐萎缩。

3. 关节病变　有文献报道约75%的AS患者在病初或病程中出现髋关节和外周关节病变，其中膝关节、踝关节和肩关节居多，肘关节及手、足小关节偶有受累。外周关节病变多为非对称性，常只累及少数关节或单关节，下肢大关节的关节炎为本病外周关节炎的特征之一。局部关节疼痛、活动受限、屈曲挛缩及关节强直是其主要临床表现。

4. 其他　约25%的患者在病程中发生眼色素膜炎，单侧或双侧交替，可反复发作，治疗不当可致视力障碍、青光眼，甚至永久性失明。由于脊柱强直和骨质疏松，易导致脊柱骨折，从而引起脊髓压迫的症状，如压迫性脊神经炎、坐骨神经痛、马尾综合征以及直肠膀胱运动功能障碍等。有部分报道认为少数AS可并发IgA肾病和淀粉样变性。除此之外，当累及心脏瓣膜时，会出现主动脉关闭不全及心脏传导阻滞。当累及冠状动脉口时会引起心绞痛。合并心脏病的AS患者一般病史较长，年龄较大，全身症状多。极少数患者会出现肺上叶纤维化，有时伴有空洞形成而被误认为结核，也可因并发霉菌感染而使病情加剧。

（刘芳芳）

第三节　麻醉前评估与准备

麻醉前评估需要详细的病史采集和体格检查，应特别注意并存疾病及治疗情况，检查重要脏器的功能，估计施行椎管内阻滞和气管插管的困难程度，了解手术方式、体位及术中是否进行特殊操作（如"术中唤醒"），详细的信息对制定麻醉方案极为重要。另外，对于有合并其他系统疾病的患者，最好术前行骨科、麻醉科和专科会诊，共同确定围手术期管理方案，将麻醉手术风险降到最低，提高医疗质量。术前评估和准备应注意以下问题。

（一）心血管系统评估

有文献报道AS患者中约25%合并主动脉根部病变，约1%合并不同程度的主动脉关闭不全，约8%导致心脏传导阻滞，心脏传导阻滞可单独发生也可与瓣膜病同时发生。合并瓣膜病的AS患者的围手术期风险主要取决于病变的性质及其对心功能损害的程度。心电图、胸片、心脏彩超是其必不可少的检查，有异常者需请心内科医生会诊。合并主动脉关闭不全者术中需注意：防止高血压，因可增加反流；防止心动过缓（控制心率在80～90次/min），因可增加反流和心室容量及压力，同时降低舒张压而减少冠脉供血；降低周围阻力，以降低反流量；需保证足够的血容量。合并二尖瓣关闭不全者术中需注意：患者左室容量负荷过重，一般心脏做功增加有限。一般而言，慢性关闭不全的患者，尤其是左心室收缩功能尚可的患者可以耐受围手术期且较少发生麻醉并发症。

术前门诊发现未发作的房颤、二度或三度房室传导阻滞，应推迟择期手术并请心内科医师会诊作进一步评估，一度和二度 I 型房室传导阻滞一般对阿托品有反应，无症状的左束支或右束支传导阻滞，一般并不增加麻醉风险性。二度 II 型、三度房室传导阻滞或慢性双束性阻滞（右束支伴左前或后半束支传导阻滞），均有可能发展为完全性心脏传导阻滞进而有猝死的危险，术前需安装心脏起搏器。麻醉医生应在术中持续行心电监测，并应在术前掌握起搏器的应用及调节。决定是否安装起搏器需要考虑两个因素：有症状的心率失常和传导异常的位置。晕厥或几近晕厥并伴有心动过缓、传导异常一般是安装起搏器的指征。传导异常的位置在房室结以下、希-浦系统，放置起搏器的作用较大。

（二）肺功能的评估

少数AS患者后期出现肺纤维化，肺弹性减退，加上脊椎间和脊肋关节固定，胸廓活动严重受限，肺活量进一步降低，因而出现限制性通气功能障碍，如肺活量、肺总量和残气量均降低。其降低程度取决于疾病严重程度，术前应行肺功能检查，一般降低40%，严重者可降低60%以上。慢性呼吸系统疾病的患者血红蛋白＞160g/L，红细胞压积＞60%往往提示有慢性缺氧，白细胞计数及分类可反映出有无肺部感染。

术前患者应常规行胸部正侧位X线检查。合并有肺源性心脏病和肺动脉高压的患者心电图可发生改变，如心电轴右偏、肺性P波、右心室肥厚及右束支传导阻滞，应行超声心动图进一步了解心脏功能。有异常者应请呼吸科、心内科医师共同会诊。

动脉血气分析是评价肺功能最有价值的方法，能够反映机体的通气情况、酸碱平衡、氧合状况以及血红蛋白含量，从而反映出患者肺部疾患的严重程度、病程急缓。如果病情较重、持续时间长，就会存在慢性高碳酸血症和低氧血症，但是pH值仍在正常范围内。在严重肺疾患时，进行动脉血气分析是十分必要的。$PaCO_2 ＞ 45mmHg$时，术后呼吸系统并发症明显增加。

（三）麻醉方法的选择

强直性脊柱炎的病理发展及临床特点是关节强直、关节间隙狭窄、关节活动受限，对于麻醉方法的选择可用椎管内阻滞、全身麻醉或两者联合，主要决定于患者的全身情况、手术方式及时间、麻醉医生的技能和习惯以及患者和手术医师的要求等。

区域阻滞和全身麻醉相比有以下优点：术后镇痛效果好，恶心、呕吐发生率低，呼吸、循环抑制轻，有利于患肢血供，减少出血量和静脉血栓形成的机会等。为减轻患者的恐惧和焦虑，区域阻滞时可进行轻度或中度的镇静。对区域阻滞失败或有区域阻滞禁忌证的患者、复杂手术的患者及大多数小儿患者应选用全身麻醉。一般可静脉诱导快速气管内插管。估计有气管插管困难时，应在表面麻醉下清醒状态行气管内插管或用纤维支气管镜进行气管插管。麻醉维持可用静吸复合的方法，常用药有七氟醚、异氟醚、地氟醚、芬太尼、异丙酚、咪唑安定等。大多数手术无须深麻醉。对短小的小儿手术，可使用氯胺酮麻醉。另外，联合使用区域阻滞和浅全身麻醉（使用喉罩通气），不仅具有区域阻滞的优点，还能确保气道通畅和充分镇静。

（四）手术方式的了解

强直性脊柱炎手术常要求多种体位。不合适体位可以导致术后的多种问题。当手术区在心脏平面以上时，可能出现空气栓塞，这种手术包括颈椎手术、坐位肩部手术、侧卧位全髋置换术和俯卧位腰椎手术等。虽然空气栓塞十分罕见，但在上述手术中发生不易纠正的循环抑制时，应考虑到空气栓塞的可能。

麻醉中可能发生关节牵拉伤或错位；骨凸起处受压，可引起组织缺血和坏死，尤其是应用控制性降压的长时间手术更易发生；俯卧位对眼眶周围软组织的直接压迫，可导致视网膜动脉的闭塞，同时更应注意呼吸循环的管理；对其他周围神经的直接压迫可导致术后功能性麻痹。侧卧位时，可在上胸部下面放置腋垫来缓解对腋动、静脉的压迫。长时间侧卧位手术的患者，患者的固定架必须仔细安置，以免影响股静脉回流。肢体动脉阻塞可通过氧饱和度监护仪或触摸末梢动脉来监测，静脉阻塞可致静脉栓塞综合征，表现为下肢水肿、功能性麻痹、术后血中肌酸磷酸激酶增高和肌红蛋白尿。

另外，对外科医师的手术方案也要详细了解，一些特殊手术（如"涉及脊髓手术"）中的特殊操作（如"术中唤醒试验"），术前更要做好充足的准备，制定详细的围手术期管理方案。

（五）其他

长期使用非甾体抗炎药者，需检查肾功能、凝血功能。长期服用免疫抑制剂者，应检查血常规、肝功能。长期使用激素者，应询问患者用药剂量和最后一次用药时间。肾上腺皮质功能的抑制不能预测，取决于激素的使用剂量以及激素治疗时间的长短。围手术期应补充适量皮质激素以防围手术期出现肾上腺皮质功能不全。

（刘芳芳）

第四节　困难气道处理方法

强直性脊柱炎是一种主要累及中轴关节的慢性炎症性疾病。当病变累及颈椎，易造成颈椎各椎体融合畸形、颈项强直、颞下颌关节僵硬等病理变化，导致张口、头部后仰困难，给气管插管全身麻醉带来一定难度。困难气道的定义是指在具有5年以上丰富临床麻醉经验的麻醉医生的管理下患者出现面罩通气困难，或气管插管困难，或者两者兼有的一种临床情况。

（一）充分评估患者气道

在处理困难气道前充分评估患者气道是第一步，90%以上的困难气道患者可以通过术前评估来发现。对于已知的困难气道患者，按照一定规则，有准备、有步骤地处理将显著增加患者的安全性。因此，所有患者都必须在麻醉前访视时对是否存在困难气道做出评估。充分的气道评估有利于麻醉医生明确气道处理的难易程度，是喉镜直接暴露困难、面罩通气困难还是手术经皮建立气道困难。对强直性脊柱炎患者而言，气道评估的核心主要是考虑张口度、颞下颌关节的移动、头颈活动度几个因素。获得满意的张口度在气道处理中占有重要作用，不能将口张开，上下门齿间距<3cm，无法置入喉镜，将导致显露喉镜困难。颞下颌关节的旋转是打开口腔的第一步，双手托下颌法就是利用颞下颌关节内的可移动部分使下颌骨及其附着结构前移。剪式手法是通过在牙齿内侧施加压力，使双侧的颞下颌关节移动以获得最大张口度，但注意动作应轻柔，尽可能较少损伤关节。头颈运动度指的是寰椎关节的伸展度，伸展幅度愈大就愈能使口轴接近咽轴和喉轴，在颈部屈曲和寰椎关节伸展的体位下最易实施喉镜的检查和声门的暴露。检查方法：让患者头部向前、向下使颈部弯曲并保持此体位不动，然后让患者试着向上扬起脸来以测试寰椎关节的伸展运动。寰椎关节伸展运动的减少与困难插管有关。

上述3种评估气道的方法主要是对常规喉镜显露下行气管插管而言，可以帮助医生简单了解困难气道属于面罩通气困难、气管插管困难还是有创经皮建立气道困难，尽管现在建立气道的方式和方法有了明显的进步，如喉罩和各种可视工具的普及，然而在麻醉前采用这些方法仔细地评估气道仍十分重要。但是需要注意的是麻醉前未发现气道问题的患者，在麻醉诱导过程中仍有发生困难气道的可能，如果没有准备更易发生通气困难而导致严重后果。因此根据麻醉前评估的情况将困难气道又分为已预料的困难气道和预料的困难气道，为进一步预防和处理不同类型的困难气道理清思路。

（二）准备困难插管的工具

处理困难气道的第二步是准备困难插管的工具。随着医学的进步，各种先进的插管工具和声门上装置涌现于临床，这些工具分为非急诊气道（气管插管困难）工具和急诊气道（面罩通气）工具。非急诊气道工具包括普通直接喉镜、各种可视喉镜、管芯类、光棒、可视硬质类管芯、喉罩和纤维支气管镜辅助插管，在维持通气的条件下，麻醉医生应当选择相对微创和自己熟悉的方法及工具建立气道，有时需要两种工具联合使用。当发生急症气道时应迅速建立气道，即使是临时性气道，也可以帮助医师及患者赢得后续治疗及建立稳定气道的时间，保证患者的生命安全。推荐以下4种工具：面罩正压通气、喉罩、食管-气管联合导管和环甲膜穿刺置管通气装置。除此之外，麻醉医生在插管前都必须准备吸痰管及吸引装置，以充分吸引口腔及咽喉部的分泌物，为充分暴露声门及维持良好通气提供帮助。

（三）理清麻醉诱导方案

处理困难气道的第三步是理清麻醉诱导方案。明确困难气道的类型后麻醉医生应首先考虑以下3个问题：是否应该清醒插管、是否需要保留自主呼吸、是否需要经皮穿刺技术。需要清醒插管的患者应行充分的气道麻醉以减轻患者的不适感及应激反应，常用的方法是双侧喉上神经阻滞，同时经喉注射局部麻醉药产生从会厌到声门下区的气道麻醉，再附加口鼻咽喉黏膜的表面麻醉。

喉上神经阻滞的方法是患者仰卧，颈后伸，将舌骨推向阻滞侧。针头从舌骨大角下方滑过，进针2～3mm穿过甲状舌骨膜时可有轻微的阻力消失感，即在此表面及深部注射3mL局部麻醉药。同样的方法行对侧神经阻滞。喉上神经阻滞不仅是创伤最小的气道神经阻滞，还可产生会厌下方至声带区的麻醉。穿喉阻滞的方法较简单，患者取仰卧位，确定环甲膜的位置，针头穿过环甲膜后回吸抽到空气后确定位置正确，快速注射2%利多卡因3～5mL，引起咳嗽，有助于药液在气管内扩散。喉和气管的表面麻醉还可采用"边进边喷"（SAYGO）的方法，它是一种间断给药的方法，引起剧烈呛咳并促使局部麻醉药更充分扩散。

表面麻醉最常用的主要有3种，即局部麻醉药喷洒、凝胶和雾化吸入，每种方法各有利弊。局部麻醉药喷洒是最常用的方法，通过局部麻醉药喷壶将2%利多卡因喷洒于口咽喉部，因喷洒时有局部刺激性，需提前告知患者。2%利多卡因凝胶效果和患者的耐受性均较好，但凝胶会影响光学成像的清晰度。局部麻醉药雾化吸入耐受较好，且可以麻醉整个气道。对于需要保留自主呼吸轻度镇静的患者，除了采用以上几种气道麻醉外，还复合一些全身麻醉药物。这种方式既可以减少患者暴露喉镜时的痛苦，减轻气管插管应激反应，为插管创造良好条件，又可以保留自主呼吸，一定程度上保证了通气。

常用的一些全身麻醉药有吸入麻醉药和静脉麻醉药。吸入麻醉药诱导可以保留自主呼吸，但易引起低血压、呼吸抑制和气道梗阻等并发症，七氟烷因其血气分配系数小，气道刺激小，成为临床使用的焦点。静脉全身麻醉药中有咪达唑仑、丙泊酚、芬太尼或舒芬太尼，虽然有文献报道静脉浅全身麻醉诱导加充分的表面麻醉可以解决一部分困难插管，但是呼吸暂停、延迟性呼吸恢复、插管失败和气道损伤的发生率依然很高。因此，在使用全身麻醉药的过程中，我们应密切监测患者生命体征，确保通气和氧合，不应一味追求声门暴露而忽视插管本身的困难，不停追加全身麻醉药物，这样不仅有呼吸循环抑制、反流误吸、气道损伤的风险，还可能造成面罩通气困难，直接威胁患者的生命安全。

（四）已预料的困难气道患者的处理

对已预料的困难气道患者，麻醉医生应该做到：告知患者这一特殊风险，使患者及其家属充分理解和配合并在知情同意书上签字；确保至少有一个对困难气道有经验的高年资麻醉医生主持气道管理，并有一名助手参与；术前应确定建立气道的首选方案和至少一个备选方案，当首选方案失败时迅速采用备选方案；尽量采用操作者本人熟悉的技术和气道器具，首选微创方法；在气道处理开始前充分给予面罩吸氧；尽量选择清醒气管插管，保留自主呼吸，防止困难气道变成面罩通气困难。在轻度的镇静、镇痛和充分的表面麻醉后，面罩给氧并可以尝试喉镜暴露。能看到声门的，可以直接插管或快速诱导插管。暴露声门不佳者，可调换合适的喉镜片和导管结合插管探条（喉镜至少能看到会厌）；纤维气管镜辅助（经口或经鼻）或传统的经鼻盲探插管等也可采用视频喉镜改善暴露，或试用插管喉罩。在困难气道处理的整个过程中要密切监测患者的变化，确保通气和氧合，当其降低时要及时给予面罩辅助给氧通气，以保证患者生命安全为首要目标。反复3次以上插管未成功时，为确保患者安全，推迟或放弃麻醉和手术，待总结经验并充分准备后再次处理。

评估未发现困难气道时，麻醉医生也不能排除困难气道的发生，而且未预料的困难气道更具危险性，因此麻醉医生应该做到：预防面罩通气困难的发生，可以将快速诱导分成两步给药，首先是试验剂量的全身麻醉药使患者意识消失，但保留自主呼吸；常规行通气试验，在主要的全身麻醉诱导药物和肌松药给入之前，测试是否能够实施控制性通气，不能控制通气者，不要盲目给入肌松药和后续的全身麻醉药物，应唤醒患者，行清醒插管，防止发生面罩通气困难；对能通气但暴露声门和插管困难的患者，选择非急症气道的工具；要充分通气和达到最佳氧合时才能插管，插管时间原则上不>1min，或SPO$_2$不<92%，不成功时要再次通气达到最佳氧合，分析原因，调整方法或变更人员后再次插管。呼叫上级或下级医师来协助，同时努力在最短时间内解决通气问题，首先是改善面罩通气，如采用口咽通气道、扣紧面罩、托起下颌、双人加压通气有喉罩经验的立即置入喉罩。没有喉罩时，应立即由现场相对有经验的麻醉医生用喉镜再试一次。插管不可反复尝试，不成功的可以继续采用急症气道的工具和方法，当然尝试插管期间必须全面监测患者，保证通气和氧合；反复3次以上插管未成功时，可以考虑唤醒患者和取消手术。

（五）未预料的困难气道患者的处理

对未预料的困难气道患者，重要的是改善通气，及时挽救患者的生命。随手可得的急症气道工具和训练有素的方法是成功的基础，所以困难气道抢救车和多人帮忙是非常有必要的。

（刘芳芳）

第五节　麻醉监测管理

强直性脊柱炎后路截骨矫形手术患者多为困难气道，体位特殊，术式复杂，时间长，术中失血量较大，有大量液体进出，需加强液体管理。术中维持血流动力学于满意状态，实施细致的液体管理，维持充分的氧供，保护脊髓功能。同时术中需行截骨复位和"唤醒试验"，长时间俯卧位存在术后视力损害风险，麻醉管理有其特殊性，因此麻醉医生需要术前细致准备，密切关注术中监测变化。

（一）术中监测

监测项目包括心电图、脉搏氧饱和度、呼气末二氧化碳分压、中心体温、有创动脉压、中心静脉压和脊髓功能，有条件应该实施自身输血，肌松监测。桡动脉穿刺置管连续监测血压，便于术中控制性降压，及时发现血压波动，进行血气和血细胞比容分析，动脉血气可用于围手术期肺功能评估。在持续时间较长和液体出入量大的手术中宜常规放置Foley气囊导尿管，记录尿量。中心静脉压置管同样可以提供良好可靠的静脉通道，评估术中血容量状态，指导补液。中心温度（如鼓膜、食管远端和鼻咽部）测定用于监测术中低体温，防止过热，帮助发现恶性高热。强直性脊柱炎矫形术手术时间长，切口广泛，容易发生低体温，及部分强直性脊柱炎患者是恶性高热的易感人群，因此体温监测非常必要。

（二）术中体位的管理

强直性脊柱炎的主要病理改变为骨连接处韧带骨化。进行性骨化常累及中轴骨的关节软骨和椎间隙，后期发展至强直。关节炎和关节强直还可累及髋关节、肩关节和肋椎关节。胸廓僵化常不同程度影响肺功能。如果膈肌活动正常，则肺活量降低不明显。由于此类患者常存在脊柱骨折和颈椎不稳的风险，术中合理摆放手术体位尤为重要。通常采取俯卧位，麻醉诱导前应评估患者的颈椎和肩关节的活动范围和灵活度。老年和肩部有疾患的患者上肢通常不能上举90°，因此俯卧位后不可能将患者上肢放置于托手板上，应将患者上肢安置在身体两侧，此时不能在上肢行静脉输液或动脉穿刺。俯卧位时将头转向一侧可防止压迫下面的眼睛，对大多数患者来说是安全的，同时此体位可有效控制气道，有利于气管插管的固定。对于患有颈椎关节炎、颈椎活动困难的老年患者，可采用特制的泡沫枕头对前额、脸和下颌提供支撑，而眼、口、鼻处悬空。另有一种器械在支撑脸部的泡沫枕头下方有一面镜子，可以方便观察患者的眼和口的确切位置。

对于已知有颈椎疾患的患者，通常将头置于金属头架上使颈椎保持自然位，避免过度屈伸，术中保持颈部固定不动，方便气道管理。俯卧位如果忽视了对女性乳房的保护可导致术后乳房压痛甚至组织损伤，通常的做法是将乳房放在中间。术前根据患者脊柱屈曲程度调整俯卧位弓形架高度和宽度，全身麻醉完成后将患者俯卧位安放于弓形架上，在身上易受压的部位加塞软垫使身体与弓形架相贴合，尤其注意眼部的保护防止受压。

在手术过程中当单节段经椎弓根椎体截骨完成后，逐渐降低弓形架使其由两端低、中间高调整为两端高、中间低，并在肩部加塞肩垫防止患者头颈部悬空，在调整体位的过程中特别注意气管导管的扭曲或移位，需再一次检查确定。颈部屈曲过度或伸展过度，过度脊柱前凸可导致神经受损。骨突出部位易于受压，可造成组织缺血甚至坏死，且多见于手术时间长或术中采用控制性降压的患者。上下肢血管受压，缓解长期腋静脉受压闭塞的最好方法是放置腋枕于上胸部下。

（三）术中液体及失血的管理

脊柱矫形往往手术时间长，术中出血几乎贯穿整个手术过程，失血量较多，而且是全血，手术过程中应该注意：①术前应确认备血，准备好血管活性药及抢救药；②开放大静脉，以备快速输液，按患者实际情况输入晶体液、胶体液；③成分输血，维护出凝血机制的稳定，及时监测出凝血机制；④连续监测血压和评估血容量，做好输血输液加温及患者保暖加温工作。

对于强直性脊柱炎患者麻醉医生术前制定有针对性的计划，术前对失血量进行大致的估计。尤其在前后路的矫形大手术中，失血量常超过3L。自体血预存（如果术前很早就开始预存，可将其中一部分冻存），控制性降压，术中自体血回收，急性等容性血液稀释以及抗纤溶治疗都可以减少输血。自身输血包括术前自身血储备（PAD）、急性等容性血液稀释（ANH），术中、术后失血回收及控制性降压等。

（1）PAD在强直性脊柱炎矫形术中，已经成为一个被广泛接受的标准方法。美国血库协会（American Association of Blood Bank，AABB）规定PAD不受年龄、体重限制，但每次采血前血红蛋白含量不应<11g/dL或血细胞比容不<33%。每周可按计划采血一次以上，每次可采集血液10.5mL/kg，但最后一次必须早于术前72h，以保证血容量的恢复及所采集血液运送和检验的时间。

（2）对于预期术中出血较多的患者，也可施行ANH，ANH是实际应用中唯一能提供新鲜全血的方法。提前采集部分全血，同时补充液体以维持循环容量。采用无菌技术将血液收集到含有抗凝剂的标准血袋里，放在自动震荡装置上来回震荡，到达预采量时由传感器自动切断。血袋通常以室温保存，当大量出血停止或需要输血时立即回输，且采集后8h内回输，保留了血浆和血小板的大部分止血功能。采集全血的同时输入晶体（每采集1mL全血输入3mL晶体）和胶体（每采集1mL全血输入1mL胶体）。这样最后回输的血液血细胞压积高，凝血因子和血小板浓度高。通过实施ANH，使患者在围手术期的血细胞比容降低，从而使红细胞丢失量减少。中等程度的血液稀释（使Hct水平达到28%）才使红细胞的"节约"更有实质性意义。采集全血后输注晶体液和胶体液，使动脉血氧含量有所降低，通过机体循环系统的代偿以及携氧储备功能的启动，血液黏稠度下降，从而外周血管阻力降低和心排出量增加。

（3）术中血液回收，回收的红细胞携氧能力和库存的异体血相同，为了避免激活凝血系统，术野应用促凝物质的血液不能回收。回收血的回输可引起副作用已有很多报道，空气栓塞是一个严重潜在的并发症。此外负压吸引的过程中，可能会发生溶血的情况。自身输血后患者的血浆游离血红蛋白含量通常比异体输血患者高，表明洗涤不充分，对已存在肾功能受损的患者，高浓度游离血红蛋白可加重肾损害。

（4）术后血液回收是将术后引流的血液收集到无菌罐中，不经处理，通过微聚体滤器过滤后回输，这种血液部分溶血，去纤维蛋白，而且比较稀释，可能含有高浓度的细胞因子，鉴于此建议一般不超过1 400mL，6h以内回输。患者术前血红蛋白水平，对预计术中出血量和围手术期输血指征有参考意义，而不愿接受异体输血者，以及由于库存血常常短缺，这些使得自身输血在外科领域发挥重要作用，临床上综合应用上述措施可最大限度地减少异体输血。

（四）脊髓功能的监测

强直性脊柱炎矫形术术中对脊柱的撑开牵引、椎弓根钉棒的安放、骨减压操作和畸形的矫正均可能造成脊髓或神经根的损伤，破坏了脊髓的血供。神经并发症的预防应该从鉴别高危人群开始，如患者脊柱存在严重的强直形变（Cobb角>100°），这类患者术中应该给予脊髓功能监测，术中使用大剂量皮质类固醇预防。脊髓功能监测常采用SSEP肌电图（electromyogram，EMG）、运动诱发电位（motor evoked potential，MEP）和术中唤醒试验以保障脊髓和神经根免受手术损伤。成功的监测取决于麻醉医生、外科医师和神经监测技师之间的沟通以及完善的神经监测技术。

1. 术中唤醒试验　由于麻醉药能抑制SSEP信号，患者神经肌肉变性可导致SSEP信号无法测出；SSEP无法测定脊髓前部损伤，而脊柱矫形手术常造成脊柱严重错位致使脊髓前部的血供受损。因此，唤醒试验仍然是目前最可靠的监测脊髓受损的方法。实施唤醒试验，虽然极少发生术中知晓，但仍建议术前与患者就此试验进行沟通，必须术前提前做好充分准备。术前需要训练患者如何配合唤醒试验，一般要求：听到唤其名，尽可能不动，立即动足趾。由于前面提到的术中需要神经功能监测，因此宜选用短效和速效的麻醉药。由于大部分吸入麻醉剂对诱发电位监测有影响，故监测或者唤醒试验期间采用全静脉麻醉为宜，可选用阿片类药物、氯胺酮、丙泊酚及右美托咪啶，术中可以使用肌松监测仪进行肌松监测。如吸入小剂量挥发性麻醉药，则在唤醒前1h停用。4个成串刺激恢复2～3个肌颤搐即足以使患者移动足趾。不推荐拮抗肌松药或镇痛药以加速唤醒，否则患者躁动可造成受伤或仪器损坏。一旦观察到满意的活动，再重建麻醉，并重新固定患者体位，检查气管导管的位置。唤醒试验正常提示皮层和脊髓未受损。确定短时间内不会再行下一次唤醒后立即给予全身麻醉药加深麻醉。脊柱复位过程中麻醉医生严密监测患者各项生命体征的变化，防止脊髓受压损伤。

2. 躯体诱发电位（somatosensory evoked potential，SSEP）　是刺激外周混合神经后记录到的电位变化，术中监测在脊柱或脊髓手术中应用最多。通常是通过放置在皮肤表面的电极（如脑电图电极）或针状电极给予外周神经50～250μs的方波刺激，强度调整到使肌肉产生最小收缩。提高刺激强度超过运动和感觉阈值的总和，并不影响记录到的诱发电位的幅度和潜伏期。常用的恒定电流刺激是20～50mA。SSEP刺激频率为1～6Hz不等，常用的刺激部位包括腕部正中神经、膝部的腓总神经和踝部胫骨后神经。诱发电位波形的两个重要参数是潜伏期和波幅，潜伏期是指从给予外周电刺激至记录到皮层诱发反应的时间间隔。如果潜伏期延长，电位幅度降低或者诱发反应完全消失，并且不能排除其他原因时，应考虑有脊髓缺血或外科损伤。术中SSEP正常是术后感觉功能正常的良好预测指标，但它只能监测脊髓后角（感觉）功能，而不能反映脊髓前角（运动）功能，脊髓前角接受前脊髓动脉氧供，而脊髓后角接受后脊髓动脉氧供，所以当脊髓前角受损时，SSEP仍可能表现为正常。因此，大幅度或高风险脊柱矫形时，最好不能仅依靠SSEP来监测脊髓功能。挥发性麻醉药可影响SEEPs的可靠性。挥发性麻醉药对皮质SSEP的影响是呈剂量依赖的潜伏期和传导时间延长，皮质源性信号幅度降低，但皮质下信号没有改变。SSEP能监测脊髓后部的功能以判断有无缺血或损伤。因此，单纯的脊髓前部损伤常被忽视。挥发性麻醉药能减小诱发电位振幅，延长诱发电位的潜伏期，故一般采用较低的吸入浓度（<0.4%异氟醚）。笑气的抑制作用较轻，故可用50%或更高的浓度。静脉麻醉药如丙泊酚、氯胺酮以及麻醉性镇痛药不会影响SSEP信号。在新的药物中，地氟烷和七氟烷对SSEP的影响与异氟烷比较，作用在定性和定量上都是类似的。神经系统正常患者中，几种强效麻醉药复合氧化亚氮吸入浓度达到0.5～1MAC时，皮质SSEP监测是一致的。

3. 运动诱发电位（motor evoked potential，MEP）　MEP是用头皮电极经骨电刺激运动皮质或用硬膜外电极刺激脊髓前索，刺激信息通过运动通路的传导，产生外周神经冲动，肌电图信号或肢体的实际运动，用来判断脊髓前角运动通路的完整性。MEP用于监测脊髓运动通路的完整性有很大的潜在好处，这个技术用于脊髓手术中，可以估计手术部位神经的传导。所有的麻醉药物都会不同程度地影响脊髓功能监测。其中，以强效吸入麻醉药影响最大，阿片类镇痛药对SSEP的影响最小，而氯胺酮会增强MEP，肌松药可影响运动反应的强度并引起MEP的解释混乱。

尽管麻醉药会影响脊髓功能的监测，但如果麻醉深度合适且稳定，还是可以得到很好的监测结果，麻醉药最好持续输入，而不是间断给药。最重要的是在监测过程中维持稳定的麻醉深度。特别是在脊髓牵拉或使用内固定器矫正期间，监测是非常关键的。通常的麻醉维持策略是丙泊酚加瑞芬太尼持续输注，持续吸入低浓度笑气或七氟烷。但小儿或者术前就有神经功能损伤的患者使用强效吸入麻醉药将对监测产生显著的影响。如果脊髓功能监测提示异常，在麻醉方面，应确保氧供和脊髓灌注充分，纠正低氧血容量和贫血。如果患者存在过度通气，则应降低每分钟通气量，维持CO$_2$分压在正常水平。有研究证明，接受控制性降压的患者，如果使其血压恢复正常或者高于正常的水平，则可以改善脊髓灌注，使SSEP恢复正常。外科医师也应分析手术原因，如牵拉过度或内固定器侵入，并尽早处理存在问题。如果采取了措施，但异常没有解决，就应该做术中唤醒试验，以决定内固定器是否应该调整或移开。有证据表明，从发现损伤到调整内固定器的时间间隔越短，神经功能预后越好。

（五）脊髓保护功能

脊髓功能保护的关键是脊髓灌注要充分，以保证脊髓的氧供。麻醉方面，这主要涉及术中输血策略和血压调控两方面问题。在脊柱手术中，以脊柱畸形矫正术的切口暴露最为广泛，加上棘突、关节突的去除及截骨等骨性切除操作，导致出血量明显增加。出血量一般可达到15～25mL/kg，对于一个60kg的患者出血量可能达到900～1 500mL。麻醉过程中可以通过降低腹内压、体温保护和控制性降压的方法来减少出血。腹内压的增高可传导到脊椎静脉丛，从而导致术野静脉出血增加，所以安置体位时要尽量避免腹部受压，最好使用专为脊柱手术设计的床。肌松药或较深的麻醉可用来防止腹壁张力的升高，但同时也会影响脊髓功能的监测。由于手术时间一般较长及切口暴露广泛，术中患者的体温容易下降。体温<34℃，将明显影响血小板及延长凝血酶激活时间而增加出血量。所以，术中要给患者保温及输注加温的液体。是否在该类患者手术中使用控制性低血压是一个令人困惑的问题，因为它在减少出血的同时也存在降低脊髓灌注流量的风险，尤其是在牵拉脊髓的时候，因为在正常条件下，安全的低血压水平在脊髓受到牵拉后也会导致脊髓的血流量减少。一项动物试验研究结果也证明：脊髓血流量在控制性低血压时会降低。因此，对有脊髓损伤风险的患者，务必要权衡控制性低血压的益处和潜在风险。如果要用控制性低血压，最好在手术初期分离软组织和骨性切除时使用，而在脊髓牵拉操作或脊柱矫形之前应提升血压到相对正常的水平为宜。常用于控制性低血压而不影响脊髓功能监测的辅助药物是短效血管扩张剂如硝普钠和短效β受体阻滞剂如艾司洛尔。除采取上述减少出血的措施外，还要特别重视血液携氧能力的维持，对于有脊髓损伤风险的患者，术中应该采取积极的输血策略，要求维持血红蛋白在100g/L以上。

（丁玉美　安敏）

第六节　麻醉期间注意事项

强直性脊柱炎发展为晚期时，脊柱、髋关节、膝关节等发生严重畸形强直，为了改善和维持姿势，防止脊柱弯曲和肺功能不全进一步发展，此时常需要矫形手术治疗。常用的手术有髋/膝关节置换术、髋/膝关节截骨术、髋/膝关节成形术、脊柱截骨成形术等。这些矫形手术常因体位多样、术式复杂、出血较多、特殊操作等给麻醉医生带来严峻的挑战。

谨慎地放置患者的体位是手术团队的共同职责，适宜的体位既要保证能为手术操作提供便利条件，又要尽量减少特殊体位对患者生理功能的影响。许多手术体位可对患者生理功能产生不良影响，如静脉回流减少所致的血压下降、通气血流比例失调所致的低氧血症。麻醉药物可削弱机体代偿功能，导致患者更容易受体位变动的影响，这要求麻醉医生应提前判断、监测和处理血压波动，并评估患者体位变动所带来的风险。髋关节置换术一般取侧卧位，由于纵隔的压力、重力的因素、腹腔内容物对下肺不对称的压力等，患者易产生通气/血流比失调。肩部受压可能影响腋动脉和臂丛神经，股部加压可影响股部神经血管，尤其在控制性降压患者容易发生。应在上胸部下边放置腋下垫和谨慎安置股部的固定架，以避免或减轻对血管和神经的压迫。脊柱手术通常为俯卧位，对眼眶周围软组织的直接压迫，可导致视网膜动脉的闭塞；对其他周围神经的直接压迫可导致术后功能性麻痹。气管插管应妥善固定，防止脱管或由于口腔分泌物浸泡使固定胶布松开。头部的放置也非常重要，颈椎活动不受限者，可将头转向一侧，但要注意检查下侧眼睛以防受压。多数情况下，临床常用头托或头架保持患者头部中立位，头托或头架可有效支撑患者前额、颧骨和下颌等部位，而中间挖空可以有效为眼睛、鼻子、嘴巴、气管导管提供保护。尽管采取以上措施支撑头部，麻醉医生仍应定时检查患者眼睛、面部和气管导管的位置，确保骨性部位承受重量。

脊柱畸形矫形术通常伴随着大量失血，且因骨组织血运丰富，手术时骨断面和骨髓腔的渗血多、止血困难，易引起有效循环血容量剧烈减少，因此麻醉医生需准确衡量和评估血管内容量，并能及时输液、输血、补充电解质。对血流动力学的精确监测除了常规的静态监测指标如血压、心率、脉搏、氧饱和度、尿量、中心静脉压（CVP）、肺毛细血管楔压（PCWP），还有功能性动态指标如每搏变异度（SVV）、动脉脉压变异（PPV）、脉搏灌注变异指数（PVI）等，目前研究认为这些动态的指标比传统静态指标更能反映容量状态，更能精确指导临床补液。对术中失血量的评估常是麻醉医生的一项很重要也很艰难的工作，伤口的隐形失血和带血的湿纱垫难以估计。最常用的评估失血量的方法是测量吸引器内的失血量加上术中使用的纱布和纱垫的含血量。一块完全湿透的纱布（4cm×4cm）的含血量约是10mL，而一块完全湿透的纱垫的含血量是100～150mL。术中吸引器内的冲洗液应记清且应排除在外。术中行血气分析测量有助于估计失血量，但血细胞比容和血红蛋白的浓度反映的是血细胞和血浆的比值，与血容量丢失程度不完全一致，血液稀释和快速的液体再分布均会影响测量的准确性。血细胞比容和血红蛋白的动态测量对估计失血量更有用。

对于容量的补充，临床有晶体液和胶体液。至于补充液体的类型，主要应根据手术的过程、大致的失血量、水与电解质失衡的特点以及低血压时微循环障碍和各脏器的功能状态来决定。一般推荐使用晶体液与胶体液的比例为1∶1。术中的液体治疗主要包括生理需要量、术前丢失量和术中丢失量（失血、体液的再分布、蒸发等）。正常人对血容量增加或减少的代偿能力是较强的，只要其变化幅度不超过血容量的15%，均不致发生明显血压下降（或升高）和心率增快。但如果患者在术前已存在心肺疾病，或患者循环系统的代偿能力已遭削弱，那么，即使是丢失或输入超的量不多，亦可发生明显的循环障碍。

当输血输液速度跟不上失血的速度，或输注量不足时，患者可出现心率增快和血压降低。为了最大限度地减少失血，减少异体血输入量，麻醉医生可采用多种措施，包括术前自体血储备、术前促红细胞生成素的应用、术中急性等容性血液稀释、术中自体血回收、应用止血药、控制性降压等。术中进行急性血液稀释可减少异体输血量，麻醉医生按照失血量的3～5倍输入晶体液，或者等容量的胶体液，直到达到输血指征时才考虑输血，但也有人对其节约用血的效能提出了质疑。控制性降压技术已常用于脊柱矫形术中，它是通过降低外周血管阻力，使动脉血压下降，以减少出血量，但年老体弱的患者须慎用。中度控制性降压（收缩压低于基础值20mmHg或平均动脉压降至65mmHg），可减少输血量50%，年轻健康患者可很好地耐受，而成年合并心肺疾病的患者则需要较高的平均动脉压。此外，脊柱矫形术中脊髓血流量可能对低灌注压非常敏感，须严密监测生命体征的情况下短暂使用。值得注意的是应用控制性降压时不要过多强调低血压的程度，心排出量的维护才是关键，足够的有效循环容量是维持器官血流充分灌注的必要条件，控制性降压过程中应定时评估血容量，以维持重要脏器最理想的功能状态。全身麻醉或椎管内麻醉均有一定降压作用，加深麻醉降压适用于短时间降压者，短效作用β₁肾上腺素能受体拮抗剂艾司洛尔更适用于短期降压者。乌拉地尔有中枢性与自限性降压作用，使降压维持稳定，副作用少，受到越来越多的重视。

伴有冠心病者，硝酸甘油或钙通道拮抗剂尼卡地平是首选之一。需要较长时间降压者宜采用联合用药方法，使降压过程平稳，减少单一用药量，避免中毒及副作用，此外药物的选择还应根据个人经验与熟悉程度而定。

强直性脊柱炎矫形术中的特殊操作主要有骨水泥的应用和脊髓功能监测。骨水泥常用于关节成形术，有报道称填充骨水泥和嵌入股骨假体后可能发生骨水泥植入综合征，即低血压、低氧血症、心律失常、肺动脉高压等，严重者可导致心搏骤停甚至死亡。由于骨髓严重破坏，在填充骨水泥后嵌入股骨假体时，大量骨髓、脂肪颗粒、空气进入股静脉造成栓塞，大栓子可阻塞右室流出道，导致右心衰、低血压和心脏停搏，小栓子可通过右心，阻塞肺血管，增加肺动脉压，但不会引起心脏停搏。栓子经过肺循环或未闭的卵圆孔进入体循环后可引起心肌梗死或卒中，这可能导致术后患者的意识障碍和认知功能下降。因此在填充骨水泥时须密切监测血压和心电图的变化，可以提前采取的措施有：使用骨水泥前提高患者的吸入氧浓度，维持血容量，填充骨水泥前维持收缩压在90mmHg以上，必要时用升压药。

对许多脊柱手术，术中可能因为植入椎弓钉或受到内固定装置的压迫而引起脊髓神经损伤，或者在进行截骨操作、脊柱矫形、撑开椎体时牵拉脊髓，影响脊髓前动脉血流供应，造成脊髓缺血，因此术中常常需行脊髓功能监测。目前临床监测脊髓功能主要是神经电生理监测和唤醒实验，神经电生理监测包括躯体诱发电位（SSEP）和运动诱发电位（MEP）。如果脊髓受损，则SSEP幅度及潜伏期都会发生变化。在截骨复位过程中持续监测SSEP，复位前后对比，观察潜伏期40ms附近正波和50ms附近负波的潜伏期和波幅，以潜伏期延长10%和波幅降低50%为神经系统损伤的阳性标志，如出现阳性标志应立即停止手术并查明原因，待SSEP恢复后再行手术。当然SSEP监测也有假阳性和假阴性的报道，假阳性表现为术中SSEP表现很明显但术后没有神经功能异常，这种现象很常见，因为它易受温度、电刀、血压、脉搏、氧饱和度等因素的影响。有文献报道，2.5%~65%的脊髓和脊柱手术患者术中SSEP发生改变，如果外科医师和麻醉医生尽快处理（如减少脊柱侧凸手术中脊柱矫直的程度或者提高动脉血压）就会恢复正常，患者术后不会留下神经后遗症。假阴性表现为术中SSEP表现不明显但术后有新的神经功能异常，这种现象少见。出现这种现象的原因是SSEP监测除了神经损伤外，还受其他因素影响，例如氧化亚氮、阿片类药及肌松剂引起的改变小。强效吸入麻醉药使SSEP的潜伏期明显延长，幅度下降，且随吸入浓度的增加抑制作用增强。静脉麻醉药对SSEP的影响较小。在监测过程中应尽可能使血流动力学平稳，严重的低血压和休克会显著抑制SSEP，但目前尚不清楚控制性降压和中度低温对SSEP的影响。SSEP主要显示脊髓背侧的功能，而脊髓前动脉的血流减少会造成脊髓腹侧部缺血，有时SSEP监测不到。而MEP虽能较好地发现脊髓背侧和腹侧血流变化情况，但通常需要在硬脑膜外放置刺激电极，容易受全身麻醉药物和肌松药物的影响。

临床中为了弥补神经电生理监测的不足，可施行"术中唤醒试验"（入睡-清醒-再入睡模式），指麻醉医生将患者从深麻醉状态变为浅麻醉状态直至患者恢复部分意识，并可以配合医生完成指令性活动的试验。术中除了常规生命体征监测外，应辅以麻醉深度监测便于提高唤醒质量。时间短、质量高的术中唤醒试验对脊柱截骨矫形复位及手术的顺利完成至关重要，否则会直接影响手术医生对脊髓功能的判断，从而失去了术中唤醒的意义。唤醒的流程为麻醉医生在患者的头端固定好患者的头部，保护好气管导管，观察并间断呼唤患者，嘱患者活动双侧小腿和脚趾，当外科医师在手术床尾端，观察到患者能够配合麻醉医生指令，很好地完成脚趾或脚踝的活动，即可确定无脊髓功能损伤；若患者苏醒能够配合麻醉医生活动头部或手指，但是患者不能活动脚趾或者小腿，据此判断有脊髓功能损伤，上述两种结果均判定为术中唤醒试验成功。需要注意的是术前应简单告知患者手术流程，争取患者合作。进行术中唤醒试验前应与手术医生沟通清楚，在实施前约20min提示麻醉医生调整麻醉用药。脊柱畸形矫形手术采用的麻醉方法很多，为了缩短术中唤醒时间、提高术中唤醒的质量，专家们尝试过多种麻醉方案，这些研究主要着眼于麻醉药物的选择，如短效吸入麻醉药、静脉麻醉药或静吸复合麻醉等。药物清除快、半衰期短、无蓄积作用等优点无疑是主要考虑因素，临床常用丙泊酚和瑞芬太尼全静脉靶控输注，但有学者研究认为瑞芬太尼易引起痛觉高敏，唤醒期躁动，使用舒芬太尼更有优势。也有部分学者认为七氟烷苏醒迅速，同样可以应用于唤醒手术。还有一些研究认为术中辅助泵注小剂量右美托咪定能有效地减轻手术的应激反应，减少患者躁动，提高唤醒质量。当然肌松药的阻滞程度对唤醒质量也有非常大的影响，术中最好使用肌松监测仪使肌松维持在较浅的阻滞程度（即4个成串刺激中T_1、T_2、T_3或T_1、T_2存在），如唤醒前5min肌松仍没恢复，可用新斯的明和阿托品对抗。

（刘芳芳）

第七节　相关并发症与处理

强直性脊柱炎矫形术手术引起的相关并发症不容忽视，它的出现及处理对患者的预后起着至关重要的作用。下面介绍几种可能出现的相关并发症及处理。

（一）止血带

止血带常用于上、下肢手术，可以最大限度地减少出血并提供良好的手术条件，防止恶性细胞、脂肪栓子和骨水泥扩散。但止血带本身也存在着相关问题，包括血流动力学的改变、止血带痛、动脉栓塞甚至肺栓塞。通常止血带的充气压力高于收缩压100mmHg，充气时间超过30min会引起躯体诱发电位消失和神经传导中断，超过60min可使远端肢体有疼痛或烧灼感，超过2h可导致一过性肌肉功能障碍或神经麻痹。为了减少神经损伤，必须每90~120min放松和重新充气。另外，当患者收缩压在90~100mmHg时，止血带的压力可以降低到250mmHg，止血带压和收缩压之间的压力梯度为150mmHg。这样既可以完全阻断肢体的血流，也减轻了对神经的压迫损伤。

（二）深静脉栓塞

骨科手术常发生深静脉栓塞，而且肺动脉栓塞是造成术后死亡的主要原因。有研究认为，行髋/膝关节置换术的患者是下肢深静脉栓塞的高危人群，发生率高达50%。髋关节置换术后发生肺动脉栓塞的概率高达20%。血栓可在手术时的血流淤滞期间形成。全膝置换术的患者，止血带充气后，患肢血流完全停止，放气后，血中凝血物质急剧增加，同时在右心室可监测到血栓。全髋置换术时股静脉回流受阻，髋关节重新安置时股静脉再通，血中凝血物质增加，血流中出现血凝块。术中预防血栓形成的措施包括缩短手术时间，增加下肢血流量，给予抗凝药物等。目前已证实预防性抗凝和间断性腿部气压装置能显著减少深静脉血栓和肺栓塞的风险。术后预防深静脉血栓形成的措施有间歇气体压迫下肢，活动足部，早期下床活动，手术后当天就开始给予阿司匹林或华法林等。但对于脊柱手术，一般不主张术后使用抗凝药物。硬膜外镇痛有利于患肢的早期活动，从而避免下肢深静脉血栓形成。对于易发生深静脉血栓的高危患者，可在术前安置腔静脉过滤器。

（三）脊髓和神经损伤

脊髓和神经损伤是矫形手术中最严重的并发症之一，为了减少损伤的可能性，麻醉医生应持续行脊髓神经电生理监测（如SSEP、MEP），术中一旦出现幅度和潜伏期的变化应立即呼叫手术医师停止手术，排除一些可能因素，如固定器械的位置、麻醉因素及体温影响等，待监测恢复正常后才能继续手术。手术结束后应及时了解患者的神经功能恢复情况，已清醒的患者要及时了解四肢的活动情况，麻醉未醒患者可通过一些病理生理反射检查来确认，怀疑异常者应立即分析和查明原因，并及时处理。对于术中因摆放体位引起的周围神经损伤重在预防，除应在易受损伤的部位放置保护垫外，还应尽量缩短手术时间，维持血流动力学平稳。

（四）术中知晓

对于需要术中行脊髓神经功能监测和唤醒的患者，为了防止全身麻醉药对监测波形的干扰，麻醉医生常常不用或少用镇静催眠药，减少吸入麻醉的浓度，并尽量维持在浅麻醉状态，因此易引起术中知晓。对减少或避免术中知晓，临床使用BIS等麻醉深度监测仪可能有帮助。

（五）眼损伤

手术麻醉后眼损伤的发病率越来越高，脊柱手术高发，一般发生在术后24~48h，常在苏醒时被发现，其原因可能是：麻醉诱导后未对患者做恰当的眼睛保护，造成角膜损伤；俯卧位行脊柱手术头部位置摆放不正确造成眼部受压；术中手术时间偏长，失血量偏大，血流动力学不平稳，低血压时间偏长等造成视神经氧供减少。为了减少术后眼损伤，应尽可能采取有效的预防措施：麻醉诱导后将患者眼部涂上眼膏并贴上眼贴；摆放体位时将头部稍高于躯干并减小腹部压力以改善静脉回流；俯卧位要使用特定的头托或头架，保证眼部不受压，并在术中间断检查眼部情况；尽量维持血流动力学稳定，仔细观察患者血压变化；控制性降压的时间尽可能短，降压幅度尽可能小；提醒外科医师尽量缩短手术时间，减少出血；对全身血管有危险因素高的患者（如高血压、糖尿病、高血脂、动脉粥样硬化等）适当放宽输血指征。术后一旦发现眼损伤，应立即请眼科医师会诊，早期使用利尿剂、皮质激素可能会有所帮助，但作用未得到充分证实，使用时还是应慎重。

（六）气道损伤

麻醉医生最常关心的是气道问题，插入气管导管、喉罩、口鼻咽通气道都有损伤气道的风险，而面对困难气道患者更容易损伤气道。最常发生的永久性气道损伤是牙齿损伤，其中上切牙最容易受损。颞下颌关节、喉部、气管、食管损伤临床都时有发生，其实大部分是困难插管导致。因此术前麻醉医生应详细评估患者的气道，记录患者的牙齿情况，告知患者有可能发生的气道损伤。怀疑发生气道损伤时，应密切随访，及时治疗。

（七）空气栓塞、深静脉血栓及肺栓塞

脊柱矫形术患者一般采用俯卧位，术野处于最高点，尤其是驼峰样脊椎后凸患者，术野距离右心房更高。

如果术中血容量不足和中心静脉压降低，空气就可能从术野开放的硬膜外静脉、椎旁静脉或去皮质骨的静脉窦进入血液循环。当进气量较大如>5mL/kg时，将可能发生致命性的空气栓塞。术中典型的临床表现为：突然发生的血压、血氧饱和度、呼气末二氧化碳分压下降，心率加快，心前区听诊可闻及磨坊轮转样杂音。如果初步诊断为空气栓塞，应立即用生理盐水灌满术野以防止空气继续进入血液循环，给予纯氧通气以减少空气栓子的容量，加快静脉输液以提升中心静脉压，给予升压药以提高血压，并争取通过中心静脉导管吸除空气。如果发生心搏骤停需要心脏按压，应使用湿盐水纱布填塞术野，将患者置于左侧卧位进行按压，左侧卧位可使滞留在肺流出道的气塞破裂，从而增加肺血流量。深静脉血栓形成是指血液在深静脉内不正常的凝结，是矫形外科患者围手术期常见的并发症。下肢深静脉血栓可继发致命性的肺栓塞，成为围手术期死亡的主要原因。检查包括：凝血功能，D-二聚体及多普勒超声检查。术后预防措施：间歇性气体压迫下肢，活动足部，早期下床活动，手术后当天就开始给予阿司匹林或华法林等。术后6h开始用低分子肝素对预防深静脉血栓有效，也不增加出血；术后24h再延迟使用则效果下降。对于易发生深静脉血栓的高危患者，可在术前安置腔静脉过滤器。深静脉血栓一经确认，应立即开始溶栓疗法，血栓形成超过3日才溶栓的往往效果不佳，同时应用抗凝治疗6~8周。随着对麻醉在预防血栓形成中的作用以及栓子多在术中而非术后形成这一发现的认识，麻醉医生在防范深静脉血栓形成中的角色也将改变。既然血栓在麻醉医生的"密切关注"下形成，防止血栓理当成为麻醉医生的责任。

（八）恶性高热

许多肌肉骨骼疾病中恶性高热（malignant hyperthermia，MH）的易感性增加。这些疾病包括脊柱侧弯畸形、强直性脊柱炎、胸部畸形、斜视等，因此强直性脊柱炎术中监测体温是必须项目，术前访视须询问有没有恶性高热发生家族史，交代可能发生的情况，麻醉开始到结束谨慎观察患者。MH是一种罕见的具有临床异质性的疾病，是最先发现受体缺陷而具有遗传药理学特性的疾病之一。麻醉过程中MH早期临床表现为咬肌强直或其他肌肉强直、心动过速和高碳酸血症。高热是最后一个显著的表现。如果心脏出现抑制，高血压之后很快会出现低血压。尿液颜色加深表明出现肌红蛋白尿。实验室检查的典型表现为代谢性和呼吸性的混合型酸中毒、高钾血症、高镁血症及混合静脉血氧饱和度降低。麻醉应该使用氧化亚氮、巴比妥类、依托咪酯、丙泊酚、阿片类药物、镇静剂或非去极化肌松剂。应避免使用强效挥发性的麻醉药和琥珀酰胆碱。MH的治疗首先最主要的治疗是停止诱发药物的使用，并立即给予丹曲林。即刻治疗方案：①停止使用吸入麻醉药和琥珀酰胆碱，通知手术医师，寻求帮助；②将丹曲林钠和无菌蒸馏水混合给予2.5mg/kg，尽早给予；③给予碳酸氢盐治疗代谢性酸中毒；④实施降温措施，治疗高钾血症（给予葡萄糖25~50g和常规胰岛素10~20U）；⑤给予抗心律失常的药；⑥监测PETCO$_2$、电解质、血气、肌酸激酶、血清肌红蛋白、中心体温、尿量及凝血功能。

（九）与体位摆放有关的并发症

脊柱手术与体位相关的并发症主要发生于俯卧位患者，包括乳房受压、外生殖器受压、臂丛神经牵拉、尺神经压伤等。上肢外展时与躯干的角度不宜>90°，否则臂丛神经会因过度牵拉而损伤。上肢支架与肘部之间要放置棉垫以避免尺神经受压。髂嵴受压造成股外侧皮神经受损。

（十）脊柱手术后失明

俯卧位时，要特别关注头部的摆放，调整头托的宽窄至合适大小，避免眼睛受压，术中体位发生移动时要再次检查眼睛是否受到头托压迫。如果术中眼睛受压，会导致视网膜中动脉产生血栓而发生术后视力减退甚至失明。麻醉手术后失明是一种少见而严重的并发症，在脊柱手术中时有报道。视网膜中央静脉阻塞与外压强度相关，俯卧位时尤应注意防范眼球受压。此外，枕叶缺血也可致中枢性失明。有脑血管病危险因素的患者麻醉后失明的危险性亦相应增加。由于引起缺血性视神经病的病因不明，目前尚无特殊预防措施，所以在拟行脊柱手术或术后失明较常见于其他手术时，术前访视须告知家属此并发症，以征得其知情同意。

（十一）发生导管脱落

如果麻醉过浅，患者有吞咽反射，特别在术中唤醒试验的过程中，可能有自主吐管的动作。加上分泌物过多，浸湿了固定的胶布，在螺纹管的重力作用下发生脱管，所以对俯卧位手术患者应注意麻醉深度的维持。分泌物过多，术前给予抑制腺体分泌的药物，气管插管要达到一定的深度，气囊要超过声门；螺纹管固定在相应的位置上，拉压复位时注意头部的变动，术中密切观察并及时处理。

（十二）术后肺部并发症

术后并发症中以肺部并发症最为常见。脊柱畸形矫正后，腹内压下降，横膈下降，胸内压下降后两肺受压解除，肺血量突然增加，肺血管内压升高，液体自毛细血管渗出至肺间质和肺泡。因此术前常规让患者俯卧位适用性训练，每日3次，每次10min，连续1周。畸形矫正后加大潮气量；注意补液速度，晶液和胶液比例以2∶1为宜，维持血浆胶体渗透压；一旦发生肺水肿，在综合治疗的基础上，尽早施行IPPV和气管内深吸引，对改善肺通气，扩大气体交换面积起到重要作用。此外，在经前路行胸椎或胸腰椎手术的患者中，肺部并发症发病率增加。严密监测，积极辅助排痰，必要时行肺功能检查，可有效预防肺部并发症，尤其对术前存在肺部疾患的患者更需要注意。可能会发生的并发症包括气胸、肺不张、血胸、胸导管损伤。气胸、血胸的发生因素可能为前后路手术切开或中心静脉置管，而肺不张在开胸行前路脊柱融合术的患者中发生率较高。所以，如果手术结束后发生有呼吸功能异常，应该及时进行胸部X线检查，以便明确诊断并给予适当的处理。

（十三）肠系膜上动脉综合征

肠系膜上动脉综合征是一种少见的脊柱矫形术后并发症，主要表现为持续的术后恶心、呕吐和腹痛，发生率为0.5%，其原因是脊柱矫正引起的解剖学改变导致位于腹主动脉和肠系膜上动脉之间的十二指肠末梢受到机械性的压迫而发生梗阻。治疗方法为禁食、胃肠减压、左侧卧位，一般5～7日可以痊愈。由于液体出入量大，有必要术后行血常规、电解质和凝血功能检测。

（十四）术后多模式镇痛

由于围手术期积极镇痛，控制过强的应激反应可以降低并发症的发病率和死亡率，许多脊柱矫形术后患者对麻醉性镇痛剂已产生耐受，因此术后镇痛难度极大。同时矫形外科手术创伤较大，疼痛剧烈。疼痛程度取决于手术部位和范围。术后镇痛应遵循以下基本原则：①麻醉药作用消失前，预先给药进行镇痛。②镇痛方法和药物的选择上应考虑安全、有效、对机体影响最小且简单易行的方法。③镇痛药应先选择非麻醉镇痛药和镇静药联合使用，用药应遵循最低有效浓度原则，注意个体差异。④在确保镇痛效果的同时，尽量延长给药时间，但不宜超过48h。使用口服或静脉注射阿片类药物是缓解术后剧烈疼痛最常见的方法。

围手术期阿片类药物的使用会出现以下的不良反应：恶心、呕吐、呼吸抑制、瘙痒、肠梗阻和尿潴留。严重时甚至会影响患者的术后恢复。近几年，各种阿片类药物的使用策略不断出现，以确保减少阿片类药物的使用策略不断出现，降低药物相关副作用的同时保持满意的镇痛。术前口服非甾体类抗炎药物（nonsteroidal antiinfalmmatory drug，NSAID），如对乙酰氨基酚、加巴喷丁或普瑞巴林可显著降低术后阿片类药物的使用量。此外，使用局部麻醉药进行多模式镇痛，如利用局部麻醉药行术中伤口浸润，术后经引流管注入局部麻醉药，单次、连续硬膜外输入或PCIA镇痛。不仅能减少术后阿片类镇痛药的需求，也减少阿片类药物相关的副作用。同时需要注意，如果采用中长效的阿片类药物来镇痛，如氢吗啡酮、吗啡或大剂量的阿片类药物时，应关注充分镇痛与过度镇静和呼吸抑制之间的平衡，注意严密监测。患者仍感疼痛难忍，注意排除其他并发症导致的疼痛，如脊柱手术后血肿的压迫，切忌盲目追加镇痛药，造成误诊或漏诊，导致严重不良后果。

（刘芳芳　丁玉美　安敏）

参考文献

［1］　邓小明，姚尚龙，于布为，等. 现代麻醉学［M］. 4版. 北京：人民卫生出版社，2014：1410-1415.

［2］　庄心良，曾因明，陈伯銮. 现代麻醉学［M］. 3版. 北京：人民卫生出版社，2003：1347-1348.

［3］　崔苏扬. 脊柱外科麻醉学［M］. 上海：第二军医大学出版社，2005：182-186.

［4］　侯铁胜，陈德玉，赵定麟. 现代脊柱外科学［M］. 上海：上海世界图书出版公司，2006：1017-1021.

［5］　杨建平，钱燕宁，崔书扬. 脊柱外科麻醉学［M］. 上海：第二军医大学出版社，2005：182-186.

［6］　RONALD D MILLER. 米勒麻醉学［M］. 7版. 黄宇光，邓小明，曾因明，译. 北京：北京大学医学出版社，2011.

［7］ JOHN F BUFTERWORTH，DAVID C MACKEY，JOHN D WASNICK. 摩根临床麻醉学［M］. 4版. 岳云，吴新民，罗爱伦，译. 北京：人民卫生出版社，2007.

［8］ KOTHBAUER K F. Intraoperative neurophysiologic monitoring for intramedullary spinal-cord tumor surgery［J］. Neurophysiologie Clinique / Clinical Neurophysiology，2007（6）：69-169.

［9］ KAREL F WILLEMS，GERARD H SLOT，PATRICIA G ANDERSON，et al. Spinal Osteotomy in Patients With Ankylosing Spondylitis：Complications During First Postoperative Year［J］. Spine，2005（1）：89-121.

［10］ KAKAR P N，PREETY MITTAL ROY，VIJAYA PANT，et al. Anesthesia for joint replacement surgery：Issues with coexisting diseases ［J］. J Anaesthesiol Clin Pharmacol，2011，27（3）：315-322.

［11］ NAVEEN EIPE，SUSAN FOSSEY，STEPHEN P KINGWELL. Airway management in cervical spine ankylosing spondylitis：Between a rock and a hard place［J］. Indian J Anaesth，2013，57（6）：592-595.

［12］ NILESH KUMAR，ASHISH BINDRA，CHARU MAHAJAN，et al. Airway management in a patient of ankylosing spondylitis with traumatic cervical spine injury［J］. Saudi J Anaesth，2015，9（3）：327-329.

第十六章　脊柱结核手术的麻醉

第一节　病理生理与临床特点

我国是世界上结核病高负担国家之一，结核病患者数量居世界第二位，而骨与关节结核是最常见的肺外继发结核，占结核病总人数的5%～10%，发病率最高的是脊柱结核，约占50%。而新疆是全国结核病高发省区之一，15岁以上肺结核患病率高于全国平均水平3.32倍，骨结核其严重程度及截瘫发生率较发达国家都高，据卫生厅官方统计，2001—2005年新疆新增结核324 519人次，其中骨结核约5 800例，骨结核中脊柱结核约占68%，高于50%的平均水平。从流行病学的角度，现在受耐药菌、人类免疫缺陷病毒（HIV）传播等现状的影响，脊柱结核患者数量呈上升趋势，但并未引起足够的重视，其治疗周期长、难度大等因素，又给其防治造成很大困难。

一、病理生理

脊柱结核为结核杆菌所致脊椎骨的损坏，由于脊椎骨的破坏塌陷、结核性脓液积聚于椎管和椎管内、肉芽组织形成等原因可累及脊髓，合并脊髓压迫症而出现截瘫等神经症状。本病多继发于肺结核，结核杆菌多经血行播散，也可由消化道淋巴结核直接蔓延到脊柱。结核杆菌由椎体中央动脉进入椎体为中央型，椎间盘不受影响；结核病始于椎体的上缘或下缘，侵入椎间盘后，而使其消蚀，并由此向邻近椎体扩延，称边缘型。成人脊柱结核多属边缘型。病变多见于胸腰椎，以T_{10}～T_{12}与腰椎最为多见。脊柱结核以椎体结核占大多数，附件结核十分罕见，椎体以松质骨为主，它的滋养动脉为终末动脉，结核杆菌容易停留在椎体部位，本病以儿童患者多见，30岁以上发病率明显下降。两种分型脊柱结核有以下特点：

1. 中央型椎体结核　多见于10岁以下的儿童，好发于胸椎，病变进展快，整个椎体被压缩成楔形，一般只侵犯一个椎体，也有穿透椎间盘而累及邻近椎体。

2. 边缘型椎体结核　多见于成人，腰椎为好发部位，病变局限于椎体的上下缘，很快侵犯至椎间盘及相邻的椎体，椎间盘破坏是本病的特征，因而椎间隙很窄，椎体破坏后形成的寒性脓肿可以有两种表现：①椎旁脓肿：脓液汇集在椎体旁，可在前方、后方或两侧，以积聚在两侧和前方比较多见，脓液将骨膜掀起，还可以沿着韧带间隙向上和向下蔓延，使数个椎体的边缘都出现了骨腐蚀，它还可以向后方进入椎管内，压迫脊髓和神经根。②流注脓肿：椎旁脓肿积聚至一定数量后，压力增高，会穿破骨膜，沿着肌筋膜间隙向下方流动，在远离病灶的部位出现脓肿。例如：下胸椎及腰椎病变所致的椎旁脓肿穿破骨膜后，积聚在腰大肌鞘内，形成腰大肌脓肿，浅层腰大肌脓肿位于腰大肌前方的筋膜下，它向下流动积聚在髂窝内，成为髂窝脓肿。深层的腰大肌脓肿可以穿越腰筋膜到腰三角，成为腰三角脓肿。腰三角是一个潜在的间隙，它的边缘是髂嵴后缘、骶棘肌的外缘与腹内斜肌的后缘，腰大肌脓肿还可沿腰大肌流窜至股骨小转子处，成为腹股沟处深部脓肿，它还能绕过股骨上端的后方，出现在大腿外侧，甚至沿阔筋膜下流至膝上部位。

二、临床特点

本病起病缓慢，有低热、疲倦、消瘦、盗汗、食欲不振与贫血等全身症状，儿童常有夜啼、呆滞或性情急躁等。

（一）临床症状

（1）疼痛　是最先出现的症状，通常为轻微疼痛，休息后症状减轻，劳累后则加重，早期疼痛不会影响睡眠，病程长者夜间也会疼痛。颈椎结核除有颈部疼痛外，还有上肢麻等神经根受刺激的表现，咳嗽、喷嚏时会使疼痛与麻木加重。神经根受压时则疼痛剧烈，如果疼痛明显，患者常用双手撑住下颌，头前倾、颈部缩短，姿势十分典型，有咽后壁肿胀者妨碍呼吸与吞咽，睡眠时有鼾声。胸椎结核有背痛症状，必须注意，下胸椎病变的疼痛有时误以为腰骶部疼痛。

（2）畸形、活动受限　脊柱后凸十分常见，有的患儿有胸椎后凸畸形方来就诊。腰椎结核患者在站立与行走时，往往用双手托住腰部，头及躯干向后倾，使重心后移，尽量减轻体重对病变椎体的压力。患者从地上拾物时，不能弯腰，需挺腰屈膝屈髋下蹲才能取物，称拾物试验阳性。另一检查方法为患儿俯卧，检查者提起患儿双足，将双下肢及骨盆轻轻上提，如有腰椎病变，由于肌肉痉挛，腰部保持僵直，生理前凸消失。

（3）脓肿　后期患者有腰大肌脓肿形成，可在腰三角、髂窝或腹股沟处看到或摸到脓肿。腰椎结核者脊柱后凸通常不严重，用手指顺序触摸，亦能发觉轻度后凸畸形，有少数患者发现寒性脓肿才来就诊。

（4）脊髓、马尾神经根受压　患者因截瘫、自主活动能力下降、感觉减退等神经症状就诊，或通过查体发现。

（二）不同年龄段脊柱结核临床特点

（1）小儿脊柱结核特点　处于生长发育期的儿童罹患脊柱结核后，容易继发后凸畸形及神经损害。由于儿童脊柱的解剖特点与成人脊柱不同，儿童脊柱结核累及的节段数是成人的1.9倍，而且儿童椎体主要为软骨成分，故比成人椎体更容易遭到破坏，后凸畸形一旦形成，会随着生长发育持续进展，即使在结核治愈后畸形也可能进一步加重。因此，儿童脊柱结核引起的后凸畸形一般比成人更严重，后凸畸形可导致患儿身材矮小，心肺功能受限，甚至发生迟发性瘫痪，严重影响患儿身心健康，给家庭和社会带来沉重负担。

（2）老年脊柱结核特点　老年人机体机能下降，免疫力低，所以结核中毒症状及局部症状不明显，早期易漏诊。老年脊柱结核大部分为腰椎结核，老年患者由于常伴有腰椎管狭窄等退行性疾病，在早期影像学表现不典型的情况下易误诊，常合并骨质疏松，故老年脊柱结核患者易并发脊柱病理性骨折及后凸畸形，其脓肿常局限于椎旁或腰大肌内，流注脓肿少见。老年患者常合并心脑血管病变、呼吸系统病变及糖尿病等，手术风险较大，但为避免长期卧床的并发症，目前，对于老年脊柱结核患者还是主张尽早手术治疗。

第二节　麻醉前评估与准备

一、麻醉前评估

手术是治疗脊柱结核的有效手段，多数结核患者虽经过抗结核和营养支持治疗，但营养、免疫功能仍差，合并多系统病变导致手术耐受力差，且有术后并发症多等特点。因此，术前麻醉医生对患者进行全身系统评估，是必须完成的工作。

（一）术前访视

是从和外科医生交流、病历和患方问诊中，了解内、外科情况，如是小儿，应帮助患儿及家长对麻醉做好心理上的准备，查体了解患者的生命体征，观察患者一般情况：精神状态、发育、营养等。外科情况：主要了解有无手术史、麻醉史，本次手术的目的，手术难易程度，预计出血程度，手术需时长短，具体切口部位等，以及是否对围麻醉期有特殊要求。内科情况：要了解患者的个人史、既往史和治疗用药史等，明确有无并存的内科疾病及严重程度，当前的治疗情况，近期的检查结果，是否需要进一步复查和请相关科室会诊，商讨进一步手术准备措施。

（二）辅助检查

择期手术患者常规检查：术前血、尿、粪3大常规化验，出凝血时间，血生化（肝、肾功能），传染病4项。心电图、胸部X线检查，对老年及肺功能差的患者需做肺功能测定、心功能测定、动脉血气分析等检查。

（三）呼吸系统

根据上述肺功能相关检查，结合麻醉、手术方式，及脊柱结核患者的特点，综合进行评估。

（1）判断有无结核性气管狭窄，是否有建立气道困难。

（2）有无活动性肺结核致呼吸困难。

（3）有无肺顺应性下降　为结核致脊柱、胸廓畸形造成，可导致肺通气/血流比受损，进一步造成呼吸衰竭。

（4）其他肺部、气管疾患　例如慢性阻塞性肺病、哮喘病等。结合上述病史和肺功能检查，参照一些基本检查指标，如肺活量低于预计值的60%，第1秒用力呼出气量与用力肺活量的百分比（FEV_1／FVC%）<60%（或50%），术后有呼吸功能不全的可能，最大自主通气量（MVV）占预计值的50%～60%作为手术安全的指标，<50%为低肺功能，<30%者一般列为择期手术禁忌证。

（四）心血管系统

结合病史及心电图、超声心动图等检查，排查有无心血管方面的疾病，如心律失常、先天性心脏病、心脏瓣膜病、冠心病等。与麻醉手术风险密切相关的主要危险因素，包括不稳定性心绞痛、近期（<6个月）心肌梗死、致命性心律失常等。术前超声心动图检查，是术前无创心功能检查的良好手段，可以提供心内解剖结构变化，评估心室功能，心室射血分数（EF）<50%属中危患者，EF<25%则为高危患者。麻醉医生也可以通过一些简易的方法来判断患者当前的心肺储备能力，例如爬楼梯试验，患者能按自己的步伐不弯腰爬上3层楼，说明心肺储备能力尚好。

（五）其他方面

肝、肾功能：麻醉药多数在肝中降解（生物转化），许多药物和其降解产物又主要经肾排泄，因此对肝、肾功能不全的患者，选择和使用药物必须十分慎重；内分泌和血液系统：有无异常出血、有无糖尿病等，有无神经系统问题，有无变态反应史。个人史要注意长期吸烟、饮酒和服用镇静药等。合并妊娠手术时，对胎儿的安全性和患者做深入交流，决定手术的实施。最后，麻醉知情同意书是术前评估的必要部分，是必须的法律文件，向患者或家属解释麻醉相关的副作用、危险性及并发症后，患方认可并有效签字，就获得了知情同意，可降低医疗纠纷风险。

根据上述术前评估，对患者实施综合评级。根据麻醉界通用的、美国麻醉医生协会（ASA）全身体格健康状况分级，Ⅰ级、Ⅱ级患者的麻醉耐受性良好，Ⅲ级患者对接受麻醉存在一定的危险，Ⅳ级、Ⅴ级患者的麻醉危险性极大，属高危麻醉。

二、麻醉前准备

首先须把握恰当手术适应证，目前没有统一标准，大致如下：①死骨、脓肿和窦道形成；②结核病灶压迫脊髓出现神经症状；③晚期结核引起迟发性瘫痪。术前尽可能优化患者全身情况，可以最大限度降低麻醉风险。目前，此类手术麻醉方式基本选择全身麻醉。

麻醉前准备包括以下几点：

1. 抗结核的综合治疗　选用敏感药物，术前规范治疗2～4周是多数学者认可的时间。

2. 全身营养支持及相关术前准备　术前2周戒烟、戒酒，肺功能锻炼等。

3. 术前麻醉用药　根据患者具体情况而定，如果术前过分焦虑可以给予适当镇定，抗胆碱药物可以根据有无禁忌证在入手术室前给予。

4. 麻醉前设备、麻醉药品、抢救药品的准备　包括麻醉机的校正，直接喉镜、可视喉镜、纤支镜、B超可用于深静脉的定位等。

总之，系统的全身评估和周密的麻醉前准备，可以为脊柱结核手术的成功提供强有力的支持。

第三节　麻醉监测与管理

脊柱结核手术有大量失血和体液变化快的特点，术中为维持血流动力学的稳定，需要良好的监测和体液管理。而脊柱结核发生部位不同，手术体位也不同，对于不同手术体位需要采取的监测及麻醉管理的重点也各不相同。常规麻醉诱导及建立有效监测后，术中根据具体病情，维持合适麻醉深度，根据监测及时调整管理方案。

一、常规监测项目及管理

1．氧合监测　脉搏血氧饱和度仪监测，能提早发现低氧血症，结合观察皮肤、黏膜的颜色和切口出血的颜色可判断氧合情况。

2．呼吸监测　观察患者呼吸动度和呼吸机的工作，间断听诊呼吸音，以保障患者通气适度及有无分泌物；密切观察机械通气时的气道压力、潮气量、通气频率、每分钟通气量、呼吸波形、呼气末二氧化碳分压。

3．循环监测　持续心电波形监测，间隔2~5min测无创血压。

4．体温监测　根据需要进行不同部位体温的监测，鼻咽或鼓膜温度可间接反映脑组织的温度；食管内测温探头离心脏大血管位置近，可反映中心温度；直肠温度可反映身体内部，尤其是下半身的内部的温度，术中注意体温的保持，输注液体时要求进行加温。

二、扩展监测项目及管理

1．有创动脉监测　脊柱手术由于创面较大，可能失血较多，加上手术体位的限制，血压测量较为困难，可以进行桡动脉穿刺测定动脉压力。脊柱结核手术常需应用控制性降压技术以减少术中出血，提高手术质量，一般将平均动脉压（MAP）维持于60mmHg，有创动脉血压监测技术是安全、有效地使用控制性降压技术的必要条件。

2．中心静脉监测　对于失血量多、术前心功能较差的患者可以进行中心静脉压监测，可指导术中输液，建立快速输液通路，保障患者的生命安全。

3．心功能监测　漂浮肺动脉导管、经食管超声心动图（TEE）、动脉搏动曲线分析法（PiCCO）、动脉脉搏波形法（APCO）等。

4．脑功能监测　脑电双评指数（BIS）监测有利于控制麻醉剂量，实现最佳麻醉深度，有效避免术中知晓，以0~100表示，BIS<60表示意识消失，BIS<40表示麻醉过深，减少了不必要的麻醉药物的浪费，使麻醉医生能很好地把握麻醉过程。还有一种新型麻醉深度监测指标熵指数。

5．脊髓功能监测　常用3种方法：躯体诱发电位（SSEP）、运动诱发电位（MEP）和术中唤醒试验。

①SSEP主要监测脊髓感觉通路功能的完整性，幅度及潜伏期急性改变预示着脊髓损伤。任何脊髓手术并存在神经功能受损的高危险性时，SSEP可作为标准的方法进行神经监测和保护。②MEP监测运动通路的完整性和预测术后运动功能。目前证明SSEP和MEP联合监测，可在患者脊髓功能出现不可逆损害之前发出预警，从而降低病残率。③术中唤醒试验常用来评估脊髓运动通路的完整性，具体做法为：术前对患者解释清楚，争取患者合作，术中减浅麻醉让患者执行医师的运动指令。术中唤醒试验时可有患者躁动，增加气管插管、血管通道脱落的风险，用力呼吸可能有空气自开放术野静脉窦进入，致空气栓塞，且对小儿、精神病患者和不合作的患者不能应用。

临床麻醉是最具有风险的医学领域之一。研究显示麻醉期间，未及时、全面地监测患者是围手术期麻醉并发症的主要原因之一，所以麻醉医生必须通过加强监测，及时采取正确措施，减少不良反应或意外事件的发生。当然，最好的监测设备也不能代替麻醉医生自身的作用，麻醉手术期间患者的安全，主要取决于麻醉医生全面的观察和判断与及时有效的处理。

第四节　相关并发症与处理

目前，尽管外科手术成为治疗脊柱结核治疗的有效手段，麻醉技术也日趋成熟，患者的生命安全得到最大限度的保证，但是在围麻醉期、手术期，仍有可能发生诸多并发症，需要积极预防及妥善处理。

（一）交叉感染

结核是一个世界范围内传播的疾病，新疆是中国结核病的高发地区，而结核杆菌主要通过空气传播，因此有效防护才可避免对医生及其他患者的交叉感染。要严格对麻醉器械、手术器材进行清洁消毒和处理，注意对手术间的空气清洁、消毒和过滤。麻醉机的呼吸回路是一个潜在的传播途径，结核杆菌可能通过麻醉机的呼吸回路进行传播，因此麻醉结束后除消毒必要的管路外，持续1h以上的大流量氧气对麻醉机内部的管路冲洗，也可以大大降低麻醉机系统的结核菌数。

（二）气胸

脊柱结核手术中，气胸的发生主要是在胸椎手术过程中，因为外科医生操作出现的胸膜破裂，也可继发于中心静脉穿刺置管后，所以在手术中要加强监测，及时发现，及早处理。一旦发现为术者操作撕破胸膜，可以加大氧流量或膨肺将胸腔内的气体排出，同时术者进行胸膜修补，避免张力性气胸的发生。如果手术路径选择经胸腔入路，那么术后要检查肺复张的情况，及时听诊肺部呼吸音，判断无异常呼吸音时方可拔管，术后常规放置胸腔闭式引流。

（三）呼吸道梗阻

脊柱结核手术因其结核发生部位不同，手术方式也不同。颈椎结核手术为了方便显露术野常反复牵拉气管、食管，容易引起气管黏膜、喉头水肿，拔管时或延迟可发生呼吸困难。故在手术过程中要密切观察手术进度，了解气道情况，根据手术及患者的情况，决定是否进一步给予呼吸支持；胸椎结核手术，有时需要经胸入路进行手术操作，术毕应积极促进肺复张，观察手术侧胸腔情况；多数脊柱结核手术采用俯卧位，而在体位摆放过程中放置的垫枕等，可能使通气功能进一步受损，所以术中应该通气充足，避免发生缺氧及二氧化碳蓄积，更为重要的是在手术结束后还要注意保持足够的通气量。

（四）神经损伤

发生在较高部位的颈椎结核前路手术时，如手术操作损伤舌下神经，造成患者术后吞咽及发声困难，要与气管插管时造成的损伤进行鉴别。舌下神经损伤自然恢复慢，也有可能难以完全恢复，因此术者应该倍加小心，谨慎操作。除了使用器械期间或脊髓牵拉期间造成术中神经并发症，还有很多术后几天发生延迟性截瘫的报道，这些提示有必要在术后继续监测神经功能。

（五）结核性气管狭窄

极个别的脊柱结核患者，可能伴有气管内膜结核而导致气管狭窄。这类患者麻醉风险极高，在术前要进行认真的访视，结合病史及影像学资料，了解气管狭窄的部位、程度和类型，制定详细的麻醉计划，做到有的放矢。气管狭窄部位靠上的可以选择气管切开，位置靠下的可以放置气管支架，确保通气无障碍。

（王晓军　杜晓宣）

参考文献

［1］ 程新平，车立新，李坤. 新疆骨结核临床特点初步分析［J］. 实用骨科杂志，2011，17（5）：421-423.

［2］ 文海，马泓，吕国华. 儿童脊柱结核继发后凸畸形的危险因素及治疗进展［J］. 中国脊柱脊髓杂志，2015，25（3）：274-278.

［3］ 崔旭，马远征，陈兴. 老年脊柱结核患者的临床特点和术式选择［J］. 中华骨科杂志，2014，34（2）：189-195.

［4］ 陈孝平，石应康，邱贵兴. 外科学［M］. 2版. 北京：人民卫生出版社，2010：1083-1091.

［5］ 秦世炳. 重视结核病诊治和脊柱结核手术时机的选择［J］. 中国骨伤，2013，26（7）：533-535.

［6］ PU X, ZHOU Q, HE Q, et al. A posterior versus anterior surgical approach in combination with debridement, interbody autografting and instrumentation for thoracic and lumbar tuberculosis［J］. Int Orthop, 2012, 36（2）: 307-313.

［7］ RASOULI M R, MIRKOOHI M, VACCARO A R, et al. Spinal tuberculosis: diagnosis and management［J］. Asian Spine J, 2012, 6（4）: 294-308.

［8］ PANG X, SHEN X, WU P, et a1. Thoracolumbar spinal tuberculosis with psoas abscesses treated by one-stage posterior transforaminal lumbar debridement, interbody fusion, posterior instrumentation, and postural drainage［J］. Arch Orthop Trauma Surg, 2013, 133（6）: 765-772.

［9］ LIU P, ZHU Q, JIANG J. Distribution of three antituberculous drugs and their metabolites in different parts of pathological vertebrae with spinal tuberculosis［J］. Spine（Phila Pa 1976）, 2011, 36（20）: E1290-E1295.

［10］ SKAGGS D L, CHOI P D, RICE C, et al. Efficacy of intraoperative neurologic monitoring in surgery involving a vertical expandable prosthetic titanium rib for early-onset spinal deformity［J］. J Bone Joint Surg Am, 2009, 91（7）: 1657-1663.

［11］ PASTORELLI F, DI SILVESTRE M, PLASMATI R, et al. The prevention of neural complications in the surgical treatment of scoliosis: the role of the neurophysiological intraoperative monitoring［J］. Eur Spine J, 2011（20 Suppl 1）: S105-S114.

第十七章　脊柱和脊髓肿瘤手术的麻醉

第一节　概　　述

脊柱手术从解剖节段上分为颈椎、胸椎和腰椎手术。多数脊柱手术的病因可以归纳为椎间盘退行性变及畸形等所导致的脊柱疾病，最常见的包括椎间盘突出、神经根疾病、腰椎滑脱、椎管狭窄、脊柱侧凸、脊柱后凸、椎体骨折、椎管内或脊柱肿瘤。成人脊柱手术的种类很多，损伤后或脊柱肿瘤患者的脊柱固定术、脊柱侧凸矫形术等脊柱大手术的麻醉对麻醉医生是一个挑战。许多在20年前因为技术原因无法实施的手术，现在已变得越来越普遍，但这些患者术前大都存在严重的心肺并发症，其气道管理也相当困难，以及冗长的手术时间和大量的失血对患者的影响、术后的镇痛等都值得人们探讨。术中脊髓节段功能检测技术的进步使该类患者术后神经并发症的发生率大大降低，麻醉医生在利用这些检测技术方面扮演着重要的角色。

脊柱手术的种类很多，无论成人或婴幼儿，都可能以择期或急症的形式行脊柱手术。脊柱手术的原发病大致可分为5类：①创伤，如脊柱不稳定性骨折；②感染，如椎管脓肿；③恶性病变（转移或原发疾病伴有脊柱不稳定、疼痛及神经并发症等症状）；④先天性或自发性疾病，如脊柱侧凸；⑤脊柱退行性疾病。手术部位可位于脊柱从颈段至腰骶段的任何部位，既有椎间盘镜下椎间盘切除术等小手术，也有涉及多个椎管节段伴有大量失血的大手术。椎板切开减压术是解除局部压迫的手术，内固定术是在损伤脊柱部位的上下加固定钢板等器械，而对于脊柱侧凸患者则实行涉及多个脊椎阶段的骨分离融合固定术。脊柱退行性变而手术的患者多数为老年人，麻醉时需要考虑老年人并存疾病的问题。脊柱畸形矫形术的患者术前多并存心、肺功能异常，手术本身也可能影响心、肺功能以及脊髓功能。手术可以经前路、后路或术中改变患者的体位，一般伴有大量的失血。

脊柱和脊髓肿瘤手术的麻醉又有着独特性，例如肿瘤组织的性质问题，除了手术以外还需要综合放疗、化疗等多种治疗手段；肿瘤组织通常血供比较丰富，与正常组织界限较难区分，容易损伤正常组织导致功能损害；手术操作比较精细，常常需要借助显微镜等设备；术中出血较多，需要进行控制性降压等血压保护措施；手术时间长，对麻醉中管理有更高的要求；手术医生、麻醉医生、护士需要协同配合，减少严重并发症的出现。这类手术对麻醉医生的挑战是术中利用各种脊髓功能检测技术在保证对脑和脊髓组织氧供的基础上提供最佳的手术条件。下面介绍这类麻醉的特点，重点介绍脊柱和脊髓肿瘤手术的麻醉。

（一）脊柱侧凸

脊柱畸形矫形术是脊柱手术中操作最复杂、手术创伤最大、出血最多的术式。早期形成畸形的患者因发育问题往往在术前已合并心、肺功能不全。脊柱侧凸指脊柱向侧面弯曲及旋转的畸形，发病率约为4%，通常在脊椎胸段Cobb角＞50°或腰段Cobb角＞40°时需要手术。脊柱侧凸是多种疾病发生发展的结果，手术的目的是阻止病变的进程或至少部分地纠正脊柱的畸形，以避免心、肺功能的进一步恶化。如任其发展，病变一般进展迅速，在患者四五十岁时就会因肺动脉高压、右心衰竭或呼吸衰竭等并发症而对患者的生命造成威胁。

（二）肌病

肌营养不良和中枢性麻痹是脊柱侧凸的重要病因。在肌营养不良性疾病中以杜兴肌营养不良（DMD）最常见，在新生男婴中的发病率约为1/3 300，它是一种影响骨骼肌、平滑肌及心肌的隐性伴性遗传病。患者因缺乏一种膜支架蛋白而表现为"肌营养不良"，其典型临床表现为患儿在2~6岁时逐渐出现近端肌群无力症状。1/3以上的患者存在智力障碍。患者心脏异常的发病率高达50%~70%。在病变后期逐渐出现扩张性心肌病合并二尖瓣关闭不全。常见心律失常，50%以上的患者存在心传导束异常。患者术中发生心搏骤停已有报道，有的患者经积极复苏而存活，部分患者复苏失败。手术可以提高患者的生活质量，减缓呼吸功能恶化的进程，提高患者生活的信心。另外，肌营养不良患者对非去极化肌松药敏感，该类患者应用非去极化肌松剂可能导致严重的高钾血症。

（三）肿瘤

脊髓肿瘤尚无清楚病因，推测与遗传、外伤及环境关系密切。髓外肿瘤早期症状通常是由神经根的受压所引起，表现为疼痛与感觉异常，继以感觉丧失，肌肉无力与萎缩，感觉与运动症状的范围都与受累神经根的支配区域相符。肿瘤进一步生长产生对脊髓的压迫，产生进行性强直性肢体瘫痪，伴病变水平以下表皮浅感觉与本体深感觉的障碍。括约肌控制功能的丧失可导致大小便失禁或尿潴留。根据肿瘤的定位与肿瘤的性质，脊髓的症状可轻可重，而且往往是双侧不对称。肿瘤若压迫脊髓血管造成血管闭塞则可以引起脊髓软化，产生脊髓横断的症状。发生在硬脊膜内髓外的肿瘤，脊膜瘤产生的疼痛局限于一个节段，进而引起节段性肌肉无力，最后引起两下肢截瘫。髓内肿瘤往往延伸若干脊髓节段，临床表现可与脊髓空洞症相似。可发生进展性两下肢轻瘫，感觉丧失以及括约肌功能障碍。

局限于一个节段的肿瘤在临床上可与一个髓外肿瘤很相似，但疼痛通常不显著，而括约肌功能障碍的症状出现较早。对原发性或继发性的脊柱或脊髓肿瘤越来越倾向于手术治疗，其目的是缓解疼痛、解除压迫、阻止进一步的神经损害及稳定脊柱。该类患者大都体质较差、生理储备减少。呼吸系统并发症常见，如包括感染、胸膜积液及因使用烷化剂或抗代谢药所引起的肺毒性，继发于化疗所引起的心肌损害也很常见。急、慢性疼痛在该类患者中常见，有长期服用阿片类镇痛药或非甾体消炎镇痛药史，与阿片类药物耐受性相关的药效学改变或由肝药酶异常所致的药代学等改变使该类患者术中或术后镇痛药的需要量增加。

（四）脊柱创伤

脊柱创伤指下列解剖结构的任何一部分或全部结构的损伤：骨结构、软组织结构和神经结构。脊柱的力学不稳定，以及神经结构的急性或潜在损伤，是脊柱创伤中外科医师所重视的两个基本问题。

脊柱严重损伤的患者大都在脊休克期接受手术治疗。脊休克发生于损伤即刻，一般持续3周以上。许多椎管肿瘤患者也表现为一定程度的脊髓功能损害，临床严重程度取决于受损的脊髓阶段水平。受损脊髓阶段水平以下的交感神经冲动被阻断，所支配的小动静脉舒张导致患者低血压，T_6或以上的脊髓受损后支配内脏血管床的交感神经缺失，低血压的情况更突出。支配心脏的交感神经发自$T_2 \sim T_6$水平，如果这以上的脊髓受损，则支配心脏的交感神经缺如，而支配心脏的副交感神经（迷走神经）因是颅神经，其功能仍然保留从而导致严重的心动过缓。如颈髓完全离断因全部交感传出神经受阻将引起严重的低血压。

在损伤脊髓节段以上仍有交感神经支配，作为躯体下部血管舒张所致低血压的代偿，躯体上部的血管收缩并可能发生心动过速。输液扩容对脊髓损伤后低血压收效甚微，并有导致肺水肿可能。控制液体输注，辅助应用血管活性药物可收到较好的效果。在应用前应排除并存其他部位损伤引起的出血等其他一些低血压的诱因。在这类患者低氧或喉及气管内操作将引起严重的心动过缓。正压通气因回心血量进一步减少将使血压显著下降。

低中段的颈髓损伤虽不影响膈肌，但肋间肌及腹肌麻痹通常导致咳嗽无力、肋骨矛盾运动，肺活量减少和功能残气量减少，主动呼气消失。脊髓损伤患者同时伴有胃排空延迟、体温调节紊乱及静脉血栓栓塞的危险增加。在脊髓损伤48h后应用琥珀胆碱等肌松药可引起高钾血症。

自主神经反射紊乱在脊髓损伤后将存在3～6周，表现为损伤脊髓节段以下所发出的神经受刺激时（如刺激直肠、尿道及腹膜等），会引起低血压和心动过速等显著的反应。T_7以上的脊髓损伤有85%的患者合并严重的心功能失常。

（雷毅　杜晓宣）

第二节　病理生理与临床特点

　　脊柱肿瘤手术是一类操作难度和风险都很大的手术，对麻醉也有很高的要求。脊柱手术的麻醉可选用硬膜外麻醉、全身麻醉或者两者合用的方法。除了掌握常规的麻醉方法外，还需要高度熟练的其他技能，如纤维支气管镜插管、休克的紧急处理、自体输血、急性等容性血液稀释、红细胞回收、诱发电位监测等技术。另外，对术中的体液、液体平衡、末梢血供以及特殊的并发症等也应引起足够的重视。

一、病理生理

　　脊柱肿瘤大致可分为3类，即原发良性骨肿瘤、原发恶性骨肿瘤和转移瘤。原发良性骨肿瘤与原发恶性骨肿瘤的发病率，大致相等或恶性者较多。美国Mayo医院统计，发生在脊柱和骶骨的原发良性骨肿瘤占全身良性骨肿瘤的5.9%（57/956），而脊柱原发恶性骨肿瘤则占全身恶性骨肿瘤的19.5%（186/9 536）；我国刘子军等报道，发生于脊柱良性骨肿瘤占全身良性骨肿瘤的4%，恶性骨肿瘤占全身恶性骨肿瘤的9.31%，恶性肿瘤均多于良性者。随着人寿命的延长及检查手段的进展，转移瘤的发生及检出有增加之趋势，转移瘤的数量已超过了脊柱原发恶性骨肿瘤，因此总的来说发生于脊柱的肿瘤，恶性多于良性。

（一）原发良性骨肿瘤

　　主要有骨样骨瘤（osteoidosteoma）、成骨细胞瘤（osteoblastoma）、动脉瘤样骨囊肿（aneurismacl bone cyst）、脊柱血管瘤（hemangioma）、嗜酸性细胞肉芽肿（eosinophilic granuloma）、骨软骨瘤（osteochondroma）和巨细胞瘤（giant cell tumor）等。

　　1. 骨样骨瘤和成骨细胞瘤　好发于儿童及青年人，男多于女，二者均是成骨性质，发病部位以腰椎和胸椎最多，其次为颈椎和骶椎，约有1/2病变在椎弓或椎板，1/5发生在小关节，还可发生在横突，其生长可造成脊柱不平衡，发生脊柱畸形，脊柱侧弯，有时局部可触及肿物，症状主要为疼痛，突然发病或慢性发病，服阿司匹林可缓解疼痛，常出现神经受压症状。

　　X线片肿瘤呈卵圆形或圆形病灶，中央骨质松，比较透明，周围骨质硬密度增加，直径1~2cm。CT检查有助于确定肿瘤所在脊椎的部位，有助于手术计划。

　　2. 脊椎血管瘤　中年人发病者较多，亦见于青年人，大多在胸椎椎体，颈椎及腰椎者较少，亦有累及整个脊椎者，包括椎体、关节突、椎弓根、椎板及棘突，主要症状为疼痛，少数人无痛，病椎棘突常压痛及叩击痛。X线片可见椎体中有竖状条纹、栅栏状，CT显示为"骨柱"（spike of bone），椎体呈正常大小且无膨胀，椎弓棘突病变则密度减低，MRI T_2为高信号，T_1也为高信号（因有水与脂肪）。除疼痛外，还可出现压迫脊髓症状。

　　3. 嗜酸性细胞肉芽肿　常见于胸椎，症状为渐进性疼痛，病椎棘突压痛和叩痛。X线片可见椎体内有溶骨样腔状改变或椎体已受压成扁平椎（vertebral plane）。除疼痛外还可出现压迫神经症状。诊断应行活检或穿刺活检，对儿童病变应行支具保护，以防发生脊椎后凸。低剂量放疗有效，本病有自限性，椎体高度可恢复50%以上，对有压迫神经症状者手术切除椎骨亦是可选择的方法。

　　4. 骨巨细胞瘤　主要破坏椎体，手术切除为主要治疗方法，但复发率较高。

　　5. 其他　如骨软骨瘤，多长在椎弓部，可手术切除；脊柱纤维结构不良，本节不详述。

（二）原发恶性骨肿瘤

　　1. 脊柱成骨肉瘤　其发病率占恶性肿瘤的20%，多发生于10~20岁青年人，成人亦可发病，主要累及椎体，但后方附件亦可受侵犯。症状为疼痛，开始间歇性，很快成为持续性，进展较快，压迫脊髓神经症状，X线片呈破坏性或成骨性改变，MRI可显示病变之全貌及压迫脊髓情况，血碱性磷酸酶常增高。

　　2. 浆细胞或多发性骨髓瘤　也常见于脊柱，引起骨质稀疏和溶骨性破坏，常表现出疼痛、病理性骨折以及弥漫性骨质疏松。实验室检查包括钙离子的增加、血细胞比容下降以及异常蛋白检测。治疗为放射治疗30～40Gy（3000～4000rad）加或不加化疗。对那些脊柱不稳定和伴有顽固性神经症状的患者可予手术治疗。

3. 其他　脊柱软骨肉瘤，可发生于脊柱，较成骨肉瘤略少，尤因瘤等亦可发生于脊柱，脊索瘤主要发生骶椎。

脊柱恶性肿瘤的诊断，依据活检。

（三）脊柱转移瘤

其发生率较高，在20世纪80年代宋献文等报道85例脊柱肿瘤中，转移瘤23例，当时主要选手术治疗，可能选择转移瘤病例较少。

转移瘤发病以中年人为多，45～56岁最多。累及脊柱部位，综合几组276例中，胸椎103例（37.3%），腰椎102例（36.9%），颈椎42例（15.2%），骶椎22例（7.97%），多段7例（2.5%）。转移瘤发生在多椎节者187例（67.75%），单椎节89例（32.24%）。

原发瘤，明确原发瘤者248例，其中肺癌最多80例（32.25%），其次为乳癌47例（18.95%），消化道癌39例（15.72%），前列腺癌16例（6.45%），甲状腺癌14例（5.6%），肝癌14例（5.6%），肾癌13例（5.24%），鼻咽癌9例（3.6%）。另外，还有膀胱癌、黑色素瘤、鳞癌、胰腺癌、淋巴癌等。

二、临床特点

脊柱肿瘤疼痛为主要症状，呈进行性，由于肿瘤发展较快，一半以上出现脊髓或神经受压症状。实验室检查以影像学检查为主。

（一）影像学检查

1. X线片　显示转移瘤，主要是骨破坏，但早期病变可以被忽略。

2. MRI　可显示病变情况及脊髓受压，张兆琪等报道55例脊柱转移瘤的MRI所见，共发现骨破坏194椎节，仅6例为单一椎节病变，49例为多椎节破坏，椎体骨折29例，T_1低信号49例，混杂信号5例，等信号1例，T_2高信号44例，混合信号8例，低信号3例，48例椎管内脊髓受压，椎旁肿块45例，而X线片上显示病灶35例，阴性12例。可见对转移瘤，MRI是最佳检查。

3. 核素检查　可显示转移瘤处吸收增加，浓集，是检出转移瘤的重要方法，但不足之处是不能像MRI判断脊髓是否受压。

（二）活检

活检是获得病理诊断的主要手段，为治疗提供参考。脊柱肿瘤部位深在，手术切取活检，代价较大，因此多用穿刺活检，选用较粗针，以取出2～3块组织，行组织学检查为佳，对于X线片及CT明确部位的良性肿瘤，如骨样骨瘤、成骨细胞瘤、骨血管瘤等，可不经活检，而行手术切除，标本活检。但对于诊断不明确的良、恶性及转移瘤，则应行活检。

1. 颈椎穿刺活检　仰卧位在颈前施行，透视定位，以一手指在颈动脉鞘与甲状腺之间压至椎前，以推开两边组织，局部麻醉下穿刺针向中线直至椎体刺入取之（图17-1）。

2. 胸椎穿刺活检　俯卧位施行，病变椎透视下定位，距棘突旁5cm处进针，最好用2针，一针较细，于椎旁刺入至肋横突间隙，另一活检针与之成30°～40°角向中线刺入椎体病灶处（图17-2）。

3. 腰椎穿刺活检　俯卧位进行，距棘突旁开8cm处进针，亦以2针为好，一细针直刺抵横突，另一活检针与该针成40°角向中线过横突下缘入椎体中取活检（图17-3）。

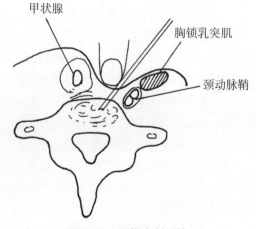

甲状腺

胸锁乳突肌

颈动脉鞘

图17-1　颈椎穿刺活检

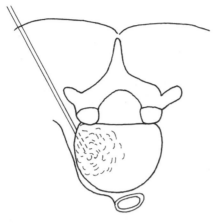

图17-2 胸椎穿刺活检

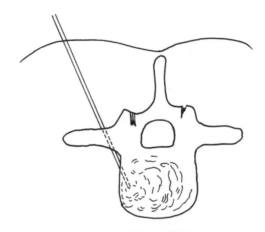

图17-3 腰椎穿刺活检

（三）鉴别诊断

1. 脊柱结核 脊柱结核除椎体破坏外，椎间隙均受累变窄，而骨肿瘤则一般不破坏椎间盘。脊椎结核常有椎旁脓肿，而恶性肿瘤仅在椎体外有扩张发展，不形成流注脓肿。

2. 压缩性骨折 脊柱压缩骨折，主要是椎体上缘受压向椎体内骨折，长方形椎体呈上压缩楔形。脊柱肿瘤破坏椎体，椎体受上下压力发生楔形改变，上下椎板均压缩，呈真楔形改变。

（刘若传）

第三节 麻醉前访视

术前访视患者应着重了解患者的呼吸、心血管系统及神经系统的情况，因这些系统都可受到即将手术的原发病的影响。

1. 气道 对术中可能遇到的潜在的气道管理上的困难应有充足的认识，特别是行上胸段和颈椎手术的患者。对有气管插管困难史、颈部活动受限、颈椎稳定性破坏等情况的患者更应详细的检查。稳定性指脊柱在生理限度内抵抗能引起神经损害的外力的能力。麻醉医生在术前和外科医师共同探讨患者脊柱的稳定性是很有必要的。脊柱稳定性既可通过询问病史或查体评估，也可借助于影像学检查，如颈椎侧位或曲/伸位平片、CT、MRI等。脊柱稳定性取决于韧带和椎骨两个因素，但单独通过X线片不一定能发现这两个因素的损伤。

出现下列因素时可认为脊柱C_2以下不稳定或存在隐患：①椎管前部或后部上述两因素被破坏；②在侧位片上椎体相对于相邻的椎体平移>3.5mm；③椎体相对于相邻椎体旋转移位>11°。

在C_2以上，脊柱不稳定的指征包括：①寰椎横韧带破坏（在侧位片上表现为寰椎前角后凸与齿状突间距>3mm）；②Jefferson爆裂骨折；③寰枕韧带断裂或枕骨髁骨折等。

2. 呼吸系统 脊柱手术的患者常并发呼吸功能受损，颈段或上胸段脊髓损伤或脊柱多发骨折患者在术前常需人工通气，并且这类患者常有反复肺部感染。术前要对这类患者的肺功能进行全面评估，重点是肺功能受损及代偿的程度，需要做查体及常规检查。脊柱侧凸常导致限制性通气障碍、肺活量及全肺容量减少，但残气量不受影响。呼吸功能受损的严重程度与侧凸的角度、涉及椎体的数目、侧凸在脊柱的位置及正常椎体生理弯曲消失的程度有关。因此，呼吸功能受损的严重程度不能单纯依靠侧凸的角度来决定。最常见的血气异常是血氧分压降低但二氧化碳分压正常，这是因为在高通气的肺泡区通气血流比例失调所致，在术前应尽可能使用理疗或支气管扩张剂等治疗手段纠正感染等可逆转因素使肺功能达最佳状态。

急性脊髓损伤位于C_2~C_3脊髓阶段，可因呼吸机麻痹出现呼吸无力或呼吸困难，严重者发生死亡；如果损伤在C_4~C_5脊髓阶段，则可出现部分膈肌麻痹、肋间肌受损，通气功能明显减弱。高位颈髓特别是髓内肿瘤患者若病程短、肿瘤生长快、脊髓功能尚未得到代偿时，患者可出现呼吸困难、憋气、不能平卧等症状和（或）体征。部分患者术前需半卧位并吸氧，动脉血气监测对临床诊疗具有指导意义。

3. 心血管系统　心功能下降可以是肌营养不良等原发病的直接结果，也可继发于脊柱侧凸等因素引起的纵隔移位、慢性缺氧或肺动脉高压等病理生理改变。部分患者因活动受限，某些心功能检查可能无法进行，但一些基本的检查项目，如心电图、超声心动图不能缺少，有助于判断右心室及肺动脉的情况。多巴酚丁胺刺激后超声心动图有助于了解活动受限患者的心功能。

部分高位脊髓特别是髓内肿瘤的患者，由于肿瘤对脊髓压迫时间较长，心电图上可出现ST段降低或T波低平，提示麻醉医生应注意心肌保护。

4. 血栓栓塞　长时间手术、俯卧位及术后长时间卧床等因素使脊柱手术患者发生血栓栓塞的危险性增高，应用弹力绷带或充气靴可起预防作用。许多外科医生因顾虑到术中出血或硬膜外血肿等出血性并发症而反对应用抗凝治疗。

5. 神经系统　应重视术前全面的神经系统检查，这有3个方面的原因：①对于接受颈椎手术的患者，麻醉医生应避免气管插管和摆体位等操作引起的进一步的神经损害；②肌营养不良可影响到延髓支配的咽部肌群，增加患者术后误吸的危险；③损伤发生的部位及时间可作为评估患者心肺功能受损程度的参考，如在损伤后3周内手术，脊髓休克期还没度过，而过了脊髓休克期则可能存在自主神经反射异常。

（雷毅　杜晓宣）

第四节　麻醉前评估与准备

一、麻醉前评估

麻醉前病情评估是保障手术患者安全的重要环节。麻醉前病情评估不仅对麻醉科医生，而且对手术科室医生都至关重要。其意义涉及保障患者麻醉和手术中的安全，以及减少围手术期并发症的发生率和病死率。多数麻醉药对机体的重要生命器官和系统的功能，例如呼吸系统、心血管系统等都有非常明显的影响。麻醉药的治疗指数（半数致死量/半数有效量）仅3~4。相比之下，大多数非麻醉药的治疗指数却是数百甚至数千。麻醉药的安全范围窄，说明了麻醉自身的风险性，然而更重要的方面是来自患者的病情和手术的复杂性，以及患者对麻醉和手术的承受能力。因此麻醉的危险性、手术的复杂性和患者的承受能力是麻醉前病情评估的要点。一个普通的外科手术患者可能会并存有严重的内科疾病，例如心脏病、高血压、糖尿病等。随着老龄化社会的到来，百岁老人做手术已不再是罕见。科学发展到今天，许多过去认为是手术的禁忌证，如今却因为能够改善生命功能成为手术的适应证，如急性心肌梗死的患者做急诊（绿色通道）冠状动脉搭桥手术，晚期严重的慢性阻塞性肺病的患者做肺减容手术，终末晚期器官功能衰竭的患者行器官移植手术等。外科手术已几乎无禁忌证可言。然而面对这样的手术却给麻醉带来极大的风险和挑战。麻醉的出现是外科学发展的里程碑，麻醉学的发展又极大地推动和保障了外科学的进步。美国已从法律上将手术室内"船长"的位置由外科医生交给麻醉科医生。

（一）麻醉前访视的步骤和方法

1. 麻醉前访视的流程　包括复习病历，察看各项术前实验室检查，访视患者了解麻醉相关病史和进行各系统回顾，体格检查和对重要系统进行功能测试，最后对患者做出麻醉和手术风险评估和判断，制定出围手术期麻醉计划。麻醉前评估时机受患者基础疾病和手术种类的影响。目前，对大多数患者通常是在手术前一天进行，但高危和有特殊情况的患者应于手术前几天请麻醉科医生会诊，必要时进行多学科术前讨论。

2．复习病历　麻醉前评估首要是从病历中充分了解病史。主要包括外科疾病和手术情况，以及并存的内科疾病和治疗情况。外科情况要了解外科疾病的诊断，手术的目的、部位、切口，切除脏器范围，手术难易程度，预计出血程度，手术需时长短和手术危险程度，以及是否需要专门的麻醉技术（如低温、控制性降压等）。内科情况要了解患者的个人史、既往史、以往手术史、麻醉史和治疗用药史。明确并存的内科疾病及严重程度，当前的治疗情况，近期的检查结果，是否需要进一步做有关的实验室检查和特殊的功能测定。必要时请有关专科医师会诊，协助评估有关器官功能状态，商讨进一步手术准备措施。

3．分析各项术前检查和化验结果　择期手术患者通常要进行一系列常规的术前检查。但是哪些是术前必须或常规的检查与化验项目，目前并无统一定论和指南。通常入院患者在手术前会完成血、尿、粪三大常规化验，出凝血时间，血生化（肝、肾功能），心电图以及肝炎方面的检查（主要是乙型病毒性肝炎的相应检查）。对合并有各种内科疾病者，则应根据病情做进一步检查，如胸部X线检查、肺功能测定、心功能测定、动脉血气分析以及必要的专科检查和化验。其目的是协助医务人员对患者的病情有全面或充分的了解，以便做出正确的评估，降低影响麻醉管理的不利因素，增加手术和麻醉的安全性。

手术患者术前必须进行的实验室和特殊检查（最低标准）必需的检查项目：①血常规应包括血小板计数，有条件者加做血细胞比容（HCT）；②尿常规应包括镜检及尿密度；③粪常规；④肝功能主要是血浆蛋白、胆色素、转氨酶测定；⑤肾功能主要是血尿素氮（BUN）和血肌酐（creatinine）测定；⑥肝炎方面的检查主要是乙型病毒性肝炎即HBV的相应检查，其他酌情考虑；⑦凝血机制主要是测定凝血酶原时间（prothrombin time，PT）、部分凝血活酶时间（activa-tedpartialthromboplastintime，APTT）和纤维蛋白原含量。

备选项目及适应对象：①心电图（ECG）。所有45岁以上者、心脏病患者、高血压病患者、糖尿病病态肥胖者、有明显肺部疾患者、可卡因滥用者。②X线胸片。肺部疾患、气道梗阻、心脏病、癌肿患者，吸烟久或（和）量大者，所有60岁以上者。③水、电解质、酸碱平衡测定，血糖测定。高血压患者、糖尿病患者、心脏病患者以及可能有体液、电解质失调者，应用强心苷类药、利尿药、激素、血管紧张素转换酶（ACE）抑制药者。④妊娠试验。已婚育龄妇女难以肯定是否怀孕者。⑤人类免疫缺陷病毒（human immunodeficiency virus，HIV）检查。酌情考虑。

（二）访视患者和系统检诊

麻醉科医生术前查房、访视患者，从麻醉科医生的角度进一步了解患者与麻醉可能相关的病史，并进行系统回顾，往往可以获得十分重要的第一手资料。同时可以帮助患者了解有关麻醉的问题，消除紧张、焦虑情绪，建立良好的医患关系。如果患者是小儿，应重视帮助患儿及家长对手术麻醉做好心理上的准备。查体首先是患者的生命体征，包括体温、血压、脉搏和呼吸。观察患者的全身情况，如精神状态、发育、营养，有无贫血、脱水、浮肿、发绀、发热、过度消瘦或肥胖症。

系统回顾的重点是呼吸系统、心血管系统、肝、肾、血液、内分泌、神经系统；其他与麻醉相关的问题也不能忽视。

1．呼吸系统　术后肺部并发症在围手术期死亡原因中仅次于心血管居第2位。其危险因素包括：①肺功能损害程度；②慢性肺部疾病，术后呼吸衰竭的危险性增加；③并存中至重度肺功能不全，行胸部和上腹部手术者；④$PaO_2 < 60mmHg$，$PaCO_2 > 45mmHg$者；⑤有吸烟史；⑥有哮喘史；⑦有支气管肺部并发症。一般患者可根据相关病史和体征排除有无呼吸道的急、慢性感染；有无哮喘病史，是否属于气道高反应性患者；对于并存有慢性阻塞性肺病（COPD）的患者，术前需通过各项检查，如胸部X线、CT、MRI、肺功能试验、血气分析等，来评估患者的肺功能。在评估患者的呼吸系统时，对其肺功能的评估是一项重要的内容。特别是患者原有呼吸系统疾病或需进行较大的手术或手术本身可以进一步损害肺功能时，这种评估更为重要。对肺功能的评估可为术前准备及术中、术后的呼吸管理提供可靠的依据。尽管现代检测肺功能的方法甚多且日益先进，但在常规测定中最重要的仍是一些最基本的指标。例如肺活量低于预计值的60%、通气储备百分比<70%、第1秒用力呼出气量与用力肺活量的百分比（$FEV_1/FVC\%$）<60%（或50%），术后有呼吸功能不全的可能。当$FVC < 15mL/kg$时，术后肺部并发症的发生率常明显增加。最大自主通气量（MVV）也是一项有价值的指标。

一般以MVV占预计值的50%~60%作为手术安全的指标，<50%为低肺功能，<30%者一般列为手术禁忌证。对于有可能做全肺切除者最好能行健侧肺功能测定。动脉血气分析简单易行，可以了解患者的肺通气功能和换气功能。

2. 心血管系统　对非心脏手术的患者要注意有无心血管方面的疾病，如先天性心脏病、心脏瓣膜病、冠状动脉硬化性心脏病、心肌病、大血管病以及高血压和心律失常。与麻醉风险相关的主要为心功能状态，以及某些特别的危险因素，例如，不稳定性心绞痛、近期（<6个月）心肌梗死、致命性心律失常等。术前心功能好往往反映患者有较强的代偿能力和对手术麻醉的承受能力。超声心动图检查除可以提供心内解剖结构变化，还可以评估心室功能。其中最重要的一个指标是心室射血分数（EF）。如EF<50%属中危患者，EF<25%则为高危患者。麻醉科医师可以通过一些简易的床旁试验来判断患者当前的心肺储备能力：①屏气试验，先让患者做数次深呼吸，然后在深吸气后屏住呼吸，记录其能屏住呼吸的时间。一般以屏气时间在30s以上为正常。如果屏气时间短于20s，可认为肺功能属显著不全。②爬楼梯试验，患者能按自己的步伐不弯腰爬上3层楼，说明心肺储备能力尚好，围手术期发病率和死亡率明显低。③6min步行试验，此法为一个定量分析心肺功能的方法。测量运动期间最大摄氧量（$VO_{2\,max}$）是确定患者开胸后是否发生肺部并发症的一个准确的术前评估方法。如果患者$VO_{2\,max} \geqslant 20mL/（min \cdot kg）$，肺部并发症少；$VO_{2\,max}$为$10 \sim 20mL/（min \cdot kg）$时，有高危险性，短期内死亡率>30%。6min步行试验和$VO_{2\,max}$有很好的相关性。如果患者6min的步行距离达到360m，则$VO_{2\,max}$大约是12mL/（min · kg）；若6min步行距离<660m，表明$VO_{2\,max}$<15mL/（min · kg）。

3. 肝肾功能　术前肝肾功能异常要考虑两方面问题：一是肝肾功能不全对麻醉的影响；二是麻醉本身对肝肾功能的影响。麻醉药、镇静药、镇痛药、安眠药等多数在肝中降解（生物转化）；许多药物和其降解产物又主要经肾排泄。因此对肝肾功能不全的患者，选择和使用药物必须十分慎重。至于目前常用的麻醉药，一般不引起肝脏、肾脏的器质性损害或长期功能异常。

4. 其他系统　如血液（有无异常出血）、内分泌（有无糖尿病）、神经系统（认知功能）等也应一一考虑；术前治疗用药对麻醉方法、麻醉药有无不利的影响，是否需要术前停药；有无变态反应史；有麻醉史者要询问对麻醉药的反应，有无并发症；个人史要注意长期吸烟、饮酒和服用镇静药等；妊娠并存外科疾病时，是否施行手术和麻醉必须考虑孕妇和胎儿的安全性。妊娠的头3个月期间，缺氧、麻醉药或感染等因素易致胎儿先天性畸形或流产，故应尽可能避免手术，择期手术宜尽可能推迟到产后施行；如是急症手术，麻醉时应避免缺氧和低血压。妊娠4~6个月期间一般认为是手术治疗的最佳时机，如有必要可施行限期手术。所有这些术前检查诊断最终归结于对患者做出麻醉和手术风险的判断。

（三）进行麻醉和手术风险判断

根据麻醉前探视结果对手术、麻醉的安危进行综合分析。美国麻醉医生协会（American Society of Anesthesiologists，ASA）颁布的患者全身体格健康状况分级，是目前临床麻醉较常采用的评估分级方法之一。Ⅰ级、Ⅱ级患者的麻醉耐受性一般均良好，麻醉经过平稳；Ⅲ级患者对接受麻醉存在一定的危险，麻醉前需尽可能做好充分准备，对麻醉中和麻醉后可能发生的并发症要采取有效措施积极预防。Ⅳ级、Ⅴ级患者的麻醉危险性极大，充分、细致的麻醉前准备尤为重要。

ASA麻醉病情评估分级标准：Ⅰ级患者无器质性疾病，发育、营养良好，能耐受麻醉和手术；Ⅱ级患者的心、肺、肝、肾等实质器官虽然有轻度病变，但代偿健全，能耐受一般麻醉和手术；Ⅲ级患者的心、肺、肝、肾等实质器官病变严重，功能减低，尚在代偿范围内，对麻醉和手术的耐受稍差；Ⅳ级患者的上述实质器官病变严重，功能代偿不全，威胁着生命安全，施行麻醉和手术需冒很大风险；Ⅴ级患者的病情危重，随时有死亡的威胁，麻醉和手术非常危险［注：如是急症，在每级数字前标注"急"或"E（emergency）"字］。知情同意是术前评估的必要部分，已经成为不可缺少的法律文书，向患者解释治疗或诊断性操作的副作用、危险性及并发症后，患者认可并签字，就获得了知情同意。目的是向患者提供使其做出合理选择所需要的信息。解释麻醉计划和可能的并发症对于建立患者与医生之间的良好关系是重要的，并且可以预防以后可能发生的纠纷。某些情况下，则只能由患者家属代表签署知情同意书。

二、麻醉前准备

（一）麻醉前用药

1. 麻醉前用药的目的　①镇静，使患者减少恐惧，解除焦虑，情绪安定，产生必要的遗忘。②镇痛，减轻术前置管、局部麻醉、搬动体位时疼痛。③抑制呼吸道腺体分泌，预防局部麻醉药的毒性反应。④调整自主神经功能，消除或减弱一些不利的神经反射活动。

2. 常用药物　①镇痛药能提高痛阈，且能与全身麻醉药起协同作用，从而减少全身麻醉药的用量。对于手术前疼痛剧烈的患者，麻醉前应用镇痛药可使患者安静合作。椎管内麻醉时辅助应用镇痛药能减轻腹部手术的内脏牵拉痛。常用的镇痛药有吗啡、哌替啶和芬太尼等，一般于麻醉前半小时肌内注射。②苯二氮䓬类药物有镇静、催眠、解除焦虑、遗忘、抗惊厥及中枢性肌肉松弛的作用，对局部麻醉药的毒性反应也有一定的预防和治疗效果。常用的药物有地西泮（diazepam，安定）、咪达唑仑（midazolam，dormicum）等。咪达唑仑可以产生顺行性遗忘作用，特点是即刻记忆完整，事后记忆受损；无逆行性遗忘作用。应用具有遗忘作用的术前药对预防术中知晓有明显作用。③巴比妥类药物主要抑制大脑皮层，有镇静、催眠和抗惊厥作用，并能预防局部麻醉药的毒性反应。常用苯巴比妥（鲁米那）。年老、体弱、休克和甲状腺功能低下的患者，应减少剂量；有巴比妥类药过敏史者应禁用。④抗胆碱药能阻断节后胆碱能神经支配的效应器上的胆碱受体，主要使气管黏膜及唾液腺分泌减少，便于保持呼吸道通畅。阿托品（atropine）还有抑制迷走神经反射的作用，使心率增快。成人剂量，阿托品0.5mg或东莨菪碱（scopolamine）0.3mg，于麻醉前半小时肌内注射。我国首创的新型药物盐酸戊乙奎醚（penehyclidinehydrochloride）对中枢和外周抗胆碱作用均明显强于阿托品，对M胆碱受体的亚型（M1、M2、M3）有明显的选择性，即主要选择作用于M1、M3受体，而对M2受体作用较弱或不明显。由于这种选择性，在人体具有中枢镇静作用，对心脏无明显影响，不出现心率增快，也不出现用药后尿潴留、肠麻痹等不良反应。肌内注射后10min血药浓度达较高水平，20~30min达峰值。作为麻醉前用药时，特别适用于需避免心率增快者（如甲状腺功能亢进、心脏疾病）。临床推荐剂量为成人0.5~1mg，肌内注射；小儿0.01~0.02mg/kg，肌内注射。现不主张在麻醉前用药中常规使用抗胆碱药，而应根据具体情况酌用。5-HT受体阻断药西咪替丁（cimetidine）或雷尼替丁（ranitidine）抗组胺作用强，术前60~90min给患者口服，可使胃酸pH明显提高，同时容量减少。此药对急腹症患者和临产妇未来得及做空腹准备者，可以减少麻醉、手术中反流、误吸的危险。

3. 用药方法　麻醉前用药应根据患者情况和麻醉方法，确定用药的种类、剂量、给药途径和时间。手术前晚可口服镇静、催眠药，消除患者的紧张情绪，使其能安稳休息。手术当日的麻醉前用药根据麻醉方法大致如下：①全身麻醉前30min肌内注射哌替啶50mg及阿托品0.5mg或东莨菪碱0.3mg。心脏病患者常用吗啡8~10mg及东莨菪碱0.3mg，肌内注射。②局部麻醉手术范围较大的，麻醉前2h口服地西泮10mg有预防局部麻醉药中毒作用。术前肌内注射哌替啶50~100mg，能增强麻醉效果。

某些抗抑郁药和抗凝药则需术前停药，前已述及单胺氧化酶抑制药和三环类抗抑郁药需停药2~3周。

低分子量肝素，虽对APTT无影响，但在美国使用以来已发生44例硬膜外血肿。肝素类药物停药约5个（4~5）半衰期全部从体内排出。阿司匹林是血小板抑制药，其作用不可逆。术前需停药1~2周（最好2周，特别是颅脑手术），如患者是急症，宜备新鲜血小板输用或准备输用。华法林（Warfarin）为维生素K抑制药，术前需停药3~5日，必要时加用维生素K，急症手术宜备新鲜冰冻血浆或（和）凝血酶原复合物（内含维生素K依赖性凝血因子Ⅱ、Ⅶ、Ⅸ、Ⅹ）酌情输用，亦可加用维生素K。银杏属（ginkgo）药物抑制血小板激活因子，术前至少停药36h。人参抑制血小板聚集和凝血级联反应（cascade），术前至少停药7日。

（二）严格执行麻醉前的禁食禁饮

应对患者特别是病儿家长说明禁食禁饮之目的。

1. 成人择期性手术　麻醉前12h开始禁食，麻醉前4h禁饮，如末餐进食为脂肪含量很低的食物，亦至少禁食8h，禁饮2h。

2. 严重创伤患者、急腹症患者、产妇　由于其胃排空延迟，应按"饱胃"患者对待。

脊柱外科麻醉学
Anesthesiology for Spinal Surgery
276

3. 小儿　研究认为，术前2h进清液并不增加误吸的危险，建议：对≤36个月者禁奶和固体食物6h，禁饮2~3h。>36个月者禁食8h，禁饮2~3h。

4. 其他的一般准备　如体位的适应性锻炼，肠道和膀胱的准备等。

5. 急症患者　对急症患者在不耽误手术治疗的前提下，亦应抓紧时间做较充分的准备。

（三）精神方面的准备

①解除患者对麻醉和手术的恐惧、顾虑，增强患者对战胜疾病的信心。②患者对麻醉医生的信任将比任何镇静药都有效。

（刘若传）

第五节　麻醉技术

（一）麻醉技术

此类手术通常采用常规麻醉方式。但由于手术时间长、出血多等特点，又有其自身特点。随着科学技术的进步更多的新药物和设备应用到临床，提高了安全性的同时减少严重并发症的发生。术中采用的脊髓功能监测技术对麻醉方法与管理有很大的影响。脊髓手术创伤大，应激反应强，手术体位对呼吸影响较大，为保障患者安全，一般都采用全身麻醉。在麻醉前做好充分术前准备，控制急、慢性肺部感染。检查颈部活动度，评估气管插管的方式和难度，准备好相应的插管器具。准备各项安全和预警措施，保障患者安全。

（二）麻醉前用药

术前应用支气管扩张剂对改善患者的肺功能可能有益。对于脊髓高位损伤或拟行经纤支镜插管的患者应常规应用抗胆碱类药物，如阿托品或格隆溴胺200~400μg，肌内注射或静脉注射。如患者存在增加反流误吸危险的因素，并近期应用过阿片类药物或脊髓高位损伤等，则需应用枸橼酸钠和H_2受体拮抗剂，如雷尼替丁或质子泵抑制剂如奥美拉唑等。必要时需要留置鼻胃管，这在一定程度上降低了食管上端括约肌的功能，减少反流误吸的风险。高位脊髓损伤或肿瘤患者，术前呼吸功能和循环功能较差，术前应慎用麻醉性镇痛药。

（三）麻醉诱导

应根据患者的情况选用最适合插管的诱导方法。插管前充分吸氧去氮，除患者存在颈椎不稳定或气道维持困难或全身情况差的情况之外，都适合静脉诱导。氯化琥珀胆碱应用于肌营养不良患者可引起高钾血症致心搏骤停已为人们所熟知，应尽量避免。脊髓损伤后去神经支配的患者，其外周骨骼肌N型胆碱受体数目增加，应用氯化琥珀胆碱后可引起高钾血症。当前在人类去神经支配的时间和高钾血症的关系仍不清楚。在动物实验中，钾升高峰值在损伤后14日，在8.4日时达峰值的一半。血钾在损伤后4日开始变化，因此一般认为在脊髓损伤后48日内应用氯化琥珀胆碱是安全的。高钾血症持续的确切时间仍不清楚，但大多数医生认为在脊髓损伤9个月后应用氯化琥珀胆碱是安全的。

静脉诱导时单次注射静脉全身麻醉药可降低诱发电位特别是皮层电位的振幅，但对术中皮层躯体诱发电位及经颅运动诱发电位（MEP）的监测影响不大。诱导时吸入麻醉剂对诱发电位振幅的影响比静脉麻醉剂要大，但没有研究对诱导时这两种麻醉剂对诱发电位的影响做出比较。

通过麻醉前访视就应决定是采用快诱导气管插管还是清醒气管插管，或是否应用纤维支气管镜辅助。无论采取何种方式插管都应向患者解释清楚以取得患者的配合。清醒插管的适应证包括存在胃内容物反流的危险；插管后需检查有无神经系统损害（如颈椎不稳定患者）；无法在非清醒状态下保证气道通畅的情况如颈部已带有固定装置（如颈托）的患者。除上述情况外，都适合应用非去极化肌松药静脉快诱导插管。插管时的喉镜操作是造成颈椎不稳定患者颈髓进一步损伤的重要原因，其他一些原因还包括低血压及摆体位等因素。如插管前预先使用颈部固定装置则置入喉镜时不会引起颈髓的进一步损伤，但许多上胸段及颈椎仰伸受限的患者无法置入喉镜完成插管操作，须借助于纤维支气管镜。对于熟悉喉罩应用的麻醉医生来说喉罩在这种情况下是一个较好的替代方式，有时置入喉罩也可借助于纤维支气管镜。

纤维支气管镜适用于颈椎固定、小下颌、张口受限等通常的插管操作无法进行的情况。清醒插管时为便于操作进行常需气管内表面麻醉，但这常引起患者剧烈的咳嗽，有可能引起颈椎不稳定患者颈髓进一步的损伤。应用雾化利多卡因较经环甲膜或纤支镜注入局部麻醉药引起患者的反应要轻。

（四）麻醉维持

要达到在手术过程中准确反应躯体感觉或运动诱发电位变化的目的，必须维持稳定的麻醉深度。60%氧化亚氮（N_2O）联合<0.5MAC的异氟醚吸入全身麻醉对术中躯体诱发电位检测影响不大，但60%N_2O联合呼出气异氟醚浓度>0.87%时对术中运动诱发电位影响较大。持续静脉输入异丙酚较为可取。术中出现诱发电位改变时应确定是否存在动脉压下降及是否需要追加麻醉性镇痛药或加深麻醉深度等情况。术中心血管系统的突然不稳定可能是脊髓或脑干反射的结果，也可能是由于手术操作或大量失血所致。应用控制性降压可以减少术中出血，提高手术质量，在脊柱侧凸矫形手术中已有多种控制性降压药可供利用，包括神经节阻滞剂、挥发性麻醉药、钙离子通道阻滞剂、硝普钠、硝酸甘油等。一般将平均动脉压（MAP）维持于60mmHg，没有研究证明哪种药物最有效，但是避免心动过速是控制性降压的基本原则。

研究表明骶管阻滞能减少骶尾部手术出血量的50%，这可能是由于阻滞了交感神经传出冲动使椎管内静脉血管压降低，然而其降压效果不如静脉降压药有效，也不适用于胸椎及颈椎手术，对术后神经功能检查也有影响。

（五）肌松药

当术中检测运动诱发电位时，应加强肌松深度监测并保持恒定的深度，在术中一般常需持续泵入卡肌宁等非去极化肌松药。

（雷毅　杜晓宣）

第六节　麻醉监测与管理

一、麻醉监测

目前常规的麻醉已经非常成熟，适用于脊髓和脊柱肿瘤的手术。基于此类手术的特殊性，在麻醉监测中可以体现出其特点。按照脊髓和脊柱肿瘤的手术的特点选择适宜的麻醉方法，可以减少并发症发生，提高麻醉安全性，减少医患纠纷，缩短住院时间和费用。我们通过以下几个方面介绍其特点和处理方法。

（一）心血管监测

脊柱肿瘤手术一般历时较长，体位特殊，出血量大，某些胸椎手术还直接影响循环，并且大部分手术都需要控制性降压，这些都需要术中完善的循环监测，有时常需直接动脉测压。在俯卧位时，中心静脉压监测常不能正确地显示左、右心室的舒张末期容积，仅仅依靠中心静脉压来判断血容量有其局限性，其原因是俯卧位时胸内压增高使血管顺应性下降从而使回心血量下降。

（二）呼吸监测

颈胸段的肿瘤常常会出现早期压迫症状，在麻醉后和手术过程中影响呼吸的情况比较多见。在呼吸功能监测中，呼气末二氧化碳分压和气道压力监测必不可少，大的手术还需要做血气分析，术前已存在呼吸功能严重下降的患者，肺泡-动脉血氧分压差升高，在长时间的手术后由于部分肺泡过度通气使之变得更加突出。

（三）体温检测

有些脊髓损伤的患者术前已存在体温调节障碍，长时间的麻醉手术使热量大量散失，因此术中行体温监测、预热所输液体或血液制品及对患者采取保温措施十分必要。

（四）体位

随着脊柱损伤节段及手术方式的不同，患者的体位也不同，有的患者还需要术中改变体位。使患者手术部位的静脉压保持一低值以减少手术出血，并且术中应注意周围神经、身体突出部位及眼睛的保护。在改变患者体位时，应注意避免引起原来脊柱病变的进一步损伤。有时术中常需拍X线片，因此应将需照射的部位离开可透光的手术台。前入路腰椎手术需要开腹，在复杂情况下有时还需要普外科医生协助，后入路手术俯卧位时需确定腹部不受压迫，以使椎管静脉压保持低值，可应用Wilson架或中间有洞的充气垫。椎间盘手术患者置膝胸位时，要使用支架以防患者术中坠床。后入路胸椎手术需在侧卧位下开胸，如采用双腔气管导管行术中单肺通气，患者翻身后常需使用纤维支气管镜以确定导管的位置，后入路胸椎手术患者俯卧位后要检查其腹部是否受压。颈椎手术时为便于外科医生在头颈部操作，麻醉机常置于患者脚部，呼吸环路和静脉通路常需加长，最好在患者脚部接一套管针，气管导管应妥善固定并确保不影响手术野。前入路颈椎手术为防止气管导管受压引起气道阻塞常需应用加强导管。该类手术部位常高于心脏水平，因此发生静脉气栓的危险较高，且术中为减少出血常需降低静脉压更增加了静脉气栓发生率。

（五）血液保护

椎间盘摘除术等小手术，出血量较少，但在肿瘤手术中由于需要尽可能显露正常组织与病变部位，手术中骨剥离较多，多阶段椎体显露及开放静脉窦时出血量较大。大量失血使手术时间延长，刀口愈合缓慢，感染机会增加，输血需要量增加。异体输血的危险包括：体温降低，凝血功能下降，高钾，低钙，输血反应，急性肺损伤，免疫抑制，病毒和细菌传播。因此应尽量减少异体输血，可以应用多种减少出血的技术和自体输血达到这一目的。

正确的摆放患者体位、熟练的手术操作技能、术中控制性降压及止血药物的应用都可以降低术中出血。俯卧位或膝胸位时应特别注意降低腹内压，特殊的降低腹内压的装置可以有效地使躯体下部静脉压减少1/3，患者体位的微小调整就能使每个椎管节段的出血量大约减少50%。躯体下部静脉压增高能使腰椎静脉充血，增加术中出血。控制性降压一直是降低术中出血的安全有效的方法，脊柱手术应用控制性降压技术可以使术中出血量减少58%以上。

止血药等药物已在脊柱手术中应用，然而只有抑肽酶对减少术中出血有统计学意义。抑肽酶是从牛肺中提取的一种多肽，是血纤溶酶及激肽释放酶的抑制剂，它可与上述两种酶的丝氨酸结合部位发生可逆性的结合，并且它还有保护血小板的功能。醋酸去氨加压素可以减少血小板异常患者的出血时间，在脊柱手术中应用有可能减少出血，然而也无明显的统计学意义。患者体位的正确摆放及控制性降压和抑肽酶的联合应用对降低出血量可起到较好的效果。

自体输血能减少异体输血量，减少输血所致的相关并发症。当前自体输血主要有3种形式：术前预储式自体输血、急性等容血液稀释及术中红细胞回收技术。术前预储式自体输血这项技术已在整形外科、普外科和心胸外科普遍应用。在腰椎融合术中应用可使异体输血需要量减少75%以上，一般在术前3～5周采集患者血液。缺点包括：术前需频繁放血，花费增加，有时因采集的血液得不到回输而造成浪费，并且也有因过失而造成误输的危险。体重<30kg的小儿及术前存在贫血或并存血小板疾病的患者也不适合该项技术，在大手术前应用重组促红细胞生成素可升高患者术前血红蛋白水平，降低小儿脊柱侧凸矫形术的异体输血需要量，也利于术前预储式自体输血及术中等容性血液稀释的实施。

急性等容血液稀释一般在手术开始前采集1L以上全血放在抗凝袋中备用，放血同时输入晶体液和胶体液以代替减少的血量并达到血液稀释的目的，使术中丢失的单位血量中所含的红细胞减少。当成功止血或血红蛋白下降到较低的水平后把预先采集的血液会输给患者，利用这项技术可以有效地降低脊柱手术异体输血的需要量。

术中红细胞回收术中丢失的血液可以通过商用血细胞回收机回收，回收后经抗凝、过滤、离心及用盐水洗涤后回输给患者，可以减少异体输血量，避免输血引起的相关并发症。缺点包括：回输的血液中可能含有残留的抗凝剂，并且凝血因子及血小板已被破坏，因此常需输入新鲜冰冻血浆以改善患者的凝血功能，实时行血小板数量及功能检测以了解凝血功能。如果出血中含有恶性肿瘤细胞或被细菌污染则不适合自体血回输。

（六）脊髓功能监测

脊髓手术中随时都有脊髓损伤的危险，在未行脊髓功能监测的脊柱侧凸矫正术后运动或感觉障碍的发生率为3.7%~6.9%，术中脊髓功能监测技术的应用可使该并发症发生率降为0.5%，在有神经系统损害危险的情况下应用术中神经功能监测技术安全有效。术中脊髓功能监测可早期发现脊髓及脊神经损伤，使外科医生在永久性损害发生前可以采取补救措施。在各监测技术应用前应了解哪些指征对运动功能监测敏感，哪些对感觉功能监测敏感。各种麻醉技术及药物都可影响脊髓功能监测的准确性，麻醉医生掌握术中脊髓功能监测技术的原理，对于正确监测及评估脊髓功能具有重要意义。当前主要有4种术中脊髓功能监测技术：踝阵挛试验、Stagnara唤醒试验、躯体诱发电位、运动诱发电位。踝阵挛试验是第1个应用于术中监测的技术，通过牵张刺激引起的效应肌群有节律的抽动。踝阵挛试验一般于术后或唤醒试验中进行，在应用时应充分拮抗肌松作用。在麻醉与清醒状态之间仅有一短暂的时间可引出阵挛，在这段时间内如阵挛试验阳性则提示存在脊髓损伤。在清醒且神经通路完整的患者，高位皮层中枢有下行抑制作用，因而观察不到踝阵挛反射，在麻醉状态下，皮层下行抑制冲动被抑制，因此在麻醉苏醒期，较易引出踝阵挛反射。如脊髓受损，在脊休克期出现软瘫，所有反射活动消失，则在麻醉苏醒期引不出踝阵挛反射。该技术简单易行，敏感性及特异性都较高。不足之处是该技术术中只能间断实施，踝阵挛阳性除脊髓损伤外也可能是麻醉过浅或过深所致，而且踝阵挛阴性也不能完全排除脊髓没有损伤。

躯体诱发电位（SSEP）是刺激外周混合神经（常为胫后神经、腓神经），然后由远程电极记录到反映手术部位在中枢投射部位的电位变化。对刺激与记录的方法已有指南介绍。通常对双下肢的刺激交替进行，以0.1~0.3ms的方波的形式，速率为3~7Hz，刺激的强度与电极种类及与皮肤结合的程度有关，一般于25~40mA。记录电极可安放于颈部棘突或反映皮层感觉中枢的头皮部位，或术中放于硬膜外腔。在切皮时记录基础值，麻醉深度尽可能平稳，排除麻醉药物都对SSEP有影响，术中持续记录电位变化，通过比较诱发电位波幅及潜伏期相对于基础值的变化来判断躯体感觉通路的完整性。通常相对于基础值振幅下降50%或潜伏期延长100%可确定感觉通路有损害，特别是振幅的变化更有价值。SSEP所涉及的感觉通路包括：外周神经、脊髓传导束及取决于记录电极位置的皮层中枢。这些传导通路的生理作用是感知本体觉及轻触觉。因此，SSEP不是运动通路或前角感觉通路（感知痛及温度觉）获得。在判断结果时，应注意：①因为脊髓中感觉与运动传导束非常临近，因此推测任何运动束的损伤也会引起SSEP的变化，但这并没被广泛认可；②脊髓运动通路和感觉通路的血供不同，有时脊髓后动脉支配区低灌注可引起运动通路缺血，但却不影响感觉通路。因此，有可能术中记录到正常SSEP，然而术后患者却截瘫。并且对原来存在神经系统病变的人，只有75%~85%的患者记录到可靠的SSEP的变化。

在吸入全身麻醉药的情况下，可使SSEP电位和波幅降低，但在脊髓手术中应用躯体诱发电位监测具有以下作用：①确定神经传导通路上急性损伤部位，指导术者迅速去除病因并及时纠正；②确定脊髓肿瘤和其他神经组织的病变范围；③监测麻醉药对脊髓功能的抑制作用。特别是高位脊髓肿瘤患者在应用SSEP监测中具有重要的临床意义。

（七）循环管理

急性脊髓损伤、脊髓占位特别是高位颈髓病变的患者术前已有循环功能紊乱，麻醉药对心肌和血管的抑制作用是血管舒张功能进一步降低，体位改变等因素可使静脉系统血流呈现重新分布而影响回心血量。脊髓肿瘤由于血量丰富，术中出血量大，脊髓手术常需控制性降压，通常在保证血容量的基础上将平均动脉压控制于60mmHg以上，如<60mmHg，神经系统易发生缺血性损害。

（八）围手术期脊髓功能保护

无论是急性脊髓损伤或脊髓占位病变，其病理生理改变的基础是脊髓缺血缺氧，围手术期应采取脊髓功能保护措施，减少或阻止导致脊髓缺血缺氧的各种诱发因素。除外保证脊髓灌注压，维持脊髓血氧供应外，常用的药物保护，包括阻断及拮抗各种内源性有害因子的释放，起到稳定神经细胞膜通透性、改善离子通道的作用，减少创伤缺血及再灌注损伤时氧自由基释放引起的脂质过氧化反应。最常用的非药物保护方法是围手术期应用亚低温（33±0.5℃），可有效降低脊髓氧耗，减少脊髓缺血缺氧的风险。此外，麻醉剂、远程预处理、电针预处理等多种脊髓保护方法的研究取得较大的进展，有望在临床治疗中得到广泛的使用。

（九）术后管理

脊柱手术患者常伴合并症，手术中大量失血、长时间的麻醉，术后难控制的急性疼痛对患者都是一个打击，外科医生希望患者术毕保持清醒以检查神经系统功能，并且患者尽早恢复咳嗽能力及接受理疗也很重要。术前应决定术后是否对患者行人工通气治疗，患者术后是否接受人工通气由患者及手术两方面决定。患者因素包括：①已存在神经肌肉性疾病；②严重的限制性通气功能障碍伴术前肺活量低于预计值的35%；③先天性心脏病、左心衰及肥胖等。手术因素包括：手术时间较长、开胸手术、出血量＞30mL/kg。一般术后仅需几个小时的人工通气，一般于低体温及代谢紊乱纠正后即可停机，如患者带有胸腔引流，应定期检查以防堵塞引起血胸、气胸。

术后镇痛处理是麻醉医生必须面对和处理的问题。脊柱手术患者，特别是开胸入路的手术，手术创伤大，许多患者术前已存在慢性疼痛，并存先天性的缺陷（如神经肌肉疾病），该类患者术后镇痛需多种镇痛技术如基本镇痛药物、麻醉镇痛药物及相应部位的局部麻醉封闭技术联合应用。在术后早期常需继续应用术前的镇痛药物，并且镇痛药物的用量需加大及附加其他的镇痛药物。

麻醉镇痛药是脊柱手术患者术后主要的镇痛措施，可以通过肌内注射或静脉应用（持续输入或患者自控镇痛）和硬膜外给药，应用时特别是通过静脉途径给药时有许多副作用，如呼吸抑制、反流、呕吐、嗜睡、胃肠运动抑制等，胃肠运动抑制在大的脊柱手术后本身就存在一定程度的肠麻痹时更明显。肿瘤患者对阿片类药物常耐药。对于长期通过其他路径（如胸内或经皮）接受阿片类药物的患者，在术后应尽早开始原来的镇痛方案并逐渐地减量。

非甾体抗炎药，包括非选择性环氧化酶抑制剂或选择性环氧化酶-1抑制剂已成功地用于脊柱手术后患者的镇痛。但非选择性环氧化酶抑制剂不适用于术中或术后早期的镇痛，非甾体抗炎药应用后可使出血时间延长30%～35%，并有导致胃炎及急性肾功能衰弱的危险。后者在低血容量及低血压时更易发生。一般认为在大手术后应用选择性环氧化酶-1抑制剂是安全的，如患者在术前已安全的应用该类药物则术后应尽早使用，可减少阿片类药物的用量。

（雷毅）

二、麻醉期及恢复期的监测与管理

脊柱肿瘤外科是脊柱外科的一个分支，其围手术期的处理既有脊柱外科常见伤病所具有的共性，又有自身的特殊性。脊柱肿瘤大多是其他部位的肿瘤转移至脊柱，不少患者一般情况较差。肿瘤毗邻脊髓，有可能压迫脊髓，或破坏椎体导致椎体不稳，造成感觉运动障碍甚至截瘫。肿瘤常与周围重要脏器或大血管产生粘连，椎板内静脉丛甚为丰富，手术极易导致大量出血。因此脊柱肿瘤手术的麻醉有较大的风险，麻醉处理上也有一定的特殊性。

（一）麻醉期间的监测和管理

患者在手术麻醉期间，由于外科疾病或并存疾病的影响，麻醉方法和药物的影响，手术创伤及失血，以及体位的改变等因素，都可对生理功能带来不同程度的影响，严重者可危及患者的生命。因此，麻醉期间应主动采取措施预防严重生理变化的发生，密切观察患者各种生理功能的变化，力求及早发现和及时纠正，以避免发生严重并发症。

呼吸功能是麻醉时最容易和最先受到影响的重要功能之一。全身麻醉可引起各种不同程度的呼吸抑制甚至呼吸肌麻痹，阻滞麻醉对呼吸肌的影响也可引起严重的呼吸抑制，麻醉辅助用药、手术体位及并存的呼吸疾病，都是麻醉期间影响呼吸功能的重要因素。因此，麻醉期间保持呼吸功能正常是一项十分重要的任务。呼吸功能正常是指能维持动脉血氧分压（PaO_2）、二氧化碳分压（$PaCO_2$）和血液pH在正常范围内。这3项指标也是衡量呼吸管理是否合理的参数。保持自主呼吸的患者，应观察患者的呼吸运动的类型（胸式呼吸或腹式呼吸），呼吸的幅度、频率和节律，同时观察口唇黏膜、皮肤及手术野出血的颜色，以判断是否有呼吸道梗阻、缺氧或二氧化碳蓄积。必要时应监测血氧饱和度（SPO_2）或动脉血气分析。全身麻醉患者还应监测潮气量、每分钟通气量，有条件者可监测$ETCO_2$，以保证患者的通气功能正常。

麻醉期间维持循环功能的稳定在麻醉管理中占有重要地位，循环系统的变化将直接影响患者的安全和术后的恢复。麻醉期间每隔5～10min测定和记录1次血压、脉搏、呼吸等参数，并记录手术重要步骤、出血量、输液量、输血量及用药等。麻醉期间引起循环障碍的可能原因包括：外科疾病和并存疾病的病理改变，麻醉方法和麻醉药物的影响及其相互作用，手术对循环的影响等。当发生循环障碍时，应对血容量、心脏代偿功能和外周血管的舒缩状态做出正确判断，并进行有针对性的处理。麻醉期间维持有效血容量是非常重要的，血压降低往往与绝对或相对的血容量不足有关。应根据术前心、肾功能及脱水情况，术中失血及体液丢失量进行补充。建立必要的循环监测措施有助于临床判断。麻醉的深浅程度对循环的影响是多方面的。麻醉太浅可引起机体的应激反应，使血压升高，心率增快。麻醉过深既可抑制心肌收缩功能，又可使外周血管舒张，引起外周血管阻力降低和相对血容量不足，结果使血压降低。因此，根据病情和手术要求及时调节麻醉深度，对于维持循环稳定是非常重要的，必要时可应用血管活性药物来支持循环功能。

麻醉期间还应密切观察全身情况。非全身麻醉患者应注意神志和表情的变化，严重低血压和缺氧可使患者的表情淡漠和神志突然丧失。局部麻醉药毒性反应时，可出现精神兴奋症状，严重者可发生惊厥。体温监测十分必要，特别是小儿。体温过高可使代谢增快，氧耗量增加，严重者可引起代谢性酸中毒和高热惊厥。体温降低时，患者对麻醉的耐受能力也降低，容易发生麻醉过深而引起循环抑制，麻醉后苏醒时间也延长。术中应监测中心体温，以监测食管或直肠温度为好。

（二）麻醉恢复期的监测和管理

手术和麻醉虽然结束，但手术及麻醉对患者的生理影响并未完全消除。在此期间，患者的呼吸及循环功能仍然处于不稳定状态，各种保护性反射仍未完全恢复，其潜在的危险性并不亚于麻醉诱导时。因此，应重视麻醉后恢复室（recovery room）的建立和管理。

1. 监测在麻醉恢复期应常规监测心电图、血压、呼吸频率和SPO_2，并每5～15min记录1次，直至患者完全恢复。至少应测定并记录1次体温，如有异常应继续监测。手术较大者，不管是全身麻醉或阻滞麻醉，术后都应常规吸氧。如果患者并存肺部疾病，或行开胸和上腹部手术者，更应重视其呼吸功能的变化和管理。全身麻醉后患者要注意其神志恢复的情况和速度，而椎管内麻醉者应密切观察其阻滞部位感觉和运动的恢复情况。

2. 全身麻醉后清醒延迟的处理常见原因为全身麻醉药的残余作用，包括吸入静脉全身麻醉药、肌松药和麻醉性镇痛药等。可因麻醉过深引起，亦可因患者的病理生理改变而引起药物代谢和排泄时间延长所致，如高龄、肝肾功能障碍、低温等。

此外，麻醉期间发生的并发症，如电解质紊乱、血糖过高或过低、脑出血或脑血栓形成等，都可引起患者的意识障碍，即使麻醉因素已排除，患者术后仍可处于不同程度的昏迷状态。遇此情况，首先应维持循环稳定、通气功能正常和充分供氧。对于术后长时间不醒者，应进一步检查其原因，并针对病因治疗。

3. 保持呼吸道通畅全身麻醉后或阻滞麻醉应用了辅助药，都可影响患者神志的恢复。在此期间非常容易发生呼吸道梗阻，应密切观察。呼吸道不全梗阻表现为呼吸困难并有鼾声，吸气时辅助呼吸肌用力，出现三凹征和鼻翼扇动。呼吸道完全梗阻者，只见有强烈的呼吸行为而无气体交换，胸部和腹部呼吸运动反常。如果未能及时发现和处理，可危及患者的生命。

4. 维持循环系统的稳定在麻醉恢复期，血压容易波动，体位的变化对循环也有影响。发生术后低血压的常见原因有：①低血容量，表现为黏膜干燥、心率快及少尿。应检查血红蛋白含量及HCT以排除内出血。对于顽固性低血压者，应监测尿量、直接动脉压、CVP或肺毛细血管楔压；②静脉回流障碍，可发生于机械通气、张力性气胸、心包填塞等；③血管张力降低，可发生于椎管内麻醉、过敏反应、肾上腺皮质功能低下等，也可见于应用抗高血压药、抗心律失常药及复温时。应针对原因处理。发生术后高血压的常见原因有：①术后疼痛，膀胱尿潴留，患者躁动不安；②低氧血症和（或）高碳酸血症；③颅内压升高；④高血压病患者术前停用抗高血压药。应针对病因治疗。

5. 恶心、呕吐的处理以全身麻醉后患者发生率较高，尤其是以吸入麻醉药为主、麻醉时间较长者更易发生。麻醉期间应用麻醉性镇痛药可使恶心呕吐的发生率增加。麻醉恢复期发生恶心、呕吐对保持呼吸道的通畅十分不利，如果发生误吸则更加危险。应用氟哌利多和枢复宁可明显减少或减轻恶心、呕吐的发生。

（刘若传）

第七节　相关并发症

脊柱肿瘤患者，尤其是恶性脊柱肿瘤患者及转移癌患者全身状况一般较差，对手术的耐受力也较差，而前路手术，尤其是胸腰椎前路手术的创伤很大，故并发症相对多见。

一、一般并发症

（一）肺部
多见于患者全身营养状况差、衰竭、恶液质以及临床原发病灶为肺癌等情况的患者。是围手术期死亡的主要原因。

1. 肺炎　与气管内插管麻醉、术后卧床及胸腰椎术后呼吸受限有关，常为坠积性肺炎。

2. 肺栓塞　可能原因包括：①癌栓进入肺；②手术时间长，因体位压迫易形成局部静脉血栓，并出现血栓脱落；③原有深静脉血栓脱落。

3. 肺不张　可能原因包括：①肺部有炎症；②痰液黏稠，不易咯出；③胸部手术后。

4. 血气胸　可能原因包括：①胸膜外手术不小心损伤胸膜，而未发现或及时修补；②止血不彻底，引流不通畅或未放置胸腔闭式引流。

（二）心血管
1. 心律失常　与术中对迷走神经、交感神经干牵拉或损伤，以及手术时间长，术中缺血时间长以及合并肺部并发症等有关。原有心肌缺血者更易出现。

2. 心功能不全　与心律失常、心肌缺血、血容量不足以及术后补液不当有关。

3. 深静脉栓塞　在术中时间长及手术压迫体位，血流动力学的改变等有关。

（三）其他
1. 泌尿系统并发症　主要为泌尿系统感染，与术后留置导尿管有关。

2. 神经损伤并发症　主要是手术显露过程中引起损伤，如喉返神经、喉上神经、交感干及神经根等损伤。在腰椎前路手术时可损伤神经根，引起下肢无力、足下垂等。

3. 感染并发症　可能出现切口内部感染或纵隔感染、脓胸等，与无菌技术差、手术操作粗暴、局部引流不畅、患者抵抗力差、身体其他部位有感染灶以及残留异物等有关。

4. 压疮　与患者长期卧床，营养状况差，有脊髓神经功能损害，护理不周全等有关。

二、肿瘤切除的并发症

（一）大出血
常见原因有：①癌肿侵袭到大血管，如椎动脉、胸腹主动脉等；②肿瘤侧支循环丰富；③节段血管处理不当，血管回缩；④假性动脉瘤；⑤术前准备不充分，未进行肿瘤营养动脉的栓塞；⑥切除范围广，误伤邻近血管。术中出血凶猛，一般压迫止血难以控制，出血量大，患者血压下降。应快速补充血容量，包括大量输血。采用明胶海绵、止血纱布、生物蛋白胶一起压迫止血，时间可达15～30min。暂时压迫止血的同时，保持术野清晰，扩大显露范围，寻找出血点，采用双极电凝等止血。如仍无法控制，则行紧急血管造影，明确出血部位，予以栓塞等处理。若为主干动脉出血，则需请专科医师协助修补或人造血管移植重建。

（二）局部复发

主要原因为局部残留病灶，术前对肿瘤病灶范围不清或肿瘤波及局部软组织而难以切除。术后症状复发或脊髓损害加重，X线片、CT/MRI检查可以明确。对良性肿瘤或骨母细胞瘤等复发应再次手术切除。恶性肿瘤、转移癌等以化疗、放疗为主，如MRI示范围局限，可以切除，亦可以考虑再行手术。

（三）体腔内种植转移

恶性肿瘤或转移癌切除过程中，肿瘤细胞种植在胸腔、腹腔内，引起种植转移。表现为胸、腹部疼痛或出现包块。而脊柱肿瘤或原发癌少有此类型的转移方式，需考虑种植转移的可能，切除病灶病理检查可证实。如局限，可手术切除。并进行放疗或化疗。

三、脊髓减压并发症

（一）脊髓损伤加重

发生原因有：①节段血管结扎时太靠近椎间孔，影响脊髓节段营养血管的血供；②局部出血，术野不清，盲目进行椎管减压；③采用骨水泥填充椎体缺损部，聚合过程中释放热量致脊髓损伤；④压迫止血时误伤；⑤局部血肿压迫。患者原无脊髓功能损害，术后出现脊髓功能损害，或损害加重，或损害平面上升。一般麻醉苏醒后即发现脊髓损伤加重多为直接损伤，而局部血肿形成压迫常在术后4～5h逐渐加重。除血肿压迫需急症手术清除外，其他情况一般非手术治疗，应以脱水、激素及神经营养药物为主，也可进行高压氧治疗。

（二）脑脊液胸腔瘘

胸椎肿瘤经胸腔入路切除。出现硬脊膜损伤后，未修补或修补不良，脑脊液从蛛网膜下流出至胸膜腔。不多见。表现为胸腔积液，胸水为淡血性。行椎管造影，可见造影剂漏至胸腔内。可抽取10mL的自体血，注入至硬脊膜损伤后，以凝血块堵塞瘘口。或开胸进行硬脊膜修补。

四、脊柱重建并发症

（一）植骨不融合、植骨块骨折、植骨块滑移等

多见于单纯行植骨融合时，与植骨床处理不当、植骨块强度不足、植骨块太小、破坏骨组织没有完全切除以及术后没有有效的外固定制动等有关。随着内固定技术的应用，此类并发症已明显减少，但螺钉如进入植骨块与植骨床界面则会影响植骨融合。

（二）内固定松动、断裂

原因可能是多方面。内固定器械设计缺陷，如没有防止螺钉松脱装置，也有内固定器械存在质量缺陷。医源性因素也相当多见，如固定螺钉误入椎间隙、肿瘤切除后骨缺损区没有达到真正修复重建、术中反复调整内固定器械等，没有确实固定或没有良好植骨融合等均可导致内固定的松动和断裂。无论患者采用前路或后路内固定，术后均需要辅助一些有效的外固定，如颈托、支具等，以消除一些有害的应力作用，如扭转应力等。应嘱咐患者积极配合治疗，适当减少不适宜的运动。一般早期的松动主要与医源性因素有关，而晚期松动或断裂则主要与植骨不愈合等有关，没有植骨融合，任何内固定都将失败。

（三）内固定导致血管损伤

尽管不多见，但临床上已有报道应用前路或后路内固定器械时，使用螺钉太长、偏离方向等造成椎动脉损伤、主动脉假性动脉瘤、髂总动脉损伤等。此类并发症极为严重，随着内固定技术的广泛应用，发生率将会上升，应引起临床医师的警惕。

（四）人工假体滑移

人工椎体滑脱压迫脊髓是最严重的并发症，可导致患者死亡。滑脱原因有多种，如假体设计不合理、肿

瘤切除不彻底，骨质继续破坏、放疗、植骨块条件不好等。滑脱发生在颈椎可发生四肢感觉运动障碍、呼吸窘迫、循环衰竭等。胸腰骶椎的滑脱可发生躯体、下肢感觉运动功能急剧减退或恶化，大小便失禁等。影像学检查可见假体移位。应选择适当的假体再次手术。

（五）骨水泥热灼伤

骨水泥聚合过程中，可释放热量，局部温度达80℃（人工关节置换术时测量结果），如有骨水泥溢入椎管，则可引起硬脊膜和脊髓损伤。注意预防，骨水泥应形成面团后置入椎体缺失部。在硬膜前应用明胶海绵隔开。在聚合过程中不断以冰盐水冲注。

（六）骨水泥构建断裂、松动

骨水泥构建具有良好的抗压缩性能，但抗剪切性能较差，可出现构建断裂、移动，原因主要有：①上下椎体骨面处理不佳，如未开槽；②软骨板保留或骨水泥界面嵌入软组织；③无Steinman针行固定椎体加强；④术后屈伸及旋转活动未限制。如骨水泥中未掺入钡剂，则术后X线检查难以确定，但掺入钡剂会影响其强度。X片见骨界面有透亮区，局部出现脊柱不稳。

五、气管插管术并发症

（一）插管时的并发症及预防

1. 牙齿脱落　术前牙齿已有松动或有凸出畸形，因上喉镜片触碰引起脱落。一旦牙齿脱落，应及时找回，并浸泡于盐水中，准备做牙齿再植。

2. 软组织损伤　气道插管困难，唇、舌、咽后壁皆可擦伤出血，黏膜水肿等。

3. 其他反应　可出现血压急剧升高、心率加快或心动过缓等循环反应。

4. 预防　①操作轻柔、熟练，尽量减少不必要的损伤。②置入喉镜前，先做高流量过度通气，以提高血氧浓度。③置入喉镜前，应有一定深度、充分完善的麻醉。④限制暴露声门的时间不超过15s。

（二）导管存留期间的并发症及处理

1. 管道阻塞　针对发生阻塞原因进行防治。

（1）分泌物与异物应及时吸出以防反流误吸。

（2）因导管不合规格或导管过软扭曲等引起阻塞，应予及时检查并更换之。

2. 导管误入一侧主支气管　尤以小儿容易发生。通过经常听诊两肺及胸廓的扩张度及时发现，即刻将导管回拔。

3. 导管误入食管　多因插管操作时误入，也可因术中体位改变、手术操作等多种原因引起导管过浅脱出后而盲目推进误入，故完成插管后必须经常监听呼吸音及时调整导管位置，固定可靠。

4. 呛咳及支气管痉挛　多因麻醉变浅及气管内积存分泌物引起，可加深麻醉和加用肌松剂。严重支气管痉挛可考虑用药解痉，平稳后吸净分泌物。

5. 气管黏膜损伤　多因套囊压力过高所致。

（三）拔管后并发症及处理

1. 喉痉挛　拔管前应充分吸引，以免分泌物刺激咽喉。一旦出现痉挛，要及时托起下颌。一般面罩供氧后痉挛即可解除；持续不止者，可用药物解除并加压通气。

2. 误吸　拔管呕吐，因喉部保护性反射尚未建立而出现误吸意外，需加强术后护理。

3. 咽喉痛　插管操作轻柔，所选导管适当，可减轻咽喉痛。数日后一般不经特殊治疗而自愈。

4. 喉水肿　常在24h后出现，常因插管困难时机械性损伤或感染，少数可因过敏等引起。可针对原因防治。

5. 喉溃疡及肉芽肿　多因导管摩擦声带突上的黏膜，尤以头部过度后伸以及长时间留管者（6～7日）为多见，需在直接喉镜下切除。

6. 声带麻痹　偶见，原因不明。

7. 呼吸道梗阻 呼吸道梗阻临床比较多见，具体原因也比较多，详述如下。

（1）原因包括 ①分泌物过多或血液、异物吸入；②舌后坠；③喉痉挛；④喉水肿；⑤支气管痉挛；⑥气管导管梗阻。

（2）防治方法。

1）分泌物阻塞或血液、异物吸入 ①术前禁食6h，并肌内注射抗胆碱药物；②急性呼吸道感染者暂缓手术，慢性呼吸道感染者术前用抗生素治疗；③及时消除口咽部及呼吸道分泌物、血液及异物。

2）舌后坠 ①正确托起下颌，头后仰；②拔管后，舌后坠者应放置口咽通气道；③面罩吸氧和人工呼吸。

3）喉痉挛 ①避免和去除咽喉部的直接刺激；②纯氧吸入，防止缺氧；③对轻度喉痉挛者，暂停麻醉，充分供氧，必要时暂停手术刺激，然后逐渐加深麻醉；④对中度和严重喉痉挛者，除上述处理外，应用肌松药、面罩纯氧加压人工呼吸，必要时施行环甲膜穿刺供氧。

4）喉水肿 以3岁以下小儿多见，多发生在气管插管或拔管后1～2h。①插管困难及多次操作的患者在拔管前应静脉注射地塞米松；②症状明显者除应用激素和抗生素治疗外，应给予面罩吸氧和人工呼吸；③严重病例，必须严密监测，必要时进行气管切开术。

5）支气管痉挛 ①术前有哮喘史者应用激素、支气管扩张药及抗生素治疗；②避免芬太尼、硫喷妥钠及筒箭毒碱等诱发支气管痉挛的药物；③麻醉过浅者需加深麻醉，宜用氯胺酮及吸入全身麻醉药（氟烷或恩氟烷）；④静脉注射氢化可的松及氨茶碱，如无心血管方面的禁忌证，可静脉滴注或雾化吸入异丙肾上腺素；⑤吸纯氧及施行辅助或控制呼吸。

总之，随着手术方法的改进，抗癌药物、各种辅助治疗手段的发展，肿瘤患者的生存率明显提高。对于那些因脊柱肿瘤而临近死亡的患者，仅仅对症治疗，是不可取的。对脊柱肿瘤患者采取适当的外科手术治疗，对神经功能恢复及预后都有积极作用。只要全身情况允许，能够耐受手术，就不应该放弃手术。随着内固定器械的进一步发展，肿瘤局部和全身治疗方法的完善，以及人们对肿瘤认识的不断深入，脊柱肿瘤的外科治疗必将取得更大进展。

（刘若传）

参考文献

［1］ 杭燕南，庄心良. 当代麻醉学［M］. 上海：上海科学技术出版社，2002：1-300.

［2］ 庄心良，曾因明，陈伯銮. 现代麻醉学［M］. 3版. 北京：人民卫生出版社，2008：1344-1358.

［3］ 肖建如. 脊柱肿瘤外科学［M］. 上海：上海科学技术出版社，2004：223-226.

［4］ EDWARD MORGAN G，MAGED S MIKHAIL，MICHAEL J MURRAY. 摩根临床麻醉学［M］. 4版. 岳云，吴新民，罗爱伦，译. 北京：人民卫生出版社，2007：1-890.

［5］ MILLER R D. Anesthesia［M］. 5th edition. Philadephia：Churchill Living Stone，2000：2118-2135.

［6］ PAUL G. Clinical anesthesia［M］. 3th edition. Philadephia：Lippincott-Raven Publishers，1996：1025-1037.

［7］ RAW D R，BEATTIE J K，HUNTER J M. Anaesthesia for spinal surgeryin adults［J］. Br J Anaesth，2003，91：886-904.

第十八章 特发性脊柱侧弯手术的麻醉

特发性脊柱侧弯是青少年期最常见的脊柱畸形，其发病率为2%～3%，严重的侧弯畸形影响患者的形体和活动功能，并可影响心肺功能，因此越来越多的脊柱侧弯患者选择手术治疗。脊柱侧弯矫形术因手术创伤大、时间长，出血多，术后并发症多，给麻醉医生造成极大的挑战。同时，除了维持术中生命体征平稳和内环境稳定外，麻醉医生还需要配合神经电生理监测以及协助进行唤醒试验，这对麻醉管理提出了更高的要求。因此，针对特发性脊柱侧弯的手术特点，制定全面合理的麻醉策略是非常必要的。

第一节 病理生理与临床特点

一、特发性脊柱侧弯的定义和分型

（一）定义

特发性脊柱侧弯是指脊柱的结构基本没有异常，由于神经肌肉力量的失平衡，导致脊柱原来应有生理弯曲变成了病理弯曲，即原有的胸椎后凸变成侧凸等。通常根据侧弯发生的年龄，将特发性脊柱侧弯分为婴儿型（0～3岁）、少年型（4～10岁）和青少年型（11～20岁）。青少年特发性脊柱侧凸（adolescent idiopathic scoliosis，AIS）是脊柱侧凸中最常见的类型（约占90%），发病年龄在12～17岁，其发病率为2%～3%，男女比例为1∶4，侧凸10°左右的男女比例为1∶1，侧凸>30°的男女比例为1∶10，女性侧凸更易加重。

（二）分型

King分型根据侧凸部位、顶椎、侧弯严重程度、柔韧度和代偿弯曲等将特发性脊柱侧凸归纳为5型。King分型的提出在脊柱矫形外科的发展史中具有里程碑的意义（表18-1）。

表18-1 King分型及特点

King分型	特点
Ⅰ型	腰弯和胸弯均超过骶骨中心垂线（center sacral vertical line，CSVL），且腰弯的Cobb角较大，其柔韧性较胸弯差（若站立位上胸弯大于腰弯但侧方弯曲像上胸弯更柔软，也归为Ⅰ型）
Ⅱ型	胸弯和腰弯均超过CSVL，胸弯的Cobb角较大、其柔韧性较差
Ⅲ型	单胸弯，其代偿性腰弯不超过CSVL
Ⅳ型	长胸弯，L_5被CSVL平分，L_4倾斜入长胸弯内
Ⅴ型	结构性双胸弯，T_1向上胸弯的凹侧或下胸弯的凸侧倾斜

也有学者考虑双肩及骨盆因素对分类的影响提出了改良King分型，共分为10型，使得进行不同手术方法的比较研究成为可能。

Lenke等以脊柱冠状面、矢状面、轴位三维因素为基础提出了Lenke分型系统。根据冠状面结构性弯的位置进行分型。将侧弯类型、腰弯修订和胸弯矢状位修订三者结合起来，对一个具体侧弯类型进行分析，可以清楚显示胸椎矢状位轮廓。

Suk根据Cobb角、端椎、中立椎、顶锥旋转度将AIS分为4型：单胸弯、双胸弯、胸腰双弯和胸腰/腰弯，每型又分A、B两种亚型。该分型系统否认存在三主弯的情况，同时对顶锥旋转度不好判断，未考虑矢状面因素，仍值得进一步探讨和研究。

二、特发性脊柱侧弯的病因学

目前存在许多假说，包括遗传与基因理论、骨骼发育异常、激素内分泌、结缔组织病等。多种因素具有相互协同作用，目前认为，在遗传基因的前提下，神经系统与激素内分泌系统可能诱发AIS，并在环境作用的刺激下，生长发育障碍、结缔组织及生物力学异常会进一步加重AIS的发生和发展。

三、特发性脊柱侧弯的病理生理改变

（一）呼吸系统

维持正常的呼吸功能需要有正常的胸腔、肺脏容积以及引起胸腔容积变化的胸廓舒缩活动。脊柱侧弯对肺功能的影响与其造成的胸廓畸形、活动受限有关。一般认为，脊柱侧弯引起胸廓畸形后造成胸廓矢状径、冠状径及高度的改变，肋间距也出现凹侧缩小，凸侧加大，肋骨形态改变，以上因素综合作用使胸腔容积变小，顺应性下降，同时膈肌被压迫造成活动受限，通气量减少，引起呼吸功能障碍。发生于胸段的脊柱侧弯对肺功能的影响远大于腰段脊柱侧弯。Cobb角＞65°时，可能限制性肺通气障碍；Cobb角＞100°时，可能V/Q比例失调，呼吸衰竭，肺动脉高压。因此，严重的脊柱侧弯可引发肺源性心脏病并造成死亡，这也是脊柱侧弯最严重的并发症之一。由于肺泡数量在8岁之后不再增加，所以脊柱侧弯发生的年龄越早，对肺功能的影响就越大。

（二）循环系统

约1/3的患者可并有先天性心脏病，常见为主动脉瓣狭窄、动脉导管未闭、房间隔缺损等其他少见的心血管并发症有佛氏窦和肺动脉扩张，主动脉的主要分支如颈总动脉、脾动脉扩张，心内膜纤维变性主动脉瘤破裂和心力衰竭是本综合征的主要死亡原因。另外，胸廓畸形本身即可影响心脏发育。同时，如果脊柱侧弯畸形在儿童期未及时矫正，随着体重的增加和身体的发育，脊柱弯曲程度逐渐加重，肺功能损害亦会逐渐加重，患者肺通气功能越来越不能满足机体的需要，导致成年早期反复肺部感染、缺氧，进而出现肺动脉高压和肺源性心脏病。合并有马方综合征的患者30%～40%有心血管系统并发症，最常见的心血管异常为主动脉特发性扩张、主动脉夹层动脉瘤和二尖瓣异常等。有时可同时发生主动脉病变和二尖瓣病变。伴有收缩晚期杂音的收缩期喀喇音是其最常见的体征。除主动脉瓣和二尖瓣病变外，有时尚可发生三尖瓣病变。虽然主动脉扩张总是发生在升主动脉，但胸主动脉和腹主动脉也可发生动脉瘤样扩张、夹层动脉瘤形成或破裂。

（三）骨骼系统

侧弯椎体椎间盘变窄、椎骨管畸形、周围韧带及肌肉挛缩，都会导致脊椎关节面和关节突在受力上的不平衡，将会导致骨性关节炎，从而出现疼痛症状。

四、特发性脊柱侧弯的治疗

治疗AIS方法多种多样，可归纳为非手术治疗和手术治疗。

（一）非手术治疗

非手术治疗适合诊断早、程度轻、曲线进展危险性小的患儿。一般认为，患儿年龄越小，骨骼发育、性发育越不成熟，侧弯角度越大曲线进展可能性越大，顶椎在胸椎者曲线进展可能性大。常见非手术治疗方法有手法治疗、矫形体操、矫形支具治疗、电刺激、牵引治疗等。

（二）手术治疗

1. 后路手术　目前，应用最广泛的是椎弓根钉棒内固定系统，椎弓根螺钉的应用不仅提供了坚强可靠的固定，同时更好的三柱机械固定还可减少融合节段，获得更好的融合率。AIS患儿椎弓根周径较成人更小，常伴椎体畸形，同时椎弓根附近解剖结构复杂、多变，术中如何安全、准确地植入椎弓根螺钉难度较高。

2. 前路手术　前路矫形内固定手术一直是治疗腰段或胸腰段AIS患儿的经典术式。但术后矫正角度丢失、矫正节段后凸畸形、金属内固定物断裂、假关节形成等是较为常见的并发症。随着腔镜技术的发展与推广，应用胸腔镜技术治疗胸段脊柱侧弯能取得与后路手术、传统前路开胸手术同样的效果，并且具有切口小、创伤小、术后肺功能恢复快、患儿生活质量较高等优点。但并发症发生率仍偏高，可能出现术中出血量大、肺不张、胸腔积液、乳糜胸、胸壁麻木等，同时胸腔镜技术操作难度大，较难掌握，在选择时应慎重。

3. 前后路联合手术　目前，重度僵硬性脊柱侧弯常采用分期手术进行：一期前路松解，二期后路矫形。有报道应用前后路分期手术，一期前路松解、二期颅骨环牵引、三期后路矫形手术治疗重度僵硬性脊柱侧弯取得了良好疗效。

综上所述，随着对特发性脊柱侧弯认识的不断深入，其疗效得到明显提高，但AIS的治疗难度仍然很大，应遵循早诊断、早治疗的原则，尽可能采取非手术治疗，对需要手术治疗的患儿应严格把握手术指征、选择正确的入路及手术方式，尽量降低并发症发生率，促使患者身心健康，提高生活质量。

第二节　麻醉前评估与准备

麻醉前评估主要是为发现并存的心肺疾患和患病程度，了解术中神经损伤的可能及预测术后并发症发生率及预后。

（一）了解病史

包括主诉、现病史、既往史、手术麻醉史、外伤史、个人史、用药史、过敏史、家族史及家族麻醉史等。青少年脊柱侧弯患者是恶性高热的高发人群，因此要着重了解患者或其直系亲属对氟烷、琥珀胆碱是否有高敏感性，有无恶性高热家族史等。

（二）查体

包括一般情况、神经系统、呼吸道情况、肺及呼吸功能、循环、腹部、四肢等。

实验室检查包括血常规、凝血、血型和抗体筛查、肝肾功能、电解质、血糖、胸片、心电图、传染病筛查等，特发性脊柱侧弯患者还需要常规完善UCG、肺功能检查、血气等检查。

（三）术前评估

包括气道评估、心肺功能、内分泌系统、神经肌肉系统、营养状况、脊柱柔韧性及合并其他畸形等。

1. 气道评估　检查颈部活动以及上呼吸道解剖情况，以了解有无气管插管困难和是否需用纤维支气管镜引导行气管插管。重度脊柱侧弯患者往往术前有颅环牵引，严重影响气管插管和深静脉穿刺体位摆放，因此，做好充分的准备如可视喉镜、纤维支气管镜、床边彩超等尤为重要。

2. 心功能　心脏听诊是最简单直接的方法。用代谢当量（MET）以简单评估患者的心功能状态（表18-2）。

表18-2　心功能分级及其意义

级别	屏气试验	临床表现	临床意义	麻醉耐受力
Ⅰ级	>30s	能耐受日常体力活动，活动后无心慌、气短等不适	心功能正常	良好
Ⅱ级	20~30s	对日常活动有一定的不适感，往往自行限制或控制活动量，不能做跑步或用力的工作	心功能较差	如处理正确、适宜，耐受仍好

（续表）

级别	屏气试验	临床表现	临床意义	麻醉耐受力
Ⅲ级	10～20s	轻度或一般体力活动后有明显不适感，心悸、气促明显，只能胜任极轻微的体力活动或静息	心功能不全	麻醉前应充分准备，应避免增加心脏负担
Ⅳ级	<10s	不能耐受任何体力活动，静息时也感气促，不能平卧，有端坐呼吸、心动过速等表现	心力衰竭	极差，一般需推迟手术

此外，胸廓畸形、软化、俯卧位及手术压迫可能使患者在术中出现急性心脏压迫的症状，术前要充分预估到此风险，完善查体，并排除心脏器质性病变，以便在手术中出现急性心血管事件时可以迅速做出判断。

对于有先心病的患者，均建议先行心脏畸形的矫正，再于12个月后矫正脊柱畸形。

3. 肺功能　肺功能检查通常为限制性通气障碍，如FVC>70%，则肺功能储备良好；如FVC<40%，则术后呼吸支持的可能性大。中山大学附属第一医院一般在FVC<30%时不行手术。然而，随着外科技术、麻醉管理及ICU管理水平的提高，在慎重分析手术风险与获益的前提下，突破此手术禁忌而获得良好预后并非不可能。

动脉血气分析简单易行，可以了解患者的肺通气及换气功能。

此外，麻醉医生还应熟悉一些简易的床旁测试患者肺功能的做法，如屏气试验、吹气试验、吹火柴试验等。

为保证手术的安全和促进术后肺功能的恢复，术前应指导患者做呼吸功能锻炼，如深呼吸、吹大气球及扩胸运动。扩胸运动2次/日，15～20min/次，扩胸时两肩尽量后伸；吹气球3次/日，每次15min；深呼吸3次/日，15～20min/次，并训练患者进行有效咳嗽。鼓励患者做自我悬吊联系，结合颌枕带–骨盆牵引，必要时还可以进行颅骨牵引，以软化呼吸肌的僵直度。对于较小的患儿，也可采用Halo颅骨环牵引以及下肢皮肤牵引。以上措施可有效防止呼吸系统并发症的发生，并促进术后肺功能改善。

4. 内分泌系统　合并有先天性肾上腺皮质增生的患者应正规给予激素治疗后再行手术。手术当天应静脉给予100～150mg氢化可的松或20～35mg甲强龙，1～2日后快速阶段性撤药至常规剂量。围手术期应注意纠正水、电解质紊乱。术中或术后出现无法解释的低血压或休克，患者的临床体征与疾病严重程度不一致，应考虑肾上腺功能不全。

5. 神经肌肉系统　精神状态、感觉和运动功能检查，同时麻醉医生应通过术前访视，充分与患者沟通，以缓解患者焦虑及患儿的恐惧情绪。术前应规范教育患者如何进行唤醒试验并自行训练（图18-1）。

肌营养不良型侧弯患者如使用琥珀胆碱，出现恶性高热和心搏骤停的风险高；此类患者对麻醉药物易出现心肌抑制，术后可能需要呼吸支持治疗；容易术中出血。

6. 营养状况　AIS患者大多营养发育不良，对麻醉和手术的耐受力较低。对贫血、低蛋白血症、脱水等术前均应适当纠正。同时，有条件的医院可以请专职的营养师会诊，建立一套术前营养评估及调理方案。

7. 应检查脊柱柔韧性及四肢神经功能，为术中、术后神经系统损伤快速评估提供依据。发生脊髓神经损伤高危因素有严重/僵硬/角状后凸、后凸畸形、翻修术、伴髓内病变者（如栓系、纵裂）及神经功能异常者。检查有无合并其他畸形。

除上述评估外，还应有影像学专科医生对影像学检查评估，术前进行脊柱三维CT俯卧位扫描了解脊柱精细结构、评价脊柱旋转情况、测量椎弓根各参数、术中体位保持一致结合C型臂X线机透视下置钉能提高螺钉植入的安全性与准确性。同时，CT直接指出各种异常的危险影像，如椎板未闭合、异常骨缺失、血管变异、孤星纵裂、椎弓根缺失、椎体旋转等，以避免术中脊髓血管损伤。

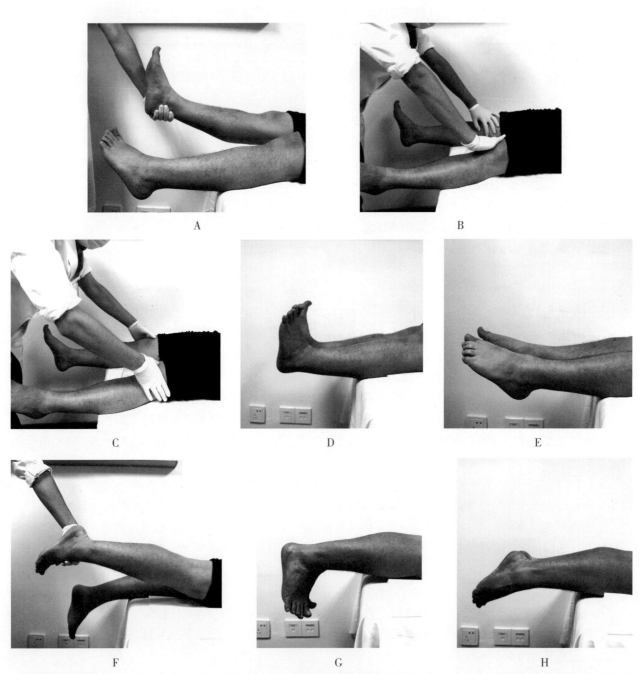

A. 仰卧位直腿抬高；B. 仰卧位双膝内收；C. 仰卧位双膝外展；D. 仰卧位双足背屈；E. 仰卧位双足背伸；F. 俯卧位直腿抬高；G. 俯卧位双足背屈；H. 俯卧位双足背伸

图18-1　术前规范教育患者如何进行唤醒试验并自行训练

第三节　小儿脊柱手术麻醉管理

小儿脊柱手术因其手术及患者本身的特殊性，应考虑到体位、减少出血、保温、防止静脉气栓及保护凝血等方面，对麻醉管理也有更高的要求。

（一）麻醉方法的选择

因脊柱侧弯患儿多伴有心、肺功能的减退，且手术常采用俯卧位，所以气管插管全身麻醉有利于围手术期的呼吸管理和麻醉实施。气管插管应选用有一定柔韧度的钢丝气管导管或加强气管导管，以免因体位变动而发生打折。

（二）麻醉药物的选择

复合低浓度的吸入麻醉药可减少静脉药物和肌松药物用量，并能够减少术中知晓的发生，因此，静脉使用丙泊酚和瑞芬太尼，辅以小剂量的右旋美托咪定，复合小剂量的七氟醚吸入麻醉，是笔者团队常选用的麻醉方式。具体实施方法为：诱导采用咪达唑仑、丙泊酚或者依托咪酯、芬太尼、顺式阿曲库铵或罗库溴铵，维持采用丙泊酚 $3 \sim 6mg/（kg \cdot h）$；吸入麻醉药 $<0.5MAC$；右旋美托咪定 $0.2 \sim 0.5\mu g/（kg \cdot h）$，常常只给首量 $0.3 \sim 0.5\mu g/kg$；瑞芬太尼 $0.05 \sim 0.3\mu g/（kg \cdot min）$；顺式阿曲库铵泵注 $<1\mu g/（kg \cdot min）$。

（三）术中注意事项

1. 体位　经后路手术常常采取俯卧位，需注意受压部位以免长时间压迫损伤或缺血。尤其要注意眼部受压将导致患者视力缺失甚至失明的严重后果，因此不仅在体位摆放时需要注意避免受压，在术中应用眼罩、定时抬头和检查眼部受压情况也可以减少此并发症的发生。若双手固定于头部两侧，手臂伸展不超过90°，以免牵拉臂丛，病在腋下放置软垫；防止尺神经和其他外周神经受压；防止腹部受压，维持合适的胸廓通气。术中电刺激导致咬肌强直收缩可能会损伤舌头，术前放置软质口塞可避免舌头和牙齿损伤（图18-2）。

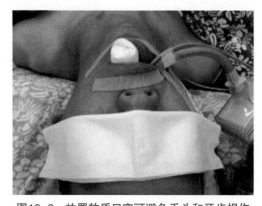

图18-2　放置软质口塞可避免舌头和牙齿损伤

另外，减少对胸腔和腹腔的压迫将降低椎外和椎内静脉丛压力，显著减少术中出血。有条件的医院最好选用Wilson Frame（图18-3）。

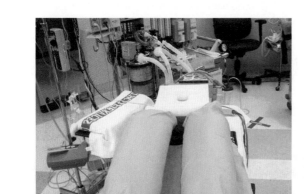
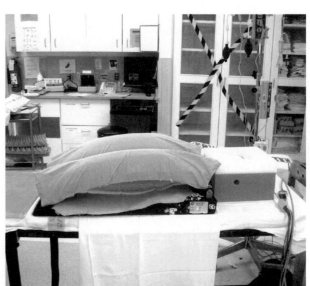

图18-3　Wilson Frame

2. 保温　因手术创面大、液体出入量大，需要全面保温。具体措施有液体加温机、空气加温机、加温输液机和温毯，目标是把体温维持在36℃以上。

3. 减少出血　除了注意体位和体温因素外，合理使用止血药物对减少术中出血是十分重要的。药物选择以抗纤溶药物为主，推荐氨甲环酸首量10~20mg/kg，30~60min输注完毕（手术开始前），续予1~2mg/（kg·h）持续泵注。可根据情况使用凝血酶类或去氨加压素。我们团队一项随机双盲对照平行研究发现，与术中应用小剂量氨甲环酸［首量10mg/kg，维持量1mg/（kg·h）］相比，应用大剂量氨甲环酸［首量100mg/kg，维持量10mg/（kg·h）］可以减少脊柱侧弯患者术中出血量的37.9%。我们团队另一项临床研究发现，与单纯应用小剂量氨甲环酸相比，联合应用氨甲环酸和去氨加压素可以减少脊柱侧弯患者术中总出血量的40.5%，尤其是在打钉节段的出血量。

当然，减少出血最重要的手段是改进手术医生手术技术，笔者所在团队的手术医生通过加大电刀、电凝功率、耐心细致的止血、及时应用骨蜡和术中止血药、填塞肾上腺素盐水纱条等手术技巧的改进，明显减少了手术出血。

此外，精细的麻醉管理，如术中每袋液体数字编号、精确记录手术台上冲洗液量和交班时间、分段记录出血量以及定时评估出入量都是笔者在临床中用于记录和统计术中出血的措施。

在以上措施的前提下，液体治疗方面以晶体、胶体结合为主，目的是维持血流动力学稳定，注意适时补充FFP、冷沉淀和血小板等。术中Hb<8g/dL输注异体血，回收洗涤血随时输入，术后Hb<10g/dL输注回收血或异体血，或根据患者的症状，由外科医生判断。

4. 脊髓损伤　脊柱侧弯手术中脊髓损伤发生率为0.3~0.6%。导致脊髓损伤的因素包括植入物直接挫伤、脊髓缺血、脊髓牵拉受伤以及硬膜外血肿等。其中，矫形或截骨时脊髓缺血是最常见的原因。术中神经功能监测能及时发现脊髓损伤。当神经功能监测发现异常时，可能发生了急性脊髓损伤，在解除外科因素（如压迫）的同时，为了进一步行脊髓保护，麻醉医生需要迅速做出反应。首先将血压升高至基础血压的115%~130%，立即检查体温和血色素，纠正低温和贫血，同时准备唤醒试验。唤醒试验的做法是：停止泵注丙泊酚和肌松药，但应继续泵注小剂量瑞芬太尼［0.05~0.1μg/（kg·min）］；防止剧烈挣扎和脱管；在脊柱不稳定时最好不唤醒；注意气道高敏的患者在剧烈呛咳时发生气道痉挛而出现通气障碍。同时，应与外科医生协商后以确定是否需要激素冲击治疗以及脱水治疗。

5. 术中血流动力学调控目标　根据手术步骤采取不同血压控制策略既可以有效减少出血，又可防止脊髓缺血的发生。具体措施为：在切皮暴露期适当降低血压，将MAP控制在60~70mmHg或下降不超过基础血压的15%~30%，在打钉时维持基础血压，截骨和矫形时升高血压，MAP>80mmHg或超过基础血压的15%~30%将有效预防脊髓缺血的发生，尤其是在诱发电位监测异常时，更应升高血压超过基础血压的15%~30%。

第四节　麻醉监测管理

除了常规的麻醉监测，如血压、心电图、血氧饱和度、呼气末二氧化碳分压、体温等，由于AIS患者自身病理生理改变和脊柱侧弯矫形手术的特点，加之术中需配合唤醒试验，因此需要更为严密的监测以精确麻醉管理。

1. 连续动脉压监测　既有利于血压的精确测量与动态观察，也便于动脉采血行血气分析。

2. 中心静脉压监测　为麻醉医生动态观察患者液体进出平衡、行液体治疗提供依据，同时深静脉通道的建立为快速补液提供了通道。

3. 血气分析　为麻醉医生快速提供患者当前的氧合、水电解质、酸碱平衡及红细胞压积情况，可以指导麻醉医生及时调节内环境平衡、纠正贫血。

4. 脑电监测　将麻醉深度控制在合适水平，既能保证患者足够的镇静，又可以准确判断唤醒试验的时机，使得全身麻醉药物的使用有据可循，也使得麻醉医生更为从容实施唤醒试验。

5. 神经电生理监测 可以及时客观地发现与分析脊髓受损与否，评估脊柱矫正的程度是否恰当。目前临床常采用的方法有躯体诱发电位（SSEP）监测和运动诱发电位（MEP）监测，必要时还可以监测下行神经源性诱发电位（DNEP）。因此麻醉药物的选择要充分考虑到对神经电生理监测的影响。临床常用麻醉药物对神经电生理监测的影响详见表18-3、表18-4。

表18-3 不同麻醉药物对运动诱发电位监测的影响

药物		剂量	刺激方式	对MEP影响
静脉全身麻醉药	异丙酚		单刺激	剂量依赖性抑制MEP
			串刺激	剂量依赖性抑制MEP，正常麻醉范围内可被记录到
	咪达唑仑	0.05mg/kg	单刺激	降至基础值的42.8%
			串刺激	尚不明确
	氯胺酮	0.5mg/kg		不改变MEP波幅
		15～20mg/kg		降低MEP波幅
	硫喷妥钠	持续输注	单刺激	MEP完全消失
		2mg/kg	单刺激	降至基础值的42.8%
			串刺激	尚不明确
吸入全身麻醉药	异氟醚	<0.6%		可测得
	七氟醚	1MAC（1.7%）	串刺激	可测得
阿片类药物				不影响
肌松药		维持在稳定的肌松水平（T$_1$在基线水平的45%～55%）	串刺激	波幅稳定、变异系数小的可靠波形

表18-4 不同麻醉药物在神经电生理监测中的使用原则

药物	SSEP	MEP	EMG	DNEP
吸入麻醉药	<0.5MAC	避免使用	无限制	无限制
阿片类药物	避免推注	持续泵注	无影响	无影响
肌松药	充分肌松	避免使用或低剂量泵注	不用或低剂量泵注	完全肌松

值得注意的是，所有的监测只是提供单一的客观资料，需要麻醉医生和手术医生结合临床情况综合评判。

第五节 相关并发症与处理

1. 脑脊液漏 主要由于术中操作引起硬脑膜破裂所致，若术中发现应及时修补，对于无法修补或者术后才发现者，可放置蛛网膜下腔置管引流，以降低硬膜外腔压力，待其自然愈合。超过1个月仍有漏液者可采用手术治疗。

2. 肺部并发症 脊柱侧弯的患者大多有胸廓畸形及肺功能不同程度损伤，再加上全身麻醉术后患者因咽喉肿痛及切口痛不敢咳嗽、深呼吸，易并发肺炎、肺不张，因此，术后3日应每日用生理盐水10mL及沐舒坦15 mg进行雾化吸入2次，同时按术前训练方法每日指导患者进行有效咳嗽及深呼吸、早期活动。

笔者团队的一项回顾性研究发现，AIS患者术后7日内肺部并发症发生率较高，胸段Cobb角大、麻醉时间长、全静脉麻醉、融合节段多、失血量大、术后谵妄的患者容易发生术后肺部并发症。国内有学者发现，绝大部分患者在术后3个月才能恢复到术前水平。数年后肺功能虽有明显改善，但仍不能达到正常水平。可见肺功能的改善并不因为脊柱矫形术而达到完全的矫正，这种改善是病理过程的逆转，而有些改变却已根本无法逆转，如肺泡的发育不良与数量减少。因此，对术后肺功能的改善不可有过高的期望，而应鼓励患者做长期的康复训练。

对于术前肺功能正常而术后拔管困难的患者，应高度警惕术中是否有伤及胸膜和气胸的发生，及时行胸腔闭式引流，一般可以自愈。

3. 肠系膜上动脉综合征（superior mesenteric artery syndrome，SMAS）　主要表现为持续的术后呕吐，其机制为侧弯的脊柱受到牵拉后，导致位于腹主动脉和肠系膜上动脉之间的十二指肠受到机械性压迫而发生梗阻。女性、消瘦、顶椎在L_1以上、胸弯和腰弯较大、脊柱柔韧性好以及矫形过大是术后肠系膜上动脉综合征的高危因素。对于此类患者应高度警惕，建议高危患者发生持续呕吐时应行肠系膜上动脉造影或以CT重建以确诊，同时通过禁食、胃肠减压及左侧卧位处理，如有肠道缺血坏死，则视情况决定是否行胃空肠吻合术。

4. 术后疼痛　术后疼痛是脊柱侧弯患者术后常见的并发症，文献报道，10～16岁小儿脊柱侧弯术后需要干预的疼痛发生率为10%。充分的镇痛可以提高患者的满意度，使患者更易配合术后的物理治疗、早下床活动以及缩短住院时间。

目前主要的镇痛方案有以下3种：①鞘内镇痛为主，由术者或麻醉医生在手术开始时选择L_3～L_4于蛛网膜下腔注入吗啡$5\mu g/kg$，同时辅以手术结束前30～60min静脉注射帕瑞昔布钠$1mg/kg$，最大剂量为40mg；以后每12h重复静脉注射帕瑞昔布钠，共72h；持续硬膜外镇痛：术者手术结束前置入钢丝硬外导管，单管，穿刺间隙选择手术切口平面中点，选用电子泵，行CEA，吗啡首量$40\mu g/kg$（$0.1mL/kg$），手术结束前1h给予，当神经功能评估完毕后予0.25%罗哌卡因$0.1mL/kg$，配药浓度为0.1%罗哌卡因+吗啡$50\mu g/mL$，吗啡持续速率$0.08～0.1mL/（kg \cdot h）$；小儿多模式镇痛：术前予对乙酰氨基酚栓剂塞肛，术后每6h予伤口局部浸润，拔管后VAS评分<3分给予曲马多静脉$1～2mg/kg$，维持速度$0.2～0.4mg/（kg \cdot h）$。

我们团队的一项前瞻性随机双盲研究发现，与经典的硬膜外镇痛相比，多模式镇痛方案患儿的VAS评分较低，且术后恶心、瘙痒的发生率更低。

5. 术后恶心呕吐（post operative nausea and vomiting，PONV）　PONV的高危因素为儿童、女性、高危手术术后镇痛患者发生率高，特别是使用硬膜外吗啡镇痛时。笔者团队一项回顾性研究也发现，术中平均动脉压低、红细胞丢失、低体温使患者容易发生PONV，使用阿片类药物更增加PONV的风险。

推荐防治PONV的措施有：①术中维持稳定血压、预防性使用奥美拉唑；②保持体温、改善镇痛方案、使用激素加$5-HT_3$受体拮抗剂或者激素+小剂量氟哌利多10～15$\mu g/kg$（<1.25mg）激素+小剂量氟哌利多+$5-HT_3$受体拮抗剂，如果合并瘙痒时予苯海拉明20mg肌内注射。

在临床工作中，亦发生术后充血性心力衰竭和肺水肿、低钾血症、急性肾损伤、硬膜下血肿、术后大出血等严重并发症。总之，AIS患者病理变化复杂，手术创伤大，因而有导致各种术后并发症的可能，作为麻醉医生和手术医生，应当充分预估手术风险，及时发现并处理。

（舒海华　叶芳　郑传东）

参考文献

［1］　李明. 脊柱侧凸外科学［M］. 上海：第二军医大学出版社，2013：137，180.

［2］　崔苏扬. 脊柱外科麻醉学［M］. 上海：第二军医大学出版社，2004：234，244.

［3］　贺秋兰，叶芳，舒海华，等. 脊柱侧凸后路矫形术后呼吸系统并发症的危险因素分析［J］. 中国脊柱脊髓杂志，2013（08）：673-679.

［4］ 贺秋兰，刘卫锋，舒海华，等. 脊柱侧弯矫形术后恶心呕吐的围手术期危险因素分析［J］. 中山大学学报（医学科学版），2011
（01）：131-135.

［5］ YAMAGUCHI K，SUMITOMO M. Anesthetic management with total intravenous anesthesia for intraoperative wake-up test in pediatric
scoliosis surgery［J］. The Japanese Journal of Anesthesiology，2010，12（59）：1522-1525.

［6］ MENG X L，WANG L W，ZHOU Y，et al. Comparative study on two total intravenous anesthesia techniques in complex spine surgery［J］.
Beijing Da Xue Xue Bao，2013，3（45）：474-479.

［7］ IBRAHEIM O A，ABDULMONEM A，BAAJ J，et al. Esmolol versus dexmedetomidine in scoliosis surgery：study on intraoperative blood
loss and hemodynamic changes［J］. Middle East J Anaesthesiol，2013，22（1）：27-33.

［8］ MARTIN D P，BHALLA T，THUNG A，et al. A preliminary study of volatile agents or total intravenous anesthesia for neurophysiological
monitoring during posterior spinal fusion in adolescents with idiopathic scoliosis［J］. Spine，2014，39（22）：E1318-E1324.

［9］ ROZET I，VAVILALA M S. Risks and benefits of patient positioning during neurosurgical care［J］. Anesthesiol Clin，2007，25（3）：
631-653.

［10］ GAMBRALL M A. Anesthetic implications for surgical correction of scoliosis［J］. AANA J，2007，75（4）：277-285.

［11］ WILTON C LEVINE. 麻省总医院临床麻醉手册［M］. 8版. 王俊科，于布为，黄宇光，译. 北京：科学出版社，2012：3，15.

第十九章　局部浸润麻醉下脊柱手术

第一节　概　述

局部浸润麻醉自20世纪50年代至80年代期间广泛应用于骨科手术中，给骨科的伤病患者解除了疼痛，完成了许多重大、疑难手术，治愈了许多在简陋设备的条件下需要进行大手术的病例。特别是在脊柱外科中，应用局部浸润麻醉下，行靠近硬膜或神经根做减压截骨切除骨组织的时候，或者是围绕硬膜管做环形切除矫正脊柱畸形时，局部浸润麻醉能发挥它的优势，在患者清醒下能随时回答医生的问话和随时告知术者，器械对脊髓或神经根的碰触或牵拉，对截骨间隙张开过宽所造成的脊髓过牵或闭合截骨间隙时产生的脊髓神经过度迂曲缩短所致的两下肢感觉麻木等早期症状，可及时向术者提示。这是局部浸润麻醉最大的优越性，是任何全身麻醉下的监护仪器和唤醒试验都难以比拟的。笔者曾在局部浸润麻醉下做全脊柱截骨矫正脊柱畸形855例，就靠局部浸润麻醉下，与患者的密切配合，与患者谈着话做手术的办法，来圆满完成手术的全过程。这就是局部浸润麻醉在脊柱外科中应用的特殊意义。

当术前、术中和术后均配戴颅盆牵引装置的患者，在颅盆牵引下做手术的时候，气管插管全身麻醉将受到一定的限制。故作者大部分在颅盆牵引下做手术的患者，均采用后背部长节段局部浸润麻醉，取得显著治疗效果。达到术中无痛，特别是当靠近硬膜、神经根进行截骨切除术时，对神经组织的机械性碰触或过牵、过缩而造成的损害，患者能及时告知术者，自觉症状上的麻木、疼痛和不适，使术者及时注意纠正操作上的错误，这比任何唤醒试验和诱发电位都更可信。

术后在颅盆牵引下的患者，能避免全身麻醉后的胃肠道反应，恶心呕吐等现象的发生。使患者恢复较快，术后第2日即可下床围床活动，由于在颅盆牵引下刀口的疼痛不明显。局部浸润麻醉的患者，全身反应较轻，一般均能顺利度过术后这一关。

局部浸润麻醉下进行大手术的手术方法，其优点甚多，特别是在脊柱外科中利用它保留意识，能与手术者交谈的特点来防止手术操作中对脊髓和神经组织的损伤，其意义重大。因为局部浸润麻醉是由外科医师与麻醉科医师共同合作，密切配合方能做到尽善尽美的一种麻醉方法。术中分层、分次注射局部麻醉药液，是由外科医师来完成的，而密切观察患者和处理意外事故的发生，又是由麻醉科医师来负责的，所以外科医师与麻醉科医师之间必须配合默契方能达到顺利进行大手术时应用局部浸润麻醉的工作。关于麻醉药液的配制及用量的确定，必须由外科医师与麻醉科医师共同协定处方。分层、分次的注射药量必须由外科医师掌握，注意切勿注药过量或麻醉药液误入动脉，造成麻醉药中毒现象。但麻醉科医师更应认真负责的观察监测患者，及时发现患者有无意外表现或局部麻醉药液中毒的现象发生，应及早发现及早处理，不能延误时间，造成患者的不可逆的脑缺氧。对采用局部浸润麻醉的患者做手术时，应事先准备好局部麻醉药液中毒的解毒药物硫喷妥钠注射针剂、鲁米那儿钠注射针剂，并对解毒药液的用量胸中有数。一旦发现患者有抽搐，就应立即进行抢救。麻醉科的医师必须在局部麻醉药液中毒的抢救方面拥有成熟的理论知识与实践经验，这样才能避免许多的麻醉意外发生。

一、3种卡因的药理

1. 普鲁卡因　属于酯类局部麻醉药，普鲁卡因亦称奴佛卡因，是最早合成的对氨苯甲酸酯类药物之一，毒性较小，是常用的局部麻醉药。本药属短效酯脂类局部麻醉药，亲脂性低，对黏膜的穿透力弱。一般不用于表面麻醉，常局部注射用于浸润麻醉、传导麻醉、蛛网膜下腔麻醉和硬膜外麻醉。注射给药后1~3min起效，可维持30～45min，加用肾上腺素后维持时间可延长20%。普鲁卡因在血浆中能被酯酶水解，转变为对氨苯甲酸（PABA）和二乙氨基乙醇，前者能对抗磺胺类药物的抗菌作用，故应避免与磺胺类药物同时应用。普鲁卡因也可用于损伤部位的局部封闭。过量应用可引起中枢神经系统和心血管反应。有时可引起过敏反应，故用药前应做皮肤过敏试验，但皮试阴性者仍可发生过敏反应。对本药过敏者可用氯普鲁卡因和利多卡因代替。

2. 利多卡因　属于酰胺类局部麻醉药，利多卡因亦称塞罗卡因，因其神经阻滞效果确切、起效迅速和作用时间中等，所以目前仍然是应用最为广泛的局部麻醉药。血液吸收后或静脉给药，对中枢神经系统有明显的兴奋和抑制双相作用，且可无先驱的兴奋，血药浓度较低时，出现镇痛和思睡、痛阈提高；随着剂量加大，作用或毒性增强，亚中毒血药浓度时有抗惊厥作用；当血药浓度超过5mg/mL可发生惊厥。本品在低剂量时，可促进心肌细胞内钾离子外流，降低心肌的自律性，而具有抗室性心律失常作用；在治疗剂量时，对心肌细胞的电活动、房室传导和心肌的收缩无明显影响；血药浓度进一步升高，可引起心脏传导速度减慢，房室传导阻滞，抑制心肌收缩力和使心排血量下降。

3. 布比卡因　属于酰胺类局部麻醉药，布比卡因亦称麻卡因，是哌啶环羟基酸酰胺的丁基衍生物。一般用于局部浸润阻滞、周围神经阻滞以及硬脊膜外间隙阻滞和蛛网膜下隙阻滞，但是不应用于表面麻醉。局部麻醉作用强于利多卡因（约强4倍）。其0.25%～0.5%溶液引起局部麻醉的时间一般为4～10min，0.75%溶液起效较之略快。用其0.5%溶液加肾上腺素做硬膜外阻滞麻醉，作用可维持5h。由于本品在血液内浓度低，体内蓄积少，作用持续时间长，故为较安全的长效局部麻醉药。

二、麻醉药液的配制和用药

1. 配制　本组采用复方局部浸润麻醉剂，其中包含盐酸普鲁卡因2.5g，盐酸利多卡因400mg，盐酸布比卡因200mg，哌替啶100mg，盐酸肾上腺素（1∶1 000）0.5mL，生理盐水加到1 000mL。要求一次性将1 000mL药液配好备用，不允许随用随配以免在药量比例上发生问题影响麻醉效果或出现中毒现象。

2. 用法和用量　局部浸润麻醉时分次进行皮内、皮下，肌肉和神经根周围注射。成人量500～1 000mL，8岁以内的小儿药物分量减半。

3. 术前和术中用药　术前晚给苯巴比妥30～60mg口服，小儿每千克体重2mg口服。术中患者如有难以忍受的疼痛时，还可在3～5h内再给予2次哌替啶肌内注射，每次50mg，8岁以内小儿酌情减半量。再加上局部麻醉药液中的哌替啶100mg共计200mg。根据本组病例用药经验术中、术后无不良反应出现。哌替啶的最大优点是镇痛作用强而不影响意识，患者能随时回答术者的问话。我们不主张给予影响患者意识的药物，如氯安酮之类。

三、局部浸润麻醉技术和手术操作

由麻醉师在台下监护患者，术者和助手在台上进行局部浸润麻醉，其步骤如下：患者取俯卧位，消毒铺单后开始沿棘突做皮内、皮下层的浸润麻醉，然后切皮止血直至暴露腰背筋膜后层，在切开筋膜之前再进行椎板后肌肉层的浸润麻醉，根据切口的长短需要250～500mL麻醉药。然后沿棘突做正中切口暴露椎板，剥离清除椎板后软组织，用自动牵开器拉开肌肉层再进行第三层横突间和横突旁的深层浸润注射，并同时对自椎间孔发出的脊神经根周围做浸润封闭。三层共需要局部麻醉药液500～750mL（成人量），剩下的药液留作必要时补充麻醉用。一般所配麻醉药液宁可比所需要的量多些，但勿过少免得不够时重配。因为局部麻醉药液是分层、分次注入组织，一般不会因药量过大而产生古卡碱类药物中毒现象。

四、局部麻醉药的全身毒性

在临床上局部麻醉药引起的各种毒性反应主要涉及中枢神经系统（CNS）和心血管系统，局限的神经和骨骼肌刺激，以及一些特殊的副作用，如正铁血红蛋白血症、过敏反应和局部麻醉药成瘾。对心血管和中枢神经的毒性，以及对骨骼肌的刺激是由局部麻醉药的毒理性质决定的。其他多数不良反应都是因用药不当所致，如意外地血管内或鞘内注射，或者用药超量。

局部麻醉药对人体的毒性反应多累及中枢神经系统，对心血管系统的抑制较少，但后果严重，而且难以处理。

各种局部麻醉药潜在的中枢神经系统的毒性，主要与其固有的麻醉强度有关。例如对猫，需要注射普鲁卡因约35mg/kg才使其产生惊厥，相比之下布比卡因只要用5mg/kg，而利多卡因、甲哌卡因和丙胺卡因诱发惊厥的剂量为中等。各种局部麻醉药固有的麻醉强度和毒性不同，当用布比卡因做区域麻醉时，其麻醉强度比普鲁卡因约高8倍，而布比卡因使猫产生惊厥所需的剂量比普鲁卡因约大7倍。为使狗产生惊厥，所需利多卡因的剂量约20mg/kg，依替卡因为8mg/kg，布比卡因为5mg/kg。因此，布比卡因、依替卡因和利多卡因对中枢神经系统的毒性比约为4∶2∶1。对志愿者做静脉注射的研究中论证了各种局部麻醉药的麻醉效能与中枢神经系统中毒剂量之间的关系。

在各种局部麻醉药产生惊厥的血药浓度与其麻醉强度之间也存在一定的相关性。布比卡因在血中浓度约为$4.5\mu g/mL$时可引起猴子惊厥，利多卡因血浓度在$25\mu g/mL$时使其发生抽搐。在人体内，注射布比卡因和依替卡因血中浓度为$2\sim4\mu g/mL$可发生惊厥，对于毒性较小的利多卡因，需超过$12\mu g/mL$才发生惊厥。

尽管在麻醉强度与中枢神经系统毒性之间存在着相关性，而达到一特定的血药浓度所采用的注射速率也可影响局部麻醉的毒性。例如，Scott指出当以10mg/min的速率给志愿者注射依替卡因时，中枢神经系统症状出现前，可以耐受的平均剂量为236mg，静脉血液浓度为$3.0\mu g/mL$。但是，当注射速率增加到20mg/min，志愿者就只能耐受的平均剂量为161mg，由此产生的静脉血浆浓度约为$2\mu g/mL$。

总之，局部麻醉药可以对中枢神经系统产生明显作用。通常中枢神经系统兴奋可导致惊厥，这是局部麻醉药产生全身毒性的最常见的症状。注射剂量过大也可导致中枢神经系统抑制并呼吸停止。一般局部麻醉药对中枢神经系统潜在的毒性与各种局部麻醉药固有的麻醉强度有关。

五、局部麻醉药中毒的治疗

如果呼吸和心血管功能维持正常，除停止注射外，对轻微症状和体征的中毒，不必采取其他治疗措施。然而，对早期出现的中毒体征要不断与患者交谈，对心血管进行监视、输氧，并鼓励患者按正常的分钟通气量呼吸。

（一）惊厥

如果局部麻醉药引起惊厥，应立刻镇静解除惊厥，并且在发生脑缺氧前解除呼吸及心血管的抑制，防止缺氧和酸中毒发生。

1. 静脉注射巴比妥酸盐、硫喷妥钠（50~100mg），能迅速抑制惊厥的发生。但应将呼吸和心血管功能的抑制作用降到最低限度。因此，必须仔细观察呼吸变化，保持呼吸道畅通，应给氧吸入。如果出现呼吸抑制和呼吸暂停，必要时行气管内插管和人工通气。

2. 静脉注射地西泮或咪达唑仑（midazolam）控制惊厥。起效时间比硫喷妥钠慢，但作用持续时间稍长。硫喷妥钠和地西泮或咪达唑仑都能抑制惊厥，但均可引起呼吸及心血管抑制，因此，应提高警惕。

3. 琥珀酰胆碱是一种神经肌肉阻滞药，通常静脉注射50mg（成人量）可抑制惊厥。但注药后可伴随出现呼吸肌麻痹和呼吸停止，应立即气管插管和给氧通气。此药只能由熟练掌握气管内插管技巧的人员使用。琥珀酰胆碱可抑制肌肉惊厥活动，但不能抑制大脑的惊厥过程，而脑惊厥可增加脑的需氧量。但如给氧后能使呼吸及心血管功能得到恢复，就不会造成有害的中枢神经系统后遗症。

（二）心血管抑制

如出现低血压时应纠正缺氧，升高双腿，加快静脉输液速率，必要时，静脉注射血管加压药。由于低血压通常是由于心肌抑制和血管舒张所致，因此，最好应用可刺激α-肾上腺素能受体和β-肾上腺素能受体的药，如麻黄碱10~30mg或递增5mg，直至获得阳性反应，阿托品0.4mg可逆转心动过缓。

深度的心血管抑制需要立即进行心肺复苏术。用电复律法处理心室性心动过速或心室纤颤，常需要用高于正常水平的电能。也有报道，使用大剂量的肾上腺素和阿托品逆转狗注射布比卡因后产生的心血管抑制。对产生的循环虚脱，必须坚持1h或更长时间的心肺复苏术。同时给氧控制通气和注射碳酸氢钠以纠正酸中毒。

对由全脊麻引起的呼吸和血管抑制应采用上述相同方式进行处理，如气管内插管辅助或控制通气就应迅速实施，以防止缺氧和酸中毒。同时应快速静脉输液、输入血管加压药和抗胆碱能药以治疗低血压和心动过缓。另外抽出脑脊液10～20mL，并注入生理盐水，有助于防止可能出现的神经损伤，尤以鞘内注射氯普鲁卡因药液时更宜采取上述措施。

六、对局部浸润麻醉的重新认识

（一）脊柱畸形惯用全身麻醉

自从1945年Smith-Petersen采用椎板截骨矫正强直性脊柱炎所致的脊柱后凸畸形，1962年Harrington采用单纯器械方法矫正脊柱侧凸畸形以来，在麻醉上已经形成一个惯例，就是脊柱畸形的矫正手术必须在全身麻醉插管下才能进行，对脊髓功能的观察又必须用唤醒试验或诱发电位等方法来间接地进行观测。作者在矫正脊柱畸形的早期（1980—1985年）也未敢跳出"全身麻醉"这个框框，总认为只有全身麻醉才能克服肌肉的收缩力，才能使弯曲的脊柱变直。后来通过实践使我们认识到软组织的挛缩必须靠术前的慢性牵引（垂直悬吊、颅盆环）才能解决，如果术前牵引做得好，挛缩的软组织已得到松解，局部麻醉下手术也照样得到应有的效果。如果术前牵引做得不好，全身麻醉下手术也不能得到应有的矫正度数。

（二）对麻醉选择上的重新认识

作者对在全脊柱截骨加器械矫正脊柱弯曲畸形中应采取哪种麻醉方法？全身麻醉插管或硬膜外，还是局部浸润麻醉？作者初步认为：

1. 全身麻醉插管可用于单纯器械治疗，如Harrington手术、分叉棍手术等不直接接触脊髓的手术，但用于全脊柱截骨加器械矫正术时对脊髓的观测则需靠清醒试验或诱发电位监护，增加了手术的复杂性，不如在局部浸润麻醉下靠患者的直接回答更方便可靠些。

2. 硬膜外麻醉用于全脊柱截骨加器械矫正术其缺点有二：①脊柱手术切口长而硬外麻醉的节段有限，难以达到整个术野内无痛。②使截骨部位的硬膜本身失去了敏感性，任何器械的碰触或牵拉过重都容易造成隔着硬膜看不见的脊髓损伤。

3. 局部浸润麻醉加专门手术器械和严谨的手术技巧才是完成全脊柱截骨术的最佳手段。

（三）全身麻醉下的清醒试验和诱发电位监护

清醒试验一般是在手术完成之后再减浅麻醉至能够唤醒患者让他活动下肢以观察能否自主活动。用这种方法来发现脊髓损伤一般为时太晚，增大了脊髓损伤的不可逆性，的确是一种马后炮的做法。诱发电位分为脊髓诱发电位（SCEP）和躯体诱发电位（SSEP），根据北京中日友好医院张光铂等的报道，采用将电极放在硬膜外的方法，能比较准确地反映出脊髓缺血、牵拉、压迫或解除压迫的情况，而且在手术触及脊髓时能测出脊髓能承受的最大压力。因此诱发电位监护在脊柱脊髓手术中为一有效的监护手段，但一般医院所采用的诱发电位常有假阳性或假阴性的图像出现，使人一时难以判断。另外无论是何种诱发电位都是以图像间接的用波形显示。我们认为在全脊柱截骨术中最可靠的还是在局部浸润麻醉下听取患者的直接回答和随时令患者做下肢的功能试验是既方便又可信的依据。

（四）局部麻醉药液的配制及其作用

本组配制的复方局部浸润麻醉剂其中包含有盐酸普鲁卡因、盐酸利多卡因和盐酸布比卡因3种局部麻醉药物，这样可降低每一种药物的中毒量，增强渗透性，延长作用时间。药液中加有极微量的盐酸肾上腺素能使局部组织内的血管收缩而致局部麻醉药物的吸收、排泄变慢，延长了在局部的作用时间，减少了中毒现象的发生，将哌替啶100mg放入药液中拮抗肾上腺素引起的血压增高所致的松质骨面渗血过多，同时还起全身性镇痛作用，成人在3～5h的手术过程中分次给予哌替啶总剂量200mg，无副作用发生，但应注意术后不再用哌替啶作为止痛药以免产生成瘾现象。

（田慧中　李宏　李佛保）

第二节　分层、分次局部浸润麻醉

　　在局部浸润麻醉下进行骨科大手术时，是由外科医师、手术者进行局部浸润注药操作的，但必须要有麻醉师在台下观察监护患者，不能像在局部麻醉下做小手术那样，台下没有麻醉师的监护。一旦术中出现麻醉意外，延误了抢救时间，将会产生严重的后果。故麻醉师与手术者应做到严格的密切配合，方能在局部浸润麻醉下进行大手术。在局部浸润麻醉下进行脊柱截骨术或颅盆牵引下进行脊柱畸形矫形术时，必须要有麻醉师与手术者的密切配合，术前制定手术方案，一旦遇到手术意外应如何进行及时的处理，不能到时束手无策，或找不到对抗麻醉中毒的药品或不知道用何种方法来对抗术中患者的抽搐和惊厥，或者是对抗惊厥药量胸中无数，给药量不足，达不到抗惊厥的作用，迁延时间过长将会造成脑缺氧而产生不良的后果。所以说台下麻醉师的监护是非常重要的。本节主要叙述分层、分次进行局部浸润麻醉的注药方法如下：

一、经后路沿棘突切口的局部浸润麻醉

　　令患者取俯卧位（图19-1），沿棘突用细针头注入局部麻醉药液，使皮肤形成橘皮样皮丘，根据切口的长短做纵形延长，将局部麻醉药液注入皮肤、皮下脂肪层至棘突的后方（图19-2），造成皮肤及皮下层的浸润状态。然后进行沿棘突切口，切开皮肤及皮下组织并牵开，直达暴露棘突末端。暂时保留腰背筋膜后层的完整性不被切开。

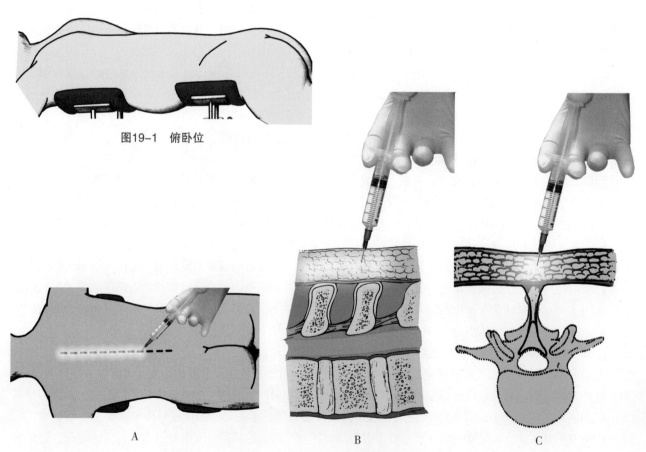

图19-1　俯卧位

A　　　　　　　　　　B　　　　　　　　　　C

A.背面观：沿棘突做皮内、皮下浸润注射；B.侧面观：皮内、皮下浸润注射；C.轴面示意图：皮内、皮下浸润注射

图19-2　第一层局部浸润麻醉

二、第二层局部浸润麻醉

将麻醉药液注入棘突、椎板后和关节突后方的肌肉层内（图19-3）。然后再纵行沿棘突切开，并向两侧做骨膜下剥离并牵开，暴露椎板、关节突（图19-4）。

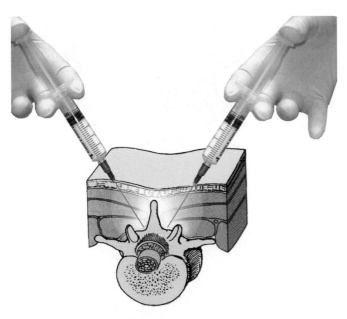

图19-3　第二层局部浸润麻醉，棘突旁、椎板、关节突后肌肉层注药

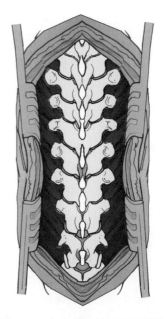

图19-4　切口暴露椎弓后部成分

三、第三层局部浸润麻醉

将局部麻醉药液注入关节突外侧、横突与横突间的背侧，以及椎间孔的外侧，产生浸润麻醉的作用后，再切除横突继续向椎弓根和椎体的外侧剥离暴露。对脊神经后支的血管神经束进行电凝止血。并切断脊神经后支（图19-5），分离暴露椎间孔，保留自椎间孔内穿出的脊神经根。

四、第四层局部浸润麻醉

是在脊神经根周围注药（图19-6）。经分层、分次局部浸润麻醉后可以产生完全无痛，而且患者在清醒状态下与术者谈着话做手术的效果。但这种优越的效果，只能在术者与麻醉师的默契配合下方能取得。局部麻醉下做大手术是一种有经验的麻醉师和手术者的艺术表演。

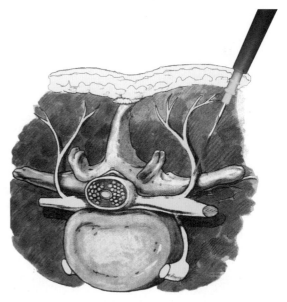

图19-5　第三层局部浸润麻醉后，电烙切断脊神经后支的血管神经束

五、术中并发症及注意事项

1. 分层、分次局部浸润麻醉的优点：注药一层、切开一层的麻醉方法，延长了局部麻醉药液在体内吸收过程，减低了中毒现象的发生率，避免了一次性注药后所造成的体内药液浓度过高所产生的中毒现象，如抽搐、惊厥等。

2. 局部浸润麻醉下做大手术的最大优点是患者在清醒状态下，能与术者讲话，能够回答术者的问题，这比任何唤醒试验和诱发电位都更可靠。作者田慧中在185例全脊柱截骨术中均采用局部浸润麻醉，在855例颅盆牵引下行脊柱弯曲畸形的矫正术中也均在局部浸润麻醉下进行，深深体会到局部浸润麻醉在脊柱外科大手术中的优越性。但对麻醉药中毒的警惕性也应时刻牢记心中。

3. 作者田慧中在1 040例脊柱外科大手术中应用局部浸润麻醉，取得了矫正脊柱畸形的优良效果。其中有4例术中并发麻醉中毒现象，该4例均为10岁以内的小儿。3例均经有经验的麻醉师给予抢救，应用硫苯妥钠静脉注射、苯巴比妥钠肌内注射控制住患者的抽搐和惊厥，使呼吸恢复正常，解除了缺氧现象，术后未遗留任何后遗症。另1例3岁半的患儿，术中出现中毒现象，抽搐、惊厥明显，但由于麻醉师缺乏经验，迁延时间过长，未能得到及时抢救和合理的用药，给予苯巴比妥钠肌内注射，但由于给药量太小，只给了个镇静量，未达到抗惊厥的效果，术中缺氧时间过长而致术后短期

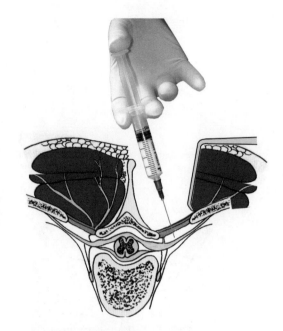

图19-6　第四层局部浸润麻醉，在椎间孔外脊神经根周围注入麻醉药液

内不能清醒，造成脑缺氧后遗症。这是术中抢救不及时的遗憾，值得认真吸取经验教训。

4. 对于小于10岁的患儿，应特别注意给药剂量和注药速度。局部麻醉药液的浓度一定要减少到成人量的1/3～1/2。一定要分层、分次地进行局部浸润麻醉。一旦抽搐、中毒症状出现，应及时进行抢救，及时给予抗惊厥的药物，不能延误时间，更不能等待。

5. 在应用局部浸润麻醉做大手术之前，要组织麻醉医生和手术医生一起学习，统一认识并将术中抢救所需的药品、器材准备好。

（田慧中　黄卫民　马俊毅）

第三节　颅盆牵引局部浸润麻醉下脊柱弯曲矫形术

在颅盆牵引下行脊柱弯曲矫形术，受到牵引装置的障碍，使气管插管麻醉受到影响，故作者田慧中在855例脊柱弯曲畸形的矫形手术中都是在颅盆牵引下行局部浸润麻醉。对局部浸润麻醉在脊柱科的临床应用方面取得了比较成熟的经验，解决了许多重大疑难问题。

一、适应证

1. 以正在发育期间的年龄在3～20岁的病例，先做颅盆牵引后行矫正脊柱弯曲手术的病例，准备在术中、术后继续配戴颅盆环牵引的患者作为选择对象。

2. 特发性脊柱侧弯、先天性脊柱侧弯及其他原因所致的脊柱侧弯或后凸只要是年龄在3～20岁的男女患者均为局部浸润麻醉的适应证。

3. 智力发育正常、能与医生配合、性格开朗的儿童为首选病例。

4. 脊柱的弯曲度数在100°Cobb角以内者最为理想。

二、禁忌证

1. 智力发育障碍、脑病后遗症的患儿为局部浸润麻醉的禁忌证。
2. 100°Cobb角以上的患儿为局部浸润麻醉的相对禁忌证。
3. 具有手术恐惧心理的病例或智力发育异常的病例均为手术禁忌证。

三、术前准备及体位

1. 麻醉前由麻醉师与手术医师共同设计手术方案，准备好术中所需要的药品和器材。术中由手术者给予局部浸润麻醉药液和分层、分次注射，由麻醉师负责观察监护患者，必要时及时进行抢救工作。不允许在无麻醉师监护的情况下进行局部浸润麻醉手术。

2. 给患儿进行术前训练，让患儿配合医生的问话，实事求是地回答问题，取得家属的理解与配合。

3. 术前晚给予苯巴比妥片剂15～30mg，小儿3～6mg/kg，睡前服。术前用苯巴比妥钠针剂0.1～0.2g，术前30min肌内注射，或1～1.5mg/kg，术前30min肌内注射。能减少术中出现局部麻醉中毒反应。

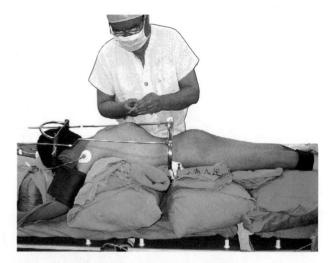

图19-7　在颅盆牵引下的俯卧位：用填料垫实，不要让患者悬空在架子上，用甲紫画出切口线，长20～30cm

4. 送患者进手术室时，由病房带2支苯巴比妥钠针剂进手术室，准备必要时术中应用。

5. 由麻醉师做准备的药物有硫苯妥钠粉针剂0.5g和1g剂量的包装，配成1%～1.25%，3～5mg/kg，静脉缓推至抽搐停止，也可配成2%～2.5%硫苯妥钠3～5mL，静脉缓推直至抽搐停止。

6. 患者取俯卧位或颅盆牵引下俯卧位（图19-7）。

四、局部浸润麻醉及手术操作

1. 由外科医师沿皮肤切口线，浸润注射局部麻醉药液（图19-8），然后切开皮肤、皮下组织直达棘突

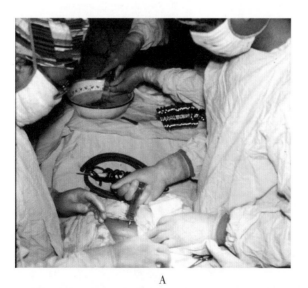
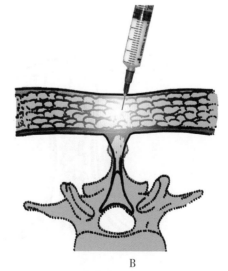

A   B

A.沿皮肤切口线，浸润注射局部麻醉药液；B.第一层局部浸润麻醉，将麻醉药液沿棘突注入皮内和皮下组织层内

图19-8　局部浸润麻醉

尖端。

2. 第二层局部浸润麻醉，将药液注入棘突的两旁和椎板关节突的后方（图19-9）。沿棘突正中切开软骨帽（儿童），连同软骨帽（图19-10）与棘突旁肌肉组织一起，自骨膜下向两侧剥离棘突和椎板，暴露棘突、椎板、椎板关节突的后方骨质（图19-11）。

3. 第三层局部浸润麻醉。椎间孔外侧脊神经根周围注射局部麻醉药液（图19-12）。然后切断横突，沿椎弓根外侧向前剥离，插入撬板挡开椎体旁软组织及肋间动静脉或腰节段动静脉，待双侧暴露后，将整个椎体显露在视野中，以便进行椎体截骨（图19-13）。

4. 椎弓椎体截骨完成后（图19-14）。闭合截骨间隙复位内固定（图19-15）。完成椎弓椎体联合截骨后凸畸形矫形术。

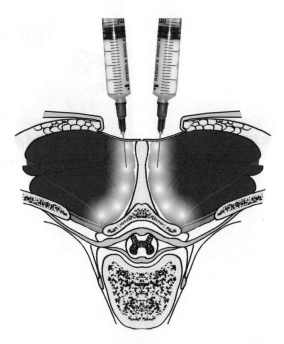

图19-9　第二层局部浸润麻醉，将药液注入棘突的
两旁和椎板关节突的后方

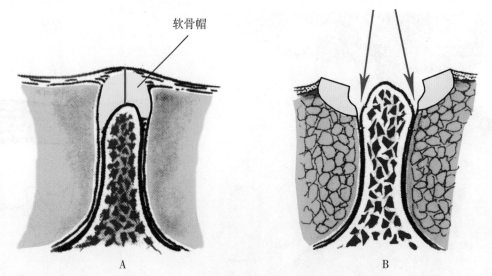

A. 在棘突的尖端纵行切开软骨帽（儿童）；B. 将软骨帽与肌肉组织一起向两侧剥离，暴露棘突、椎板

图19-10　切开软骨帽，剥离暴露棘突、椎板

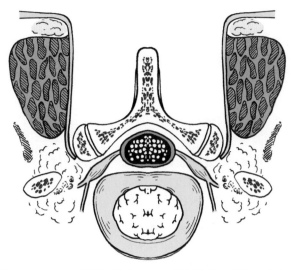

图19-11　牵开椎板后肌肉组织，暴露棘突、椎板、关节突

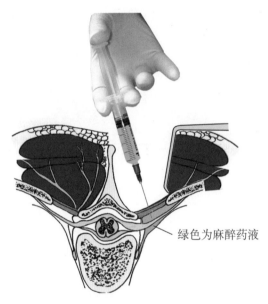

图19-12　将麻醉药液注入椎间孔外的脊神经根周围

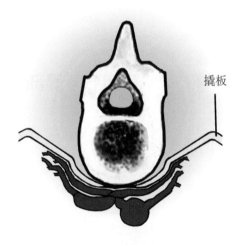

图19-13　双侧自骨膜下插入撬板，挡开椎前组织及节段血管，暴露整个椎体

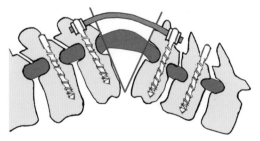

图19-14　椎弓椎体截骨已完成

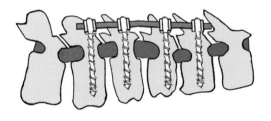

图19-15　闭合截骨间隙钉棒系统内固定

5. 术后处理

（1）术后在颅盆牵引下患者无明显的疼痛，可在术后第2日下床站立、活动。

（2）局部浸润麻醉后的患者，没有全身麻醉术后的那些恶心、呕吐等的全身反应，一般患者恢复较快，疼痛较轻，经过顺利。

（3）在颅盆环的支撑牵引下，刀口愈合较快，1周后即可拆除颅盆牵引，更换石膏背心外固定，出院回家休养。

五、注意事项及优缺点评估

1. 局部浸润麻醉配合颅盆牵引治疗脊柱弯曲畸形的手术方法，解决了在颅盆牵引下插管的困难，使绝大多数患者能得到顺利恢复，治疗期间患者痛苦少、疼痛轻。

2. 局部浸润麻醉配合颅盆牵引治疗脊柱弯曲畸形，简化了治疗过程，节约了患者的开支，能收到比全身麻醉下单纯器械内固定更优越的治疗效果和矫正度数，为其最大优越性。

3. 需要注意的是对10岁以内的患儿，应严格防止局部麻醉药液中毒的现象发生，故术前手术医师与麻醉医生要有充分的思想准备，避免术中一旦发生中毒现象，能随时进行抢救，对抢救局部麻醉中毒的药物和用法应该术前进行学习，使胸中有数，以免延误抢救时间，造成不可回逆的脑缺氧。

4. 术中所需要的麻醉药液应一次性全部配好，不能随用随配。对整个手术过程中所需的药量和单位时间内的给药量均应严格控制。配药时的百分比不能算错。要有麻醉医生与手术医生共同监视下配药。

5. 要分层、分次注入麻醉药液，不能一次性将各层药液全部注入，以防单位时间内给药量过大。

6. 术前应做普鲁卡因过敏试验，询问患者有无过敏史。

（田慧中　马原　谢江）

第四节　局部浸润麻醉下颈椎前路手术

一、目的及意义

由于颈部的组织对疼痛的感觉不十分敏感，故选用局部浸润麻醉能产生良好的效果，简化了麻醉程序，缩短了手术时间，使术后的恢复顺利，减少了全身麻醉后的不良反应。

二、适应证

1. 颈椎间盘突出症，压迫脊髓或神经根。

2. 钩椎关节增生，导致神经根性颈椎病，需切除椎管前方骨赘。

3. 孤立性后纵韧带骨化压迫脊髓，不超过3个节段。

4. 颈椎椎体间滑脱或不稳，出现神经症状。

5. 颈椎椎体骨折导致后凸畸形。

6. 颈椎严重后凸畸形，需从前方矫正。

7. 颈椎结核或化脓性骨髓炎，需从前方病灶清除。

8. 颈椎椎体良、恶性肿瘤，需从前方切除。

三、手术方法

（一）术前准备

1. 术前1~2日用手练习将气管拉向左侧，以适应术中牵拉之刺激。

2. 术前根据影像学检查，特别是MRI片确定融合的部位和节段，以及是否行椎体次全切除。

3. 应准备好减压及融合的手术器械。

4. 因为是高风险手术，应与家属详细交代，取得家属的同意和签字。

（二）麻醉

局部浸润麻醉加浅颈丛阻滞。

（三）体位

仰卧位、颈部垫枕。

（四）手术操作程序

1. 局部浸润麻醉

（1）浅颈丛阻滞。自胸锁乳突肌后缘、中段注射麻醉药液5～10mL，做浅颈丛阻滞（图19-16）。

（2）血管鞘与内脏鞘之间做深层浸润直达椎前筋膜下方及椎体的前方（图19-17、图19-18）。注射方法：术者用示指及中指尖端插入胸锁乳突肌内侧缘，深压直至触及第六颈椎前结节及椎体，将针头触及椎体骨质，然后再拔出穿刺针，边拔边注入麻醉药15～20mL。用1～3点注药的方法均可。

（3）沿皮肤切口做皮内及皮下浸润注射（图19-19）。

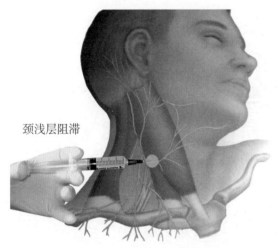

颈浅层阻滞

图19-16 颈浅层阻滞的注药方法：在胸锁乳突肌中段的后缘进针，注药5～10mL

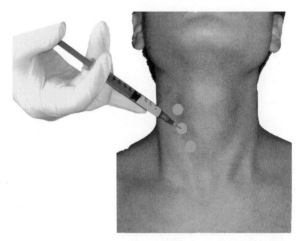

图19-17 胸锁乳突肌前缘、血管鞘与内脏鞘之间注药，至椎体前方，边拔针边注药，将药液注入椎前筋膜下及血管鞘与内脏鞘的间隙内

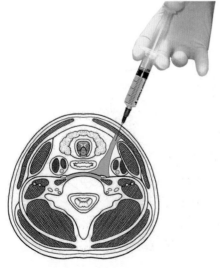

图19-18 第六颈椎轴位横断面显示，将药液注入椎前筋膜下及血管鞘与内脏鞘之间

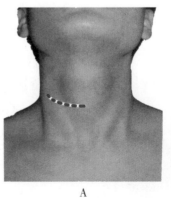
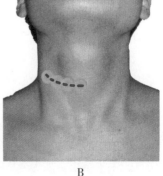

A   B

A. 皮肤切口线；B. 沿切口做皮内、皮下浸润注射

图19-19 皮肤切口线及局部麻醉注射

2. 手术步骤

（1）第一步，体位和切口：令患者取仰卧位，颈背部垫高，头部后伸位。消毒铺单后，自胸锁乳突肌内缘至颈前正中线做颈前横弧形切口，切口高低根据融合的节段而定，一般甲状软骨相当于C_4、C_5，以此上下推算（图19-20）。

（2）第二步，显露：切开皮肤、皮下，显露颈阔肌，横行切断该肌，于胸锁乳突肌内缘颈动脉鞘与气管和食管之间的间隙做钝性分离，此时可遇到胸骨舌骨肌和甲状胸骨肌，气管、食管及甲状腺牵向内侧，将颈动脉鞘与胸锁乳突肌一起牵向外侧，切开椎前筋膜，将颈长肌向两侧做稍许分离即可显露椎体及椎间盘（图19-21、图19-22）。

（3）第三步，定位和减压：将注射针头插入椎间盘，C形臂X线机透视定位，确定病变节段。先用小刀切除部分椎间盘，然后置入椎体间撑开器，撑开钉一定要平行，减压过程中逐渐撑开，避免过撑，用3mm及2mm弯刮匙逐步将椎间盘刮除干净，特别要刮除进入椎管内的破碎间盘，必要时刮除后纵韧带，直至显露硬膜囊。2mm刮匙及1mm和2mm椎板咬骨钳去除侧方钩椎关节的增生骨赘，注意减压过程中一定不要挤压硬膜囊和脊髓，最后探查确认脊髓及神经根各个方向无受压。

（4）第四步，植骨：椎间植入材料有3种，①自体髂骨。②中空的异体骨环。③钛合金或PEEK材料的椎间融合器。将软骨终板彻底刮除并打磨软骨下骨直至渗血，椎体间撑开，将植入物逐步打入椎体间，最好在椎体前缘下2mm左右为宜，在椎体间加压，C形臂X线机透视植入物位置。如果是自体髂骨或异体骨环，最好用钛板进行固定以增加植入物的稳定性（图19-23、图19-24）。

（5）第五步：术毕放置引流管，以便术后做负压引流，分层闭合伤口，手术结束。如为全身麻醉拔管时要避免患者过度躁动，以防植入物脱出。

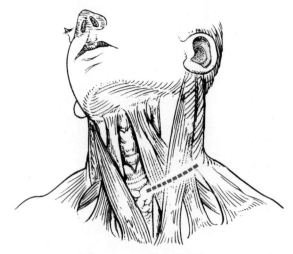

图19-20　颈前入路横切口

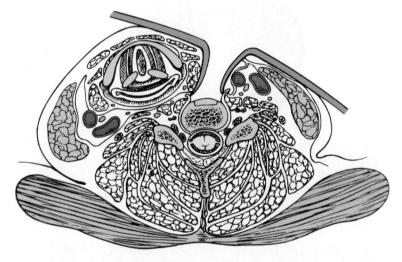

图19-21　用牵开器拉开血管鞘与内脏鞘，切开椎前筋膜，抵达椎前

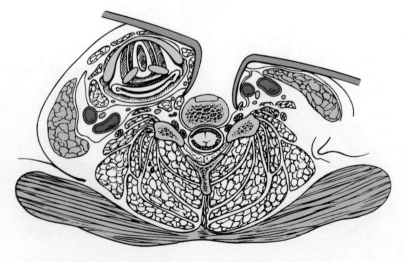

图19-22　将气管与食管拉向对侧，将血管鞘与胸锁乳突肌拉向同侧，暴露整个椎体前方及横突

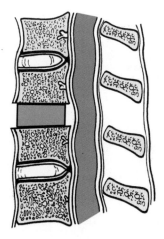

图19-23　椎间盘及增生骨赘切除后，镶入植骨块

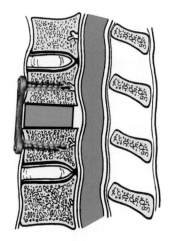

图19-24　椎体前钢板螺钉内固定

3. 术后处理　回病房卧平床，24～48h拔除负压引流管。术后第2日可戴围领下地。

四、注意事项及优缺点

1. 用局部浸润麻醉做颈椎前路的手术方法，已有相当长的历史，因为颈部的感觉神经对疼痛不太敏感，局部浸润麻醉完全可以达到在无痛和患者清醒下进行颈椎前路手术，而且术后恢复顺利，护理方便，故局部浸润麻醉仍为颈前路手术时优选的麻醉方法之一。

2. 局部浸润麻醉的方法。第一步先做颈浅层阻滞。第二步再做椎体前及血管鞘与内脏鞘之间的肌间隔的浸润注射。第三步沿皮肤切口线做皮内及皮下层的注射。如能严格地进行以上方法，将会达到完全无痛的目的。

3. 局部浸润麻醉的优点。因为麻醉药液中含有肾上腺素，能起止血作用，切口内渗血较少，手术进行顺利。

4. 保护喉返神经的作用。在分离内脏鞘与血管鞘的筋膜间隙时，不容易损伤喉返神经，如钳夹喉返神经时，患者可以发出声音嘶哑的改变，提醒术者注意。

5. 局部浸润麻醉可以节约手术时间、缩短手术过程、术后恢复快，避免了全身麻醉后的呕吐反应，可以提早饮食。

6. 由术者进行局部浸润麻醉时，一定要有麻醉医生在台下观察、监护患者。以免在发生意外时无人抢救，延误病情。

（刘少喻　王立　田慧中）

第五节　局部浸润麻醉下颈椎后路手术

一、目的及意义

选用局部浸润麻醉做颈椎后路关节突间椎间盘摘除术，简化了麻醉过程、缩短了手术时间、增加了手术的安全性，使手术后的恢复顺利，减少了全身麻醉后的不良反应。

二、适应证

1. 偏外侧颈椎间盘突出，压迫脊神经根引起的颈、肩、手症状。
2. 钩椎关节骨赘向后凸出压迫脊神经根，需要做骨赘切除的病例。
3. 需要做椎板间开窗减压脊神经根的病例。
4. 不需要做置入器械内固定的病例。
5. 不需要广泛剥离暴露的病例，均可采用局部浸润麻醉下做椎板间摘除椎间盘或切除增生骨赘的手术方法。

三、局部解剖

当两节颈椎互相连接在一起时，两侧的关节突与钩椎关节部分形成一圆形通道，即节段神经根的出口。该通道的前壁为Luschka关节和椎间盘间隙，后壁为重叠的上下关节突，其上下界为椎弓根，构成颈椎间孔。颈神经根走行于孔内，其周围有脂肪组织及硬膜外静脉丛围绕。颈神经根乃由感觉及运动神经纤维构成在该处形成神经节，被硬膜囊包裹形成神经袖。C_5神经根通过椎间孔时与脊髓成45°角由内向外走行。自C_5至C_8逐渐变成90°平行。

自后路切除上下关节突的内侧缘，能达到直接减压神经根的目的。牵开神经根切除前方的椎间盘组织和骨赘，能彻底减压脊神经根，对根性颈椎病能产生良好的治疗效果。

四、手术方法

1. 体位 优选坐位更适合做椎板间开窗及局部浸润麻醉。坐位较俯卧位出血少，能使颈部前屈和侧屈，增大了操作范围，便于手术。坐位时更适合采用局部麻醉下手术操作（图19-25）。

2. 局部浸润麻醉 局部麻醉手术患者在清醒状态下，背靠在椅背上，头颈部向前屈，椎板间隙张开，颈段后凸、项韧带绷紧拉长。沿棘突做皮内、皮下组织浸润麻醉（图19-26），只需5～15mL麻醉药液即可。然后在患侧椎板后、关节突椎板间注入麻醉药液20～30mL，即可达到在无痛下关节突间开窗，暴露脊神经根和突出的椎间盘或钩椎关节骨赘的目的（图19-27）。开窗后再在神经根周围的脂肪组织内注射极少量的麻醉药液，即可牵开神经，切除椎间盘或凿除骨赘。

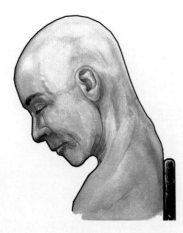

图19-25 在局部麻醉下小切口，取坐位做后路关节突间开窗神经根减压术比俯卧位方便

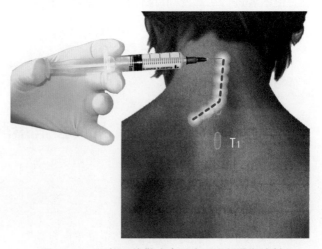

图19-26 沿切口线做皮内、皮下组织浸润注射

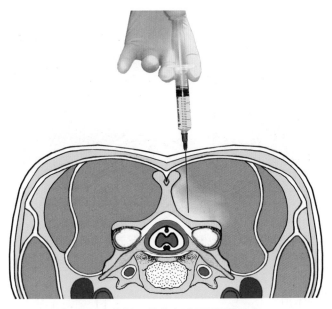

图19-27　椎板、关节突后局部浸润注射

3. 手术操作步骤

（1）第一步：颈后部沿棘突切口（图19-28、图19-29），在C形臂X线机下定位，确定开窗间隙（图19-30）。单侧暴露棘突、椎板和关节突，严格止血，显露清楚。

（2）第二步：在应用电凝时要用生理盐水反复冲洗切口，冷却术野避免空气栓塞的现象发生。剥离棘突时应将分叉棘突的患侧叉支一同切除，连同肌肉一起剥开则更方便（图19-31）。

（3）第三步：在C形臂X线机下确定暴露间隙后，用Meyerding拉钩牵开肌肉组织彻底暴露关节突，在关节突的内2/3用磨钻或田氏骨刀开窗（图19-32）。

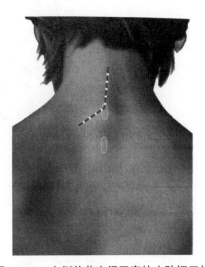

图19-28　左侧关节突间开窗的皮肤切口线

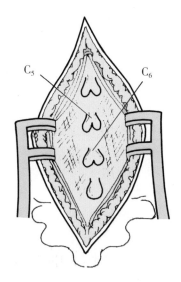

图19-29　切口皮肤、皮下组织，暴露棘突和深筋膜

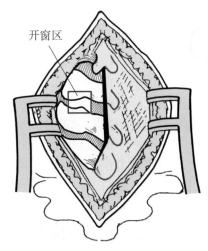

图19-30　切断左侧C$_5$～C$_6$棘突的叉支，单侧暴露C$_5$～C$_6$关节突间隙，用薄刃骨刀做方形开窗

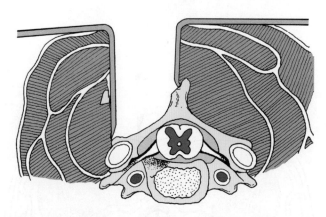

图19-31　已牵开左侧的椎板后肌肉，将棘突的叉支连同肌肉牵开，暴露关节突关节

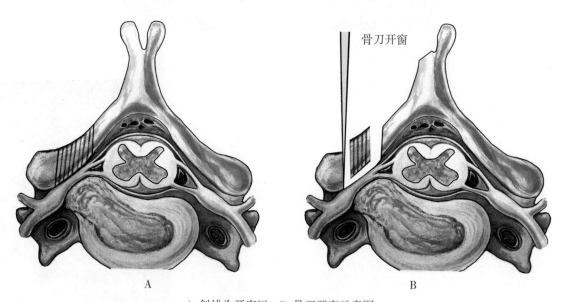

A.斜线为开窗区；B.骨刀开窗示意图

图19-32　用薄刃骨刀在关节突间开窗，减压神经根

（4）第四步：用薄刃的田氏骨刀在关节突之间做方形开窗，先切除下关节突，暴露重叠的下一节椎骨的上关节突（图19-33A～C）。然后再用骨刀切除下一椎骨的上关节突（图19-33D～E）。彻底暴露受压的脊神经根和突出的椎间盘或来自Luschka关节的增生骨赘（图19-34）。如能掌握薄刃骨刀的使用方法，熟习颈椎关节突和椎板部位的解剖结构，对各部位骨质结构的厚薄有明确的概念，那么用骨刀开窗要比用磨钻和小枪钳开窗更加安全可靠，而且快捷方便。

（5）第五步：开窗后应认真解剖椎间孔内的组织，剥离暴露脊神经根和突出的椎间盘或来自Luschka关节的增生骨赘（图19-35）。特别是硬膜外静脉丛，一旦破裂出血较多，可用压迫止血或双极电凝得到止血。

（6）第六步：用神经根拉钩牵开神经根，在突出的椎间盘或增生的骨赘上用窄骨刀做方形开窗，用髓核钳切除椎间盘，用骨刀切除Luschka关节上的增生骨赘（图19-36）。

（7）第七步：当关节突间开窗完成后，脊神经根已经做到了后减压，如果沿神经根的两端探查还有压迫时，可用枪钳或磨钻再向两端潜行扩大即可。然后用神经根拉钩将神经根向头端牵开，彻底暴露突出的椎间盘和增生的骨赘，以便彻底进行神经根的前减压，待神经根的最后减压全部完成后，检查神经根向前后左右移动，已达到彻底松解为止。

（8）第八步：手术完成后严格止血，放置负压引流管或橡皮膜，分层闭合切口，手术结束。

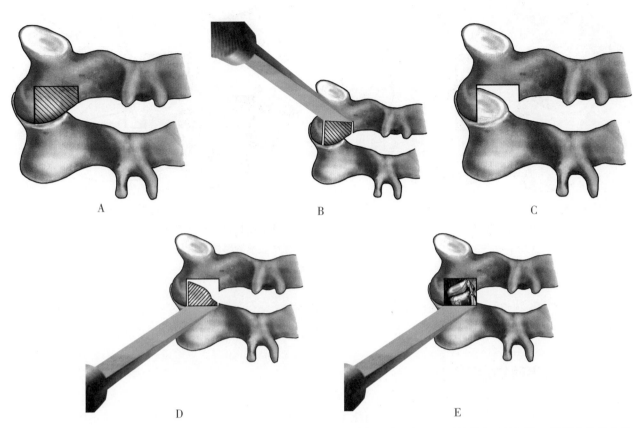

A. 斜线为下关节突的切除区；B. 倒U形切口的两端已切开，正在切除倒U形基底；C. 下关节突已被切除，暴露上关节突关节面；D. 正在切除上关节突；E. 上下关节突已被切除，暴露颈神经根和突出的椎间盘

图19-33 骨刀开窗步骤

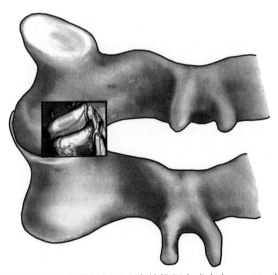

图19-34 彻底暴露受压的脊神经根和突出的椎间盘或来自Luschka关节的增生骨赘

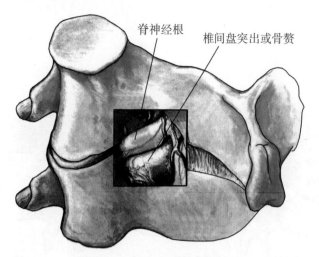

脊神经根

椎间盘突出或骨赘

图19-35　要仔细、认真地减压暴露颈神经根，注意勿损伤硬膜外静脉丛，以免造成出血

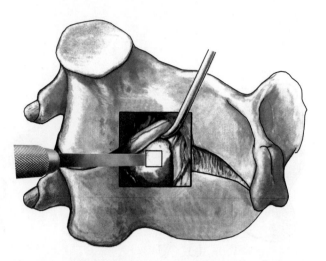

图19-36　用神经钩轻轻地向头端牵开神经根，暴露突出的椎间盘或骨赘，用小号直骨刀在突出物上开方窗，然后用髓核钳摘除髓核，再用骨刀切除增生的骨赘，达到神经根前后的彻底减压

4. 术后处理　术后24～48h拔除引流管或橡皮膜，给予颈围固定保护2～6周。出院后继续练习功能活动。为防止术后神经根水肿，在术后前3日可给予地塞米松和甘露醇静脉滴注，以减轻术后疼痛。

五、注意事项与防范要点

1. 局部浸润麻醉用于椎板间开窗手术，简化了手术过程，特别是当坐位手术时，比气管插管全身麻醉更方便处理患者。利用颈前屈、侧屈的变位调整有利于显露病灶，方便于手术操作的进行。减少了整个手术所需要的时间。

2. 后路关节突间开窗减压治疗根性颈椎病为一种简单易行、微创性的手术方法，对典型的根性颈椎病、具有单侧上肢疼痛症状明显的病例，能取得较好的治疗效果，一般无须内固定，损伤小、功能恢复快。

3. 直立位手术时有造成空气栓塞的可能性，但直立位手术比俯卧位手术出血少、操作方便，颈椎采取前屈位及向健侧倾斜位，能使患侧关节突间隙增宽，显露得更清楚。作者在50例关节突间开窗的病例中尚未见到并发空气栓塞的病例发生，为了预防空气栓塞的发生，术中应不断地用生理盐水冲洗切口，加湿和冷却术野有防止空气栓塞的作用。

4. 术前应令患者练习坐位屈颈试验，使患者能适应术中所采取的体位。

5. 用锐利的薄刃骨刀开窗的方法，是个快捷而方便的好方法，只要能熟练局部解剖，就能在最短时间内完成关节突间开窗减压神经根、摘除椎间盘和切除骨赘的一系列工作，而且为单侧暴露，损伤小、出血少、恢复快，能彻底解除神经根的受压症状。

6. 用圆头磨钻开窗的方法，在没有学会用薄刃骨刀开窗的情况下，也可用磨钻开窗，但需要的时间略长些，最好是开圆窗。用枪状咬骨钳开窗时应慎重，勿将咬骨钳较厚的钳咀勉强插入挤压很紧的神经根管内，以免造成神经根的损伤。

7. 先用神经钩探查，然后在神经钩引导下切除骨性组织安全可靠。

8. 用填塞压迫，双极电烙的方法止血效果较好。

9. 应充分熟悉颈椎间孔部位的解剖结构。

10. 切忌在开窗内过度向前外侧扩大，企图在此切口内减压椎动脉，或企图在此切口内过度向内侧扩大切除整个Luschka关节，以免造成大出血或损伤脊髓神经。

（田慧中　夏洪刚　胡永胜）

第六节　局部浸润麻醉下微创式脊柱截骨分次手法矫正术

一、概述

以往对强直性脊柱炎后凸畸形（ASK）的截骨矫形术惯用气管插管全身麻醉，自从作者设计出微创式脊柱截骨的手术方法之后，我们采用局部浸润麻醉下进行微创式脊柱截骨、分次手法矫正术，取得较好的麻醉效果，在局部浸润麻醉下也同样能达到矫正ASK的目的。节约了麻醉时间，减轻了术后的全身麻醉反应，是值得推荐的一种简易麻醉方法。配合微创式截骨、分次手法矫正的应用，把大手术变成小手术，给患者带来福音，并减轻了患者的经济负担。

在用传统方法手术治疗强直性脊柱炎后凸截骨术2 400例的基础上，从1995年至2005年采用微创式V形截骨分次矫正强直性脊柱后凸的手术方法。该法主要用于后凸角小于80°Cobb的轻度畸形患者，收到较好的治疗效果。微创式截骨术不用内固定器械，切口小、仅暴露截骨间隙，保留了周围的筋膜、韧带、肌肉组织不受损伤，术后反应小，伤口愈合快。术后分次手法矫正和石膏背心外固定，能保证良好的嵌插复位和植骨融合坚固。

用微创式V形截骨分次矫正强直性脊柱后凸的手术方法代替传统的手术方法，减轻了对患者的手术创伤，将复杂的大手术变为简单的微创手术，给患者减少了痛苦，节约了患者的经费开支。其方法是在局部浸润麻醉下，先用C形臂X线机选择截骨间隙，切口长6~8cm，仅暴露1个椎板间隙，椎板V形截骨宽度8~10mm，截骨完成后将手术床由反V形调成V形，截骨间隙将自动闭合复位，如不能自动闭合则轻轻按压帮助复位，一般复位均不成问题。将截骨时取下来的骨条做椎板后植骨。术毕应严格按照搬运规则将患者送回病房卧平床。术后2周内给予分次手法矫正和过伸位石膏背心外固定。微创式截骨矫正术，损伤小、不用内固定减少患者的经济开支，V形截骨复位后互相嵌插稳定，用骨刀截骨间隙对合整齐，再加上椎板后植骨，过伸位石膏背心外固定，故均能在6个月后植骨融合坚固。

（一）微创外科技术能否应用在强直性脊柱后凸畸形的矫正术中

以往对强直性脊柱后凸的矫正手术都看作是一种破坏性比较大的脊柱矫形手术，切口大、暴露广，后路截骨加前路松解、内固定等，必须在气管插管全身麻醉下进行，至于微创技术能否应用在矫正这类畸形上，很少有人报道。作者从1961年至今手术治疗强直性脊柱后凸2 400例的基础上，对微创式V形截骨分次矫正强直性脊柱后凸有了新的认识。认为强直性脊柱后凸小于80°Cobb角的病例，棘突间韧带、小关节突关节已完全骨化强直，腰椎生理前凸消失，胸椎生理后凸加大，从侧位相上看人体外形呈"虾腰状"，这种患者虽然后凸畸形较轻，但因人体的重心向前移位，腘绳肌挛缩，后凸畸形势必逐年加重，最后导致严重的畸形产生。对这类轻病例应尽早进行微创式V形截骨分次手法矫正畸形的方法治疗，使其产生正常的胸后凸和腰前凸，把人体重心点向后转移到挺胸站立的位置上来，这将对消化功能、呼吸功能和血液循环功能都有很大的好处。

（二）对微创手术的认识

有不少的医生当进行强直性脊柱后凸截骨矫正术时，首先就在如何进行内固定上下功夫。其实并非如此，有不少的病例是不需要内固定的。只要V形截骨做得标准，就可防止术后产生侧旁移位。术后石膏背心上得确实可靠，固定时间在6个月以上，X线片提示截骨间隙愈合良好，就可防止后凸畸形的复发。

（三）对强直性脊柱后凸的认识

强直性脊柱炎后凸角度较小的病例（一般后凸角在80°Cobb角以内），

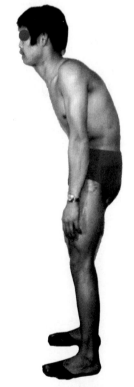

图19-37　强直性脊柱炎腰段脊柱后凸，外观呈"虾腰状"

如在X线片上骶髂关节已产生骨性强直，那么，棘突间韧带、小关节突关节和关节囊也已产生骨化强直。在人体外形上和X线片上，已出现生理腰前凸消失和生理胸后凸加大，从侧位相上看，人体外形呈"虾腰状"（图19-37）。这种患者虽然后凸畸形较轻，尚能维持生活自理，但久而久之，势必形成强直性脊柱后凸的逐年加重，最后造成双侧髋关节的骨性融合，严重的功能丧失将会随之而来。对这类轻型病例，应尽早进行不做内固定的截骨分次手法矫正术。术后给予石膏背心外固定，使其产生正常的胸后凸和腰前凸，达到挺胸站立的姿势。

（四）内固定的不足之处

除去重度强直性脊柱后凸、截骨宽度较大、椎弓椎体截除后不稳定的病例之外，其余80°Cobb角以内的轻度后凸病例，应尽可能地少用内固定。用内固定有如下缺点：

1. 跟随着患者术后平卧能产生后凸的自家矫正，内固定常常变松失效。

2. 越是坚固的内固定和跨度长的内固定（如钉棒系统和压缩棒等），变松失效的可能性就越大。

3. 内固定能使手术操作时间延长达1倍以上。

4. 内固定物的存在，给患者带来了感染的机会和异物反应的可能性，内固定松动以后还需要再次手术拧紧螺丝，否则就变成无用的内固定。而且所有的内固定最终都需要拆除，给患者带来二次手术的痛苦。

5. 坚强的钉棒系统内固定，限制了术后卧平床而产生的自家矫正，不如弹性内固定和压缩钉棒内固定能允许术后自家矫正的效果更好。

6. 在治疗强直性脊柱后凸时，短距离内固定要比长距离内固定好，因为它在术后患者平卧而产生的自家矫正下，松动失效的可能性较小，但短距离内固定也不能代替石膏外固定，如果只用短距离内固定，就让患者早期下床活动，也有可能发生内固定物的断裂或骨折，而造成畸形复发。无论是长距离内固定或短距离内固定，石膏外固定都是不可缺少的。

（五）不用内固定和术后分次手法矫正的优点

1. 不存在将来还需要拆除内固定的问题，也不存在内固定松动后，还需要二次重新手术拧紧螺丝的问题。

2. 这种仅做V形截骨而不加内固定的手术方法，在局部麻醉下就可完成手术的全过程，缩短了手术时间，简化了手术操作，增大了手术的安全性。

3. 手术时间大大缩短，如只做1个V形间隙，只需要1h就足够了，截骨后给予适可而止的矫正，即可关闭切口，将患者送回病房卧平床，待以后自家矫正或进行分次手法矫正。

4. 术后分次手法矫正，先令患者术后回病房卧平床，进行自家矫正，再在术后5～10日内做第1次手法矫正，一般术后最多3次手法矫正，即可达到脊柱的完全伸直。

5. 术后的手法矫正在病房内就可进行，只需要哌替啶50～100mg静脉注射后即可完成此操作。一般在手法矫正后，患者安全无恙。

6. 变大手术为小手术，使患者容易接受，不需要输血，不需要全身麻醉，同样能将患者的脊柱完全伸直，最后给予石膏背心外固定而出院。

7. 对石膏外固定的要求，一定要给予有效的石膏外固定，要保证胸骨柄、耻骨联合与脊柱的胸腰段（顶椎部位）3点真正起支撑作用的有效的外固定，否则，无效的外固定能造成后凸畸形的复发。但石膏固定期限不能太短，一定要达到真正的骨性融合后，再拆除石膏背心。

8. 这种方法对患者损伤小、花钱少、恢复快，实为一种对患者有益的微创手术。

二、手术方法

（一）手术适应证

1. 关节突、椎板、棘间、棘上韧带已形成骨化强直，但前纵韧带尚未骨化者。

2. 后凸度数较小，在30°～80°Cobb角者，为截骨后不做内固定手法矫正的适应证。如是重度脊柱后凸，事先考虑到需要加内固定者，不宜用单纯手法解决。

3. 若病变尚在疼痛期，夜痛、晨僵、多汗等类风湿症状尚未消失者，应先给予药物治疗，待症状完全消失后，再考虑手术治疗。

4. 如病变已达到强直稳定期，无疼痛存在者为最佳适应证。

（二）微创式截骨术

1. **术前准备**　同一般脊柱后凸截骨术。

2. **麻醉**　局部浸润麻醉或气管插管麻醉。

3. **体位**　令患者俯卧在手术床上，后凸顶椎部位对准腰桥，将床调成反V形，使患者感到卧位舒适为准。

4. **手术操作程序**

（1）第一步切口与暴露　消毒、铺单后，自背中线沿棘突切口，长5～8cm。切开皮肤及皮下组织，沿棘突切开棘上韧带，可见临近的棘突已互相连接骨化，沿棘突两侧自骨膜下分离棘突和椎板，向外至横突尖端（图19-38），确定拟截骨的部位和间隙，准备做椎板V形截骨。

（2）第二步确定截骨间隙　参照术前X线片，在C形臂X线机下确定截骨间隙。选择椎体前缘没有骨化的间隙，最好是前窄后宽的椎体间隙（图19-39），在C形臂X线机下进行定位，在可能情况下尽量选择L_2、L_3之间做截骨。

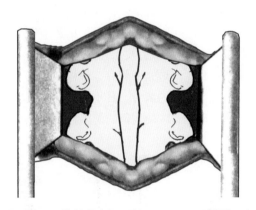

图19-38　微创式小切口长5～8cm，只暴露一个V形截骨间隙即可

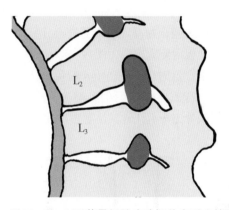

图19-39　V形截骨间隙应选择前窄后宽的间隙，最好是L_2、L_3之间

（3）第三步椎板V形截骨的标志　是拟截骨间隙椎间孔的上缘和下缘，其次是拟截骨间隙的上一个和下一个棘突之间（图19-40）。先用骨刀在椎板上刻出拟做V形截骨的形状、宽度的痕迹。根据驼背的大小度数来决定截骨间隙的宽窄，一般截骨宽度为8～10mm，截骨的方向略向头端倾斜，使椎板闭合后能自然形成叠瓦式结合。

（4）第四步椎板V形截骨术　截骨的全过程均应使用薄刃骨刀去做，要求做成整齐的刀切面，以便截骨间隙互相对合整齐无缝，不用植骨亦可融合。避免使用钝的骨刀或咬骨钳，造成粗糙不整齐的截骨面，使截骨后间隙不能很好地对合，有形成截骨间隙不连接的可能性。用宽的直骨刀先在预定截骨的棘突间，做横断性切除已骨化的棘间韧带达椎板平面（图19-

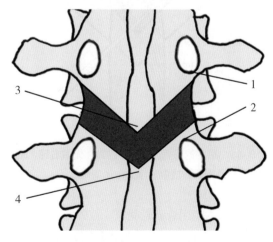

1. 椎弓根下缘；2. 椎弓根上缘；3. 棘突下缘；4. 棘突上缘；截骨宽度：8～10mm

图19-40　椎板V形截骨的标志

41），然后再向上、向外，做出V形的两端，方向为自棘突间至椎间孔，宽度为8~10mm，截骨线的外端其上缘为上一个椎弓根的下缘，其下缘为下一个椎弓根的上缘（图19-42）。

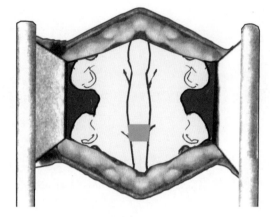

图19-41 先在预定截骨的棘突间，做横断性切除已骨化的棘间韧带达椎板平面

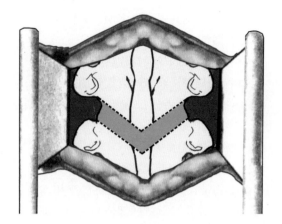

图19-42 再向上、向外，做出V形的两端，方向为自棘突间至椎间孔

（5）第五步截骨操作 用宽的薄刃直骨刀进行截骨，先做出右侧的V形截骨间隙，再做出左侧的V形截骨间隙（图19-43），设宽度为8mm，进刀深度自椎板后面到椎板内侧骨皮层为准。自棘突间部分，先将内侧骨皮层切除暴露硬膜，用神经剥离器进行分离，将椎板与硬膜间的粘连分开（图19-44）。用铲刀进行刨槽清底，直达暴露椎板内侧骨皮层（图19-45）。然后用直骨刀平骨槽的两侧将内侧骨皮层切开（图19-46），再用髓核钳将其钳出，这时应小心谨慎，避免损伤神经根和硬膜（图19-47）。做完一侧后，将撑开器或木塞放入截骨间隙内，进行适当撑开（图19-48），然后再用同样的方法，进行对侧的截骨。若不用撑开器或木塞进行撑开，待两侧截骨完毕后，常常出现自发性截骨间隙合拢，而造成清底困难，使残留的游离骨块难以取出。

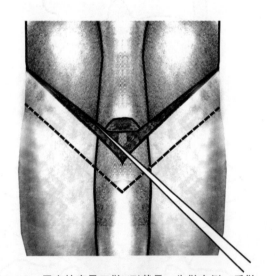

图19-43 用宽的直骨刀做V形截骨，先做右侧，后做左侧。在椎板后做成8mm宽的V形间隙

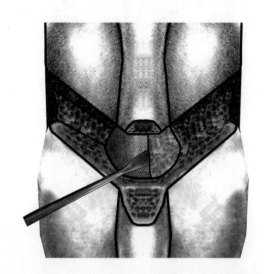

图19-44 自棘突间切除全层椎板，咬除黄韧带，暴露硬脊膜，用神经剥离器分离硬膜外粘连

（6）第六步闭合截骨间隙 截骨完成后，取除撑开器或木塞，将腰桥放低，将反V形床调成V形床，截骨间隙常可自行合拢，形成叠瓦状靠拢（图19-49），也可稍加压力，达到截骨间隙闭合，将截下来的骨块做成火柴杆状，搭在截骨间隙上（图19-50）。取除肌肉撑开器，严格电凝止血，放置T形管引流，分层闭合切口，手术完毕。

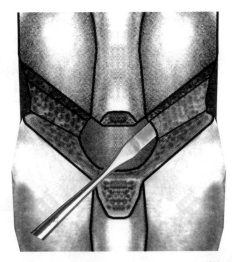

图19-45 用铲刀进行刨槽清底，只剩下内侧骨皮层

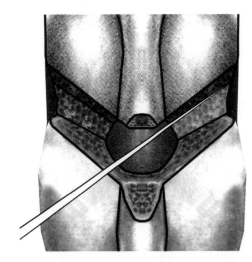

图19-46 用直骨刀自骨槽的上下缘截断内侧骨皮质，将其取除

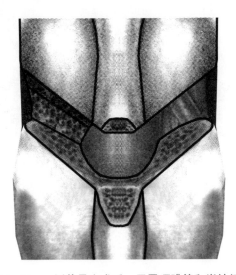

图19-47 一侧截骨完成后，显露硬膜管和脊神经根

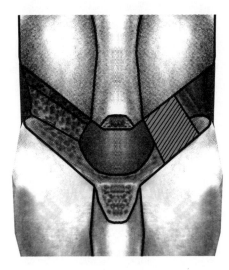

图19-48 将木塞放入截骨间隙内，进行适当撑开，然后再做对侧的截骨

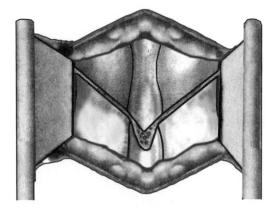

图19-49 V形截骨间隙已闭合，松质骨面对松质骨面，不用内固定，回病房后自家矫正或手法矫正

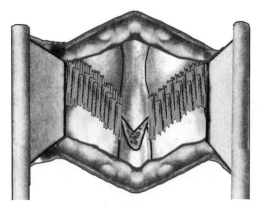

图19-50 将取下来的松质骨块做成火柴杆状，搭在截骨间隙上植骨

5．术后处理

（1）搬运患者：由于截骨后未上内固定，搬运时更应严格注意，最好由管病房医生和麻醉医生共同负责将患者自手术台上搬至推车上，再自推车上搬至病床，严格按照平上平下的搬动方法进行搬运。以免造成术后错位及神经损伤。

（2）对病床及护理的要求：平板床上加有8～10cm厚的海绵垫。每3h翻身1次（即在躯干部的两侧，交替垫长枕的方法）。严格观察患者的体温、脉搏、呼吸、血压。将伤口引流管连接负压吸引瓶，并观察、记录引出的血量。患者清醒后，令患者绝对卧床，不准坐和站立，直至石膏背心外固定后，方能下床活动。

（3）卧平床自家矫正：待患者清醒后，应尽可能地多让患者平卧，不枕枕头，以利后凸的自家矫正，必要时在后凸顶椎部位加垫薄枕，使后凸的顶椎产生过伸复位后，不需要手法复位即可给予过伸位石膏背心外固定。

（4）对自家矫正欠佳的患者，还可在手术后5～10日内进行第1次手法矫正。

（三）分次手法矫正

1．在手术后伤口无感染的条件下，于手术后5～10日内进行第1次手法矫正。手法矫正前应禁饮禁食，然后在哌替啶50～100mg麻醉下，进行手法矫正，在患者腰背部垫以适当厚度的薄枕，术者甲按压患者的两肩，术者乙按压患者的两侧大腿，在哌替啶产生麻醉作用的情况下，轻轻按压两肩与大腿前侧，跟随着患者的呼吸运动，轻轻颤动使患者的后凸畸形达到进一步的矫正（图19-51）。这种矫正方法严禁使用暴力，以免发生危险，矫正的度数不求过大，应记住"适可而止"4个字。当第1次手法矫正达不到满意效果时，还可再做第2次、第3次，但一般只限3次以内。

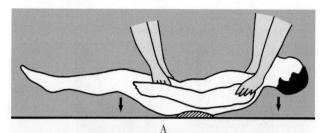

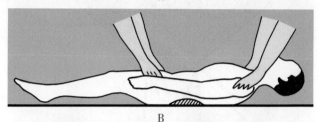

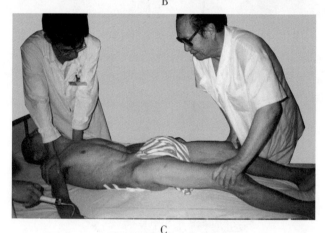

A. 截骨术后分次手法矫正，在哌替啶静脉麻醉下，在病房行手法按压1～3次即可达到完全伸直；B. 手法矫正完毕后，卧平床休息，达到矫正目的后，给予石膏背心外固定；C. 在哌替啶静脉麻醉下分次手法矫正

图19-51　第1次手法矫正

2．分次手法矫正后，哌替啶作用很快消失，一般患者皆无痛苦。

3．待分次手法矫正满意后，给予过伸位石膏背心外固定（图19-52）。石膏背心外固定的方法：患者取仰卧位，腰背部垫以适当厚度的薄枕，使患者达到最大限度的矫正位。先做前页石膏背心，待前页石膏背心干固后，再俯卧在前页石膏背心内，上后页石膏背心，同时将两页石膏缠在一起，即成为完整的石膏背心。待石膏背心完全干燥后，患者感到在石膏内无不舒适存在时，即可出院。

4．戴石膏背心可以躺卧、站立、行走，但不宜坐低板凳或下蹲，石膏背心外固定6～8个月，X线片复查植骨愈合良好后，再拆除石膏。切忌过早拆除石膏，以免畸形的复发（图19-53）。

三、注意事项

1．局部浸润麻醉配合微创式截骨术，能给ASK患者减轻手术痛苦，节约了手术时间，同样能达到矫正ASK的目的。是一种由繁变简的矫治方法，值得推广应用。

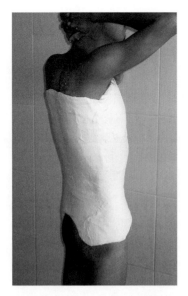

图19-52 不用内固定的截骨矫正脊柱后凸的方法，石膏背心外固定一定要上得确实可靠，才能保证截骨后的矫正位和坚固的骨性连接

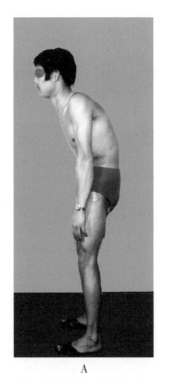 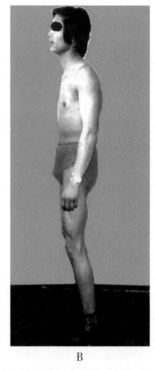

A　　　　　　　　　　　　　B

A. 术前人体外形呈"虾腰"状；B. V形截骨不做内固定手法矫正术后3年随访

图19-53 不做内固定分次手法矫正，手术前后人体外形对比

2. 术后搬运患者一定要认真负责，按照平上平下的搬运方法，将患者从手术台上搬到推车上，再将患者从推车上搬到病床上，以免造成截骨部位的骨折脱位。

3. 对手术细节的要求，一定要做成整齐的刀切面，才能使截骨间隙严密对合，才能使V形嵌插面起到防止左右错位的作用，才能使叠瓦结合面产生防止前后错位的作用。

4. 手法矫正最多可采用3次。

5. 术后一定要给予塑形敷贴有效的过伸位石膏背心外固定，且固定时间要达到6~8个月。过伸位石膏背心前面靠胸骨柄与耻骨联合作支撑点，后面靠脊柱后凸的顶椎部分作支撑点，对矫正脊柱后凸畸形能产生巨大的矫正力。对ASK术后防止畸形复发起到重要作用。

（田慧中　谭俊铭　郑君涛）

第七节　局部浸润麻醉下椎板及骨化黄韧带切除术

在局部浸润麻醉下做1~2节段骨化黄韧带切除术，安全可靠，简化了手术过程，减少了患者的痛苦，是一种有价值的麻醉方法。

对非多节段的黄韧带骨化症（OLF），可采用局限性椎板开窗骨化黄韧带切除术的手术方法，对胸椎影像学诊断为胸椎OLF的病例，临床症状及体征均符合OLF诊断的病例，且OLF只限于临近的1~2节胸椎者，可采用局限性椎板开窗骨化黄韧带切除术的手术方法，即利用骨刀行胸椎板开窗切除压迫硬脊膜和脊髓神经的OLF能取得较好的治疗效果。

一、适应证

1. 影像学上显示胸椎OLF压迫脊髓神经，并伴有相应的临床症状及体征者。
2. 单发性OLF或不超过两节的OLF位于相邻节段的病例。
3. 非广泛性多节段病灶，临床症状和体征亦符合单节段损害的病例。
4. 上关节突增生内聚加黄韧带增生肥厚达7～15mm者。
5. 合并截瘫或不全截瘫者。
6. 患者年龄大、体质弱，仅能承担局限性手术者。
7. 临床症状和影像学表现均为单侧（左或右）症状为主的患者。
8. 局部浸润麻醉适应年老体弱、难以耐受全身麻醉的患者。

二、麻醉与体位

局部浸润麻醉、俯卧位，胸部及双侧髂嵴部垫软枕，以免腹部受压。

三、手术操作步骤

1. 局部浸润麻醉　分层、分次进行局部浸润麻醉（图19-54）。

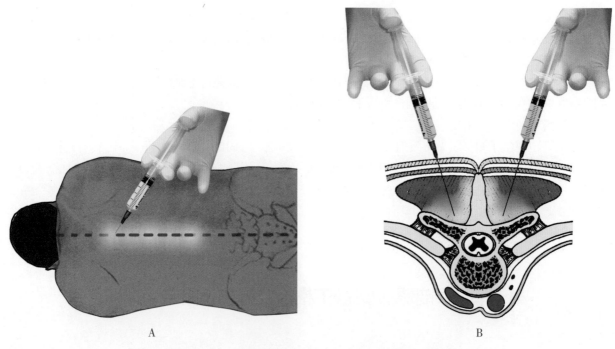

A. 沿棘突做皮内、皮下浸润注射；B. 棘突旁、椎板后浸润注射

图19-54　局部浸润麻醉

2. 切口与显露　脊柱后正中切口，切开皮肤、皮下脂肪，骨膜下剥离暴露手术节段的棘突、椎板及双侧关节突至横突根部，上下暴露均较手术节段多显露一节椎板。取出止血纱布，置入撑开器，牵开椎旁肌肉起止血作用。

3. 定位需要切除的病变节段　术前拟行切除的椎板节段用金属物做标记，拍X线片确定椎体的节段。上中胸段手术主要靠此方法定位。中下胸段的手术，术中还可以靠末一条肋骨进行定位。

4. 切除临近的椎板及骨化黄韧带（图19-55）

（1）第一步：沿棘突切口，仅显露临近的2~3节椎板即可，切口长7~10cm已足够，不需要广泛暴露。

（2）第二步：用骨刀横形截断两节棘突和下关节突（图19-56），显露黄韧带。

（3）第三步：用铲刀自中央平行铲掉椎板盖，显露出黄韧带的中央部分（图19-57）。

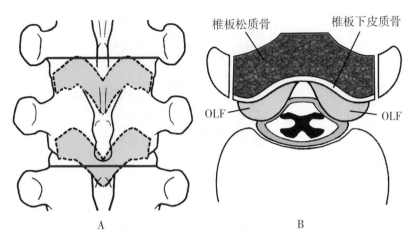
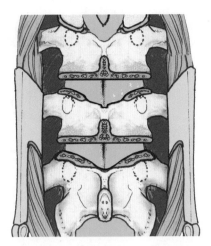

A. 黄色表示骨化黄韧带在椎板下椎管内占据的位置；B. 黄韧带肥厚、骨化对硬膜管和脊髓神经的压迫

图19-56 用骨刀切除棘突和部分下关节突，显露黄韧带

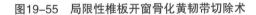

图19-55 局限性椎板开窗骨化黄韧带切除术

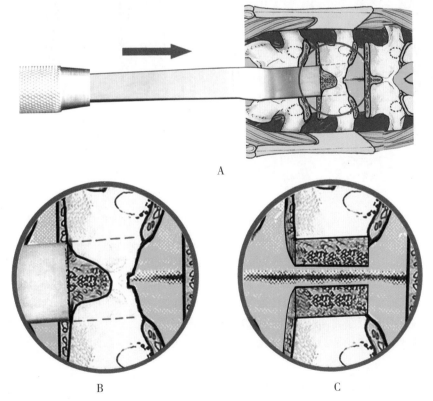

A. 正在用骨刀切除椎体的中央部分；B. 切除椎体中央部分的放大示意图；C. 椎板中央部分已被切除，显露黄韧带的中央沟

图19-57 用铲刀切除棘突和椎板的中央部分，显露黄韧带的中央沟

（4）第四步：在两侧关节突关节的横径1/2交界处作纵行截骨，骨刀的尖端向着椎弓根与椎板交界处内侧骨皮层的方向进刀，切除两侧的椎板，充分显露全椎管（图19-58）。

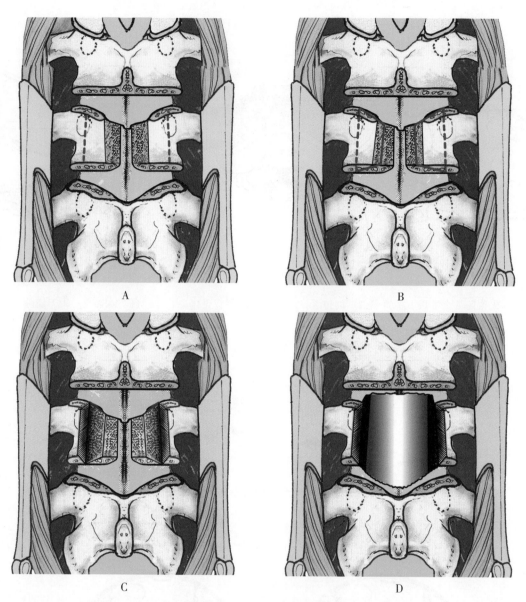

A

B

C

D

A.先切除中央部分的椎板，显露黄韧带中央沟；B.椎板外侧部分的截骨切除线；C.椎板外侧部分的后层已被切除，显露椎板内层部分；D.椎板内层部分及骨化黄韧带已被切除，显露硬脊膜管

图19-58　椎板及骨化黄韧带的切除次序示意图

（5）第五步：若椎板与骨化黄韧带之间粘连紧密无法分开时，则一并切除之，则应自硬脊膜与黄韧带之间仔细地分离开，以免损伤硬脊膜和神经组织（图19-59）。

（6）第六步：待椎板和骨化黄韧带团块切除干净后，认真清除松解硬膜周围的粘连，使硬膜囊膨胀变圆，恢复圆形（图19-59 F）。

（7）第七步：术毕严格止血，用明胶海绵敷盖，放置引流管，分层闭合切口，手术结束。

5．术后处理　常规应用预防剂量的抗生素。引流管保持48～72h，24h后引流量少于60mL时可拔除引流管，否则应延长置管时间。拔管后即可下地活动，逐渐增加活动量。

6．术后并发症的防治　同揭盖式胸椎板切除后路减压术的并发症防治。

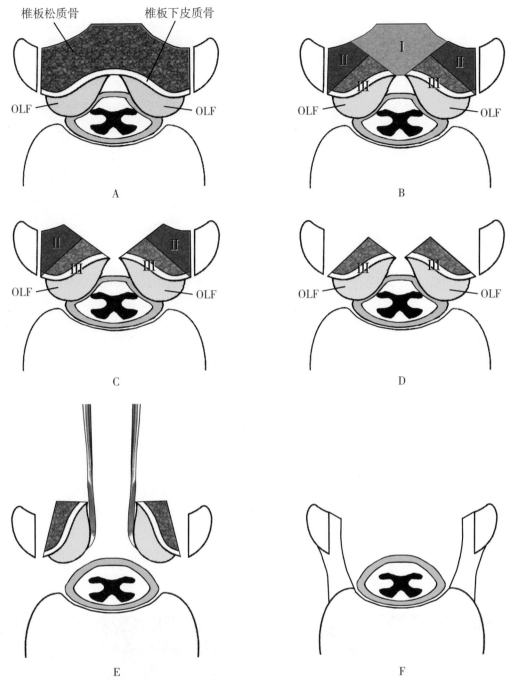

A. 椎板、骨化黄韧带压迫硬脊膜囊的示意图；B. 用骨刀切除椎板及骨化黄韧带的程序：Ⅰ绿色为中央椎板切除区，Ⅱ紫色为侧旁椎板切除区，Ⅲ红色、黄色为内层椎板及骨化黄韧带的切除区；C. 中央椎板已被切除；D. 侧旁椎板已被切除；E. 正在切除内层椎板和骨化黄韧带；F. 椎板及骨化黄韧带已被完全切除，硬膜囊膨胀变圆，恢复圆形

图19-59　用轴位像说明椎板与黄韧带切除术的程序

四、术中陷阱及注意事项

1. 短节段骨化黄韧带切除术是局部浸润麻醉的绝对适应证，能节约手术时间，缩短手术过程，变大手术为小手术，给患者带来安全感、恢复快，特别适应于老年患者和对全身麻醉禁忌的患者。

2. 用骨刀做局限性椎板切除治疗胸椎黄韧带骨化症，是临床上最常应用的方法，只需要应用薄刃骨刀即可完成本手术的操作过程，避免了椎板咬骨钳的钳咀插入椎板下咬骨挤压脊髓神经的可能性。用骨刀做椎板切除是自外向内分层切除椎板，不存在挤压脊髓之虑，安全可靠。

3. 当切除椎体中央部分时，因为椎板的左右两叶结合而形成棘突的部位遗留有三角形的空隙，其两侧壁为椎板内侧骨皮层，其基底为黄韧带的中央沟，故当用骨刀铲掉棘突及椎板的中央部分时，不会发生对神经组织的损伤。故在椎板中央部分截骨时，即便是穿透内侧骨皮层，只要进刀不是过深，则很少发生神经损伤或硬膜破裂。

4. 沿关节突关节横径1/2交界处，向着椎弓根与椎板内侧骨皮层的方向纵行截骨时，即便是穿透了内侧骨皮层，其深层为硬脊膜囊的外侧缘和神经根，而且均有一定的深度，故不容易造成神经损伤。当然不能无限度的过深，则安全无恙。

5. 要求术者一定要学会掌握使用薄刃骨刀做手术的基本功，您就会体会到用骨刀切除椎板的甜头。

（田慧中　孟祥玉　吕霞）

第八节　局部浸润麻醉下腰椎间盘摘除术

一、概述

（一）局部浸润麻醉下做腰椎间盘摘除术

由于腰椎间盘突出是常见病、多发病，患者人群众多，几乎占门诊量的1/2~2/3。在20世纪50年代时多在气管插管全身麻醉下做腰椎间盘摘除术，20世纪60~80年代大部分腰椎间盘突出症均在局部浸润麻醉下进行。因为它是一种常见病、多发病，需要行椎间盘摘除手术的患者越来越多，而且手术操作越来越熟练，把大手术逐渐变成了小手术，只在局部浸润麻醉下即可进行。腰椎间盘摘除术已普及到县级医院。故局部浸润麻醉下做腰椎间盘摘除术的工作在国内已广泛开展，治疗了大批患者。20世纪90年代以后引进国外做法，在气管插管全身麻醉下做腰椎间盘摘除术，还要加置入器械内固定的手术方法，又把小手术变成了大手术，是否能收到更大的治疗效果和减少手术并发症的目的尚待以后总结。

（二）解剖分型

中央型（图19-60），髓核进入中央椎管以刺激马尾神经为主；侧旁型（图19-61），髓核从后外侧突破后

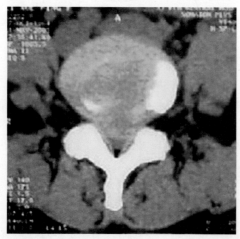

图19-60　中央型椎间盘突出，突出的间盘组织占据中央椎管及侧椎管，往往合并马尾神经损伤

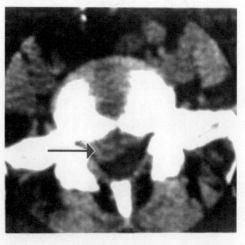

图19-61　侧旁型椎间盘突出，髓核占据盘黄间隙产生根性和马尾神经受压症状

纵韧带以占据盘黄间隙刺激一侧神经根为主，也可有马尾神经刺激症状；外侧型（图19-62），髓核占据侧隐窝根性刺激症状较重；极外侧型（图19-63），游离的髓核向上或向下沿神经根管穿出椎间孔刺激脊神经、根性刺激症状重。

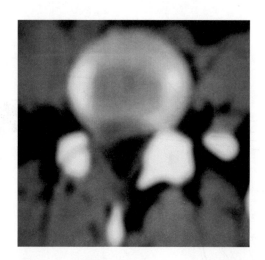

图19-62 外侧型椎间盘突出，髓核占据侧隐窝根性刺激症状较重

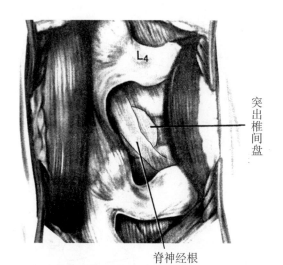

图19-63 极外侧型椎间盘突出，突出的髓核穿出椎间孔压迫腰4脊神经根

（三）腰椎间盘突出症的临床表现及诊断

1．症状 腰痛是腰椎间盘突出症患者最先出现的症状。还可出现坐骨神经痛，97%的疼痛是由$L_4 \sim L_5$、$L_5 \sim S_1$间隙椎间盘突出引起的，典型坐骨神经痛是从下腰部向臀部、大腿后方、小腿外侧直到足部的放射痛。马尾神经受压还可出现大小便障碍，鞍区感觉障碍。

2．体征 ①腰椎侧凸；②腰椎活动受限；③压痛及骶棘肌痉挛；④神经系统表现；⑤直腿抬高试验及加强试验阳性。

3．诊断 典型腰椎间盘突出症的患者，根据病史、症状、体征，以及X线片上相应神经节段有椎间盘退行性表现者即可做出初步诊断。结合X线造影、CT、MRI等方法，能准确做出病变间隙、突出方向、突出物的大小、神经受压情况及主要引起症状部位的诊断。

二、局部浸润麻醉下咬骨钳开窗椎间盘摘除术

（一）目的及意义

在局部浸润麻醉下用椎板咬骨钳在单侧椎板间开窗，行腰椎间盘切除术的方法是一种最常用的手术方法，至今仍在应用这种方法做腰椎间盘摘除手术。单侧暴露椎板间开窗较双侧暴露全椎板切除的手术方法损伤小、减少了出血、节约了手术时间，给术后早期下床活动带来了方便，是最初开始采用全椎板切除治疗腰椎间盘突出症的一大改革和进步。

（二）适应证

1．症状体征典型，反复发作，非手术治疗无效，病程半年以上。

2．坐骨神经症状典型，腰痛明显，足部有皮感异常。

3．急性腰椎间盘突出症，代偿性腰椎侧凸，有马尾神经症状，大小便功能障碍。

4．影像学检查 CT及MRI检查均与临床症状相吻合，定位诊断明确。

（三）手术方法

1．术前准备 拍摄腰椎正侧位X线片和CT片，必要时拍摄MRI。

2. 麻醉　局部浸润麻醉。

3. 体位　卧位有3种，俯卧位、侧卧位、膝胸卧位（图19-64）。

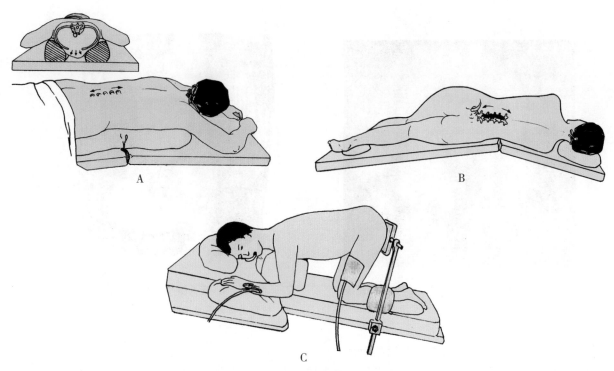

A. 俯卧位最常用，腹部应空出，防止腔静脉回流受阻；B. 侧卧位腹部不受压，术中出血较少，术者方便，助手困难；C. 膝胸卧位，摆位置困难、费时，患者不舒服

图19-64　手术卧位

4. 手术操作程序

（1）第一步：取侧卧位（图19-64B），沿棘突切口长3～5cm，切开皮肤、皮下组织，显露深筋膜、棘上韧带和棘突（图19-65），将棘上韧带、深筋膜和骶棘肌自骨膜下向外侧剥离，暴露单侧椎板，直达椎板外侧缘，然后插入单侧暴露拉钩，将拉钩的尖端插入上关节突的外侧缘，撬开暴露椎板（图19-66）。

（2）第二步：用寇克钳夹持黄韧带，用尖刀片沿关节突边缘切除黄韧带（图19-67）。

（3）第三步：用枪状咬骨钳自椎板间开窗，形成1.5～2.0cm的骨窗（图19-68）。

（4）第四步：用神经剥离器轻轻分离开硬膜外脂肪，显露硬脊膜和神经根（图19-69）。

（5）第五步：术者用手指探查突出的椎间盘，如发现有较硬的半球状隆起物，则为突出的椎间盘（图19-70）。

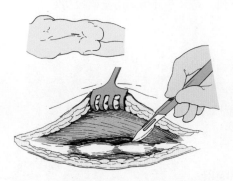

图19-65　切口长3-5cm，暴露单侧椎板

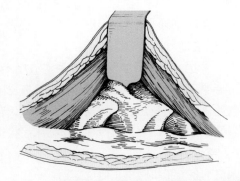

图19-66　单侧拉钩撬开骶棘肌，显露关节突和椎板

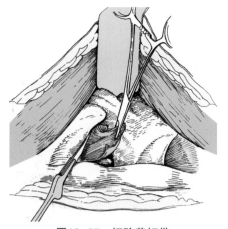

图19-67　切除黄韧带

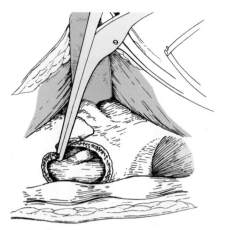

图19-68　用枪状咬骨钳开窗

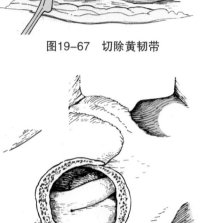

图19-69　暴露神经根和硬膜囊

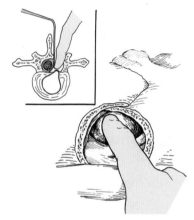

图19-70　用食指触摸突出的椎间盘

（6）第六步：用神经根拉钩拉开神经根，显露突出的椎间盘，用尖刀片沿突出物的周围，呈圆形切开后纵韧带和纤维环（图19-71）。

（7）第七步：用髓核钳夹持突出的椎间盘，慢慢地向外提拉，采取慢牵牛的方法，方能把整块髓核自间隙内拉出，其剩余部分再用刮匙和髓核钳清除干净（图19-72）。

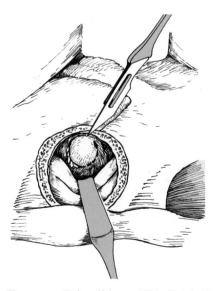

图19-71　用尖刀片切开后纵韧带和纤维环

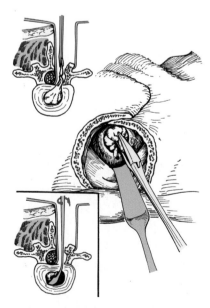

图19-72　用髓核钳拉出椎间盘组织

（8）第八步：然后用生理盐水冲洗伤口，清点棉片和纱布，放入明胶海绵2～4块，起止血作用，放置引流管，分层闭合伤口，手术结束。

5. 术后处理　回病房取仰卧位，压迫伤口可以减少出血，术后24～48h拔除引流管，在床上练习仰卧挺腰抬高骨盆运动，2～5日下床活动。

（四）局部浸润麻醉的优点

1. 简化了麻醉程序，避免了全身麻醉的术后反应。

2. 减少了出血量。局部麻醉药液中含有肾上腺素，使伤口内渗血较少。

3. 在黄韧带切开前硬膜外注药，可减少剥离神经时的疼痛。

4. 局部麻醉术后恢复快、切口反应小、愈合快。

（五）陷阱与要点

1. 用咬骨钳咬除椎板时，咬骨钳的钳咀容易将硬膜撕破连同神经纤维拔出，这种现象称拔丝现象。

2. 咬骨钳的咀都有一定的厚度，在咬除上关节突冠状部时，容易挤压根管内的脊神经根，造成术后神经症状难以恢复的结果。

3. 剥离游离神经根时，应将神经根与其周围血管、脂肪、纤维组织一同剥离牵开，可避免静脉丛的出血。

4. 牵开神经根时，动作手法宜轻柔，以免损伤。

（六）并发症及其处理

1. 硬脊膜破裂脑脊液漏的处理　撕裂口大的需要缝合修补，撕裂口小的或只是硬膜撕裂而蛛网膜尚未破的，用明胶海绵覆盖，术后予甘露醇脱水，加压包扎亦可奏效。

2. 咬骨钳撕破硬膜连同神经纤维拔出　应将已拔出的神经纤维剪掉，用明胶海绵覆盖，术后3～5日内予甘露醇脱水，加压包扎，取头低脚高位或俯卧位即可。

3. 硬膜前静脉丛的出血问题　应多采取侧卧位手术，则可避免静脉丛过多出血，如采取俯卧位时应将腹部空出，避免腔静脉回流受阻。术中采用棉片压迫的方法亦可达到止血目的。

4. 椎间盘感染的预防措施　在切除髓核时尽量不要伤及软骨板和软骨下骨组织，当然器械的无菌消毒也是重要环节。

三、局部浸润麻醉下单侧椎板间骨刀开窗腰椎间盘摘除术

（一）目的及意义

在局部浸润麻醉下用薄刃骨刀在单侧椎板间开窗切除椎间盘的手术方法，比用咬骨钳开窗的方法安全可靠，因为骨刀是从外向内逐层切开，避免了咬骨钳咀插入椎板下咬骨时挤压神经组织的可能性。而且简捷、快速、创伤小、出血少，节约了手术时间。开窗的方法很简单，用直骨刀在上节椎骨的下关节突上做一倒U形，在下节椎骨的上关节突上做一L形截骨，去掉这两块骨头即可充分显露黄韧带和神经根，这种椎板开窗的方法显露清楚，给切除黄韧带和椎间盘带来方便，而且还同时切除了内聚的上关节突冠状部，解决了根管狭窄的问题，实为一举两得。

（二）适应证

1. 具有单侧症状的腰椎间盘突出症或CT片显示偏一侧的腰椎间盘突出病例。

2. 无论是侧旁型或中央型，CT显示为巨块型的腰椎间盘突出病例。

3. 腰椎间盘突出合并神经根管狭窄的病例。

4. 椎体后缘骨刺合并腰椎间盘突出，需要同时切除骨刺的病例。

5. 以往做过腰椎间盘切除，效果欠佳需要翻修的病例。

6. 单侧神经创伤性粘连需要松解者。

（三）手术方法

1. 术前准备　术前影像学定位检查，准备开窗用的骨刀和常用器械。

2. 麻醉　局部浸润麻醉。

3. 体位　俯卧位（图19-64 A）。

4. 手术操作程序

（1）第一步：沿棘突做2.5cm长纵切口，暴露单侧椎板和关节突，将2.5cm宽的特制椎板拉钩的尖端插入横突的骨质内，拉开肌肉，暴露关节突关节（图19-73、图19-74）。

（2）第二步：先在上一椎骨的下关节突上，靠近棘突的根部做倒U形开窗（图19-75），暴露下一椎骨的上关节突关节面，然后再在关节面的中央（相当于椎弓根的内侧缘）纵行截骨（图19-76），在下一椎骨的椎板上缘做横形截骨，两者相交形成L形方窗（图19-77）。

（3）第三步：在方形窗口的底部暴露出黄韧带（图19-78），用寇克钳提起黄韧带，用尖刀片沿开窗的边缘切除黄韧带（图19-79），显露神经根和硬膜囊（图19-80），将神经根和硬膜囊用神经剥离器向内侧分离，

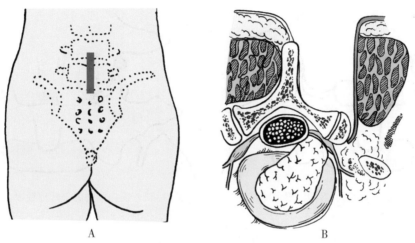

A. 切口长2.5cm；B. 单侧椎板暴露保留对侧附着组织不剥离，损伤小、恢复快

图19-73　单侧暴露

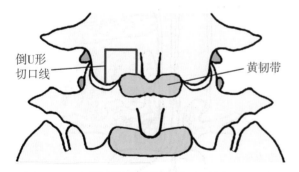

图19-74　暴露左侧关节突关节后，做倒U形开窗

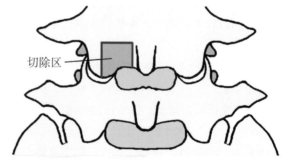

图19-75　用骨刀在下关节突上做倒U形开窗

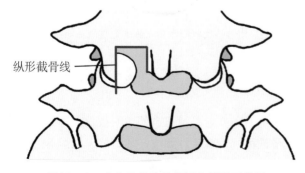

图19-76　在上关节突关节面上做纵形截骨

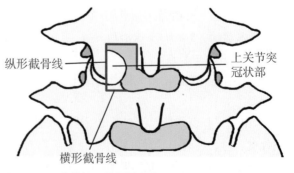

图19-77　在椎板上缘做横形截骨，两者相交形成L形方窗

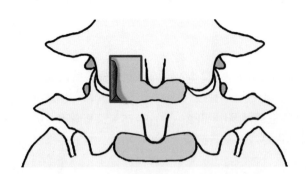

图19-78 椎板间开窗完成后显示黄韧带

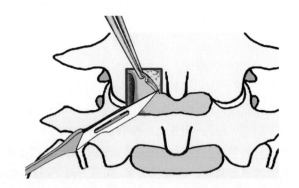

图19-79 用寇克钳提起黄韧带，用尖刀片沿开窗的边缘切除黄韧带

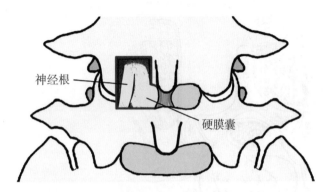

图19-80 在方窗内切除黄韧带暴露神经根和硬膜囊

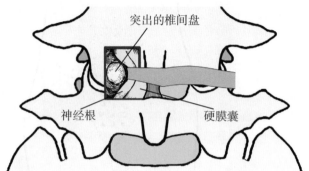

图19-81 向内侧剥离牵开神经根，暴露突出的椎间盘

连同硬膜前脂肪血管组织一起推向内侧，暴露突出的椎间盘（图19-81）。在硬膜前的头侧和尾侧各塞入一枚带黑丝线的棉片，控制视野中的出血。

（4）第四步：用小号直骨刀在椎间盘或突起的骨赘上做方形开窗，然后，用髓核钳摘除髓核组织，应尽可能将同侧和对侧的变性髓核组织取除干净，以免复发（图19-82）。

（5）第五步：一般只摘除髓核和纤维环组织即可，不需要破坏其两端的软骨板或骨组织，因为骨组织损伤后造成椎间隙渗血，容易并发椎间盘炎。

（6）第六步：术毕取出棉片，冲洗伤口，严格止血，放入明胶海绵覆盖硬膜，放置负压引流管，分层闭合切口。

5．术后处理　回病房取仰卧位，压迫伤口可以减少出血，术后24～48h拔除引流管，在床上练习仰卧挺腰抬高骨盆运动，2～5日下床活动。

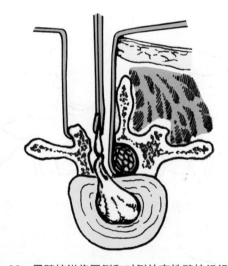

图19-82 用髓核钳将同侧和对侧的变性髓核组织取除干净

（四）陷阱与要点

1．局部浸润麻醉的最大优点是简化了手术过程，加快了操作时间，减少了术中出血量，能顺利完成手术的全过程。

2．用骨刀开窗的最大优点是比用椎板咬骨钳方便快捷，因为骨刀开窗是凿刃自外向内截骨，待凿刃到达内侧骨皮层时，将骨刀轻轻旋转即可将欲切除的一块U形或L形椎板撬拨取除，方法极其简单，根本不需要刀刃接触神经根和硬膜囊，故无损伤神经和硬脊膜之虑。

3. 相反的用椎板咬骨钳开窗时，咬骨钳的一叶钳咀则必须插入椎板下，方能自内向外咬除椎板，对于伴有椎管狭窄的患者，有时会造成下叶钳咀挤压脊神经根而致椎间盘切除术后根性症状加重的危险性。用骨刀开窗则完全可以避免这种现象的发生。

4. 用骨刀开窗完全可以避免咬骨钳开窗时撕裂硬脊膜，造成脑脊液漏或咬住硬脊膜产生拔丝现象的并发症。

5. 手术者必须具备纯熟的局部解剖概念，才能掌握骨刀进入的深度，在骨刀将要抵达内侧骨皮层的时候，轻轻捻转骨刀即可将欲截除的骨块撬掉，绝对不会伤及里边的神经组织。

6. 如果开窗后未触到突出的椎间盘时，则应认真地探查，是否为破裂脱出型，应仔细寻找，看脱出的髓核是否在附近的硬膜外间隙内。

7. 手术探查的椎间隙一定要与CT片上的间隙相吻合，如果搞错间隙也是找不到椎间盘突出的原因。

8. 术前CT片上若为双间隙突出，搞不清是哪个间隙引起的症状，则应同时解决两个间隙的问题，以免术后症状依然存在。

（五）硬膜前静脉丛破裂出血的预防措施

1. 当牵开脊神经和硬膜囊切除突出的椎间盘时，最容易造成硬膜前静脉丛的出血而致术野不清，给切除椎间盘的工作造成困难，延误了手术时间，甚至由于术野不清使处理椎间盘突出的工作做得不彻底，影响术后效果。

2. 根据作者的经验，应用竹筷子剥离器将神经根与其周围的纤维脂肪组织和硬膜前静脉丛一起自外向内，从突出的椎间盘或后纵韧带上用力刮开的办法，比单独牵开神经根的做法更不容易损伤硬膜前静脉丛，然后再用神经根拉钩将已剥离开的神经根和其周围组织一起牵向对侧，这样做既方便又快捷，很少造成出血（图19-83、图19-84）。

3. 竹筷子剥离器的制作 在高压消毒包内准备竹筷子1根，术中临用时将其末端削成扁形，利用其末端代替剥离器，因为竹子的末端与金属剥离器的末端光滑度不同，故很容易将神经根周围的纤维脂肪组织与硬膜前静脉丛，自后纵韧带上撕脱下来，而不至于损伤静脉丛造成出血，这是一种简易的防止硬膜前静脉丛出血的方法，值得试用。

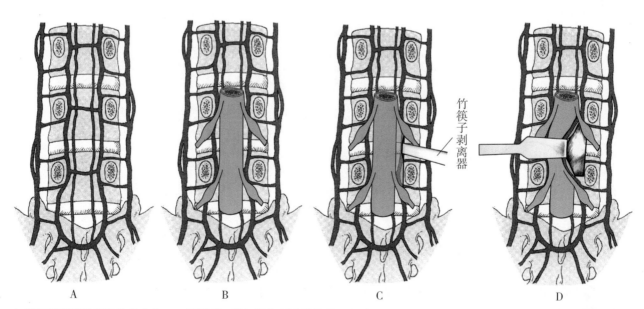

竹筷子剥离器

A B C D

A. 腰骶段硬膜前静脉丛的分布；B. 硬膜囊、神经根与硬膜前静脉丛的关系；C. 用竹筷子剥离器剥离神经根及其周围纤维脂肪组织与硬膜前静脉丛；D. 将硬膜囊、神经根和其周围的纤维脂肪组织与硬膜前静脉丛一起用牵开器牵开，暴露突出的椎间盘

图19-83 防止硬膜前静脉丛破裂出血的手术方法

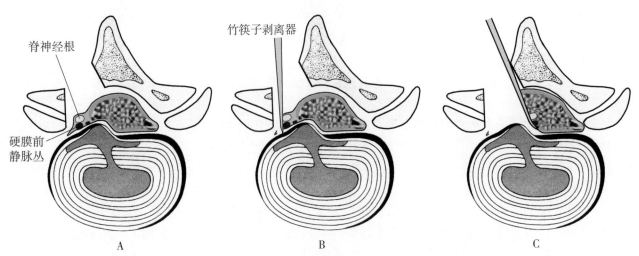

A. 腰椎间盘突出与神经根及其周围纤维脂肪组织和硬膜前静脉丛的关系；B. 用竹筷子剥离器剥离神经根及其周围纤维脂肪组织与硬膜前静脉丛；C. 用牵开器将神经根与其周围组织一起牵开，暴露突出的椎间盘

图19-84　用竹筷子剥离器剥离硬膜前静脉丛的方法

（田慧中　李宏　于建华）

参考文献

［1］田慧中，黄卫民，窦书和. 骨关节疼痛注射疗法［M］. 北京：人民军医出版社，2011：178.

［2］史可任. 颈腰关节疼痛及注射疗法［M］. 4版. 北京：人民军医出版社，2011：783-793.

［3］薛富善. 临床局部麻醉技术［M］. 北京：人民军医出版社，2005：432.

［4］孟庆云，柳顺锁，刘志双. 神经阻滞学［M］. 北京：人民卫生出版社，2003：796.

［5］潘晓军，傅志俭，宋文阁. 临床麻醉与镇痛彩色图谱［M］. 济南：山东科学技术出版社，2003：273.

［6］田慧中，马原，吕霞. 颅盆牵引加弹性生长棒内固定治疗发育期间的脊柱侧凸［J］. 中国矫形外科杂志，2008，16（21）：1660-1663.

［7］田慧中，吕霞，马原. 头盆环牵引全脊柱截骨内固定治疗重度脊柱弯曲［J］. 中国矫形外科杂志，2007，15（3）：167-172.

［8］田慧中，李佛保. 脊柱畸形与截骨术［M］. 西安：世界图书出版公司，2001：662-734.

［9］田慧中，刘少喻，马原. 实用脊柱外科手术图解［M］. 北京：人民军医出版社，2008：527.

［10］陈安民，徐卫国. 脊柱外科手术图谱［M］. 北京：人民卫生出版社，2001：181-273.

［11］田慧中，刘少喻，马原. 实用脊柱外科学［M］. 广州：广东科技出版社，2008：466.

［12］田慧中，李明，马原. 脊柱畸形截骨矫形学［M］. 北京：人民卫生出版社. 2011：339.

［13］田慧中，李明，王正雷. 胸腰椎手术要点与图解［M］. 北京：人民卫生出版社，2012：374.

［14］田慧中，张宏其，梁益建. 脊柱畸形手术学［M］. 广州：广东科技出版社，2012：483.

［15］田慧中，艾尔肯·阿木冬，马原. 预防性截骨切除术治疗先天性侧旁半椎体［J］. 中国矫形外科杂志，2011，19（07）：541-544.

［16］田慧中，马原，吕霞. 颅盆牵引下肋骨成形术治疗胸廓塌陷［J］. 中国矫形外科杂志，2009，17（11）：836-838.

［17］田慧中，白靖平，刘少喻. 骨科手术要点与图解［M］. 北京：人民卫生出版社，2009：165.

［18］田慧中. "田氏脊柱骨刀"在矫形外科中的应用［J］. 中国矫形外科杂志，2003，11（15）：1073-1075.

［19］田慧中. 脊柱外科医师要善于使用咬骨钳和骨刀［J］. 中国现代手术学杂志，2002，6（1）：67-68.

［20］李家顺，贾连顺. 颈椎外科学［M］. 上海：上海科学技术出版社，2004：521-607.

［21］瓦卡罗，班罗. 脊柱外科手术径路［M］. 2版. 王自立，党耕町，译. 北京：人民卫生出版社，2008：199-213.

［22］郝定均. 实用颈椎外科学［M］. 北京：人民卫生出版社，2007：229-372.

［23］麦克劳林，哈维德，路兹·卡内尔. 颈椎外科手术图谱［M］. 韦峰，党耕町，译. 北京：北京大学医学出版社，2007：172-217.

［24］马原，刘少喻，曾昭池. 脊柱外科内固定技术［M］. 北京：人民军医出版社，2010：129.

［25］田慧中，艾尔肯·阿木冬，李青. 颈椎外科技术［M］. 广州：广东科技出版社，2011：331.

［26］雷伟. 脊柱内固定系统应用指南［M］. 2版. 西安：第四军医大学出版社，2013：632.

［27］刘少喻，田慧中，丁亮华. 颈椎手术要点与图解［M］. 北京：人民卫生出版社，2010：266.

［28］卡内尔. 坎贝尔骨科手术学：第2卷［M］. 11版. 王岩，译. 北京：人民军医出版社，2011：1363-1433.

［29］赵建华，金大地，李明. 脊柱外科实用技术［M］. 北京：人民军医出版社，2005：220-236.

［30］董中. 骨科手术图谱［M］. 北京：人民卫生出版社，1995：24-35.

［31］田慧中. UL形侧隐窝开窗腰椎间盘切除术500例报告［J］. 美国中华骨科杂志，1996，2（3）：172-175.

［32］田慧中，梁益建，马原，等. 用田氏骨刀做全椎板切除减压治疗胸椎黄韧带骨化症［J］. 中国矫形外科杂志，2010，18（20）：1693-1696.

［33］于滨生，郑召民. 脊柱外科手术技巧［M］. 北京：人民军医出版社，2009：167-226.

［34］田慧中，刘少喻，曾昭池. 腰骶椎手术要点与图解［M］. 北京：人民卫生出版社，2013：453.

［35］于滨生，芮钢. 脊柱手术关键技术图谱［M］. 北京：人民军医出版社，2011：285-347.

［36］马永刚，刘世清，卫爱林，等. 胸椎黄韧带骨化症手术方式的探讨［J］. 中国矫形外科杂志，2010，18（9）：784-787.

［37］雷伟，李全明. 脊柱内固定系统应用指南［M］. 西安：第四军医大学出版社，2004：1-423.

［38］孙建民，于夕欣，项国. 胸椎后纵韧带骨化症的诊断与治疗［J］. 中国矫形外科杂志，1998，5（6）：504-505.

［39］田慧中，林庆光，谭远超. 强直性脊柱炎治疗学［M］. 广州：世界图书出版公司，2005，165-195.

［40］田慧中，王彪，吕霞，等. 强直性脊柱后凸截骨矫正内固定术［J］. 中国矫形外科杂志，2005，13（7）：509-512.

［41］田慧中，吕霞，田斌. 强直性脊柱炎颈胸段后凸畸形截骨矫正术［J］. 中国矫形外科杂志，2006，14（7）：522-523.

［42］田慧中，马原，吕霞. 微创式V型截骨分次矫正强直性脊柱后凸［J］. 中国矫形外科杂志，2008，16（5）：349-352.

［43］DRAKE，VOGL R L，MITCHELL W，et al. 格氏解剖学［M］. 北京：北京大学医学出版社，2006：739.

［44］DAVID L BROWN. 局部麻醉图谱［M］. 范志毅，译. 北京：科学出版社，2008：253.

［45］ROBERTA L HINES，JAMES P RATHMELL，JOSEPH M Neal，et al. 局部麻醉学［M］. 黄文起，译. 北京：人民卫生出版社，2008：174.

［46］HAHER R. 脊柱外科技术［M］. 党耕町，译. 北京：人民卫生出版社，2004：220-223.

［47］F TODD WETZEL，EDWARD N HANLEY J R. 脊柱外科实用图谱［M］. 陈晓亮，译. 北京：人民卫生出版社，2003：53.

［48］ROBERT G WATKINS. 脊柱外科手术径路［M］. 王自立，党耕町，译. 北京：人民卫生出版社，2008：72-84.

［49］TIAN HUIZHONG，LV XIA，TIAN BIN. Halo Pelvic Distraction in Combination with Total Spine Osteotomy and Internal Fixation for Treatment of Severe Scoliosis［J］. Orthopedic Journal of China，2006，1（1）：11-16.

第二十章　脊柱畸形患者术中特殊卧位的摆放

第一节　重度强直性脊柱炎后凸畸形（ASK）术中卧位问题

一、概述

当截骨矫正脊柱畸形手术时，对严重脊柱畸形的术中摆放体位问题至关重要，由于脊柱后凸角度的严重程度而形成拱桥状，严重者难以摆放俯卧位，再加上双侧髋关节有否屈曲畸形，给术中摆放体位造成重大困难，特别是对重度强直性脊柱炎后凸畸形（ankylosing spondylitis kyphosis，ASK）病例，在进行截骨手术之前，应首先想到术中如何摆放这种特殊体位上下功夫，如果术中体位摆放不合理将会造成手术进行中的极大困难。故对

ASK病例术中特殊体位的摆放问题，手术者及麻醉师应胸有成竹，事先根据不同患者的畸形情况，考虑好如何进行摆放，才能达到顺利进行手术操作，取得手术成功。

1945年Smith Peterson对治疗强直性脊柱炎合并脊柱后凸的患者，采用脊柱截骨术矫正脊柱畸形，然后再用石膏外固定的方法来治疗强直性脊柱后凸获得成功。在国内于1961年开始田慧中采用Smith Peterson的手术方法，对强直性脊柱炎合并后凸的患者，做了第1例椎板V形截骨矫正后凸畸形，用石膏外固定的方法治疗强直性脊柱后凸。术中卧位均采用俯卧位，术后卧石膏床3~4周，更换石膏背心直至截骨愈合，收到较好的治疗效果。之后天津的刘润田曾报告术中采用侧卧位截骨矫正强直性脊柱后凸的手术方法，也取得较好的手术效果。总之，对后凸畸形较轻的病例，俯卧位手术截骨矫正和内固定均较方便（图20-1），但对后凸畸形过重的病例则无法采用俯卧位，也只好在侧卧位下进行手术。

强直性脊柱炎最常见的并发症就是脊柱后凸畸形，脊柱后凸畸形的治疗主要是靠截骨矫正术，截骨矫正术的术中卧位问题是手术成功的关键和手术室内台上、台下工作人员的密切配合是分不开的。在气管插管麻醉下，可采用俯卧位或侧卧位。俯卧位时则应将患者置于拱桥式卧位（图20-2），要用特制的托肩板垫好，托住患者的两肩，其腹侧应用填料垫实，使能在截骨后复位时取除填料将床放平。侧卧位多用于重度强直性脊柱后凸的患者（图20-3）。俯卧位在截骨后复位时容易掌握，侧卧位在截骨后复位时比较困

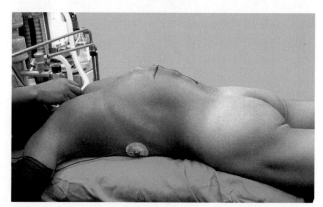

图20-1　一般后凸角度小者取俯卧位，比较好摆，直接垫枕头即可

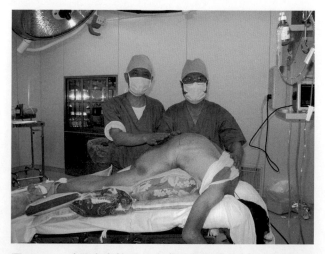

图20-2　对重度脊柱后凸患者采取俯卧位时，应将托肩板垫好，托住患者的两肩，使患者的头部伸出床头置于床下，额部放在能自动调节的圆凳上。将床调成反V形，腹部和两髂前上棘垫实，两脚用绷带固定在床尾，防止患者向前滑移；牵引带置于腋下，以便截骨完成后做牵引用

难，故绝大部分病例都采用俯卧位。

脊柱畸形截骨矫形手术患者的手术卧姿训练：ASK截骨矫正术的术中卧位问题是手术成功的关键，有时要摆好手术卧位就需要1h，而且一般截骨和内固定需要2~3h。术前患者应进行手术卧姿的训练（图20-4），且逐步延长俯卧时间，直到能支持2h以上状态。护士在术前应判断患者在俯卧中是否舒适，有无呼吸障碍等。

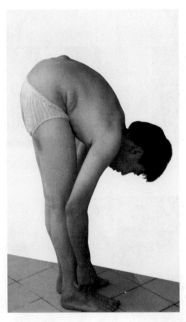

图20-3 胸腰椎重度ASK，只有采取侧卧位进行手术

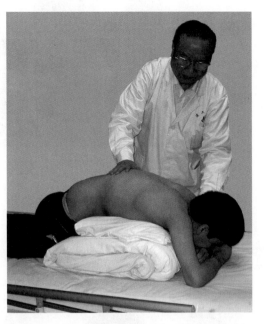

图20-4 术前ASK患者正在进行手术卧姿的训练

二、手术方法和卧位

（一）术前器械准备

田氏脊柱骨刀1套，弓根螺钉加压棍1套，Luque棍及Luque钢丝若干，椎弓根定位器、分规、尺子各1把，再加上一般常用器械。

（二）麻醉

一般常采用气管插管麻醉，个别重度病例采用支气管镜插管，对轻度后凸病例也可采用局部麻醉手术。

（三）术中卧位问题

对胸腰椎ASK的病例，一般采取俯卧位手术。重度ASK无法取俯卧位，一般均采用侧卧位。对颈胸段ASK的病例，采取侧卧位或坐位手术。

1. 胸腰椎ASK俯卧位手术

（1）一般取俯卧位，根据患者的后凸程度，应将手术床调成反V形，腰桥抬高，用特制的托肩板将两肩垫高（图20-5、图20-6），将患者的头置于能自动调节的头架上（图20-7），将患者的两脚固定在床尾（图20-8），其腹侧应用填料垫实，使患者能在截骨后复位时取除填料或将床调平，来达到截骨后伸直复位的目的。用中单叠成10cm宽的牵引带置于腋下（图20-9），以便在截骨完成后，由台下人员进行头、脚牵引，将患者躯干部拉直，达到截骨间隙闭合复位内固定的目的。

（2）由手术者做V形截骨时，应准备好各种不同宽度的骨刀、椎板咬骨钳、髓核钳、神经剥离器、明胶海绵、骨蜡等，器械护士要做到与手术者密切配合，才能使手术顺利进行。

（3）当手术者进行加压复位时，台上人员应协助手术者固定患者，以免造成骨折脱位，导致压迫脊髓发生截瘫的危险性。

（4）当手术者进行内固定时，应准备好神经剥离器、椎弓根定位器、弓根螺钉、普通螺钉、Luque钢丝和

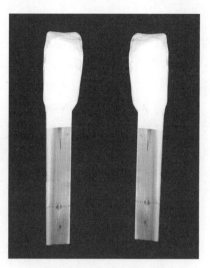

图20-5　特制的托肩板

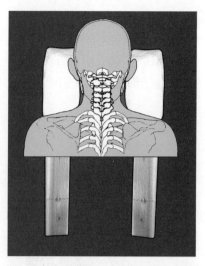

图20-6　用特制的托肩板将两肩垫高

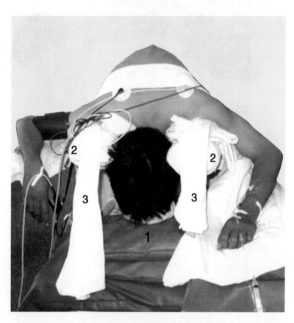

1. 头托（能自动升降的圆凳）；2. 肩托；3. 牵引带

图20-7　术中卧位（前面观）

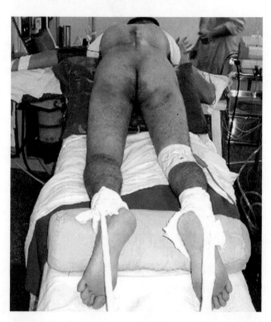

两下肢固定在床尾，以免患者向前滑移，也便于
牵引复位

图20-8　术中卧位（后面观）

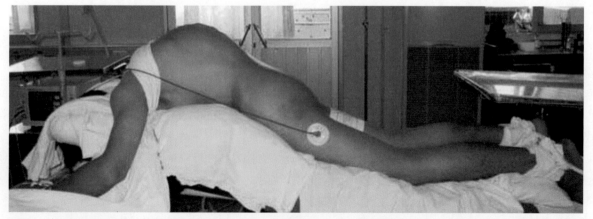

图20-9　ASK术中卧位，托肩板托住患者的两肩，将床调成反V形，腹部和两髂前上棘垫实，两脚用绷带固定在
床尾，防止患者向前滑移，牵引带置于腋下，以便截骨完成后做牵引用

Luque棍等，以便术者选用。

（5）手术结束后，应冲洗切口，电烙止血，在脊柱两侧放置T形引流管，以便术后做负压引流。

（6）关闭切口时，腰背筋膜后层用7号丝线缝合，皮下组织及皮肤用4号丝线缝合。

（7）手术完毕后，用平上平下的搬动方法，将患者自手术床上移向推车送回病房，再自推车移上病床，保证不发生扭转或折叠动作而造成截骨端错位，由麻醉师拔管后护送患者回病房。

2. 重度ASK侧卧位手术　对重度后凸病例，由于无法采取俯卧位，也只好在侧卧位下进行手术。重度ASK病例，侧卧位为最常应用的卧位。在胸骨柄与大腿前侧，用挡板固定，作为支撑点，以便在截骨完成后复位时作为对抗点（图20-10）。侧卧位患者比较舒适，能够耐受长时间的手术。

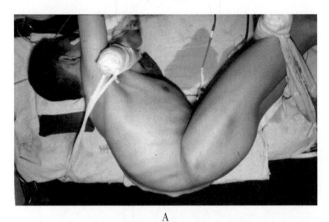 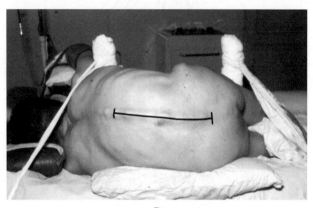

A　　　　　　　　　　　　　　　　　B

A. 从上面观，侧卧位及挡板固定情况；B. 从背面观，沿棘突切口线长15～25cm

图20-10　重度ASK术中侧卧位，在胸骨柄和大腿前侧用挡板固定，以便复位时作为对抗点

3. 颈胸段重度ASK手术卧位　颈胸段重度ASK的术中体位很难摆放，术前应认真考虑并做试验性摆放，以免术中因体位关系而造成患者休克或脑缺血现象的发生。侧俯卧位较常用，患者略舒适，很适合做局部麻醉手术。坐位，两侧对称，有利于术中操作，出血少，适合在全身麻醉下手术，但偶尔有脑缺血或休克现象发生的可能性。

（四）临床上常用的截骨术及内固定方法

包括非顶椎截骨术、顶椎截骨术及内固定方法。

1. 非顶椎截骨术　非顶椎截骨术要比顶椎截骨术的手术操作简单省时，而治疗效果安全可靠。虽然没有达到将脊柱完全伸直的目的（仅是把大C形的脊柱变成了3字形），但能把ASK的人体外形和内脏器官的病理影响恢复正常，给强直性脊柱炎的患者带来极大的方便。特别是呼吸循环系统的改善，使患者的面貌焕然一新；解除了腹部的受压，使患者的胃纳和食欲大大增加，改善患者的营养状况，恢复了患者的正常生活。

非顶椎截骨术一般选择L_2与L_3之间，因该间隙位于脊髓圆锥之下，相当于马尾神经的部位（图20-11），不容易造成截瘫，故将L_2与L_3定为优选截骨间隙，如果L_2、L_3的椎体前缘已形成骨性连接时，则应选择其上或其下的一个间隙，作为非顶椎截骨术的选择间隙（图20-12）。

（1）单纯椎板截骨术　椎体间隙的前缘没有骨性连接者，特别是在侧位像上椎体间隙前窄后宽者，可选用椎板横形截骨术（图20-13）或椎板V形截骨术（图20-14），椎板截除后的间隙闭合一般不成问题，特别是椎体间隙前窄后宽的病例，待椎板截除后常常自发性合拢，所以应先切除一侧的椎板，用木塞将间隙撑开，然后再切除对侧的椎板，这样可以避免两侧椎板同时切除后，间隙自发性合拢，造成清底困难。

（2）椎弓椎体次全截骨术　椎弓椎体次全截骨术适用于椎体前缘有骨性连接，而且后凸角度不大者，只切除一节椎弓和两侧的椎弓根，其楔形切除的尖端仅到达椎体的前1/4（图20-15），用折断椎体前1/4的复位方法，闭合楔形截骨间隙（图20-16），进行复位内固定，达到矫正后凸畸形的目的。

（3）全脊柱截骨术　全脊柱截骨术适用于椎弓椎体间均有自发性骨性融合，而且后凸角度较大者，根据

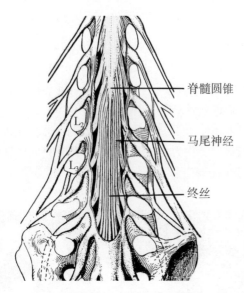

图20-11 脊髓圆锥的末端相当于L₁椎体的下缘，选择
L₂与L₃之间截骨，该部位相当于马尾神经，不会损伤脊
髓和圆锥，故L₂与L₃之间为非顶椎截骨术的优选部位

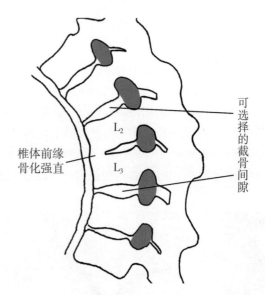

图20-12 非顶椎截骨术若椎体前缘已骨化强直，则选
用以上或以下的间隙做截骨

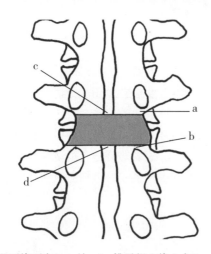

a. 椎弓根下缘下方2mm处；b. 椎弓根上缘上方2mm处；c. 棘
突上缘；d. 棘突下缘；截骨宽度8～12mm，单间隙截骨

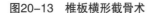

图20-13 椎板横形截骨术

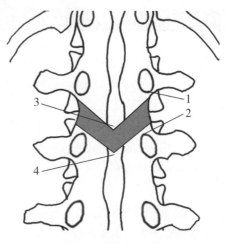

1. 椎弓根下缘；2. 椎弓根上缘；3. 棘突下缘；4. 棘突上
缘；截骨宽度8～12mm，单间隙或多间隙截骨

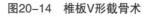

图20-14 椎板V形截骨术

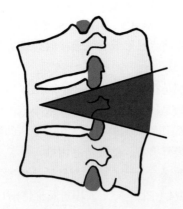

图20-15 椎弓椎体次全截骨术，楔形切除的尖端到
达椎体前1/4，其基底向后

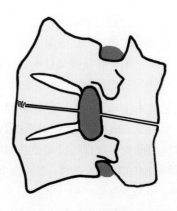

图20-16 手法复位折断椎体前缘闭合截骨间隙，矫正
后凸畸形，使两个椎间孔变成一个椎间孔

后凸角度的大小，切除所需要的楔形宽度，楔形的尖端到达椎体前缘，利用前张开后闭合的复位方法，进行复位内固定，这种方法所得到的截骨角度更大些，适用于80°~90°ASK的患者。如为单纯椎体腰部截骨时，椎体前缘的张开无须植骨，使椎弓的截骨面对截骨面，仅做椎板后植骨即可（图20-17）。如为包括一个椎间隙或两个椎间隙的广泛切除时，则应在椎体前做立柱植骨，椎板的后缘不宜完全合拢，以免脊柱的缩短，硬膜管产生迂曲现象。

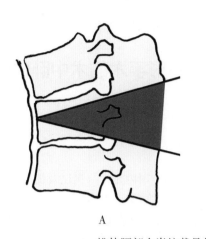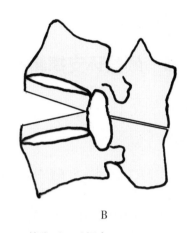

A. 椎体腰部全脊柱截骨的宽度；B. 前张开、后闭合

图20-17　椎体腰部全脊柱截骨，能使脊柱的前柱张开、后柱闭合，椎体间张开的
缺口内无须植骨，仅做椎板后植骨即可，张开的椎体前缘将会自发性骨融合

2. 顶椎截骨术　一般常见的胸段ASK大多数都采用非顶椎截骨术的手术方法，但对于顶椎部位在T_{10}~L_3者，采用顶椎截骨的手术方法也同样能取得较好的治疗效果。因为T_{10}~L_3的这段椎管管径较宽，截骨矫正后不易产生椎管狭窄，且不受胸廓和肋骨的限制，在过伸复位时比较容易使椎板的截骨间隙闭合复位。由于是在顶椎上进行截骨矫正，故更能达到使脊柱伸直的目的，并带有延长脊柱和增加身高的作用。

（1）椎板横形截骨术　根据X线正位片，观察顶椎部位棘突间隙增宽的情况，再根据X线侧位片，了解顶椎部位椎间孔上下径延长的程度，来决定顶椎部位，如顶椎部位位于T_{12}~L_1时，就在T_{12}至L_1之间做截骨，所以顶椎截骨术不一定都选择L_2与L_3之间，而是顶位于哪一节段，就在哪一节段上做截骨，这就是所谓的顶椎截骨术，但截骨的节段仅限于T_{10}~L_3，因为T_{10}~L_3的这段椎管管径较宽，截骨矫正后不易产生椎管狭窄，且不受胸廓和肋骨的限制。常用的椎板截骨宽度为8~12mm。术后通过头、脚牵引和手法矫正复位，达到截骨间隙闭合，造成椎体前缘张开，使脊柱伸直，采用短距离的椎板后弹性压缩内固定即可。

（2）椎板V形截骨术　椎板V形截骨术复位对合后较横形截骨术更加稳定可靠，且具有防止旋转和侧曲的作用，椎板的骨性连接较横形截骨术愈合得更快，故在单间隙或多间隙的顶椎截骨术中，更多采用这种方法。

（3）椎弓椎体次全截骨术　ASK脊柱的顶椎位于T_{10}~L_3者，特别是椎体的前缘和前纵韧带有骨化者，预计用单纯的椎板截骨术难以使椎体前缘张开者，可采用顶椎部位椎弓椎体次全截骨术，即楔形切除椎弓、椎弓根和椎体的后3/4，使楔形切除的尖端到达椎体的前1/4，利用过伸矫正复位的手段，使椎体的前1/4产生压缩骨折，而达到截骨间隙闭合的目的。这种手术方法所造成的截骨面对合良好，在椎板后压缩内固定下，骨面对骨面稳定可靠。

（4）全脊柱截骨术　ASK脊柱的顶椎位于T_{10}~L_3段者，特别是椎体的前缘和前纵韧带有骨化者，预计用单纯的椎板截骨术难以使椎体前缘张开，可采用顶椎部位的全脊柱截骨术，即自棘突、椎板、椎弓根、椎体直至前纵韧带做全脊柱截骨和楔形切除，保留硬膜管和脊神经根。做这种手术必须要使用田氏脊柱骨刀，绕过硬膜管做环形切除，一次性完成经后路做前路的手术过程，同时进行植骨内固定，是脊柱外科中难度最大的一种手术。

3. 内固定方法的选择　哪种情况可以截骨后不做内固定，只靠外固定维持脊柱的矫正位置和坚强的骨性融合。哪种情况截骨后适应做动力性压缩内固定。哪种情况适应做坚固的椎弓根系统内固定（静力性内固定）。均应根据ASK患者的病情轻重、畸形程度及所采用的截骨方法，如椎板横形截骨、椎板V形截骨、椎弓椎体次全截骨或全脊柱截骨，来选择适当的内固定方法。

（吕霞　田慧中）

第二节　颅盆环支撑牵引下脊柱矫形手术的术中卧位问题

一、概述

颅盆环支撑牵引治疗发育期间的儿童脊柱侧弯的治疗方法，在国内是由 马景昆 及田慧中教授于20世纪80年代应用于临床的。最初是用于脊柱侧弯患者的术前牵引做准备。以后发展到术前、术中及术后均配戴颅盆环，直至更换石膏背心外固定。这种全程配戴颅盆牵引装置的方法，给患者减轻了疼痛，提早下床活动时间，保证脊柱畸形矫正的效果，尤其是对正在发育期间的儿童能取得优良的治疗效果。

在这里重点谈谈颅盆支撑下术中卧位的问题。在颅盆支撑下术中卧位需要特殊地摆放方法，令患者带着颅盆环俯卧在手术台上，需要将患者的胸、腹部用填料垫实，绝不能让患者的躯干部悬空在架子上。4根支撑杆的上端螺母上下各松开2~4cm（松开螺母前先将撑开高度做登记，以便术后重新拧紧螺母时参照），头部也应垫实，口部应留出空间，让患者感到卧位舒适、呼吸通顺（图20-18、图20-19）。颅盆牵引下手术时，最好采用局部浸润麻醉，这样能避免在颅盆牵引下气管插管全身麻醉的困难。田慧中教授曾在局部浸润麻醉下手术治疗了大批发育期间的脊柱侧弯患者均取得成功，而且用于全脊柱截骨术矫正脊柱侧弯的重度患者，都能顺利完成手术的全过程，所以局部浸润麻醉在配合颅盆牵引患者的应用方面是比较合理而且简单易行的一种方法。

待手术完成后，再将4根支撑杆调整至合适的撑开度数，拧紧螺丝母，固定好送回病房。术后继续在颅盆环牵引下，垫好躯干部，卧平床翻身护理。术后第2天即可下床扶患者围床活动，术后第3天拔除尿管后，即可下地在室内自由活动、无疼痛。患者在颅盆牵引下无疼痛、伤口愈合较快、过程顺利，截骨部位能保证安全无恙，直至更换石膏背心外固定之后即可出院回家休息。

在颅盆牵引下手术时，由于牵引的本身就能产生牵拉脊柱伸直对位的作用，对置入器械内固定时比较方便容易，对于全脊柱截骨术时，也能起到矫正脊柱

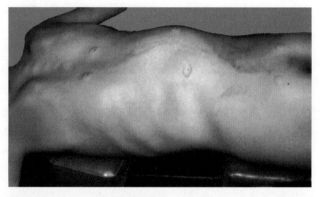

图20-18　对不带颅盆环的患者，俯卧在Hall-Relton架上，进行手术

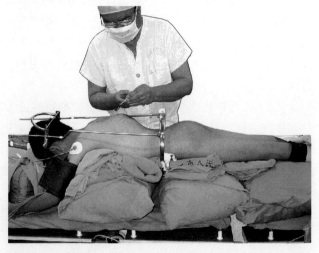

图20-19　带颅盆环的患者，俯卧在手术台上，应将人体与手术台之间用填料垫实，不能让患者悬空在架子上；头端4根支撑杆上的螺母上下各松开2~4cm

弯曲畸形的作用，但应时刻注意的是当全脊柱截断之后，能产生截骨断端的分离，造成脊髓神经过牵损伤，应在脊柱截骨未完成之前，先用钢丝螺钉拉拢固定截骨断端，以免全脊柱截断之后产生分离的现象发生。

术前、术中、术后全程配戴颅盆环治疗方法，在矫正重度脊柱侧弯中效果显著，值得推荐。

二、颅盆牵引的优越性

1. 术前颅盆牵引　术前3～6周颅盆牵引能松解凹侧体壁软组织，使侧弯脊柱的弯度变小、变直，身高增加，凹侧肋骨塌陷改善，呼吸量增加，缺氧状态改善，有利于第2步手术治疗（图20-20）。

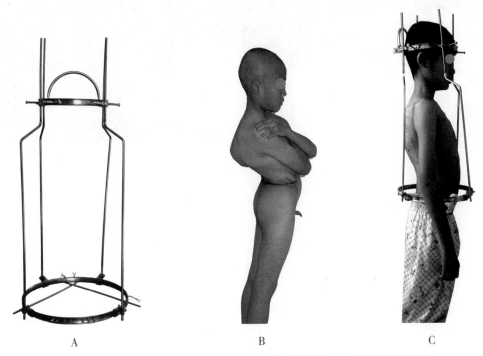

A. 术前牵引需要的颅盆牵引装置；B. 牵引前人体外形；C. 牵引后人体外形

图20-20　结核性脊柱后凸术前先用颅盆环牵引3～4周，做术前准备

2. 术中颅盆牵引　虽然在摆放体位时花费了很大工夫，但对进行手术操作却有很大的补益，在颅盆牵引下手术时，能将脊柱稳定于伸直对位、对线的状态，防止缩短错位，便于在脊柱上进行剥离暴露和截骨矫正工作，特别是局部浸润麻醉下还能减少术中出血量。避免对神经组织的误伤，能给予一个清楚的术野，使手术者便于处理硬膜周围的截骨矫形手术。唯一要注意的是当全脊柱截骨完成后，颅盆牵引可造成截骨间隙增宽，产生脊髓牵张性损伤，故应在截骨尚未完成之前先用钢丝螺钉拉拢截骨断端，以防造成截骨断端分离。

3. 术后颅盆牵引　术后再继续颅盆牵引的固定下，切口的愈合快、疼痛轻，患者可以在无痛中早期下床活动，唯一的缺点是术后第1天配戴颅盆环卧床时需要严格地护理，保证患者睡眠休息，不要让患者悬空在架子上睡觉和翻身护理（图20-21），术后第2天即可由护士扶助患者下床活动，待患者能下床活动后，反而比卧床休息更舒坦些。配戴颅盆环下床活动，能促进患者的早期恢复。术后1～2周拆线后可以进行拆线和更换石膏背心外固定，出院回家休息，定期进行复查。

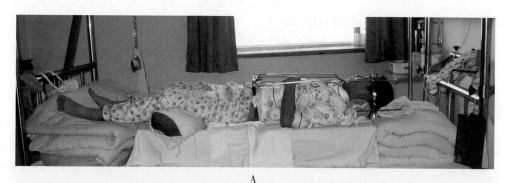

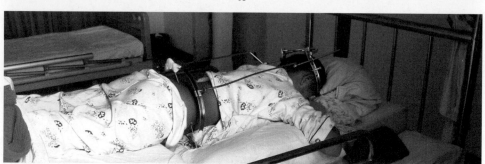

A.配戴颅盆环仰卧位；B.配戴颅盆环俯卧位

图20-21　配戴颅盆环睡觉时，应该用填料垫实，患者才能睡得舒适；绝不能让患者悬空在架子上睡觉

（吕霞　张勤）

第三节　强直性脊柱炎颈胸段后凸截骨术的术中卧位

一、概述

当强直性脊柱炎后凸位于颈胸段时，则需要行颈胸段脊柱截骨术。 1953年，Mason，Cozen和Adelstein就成功地用手术矫正强直性脊柱炎引起的颈胸段屈曲畸形。截骨位于C_7以下，这样可以避免损伤椎动脉。在1958年，Urist成功地用局部麻醉，保持患者清醒，在颈胸段截骨矫正畸形。Simmons在1972年报道了11例患者，手术方法是在$C_6 \sim T_2$广泛椎板切除加$C_7 \sim T_1$间隙截骨，是在局部麻醉和头环控制下做的，无1例死亡和神经损伤并发症。在Twin cities脊柱治疗中心还没有开展颈胸段截骨术，但根据Urist和Simmons的经验，做这种手术最好是在局部麻醉下和头环控制下小心翼翼地进行。

颈胸段截骨术是在局部麻醉下进行手术的，当矫正复位时，因为在局部麻醉下做颈胸段的高位截骨不易造成截瘫，比较安全。但对那些畸形严重的病例，则应在支气管镜插管麻醉下进行手术，因为患者的颈椎屈曲畸形严重，无法进行气管插管，所以只好在支气管镜的插管麻醉下进行手术。

术中体位均选用侧俯卧位，截骨部位均在$C_7 \sim T_1$椎板间隙，截骨方法均采用田氏脊柱骨刀椎板间的V形截骨术，保留颈椎和胸椎的棘突和棘上韧带，以利于矫正复位后用双侧Luque棒夹持棘突钢丝固定法的应用。Simmons在1972年报道的广泛切除棘突的方法，因为要将截骨间隙以上和以下的棘突广泛切除，这样就失去了夹持棘突固定的条件。而Luque棒夹持棘突的固定方法，是稳定可靠的，故Luque棒夹持棘突的固定方法，能防止滑脱和移位。

颈胸段ASK的截骨术，在国内外开展得均较少，主要是因为在该段截骨矫正后凸畸形的危险性较大，如矫正失败可导致高位截瘫的发生。在具备脊柱外科手术技巧和素质的条件下，又能够熟练掌握使用薄刃脊柱骨刀做手术的本领，那么"颈胸段截骨术"也是可以攻克的禁区。

采用薄刃脊柱骨刀进行颈胸段后凸截骨术，病例的选择为年龄在30～38岁，截骨部位均为C_7～T_1，截骨方法为椎板横形、V形截骨术。内固定方法为双侧Luque棒夹持棘突钢丝固定法、椎弓根钉棒系统固定法或棘突间钢丝固定的手术方法。

术后颈胸段后凸均得到一定程度的恢复，解决了张口困难的问题，患者的两眼能够向前平视（图20-22、图20-23），头晕目眩症状消失，胃纳食欲大大改善，解除椎动脉供血不足。

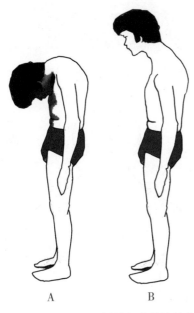

A. 颈胸段严重后凸，下颌骨与胸骨接触张口困难，两眼不能向前平视；B. 颈胸段截骨矫正术后，解决了吃饭和向前平视的问题

图20-22　颈胸段ASK病例

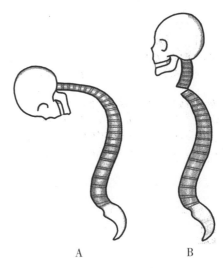

A. 术前；B. 术后

图20-23　ASK颈胸段后凸畸形截骨矫正术

ASK颈胸段后凸截骨术的术中体位包括俯卧位（图20-24）、侧俯卧位（图20-25）、坐位（图20-26）。侧俯卧位时，患者比较舒适，体位容易摆放，但需要有专人抱头，当截骨完成后，主要靠抱头的助手来维持头部的位置与颈部后伸矫形的程度，在置入器械内固定的过程中全靠抱头医生来稳定截骨部位处于对位及对线的情况下，故抱头医生的责任重大。坐位手术时，自正中入路，暴露两侧椎板及做椎板间截骨均比较方便。但有时患者不能耐受，偶尔产生直立性脑缺血，不得已还要更换侧俯卧位，故作者治疗的病例大部分采用侧俯卧位，很少采用坐位。

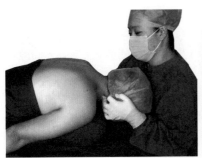

图20-24　俯卧位

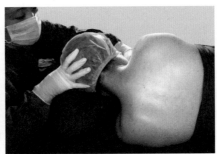

图20-25　侧俯卧位

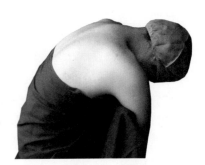

图20-26　坐位

对颈胸段ASK的内固定方法，作者喜欢用棘突下Luque棒夹持棘突钢丝固定的方法，因为强直性脊柱炎时颈椎棘突的末端增生变大，棘间韧带及棘上韧带骨化增厚，很适合做内固定用，其把持力很强，故手术时不能先将临近的棘突切除，应留待其截骨完成后做内固定用。

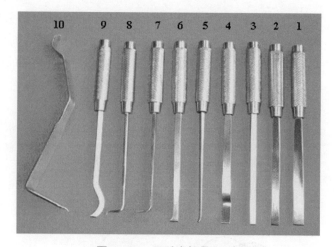

图20-27　田氏脊柱骨刀1套

二、C₇～T₁单纯椎板截骨手术方法

（一）适应证

1. 颈胸段严重后凸，颈椎椎板已形成骨性强直。

2. 下颌骨与胸骨柄接近，无法张口吃饭。

3. 不能抬头看路，两眼不能向前平视。

4. 由于颈椎畸形造成椎动脉供血不足，头晕目眩，无法保持平衡。

5. 合并胸腰椎后凸畸形的病例，应先矫正胸腰椎后凸畸形，最后再做颈胸段截骨手术。

（二）器械准备

田氏脊柱骨刀1套（图20-27），弓根螺钉加压棒，Luque棒，1.0～1.2mm直径的Luque钢丝，普通器械根据需要配齐。

（三）麻醉

局部麻醉或支气管镜插管麻醉。

（四）体位

侧卧位或坐位。

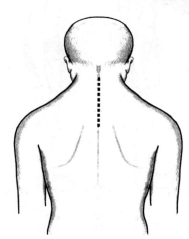

图20-28　以C₇～T₁棘突为中心，沿棘突做15～20cm长的切口

（五）手术操作程序

1. 第一步切口　患者取侧卧位，消毒铺单，沿棘突做纵切口，以C₇～T₁棘突为中心，做15～20cm长的切口（图20-28）。

2. 第二步暴露　切开皮肤及皮下组织，用自动撑开器撑开切口防止出血，保留棘上韧带和棘突的末端（图20-29），因为C₆以上为双尾棘突，C₆以下的棘突末端成鼓槌状，利用这一特点将Luque棒夹在棘突的两侧不易滑脱，固定效果满意。沿棘突的两侧纵向切开，剥离暴露双侧椎板，将自动撑开器插入切口的深部，撑开两侧的椎旁肌肉，暴露椎板和横突（图20-30）。

3. 第三步选择截骨间隙　认定C₇和T₁的椎板间隙，用田氏脊柱骨刀在该间隙上做V形截骨，其宽度为8～12mm（图20-31）。

4. 第四步V形截骨术　截骨的范围包括C₇的棘突和下关节突，T₁的椎板上缘和上关节突，向外至上一椎弓根的下缘和下一椎弓根的上缘，中间为C₇至T₁之间的椎板间隙（图20-32）。V形截骨的深度直达硬膜外间隙，暴露硬膜和两侧的脊神经根。在做截骨术之前应先将截骨间隙以上和以下的椎板下和棘突间穿钢丝的工作完成。然后再做椎板的V形截骨，截骨的全过程均应使用薄刃骨刀去做，要求做成整齐的刀切面。用宽的薄刃直骨刀进行截骨，先做出右侧的V形截骨间隙，再做出左侧的V形截骨间隙，进刀深度自椎板后面到椎板内侧骨皮层为准，然后再用铲刀进行刨槽清底，取除所有的碎骨片，做成整齐的刀切面，暴露硬膜管和两侧的神经根（图20-33）。

5. 第五步抱头复位　由台下专门抱头的医生，抱稳患者的头部，慢慢向后托下颌，使截骨间隙逐渐合拢，此时常可听到前纵韧带张开的撕裂声，待截骨间隙完全闭合后（图20-34），由抱头者将患者的头部稳定不动，以便进行内固定工作。

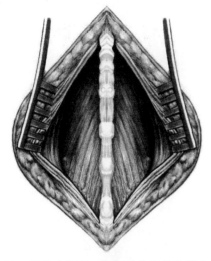

图20-29　沿棘突切口，保留棘上韧带和棘突末端，以备做Luque棒夹持棘突固定法

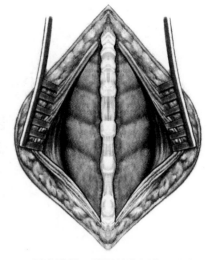

图20-30　剥离暴露至椎板的外侧缘，准备下一步做截骨术

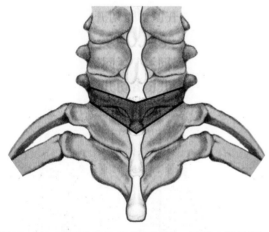

图20-31　确定C_7和T_1的椎板间隙，用骨刀做椎板V形截骨，棘突间的宽度为12mm，椎板外缘的宽度为8mm

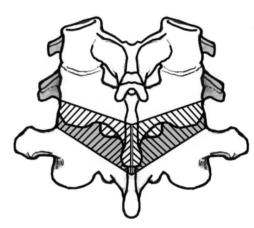

图20-32　截骨范围包括C_7的棘突和下关节突，T_1的部分椎板和上关节突；截骨宽度为8～12mm

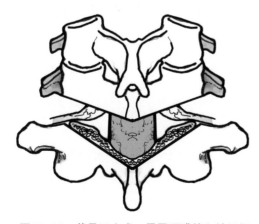

图20-33　截骨已完成，暴露硬膜管和神经根

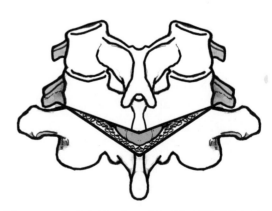

图20-34　抱头者托下颌，稳住头部慢慢过伸复位，使截骨间隙逐渐闭合

6. 第六步内固定　手术者将两根Luque棒预折成所需要的弯度，事先应在棘突根部打孔，穿过双股1.0 mm直径的Luque钢丝，将双侧的Luque棒固定在棘突上，利用其棘突末端的膨大部，挡住双侧夹持棘突的Luque棒，使其不易滑脱，其固定效果十分可靠（图20-35）。

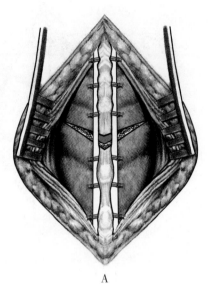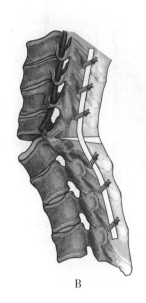

A. 正位；B. 侧位

图20-35　Luque棒加钢丝夹持棘突固定法，因为强直性脊柱炎患者的棘突间韧带已骨化强直，给夹持棘突内固定创造了优越的条件

7. 第七步植骨融合　将取下来的自体松质骨块，植于复位后已合拢的椎板间隙处（图20-36）。然后放置双侧负压引流管，分层闭合切口，手术结束。

（五）术后处理

1. 回病房卧平板床，将头和颈部用枕头垫至适当高度，用沙袋夹持头部，必要时也可用颅骨牵引，维持颈椎的适当伸直，但不宜给予过重的牵引重量，也不宜给予过伸位牵引，以免造成截骨部位的分离或错位。

2. 术后24～48h拔除引流管，术后7～10日拆线，给予带头的石膏床固定，2个月后更换头颈胸腰支具，允许患者下床活动，术后3个月拍X线片复查。

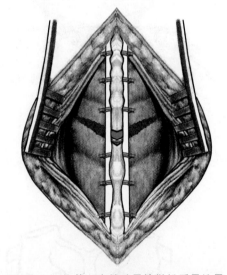

图20-36　将截下来的碎骨块做松质骨植骨

三、颈胸段椎弓椎体截骨术

（一）目的及意义

矫正由于颈椎及颈胸椎极重度后凸畸形所致的张口困难和不能平视，恢复患者的生活能力。

（二）适应证

最常见的适应证是强直性脊柱炎出现颈部的慢性疼痛和严重的后凸畸形，患者出现进食受限，不能向前方观看。而且这种畸形不能通过曲髋屈膝或胸椎腰椎的截骨矫形来代偿或恢复（图20-37）。颈胸段椎体前缘也存在骨性连接者，才适合做椎弓椎体截骨术。

（三）禁忌证

颈椎后凸畸形稳定并且小于45°；主要畸形部位位于胸腰段。其他禁忌证包括由于身体原因不能耐受手

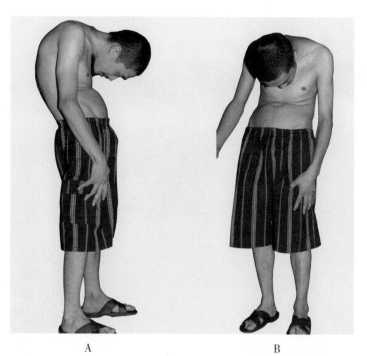

A. 侧位人体外形；B. 正位人体外形

图20-37　严重的颈椎后凸畸形，患者出现进食受限，不能向前方观看

术，由于精神障碍依从性较差等。

（四）C$_7$～T$_1$椎弓椎体截骨手术方法

1. 术前准备　术前进行全面的身体检查包括：常规检查、肺功能检查、脊柱全长正侧位X线片、三维CT重建等，患者通常因严重畸形无法进行MRI、CT检查。根据脊柱全长正侧位X线片确定矫正角度，要求矫正后双眼能平视前方，必要时可保留轻度的后凸畸形（10°～20°）以避免过度矫形患者不能下视。如果颈部和胸腰段都存在明显的后凸畸形，建议先行颈部矫形以便于后期手术插管。由于椎动脉不从C$_7$穿过，所以颈椎截骨应该选择在C$_7$节段（图20-38），但术前应进行椎动脉造影以明确有无血管走行变异。患者通常有限制性肺病和骨质疏松，肺功能锻炼、全身锻炼和抗骨质疏松治疗，要求肺活量在1 500mL以上。同时要进行气管血管推移训练，以便在手术矫形时不至于气管血管牵拉性损伤。

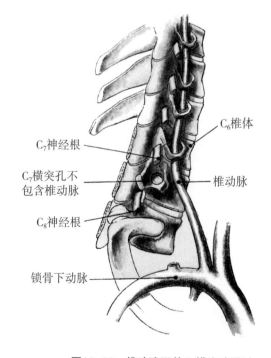

图20-38　椎动脉不从C$_7$横突孔通过

术前和患者及其家属充分沟通，告知手术目的、方式和风险，由于需要术中唤醒，术前需要和患者约定唤醒方式。

2. 麻醉　手术在全身麻醉下完成。术前应告知麻醉医生术中需要进行唤醒实验，在截骨完成矫形开始后患者应保持清醒并能够配合手术医师要求。矫形完成后再次进入麻醉状态。

3. 体位　患者坐位或半卧位，头颈保持垂直。

4. 手术操作程序　手术应在SEP监测下完成。麻醉起效后做颈后正中切口，向两侧分开项肌，切开并剥离两侧肌肉，显露C$_2$～T$_3$两侧椎板关节突及侧块横突，C形臂X线机确定节段后于C$_3$、C$_4$、C$_5$上置侧块钉，T$_1$、T$_2$、T$_3$上置椎弓根钉并于一侧置棒临时固定。用高速磨钻磨去C$_7$椎板和部分C$_6$、T$_1$椎板并潜行扩大上下椎板边缘。切除C$_7$关节突、横突（图20-39），暴露松解保护两侧C$_7$、C$_8$神经根，于C$_7$椎体两侧骨膜下剥离、松解椎旁

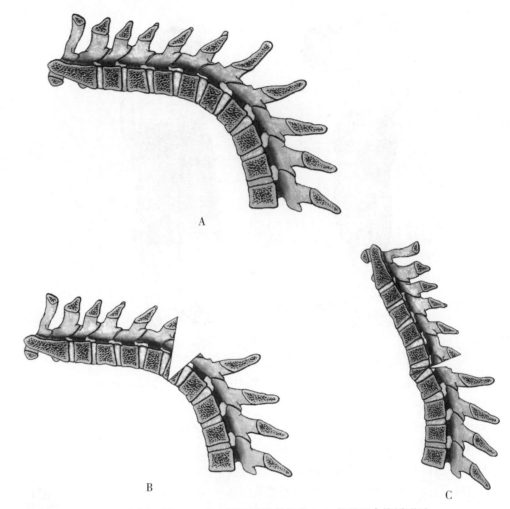

A. 颈胸段后凸；　B. 经C₇椎弓椎体截骨术；　C. 截骨面合拢矫形后

图20-39　颈胸段ASK经C₇截骨

软组织至中线并以橡皮片隔于椎体前方和软组织之间。在保持椎体后壁完整性的情况下使用磨钻经双侧椎弓根和椎体外壁楔形磨除椎体，向内侧在椎体中部贯通，同时将椎体前壁完全磨断，最后采用髓核钳和刮匙等工具清除椎体后壁骨质，按计划使切除椎体呈前窄后宽的楔形空隙。置入另一侧棒，助手保护头部，开始进行术中唤醒，在患者四肢主动活动和SEP监测下小心行体内弯棒使头部抬高后伸至预定矫正角度。

矫形过程中可以看到硬膜逐渐形成皱褶，截骨面合拢矫形后，患者双眼应平视前方，避免过度后仰。在硬膜、神经根上放置3层明胶海绵后，在明胶海绵上植入自体颗粒骨植骨融合，术毕放置硅胶管引流，逐层关闭切口。

5. 术后处理　手术清醒后患者入ICU，建议保留气管导管24h，避免由于前方牵拉，喉头水肿导致窒息。每隔1h观察一次四肢运动情况，如有异常，立即探查减压。常规使用甲基泼尼松龙（80mg，每12h1次）和脱水剂甘油果糖（250mL，每12h1次）3日，并预防性使用抗生素。定期拍摄X线片了解截骨愈合情况。如果有必要，至少应在术后3个月后才能进行前路手术或胸腰椎关节手术。

四、要点及注意事项

1. 术前拍X线片、CT扫描及MRI检查确定C₇～T₁椎体间隙，特别是C₇～T₁椎体间隙的前缘有否骨性融合，来决定是否需要做椎体松解，为手术成功的关键步骤。

2. 截骨部位一定是C₇～T₁间隙，不能搞错间隙。

3. 截骨的宽度和深度要掌握好，以免矫正过度或不足。

4. 在手术操作过程中始终要保持脊柱的相对稳定。

5. 截骨间隙高了易损伤椎动脉，低了易导致矫正效果欠佳。

6. 为防止椎动脉损伤导致椎动脉出血，截骨前应准确定位不要搞错间隙。

7. 应认真细致地截骨、分离粘连的硬脊膜和神经根，勿造成脑脊液漏或脊神经根损伤。

8. 骨折复位时一定要稳住头部，慢慢地将下颌向上、向后掀起，避免用力过大、过猛，以免造成椎体间错位压迫脊髓导致脊髓神经损伤并高位截瘫。

9. 内固定过程中，抱头的助手要绝对稳住头部，不能懈怠。

10. 在手术操作过程中始终要保持脊柱的相对稳定。除了固定以外，应使用高速磨钻截骨并保留椎体后壁直到截骨最后才去除。在椎体骨膜下剥离后一定要用橡皮片隔于椎体和软组织之间，以防止磨钻截骨时损伤周围重要组织或者造成气胸。现有的颈椎后路内固定系统并不是为颈胸椎截骨矫形而设计的，其强度不能完全满足截骨后的固定强度的要求，矫形完成后应加用halo-vest外固定架固定至截骨处愈合。

11. 严重的并发症是术中损伤脊髓引起瘫痪和术后气道阻力增高窒息死亡、ARDS等肺部并发症死亡。避免术中瘫痪除了要求术者具有极高的手术技巧外，使用SEP监测和术中唤醒后矫形是十分重要的。术后瘫痪的主要原因是血肿压迫和脊髓水肿，所以应该每隔1h观察1次四肢运动情况，如有异常，立即探查减压并常规使用甲强龙和脱水剂。术前进行气管血管推移训练，术后延迟拔管可以避免前方牵拉，喉头水肿导致窒息。术前进行肺功能锻炼，术中保持足够的胶体和灌注压可以大大降低肺部并发症的发生。

（田慧中　梁益建）

第四节　腰椎间盘突出症及根管狭窄症的术中体位

一、概述

由于腰椎间盘突出是常见病、多发病，患者人群众多，几乎占门诊量的1/2～2/3。在20世纪50年代时多在气管插管全身麻醉下做腰椎间盘摘除术，60年代、70年代、80年代大部分腰椎间盘突出症均在局部浸润麻醉下进行。因为它是一种常见病、多发病，需要行椎间盘摘除手术的患者越来越多，而且手术操作越来越熟练，把大手术逐渐变成了小手术，只在局部浸润麻醉下即可进行。腰椎间盘摘除术已普及到县级医院。故局部浸润麻醉下做腰椎间盘摘除术的工作在国内已广泛开展，治疗了大批患者。20世纪90年代以后引进国外做法，在气管插管全身麻醉下做腰椎间盘摘除术，还要加置入器械内固定的手术方法，又把小手术变成了大手术，是否能收到更大的治疗效果和减少手术并发症的目的尚待以后总结。

腰椎间盘突出症及根管狭窄症术中可采取侧卧位，要求是对单侧腰椎间盘突出症及根管狭窄症所造成的单侧腰腿痛的症状，再加上影像学表现为单侧腰椎间盘突出或侧隐窝狭窄的病例，宜采用侧卧位，腰部垫枕头的方法，使患侧椎间隙及关节突间隙张开，便于在关节突间开窗切除突出的椎间盘和挤压神经根的上关节突冠状部。侧卧位腰部垫枕头能使患侧的关节突间隙张开，便于在关节突间开窗，而且开窗的范围和切除的骨质更少，就可达到摘除椎间盘及切除上关节突冠状部减压神经根的目的。侧卧位时下腔静脉不受挤压（图20-40），术中切口内出血少，手术术野内干净，不易损伤神经组织，手术操作方便，缩短了手术的全过程。这种侧卧位是单侧腰椎间盘突出症摘除术的最佳优选体位。

俯卧位是当今最喜欢采用的体位（图20-41），除注意空出腹部避免腔静脉受压之外，一般来说摆放体位比较方便，是目前常用的一种术中体位。适用于中央型与侧旁型腰椎间盘突出症的手术入路，更适用于钉棒系统内固定的病例或椎体间同时融合固定的病例。

膝胸卧位（图20-42）很少被采用，由于摆放体位困难，患者也不能耐受长时间的手术，这种体位除能使椎板间间隙略张开之外，其优越性不多，故当今很少采用。

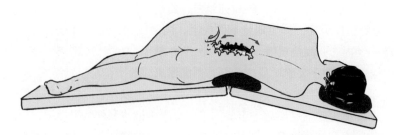

图20-40　侧卧位腹部不受压，术中出血较少，术者方便，助手困难

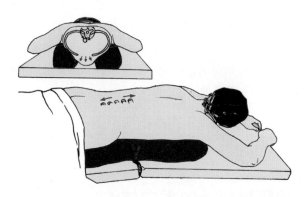

图20-41　俯卧位最常用，腹部应空出，防止腔静脉回流受阻

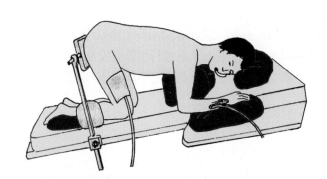

图20-42　膝胸卧位，摆位置困难、浪费时间，患者不舒服

二、单侧椎板间骨刀开窗腰椎间盘摘除术的手术方法

在局部浸润麻醉下用薄刃骨刀在单侧椎板间开窗切除椎间盘的手术方法，比用咬骨钳开窗的方法安全可靠，因为骨刀是从外向内逐层切开，避免了咬骨钳咀插入椎板下咬骨时挤压神经组织的可能性。而且简捷、快速、创伤小、出血少，节约了手术时间。开窗的方法很简单，用直骨刀在上节椎骨的下关节突上做一倒U形，在下节椎骨的上关节突上做L形截骨，去掉这两块骨头即可充分显露黄韧带和神经根，这种椎板开窗的方法显露清楚，给切除黄韧带和椎间盘带来方便，而且还同时切除了内聚的上关节突冠状部，解决了根管狭窄的问题，实为一举两得。

手术操作程序：

1. 第一步　沿棘突做3~5cm长纵切口，暴露单侧椎板和关节突，将2.5cm宽的特制椎板拉钩的尖端插入横突的骨质内，拉开肌肉，暴露关节突关节（图20-43、图20-44）。

2. 第二步　先在上一椎骨的下关节突上，靠近棘突的根部做倒U形开窗（图20-45），暴露下一椎骨的上关节突关节面，然后再在关节面的中央（相当于椎弓根的内侧缘）纵行截骨，在下一椎骨的椎板上缘做横形截骨，两者相交形成L形方窗（图20-46）。

3. 第三步　在方形窗口的底部暴露出黄韧带，用寇克钳提起黄韧带，用尖刀片沿开窗的边缘切除黄韧带，显露神经根和硬膜管（图20-47），将神经根和硬膜管用神经剥离器向内侧分离，连同硬膜前脂肪血管组织一起推向内侧，暴露突出的椎间盘（图20-48）。在硬膜前的头侧和尾侧各塞入一枚带黑丝线的棉片，控制视野中的出血。

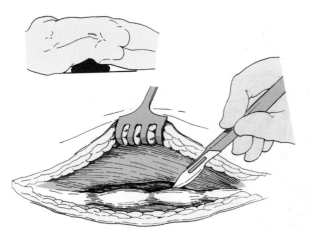

图20-43 切口长3～5cm，暴露单侧椎板

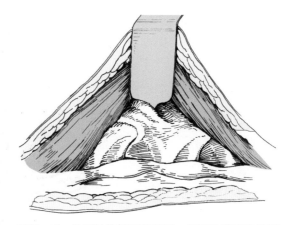

图20-44 单侧拉钩撬开骶棘肌，显露关节突和椎板

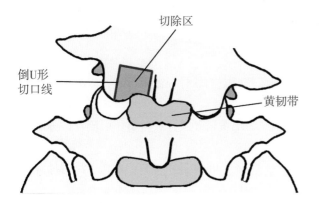

图20-45 暴露左侧关节突关节后，用骨刀在下关节突上做倒U形开窗

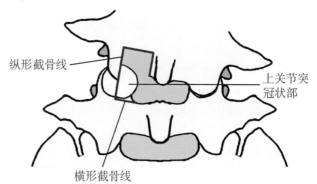

图20-46 再在椎板上缘做横形截骨，两者相交形成L形方窗

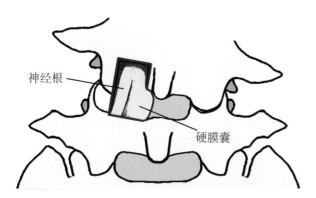

图20-47 在方窗内切除黄韧带暴露神经根和硬膜囊

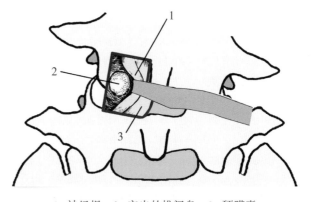

1. 神经根；2. 突出的椎间盘；3. 硬膜囊

图20-48 向内侧剥离牵开神经根，暴露突出的椎间盘

4. 第四步　用小号直骨刀在椎间盘或突起的骨赘上做方形开窗，然后，用髓核钳摘除髓核组织，应尽可能将同侧和对侧的变性髓核组织取除干净，以免复发（图20-49）。

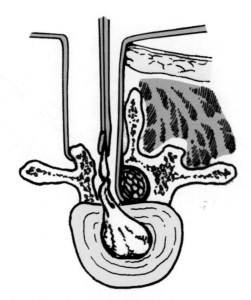

图20-49　用髓核钳将同侧和对侧的变性髓核组织取除干净

5. 第五步　一般只摘除髓核和纤维环组织即可，不需要破坏其两端的软骨板或骨组织，因为骨组织损伤后造成椎间隙渗血，容易并发椎间盘炎。

6. 第六步　术毕取出棉片，冲洗伤口，严格止血，放入明胶海绵覆盖硬膜，放置负压引流管，分层闭合切口。

7. 术后处理　回病房取仰卧位，压迫伤口可以减少出血，术后24～48h拔除引流管，在床上练习仰卧挺腰抬高骨盆运动，2～5日下床活动。

（田慧中　谭俊铭　于建华）

参考文献

［1］ 梁智仁. 经椎弓根截骨术治疗强直性脊椎炎所致脊柱后凸畸形［J］. 中华骨科杂志, 1997, 17（6）: 351-352.

［2］ 田慧中, 林庆光, 谭远超. 强直性脊柱炎治疗学［M］. 广州: 世界图书出版公司, 2005: 165-195.

［3］ 田慧中, 项泽文. 脊柱畸形外科学［M］. 乌鲁木齐: 新疆科技卫生出版社, 1994: 314-324.

［4］ 田慧中, 李佛保. 脊柱畸形与截骨术［M］. 西安: 世界图书出版公司, 2001: 662-734.

［5］ 田慧中, 王彪, 吕霞, 等. 强直性脊柱后凸截骨矫正内固定术［J］. 中国矫形外科杂志, 2005, 13（7）: 509-512.

［6］ 田慧中. "田氏脊柱骨刀"在脊柱外科中的应用［J］. 中华骨科杂志, 1994, 14（4）: 236-239.

［7］ 田慧中, 吕霞, 田斌. 强直性脊柱炎颈胸段后凸畸形截骨矫正术［J］. 中国矫形外科杂志, 2006, 14（7）: 522-523.

［8］ 田慧中, 刘少喻, 马原. 实用脊柱外科手术图解［M］. 北京: 人民军医出版社, 2008: 316-527.

［9］ 田慧中, 白靖平, 刘少喻. 骨科手术要点与图解［M］. 北京: 人民卫生出版社, 2009: 41.

［10］ 陈安民, 徐卫国. 脊柱外科手术图谱［M］. 北京: 人民卫生出版社, 2001: 181-273.

［11］ 田慧中, 马原, 吕霞. 微创式V形截骨分次矫正强直性脊柱后凸［J］. 中国矫形外科杂志, 2008, 16（5）: 349-352.

［12］ 布拉德宝德, 兹德布里克. 脊柱［M］. 张永刚, 王岩, 译. 沈阳: 辽宁科学技术出版社, 2003, 75-83.

［13］ 郭世跋. 骨科临床解剖学［M］. 济南: 山东科学技术出版社, 2000: 17.

［14］ 田慧中, 李明, 马原. 脊柱畸形截骨矫形学［M］. 北京: 人民卫生出版社, 2011: 335.

［15］刘少喻，田慧中，丁亮华. 颈椎手术要点与图解［M］. 北京：人民卫生出版社，2010：138-155.

［16］田慧中. 脊柱外科医师要善于使用咬骨钳和骨刀［J］. 中国现代手术学杂志，2002，6（1）：67-68.

［17］田慧中，万勇，李明. 脊柱畸形颅盆牵引技术［M］. 广州：广东科技出版社，2010：305.

［18］田慧中，梁益建，马原，等. 用田氏骨刀做全椎板切除减压治疗胸椎黄韧带骨化症［J］. 中国矫形外科杂志，2010，18（20）：1693-1696.

［19］田慧中. 我国脊柱畸形治疗发展史［J］. 中国矫形外科杂志，2009，17（9）：706-707.

［20］田慧中，李明，王正雷. 胸腰椎手术要点与图解［M］. 北京：人民卫生出版社，2012：245-470.

［21］潘晓军，傅志俭，宋文阁. 临床麻醉与镇痛彩色图谱［M］. 济南：山东科学技术出版社，2003：273.

［22］田慧中，马原，吕霞. 颅盆牵引加弹性生长棒内固定治疗发育期间的脊柱侧凸［J］. 中国矫形外科杂志，2008，16（21）：1660-1663.

［23］田慧中，吕霞，马原. 头盆环牵引全脊柱截骨内固定治疗重度脊柱弯曲［J］. 中国矫形外科杂志，2007，15（3）：167-172.

［24］田慧中. UL形侧隐窝开窗腰椎间盘切除术500例报告［J］. 美国中华骨科杂志，1996，2（3）：172-175.

［25］田慧中，刘少喻，马原. 实用脊柱外科学［M］. 广州：广东科技出版社，2008：409.

［26］田慧中，张宏其，梁益建. 脊柱畸形手术学［M］. 广州：广东科技出版社，2012：483.

［27］田慧中，艾尔肯·阿木冬，马原. 预防性截骨切除术治疗先天性侧旁半椎体［J］. 中国矫形外科杂志，2011，19（07）：541-544.

［28］田慧中，马原，吕霞. 颅盆牵引下肋骨成形术治疗胸廓塌陷［J］. 中国矫形外科杂志，2009，17（11）：836-838.

［29］赵建华，金大地，李明. 脊柱外科实用技术［M］. 北京：人民军医出版社，2005：220-236.

［30］董中. 骨科手术图谱［M］. 北京：人民卫生出版社，1995：24-35.

［31］于滨生，郑召民. 脊柱外科手术技巧［M］. 北京：人民军医出版社，2009：167-226.

［32］田慧中，刘少喻，曾昭池. 腰骶椎手术要点与图解［M］. 北京：人民卫生出版社，2013：453.

［33］THOMAS R HABER，ANDREW A MEROLA. 脊柱外科技术［M］. 党耕町，译. 北京：人民卫生出版社，2004：220-223，246-252.

［34］F TODD WETZEL，EDWARD N HANLEY J R. 脊柱外科实用图谱［M］. 陈晓亮，译. 北京：人民卫生出版社，2003：53.

［35］LEONG J C Y，MA A，YAU A. Spinal Osteotomy for fixed flexion deformity［J］. Orthop Trans，1978，2：271.

［36］DRAKE R L，VOGL W，MITCHELL A W M. 格氏解剖学［M］. 北京：北京大学医学出版社，2006：739.

［37］TIAN HUIZHONG，LV XIA，TIAN BIN. Halo Pelvic Distraction in Combination with Total Spine Osteotomy and Internal Fixation for Treatment of Severe Scoliosis［J］. Orthopedic Journal of China，2006，1（1）：11-16.

第二十一章　胸腔镜脊柱手术的麻醉

第一节　病理生理与临床特点

随着脊柱外科手术专家操作技巧的提高和微创手术器械的进步，以及患者对切口小、疼痛轻、恢复快、疗效好的需求，胸腔镜外科技术（video-assited thoracoscopic surgery，VATS）已经被广泛应用于微创脊柱外科（minimally invasive spine surgery，MISS）。VATS技术应用到脊柱外科领域，常用来做胸椎间盘脓肿引流、胸椎间盘突出、胸椎结核、胸椎原发性肿瘤、胸椎单节段转移性肿瘤、胸椎病变诊断性活检或治疗、胸椎骨折和胸椎侧凸畸形等手术。

一、胸腔解剖

胸腔内主要是肺和心脏，肺为呼吸系统的重要器官，由肺内的各级支气管、肺泡、血管和淋巴管等所组成，是进行气体交换的场所。小儿肺呈淡红色，成人的肺因不断吸入空气中的灰尘，沉积于肺内而变为暗红色，老年人的肺为蓝黑色，吸烟人的肺可呈棕黑色。左肺因心脏偏左，较右肺窄而长，右肺因膈下有肝，较左肺宽而短，每个肺的表面被以胸膜，故平滑湿润而有光泽。

单侧肺塌陷进入胸腔后，就可应用内镜看到全景式胸腔结构，对于脊柱手术而言，主要是胸廓后部分的内侧壁结构。由于胸膜较薄，可以通过胸膜观察到胸膜下结构。从T_2到T_{12}，每一侧胸腔均可分为上、中、下三部分，每部分的血管和骨性结构均不相同。

在上肺野，由于脂肪、头臂静脉和星状神经节的遮盖，第1肋骨内面较隐蔽而不能观测到，可看到第2~4肋骨及肋间隙。第1、2肋间后动脉由锁骨上肋颈干的最上肋间动脉发出，第3、4肋间后动脉则直接有胸主动脉发出。肋间静脉沿肋间隙走行，其行路左右不同，左侧第1~4肋间静脉汇入左侧头壁静脉，右侧第一肋间静脉位于迷走神经外侧注入右头臂静脉，右侧第2~4肋间静脉合成一条共同的肋间最上静脉注入奇静脉。在后面可见到纵行的交感干，该神经与肋间静脉交叉并走行于胸膜外面，肋骨头隆起，位于交感干的深面，肋间静脉的上方，此处为肋椎关节旁，向外侧可见到肋角处，此处为肋横突关节处。

在中肺野，第5~9肋间动脉发自胸主动脉，肋间静脉透过胸膜清晰可见，左侧肋间静脉左侧注入半奇静脉，右侧注入奇静脉。肋间血管于每节椎体中部上方通过，在肋沟内行走时静脉居上、动脉居中、神经居下。胸导管在右侧胸腔奇静脉内侧，上行至T_5水平斜行向左。

在下肺野，可见到膈肌在肋骨及T_{11}、T_{12}椎体的附着部，也可见到食管裂孔和主动脉裂孔。膈肌形成两个穹窿，右穹窿高于左穹窿（因肝脏位置所致），完全呼气时右侧穹窿可向上移至第4肋间隙，左侧可移至第5肋间隙。胸导管经食管裂孔进入胸腔，在奇静脉与食管之间平行上行。

VATS下行胸椎手术时将胸膜剥离可见到肋骨头、肋骨颈。肋骨下缘可见到肋间动脉、静脉和神经。肋骨头相对应的脊柱隆起为椎间盘，交感干与肋间血管垂直交叉，剥离胸膜时应注意保护。进入胸腔后，即将萎陷的肺叶向前方牵开，显露椎体和后胸壁，右侧入路危险的结构是奇静脉、交感神经、肋间血管和胸导管；右侧入路时危险的结构是胸主动脉、半奇静脉、交感干和肋间血管。

二、麻醉时侧卧位单肺通气对呼吸生理的影响及临床特点

清醒仰卧位时，腹腔内容会将膈肌推向胸腔内约4cm，从而降低肺的功能残气量（functional residual capacity，FRC）约0.8L。全身麻醉诱导后更进一步下降约0.4L，但两肺分布气量一致。仰卧位时血流分布到左肺和右肺（较大）的流量分别是45%和55%。在清醒侧卧位时，靠向床的下侧膈肌推向胸腔内的幅度要比上侧高，所以下侧肺的FRC比上侧肺显著减少。结果自主呼吸时，下侧膈肌收缩更强，所以下侧肺的通气也大。由于重力的影响，肺血流流向下侧肺，如右肺在下侧，则左肺和右肺血流量分别占35%和65%；如左肺在下侧，则左肺和右肺血流量分别占55%和45%。另外，纵隔也压迫下肺而减少通气，相对上肺通气增大，血流仍因重力影响而减少，如应用肌松药物使呼吸肌麻痹，自主呼吸消失，则下侧肺通气较上肺更为减少，肺通气/血流比例（V/Q）失调。

侧卧位是VATS手术最常见的体位，侧卧位分为标准侧卧位和屈曲侧卧位。标准侧卧位是下侧髋膝屈曲，两膝之间垫软枕，保持头和躯干的正常关系；屈曲侧卧位又可分为侧卧折刀体位（下侧髂嵴置于手术台可折部位之上，使上侧腰肋部伸展；可出现下肢静脉瘀血）和肾位（将患者腰肋部对准肾垫，充分暴露肾脏位置；可引起静脉瘀血和V/Q失调）。胸腔镜脊柱手术通常为了最大限度地增大肋间隙，便于VATS下手术操作，通常将手术床头、尾端下降，呈折刀位，同时将手术床和人体适当前倾将会有利后胸部病变的显露和处理，同样适当后倾有利于前胸部病变的显露和处理。这个体位可能影响肺、心血管和神经系统的生理。将下肺置于更被依赖的体位上会改变肺的力学特点，下肺的FRC减少，气道闭合和肺不张增加。单肺通气（one-lung ventilation），特别是侧卧位时更使V/Q失调，使非通气侧肺内产生分流，导致静脉血掺杂及低氧血症。所幸临床上低氧血症并不严重，因为重力影响使下肺血流增加的同时，上肺萎陷产生低氧性肺血管收缩（hypoxic pulmonary vasoconstriction，HPV），增加肺血管阻力，减少该肺血流，并驱血至通气侧肺，缓解了V/Q失调，减少肺内分流，从而也减轻低氧血症。临床研究证明单肺通气时，来自非通气侧肺的分流量仅占心排血量的20%~25%，如无HPV作用，分流量可达到35%~45%。以此说明HPV也是机体对低氧肺产生的保护性自动调节机制，对机体内环境的稳定起到重要作用。尽管全肺血流量同右心排血量是一致的，但血液在肺脉管系统中的分布是可以动态调节的，肺不张吸入含氧量低的混合气体引起的低氧血症，会导致局部肺血管收缩，从而使肺血流转到通气更好或不缺氧的肺段。这种HPV机制，对麻醉医生尤其是时间较长的胸腔镜下手术麻醉时非常重要。

胸腔镜脊柱手术时需要采用侧卧位并形成人工气胸，其生理特点与普通全身麻醉截然不同。值得注意的是下肺通气有时不能完全靠重力和HPV的血流分布来代偿，出现较严重的低氧血症，如下肺受压较重（垫枕、固定肩、髂）、膈肌上升、长时间侧卧等原因降低肺容量，且吸入麻醉药物及扩血管药物常抑制HPV，这些均应引起麻醉医生的重视。

胸腔镜脊柱手术时，只有在手术侧肺塌陷的情况下，术者才能够看清楚胸膜腔内的结构，上侧肺萎缩塌陷与术者直接压缩肺脏相比，前者引起的损伤更小，而且能够更好地暴露胸腔后侧脊柱。此类行VATS技术的胸椎手术的主要禁忌证为粘连性胸膜炎、有脓胸病史、既往胸部手术、插管等有胸膜粘连情况。因为这些疾病如原来就存在时，肺不能塌陷，难以显露所需胸椎视野，且有可能造成肺部损伤。

在不影响手术操作的情况下，单肺通气半小时，鼓肺1次。术毕应在胸腔镜监测下，使非通气肺达到完全膨胀。但要注意避免过快膨胀，出现复张性肺水肿。近几年国内对T_{10}平面以下脊柱病变的手术，麻醉医生与术者沟通配合下采用常规气管插管，通过调整呼吸参数，增加呼吸频率，减少肺的潮气量，并于手术台上应用肺叶遮挡板阻挡肺叶扩张，由于病变位置较低，通过采取以上措施，同样能顺利完成手术。这样不仅减少患者术中缺氧的风险和术后并发症，而且方便麻醉管理。

第二节　麻醉前评估与准备

一、麻醉前评估

（一）病史、体格检查及高危因素

对将要行胸腔镜脊柱手术的患者应明确患者的全身状况，做全面术前估计，明确患者的功能状态和耐受力，临床上胸段脊柱脊髓损伤患者多有外伤史，如交通事故、高处坠落、重物击伤等；局部疼痛或压痛，活动受限，不能起立或翻身，搬动时疼痛加重；若有胸椎骨折，则骨折部位明显压痛及叩击痛；胸背部疼痛、活动受限、肌肉痉挛；如胸段脊柱损伤伴有肋骨骨折，可合并血气胸，如损伤脊髓或脊神经根，则出现损伤平面以下感觉运动功能障碍。

因为是要行胸腔镜手术，所以要明确肺部症状、体征，以及吸烟史、毒物接触史（如硅酸、石棉），结核病史，慢性和急性肺脏病史（尤其是肺炎、胸腔积液、肺创伤和肋骨骨折病史），并把重点放在呼吸和循环系统上。吸烟、高龄、冠心病、过度肥胖、肺功能损害均为此类手术麻醉处理的危险因素。

详细了解病史及体格检查可大致判断呼吸功能。如吸烟多久，有无呼吸困难、端坐呼吸，有无口唇发绀或杵状指，有无运动（上楼等）后气短及大量咳痰等体征，有助于判断肺功能及是否需要治疗措施。吸烟患者呼吸道分泌物增加，抑制支气管黏膜上皮细胞的纤毛运动，使呼吸道分泌物不易排出。吸烟可使碳氧血红蛋白（CO_2-Hb）含量增加，血液氧和能力下降，组织供氧量减少。术后易产生肺不张和低氧血症。术前禁烟48h可减低CO_2-Hb含量，术前禁烟2周以上，可以改善分泌物的清除能力。X线检查、断层CT检查更可显示肺及胸内病变，还可判断气管狭窄程度及部位，有助于麻醉准备。如肺部听诊有哮鸣音，应先给予支气管解痉治疗。

1. 高龄患者心血管系统的疾病和慢性肺部疾患的发病率明显升高，机体代偿机制明显下降。年龄高于70岁患者术后肺不张的危险性呈明显增高趋势，高于80岁患者近60%需要术后呼吸支持24h以上。

2. 心血管系统的危险性取决于冠心病的严重程度，左室功能、年龄及其他内科系统疾患，如糖尿病、肾功能不全、心律失常等。运动试验有助于心血管系统危险性的判断，运动试验阳性者应进一步行运动同位素心肌扫描或运动超声心动图检查，必要时做心导管检查。严重冠心病则需先行冠心病治疗。

3. 肥胖者的肺顺应性下降，FRC降低，闭合气量增加，术中易发生低氧血症。其血流迟滞，血内脂肪酸增加，易出现血栓栓塞。

（二）实验室检查

麻醉前除了全面检查血清生化指标、血细胞计数、出凝血时间、常规心电图（有无右心室肥大的证据）和胸部X线片以外，还需要做肺功能测定，根据肺量仪的测定项目如用力肺活量（FVC）、肺活量（VC）、用力呼气一秒率（FEV_1）、呼气高峰流率（PEF）、最大通气量（MVV）、潮气量（TC）、补呼气量（EVR）及残气量（RV）的结果，来估计术前、术中、术后呼吸道和肺部功能的改变。肺通气功能检查对于手术安全性的评估价值尚有争议，但对于患者肺功能状态的筛选性检查是简单实用的。大多数学者认为FEV_1＜1 500mL或MVV＜35%按常规肺功能标准，术后死亡率明显增加，患者基本上失去了手术治疗或确诊的机会。但是患者肺功能状态能否耐受手术并不取决于手术前总肺功能，而是取决于通气肺的功能状况。多数学者认为通气侧肺功能的FEV_1＞800mL作为患者能够承受单肺通气和胸腔镜手术的肺功能指标是完全可靠的。但很少病例仅因一项指标不够条件而被拒绝手术。最常用的肺功能测定为测量VC。如果VC＜80%正常值，应考虑有限制性肺疾病，如肺萎陷、肺炎或肺纤维化。如怀疑有阻塞性肺疾病时应测定FVC，又称时间肺活量，即最大吸气后用力在第1秒、第2秒、第3秒测呼出气量，其中尤以FEV_1更有意义。正常人FVC与VC相等，当患者患有阻塞性肺疾病，如哮喘或支气管炎，用力呼气时，胸腔呈正压，气道易受动力性压迫而萎陷，且易被分泌物阻塞，所以FVC＜VC，FEV_1显著下降。而限制性肺疾病不常并有气道梗阻，也可导致FVC降低；虽然FEV_1可能下降，但FEV_1/FVC仍为正常（即＞70%）。MVV可判断肺的动力功能，即患者尽快在12s内呼吸的容量乘以5表示每分钟

最大的通气量，可显著显示气道阻力的变化。

术前静止状态下的动脉血气分析对胸腔镜脊柱手术患者很有参考价值。可显示气体交换障碍的严重程度，也可提示麻醉时应用单肺通气是否会出现缺氧危险。对术后缺氧处理提供有力的指标。如果存在肺疾患的手术禁忌证，应该请呼吸内科会诊。

（三）术前改进措施

术前评估患者全身状况的基本目的，不但为了做好麻醉设计，更要降低围手术期的并发症和病死率，如不少肺功能不全患者进行妥善准备及治疗可以在麻醉前恢复肺功能，通常在术前48～72h即应开始治疗准备，同样治疗要持续到术后。吸烟的患者应当在术前和术后鼓励戒烟，以加强骨融合。

（四）禁忌证

早期的胸腔镜手术操作时间相对较短，胸腔镜下脊柱外科手术时间较长，需要耐受单肺通气，所以行胸腔镜手术之前，需要评估患者是否合并手术禁忌的严重肺部疾病，胸腔镜下脊柱外科手术也一样，其手术禁忌证包括：恶病质；有严重心肺疾病；有慢性阻塞性肺疾病或间质纤维化，$FEV_1 < 1\,000mL$者；在正压通气时高气道压力者；严重心绞痛发作者和近3个月内发生急性心肌梗死者；全心衰竭心功能Ⅲ级者和严重室性心律失常者；合并严重传染性疾病如病毒性肝炎、艾滋病毒携带者（内镜摄像系统尚无可靠高温消毒杀灭病毒的方法）；既往有手术侧感染性胸膜病变者和各种原因所致支气管严重畸形者；肝肾功能不良、糖尿病未有效控制、血小板低下或凝血功能障碍、血友病等出血倾向者；4岁以内的婴幼儿（患儿胸腔狭小，呼吸频率较快，手术侧肺不能完全塌陷而使手术操作困难）。麻醉使用双腔导管最重要的禁忌证是气管内肿物，因为肿物有可能脱落或阻塞导管通路。相对禁忌证包括极其依赖双肺机械通气、不能耐受双侧肺通气中断的患者、需要快速插管以避免误吸胃内容物的患者，以及术前评估存在困难气道的患者（甲-颏距离、头颈活动度和张口情况等）。

二、麻醉前准备

（一）心理准备

虽然患者愿意接受胸腔镜脊柱手术，但顾虑较多，担心治疗效果不佳，通过术前访视，与患者及患者家属交流，建立良好的信赖关系，给予患者诚挚的安慰和鼓励，介绍同类手术病例，坚定信心，解除患者的恐惧及焦虑，认真解答患者提出的问题，取得患者及家属的最佳配合。

（二）药物准备

在患者术前夜晚或进入手术室之前2h，根据患者年龄、体重、ASA体格状况分级和焦虑的程度，给予合理药物达到术前用药目的，包括解除焦虑、镇静、遗忘、镇痛、抑制气管分泌、保持气管干燥、防止自主神经系统不良反射、减少胃液量、减少术后恶心呕吐、减少麻醉药需用量和预防过敏反应等。目前，术前用药尚无最佳药物或联合用药方法，用药的选择受习惯和麻醉医生临床经验的影响。同时，用药时机与药物选择同样重要。胸腔镜脊柱手术术前用药必须谨慎选择，既要解除患者的焦虑，又不能影响患者的呼吸功能，术前诸如巴比妥类、阿片类麻醉性镇痛药物、强效安定类镇静药物应慎用，以免影响神经功能评估和抑制呼吸。现在多认为预防肺内误吸，择期手术患者的气管管理比常规药物预防更为重要。麻醉诱导前2h摄入清亮液体不增加胃液量，术前2h摄入清亮液体的患者比禁食患者更为舒适。当然，择期手术患者麻醉诱导前禁止固体饮食。

（三）物品准备

1. 双腔支气管导管基本结构　胸腔镜下脊柱前路手术常采用双腔支气管插管，单侧肺通气全身麻醉下进行。支气管内插管最初仅为单肺通气而设计，因存在不符合生理之处，以后逐渐构成双腔支气管导管（double-lumen endobronchial tube，DLT），是由两根一左一右并列的导管合为一体而构成，施行双侧支气管内插管以进行双侧肺分别通气。较长管腔可达一侧主支气管，而较短管腔保持在隆凸之上的气管内，气管和支气管套囊充气后即可隔离肺，因为右主支气管过短而不能完全容纳右侧导管尖部和套囊，所以在右侧双腔导管套囊上开一窗孔，以保证右上肺叶通气。常见双腔支气管导管型号依次有F35、F37、F39及F41，其相应内径分别为

5.0mm、5.5mm、6.0mm和6.5mm。成人常选用F37和F39。

现在临床上经常使用的双腔支气管导管（Robershaw双腔导管），有左侧和右侧之分，为一次性使用塑料制品，不带隆突钩，有利于导管插入，导管管腔大，气流阻力小，易于清除气管内分泌物，应用纤维光导支气管镜定位时，蓝色套囊易于辨认，且左右导管的前端都带有黑色标记，可在X线下显影。Robershaw双腔导管号码越大，支气管套囊所需充气越少，可做吸引的空间越大，远端支气管位置越位的概率越小。

2. Robershaw双腔气管导管插管方法　首先检查双腔支气管的两个气囊是否漏气，将管芯润滑，双腔支气管导管斜口对准声门裂插入，导管尖端过声门后，立即拔出管芯，再将导管旋转90°，使支气管导管的尖端指向拟插入的主支气管，然后再继续推进导管，直至遇到阻力（注意多数成人导管深度约29cm），提示导管尖端已平稳插入主支气管。双侧气囊充气，固定导管。

3. 验证双腔支气管导管位置　患者插管后和由平卧位转为侧卧位后均应判断双腔导管的位置。判断导管位置的方法有2种。

（1）听诊法　气管气囊充气，听诊，调整双腔管位置至双肺都能听到满意的呼吸音，再双侧肺分别行单肺通气，听诊，调整双腔管位置至通气侧肺部能听到满意的呼吸音，而非通气侧肺部无明显的呼吸音。

（2）纤维光导支气管镜（fibroptic bronchoscopy，FOB）法　将纤维光导支气管镜插入右支，在双腔支气管导管的开口处可见到气管腔、隆突，在明视下将左支气管导管插入左支气管，并见右支气管开口以及左侧支气管内已充气的蓝色套囊，恰好在隆突下0.5~1cm，然后将纤维光导支气管镜插入左侧支气管导管，在导管管端孔可以见到左支气管，左上、左下肺叶支气管开口。

听诊和查体认为双腔导管位置准确时，有近半数通过支气管镜检查后发现并不准确。现还有听诊＋吸痰管法：先用听诊法调整管端位置，确定支气管插管侧肺上叶呼吸音正常；再用双腔管配套的支气管吸痰管（suction catheter，SC）探查并调整导管位置。此种方法的准确程度介于听诊法和纤维光导支气管镜法。

第三节　麻醉监测管理

一、麻醉监测

麻醉中各种监测都是保障麻醉安全和提高麻醉质量的重要手段，并且已经成为临床麻醉中不可缺少的组成部分。胸腔镜脊柱手术常规选择全身麻醉，麻醉及手术期间需要做到以下监测：

（一）心血管系统

1. 心电图（ECG）监测　心电图监测可以了解心率变化、心律失常和心肌缺血情况。在胸腔镜脊柱手术中，常因患者原来的心肺疾患及术中可能出现的缺氧、二氧化碳蓄积或手术刺激、低血压引起心律失常或心肌供血不足。

2. 血压（BP）监测　无创血压用得最普遍，是麻醉所必须监测的项目之一。放置动脉导管可以实时监测动脉血压（ABP），动脉血压是反映生命体征的重要指标，并可以迅速检验血pH、PCO_2、PO_2和氧饱和度。

3. 中心静脉压（central venous pressure，CVP）监测　中心静脉压是经锁骨下、颈内或股静脉内置管测定，是指右心房及上、下腔静脉胸腔段的压力。它可判断患者血容量、心功能与血管张力的综合情况，准确的临床意义要结合当时动脉血压等情况综合考虑。在胸腔镜脊柱手术中大量输液或有低血容量时，中心静脉压监测十分有效。

（二）呼吸系统

1. 呼气末二氧化碳分压（$PETCO_2$）监测　$PETCO_2$可用二氧化碳气体分析仪无创而连续地监测，它间接地反映动脉血二氧化碳分压（$PaCO_2$）的变化。$PETCO_2$曲线监测直观、快捷，不仅是肺通气效率的指标，亦可为循环功能及为两者间的关系提供参考。根据$PETCO_2$测量来调节通气量，保持$PETCO_2$接近术前水平。监测及其波形还可确定气管导管是否在气管内。而对于正在进行单肺通气者，如发生了漏气、导管扭曲、气管阻塞等故障时，可立即出现PETCO$_2$数字及形态改变和报警，及时发现和处理。PETCO$_2$可以提供持续的二氧化碳波形，提醒麻醉医生注意窒息、气管断开和通气不足的问题，PETCO$_2$过低需排除过度通气等因素。二氧化碳图形（capnography）能协助判断通气功能、排除呼吸机故障和早期诊断气管插管误入食管、肺栓塞等。PETCO$_2$常较动脉二氧化碳分压低5mmHg，在胸腔镜脊柱手术行单肺通气这样通气灌流比例失调的情况下，它们之间的差值会增加。

2. 气管压力（PAW）变化的监测　有利于了解肺通气状态及气道阻力的情况，防止不良后果发生。气管压过高，妨碍腔静脉血回心血流，致心排出量及血压下降，若压力极高，易使肺泡破裂，引起气胸或纵隔气肿。胸腔镜脊柱手术中胸肺顺应性降低，气管分泌物阻塞，气管痉挛、受压，自主呼吸过强与麻醉机对抗，都会使气管压力上升。

3. 脉搏血氧饱和度（SPO$_2$）监测　SPO$_2$是唯一能无创监测脉搏动脉血氧饱和度，并同时显示脉搏容积波及心率的方法。术中利用它可以及时发现低氧血症。

4. 动脉血气及酸碱监测　麻醉过程中间断抽取动脉血进行血气与酸碱分析是了解患者氧合状态的最精准方法，其中pH、PaO$_2$、Hb、PaCO$_2$是最基础的监测指标。在心肺病变时，PETCO$_2$和PaCO$_2$间的差值变化难以由PETCO$_2$推测PaCO$_2$，所以，就更需要间断抽取动脉血监测血气指标，做到及时调整。

（三）其他监测

1. 温度监测　人的生存需要恒定的体温，通过体温调节系统使产热及散热保持动态平衡，从而维持人体中心温度在37±0.4℃。因麻醉的影响，患者的体温随麻醉药物对体温调节中枢的抑制、大量输液或库存低温血液、手术野暴露、手术室环境温度的升高或降低等因素均可能导致体温的明显改变并影响到各脏器系统的生理功能。因此，了解体温的生理调节，加强麻醉期的体温监测，对预防和处理与体温变化相关的各种并发症非常重要。体温是重要的基础生命体征之一。正常生理情况下，机体的产热和散热是动态平衡的。当这一平衡紊乱时，就会产生体温上升和下降，偏离正常体温越远，对生理的干扰就越大，对患者生命安全的威胁就越大。尤其是小儿行胸腔镜脊柱手术时，因为体表面积与体重的比值大，体温易发生改变，要加强保温。

2. 尿量监测　手术时留置导尿管，测定每小时尿量，可直接了解肾脏的灌注情况，并间接反映内脏器官的灌注情况。

3. 躯体诱发电位（SSEP）和运动诱发电位（MEP）　近年来，对脊髓功能监测的电生理检查取得很大的进展，SSEP和MEP作为脊柱手术的特殊监测而得到广泛应用。麻醉后，在四肢主要肌群放置记录电极记录来自经颅皮质运动区刺激电极，椎管硬膜外刺激电极或在手术水平的直接刺激脊髓的刺激电极刺激引发的复合诱发电位，对波幅和潜伏期进行评估判断，其中，显著的波幅改变提示神经损伤。SSEP和MEP为脊髓手术和脊髓损伤程度、神经功能损害情况及预后判断提供了很好的指导作用。

4. 麻醉深度（depth of anesthesia）监测　麻醉深度的判断受到很多因素的影响，临床上根据患者血压、心率、呼吸幅度及节律、瞳孔大小及流泪、肌肉松弛程度等表现进行综合判断。现在临床上应用脑电双频指数（bispectral index，BIS）最广泛，BIS将麻醉深度量化处理，其监测范围0～100，数值越小，麻醉深度越深。BIS监测能较准确监测麻醉诱导、手术切皮、手术过程中的麻醉深度，同时也可监测指导患者镇静水平和苏醒程度。

二、麻醉管理

1. 麻醉药的选择　常用诱导药物包括芬太尼、舒芬太尼、依托咪酯、咪达唑仑和异丙酚，其中依托咪酯有轻度扩张冠脉的作用，使冠状血管阻力减小，血流增加，心肌耗氧量下降，心肌收缩力不受影响，对心肌氧供受损的患者有利；咪达唑仑、芬太尼或舒芬太尼可避免插管期的心血管反应，如循环的剧烈波动；对气管反应高的患者，尤其是哮喘患者，可选用氯胺酮，因其有支气管扩张作用。对于脊髓损伤的患者72h后有发生高钾血症的风险，肌松药不宜使用琥珀胆碱，可选用非去极化肌松药物，确定无脊髓损伤的手术患者肌松药物依据个体化和麻醉医生的临床经验来选择。麻醉维持可使用吸入麻醉药（氟烷、恩氟烷、异氟烷等），氧化亚氮因其性能较弱和吸入浓度高时会影响氧气的吸入浓度，故只能作辅助麻醉剂。维持期间也可全静脉复合麻醉。

2.　呼吸道的管理　患者行双腔气管导管插管后经听诊或纤维光导支气管镜确定双肺通气，患者变换侧卧位后，需要保证导管不能移位，体位变动后，再次经纤支镜确定。手术开始后，双腔气管导管一侧闭塞后行单肺通气，手术侧肺逐渐萎陷，并由于重力，远离脊柱表面，方便手术进行。单肺通气过程中给予足够的潮气量及呼吸频率，以确保PaO₂及PaCO₂的正常，没有明显心肺疾患的患者，吸入100%氧气时，潮气量为10～15mL/kg，呼吸频率的调整保证呼气末PCO₂维持在35～40mmHg。如果手术时间过长，在不影响手术的同时，尽量做到每隔30min膨胀萎陷的肺1次。术中可吸除呼吸道分泌物，减少管道阻塞，患者缺氧，术后肺扩张不全的风险。如果术中出现氧饱和度下降，应当在通气侧肺部听诊，以确定导管位置，也可以使用纤支镜明确导管位置及时调整。

3.　静脉输液管理　胸腔镜脊柱手术输液要考虑到脊柱手术时间较长，患者生理需要量及失血所需液体量又要考虑到单肺通气，液体过快过多会加重心脏负担，极易引起肺水肿。所以，严密观察出血情况及尿量，均衡补液。

4.　体温维护　维持正常的体温是术中常被忽略的问题，尤其是幼小儿童，体温的迅速丢失必将产生心律失常、体温不升等严重后果。这里着重关注第6胸椎以上脊髓受损，其体温调节功能受损，体温随周围环境变化，从而加重循环指标的波动，因此入手术室后应保持体温的恒定，防止体温过高或过低。常用的体温调节方法包括改变手术室温度，搁置保温毯或保温垫，调节呼吸回路的温度和湿度，根据患者的体温对输入液体的温度进行调整，以维持体温不低于35℃为宜。

第四节　相关并发症与处理

胸腔镜脊柱手术需要双腔气管导管行支气管内插管和单肺通气，因此，麻醉并发症较普通气管插管手术相对偏高，且多数并发症与术中单肺通气密切相关。

一、低氧血症

单肺通气特别是侧卧位时，有5%～25%发生严重低氧血症，PaO₂<70mmHg。

麻醉者首先通过听诊或纤维光导支气管镜确认导管位置是否移位，有否分泌物阻塞肺叶支气管开口等，然后尽量缩小通气血流比例失调，具体措施如下：①吸入高浓度氧，单肺通气手术期间，吸入纯氧可显著提高动脉氧分压，不会造成氧中毒或吸收性肺塌陷，同时可以扩张下侧肺血管，接受更多来自手术侧肺血流，增加氧合。②潮气量应设为10mL/kg，呼吸频率应使PaCO₂保持40mmHg，若潮气量<10mL/kg易促使下侧肺塌陷，若>10mL/kg可能增加下侧肺的血管阻力和气管压，从而增加下侧肺血流。③在不影响手术情况下，取得术者的协作，给予双上侧肺通气，使得患者不会长时间处于缺氧状态，并且鼓肺也有利于减少术后肺扩张不全的发生。

二、心律失常

由于手术创伤、麻醉深度过浅或过深、术中缺氧、酸中毒、电解质紊乱、血压过低或过高，尤其老年患者伴有冠心病者，均可出现心律失常，主要有窦性心动过速、房颤、室上性心动过速和室性期前收缩等。

针对心律失常，处理原则首先是去除病因，给予适当的麻醉深度，纠正低氧及酸碱平衡紊乱。其次给予针对性治疗，手术麻醉过程中如出现房颤，静脉可给予西地兰；如出现室上性心动过速，可给予西地兰或异搏定；如出现偶发性期前收缩可不处理，而对多源性室性期前收缩可静脉给予利多卡因。

三、气管支气管撕裂伤

放置双腔气管导管常见导管位置不当所致气管黏膜损伤，但气管或支气管撕裂伤较为罕见，其原因包括：①双腔导管型号与气管、支气管内径不匹配：过大型号的双腔气管导管，在置入气管和支气管时可直接导致膜部撕裂伤，而型号过小时，双腔气管导管易插入支气管深部，气囊充气易引起支气管膜部撕裂。②双腔气管导管插入时动作生硬粗暴，反复气管插管或调整气管导管位置，易造成机械性损伤。③盲插过程中全程保留管芯尽管可提高成功率，但塑形后的双腔气管导管会增加气管支气管损伤的风险。④套囊压力较高，当套囊压力＞30cmH$_2$O时，压迫气管壁造成缺血导致气管损伤。⑤患者自身病变，如气管树肿瘤、慢性阻塞性肺病等所致气管壁薄弱，也可造成支气管损伤。

双腔气管导管使用中如果发生意外的漏气、皮下气肿、纵隔气肿、双腔气管导管管腔中有较大量的血液反流、术中突然出现气管压增高、通气困难等情况时，应高度怀疑气管支气管撕裂伤，应立即行纤维支气管镜检查，同时嘱术者仔细检查术野情况。若支气管腔内看到明显破裂口或术者观察到明显的纵隔气肿或气管支气管裂口即可明确诊断。

所以，在插入双腔支气管导管前要注意以下问题：①麻醉前要根据患者的身高和性别选用合适的型号，必要时胸片和CT扫描可作为参考。②麻醉前仔细检查套囊是否漏气，置管成功后控制套囊充气压力，气囊压力要适中。③给予双腔气管导管前端润滑处理，置管时轻柔操作，套囊通过声门后立即拔出管芯，插管后用支气管镜检查插管位置能避免并发症。

一旦发现气管支气管撕裂，应注意：①在维持基本氧合的情况下，尽可能降低气管压，减轻纵隔气肿。②术中维持一定的麻醉深度，避免突然呛咳导致气管压力急剧升高，加重原有的损伤。③如果撕裂口就在术野范围应尽量修补裂口，但如果创伤太大，则不必强行修补，给予胸腔闭式引流，待患者恢复自主通气后自行闭合。

四、复张性肺水肿

复张性肺水肿（reexpansion pulmonary edema，RPE）是胸腔镜脊柱严重手术并发症之一，其主要原因是长时间单肺通气，多发生在肺复张后即刻或肺复张后1～2h内，临床过程十分凶险，主要表现为进行性呼吸困难，口唇黏膜发绀，烦躁，咳大量泡沫痰，两肺布满湿性啰音，持续性低氧血症且难以纠正，X线表现为肺水肿征象，一旦明确诊断，应立即行气管内插管或切开，应严格按照急性肺水肿的处理方法治疗。

复张性肺水肿的防治方法有：①气管插管或气管切开呼吸机辅助呼吸，呼吸方式为同步间歇指令通气（SIMV），加用PEEP；②静脉通路给予呋塞米20mg，毛花苷C 0.4mg和氢化可的松100mg；③拔管前反复吸痰；④肺水肿发生后，在湿化瓶中加入20%～30%的乙醇溶液，可降低肺泡内泡沫的表面张力，使泡沫破裂，扩大气体与肺泡壁的接触面，使气体易于弥散，改善气体交换功能，提高氧合。

五、术后肺扩张不全

由于长时间单肺通气，术侧肺叶长时间萎缩状态，术毕吹张肺不够，导致术后肺扩张不全。还可由于健肺分泌物沉积在肺下叶，术后未及时处理，也可导致术后肺扩张不全。

对肺扩张不全的防治与处理包括：①术中湿化通气、雾化吸入、经常支气管吸痰；②术中每隔1h复张肺5～10min，术后间歇正压通气和鼓励呼吸；③闭胸前用胸腔镜观察萎陷的肺膨胀没问题，闭胸后要加压膨胀至引流瓶无气泡排出为止；④术后引流量减少后，立即拔出胸腔引流管，以减轻胸膜疼痛，促进深呼吸；⑤术后护理时经常给予吸除支气管或气管内分泌物，必要时经纤维支气管镜下清除阻塞的分泌物，甚至清洗肺叶；⑥术后维持氧气吸入，严密观察通气情况和血氧饱和度；⑦术后加强抗生素应用预防感染。

（陈燕　杜晓宣）

参考文献

［1］ 郭曲练，姚尚龙. 临床麻醉学［M］. 3版. 北京：人民卫生出版社，2014：53-57.

［2］ 吴新民. 麻醉学：高级教程［M］. 北京：人民军医出版社，2014：210-212.

［3］ 崔苏扬. 脊柱外科麻醉学［M］. 上海：第二军医大学出版社，2005：260-270.

［4］ 池永龙. 脊柱微创外科学［M］. 北京：人民军医出版社，2006：137-145.

［5］ 庄心良，曾因明，陈伯銮. 现代麻醉学：上、下册［M］. 北京：人民卫生出版社，2003：1368-1370.

［6］ 朗格内克. 麻醉学：上、下册［M］. 北京：科学出版社，2010：1233-1236.

［7］ 林玉霜，林青山，吴月坤，等. 胸腔镜下脊柱前路手术的麻醉探讨［J］. 中国临床医学，2005，12（6）：1109-1110.

［8］ 王波，闫洪彦，黄宇光，等. 胸腔镜下脊柱侧凸矫形术的麻醉处理［J］. 临床麻醉学杂志，2006，22（5）：327-329.

［9］ 陈碧红，旭仲，胡明品，等. 电视胸腔镜下脊柱前路手术的麻醉处理［J］. 浙江创伤外科，2002，7（1）：15-16.

第二十二章　微创脊柱手术的麻醉

第一节　病理生理与临床特点

　　微创脊柱外科（minimally invasive spine surgery）领域要比腔镜外科、内镜外科（endoscopy surgery）、小切口外科（small incision surgery）和显微外科（microsurgery）更为广泛。微创脊柱外科技术意味着在一定医疗风险下避免大切口，采用微小切口或穿刺通道，运用特殊的器械和装置，在影像仪器监视下或导航技术引导下，从正常的解剖结构到达病变处，使用各种微型的手动或电动器械和器材，在可视条件下完成整个手术过程，以达到比传统或标准的脊柱手术切口小、组织创伤小、出血少、操作精确度高、效果肯定、术后功能恢复快为目的。其手术包括：

　　1. 脊柱显微外科技术，运用手术显微镜或高倍放大镜，放大手术视野进行手术操作，通过尽可能小的皮肤切口施行"钥匙孔手术"，使脊柱外科手术以最小的医源性损伤实施最有效的治疗。包括颈前路手术显微镜下椎间盘摘除术、后路腰椎间盘显微外科摘除手术（正中入路、外侧入路、孔外入路）等。

　　2. 内镜辅助下脊柱外科技术。通过若干个皮肤通道或微小切口到达脊柱，利用光导纤维成像技术直视下进行手术操作。内镜辅助脊柱外科技术可分为胸、腹腔镜辅助下和显微内镜辅助下脊柱外科手术。

　　3. 经皮穿刺脊柱外科技术。经皮穿刺或微小切口，运用特殊器械和装置，施行脊柱微创手术。

　　4. 导航系统辅助下脊柱外科技术。是20世纪90年代末开展的新技术，在导航系统辅助下，明显提高了手术准确率和安全性，减少了并发症。

　　开展微创脊柱外科的意义与价值，在于手术是外科治疗的主要方式，外科医生应以最小的组织伤害达到最佳的治疗效果为努力目标。因此，微创脊柱外科技术的开展对患者应具有创伤小、痛苦少、恢复快、疗效佳、并发症少、费用低等优点。同时开展微创脊柱外科技术要求医生冲破传统观念的束缚，不断学习新理论，掌握新技术，具有努力创新和自我奉献的精神。开展微创脊柱外科技术，要符合"医德仁术"的医学伦理，得到社会赞成，将负面效应降低到最低水平，带来良好的医疗市场，取得丰硕的经济效益和社会效益。我国微创脊柱外科技术起步较晚。20世纪80年代，我国先后出现显微镜下腰椎间盘摘除手术、经皮穿刺CO_2激光髓核汽化术、经皮穿刺髓核化学溶解术等。微创脊柱外科技术已经在我国迅猛发展，但微创脊柱外科技术开展不平衡，三级医院开展此项技术不多，而二级医院和一级医院开展此项技术的比例远远超过三级医院。不少开展此项技术的单位或个人没有经过严格培训，没有严格掌握手术适应证，在不具备条件的情况下，在经济利益驱动下贸然开展此项技术，结果导致并发症发生率过高，带来严重的后果，引起医患纠纷。所有这些问题，需要我们认真总结，亟待提高。

第二节　麻醉前评估与准备

　　麻醉前评估与准备的目的，是在手术准备过程中给患者提供最佳的医疗服务。对于麻醉医生来说是了解患者病情、手术方案，制定麻醉计划的重要手段。麻醉前评估是根据患者病理、生理及手术类型在内的全身状况进行手术风险评估。术前访视患者应着重了解患者的呼吸系统、心血管系统及神经系统等各系统情况，较为全面地复习病史，查阅各类辅助检查结果。

一、麻醉前评估

（一）呼吸系统

对术中可能遇到的潜在的气管管理上的困难应有充足的认识，特别是行上胸段和颈椎手术的患者。对有气管插管困难史、颈部活动受限、颈椎稳定性破坏等情况的患者更应详细地检查。稳定性指脊柱在生理限度内抵抗能引起神经损害的外力的能力。麻醉医生在术前和外科医师共同探讨患者脊柱的稳定性是很有必要的。脊柱稳定性既可通过询问病史或查体评估，也可借助于影像学检查，如颈椎侧位或曲/伸位平片、CT、MRI等。脊柱稳定性取决于韧带和椎骨两个因素，但单独通过X线片不一定能发现这两个因素的损伤。出现下列因素时可认为脊柱C_2以下不稳定或存在隐患：①椎管前或后部上述两个因素被破坏；②在侧位片上椎体相对于相邻的椎体平移大于3.5mm；③椎体相对于相邻椎体旋转移位大于11°。在C_2以上，脊柱不稳定的指征包括：寰椎横韧带破坏（在侧位平片上表现为寰椎前角后突与齿状突间距大于3mm）；Jefferson爆裂骨折；寰枕韧带断裂或枕骨髁骨折等。一些遗传性疾病，如DMD患者可伴有舌体肥大，头颈部肿瘤的放疗可造成喉镜显露声门困难。术前必须对上述因素认真考虑、甄别患者是否具有以上病情特点，以决定对患者采用何种麻醉诱导方式、准备哪些麻醉器材。肺部听诊以排除是否有阻塞性气管疾病或肺部实质疾病的喘鸣音或啰音。

（二）心血管系统

心功能下降可以是肌营养不良等原发病的直接结果，也可继发于脊柱侧凸等引起的纵隔移位、慢性缺氧或肺动脉高压等病理生理改变。有些患者因活动受限，某些心功能检查可能无法进行，但一些基本的检查项目如心电图、超声心动图不能缺少，可帮助我们判断右心室及肺动脉的情况。多巴酚丁胺刺激后超声心动图有助于了解活动受限患者的心功能。长时间手术、俯卧位及术后长时间卧床等因素使脊柱手术患者发生血栓栓塞的危险性增高，术前应仔细进行体格及超声影像学检查，应用弹力绷带或充气靴可有预防作用。

（三）神经系统

术前全面的神经系统查体必不可少，有这几方面的原因：

1. 对于接受颈椎手术的患者，麻醉医生应避免气管插管和摆体位等操作引起的进一步的神经损害。

2. 肌营养不良可影响到延髓支配的咽部肌群，增加患者术后误吸的危险。

3. 损伤发生的部位及时间可作为评估患者心肺功能受损程度的参考，如在损伤后3周内手术，脊休克期还没度过，而过了脊休克期则可能存在自主神经反射异常。

4. 微创脊柱手术因其创口小，术野由显微镜或显示器进行展示，故存在神经损伤的可能，术前应进行详尽的神经检查，术后进行对比，及早发现因操作造成的损伤，及时进行处理。

（四）其他

拟行微创脊柱外科手术的患者多数为老年患者，在进行术前评估时我们仍需从老年人的生理特点出发进行术前评估。

1. 老年人营养状态评估 住院治疗的老年患者营养不良的发生率相当高，据报道超过40%。而营养状况不良可能增加院内死亡率及住院天数。我们可以将白蛋白水平、全血细胞计数联合使用作为术前评估的最佳工具。根据白蛋白水平评估的营养不良是死亡率的一个重要预测因子。

2. 认知功能的评估 随着社会老龄化及微创脊柱中老年患者占多数的实际情况，在对拟行此类手术的老年患者应该进行术前认知功能的评估。认知功能水平和卒中的发生是平行的，认知水平高，发生卒中的概率小。

二、麻醉前准备

对于拟行微创脊柱外科手术的患者大部分为老年患者，术前应用支气管扩张剂对改善患者的肺功能可能有益。对于脊髓高位损伤或拟行经纤维支气管镜插管的患者应常规应用抗胆碱类药物，如阿托品或格隆溴胺200~400μg肌内注射或静脉注射。如患者存在增加反流误吸危险的因素，或近期应用过阿片类药物或脊髓高位损伤等，则需应用枸橼酸钠和H_2受体拮抗剂（如雷尼替丁）或质子泵抑制剂（如奥美拉唑）等。有的患者留置鼻胃管，这在一定程度上降低了食管上端括约肌的功能，增加了反流误吸的风险。通过麻醉前访视就应决定是采用快诱导气管插管还是清醒气管插管，或是否应用纤维支气管镜辅助。无论采取何种方式插管都应向患者解释清楚以取得患者的配合。

　　详尽的麻醉前访视及麻醉前准备，为麻醉手术的开展提供了必不可少的保障，加强了医患之间的交流，建立了医患之间的信任。并且签署麻醉知情同意书及相关法律文书，减少不必要的医疗纠纷及医疗事故。

第三节　麻醉监测管理

　　在过去的十年中，微创脊柱外科技术得到了迅速的发展。由于脊柱微创手术对软组织的牵拉和剥离较少，因而能够降低术后疼痛，缩短恢复时间。随着显微内窥镜技术的发展和特殊手术器械与设备的临床应用，外科医生可以通过一个或多个微小的切口来完成以往的手术操作。与开放手术相同，微创脊柱手术也能实现微创下的神经减压，脊柱稳定与融合，以及脊柱畸形的矫正。虽然微创手术创伤较小，但并不代表手术的风险更小，相反外科医生承担了更大的手术难度和风险，这就要求我们麻醉医生为其提供良好的手术视野，为患者生命保驾护航。在微创脊柱手术过程中我们不仅仅需要进行脊柱手术的常规监测，更需要如脊髓脊神经功能监测等进一步监测方能确保手术及患者的安全。

　　（一）心血管监测

　　脊柱手术一般历时较长，体位特殊，出血量大，某些胸椎手术还直接影响循环，并且大部分手术都需要控制性降压，这些都需要术中完善的循环监测，有时常需直接动脉测压。在俯卧位时，中心静脉压监测常不能正确的显示左右心室的舒张末期容积。一项对12个俯卧位下行小儿脊柱侧凸矫正术的研究中，术中常规监测CVP及经食管超声心动图以了解心室的灌注程度，在摆放体位前后记录数值，患者俯卧位后，CVP由8.3cmH$_2$O升至17.7cmH$_2$O，但左室舒张末直径由37.1mm降至33.2mm，有3个患者同时监测了肺动脉锲顿压（PAOP），摆放体位后PAOP由12.7mmHg升至18.0mmHg，这些结果表明在俯卧位下CVP与心脏容积没有必然的联系，在俯卧位患者有时单凭高的CVP往往误认为血容量已补足。其原因是俯卧位时胸内压增高使血管顺应性下降从而使回心血量下降。

　　（二）呼吸监测

　　呼吸功能监测中，呼气末二氧化碳和气道压力监测必不可少，大的手术还需要血气分析，术前已存在呼吸功能严重下降的脊柱侧凸患者，肺泡-动脉血氧分压差升高，在长时间的手术后由于部分肺泡过度通气使之变得更加突出。

　　（三）体温监测

　　有些脊髓损伤的患者术前已存在体温调节障碍，长时间的麻醉手术使热量大量散失，因此术中行体温监测、预热所输液体及对患者采取保温措施是十分必要的。对于微创脊柱手术中使用生理盐水进行边冲洗边清洁术野时，体温监测显得尤为重要。

　　（四）肌松监测

　　原始、简单而且现在仍普遍使用的肌松监测是采用周围神经刺激器来指导麻醉中肌松药的使用以及术后肌松的拮抗，其中以4个成串刺激最常用。

　　（五）脊髓功能监测

　　脊髓手术中随时都有脊髓损伤的危险，在未行脊髓功能监测的脊柱侧凸矫正术后运动或感觉障碍的发生率为3.7%～6.9%，术中脊髓功能监测技术的应用可使该并发症发生率降为0.5%。美国神经学会公布的术中监测技术指南中称"在有神经系统损害危险的情况下应用术中神经功能监测技术是安全有效的"。现在普遍认为在大的脊髓手术中应使用脊髓功能监测。术中脊髓功能监测可早期发现脊髓及脊神经损伤，使外科医生在永久性损害发生前可以采取补救措施。然而，在动物实验中发现，从记录到脊髓功能损伤的电生理变化到永久性的缺血性损害的时间间隔仅为5~6min。运动功能损伤比感觉功能损伤对患者更有破坏性。在各监测技术应用前应了解哪些指标对运动功能监测敏感，哪些对感觉功能监测敏感。麻醉医生应掌握术中脊髓功能监测技术的原理，因为各种麻醉技术及药物都可影响脊髓功能监测的准确性。当前主要有4种术中脊髓功能监测技术：踝阵挛试验、Stagnara唤醒试验、躯体诱发电位、运动诱发电位。

1. 踝阵挛试验　这是第一个应用于术中监测的技术，阵挛是牵张刺激引起的效应肌群有节律的抽动。踝阵挛试验一般于术后或唤醒试验中进行，在应用时应充分拮抗肌松作用。在麻醉与清醒状态之间仅有短暂的时间可引出阵挛，在这段时间内如踝阵挛试验阳性则提示存在脊髓损伤。

在清醒且神经通路完整的患者，高位皮层中枢有下行抑制作用，因而观察不到踝阵挛反射，在麻醉状态下，皮层下行抑制冲动被抑制，因此，特别是在麻醉苏醒期，较易引出踝阵挛反射。如脊髓受损，在脊休克期出现软瘫，所有反射活动消失，则在麻醉苏醒期引不出踝阵挛反射。

该技术简单易行，敏感性（100%）及特异性（99%）都较高，然而，该技术术中只能间断实施，踝阵挛阳性除脊髓损伤外也可能是麻醉过浅或过深所致，而且踝阵挛阴性也不能完全排除脊髓没有损伤。

2. Stagnara唤醒试验　该实验在1973年被首次介绍，在术前应向患者解释清楚术中将要进行的试验，因需患者配合医师的指令活动下肢。该试验可大致判断出参与该反射的运动通路（上、下运动神经元）的完整性。外科医生进行该试验前应通知麻醉医生，以拮抗肌松作用及减浅麻醉。当患者变得较为清醒后，一般先要求患者活动手术部位以上脊髓支配的肌群，一般为上肢（如握医生的手）。如反映阳性，再要求患者活动下肢，如反应阳性则加深麻醉后继续手术，如反应阴性，则应立即采取相应的措施。

当前已有多种麻醉技术或药物适用于术中唤醒试验的应用。丹麦的一个对40个患者的随机临床试验成功的应用咪达唑仑麻醉进行术中唤醒试验。在需要唤醒时用氟马西尼拮抗，并将其与异丙酚作了比较。结果显示咪达唑仑/氟马西尼组相对于异丙酚组有较短的唤醒时间（平均2.9min，异丙酚组为16min）和较高的唤醒质量及较短的术后清醒时间（平均1.8min，异丙酚组13.9min）。有5例患者在恢复室又陷入镇静状态，需继续应用氟马西尼。雷尼芬太尼是强效的μ受体激动剂，其半衰期小于10min，因此在药学特性上特别适用于唤醒试验。据研究应用雷尼芬太尼术中唤醒时间仅为5min。

Stagnara唤醒试验也存在缺点：①需要患者的合作；②术中唤醒使患者有坠床或拔管的危险，特别是俯卧位手术中更易发生；③它不能持续地监测。

3. 躯体诱发电位（SSEP）　SSEP是刺激外周混合神经（常为胫后神经、腓神经），然后由远端电极记录到反映手术部位在中枢投射部位的电位变化。对刺激与记录的方法已有指南。通常对双下肢的刺激交替进行，以0.1~0.3ms的方波的形式，速率为3~7Hz，刺激的强度与电极种类及与皮肤结合的程度有关，一般为25~40mA。记录电极可安放于颈部棘突或反映皮层感觉中枢的头皮部位，或术中放于硬膜外腔。在切皮时记录基础值，麻醉深度尽可能平稳，因许多麻醉药物都对SSEP有影响，术中持续记录电位变化，通过比较诱发电位波幅及潜伏期相对于基础值的变化来判断躯体感觉通路的完整性。通常相对于基础值振幅下降50%或潜伏期延长100%可确定感觉通路有损害，特别是振幅的变化更有价值。

（1）SSEP所涉及的感觉通路包括　外周神经、脊髓传导束及取决于记录电极位置的皮层中枢。这些传导通路的生理作用是感知本体觉及轻触觉，因此，SSEP不是通过运动通路或前角感觉通路（感知痛及温度觉）获得。

在判断结果时，有两点值得注意：①因为脊髓中感觉与运动传导束非常临近，因此推测任何运动束的损伤也会引起SSEP的变化，但这并没被广泛认可。②脊髓运动通路和感觉通路的血供不同，有时脊髓后动脉支配区低灌注可引起运动通路缺血，但却不影响感觉通路，因此，有可能术中记录到正常SSEP，然而术后患者却截瘫。并且，对原来存在神经系统病变的人，只有75%~85%的患者记录到可靠的SSEP的变化。

（2）控制性降压对SSEP的影响　为了减少出血，脊柱手术常需控制性降压，通常在保证血容量的基础上将平均动脉压控制于60mmHg以上，如低于60mmHg则SSEP消失，神经系统发生缺血性损害。在早期的动物实验中发现外周神经因没有自身调节功能，对血压更敏感，在中等程度的低血压时，其SSEP即可有下降，Papastefanon等发现，在控制性降压时，60例SSEP阳性者中有17例是假阳性，当术中发现SSEP有变化，不管是控制性降压或机械损伤的原因，都应采取相应的措施。

（3）麻醉药物对SSEP的影响　许多麻醉药物对SSEP有明显的影响，吸入麻醉药及N_2O可呈剂量依赖性减低SSEP的振幅及延长其潜伏期。60%的N_2O及0.5MAC的异氟醚吸入全身麻醉时，对SSEP影响不大。最近一项回顾性研究发现，在吸入全身麻醉中，60例SSEP异常患者中有13例是假阳性，患者术中SSEP出现变化，但术后未发现有神经并发症。

静脉麻醉药对SSEP的影响较吸入麻醉药轻，皮层电位变化较其他部位对麻醉药更敏感，皮层下、脊髓及外周神经受影响程度较轻。最近一项对持续泵入丙泊酚或咪达唑仑复合舒芬太尼全身麻醉对SSEP的影响的研究结果显示，从记录基础值至术毕，SSEP振幅异丙酚组为1.8（0.6）~ 2.2（0.3）v，咪达唑仑组为1.7（0.5）~ 1.6（0.5）v，然而，异丙酚联合吸入N_2O可使皮层诱发电位振幅显著下降（从2.0降至0.1），在3组患者中潜伏期都没变化，但在咪达唑仑组，苏醒时间显著延长，作者建议在监测SSEP时应用异丙酚静脉麻醉较为稳妥。

雷尼芬太尼、芬太尼等麻醉性镇痛剂静脉应用时能导致振幅轻度下降及潜伏期轻度延长，气管内应用对SSEP几乎无影响，肌松药对SSEP无影响。

（4）其他影响因素　在动物实验中，中心温度下降1°可使SSEP振幅下降大约7%，潜伏期延长3%，这可能是由于低温对脊髓功能的保护性抑制所致。

一个多中心的研究发现，术中监测技术的熟练程度也对预后有很大影响。监测病例少于100者比监测例数更多者术后神经并发症发生率升高近2倍。

（5）SSEP的效能　在一个多中心回顾性研究中发现，SSEP敏感性为92%，特异性为98.9%，假阴性率为0.127%（1/787），假阳性率为1.51%（1/67），还有研究指出假阳性率为14.7%，特异性为85.33%，敏感性为100%。

SSEP监测是当前术中脊髓功能监测的主要技术，实践表明其是一种可靠的有较高敏感性和特异性的指标，能早期发现术中神经并发症，也可作为术后的证据。

然而SSEP有其本身固有的缺陷，许多术中SSEP正常的患者术后发生截瘫，因此MEP被视作一种更有效的监测运动功能的指标。

4．运动诱发电位（MEP）　在10年前MEP监测首次应用于临床，该监测技术包括：刺激部位（皮层运动中枢、相应的脊髓节段）、刺激方式（电流或磁场）、记录部位（脊髓节段，周围混合神经或肌纤维），每种技术都有其本身的优缺点，但其基本原则是相同的，即无论何种形式的对运动中枢的刺激都经脊髓运动通路引起效应部位的电位变化。术中任何对传导通路的损害都会引起记录电位振幅或潜伏期的变化。

皮层运动中枢可通过电流或磁场刺激。产生磁场的设备虽庞大笨重，但其却不受电极结合程度的影响，刺激后产生的反应分为肌源性或神经源性两种。肌源性反应是刺激后EMG电位的总和，神经源性反应是刺激后外周神经或脊髓电位的总和。肌源性电位的优点是振幅较大，但波形多变是其不足。当记录EMG电位时肌松的深度非常重要。如太深则记录不到电位，如太浅则有可能刺激后引起肢体大幅度活动而导致患者损伤。术中肌松应持续输入并应用肌松深度检测。而神经源性反应即使神经肌肉接头完全阻断也可以检测到电位，其振幅、潜伏期及波形也更为可靠。

麻醉药物对MEP的影响　皮层反应较脊髓反应更易受麻醉药物影响，异丙酚对皮层诱发电位可有较大的影响，产生剂量依赖性的振幅衰减，静脉推注2mg/kg可使MEP波形消失，挥发性麻醉药对皮层MEP也有较大的影响。当呼气末异氟醚浓度超过0.87%时，MEP变得不连续以至无法辨认。咪达唑仑和乙托咪酯对MEP产生相对较轻的影响，对于芬太尼等阿片类药有的报道称有降低振幅的作用，有的称对MEP无影响，经颅多重脉冲电位刺激可提高MEP的可信度。

上述研究表明，应用MEP术中监测时应调整所用的麻醉方法，过去曾应用以氯胺酮为主的麻醉方法，但却继发幻觉等并发症。已有报道当应用多重脉冲刺激时，异丙酚复合芬太尼或雷尼芬太尼持续泵入可在97%发生神经损害的患者中记录到MEP变化。

对于术前已存在神经疾患的患者，MEP较不可靠，另外实践也证明MEP并不比其他指标更敏感，术中MEP正常但术后出现运动并发症已有报道，证明MEP敏感性低于100%。SSEP作为术中脊髓功能较好的检测指标已被广泛接受，许多无法应用MEP的手术可应用SSEP。然而，MEP的应用也越来越广。这两种技术相互补充，及在特殊情况下联合应用唤醒试验可收到较好的效果。

脊柱手术患者常伴并发症，手术中大量失血、长时间的麻醉、术后难控制的急性疼痛对患者都是一个打击，外科医生希望患者术毕保持清醒以检查神经系统功能，并且患者尽早恢复咳嗽能力及接受理疗也很重要。

完善的临床监测可以对患者生命指标及生理参数进行快速、动态、反复，甚至是连续的物理检测或化学检验，以数据或图像形式呈现出来，为临床医师诊断和治疗提供依据的一门技术。临床麻醉监测实时监测麻醉期间患者生命体征的变化，帮助麻醉医生做出正确判断和及时处理，维持患者生命体征稳定，保证手术期间患者的生命安全。更重要的是在实施麻醉过程中完善监测、实时监测，麻醉医生及时、准确观察病情变化。

第四节　相关并发症及处理

近十年来，微创技术的研究和临床应用取得了很大的进步，临床随访结果令人振奋，但也有许多问题需要改进：如何进一步降低并发症，能否研制出更适合于微创植入的椎间融合器，如何降低微创技术的学习曲线以利于微创手术的普及等。微创手术远期临床效果目前报道甚少，尚需进一步跟踪随访。

一、低体温

微创脊柱手术的患者老年患者占据很大一部分，而为了手术操作方便术中经常使用冲洗液，体温监测及预防低体温就成了手术中重要的部分。而老年患者的围手术期最具挑战的也是体温管理，因为随着年纪的增长，基础稳态功能如体温调节功能也逐渐出现障碍。尽管在减少器官灌注期间，低温有助于抗缺血、保护脏器，但是术后清醒的患者，低体温会引起交感神经系统的反应，因此增加血内儿茶酚胺的水平并加重心肌缺血，从而增加心脏病的发生率。鉴于围手术期死亡的第一大原因就是心脏并发症，预防老年患者术后的低温就格外的重要。由于体温仅仅降低1℃或者2℃都会极大地损害凝血功能，维持正常的体温就显得格外重要。在手术过程及术后恢复期，体温的维持及监测非常重要，应该积极的避免和治疗低温，与其他生命体征一样，围手术期进行体温监测，优化患者的预后。

二、体位造成的损伤

随着脊柱节段及手术方式的不同，患者的体位也不同，有的患者还需要术中改变体位。使患者手术部位的静脉压保持低值对减少手术出血非常重要，并且术中应注意周围神经、身体突出部位及眼睛的保护。麻醉中可能发生关节牵拉伤或者错位；骨突起处受压可引起组织缺血或者坏死，尤其是应用控制性降压的长时间手术更容易发生；俯卧位对于眼眶周围软组织的直接压迫，可导致视网膜动脉的闭塞；对其他周围神经的直接压迫，可导致术后功能性麻痹。

1. 腰椎手术　前入路腰椎手术需要开腹，在复杂情况下有时还需要普外科医生协助，后入路手术俯卧位时需确定腹部不受压迫，以使椎管静脉压保持低值，可应用Wilson架或中间有洞的充气垫。椎间盘手术患者置膝胸位时，要使用支架以防患者术中坠床。

2. 胸椎手术　后入路胸椎手术需在侧卧位下开胸，如采用双腔气管导管行术中单肺通气，患者翻身后常需使用纤维支气管镜以确定导管的位置，后入路胸椎手术患者俯卧位后要检查其腹部是否受压。长时间侧卧位手术的患者，固定架必须仔细安置避免股静脉的回流受阻。

3. 颈椎手术　为便于外科医生在头颈部操作，麻醉机常置于患者脚部，呼吸环路和静脉通路常需加长，最好在患者脚部接一套管针，气管导管应妥善固定并确保不影响手术野。前入路颈椎手术为防止气管导管受压引起气管阻塞常需应用加强导管。

三、静脉栓塞综合征

微创脊柱外科手术，其手术部位常高于心脏水平，因此发生静脉气栓的危险较高，并且术中为减少出血常需降低静脉压更增加了这类危险。静脉栓塞综合征表现为下肢水肿、功能性麻痹、术后血中肌酸磷酸激酶升高和肌红蛋白尿。为了减少该并发症，术中维持合适的血压保证患者循环稳定，加强监测是必要的。

虽然微创手术创伤较小，但并不代表手术的风险更小，相反外科医生承担了更大的手术难度和风险，需要微创脊柱外科医生熟悉脊柱周围的三维解剖，严格掌握微创手术的适应证，在临床实践中不断总结经验，伴随新的器械、新的生物制剂和先进影像设备、高精尖机器人系统的不断发展，有望推动一场微创脊柱外科手术新的革命。

（胡芸 杜晓宣）

参考文献：

［1］ 陶慧人，李明全，罗卓荆. 浅谈微创脊柱外科医生的培养和教育［J］. 中华医学写作杂志，2005.

［2］ 郭巧，易斌，崔剑. 控制性降压对老年微创脊柱手术术后认知功能障碍的影响［J］. 重庆医学，2010.

［3］ 王红星，陈文红，励建安. 电生理监测技术在脊髓损伤评定中的应用［J］. 全国脊髓损伤与治疗，2012.

［4］ 张媛媛，孟静华. 微创侧路椎间盘融合术治疗成人退行性腰椎不稳的手术配合［J］. 医学信息，2014.

［5］ 张超，周越. 胸椎微创手术并发症及对策［C］. 全国脊柱外科学术论坛，2007.

［6］ JOHN A MCULLOCH，PAUL H YONG. 脊柱外科手术精要［M］. 北京：中国出版集团，2014.

［7］ ELKINS J S O，MEARA E S，LONGSTRETH W T. Stroke risk factors and loss of high cognitive function［J］. Neurology，2004，63：793-799.

［8］ AUBRUN F，SALVI N，CORIAT P，et al. Sex-and age-relate differences in morphine requirements for postoperative pain relief［J］. Anesthesiology，2005，103：156-160.

第二十三章　健忘镇痛复合麻醉在脊柱手术自主翻身的应用

　　脊柱后路手术需要俯卧位进行，麻醉时患者先仰卧位，常规采用静脉快诱导，在肌松情况下行经口气管内插管后，完全依靠医护人员将患者从仰卧位摆成俯卧位，手术结束后再由医护人员将患者从俯卧位调整回仰卧位，患者不能够自主配合。由于很多脊柱手术患者是因为脊柱不稳或者脊髓损伤而手术，因此肌松状态下，患者缺乏自我肌张力保护，变换体位过程中容易造成人为二次损伤，加重患者病情，严重者导致截瘫，引起医患纠纷，也可以因为患者术前禁食、水，血容量相对不足，全身麻醉药物对患者循环系统造成抑制，增加体位性低血压发生概率，特别是老年患者，血管弹性差，耐受缺血、缺氧能力低，容易诱发心脑血管意外；还可因为体位变化，致使气管插管接口离手术床很近，气管插管术中出现扭折，影响通气，增加麻醉危险性。

　　为避免上述情况的发生，可以应用健忘镇痛复合麻醉术（或健忘镇痛术）。健忘镇痛术就是应用适当的药物组合，使患者忘却操作中的不良刺激，能正确应答，保持肌肉张力，主动配合，提高镇痛效果，操作过程中允许短暂或一过性意识消失，以消除强烈刺激的不良印象，来减少手术中变换体位所发生的不良事件。

一、适应证与禁忌证

　　1. 适应证　颈椎前入路手术、后入路手术以及胸腰椎手术患者。
　　2. 禁忌证　酗酒者、精神病患者、不合作者、小儿。

二、麻醉方法

（一）麻醉准备

　　入手术室前0.5h肌内注射安定10mg，阿托品0.5mg，入手术室后监测心电图、血压和血氧饱和度基础值，开放静脉输入乳酸钠林格液10~15mL/（kg·h）。

（二）麻醉方法

　　从静脉小壶中注入咪达唑仑2mg，氟哌利多2mg，哌替啶1mg/kg。待患者血氧饱和度稍有下降，微有困意时，经环甲膜穿刺行气管内表面麻醉和口咽鼻腔内喷雾表面麻醉，液状石蜡润滑气管导管。面罩吸氧3min，不改变患者头位，行经鼻盲探气管内插管成功后固定导管，患者在指令下由医护人员协助翻身成俯卧位，并自行调整舒适度。静脉注射异丙酚1~1.5mg/kg，维库溴胺0.1mg/kg，应用呼吸机维持12~14次/min呼吸频率，切皮前静脉推注芬太尼0.005mg/kg，吸入安氟醚0.6~0.8vol%，静脉泵入异丙酚和瑞芬太尼维持麻醉。手术结束前减浅麻醉，待患者呼唤有反应后继续在指令下翻身平卧。患者插管时偶有轻微呛咳反应，能在指令下主动协助翻身，摆好手术体位后，血压波动幅度在15%基础值以内，手术部位得以妥善保护，导管扭折概率降低，术后随访，患者对气管内插管和翻身过程无记忆，整个手术过程无不适反映。

三、麻醉注意要点

　　1. 静脉慢诱导给药量要适量　剂量大患者睡眠过深不能合作插管和翻身，剂量少患者不能耐受插管。
　　2. 插管时机要适时　对插管和翻身过程有内隐性记忆，遗留心理创伤；插管的时机一定在表面麻醉后

3min进行，过早易呛咳，甚至术后苏醒期仍会有呛咳。

3．变换体位要适度　麻醉成功或结束后，患者要在麻醉医生的指令下由医护人员协助变换体位，并自行调整到最舒适程度为止，过程要迅速准确。

4．医患沟通要到位　为了术中患者良好配合，麻醉前麻醉医生要与患者进行良好的沟通，包括翻身方向、位置等，缩短变换体位的时间。

健忘镇痛麻醉多应用于老年患者、心血管患者全身麻醉诱导，近几年重症监护室气管插管、经鼻气管插管和困难气管插管中的应用时有报道。健忘镇痛麻醉主要是应用哌替啶、咪达唑仑和氟哌利多的独特的药理作用。哌替啶具有较强的镇痛镇静效应，对呼吸抑制作用弱；咪达唑仑可产生抗焦虑、镇静、催眠、抗惊厥及肌肉松弛作用，静脉注射后，可产生短暂的顺行性记忆缺失，起效快，持续时间短，苏醒迅速，小剂量应用咪达唑仑对患者呼吸循环几乎没有影响；氟哌利多具有抗焦虑作用，配伍使用咪达唑仑能强化镇静和顺行性遗忘。3种麻醉药物小剂量联合行健忘镇痛麻醉，能够达到健忘镇痛理想效果。

健忘镇痛慢诱导经鼻气管内插管用于需要麻醉后变换体位的脊柱手术，在气管插管时患者有自身肌张力保护，对于颈椎病变患者，能够减少头后仰引起的颈椎病情加重；在自身肌张力保护下，术前、术后体位调整能够保护受伤部位，尤其是术后可以避免内固定物或移植骨块的折断、脱位或崩裂；降低了体位性低血压和俯卧位时导管扭折的发生率，提高了麻醉安全性，并且操作简单，易于掌握，值得推广应用。

（任国玲）

参考文献

［1］　傅润乔，张国荣，杨晓明，等．清醒健忘镇痛加表面麻醉气管内插管与患者自主翻身［J］．空军总医院学报，2005，21（2）：113-114.
［2］　李迅，董补怀．健忘镇痛慢诱导经鼻气管内插管技术用于颈椎手术的麻醉处理［J］．陕西医学杂志，2010（10）：1403-1404.
［3］　居霞，王胜斌．健忘镇痛慢诱导经口明视气管插管术在重症监护病房的临床应用［J］．临床医学，2008，28（11）：23-24.
［4］　任国玲，司学军．健忘镇痛慢诱导用于俯卧位胸腰椎手术［J］．脊柱外科杂志，2010，8（1）：4-6.
［5］　叶铁虎，李大奎．麻醉药理学基础与临床［M］．北京：人民卫生出版社，2011：447-448.

第二十四章　脊柱脊髓手术神经功能监测

第一节　神经功能监测与评估

术中神经生理监测已被用于减少因手术操作所导致的神经损伤。该监测的另一个目的是用于确定已经存在的脑病变、脊髓或周围神经功能不可逆损伤。本文介绍了在手术中所用的各种神经电生理监测技术的概念。

脊柱脊髓手术中神经功能监测分为诱发电位监测和肌电图（EMG）监测。

一、诱发电位监测

诱发电位（evoked potentials，EP）是一种神经系统对特异性外界刺激的反应，而不同形式刺激引起的诱发电位具有不同的反应形式，包括躯体诱发电位（somatosensory evoked potential，SSEP）、运动诱发电位（motor evoked potential，MEP）。

手术中诱发电位监测是通过电刺激神经近端（脑运动区或脊髓近端）或远端（上肢腕部正中神经和下肢踝部胫后神经），刺激产生的信号经脊髓向下或向上传递，再将这些信号通过信号放大器放大，放大后的波形就是诱发电位波形。

诱发电位波形需要经过一系列处理后才能成为有临床意义的监测数据，但过度处理也可能导致误判。

筛选合适的模拟滤波有利于排除频率极小或无临床意义的信号。提高信号和噪声比使噪声减少，所需的信号以较小的刺激就能获得，使诱发电位波形得到改善。但过度的模拟滤波将潜在的诱发电位延隔时间、振幅与形态过滤。过度的低频滤波将导致峰值或峰谷提早出现，可能把异常结果误判为正常结果。过度的高频滤波将延迟（延长）峰值或峰谷的出现，可能误把正常结果判为异常结果。

复制目的是要获得两个或多个随后独立的平均值。一致性复制响应表示诱发的临床反应是不断重复，因此是神经起源，不是噪声。不被抑制的噪声，在一次的平均时可以模仿生物的反应，但通常不在随后的复制中出现。这可以避免有关正常或异常的反应所造成的不正确的假设，从而导致解读错误。由此可见，平均延迟和振幅的一致性连续复制是可实现的技术措施，通常在总扫描时间内，可以实现复制延迟在1.0%以内和振幅复制在15%以内的峰–峰值振幅。异常低（但并不一定异常）的幅值回应、频繁过度噪声（肌肉活动）和在平均响应数不足时，可能造成比较差的复制结果。

二、肌电图监测

肌电图（EMG）也在手术时广泛应用。肌电图检查是肌肉电活动的记录。肌电图记录变化可用做支配神经功能的间接指针。术中应用于确保末梢神经的完整性和神经定位，包括神经的完整性和保护。肌电针置入多个特定的肌肉内进行监测是一个典型例子。几乎所有肌肉都能被监测，肌电图用予低噪声放大器持续记录。听觉反馈通常直接发送到扬声器输出，使得肌肉的电活动能被看到与听到。手术进行中可用无菌探针定位末梢神经。

肌电图监测时自发性或诱发性肌电活动都要监控（图24-1、图24-2）。此外，神经的直接电刺激可以帮助定位神经。自发性肌电活动并不能确保周围神经的完整性。如果能持续诱发肌电位活动，则可以保障远端神经和肌肉的完整性。

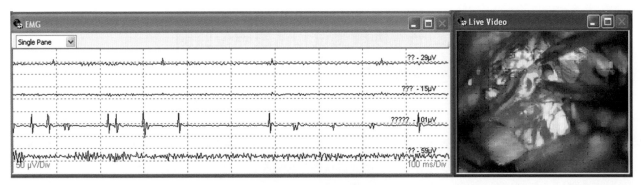

图24-1　自发性肌电图

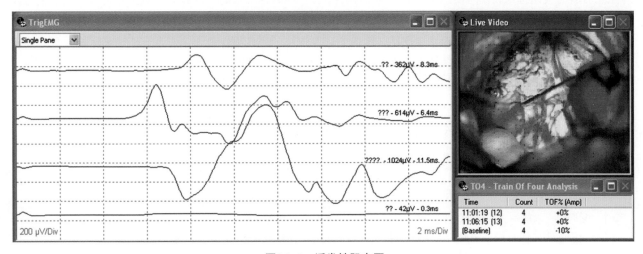

图24-2　诱发性肌电图

　　神经电生理监测的工作环境有一些特殊的干扰，包括电磁干扰和使用的麻醉剂，因为这些因子可以改变波形纪录。

　　麻醉药对诱发电位和脑电图的影响在于麻醉药通过抑制脑代谢而发挥其对大脑的影响。这会导致大脑的脑电信号变化。各种类型的麻醉药以不同的方式影响诱发电位的反应。

　　（1）挥发性麻醉药　挥发性麻醉药，其中包括笑气，会抑制大脑新陈代谢。这些麻醉药有潜在的产生类似抑制诱发电位和潜伏期延长的影响。它们影响诱发皮质的反应比皮质下、脊髓或周围神经诱发强烈。在浓度很高时，大部分还能抑制痫样放电。

　　（2）巴比妥类药物　这些药物可能减少诱发电位波幅和延长延迟，但尽管在高剂量时，通常还可以记录得到波形。它们还增加β频率活动。巴比妥类药物（如苯巴比妥）有时可以增加痫样的反应。

　　（3）依托咪酯　在低剂量时，依托咪酯可以增加诱发电位波幅，但延长延迟。在诱导剂量，幅度可能会减少。

　　（4）氯胺酮　氯胺酮不会影响或可能会增加诱发电位波幅。

　　（5）阿片类药物　阿片类药物会使诱发电位振幅轻微下降，但通常仍可持续监测。

　　（6）苯二氮䓬类　苯二氮䓬类药物通常会导致减小振幅，但对延迟时间影响不大。像巴比妥类药物，它们增加β频率活动（通常比异常运作皮层正常），但它们通常减少而不是增加痫样活动。

　　（7）神经肌肉阻滞剂　这些药物对诱发电位有显著影响。肌肉松弛减弱自发肌肉活动的信号，以及完全抑制诱发肌肉的反应。

第二节　唤醒测试和诱发电位监测

　　截瘫是脊柱侧弯手术最严重并发症之一。在欧洲脊柱侧弯研究学会编译的一系列超过30 000例脊柱侧弯手术中部分或完全的截瘫发生率为0.6%。唤醒测试，也称为斯塔尼亚拉的测验，是用简单的方法来检测下肢自主运动功能。这种技术的并发症非常少，也没有唤醒假阴性结果。术中唤醒测试可单独或结合电生理监测，当后者显示恶化反应时，可当成一种非常有用的辅助或确认电生理数据的方法。

　　唤醒测试的禁忌证是精神发育迟滞、心理问题或预先存在的神经功能缺损。此外，在这个全球化的时代，外国患者有时无法理解由手术团队发出的指令。早期检测，在脊柱手术的关键时刻可以用作判别可能发生的脊髓损害的监测。在发现消失或不成对的功能测试时，如果把过度矫正释放，可能在几分钟内就可以恢复神经功能。瑞芬太尼作为麻醉剂在脊柱手术中使用，因为它代谢很快，允许更快地评估患者。使用临床推荐允许剂量的瑞芬太尼，而较传统的高剂量阿片类药物更能使循环稳定，并且可以得到快速的神经学评价。

　　使用联合监测，术中唤醒和电生理技术将是脊柱侧弯手术最佳的测试方法，可尽快检测术中有无神经损伤。

　　唤醒测试和诱发电位监测在术前访视、体位及电极摆放、监测判读等方面均有差异（表24-1）。

表24-1　唤醒和诱发电位比较

项目	唤醒	体表诱发电位	运动诱发电位
术前访视	手术前一天，麻醉医生应进行麻醉前访视，详细了解患者的身体状况，完善相关检查和准备。在手术前访视中，麻醉医生应设法解除患者的紧张、焦虑情绪，说明手术的目的、麻醉方式、手术体位以及麻醉或手术中可能出现的不适等情况，针对患者存在的顾虑和疑问进行说明，以取得患者的信任，争取麻醉中患者的充分合作。手术前一天晚上睡觉前，宜给患者服用镇静药物，以保证其充足的睡眠	询问患者是否有感觉异常的部位，并评估术前是否有周围神经疾病	询问患者有无肌肉功能障碍，借以排除术前运动神经受损的可能性
体位及电极摆放	实施脊柱手术中唤醒麻醉的患者，最适宜的体位是俯卧位，便于呼吸管理和手术中监测。患者前胸放置靠垫，约束髂部和两侧手。躯干下面放置柔软靠垫，以防手臂受压和过分伸展而导致臂丛神经损伤。双下肢自然屈曲，两膝下放置软垫并适当固定。手术中根据外科医师的需要适当采取头高位并可向对侧倾斜10°~15°，以便于手术显露和呼吸管理	上肢记录电极安装位置按照国际脑电10-20标准，采用皮下针电极。上肢感觉神经EP的记录部位常包括：锁骨上窝处的Erb点，记录从刺激点到锁骨上窝周围神经产生的神经电位反应；C_6 ~ C_7椎体水平放置颈部电极，记录颈髓电位；头皮电极记录点为C_3'和C_4'，记录中央区感觉皮质产生的皮质电位。下肢感觉神经SSEP的记录部位包括：腘窝电位记录的来自胫后神经次继产生的腘窝电位；T_{12}或L_1椎体水平放置电极，记录腰髓电位；头皮电极记录点为Cz，记录中央区旁中央小叶感觉皮质产生的皮质电位	一般采用针电极放置于刺激皮质对侧相应的肢体肌腹中，并且每个肢体在两组或两组以上不同的肌群安装记录针电极，结果可以互相参照，其中一组电极脱落或接触不良等情况时仍可确保记录的稳定。记录肌群上肢通常采用伸指总肌、鱼际肌等，下肢常采用胫前肌、拇短展肌等

（续表）

项目	唤醒	体表诱发电位	运动诱发电位
麻醉方法	丙泊酚4~6μg/mL 瑞芬太尼4~8ng/mL 舒芬太尼1~3ng/mL 右美托咪定 负荷：每10min 0.8~1.0μg/kg 维持：0.2~0.5μg/（kg·h） 唤醒期间：0.2~0.5μg/（kg·h）	吸入性麻醉剂会降低波形幅度和增 　加延迟 使用低剂量吸入性麻醉剂≤0.5MAC 可使用肌松剂和丙泊酚 避免依托咪酯和氯胺酮	避免使用吸入性麻醉剂、肌松剂 应使用丙泊酚麻醉 限制使用一氧化二氮≤50% 避免依托咪酯和氯胺酮
监测判读	不会有假阴性反应	可能有假阴性反应	可能有假阳性反应
并发症	麻醉唤醒期躁动 呼吸道并发症 呼吸抑制 高血压与心动过速 恶心和呕吐 低温与寒战 唤醒麻醉后心理障碍		

第三节　术中应用与管理

（一）躯体诱发电位（somatosensory evoked potential，SSEP）

一般而言，针状电极用来减少人为造成的噪声。记录电极会放置于头皮和颈椎上（图24-3、图24-4）。此外，记录电极可放置在欧勃氏点（Erb point）上，用以记录上肢躯体诱发电位和下肢腰骶脊柱。

持续监视波形的振幅、形状和反应的延迟，并连续记录再与标准值进行比较。重点是在术前准备定位时或是手术操作时建立可重复的基线记录（图24-5）。

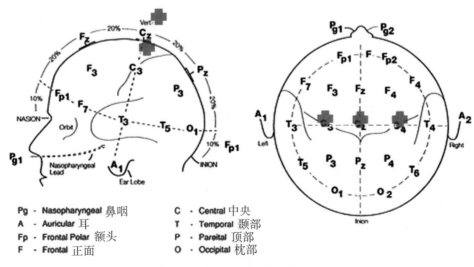

Pg - Nasopharyngeal 鼻咽　　　　C - Central 中央
A - Auricular 耳　　　　　　　　T - Temporal 颞部
Fp - Frontal Polar 额头　　　　　P - Pareital 顶部
F - Frontal 正面　　　　　　　　O - Occipital 枕部

图24-3　SSEP头皮电极记录位置

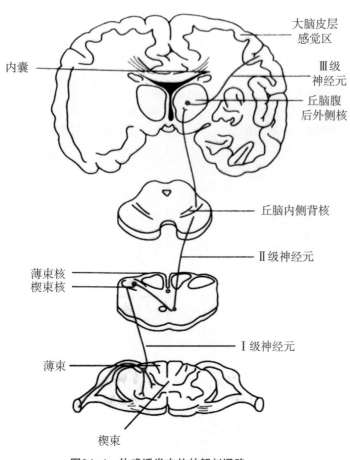

图24-4　体感诱发电位的解剖通路

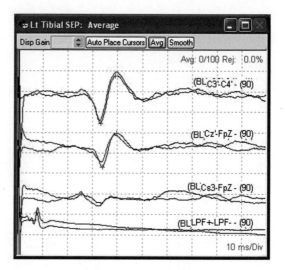

图24-5　SSEP波形

　　若能暴露手术区域，就可直接在硬膜外腔放置记录电极。一般会将电极放置在病变处附近。手术室的设备众多，交流电压（60Hz，在美国）发射的电磁频率会造成很大的干扰。重点是要适当筛检噪声，以减少错误的信息。一般而言，基线的变化是反应神经功能障碍最重要的指针。而麻醉药能明显改变其诱发反应。

　　躯体诱发电位在手术中使用时，监控上肢最常用的是刺激腕部正中神经，下肢最常使用内踝后侧的胫后神经，其他部位包括尺神经和腓神经。而利用躯体诱发电位能使脊柱侧凸手术并发症减少60%。

　　脊柱手术的矫正操作包括开放性或封闭性脊柱畸形矫正进行时可以监控波形变化的延迟和幅度。在行硬膜外操作时需监测躯体诱发电位，包括椎间盘或脊椎手术，或是硬膜外脓肿或肿瘤。也可以监测硬膜内和髓内病变，例如肿瘤和动静脉畸形的切除。躯体诱发电位主要是监测背侧脊柱完整性。此技术的局限在于，比起脊柱完整性，临床无法测试运动神经路径。

　　躯体诱发电位的监测需要设定一定的参数（表24-2）

表24-2　躯体诱发电位设定参数

项目	躯体诱发电位（SSEP）
刺激方法	常用单个脉冲电刺激
刺激频率	2.4 ~ 4.8Hz
刺激时程	200μs
刺激强度	15 ~ 25Ma
灵敏度	1 ~ 5μV
带通	30 ~ 750Hz

（续表）

项目	躯体诱发电位（SSEP）
分析时程	100ms
平均迭加次数	50～200次
带通滤波范围	30（低通）～300（高通）Hz
陷波滤波器（notch filter）	关闭
信号平均次数	300～500次
信号分析时间	50ms
依据标准	国际脑电10-20标准
采用电极类型	皮下针电极
上肢电极记录部位	·锁骨上窝处的Erb点，记录从刺激点到锁骨上窝周围神经产生的神经电位反应 ·C_6～C_7椎体水平放置颈部电极，记录颈髓电位 ·头皮电极记录点为C_3'和C_4'，记录中央区感觉皮质产生的皮质电位
下肢电极记录部位	·腘窝电位记录的来自胫后神经次继产生的腘窝电位 ·T_{12}或L_1椎体水平放置电极，记录腰髓电位 ·头皮电极记录点为Cz，记录中央区旁中央小叶感觉皮质产生的皮质电位

（二）运动诱发电位（motor evoked potential，MEP）

躯体诱发电位是术中监测的标准，能良好的评估薄束和楔束的功能；还可以通过刺激混合感觉末梢神经以达到检测更改的前运动束功能的目的。然而，在接受脊柱手术时，尽管诱发电位正常的患者，也可能看到显著运动障碍。运动诱发电位是为了更好的电神经生理学监视。需要注意的是麻醉剂大大地降低运动神经的诱发反应。

运动诱发电位是由运动皮层或脊髓的电或磁刺激所诱发的。数据是由远端脊髓或周围神经的神经电位或从神经支配肌肉的肌源性电位获得的。经颅电刺激与头皮上电极的刺激可取得（图24-6、图24-7），若通过开颅手术露出大脑，则可以施行电极直接放置在脑表面再刺激的方法。

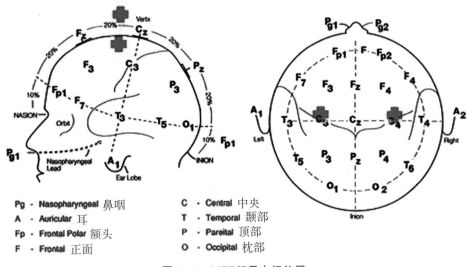

Pg - Nasopharyngeal 鼻咽	C - Central 中央
A - Auricular 耳	T - Temporal 颞部
Fp - Frontal Polar 额头	P - Pareital 顶部
F - Frontal 正面	O - Occipital 枕部

图24-6 MEP记录电极位置

电刺激也能在脊髓椎板手术中近端暴露时直接应用。记录到远程神经的电位。

经皮层磁刺激在初级运动皮质的区域提供脉冲磁场。依据由施加磁场所产生的电刺激是根据法拉第定律，其定律指出一个变化的磁场会在附近的导体感应出的电流。不幸的是，在手术室这种环境要收集产生的良好信号是非常困难的。同时，申请强磁场设备可能会造成手术进行的障碍。运动诱发电位能用于监测运动通路功能并获得病变位置。脊柱手术中更是频繁使用经颅电运动诱发电位（TceMEP）。如果与躯体诱发电位（SSEP）结合会改善监测脊髓功能的准确性，并提高术中变化的检测效果。

运动诱发电位的监测需要设定一定的参数（表24-3）。

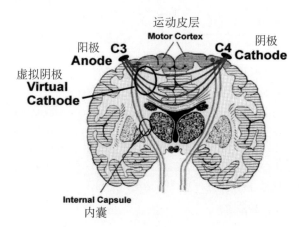

图24-7　经颅电运动诱发电位（MEP）

表24-3　运动诱发电位设定参数

项目	运动诱发电位（MEP）
刺激方法	一般采用短串电刺激，每个串刺激由3～5个单刺激组成
刺激频率	—
刺激时程	—
刺激强度	100～400V
刺激间期	300ms
灵敏度	50～100μV
带通	—
分析时程	100ms
平均迭加次数	—
带通滤波范围	30（低通）～1 500（高通）Hz
陷波滤波器（notch filter）	50Hz或60Hz关闭
信号平均次数	1次
信号分析时间	100ms
依据标准	国际脑电图导联的10-20系统的头皮电极定位法
采用电极类型	盘状电极或针电极
电极记录部位	刺激电极放于头顶脑皮质手部和足部的头小区，即在10/20系统中C_3、C_4和Cz点的前方2cm处，C_1～C_2互相作为对侧的参考电极，而阳极是有效电极，即刺激电极 一般针电极放置于刺激皮质对侧相应的肢体肌腹中，并且每个肢体在两组或两组以上不同的肌群安装记录针电极 ·肌群上肢通常采用伸指总肌、鱼际肌等 ·下肢常采用胫前肌、拇短展肌等

（三）肌电图

肌电图检查的是肌肉电活动的记录。肌电图记录变化可作为神经支配功能的间接指针。术中应用主要为确保末梢神经的完整性和定位，包括颅神经的完整性和保护。

肌电针置入多个特定的肌肉内进行监测是一个典型例子。几乎任何肌肉都能监测，包括脸部、舌头和括约肌的肌肉组织。肌电图用于低噪声放大器持续记录。听觉反馈通常直接发送到扬声器输出，使得肌肉的电活动能被看到也能听到，手术进行中可用无菌的探针定位末梢神经。

肌电图监测在脊髓手术中的应用包括以下几项：

1．选择性背根神经切断术　选择性背根神经切断术（SDR）是一种用于降低痉挛的方式，如在脑瘫的患者选择性的横断脊髓神经根。移除肌梭传入的增强反射，会减少对运动神经过度兴奋的影响。过程包括刺激脊髓神经根和监测肌电图运动功能。选择与异常运动反应相关的神经根进行选择性背根神经切断。

2. 脊髓栓系的释放　患者接受脊髓栓系的释放过程中需要切开瘢痕组织和脊髓终丝（filum terminale）。重点是要区分功能性神经元素与非功能性组织。正常神经根刺激马尾（cauda equine）引导肌电图活动功能（图24-8、图24-9）。若骶神经根有受影响，则需监测下肢肌肉以及肛门和尿道括约肌（图24-10至图24-17）。

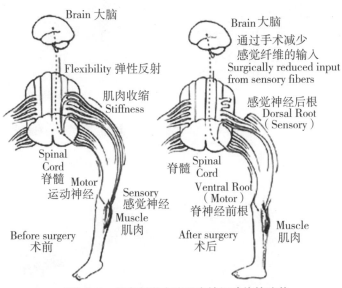

图24-8　用电刺激方法观察神经功能的改善

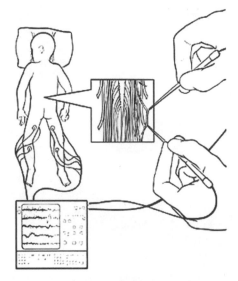

图24-9　用电刺激方法观察神经功能的改善

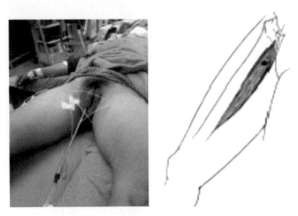

图24-10　监测大腿内外侧肌肉

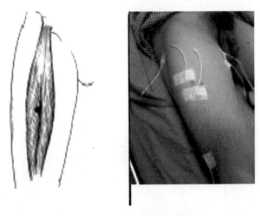

图24-11　监测大腿内外侧肌肉

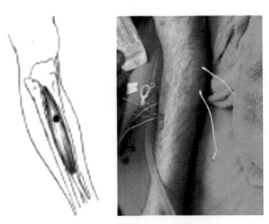

图24-12　监测小腿内外侧肌肉

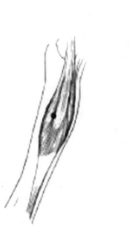
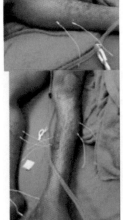

图24-13　监测小腿内外侧肌肉

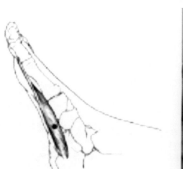 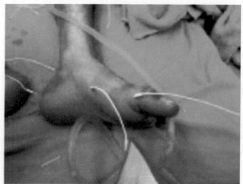

图24-14　监测足部肌肉

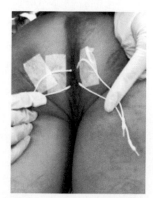

图24-15　监测肛门括约肌

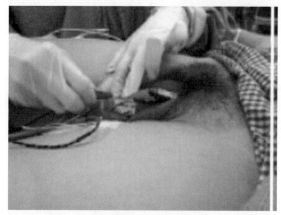

图24-16　监测尿道括约肌

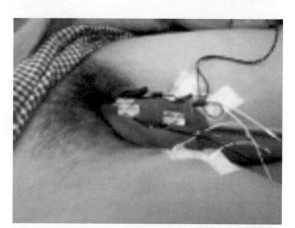

图24-17　监测尿道括约肌

　　3. 椎弓根螺钉置入　现今将椎弓根螺钉放在脊柱作为固定装置的情况已经越来越普遍（图24-18、图24-19）。目前也提倡运用各种技术来保证螺钉固定的正确位置。肌电图监测的最佳用途是防止不当放置螺钉时，

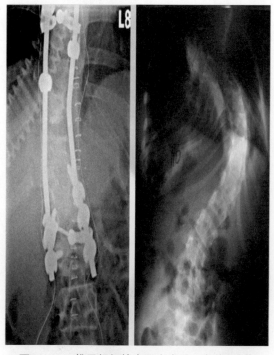

图24-18　椎弓根钉棒内固定术后、术前X线片

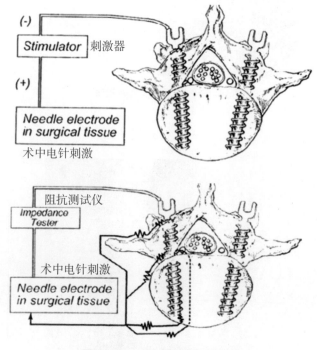

图24-19　术中检测内固定位置

骨钉置于锥体与椎弓根皮质之间时，电流通过皮质骨刺激到脊椎弓根周围的神经根。正确放置在骨内的螺钉具有高阻抗性。如果螺钉固定电压大于30V刺激没有肌电位活化，螺钉不太可能凿开骨皮质。但一个小于20V的反应表示了已有骨缺损产生低阻抗通路刺激到神经根（图24-20、图24-21、图24-22）。

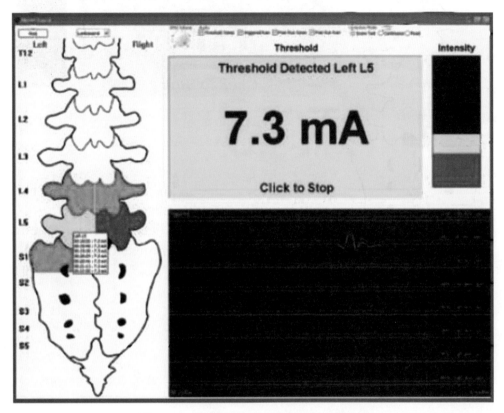

图24-20　肌电图监测椎弓根螺钉的放置位置

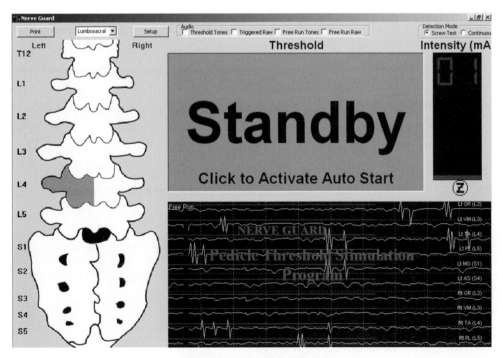

图24-21　肌电图监测标准

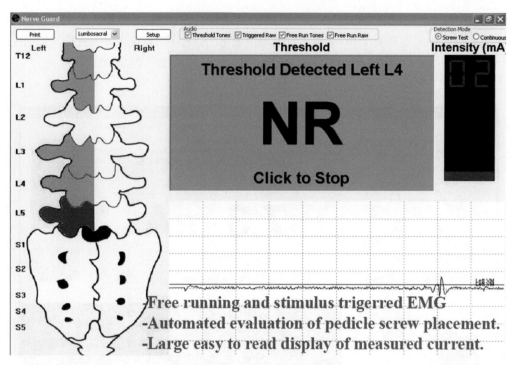

图24-22　肌电图监测左侧L₄神经根

（林必胜　郑传东）

参考文献

［1］　王恩真，熊利泽，薛富善. 神经外科麻醉学［M］. 2版. 北京：人民卫生出版社，2012：515-541，756-766.

［2］　LALL R R, HAUPTMAN J S, MUNOZ C, et al. Intraoperative neurophysiological monitoring in spine surgery：indications，efficacy，and role of the preoperative checklist［J］. Neurosurg Focus, 2012, 33（5）：E10.

［3］　GONZALEZ A A, JEYANANDARAJAN D, HANSEN C, et al. Intraoperative neurophysiological monitoring during spine surgery：a review［J］. Neurosurg Focus, 2009, 27（4）：E6.

［4］　KIRCHER M L, KARTUSH J M. Pitfalls in intraoperative nerve monitoring during vestibular schwannoma surgery［J］. Neurosurg Focus, 2012, 33（3）：E5.

［5］　DUNCAN J W, BAILEY R A, BAENA R. Intraoperative decrease in amplitude of somatosensory-evoked potentials of the lower extremities with interbody fusion cage placement during lumbar fusion surgery［J］. Spine（Phila Pa 1976）, 2012, 37（20）：E1290-1295.

［6］　LI F, GORJI R, ALLOTT G, et al. The usefulness of intra-operative neurophysiological monitoring in cervical spine surgery：a retrospective analysis of 200 consecutive patients［J］. J Neurosurg Anesthesiol, 2012, 24（3）：185-190.

［7］　GORYAWALA M, YAYLALI I, CABRERIZO M, et al. An effective intraoperative neurophysiological monitoring scheme for aneurysm clipping and spinal fusion surgeries［J］. J Neural Eng, 2012, 9（2）：026021.

［8］　OTA T, KAWAI K, KAMADA K, et al. Intraoperative monitoring of cortically recorded visual response for posterior visual pathway［J］. J Neurosurg, 2010, 112（2）：285-294.

第二十五章　脊柱疾病介入治疗

　　脊柱疾病病因复杂，存在个体差异性，随着科学技术的发展，治疗手段趋于多样化。除了常见的手术治疗外，介入治疗也是重要手段之一。早在20世纪70~80年代就出现小针刀技术在脊柱疾病治疗中的应用；之后各类神经阻滞、骶管治疗、臭氧技术、中药治疗、镇痛药物在临床上大量使用，成为脊柱疾病的重要治疗手段，而且效果确切，患者易于接受。将来随着影像学技术逐渐普及，各类微创技术的应用将更加广泛，使医生具备更多的综合治疗技术，能够更全面的缓解病痛。现在给大家简要介绍一部分。

第一节　臭氧在脊柱疾病中的应用

一、臭氧的理化性质

　　在常温下，臭氧为蓝色气体，只是蓝色并不明显，有特殊的刺激性草腥味，臭氧略溶于水，在标准压力和温度下，其溶解度比氧大13倍，比空气大25倍，由3个氧原子组成，分子量为48，是氧的同素异构体。臭氧的化学性质极不稳定，在空气和水中都会慢慢分解成氧气，但在水中的分解速度比在空气中快得多。臭氧属于有害气体，对眼、鼻、喉有刺激的感觉，其毒性与浓度和接触时间有关。有研究表明，臭氧浓度的允许值定义为4.46×10^{-9}mol/L，臭氧接触不超过2h，对人体无永久性危害。

　　脊柱疾病臭氧消融术的基础研究结论早已被大家接受。臭氧根据浓度的不同分为高浓度（70~90μg/mL）、中浓度（40~60μg/mL）和低浓度（10~30μg/mL）3种，其浓度越高，氧化作用越强。臭氧治疗椎间盘突出症的注射浓度并不统一，我国通过动物实验研究发现采用中浓度臭氧能够达到较好的消融效果，提出盘腔内注射用60μg/mL，椎旁注射用40μg/mL，收到了良好的治疗效果。

　　有实验以小型猪作为研究对象，于透视下穿刺所选实验椎体间隙，针尖置于椎间盘中央位置，经穿刺针注入臭氧3mL，重复3次，在椎间孔处注入5mL于椎旁组织内。其中T_5~T_6、T_4~T_5、T_3~T_4和T_2~T_3分别注入臭氧浓度为90μg/mL、60μg/mL、30μg/mL及无菌空气，T_6~S_1不进行任何干预，为空白对照。分别在注射后1日、1周、1个月、2个月和3个月处死动物各2只，在相同时间点进行CT及MRI检查。处死后取出椎间盘及椎旁肌肉标本，做大体及光镜下观察。结果表明：①术后3个月内髓核氧化及退变程度随时间推移逐渐增高，臭氧浓度越高，增高趋势越明显。②高浓度臭氧（90μg/mL）注入椎间盘后，虽氧化效果明显，但对纤维环的损伤作用较强，不建议临床椎间盘内注射；中浓度臭氧（60μg/mL）注入椎间盘后，既能达到满意的氧化效果，缩短髓核干涸的时间，又能避免对椎间盘周围组织的氧化损伤，建议临床椎间盘内注射时采用；低浓度臭氧（30μg/mL），虽对椎间盘有氧化作用但没有对椎间盘周围组织造成损伤，但髓核干涸的时间延长，临床可根据情况选用。椎旁肌肉内建议注射低浓度臭氧，以免对椎旁肌肉造成损伤。

二、脊柱疾病臭氧的治疗机制

　　1. 臭氧有强氧化作用可氧化髓核中蛋白多糖　正常髓核由蛋白多糖、胶原纤维网和髓核细胞构成，而蛋白多糖是髓核中大分子结构之一，可吸收电荷至髓核基质内，是髓核水分高达85%的主要原因。将浓度为60μg/mL臭氧注射入髓核后，可直接氧化蛋白多糖复合体，同时臭氧与髓核基质中的水分结合，生成活性氧，可破坏蛋白多糖复合物中氨基酸及次甲基中的双键。蛋白多糖被破坏后，失去固定电荷密度的特性，髓核基质渗透压下降，水分丢失，髓核萎缩，解除突出髓核对神经根的牵引或压迫，故而止痛。

2. 破坏髓核细胞　实验证明将离体红细胞和其他人体细胞悬浮于生理盐水中并暴露于臭氧，细胞膜及细胞内的酶被氧化而失去功能；臭氧能破坏细胞膜的不饱和脂肪酸、胆固醇和其他功能蛋白基团，因此改变细胞膜的通透性；臭氧还能引起细胞核内染色体的改变，造成细胞死亡；另外，也证实了臭氧注入髓核组织后，早期就能使髓核细胞出现变性，随后细胞坏死溶解，因而疼痛缓解或是消失。

3. 抗炎作用　臭氧的抗炎作用也是治疗腰椎间盘突出症的重要机制。脊柱疾病所引起的疼痛，除压迫因素外，主要是髓核突出后，引起了自身免疫反应和释放炎症因子有关，如白细胞介素（IL-1、IL-2、IL-8、IL-15）、干扰素、肿瘤坏死因子、磷酸酯酶A2、氧化亚氮、前列腺素E1、前列腺素E2、白三烯以及神经源性炎症因子（如P物质）等释出，这些因子刺激神经根引起疼痛。有学者利用臭氧治疗关节炎症，不仅能迅速止痛，而且在减少组织充血、促进水肿消散、降低局部温度和增加关节运动方面效果显著。故注入臭氧后，利用其强氧化作用，刺激抗氧化酶过度表达，抑制自身免疫反应，拮抗炎症因子的释放氧化，灭活炎症因子和酶类产物，如神经肽（P物质）、磷酸酯酶A2等，止痛因素减少或消失，故具有良好的抗炎止痛作用。

4. 改善血循环　椎间盘突出可压迫硬膜外和神经根周围的血管，阻碍静脉回流，出现渗出和水肿，形成无菌性炎症。注入臭氧，可刺激血管内皮细胞释放NO与血小板生长因子（PDGF）等引起血管扩张，消除静脉淤滞，改善血循环，减轻神经根水肿和粘连，从而导致炎症消散而止痛。

5. 选择性作用　臭氧可以特异性地氧化髓核结构，收敛和固化液状髓核，消除髓核的化学刺激性和免疫源性，同时具有消炎和止痛的作用，注射到周围神经根后，神经根性疼痛可以得到立刻缓解神经抑制作用。Bocci等认为，经穿刺针注入臭氧，产生了所谓化学针刺的效应，激活疼痛感觉抑制机制，从而刺激抑制性中间神经元释放脑啡肽而镇静。

总之，臭氧的理化性质决定了它只是一种暂存状态，注入椎间盘和椎旁组织后很快分解，分解后的产物进入稳定状态，随着时间的延长，髓核结构渐萎缩、固化。一般认为，臭氧注入后3个月可获得最理想的效果。

三、操作方法

多数腰椎间盘突出症患者就诊时病程已较长。如果疼痛时间较长，病变神经节段所支配的肌肉韧带因长时间痉挛、缺血，就可能导致肌肉的条索化、韧带肥厚、附着点骨膜水肿等无菌性炎症。下腰痛和神经根疼痛是影响腰椎最常见的情况。有报道显示，在西方国家，约80%的人一生中将经历1次或多次的下腰痛。55%的人将会经历伴有放射性症状的下腰痛。腰背痛通常由椎间盘疾病所引起，使用臭氧治疗的具体操作步骤如下：

1. 麻醉与穿刺　常规碘伏消毒，铺无菌洞巾，后用利多卡因做局部浸润麻醉，可选择在X线片后CT下引导穿刺。有研究表明，臭氧与椎间盘外髓核组织充分结合后才能达到最佳的治疗效果。故穿刺途径及方法尤为重要。精确的穿刺途径才能达到最佳的弥散状态。常用的穿刺途径有两种，即侧后方和后路经椎管途径。

（1）侧后方穿刺　在X线引导下，将穿刺针按穿刺深度和角度到达椎间盘内，在此过程中应进针缓慢，需注意的是穿刺针到达不同的组织层次时会有不同的手感。当穿刺针深度接近间盘，患者如果主诉有同侧下肢放射性疼痛或麻木等不适异感时，需注意是否为针尖触碰到神经根，此时应当停止进针，需改变穿刺方法以避开神经根，针尖到椎间盘时穿刺者有突感阻力增大并有韧性感。必要时可重复行X线成像。

（2）后路穿刺　对预穿刺平面进行定位，后消毒铺巾，先行将穿刺针抵达硬膜外间隙，具体操作步骤是于突出物部位相邻的棘突连线中点处。垂直进针，穿刺针经经皮肤、皮下组织、棘间韧带、棘上韧带后抵达黄韧带，当穿刺针抵达黄韧带时有明显的韧性感，穿过黄韧带时阻力骤减，可退出针芯进行负压试验，证实在硬膜外间隙后将3~5mL气体注入硬膜外间隙，此时可再次行X线成像证实硬膜囊被注射气体推移至对侧，确定穿刺针前障碍后可将针经突出物刺入椎间盘内。注意，突出物位于患侧神经根内侧者，穿刺针经神经根与硬膜囊之间进入盘内；突出物位于神经根外侧者穿刺针经神经根与小关节突内缘之间进入盘内。

2．注射浓度与剂量控制

（1）常规浓度　根据文章前面所述，不同浓度其治疗效果不同，毒性也不尽相同。现在，腰椎间盘臭氧消融手术时常规盘内注射浓度为40～60μg/mL，椎间盘外侧注射浓度为20～40μg/mL。常规做法是采用5mL注射器抽取浓度为40～60μg/mL的氧气或臭氧气体，当穿刺针达到椎间盘内时在椎间盘髓核腔内分次反复注射，以便使盘内的髓核组织充分得到氧化，然后将穿刺针退出针尖达到椎旁软组织内再次注射20～40μg/mL的氧气或臭氧气体。

（2）注射剂量　可根据CT扫描观察臭氧的弥散情况再行确定，纤维环完整者注射剂量可相应减小，纤维环破裂者所注射的臭氧除了盘内与残留髓核组织结合外，其大部分经破裂口缓慢溢出达硬膜外腔，故注射剂量相应加大。但大量气体在硬膜外腔积聚对硬膜有压迫作用，引起马尾神经受压的症状，因此，溢入硬膜外腔的气体应控制在30mL之内。包容性突出在纤维环没有破裂的情况下，注入的臭氧数分钟后有时可再次抽出，此时经检测发现已是浓度非常低的臭氧或氧气，可以反复注射和抽吸达到灌洗以便使臭氧更好地弥散，使治疗效果更好。

3．椎间盘内臭氧分布的控制　根据纤维环退变程度，有无裂隙及破裂，注射臭氧后CT扫描显示低密度的气体充盈于盘内。根据其分布大致可以分为：局部性分布、环状裂隙样分布、纵向裂隙样分布、弥散性分布及大部分溢出盘外状。

（1）局部性分布　纤维环退变较轻，退变主要发生在纤维环的内层，其对髓核的束缚力减弱，髓核腔扩大。临床上见于椎间盘膨出的病例，注射臭氧后CT扫描显示低密度气体局限于间盘中央或偏后方，纤维环内无裂隙形成，间盘轮廓饱满膨出，常伴有神经根及硬膜囊压迫形成。

（2）环状裂隙样分布　纤维环退变形成环状裂隙，根据退变程度环状裂隙可位于纤维环内层，也可位于纤维环外层，临床同样见于椎间盘膨出或间盘源性疼痛的病例，注射臭氧后CT扫描显示低密度气体同心圆状分布，环状裂隙往往呈断续状，纤维环内无裂隙形成，间盘轮廓饱满膨出，可见压迫改变。

（3）纵向裂隙样分布　纤维环退变形成纵向裂隙，裂隙常由间盘中央向后达纤维环边缘处，外层纤维环尚完整。临床上常见于间盘源性疼痛及隐形椎间盘突出的病例。

（4）弥散性分布　纤维环退变严重形成广泛无定形裂隙，注射臭氧后CT扫描显示广泛弥散低密度气体影，临床常见于间盘退变的老龄患者。

（5）大部分溢出盘外状　纤维环退变形成裂隙，外层纤维环破裂，注射臭氧后CT扫描显示盘内无明显低密度气体存留，椎旁及硬膜外腔可见溢出盘外的气体影。临床常见于非包容性椎间盘突出的病例，同时可见间盘突出情况。

四、疗效评定

1．评价时间　消融、吸收有一个缓慢、持续的过程，远期疗效优于近期疗效。疗效评价时间不少于3个月。臭氧消融术治疗椎间盘突出的疗效受不同的影像学导向方法、所应用的臭氧浓度以及穿刺途径等因素的影响其疗效也不一，但根据报道臭氧消融治疗椎间盘突出的总体有效率均在80%以上。

2．评价标准　根据改良的MacNab方法，臭氧消融术疗效评价可分为痊愈、显效、有效和无效。

（1）痊愈　症状完全消除，直腿抬高同健侧，脊柱无侧弯，活动正常，恢复正常工作、生活。

（2）显效　有轻微腰腿痛，直腿抬高较健侧差20°以内，脊柱侧弯消失，但活动轻度受限，工作、生活无影响。

（3）有效　残余腰腿痛，直腿抬高有所改善，脊柱侧弯有改善，活动受限，工作、生活有一定影响。

（4）无效　治疗前后无变化。

五、臭氧在脊柱疾病应用中的适应证和禁忌证

1. 适应证

（1）椎间盘膨出及轻中度突出合并神经根压迫症状者；经临床病史、症状、体征、CT和（或）MRI明确诊断为LDH患者。

（2）典型的根性坐骨神经痛，腿痛比腰痛更为严重者。

（3）下肢感觉异常者。

（4）直腿抬高试验阳性，加强试验阳性者。

（5）神经物理学检查，如肌萎缩、肌无力、感觉异常、反射改变。

（6）脊髓造影、CT或MRI检查为阳性者。

（7）LDH病程2个月以上，经其他非手术治疗未愈者效果良好；对于突出程度较重及合并脱出者效果欠佳。

2. 禁忌证

（1）腰椎间盘严重退行性变，突出物钙化者。

（2）骨性椎管狭窄者。

（3）突出髓核粘连，合并马尾神经综合征者。

（4）椎体Ⅱ度滑脱以上者。

六、臭氧治疗的优点

1. 创伤小　使用21G穿刺针，几乎无损伤，所以未出现过腰大肌血肿，神经根、大血管及腹腔脏器损伤。

2. 并发症极少　只要一次性使用穿刺针，严格无菌操作，几乎无椎间盘感染之虑，因为臭氧本身就具有消毒和杀菌的作用。

3. 术后反应相对较少　除少数有"反跳"外，大多数无明显反应。

4. 操作简便　本手术较其他治疗方法操作更为简便，可减少患者术中痛苦、节约手术时间及减少术者所受的X线量。

5. 住院时间短，费用少　每例手术仅消耗1根穿刺针，医用臭氧及电耗几乎可忽略不计，除外机器，每例仅耗费不足500元人民币。

6. 年龄适应证范围较广　本手术对高龄患者是安全的。

7. 可重复施行治疗　患者经2~3次的治疗后，有效率明显提高。

七、臭氧治疗的并发症及其风险

氧气-臭氧治疗术后的早期和后期均未见报告发生感染和神经损伤的并发症。该方法的治疗效果与其他经皮技术类似（75%~85%的成功率），如有必要可重复注射。氧气-臭氧治疗与其他方法相比有相似的成功率和较低的费用，是首选的治疗较小椎间盘突出的经皮治疗方法。

八、结论

我们的经验是：对适当的腰椎间盘突出采用盘内注射氧气-臭氧治疗是一种革命性创新。它比目前应用于临床的其他经皮治疗技术相比更安全、廉价和操作简便，另外，一旦患者治疗无效，氧气-臭氧治疗不影响以后的手术治疗。

　　氧气–臭氧治疗具有对所有的具有神经根症状的患者均可治疗的优势。对椎间盘造影患者显示化学松解术和髓核切除术的禁忌证的患者来说，进行氧气–臭氧治疗也很少造成严重后果。对病变节段和症状的精确诊断，CT下精确的操作通常是确保经皮治疗成功的关键。

第二节　针刀疗法

　　针刀疗法是朱汉章医师20世纪70～80年代通过大量的临床实践，创造的一种治疗软组织和骨关节病损的方法。针刀结合了西医微型手术刀与中医针灸优点，即针与刀相结合的，实际上是一种微创的闭合手术。针刀是由金属材料制成的，在形状上像针又像刀的针灸工具，可与软组织松解手术有机结合应用。近几年，这种疗法越来越被人们所接受。针刀疗法是中西医结合的疗法，是一种介于手术疗法与非手术疗法之间的闭合性松解术。先进行手术切开，后行针刺方法。它的操作特点是在治疗部位刺入，在深部病变处行松解，以解决疼痛的目的。适应证主要有软组织损伤病变和骨关节病变。

　　针刀治疗椎间盘突出症时并不是将突出的椎间盘切除，而是松解椎管外粘连的软组织，使瘢痕的椎间盘组织远离神经根和脊髓，从而解除神经根和脊髓的压迫症状。松解了神经根局部粘连，调整了突出物的位置。使神经根水肿和病损的局部无菌炎症得到缓解，从而解除了刺激症状。

　　其治疗方法的优点是操作过程简单方便，不受环境和条件的限制。治疗时切口小，不用缝针，且人体组织损伤也小，与脊柱手术治疗相比，更不易引起感染，无不良反应，患者也因其治疗方法无明显痛感和恐惧感，术后无须休息，治疗时间短，疗程短而被广泛接受。

一、针刀的作用机制

　　祖国医学认为腰椎间盘突出症是由于外力伤害致瘀血内停，外加风寒湿邪侵袭，导致脊柱内外阴阳平衡失调，经脉不通，不通则痛，从而产生腰腿疼痛等症状。外伤损伤身体，必然产生生物物理学和生物化学的变化。轻度者部分肌纤维断裂、骨移位、骨错缝或筋出槽，重者发生软组织断裂、骨和软组织的力学平衡状态发生改变，肌肉、筋膜、肌腱、腱鞘、滑囊、神经、动静脉血管、淋巴管等组织器官都可遭到破坏，或受到挤压、牵拉和松弛，引起大量细胞破裂、坏死、渗出、致痛物质释放。

　　人体通过神经反射和体液调节系统的作用产生修复过程，一是被破坏的肌体组织要修补，在修补恢复过程中，极易产生瘢痕和粘连。二是紊乱的生理功能要恢复平衡。

　　针刀通过切割瘢痕、分离粘连、解除痉挛等，使受伤的机体组织恢复到动态平衡状态。

二、针刀治疗椎间盘突出症的机制

　　1. 对生物力平衡失调的影响　生物力平衡失调是造成颈椎等其他软组织损伤性疾病的根本因素，针刀的松解作用可以使平衡失调的生物力得以恢复平衡，从而达到治疗的目的。

　　2. 降低病变软组织内压　患者腰背及下肢肌肉呈现的粗条状改变及不规则结节，质较坚硬是神经营养障碍、痉挛、纤维化等综合因素的结果，可造成肌组织内压的升高，压迫、刺激神经末梢，引起疼痛。针刀剖开肌束，可使肌束内外压力迅速得到平衡，消除压力刺激，可收到立竿见影的效果。

　　3. 改善血液循环　椎间盘突出、骨移位和骨刺形成时动力平衡相应失调，可对椎动脉、脊髓前后动脉等产生压迫，造成急慢性的脑、脊髓和神经缺血性改变，继发脑、脊髓、神经变性和神经内的瘢痕性改变。有学者发现血管的压迫、充血扩张与神经组织的紧张程度有明显的相关性，通过针刀闭合性手术松解变性粘连的肌肉、韧带和关节囊等，可有效地调节神经系统对血管的影响或直接纠正血管本身的迂曲牵张，以改善局部血循环障碍和局部瘀血的回流。

4. 改变突出的椎间盘与神经根的相对位置　针刀对局部粘连挛缩的病变组织的松解、剥离和切割，可以使病变组织对神经根和脊髓的压迫症状得以解除，改变了突出的椎间盘与神经根之间的相对位置关系，促进了局部的无菌性炎症吸收，加之牵引，从而达到腰椎的动态生理平衡。

5. 镇痛作用　一方面是麻醉所用的利多可因等药物对水肿、高敏的神经有很好的解痉镇痛作用、降低敏感性等功效，并对神经周围产生的炎性止痛物质有稀释、排泄作用。另一方面是针刀对病变组织的机械刺激作用，产生微量热效应，这种热量可使局部毛细血管扩张、血流量增加、微循环通畅。病灶局部血供丰富后，能迅速带走病变部位堆积的致痛物质，如5-羟色胺、缓激肽、乳酸等。

三、针刀的型号和消毒

1. 针刀的型号　针刀由针体、针柄和刀刃3个部分组成。按其针体粗细不同，分为Ⅰ、Ⅱ、Ⅲ3个类型，Ⅱ、Ⅲ型较粗，骨科常用，Ⅰ型较细，疼痛科常用。Ⅰ型针刀的针柄长2cm，呈扁葫芦状，便于握持和定向，针体直径和刀刃长度为0.8cm，针柄和刀刃在同一平面。根据针体长度的不同又分为4个型号，1号长15cm，4号长5cm。

2. 针刀的消毒　使用针刀前仔细检查，发现裂纹、生锈等均不宜使用。如卷刃，可用油石磨锋利，消毒后再使用。使用针刀后应清洗干净，用纱布包裹后高压消毒，置于干燥处待用。消毒备用期不可超过1周。无高压消毒条件时，用器械消毒液浸泡30min后，捞出拭干使用。现在有一次性针刀，方便无菌。

四、操作入路、操作注意事项、操作方法及手术方法

1. 操作入路　根据患者的不同年龄、体质、症状、体征采用以下4种入路：经正中入路、经小关节间隙入路、经椎板外切迹入路、经小关节外缘入路。

2. 操作注意事项

（1）一般情况下针刀突破黄韧带即有明显的落空感，继续刺入，微动针刀患者可突发弹起或触电样窜麻。对针刀穿过棘间韧带、黄韧带的突破感，肥胖患者皮下脂肪的突破感，老年患者黄韧带之钙化与骨性组织之硬度，要手感清楚，应认真体会。

（2）针刀确实进入椎管而患者未有反应者，摸索前进同时纵向摆动针刀致针锋微动，如果也没有反应者，应立即退出针刀。

（3）针刀顺利抵达椎管后，健侧突发弹起，这是由于针刀角度没有正确把握，误刺激健侧神经根所致，应立即退出调整方向后再行操作。

（4）针刀在未达黄韧带时，患侧肢体出现酸、麻、胀是针刀的穴位刺激效应，应继续操作直至出现突发触电样放射感。

（5）高龄患者因敏感程度降低，刺激至有触电样感觉即可，不必追求患侧肢体跳动。

3. 操作方法

（1）体位选择：体位选择以医师操作时方便并且被患者所接受为原则，如俯卧位、侧俯卧位、侧卧位、坐位等。

（2）消毒：在选好体位后，标记笔标记穿刺点（腰椎棘突间、横突间、腰骶三角区、臀部肌群起止点等部位的明显压痛点或放射痛点）。做局部无菌消毒，可以用0.75%的碘酊或碘伏消毒，再用酒精脱碘。

（3）局部麻醉：医师戴无菌手套，最后确认进针部位，并做标记。对于身体大关节部位或操作较复杂的部位可敷无菌洞巾，以防止操作过程中的污染。为减轻局部操作时引起的疼痛，可做局部麻醉，阻断神经痛觉传导。

4．手术方法

（1）纵行疏通剥离粘连发生在肌腱附着点或神经根周围，刀口线与神经根和肌纤维平行，分几条线纵行剥离，并仔细询问患者感觉，不可横剥。

（2）横行剥离粘连发生在肌纤维的非附着点处，如肌肉和骨质发生粘连，刀口线与肌纤维平行刺入，达骨面后，与肌肉或韧带垂直刺入，将其骨膜铲起，针下有松动感时出针。

（3）切开剥离粘连、瘢痕发生在几种软组织之间，针刀治疗时，刀口线与肌纤维平行刺入将相互的粘连、瘢痕切开，若病变坚硬、钙化、骨化，则将其切成碎块。

（4）切割肌纤维在颈、肩、腰、背等部位，因部分肌肉纤维过度紧张或痉挛引起的顽固性疼痛、功能障碍，如胸锁乳突肌痉挛或挛缩引起的斜颈。针刀治疗时，刀口线与肌纤维垂直刺入，切断少量肌纤维。一般切断少于1/3的肌纤维，该肌功能不受影响且可以使疼痛症状得以缓解。

（5）骨痂凿开法　当人体管状骨骨折后因处理不当而致的骨折畸形愈合者，如有功能障碍等症状的患者，可用针刀先行在骨痂部沿原来的骨折端段凿开数孔，然后用手法将畸形愈合的骨干在原断处分开。

（6）皮质穿透法　用于对骨坏死的治疗，即用针刀在骨坏死区域，视病变范围大小不同分散选几个点穿透皮质，穿过髓腔，起到骨内减压的作用。

此外，还有其他衍生的手法，纵行切割法、横行摆动法、捣刺法、散刺法、松解候气法、旋针法、分层剥离法、骨膜刮动法、横推法、拉割法、划割法等。

五、针刀疗法的适应证与禁忌证

1．适应证

（1）人体躯干、四肢顽固性的痛点、痛性结节、条索　多是因为外伤、病理性损伤引起的软组织粘连、挛缩或瘢痕组织等，针刀通过松解使微循环恢复，解除血管神经的嵌压，使肌肉和韧带得到修复，恢复自由活动，解除疼痛。

（2）骨刺　因为骨刺引起的临床症状，通过针刀对骨刺尖部的松解及周围的病变软组织的治疗，可以取得较好的效果。

（3）血管神经卡压性疾病　如腕管综合征、桡管综合征等。都是因软组织损伤后出现的挛缩、结疤、炎症等压迫、牵拉、刺激神经血管而引起的症状，可以通过针刀对病变组织的切割、疏通、剥离，使神经、血管的卡压得以解除而取得疗效。

（4）滑囊炎　各种急慢性损伤后滑囊闭锁、囊内压增高，产生胀痛。胀大的滑囊压迫周围神经亦产生疼痛。针刀将滑囊切开数孔，起到减压疏通、消肿止痛的作用。

（5）腱鞘炎　腱鞘炎是由于劳损摩擦引起的无菌性炎症，腱鞘膨胀水肿、韧带痉挛而引起疼痛，用针刀刺开腱鞘、松解压迫、降低张力而解除疼痛，尤其是狭窄性腱鞘炎、腕管综合征、趾管综合征等，疗效更为显著。

（6）骨化性肌炎　骨化性肌炎大多数是损伤引起的，由于肌群长期处于紧张状态，负重过度或牵拉状态，人体为了加强这一肌肉强度，使大量的钙质聚积此处，由于钙质过多而挤压该处的微循环通道，使肌肉变性，以至于最后骨化。针刀按肌肉纤维的纵轴方向疏通，使得周围液体、营养不断地渗到已变性的肌肉中去，人体在调节自身内环境平衡中，肌肉逐渐得到恢复。钙质也可以逐渐吸收，肌肉慢慢恢复到原来弹性。

（7）骨干骨折畸形愈合症　对于骨干骨折畸形愈合症的患者，针刀可以完成定位闭合性截骨过程，从而使骨干骨折畸形愈合的治疗简单化，损伤小，治愈率高。

（8）骨性无菌坏死　对于肱骨头或股骨头无菌坏死早期，可用针刀穿透骨髓腔和关节腔，达到髓内和关节腔内的减压目的。

（9）肌性关节强直　膝关节、肘关节、脊柱后关节，由于各种损伤出现肌肉、韧带、滑囊、关节囊等软组织的挛缩、肥厚、粘连等，影响关节活动，可以通过针刀对病变软组织的松解，配合手法操作以及夹板固定或持续牵引等方法，使关节恢复正常状态。

（10）非脑源性肌痉挛和肌紧张。

2. 禁忌证

（1）施术局部有感染征象或肌肉坏死者。

（2）严重的内脏病发作者。

（3）施术部位有重要的神经、血管或重要脏器难以避开者。

（4）出凝血功能障碍者，如血友病血小板功能障碍者。

（5）定性、定位诊断不明者。

（6）严重的骨质疏松症患者。

（7）骨结核病患者。

（8）体质虚弱、高血压、糖尿病、冠心病和晚期肿瘤患者。

（9）妇女月经期、妊娠期。

六、关于针刀与阻滞麻醉相伍用的问题

针刀在行刀法时，是否可以与阻滞麻醉或局部麻醉相伍用，一直是个有争议的问题。针刀是一种闭合性手术，与麻醉相伍用是一种习惯认识。临床上是否可以伍用，应根据患者病情，针刀法的方式等具体情况而定。

一般的骨病治疗中，如皮质穿透法治疗骨无菌性坏死及骨痂凿开法治疗骨干骨折畸形愈合时，均需与阻滞麻醉相伍用，这样做，可以减少患者痛苦，保障手术的顺利完成。针刀治疗软组织疾病时，无须与阻滞麻醉相伍用，这是因为：

1. 在软组织进针时，需靠"针感"来判断针刀进入哪一层组织结构，如肌肉、血管、神经、韧带还是组织间隙。患者有时会有酸、麻、胀、重等不同感觉，也是可以耐受的正常感觉。如果有剧痛或触电样感觉，则为异常感觉，就应该停止进针，使针退至皮下，调整针尖方向后再次进针。不同麻醉方法可以利用患者的感觉保障进针的安全。

2. 针刀在实行刀法治疗软组织损伤时，只要熟悉解剖，刀法熟练，施术30s到1min后即可结束手术，刺激时间较短，患者一般无明显痛苦，多可耐受。

3. 针刀手术后，尤其是某些较大的组织粘连、瘢痕在松解、切碎后，使用一定量的麻醉止痛药物，一方面截断疼痛的恶性循环，降低局部致痛因子的浓度，另一方面可以缓解术后局部软组织的紧张痉挛状态，改善局部血液循环，有利于局部软组织功能的恢复。

七、注意事项

1. 严格掌握适应证、禁忌证，对出凝血功能障碍者，发热、感染或骨结核患者及严重脏器功能障碍的患者避免行此术。

2. 防止晕针，尤其针对精神紧张或体弱者，可术前使用镇静剂。

3. 避免神经、血管、重要脏器的损伤，因此，切记不可进针太深。

4. 防止折刀、卷刃等情况的发生，针刀术前应仔细检查，并定期更换。

5. 防止感染，严格无菌操作。

6. 晕针的处理

（1）晕针的定义　是指在针刺过程中发生的晕厥现象。

（2）晕针的注意原因　一是患者怕针，精神紧张；二是由于饥饿或体弱。

（3）晕针的表现　头晕、面色苍白、恶心欲吐、心跳加快、血压下降等。

（4）处理方法　操作者需耐心做好医患沟通，消除患者恐惧心理。当发生晕针时立即让患者平卧，保

暖，一般2~3min后症状可消失。极少数患者经上述处理无效时，可掐人中穴和双关内穴，吸氧等其他对症处理。

（5）预防　如果既往无手术史者，精神高度紧张，手术医师应做好解释，做好良好沟通，同时选择好舒适安全的体位，如果患者仍然不够配合，可给予少量镇静药物。若饥渴、疲劳时，应让先进食、休息后再治疗。医师在施术期间也要密切观察患者的神色，精神专注情况，询问患者的感觉，一旦有晕针的先兆，可进行早期处理。

第三节　疼痛技术在脊柱疾病中的应用

颈肩腰背痛在脊柱疼痛疾患中最为常见，它常常影响着人类的生活和工作。其疼痛原因十分复杂。其中药物及神经阻滞在治疗中占据重要的地位。

根据疼痛和持续时间可分为急性痛和慢性痛。急性痛的持续时间<6个月，慢性痛的持续时间>6个月。对于急、慢性疼痛的治疗需求各不相同。如治疗急性疼痛，要求消除病因、快速、强效、持久镇痛，使患者达到满意效果。对于慢性疼痛除了要求改善症状、体征外，更重要的是在改善身心或提高生活质量方面进行治疗。

药物治疗是疼痛最基本、最常见的治疗方法。常用的药物有中草药、解热抗炎镇痛药、阿片类镇痛药、辅助镇痛药、糖皮质激素、局部麻醉药、神经破坏药、维生素类药物等。下面我们就开始一一介绍。

一、中草药

在中草药的百花苑中，有不少是具有止痛作用的。我国中医学对疼痛即对痛症的认识和诊治有着悠久的历史，积累了丰富的经验。中医中药是疼痛治疗中的重要治疗手段之一。实践证明在疼痛治疗中如果能够合理应用，具有效果好、副作用少的好处。根据药理及临床研究，具有止痛作用的中药可按其功效分类。

1. 祛风湿类　汉防己、青风藤、祖师麻、七叶莲、八里麻、藏茄、雪上一枝蒿、昆明山海棠、狗骨、野木瓜。

2. 解表类　白芷、生姜、升麻、桂枝、防风、细辛。

3. 清热类　栀子、桂皮、秦皮、桑白皮、北豆根。

4. 止咳化痰平喘类　洋金花。

5. 麻醉止痛类　花椒、罂粟壳。

6. 外用类　马钱子。

7. 活血类　延胡索、黄腾、华千金藤、三七、丹参。

8. 补益类　当归、甘草、人参、杜仲、灵芝。

9. 祛寒类　干姜、吴茱萸、草乌、川乌、附子。

10. 芳香开窍类　冰片。

11. 其他　巴豆、蛇毒、豆腐果、葡萄秧、仙鹤草、披麻草根、金铁锁。

二、非甾体类抗炎药

该类药物根据其化学结构可以分为水杨酸类、苯胺类和非甾体类抗炎药，因为其作用机制相似，故统称为非甾体类抗炎药。主要用于治疗肌肉骨骼痛、急慢性疼痛、胆管或输尿管绞痛、痛经和头疼。非甾体类抗炎药在治疗炎症相关的急慢性疼痛综合征中有重要的作用，已经证明非甾体类抗炎药可减轻类风湿性关节炎、老年性骨性关节炎的关节疼痛、僵硬和肿胀；对于痛风、腱鞘炎、滑囊炎和术后疼痛以及癌痛在内的急慢性疼痛均有良好的效果。

1. 阿司匹林　又称乙酰水杨酸，水杨酸类和水杨酸含于医药植物中，为最经典的非甾体类抗炎药。其作用机制为通过抑制前泪腺素PG的合成与释放，产生抗炎、解热、镇痛以及抗血小板和抗风湿作用。起效时间为30min，作用时间为3~5h。阿司匹林最佳的适应证为炎症反应造成的疼痛和癌的骨转移引起的疼痛。用药后关节的疼痛肿胀现象得到缓解，体温下降，脉搏减慢，自觉症状很快好转。此外，阿司匹林也已经用于术后疼痛的预防和术后镇痛。

阿司匹林最常见的不良反应为胃肠道反应，具体表现为上腹部不适、恶心、呕吐、消化道溃疡和出血等。其次，阿司匹林对血液系统和肝肾功能也有一定的影响。若长时间应用阿司匹林，则可出现神经系统的毒性反应，其具体表现为抑制之后的兴奋如惊厥，也可发生错乱、头晕、耳鸣、高调耳聋、谵妄、精神病，甚至昏迷。

2. 吲哚美辛　吲哚美辛又名消炎痛，为人工合成的吲哚类抗炎镇痛药。治疗作用为明显的抗炎解热镇痛，在非甾体类家族中，其镇痛作用最强，其抗炎作用较氢化可的松强2倍。

吲哚美辛的作用机制为不仅抑制前列腺素PG的合成，还能抑制多形核蛋白的活性，较少炎症释放，并且抑制钙离子的移动，阻止炎性刺激物引起的组织炎症反应。起效时间为1h，作用时间为2~3h。

吲哚美辛的不良反应类似阿司匹林，另外，还可以引起神经系统反应、过敏反应和抑制造血系统、延长出血时间等，还可引起皮疹、哮喘等。

3. 双氯芬酸钠　又称双氯灭痛，是苯乙酸的衍生物。具有良好的解热镇痛作用。双氯芬酸钠主要用于急、慢性风湿性和类风湿性关节炎、肩周炎、腰背痛及其他风湿病痛、创伤、扭伤、损伤及其他软组织损伤、颈腰椎关节退行性病变和肿瘤引起的疼痛。

双氯芬酸钠的不良反应较多，同阿司匹林相比程度较轻，偶见消化道不适、皮疹、头晕、头痛等。

4. 布洛芬　又称异丁苯丙酸，是苯丙酸的衍生物。布洛芬的使用非常广泛，是各类疼痛首先使用的药物之一。有研究证明布洛芬的抗炎、解热、镇痛作用较阿司匹林、对乙酰氨基酚、保泰松等药物都强。布洛芬的效力是阿司匹林的3倍。布洛芬适用于各类疼痛，如关节炎、肌肉扭伤、术后疼痛、风湿性关节炎及癌性转移性骨痛等，也适用于对阿司匹林不能耐受的患者。布洛芬的不良反应较阿司匹林轻，胃肠道反应小，易被患者接受。

5. 对乙酰氨基酚　又称扑热息痛。是非那西汀在体内的代谢产物。其镇痛的时间、强度均类似于阿司匹林甚至优于阿司匹林。与阿司匹林不同的是，对乙酰氨基酚的抗炎作用几乎没有，几乎不能抑制血小板聚集。对乙酰氨基酚的适应证同阿司匹林。对乙酰氨基酚的不良反应在治疗量时非常轻，但是对有酒精中毒、肝疾病患者，则易造成严重的肝损伤，即使在治疗剂量依然有可能出现。

6. 萘普生　是一种丙酸类衍生物，为强效的非甾体类抗炎药，是一种长效镇痛剂。主要用于慢性关节炎、类风湿性关节炎、痛风、强直性脊柱炎、术后疼痛及癌性疼痛等。不良反应较轻，偶尔可见到轻度的头疼、恶心、呕吐等，少数患者有浮肿、耳鸣、眩晕及瘙痒等。大剂量长期服用后能引起消化道出血，此时应立即停药。

其他的有氯诺昔康、美洛昔康、塞来昔布、罗非昔布等，此类药物为新兴的非甾体类抗炎药，与传统的非甾体类抗炎药相比，最大优点是胃肠道的安全性大大提高。

三、阿片类药物

该类药物即为麻醉性镇痛药，到目前为止，是最有效的镇痛药，然而也由于阿片药物的毒性、潜在的成瘾性、依赖性以及耐受性，是所有镇痛剂使用中最易被误解的。阿片类药物在伤害性疼痛和神经源性疼痛都有良好反应。

（白林林　杜晓宣）

参考文献

［1］ 陈廷明，刘怀清，闵苏. 颈肩腰背痛非手术治疗［M］. 北京：人民卫生出版社，2006：480-520.

［2］ 岳寿伟. 腰椎间盘突出症的非手术治疗［M］. 北京：人民军医出版社，2009：128-168.

［3］ 李敬朝，孙华堂，肖鹏，等. 颈肩腰背痛保守与微创治疗［M］. 北京：科学技术文献出版社，2013：151-154，171-181.

［4］ 肖月勇. 脊柱介入治疗技术［M］. 北京：人民军医出版社，2008：42-82.

［5］ 谭冠先. 疼痛治疗学［M］. 2版. 北京：人民卫生出版社，2010：28-43.

第二十六章　脊柱手术后重症监测治疗室的管理

第一节　麻醉恢复室的设置与管理

2013年美国麻醉医生协会（ASA）将麻醉后监护病房（post anesthesia care unit，PACU）定义为：医护人员管理麻醉及手术后患者的医疗活动，并通过评估、监护及治疗等手段来确保患者术后安全的医疗场所，即是麻醉恢复室或麻醉后监护病房。PACU在术后患者的恢复、麻醉并发症的防治等方面发挥着重要的作用，是现代麻醉科的重要组成部分。

在20世纪40年代，为了解决麻醉后的监测与护理工作，逐渐建立了麻醉恢复室（recovery room）。其主要任务是对麻醉后患者进行观察和处理。因为麻醉和手术结束后数小时内，麻醉药、肌松药及神经阻滞药的作用尚未完全消失，患者的保护性反射亦未完全恢复，手术治疗对器官功能的影响依然存在。在此期间，呼吸和循环系统的并发症发生率很高，尤其是一些危及患者生命的并发症，如急性呼吸道梗阻、低氧血症、高碳酸血症、心室纤颤等，可危及患者的生命安全。恢复期间所发生的许多严重并发症，在恢复室内大都能得到及时预防和治疗。这不但保证了术后患者的生命安全，而且集中了受过特殊训练的医护人员和监护、治疗设备，提高了工作效率，取得较好经济效益。

患者无论接受何种麻醉（全身麻醉、区域麻醉或复合麻醉等），原则上都应于术后送入PACU进行恢复。临床实际工作中，分管的麻醉医生可依据手术大小、麻醉方式、术后患者具体情况以及PACU占用情况来决定患者是否在PACU恢复。根据择期手术急诊手术量，PACU可24h开放，亦可日间开放，晚间急诊手术可由值班医师在PACU对患者监护。麻醉恢复室的任务主要包括：

1. 为手术患者提供专业性的术后恢复服务。针对术后患者的意识、呼吸、循环等生命体征及感觉和运动阻滞平面的恢复情况做全程无缝连接的监测，使患者病情平稳并安全返回病房。

2. 提高接台手术和麻醉衔接的安全性、质量与效率。麻醉恢复室为高质量、高效率地进行接台手术和麻醉提供了安全保障。在临床工作中，麻醉人员既要使下一台手术麻醉如期开始，又要使上一台手术麻醉患者清醒恢复，往往难以兼顾到全部患者，且不能保证工作连贯性。一旦某个环节出现问题很可能带来安全隐患，并造成工作混乱和效率低下，同时也浪费人力、物力和时间。PACU能将手术麻醉恢复期患者进行统一的专门管理，并充分发挥麻醉护士的作用，使麻醉医生能集中精力管理麻醉恢复的患者或进行下一台手术。

3. 患者安全恢复后无异常，可送返病房；如患者病情不稳定，则可送入ICU进一步加强监测治疗。

一、PACU的建制

PACU是临床麻醉的延续，也是围手术期患者管理的一部分，均由麻醉科进行管理。PACU应配备至少一名专职高年资主治医师分管负责，大型综合性三甲医院可配置一名副主任医师或主任医师专职负责。该负责人应具有多年临床麻醉经验，且有ICU、心内科、呼吸内科等学科的轮转经历；同时兼有对轮训麻醉医生的教学能力。在三甲医院或教学医院，该负责人还需要具备一定的临床科研能力。

PACU日常的监测及治疗主要由麻醉科护士执行，护士的编制按护士与病床之比为1：（2~3）。麻醉科护士除有一定的临床经验外，还应了解麻醉及相关用药，熟悉各种监测仪的使用和分析，掌握气管插管的实施和心肺复苏方法，能正确使用呼吸机。根据PACU规模可设立PACU护士长或护理组长，协助分管负责人进行PACU管理。对于常规病例，护士与患者的比例为1：（2~3）；对于高危患者、既往有重大疾病史的患者、术中出现严重并发症的患者，护士与患者的比例为1∶1。PACU同时应配置轮训麻醉医生，数量按照病床与医师之比为（3～5）∶1，轮训时间可根据各医院具体情况而定，建议2～3个月为宜。此外，还应配有护工1～2名，负责清洁卫生工作。

PACU的位置应设在临近手术室，最理想的位置是处于整个手术室的中心区域，可以保证在需要时患者能够马上返回手术室接受治疗，或手术室内人员可迅速赶到患者身边进行抢救。其规模应按手术间数量和所实施手术的种类而定。PACU床位与手术间比例不低于1∶3，可以根据手术量和手术类型调整比例。除了床位，还应设立一个中央护士工作站和医生工作站，以及储藏室和设备间。内部结构上应为开放式，便于同时观察所有的患者，可留置一个封闭空间，用于隔离控制特殊感染的患者。每张病床的使用面积不小于10m²，所在空间除去放置监护仪、呼吸机、放射成像设备和安置输液泵的空间外，剩余空间应该足够进行对患者的各种治疗活动。PACU要求光线充足，因有空气调节装置，配有中央供氧和负压吸引器。PACU的病床应装有车轮并有刹车固定装置，床边装有可升降的护栏，并且床头可适当抬高。每个床位应配置多个多头电源插座和至少两个供氧装置和一个吸引插头。

二、监护仪及治疗设备配置

PACU应当具有监测和处理手术麻醉后并发症的基本设施及特殊装置。每张床应有氧饱和度（SPO₂）、心电监测（ECG）和无创血压（NIBP）监测。对气管插管或需要机械通气的患者以及呼吸功能可能恢复不全的患者，还必须监测呼气末二氧化碳（PETCO₂）；部分患者可能需要监测有创压力等。因此部分监护仪应该能监测呼气末二氧化碳（PETCO₂）以及至少两路压力：有创动脉压、中心静脉压或肺动脉压。PACU还应配有神经肌肉松弛监测仪、体温监测以及体温保护装置如变温毯等。PACU应配备至少一台麻醉机，若干台呼吸机。

PACU内每张床应具备吸氧装置以及负压吸引装置，床旁应备有无菌吸痰管、导尿管、吸氧导管或面罩、口咽及鼻咽通气道、胸腔闭式引流瓶、尿液引流瓶、胃肠减压装置等。病室内应备有随时可取用的灭菌手套和注射器，必须配备充足的导管以准备血管内（动脉、外周静脉、中心静脉或肺动脉）穿刺置管。还应具备随时可用的急救设备，包括一个气道管理推车、各种经口气管插管、经鼻气管插管、喉罩和气管造口导管、喉镜、气管镜和简易呼吸囊；还应包括一个随时待命的"急救推车"，配备心肺复苏装置和急救药品。PACU还应备有除颤器、起搏器和起搏电极、胸腔穿刺包、外科切开包及气管切开包。

三、药品配制

PACU内应备有各种急救药品，并分门别类放置于急救推车内，药品应有明显标记。标准配置急救车中的急救药品包括：

1. 升压药　肾上腺素、去甲肾上腺素、去氧肾上腺素、麻黄素、多巴胺、间羟胺、甲氧明、异丙肾上腺素等。

2. 降压药　压宁定、艾司洛尔、柳胺苄心定、地尔硫卓、酚妥拉明、硝酸甘油、硝普钠等。

3. 抗心律失常药　利多卡因、溴苄胺、普罗帕酮（心律平）、维拉帕米（异搏定）、艾司洛尔、普鲁卡因胺、苯妥英钠、氯化钾、硫酸镁等。

4. 强心药　地高辛、去乙酰毛花苷、多巴酚丁胺、氨力农、米力农等。

5. 抗胆碱药　阿托品、长托宁、东莨菪碱、654-2等。

6. 抗胆碱酯酶药　新斯的明、毒扁豆碱等。

7. 利尿脱水药　呋塞米、甘露醇、甘油果糖等。

8. 中枢神经兴奋药及平喘药　尼克刹米（可拉明）、沙丁胺醇、异丙托品、氨茶碱等。

9. 镇静、镇痛药及拮抗药　地西泮、咪达唑仑、丙泊酚、氯丙嗪、哌替啶、芬太尼、瑞芬太尼、舒芬太尼、吗啡、哌替啶、曲马多、可待因、布托啡诺、丙烯吗啡、氟比洛芬酯、帕瑞昔布钠、丙帕他莫、纳洛酮、氟马西尼等。

10. 肌松药　琥珀胆碱、罗库溴铵、阿曲库铵、顺阿曲库铵、维库溴铵、派库溴铵等。

11. 凝血药及抗凝药　维生素K、凝血质、止血芳酸、纤维蛋白原、凝血酸、肝素等。

12. 激素　琥珀酰氢化可的松、氢化可的松、地塞米松、甲泼尼龙等。

13. 作用于子宫药物　缩宫素（催产素）。

14. 抗组胺药　苯海拉明、异丙嗪、氯苯那敏等。

15. 治疗液体　平衡液、各种人工胶体、5%碳酸氢钠、生理盐水、5%葡萄糖、10%葡萄糖、50%葡萄糖、10%氯化钠、10%氯化钙及10%葡萄糖酸钙等。

四、PACU日常工作

1. 患者的转运和交接　将患者从手术室转运至PACU时应有一名熟知病情的麻醉组成员和一名手术医师陪同。在运送过程中，患者应在适当的监护和生命支持下接受连续的评估和治疗。在转入时，麻醉医生使用能够进行头高或头低位调节的推车或有轮病床将术后患者直接送入PACU。对血容量不足的患者可取头低位，呼吸功能或心功能不全患者可取头高位或半座位，呕吐或上呼吸道出血危险的患者可取侧卧位。所有可能存在低氧血症的患者在转运时均应吸氧，病情不稳定的患者应带气管导管转运，在转运途中均要求用便携式监护仪监测ECG、SPO_2和血压，并备好抢救药物。护送患者到达PACU时，麻醉医生应与PACU医务人员进行当面交接，交接内容包括：

（1）患者的姓名、年龄、术前简要相关病史、麻醉方式及麻醉中情况、手术方法及手术中的意外情况等。

（2）麻醉期间所使用的药物，包括麻醉前用药、抗生素、麻醉诱导和维持用药、肌松药和拮抗药、术后镇痛药配方及血管活性药物等。

（3）麻醉手术中生命体征（血压、心电图、脉搏氧饱和度、呼吸、尿量和体温等）情况，有无险情或重大病情变化如困难气道、血流动力学不稳定或心电图有异常变化等。

（4）接受过何种处理或药物性治疗，效果如何。

（5）手术中体液平衡情况，包括输液量和种类、尿量、出血量与输血量等。

（6）各种导管情况，如外周动静脉穿刺导管、中心静脉导管、气管导管、导尿管、胸腔或腹腔引流管、胃肠减压管等。

当患者完全苏醒，生命体征稳定，达到离开PACU的标准，即可送回原病房接受继续治疗。若患者自身基础病情严重，易出现变化的患者，可选择送入ICU加强监护治疗。在转运途中应注意观察患者病情，防止患者躁动、恶心呕吐、呼吸抑制、坠床、导管脱落等情况发生，并针对可能发生的意外进行预防，对已发生情况进行及时处理，若有必要，可再次送返PACU、ICU及手术室进行紧急抢救治疗。

2. PACU的监护及治疗

（1）PACU患者应常规监护SPO_2、ECG及NIBP，保持气道通畅，部分患者还需要监测$PETCO_2$和有创动脉压力，必要时监测体温和肌松恢复情况，并记录生命体征变化。①呼吸功能：定期评估气管通畅程度，常规监测呼吸频率和SPO_2。②循环功能：应常规监测脉搏、血压和ECG。③神经肌肉功能：神经肌肉功能的评估主要依靠体格检查，也可选择使用神经肌肉监测仪。④意识状态：可使用意识状态评分系统进行评估。⑤体液平衡：可通过补液量、尿量等进行出入量评估。⑥引流量及出血量监测。⑦其他监测项目：必要的患者，可选择体温、疼痛等生命体征进行监测。

（2）PACU医师使用药物或处理方法对患者进行治疗，是日常工作的重点。①氧疗是PACU最基本的治疗手段之一，因为术后患者因为各种因素的影响，最容易发生低氧血症，故认为在PACU及转运过程中需常规给氧。②由于患者术后常出现低体温，导致患者寒战，宜采用各种手段使患者体温维持在正常范围。首选物理治疗方案，如无效可选择使用药物治疗，例如使用阿片受体激动剂或激动-拮抗剂，也可选择非阿片类药物。

③由于手术操作刺激、麻醉药物、气腹、术后疼痛等因素导致患者恶心呕吐，可常规使用药物预防和治疗术后恶心呕吐，这是PACU的常规工作之一。④拮抗麻醉药、镇静药和肌松药的残余作用，有助于减少麻醉相关并发症，提高患者的舒适度和满意度。

3. 拔除气管导管　拔除气管插管前，PACU医师需了解患者气管情况，并做好再次气管内插管的准备。拔管前应充分吸氧，清除气管导管内及口咽部的分泌物；拔管后应继续给氧治疗，保证患者足够的氧供。对于困难气道，或手术影响上呼吸道等拔管风险较高的患者，可选择送入ICU待危险因素排除后再拔除气管插管。

第二节　脊柱手术后的监测管理

随着基础科技的发展，临床监护仪也有了长足的进步，但是临床医师的眼、耳和手仍然是最基本的监测手段，通过这些方式可以获得比最精密的电子设备更多的信息。通过相关知识、经验和合理的临床判断，临床医师能够比较全面地掌握患者的情况，更好地分析临床变化所带来的有价值的信息。监测设备能准确而又持续地收集患者的大量数据，但只有经过医师对这些数据进行整合、评估和解释才能获得对患者监测的更重要的信息。视诊、触诊、听诊不仅是患者生命体征监测的基础方法，也为临床医师对患者进行治疗提供重要的依据。临床医师对患者进行体格检查，必须要关注手术及危重患者的特殊情况，同时也应该认识到其局限性。

患者脊柱手术后在ICU的主要工作内容包括：①对脊柱手术患者各器官功能进行严密监测，搜集临床第一手资料；②对现有临床资料和既往资料进行综合和科学分析，及时发现和预测脊柱手术患者的病情变化和发展趋势；③针对病情采取积极有效的治疗措施，防止病情的发展，改善和促进器官功能的恢复，或进行生命支持治疗以便争取时间治疗原发疾病；④经过适当治疗后，应及时对病情进行分析和判断，以衡量治疗效果及其预后。

脊柱手术是一种极其高危的手术，常伴随着脊髓的损伤，当脊髓损伤、功能发生紊乱时，常常可引起其他系统的并发症，使病情复杂化，并有发生多器官功能衰竭的危险。因此需要对脊柱手术后患者进行严密的监测和治疗。

一、循环系统监测

循环系统是机体内的运输系统，它可将来自肺脏的氧气、消化道获取的营养物质、内分泌系统分泌的激素等运送至身体各脏器，又将身体各脏器的代谢产物运送到具有排泄功能的脏器排出体外。同时，循环系统还具有机体内环境的调节、免疫等重要功能。因此，在ICU中维持重症患者的循环功能十分重要。维持正常循环功能有赖于对心率、心律、心脏前负荷、心脏后负荷和心肌收缩性的正确评价和维持。

（一）心率监测

最简单和创伤性最小的心脏监测方法仍是心率监测。作为循环功能的生命体征，心率可以反映患者的最基本情况。目前最常用的心率监测方法是床旁持续心电图监测。心电图监测已广泛应用于临床，是危重患者的常规监测项目。监测心电图的临床意义主要是能了解心率的快慢，对心律失常的类型进行快速诊断，对心肌缺血状况的判断也有一定价值。

ECG对心率的测定始于对R波的正确检测，以及对R-R间期的测定。对于脊柱手术后患者而言，由于可能存在自主神经的损伤，常表现为较慢的窦性心律，同时因为监护仪所使用的运算方案，心电图监测所显示的心率数值可能只有轻度下降。在这种情况下，需要临床医师采用最基本的听诊及触诊等方法来确定患者的真实心率，或者利用动脉压波形或氧饱和度波形来确定脉搏率。

临床医师还需要不时地检查心电图电极的接触情况，以增加ECG信号的获取或选择可替换的导联以利于心率的监测。但是，患者体动或其他电干扰影响心电图波形时，监护仪仍然可能显示不准确的心率。

（二）脉搏监测

心率和脉搏的区别在于电去极化和心脏收缩（心率）能否产生可触摸的动脉搏动（脉率）。若患者伴有房颤，常出现短绌脉，此时R-R间期缩短影响心室充盈，反映了脉率少于心率的程度。若脊柱损伤导致大量出血，或周围血管神经调节功能紊乱，出现极度低血容量和其他心脏活动不能产生可触及的外周波动，则可出现机电分离或无脉搏的心脏活动，此种情况同样可见于心包填塞。

大部分监测仪分别显示心率和脉率。心率来自于ECG，脉率来自于不同位置的脉搏搏动。除外有严重动脉阻塞病变或显著外周血管收缩的患者，脉搏氧饱和度能为大多数患者提供了脉率监测。除了显示脉率，这种波形还可提供关于心血管功能的诊断信息。其他脉率可来源于血压监测设备，其通过用袖带探测压力震荡，以及直接动脉压力波形的监测来确定脉率。

心率和脉率的监测相互补充，能尽可能地减少错误和虚假信息。但最终仍需要临床医师仔细观察和分析，以确定信息的正确性和准确率。

（三）动脉血压监测

动脉血压也是心血管系统最基本的生命体征，它反映了组织灌注的驱动力。动脉血压是左心室后负荷最重要的决定因素，它是脊柱手术后患者必不可少的监测项目之一。动态血压监测技术分为两大类：间接袖带设备和直接动脉置管压力监测。两种监测方法皆存在误差，目前大部分情况下以动脉测压的方法为参考的标准。对于脊柱损伤的患者而言，在临床上用不同的方法测定血压和产生不同的数值。在不同的情况下，有创动脉血压可高于或低于无创动脉血压，并且上肢和下肢的血压也有区别。因此在临床中，仍需要临床医师根据患者自身的病情、手术情况等综合考虑来进行判断。

1. 无创动脉血压监测　就目前而言，常规的脊柱手术后患者最常使用自动无创血压监测。通过简单的运算和数据分析后，自动无创血压可提供收缩压、舒张压和平均动脉压。与手动测压比较最大的优点就是能定时测定血压。大多数自动无创血压监测仪基于震荡技术来工作，即在袖带放气过程中动脉搏动引起袖带的压力变化被监测仪感知，从而确定动脉血压的数值。动脉搏动最强的压力与直接测得的平均动脉压紧密相关，收缩压和舒张压的数字则通过相关公式计算得到。其中，舒张压是震荡法最难精确测定的数值，故脊髓损伤导致外周血管舒张的患者，应使用持续有创血压监测。

在临床中，震荡法主要用于上臂血压监测，其袖带宽度遵循手动测压的标准，但在脊髓严重损伤的患者中，袖带监测的血压常低于真实的动脉内血压，因此可采用较小的袖带提高准确性。如需将袖带放置在小腿、脚踝或大腿部位时，可选择相应大小的袖带。

尽管有研究表明，采用震荡法自动血压监测在特定的临床情况下与直接测定的动脉血压非常接近，但仍有大量研究强调血管内直接测压和间接测压仍存在差异，特别对于高危患者而言，其血流动力学波动较大，两种测压方式可表现出较大的差异。

尽管自动血压测定技术被认为具有无创性并相对安全，但也有并发症报道，包括疼痛、瘀斑、肢体水肿、静脉瘀血和血栓性静脉炎，甚至有筋膜间隙综合征。此类并发症常见于长时间频繁的袖带充气/放气引起的创伤或远端肢体灌注不良。此外，对意识状态降低、基础存在外周神经病变，动脉或静脉功能不全、不规则心率或接受溶栓或抗凝治疗的患者，需特别注意并发症的发生。

2. 有创动脉血压监测　尽管与无创血压相比，行动脉置管进行有创血压监测，费用相对昂贵，并发症更多，且需要更多的技术和经验，但是动脉置管后持续压力测定和波形显示，仍是血压监测的参考标准。目前，仍有充分的理由说明临床必须采用有创技术。对于脊柱手术患者而言，由于脊髓的损伤，导致外周循环波动较大，需持续实时血压监测；或者需要进行药物或机械的心血管系统治疗；重复采血进行相关实验室检查；无法进行间接测压；需要从动脉波形获取有利于诊断的辅助信息等，都是脊柱手术后患者需要进行有创动脉血压监测的理由。

目前最常采用留置动脉置管的部位是桡动脉及足背动脉，其他可选择的动脉有尺动脉、肱动脉、腋动脉、股动脉等。需要注意的是，脊柱损伤患者，血管自主神经调节异常，可出现上肢动脉及下肢动脉，有创和无创血压监测之间，存在较大的误差，故临床医师还需要联合分析其他监测指标，结合患者病史综合考虑。

有创动脉监测较无创动脉监测而言，最大的缺点就是并发症较多。目前的临床研究表明，桡动脉穿刺置管后长期并发症的发生率低，特别是肢体远端缺血的危险性极小。有研究表明，与外周动脉置管有关的不良事件发生率较低，低于中心静脉或外周静脉置管相关的不良事件发生率，且直接测压的许多并发症与设备使用错误有关。因此，为保证患者安全，应强调操作者正确使用仪器的知识、训练和经验的重要性。再者，由于脊柱手术患者的特殊性，应有一个能够随时手动测定血压的系统，特别是在有创血压监测与患者的整体临床表现不相符时，临床医师至少应手动测定另一肢体血压。

有创动脉血压监测的严重并发症虽较少见，但仍有部分报道，例如远端肢体缺血、假性动脉瘤、动静脉瘘形成；导引钢丝留置在血管内需要手术取出；股动脉置管困难后致命性出血；肱动脉置管后上肢筋膜间隙综合征等。

动脉压力监测系统包含以下几个基本部分：动脉内的导管、延长管、三通开关、压力传感器、持续冲洗装置和连接床旁监护仪和显示屏的线路。所有额外的部件都会降低测压系统的动态响应时间，从而增加收缩压的幅度。冲洗装置可持续而缓慢（1~3mL/h）地使用生理盐水净化监测系统，预防动脉导管内血栓形成。有研究表明，冲洗液中加入低浓度的肝素（1~2U/mL），能进一步减少血栓形成，但目前有研究表明，这一操作增加了血小板减少的风险，故不推荐常规使用。冲洗装置不但可保证持续冲洗管道和导管，也能冲洗带弹簧的阀门，允许进行定时的高压冲洗，能净化动脉采血后的延长管。无论缓慢或快速冲洗系统是否存在，压力监测系统动脉响应缓慢衰减与时间成正相关，但通过定期手动冲洗，可恢复压力监测系统的响应敏感度。

在使用有创脉血压进行监测之前，当压力传感器放置于特定的位置，并且进行归零和校准。对于脊柱手术患者而言，因其术后常采取平卧位，故压力传感器应放置于腋中线平中胸部水平。选择这个位置是因为易于观察，并且接近胸腔内心脏中部，能更好地反映血压的变化。尽管常见的放置位置在腋中线平中胸部水平，但将压力传感器放置在第4肋间隙的胸骨下5cm，对压力监测更准确，与放置于中胸部水平相比较，该位置与胸腔内血管水平相当，可减少静水压对血压仪测定的影响。对于特定患者而言，例如神经外科手术患者或颈椎损伤并颈动脉损伤的患者，可将压力传感器放置于耳部，接近Willis环的位置，能更好地估计脑灌注压。但需要注意的是，在头部记录的动脉压会低于心脏水平的血压。如果患者侧卧位进行有创压力监测，需要正确放置传感器位置，并正确理解无创和有创测压的区别。可将传感器直接贴在患者的身上消除位置及体位变化引起的测压误差。目前大部分情况下，都以周围大气压力作为零点，体内所有血管内压力都基于此零点进行测定。

除了正常的生理现象对有创动脉测压的影响，许多病理情况也可引起血压梯度的较大改变。对于手术或ICU患者而言，强迫体位压迫局部动脉，或外科手术牵拉及压迫局部血管，例如心胸手术对局部血管的压迫、颈部手术对外周血管压力感受器的刺激，都会影响有创血压监测的准确性。休克患者的外周动脉和中心动脉压力差较大；在使用血管收缩药物的感染性休克患者中，股动脉压力可高于桡动脉压力50mmHg。血管活性药物、麻醉药物（特别是神经阻断药）、患者体温改变都能产生压力梯度，从而改变中心和外周动脉压力的关系。在低体温时，体温调节导致血管收缩引起桡动脉的收缩压超过股动脉；在体温升高时逆反这种压力梯度，导致桡动脉压低于股动脉压。

（四）中心静脉压监测

在较大的中心静脉置管是监测中心静脉压（CVP）的标准临床方法，同时可以提供安全的静脉通路，快速给药或进行液体复苏。在临床特定情况下，中心静脉是唯一可以开放的静脉通路。

1. 中心静脉穿刺的适应证　监测中心静脉压；肺动脉导管置入和监测；经静脉心内起搏；临时血液透析；药物注射（高浓度的血管活性药物、高能营养、化疗药物、对外周静脉刺激大的药物、长期抗生素治疗、快速输注液体等）；创伤严重或较大的外科手术；外周血管条件差；需反复的血液采样等。

2. 中心静脉置管　目前，临床上常选择右侧颈内静脉行中心静脉置管。但是，依据导管置入的目的（补液还是监测）、患者自身条件、预期的手术、操作者的技术和经验仍是选择安全有效的静脉穿刺位置的首要原则。如果患者有凝血功能障碍，则易选择容易区分浅静脉，并容易压迫止血的部位，例如颈外静脉要优于锁骨下静脉。如果有严重肺气肿或者并发气胸会导致严重后果的患者，应该选择右颈内静脉要优于锁骨下静脉，因为后者并发气胸的概率较大。如果在急诊情况下需要置入经静脉心内起搏患者，优先选择右侧颈内静脉，因其直接通向右心房。如果需行颈部手术或使用项圈制动的颈部外伤患者，应该选择股静脉或锁骨下静脉，如果已经放置了胸腔引流管，那么锁骨下静脉更安全。临床医师需要了解各个不同穿刺部位导管置入的深度，以保证导管尖端达到准确位置。为了增加中心静脉穿刺的成功率，减少并发症，可在超声定位下行中心静脉穿刺。

对于颈椎手术后患者而言，锁骨下静脉是一个常用的穿刺点。尤其适用于需要长期置管、容量复苏的患者。相对于颈内静脉和股静脉，锁骨下静脉置管感染率较低，更加适用于颈部手术或需要严格制动的患者，且患者较为舒适，能长期留置导管。在锁骨下静脉不能使用的情况下，例如上胸部烧伤或外伤患者，股静脉也可以提供CVP检测和补液通道。使用股静脉可以避免很多中心静脉穿刺常见的并发症，特别是气胸，以及颈动脉或锁骨下动脉损伤。股静脉置管最大的缺点就是会增加血栓发生和感染的风险；如果在静脉穿刺中操作不当，会损伤股动脉或静脉可能导致腹腔内血肿。此外，当患者需机械通气，或有明显的胸内或腹内压力增高，导致CVP监测误差。

中心静脉置管并发症的发生率取决于诸多因素，包括导管置入位置和患者自身因素。在临床上最常见的是动脉或静脉物理性损伤，如果在穿刺过程中损伤心包内上腔静脉、右心房或右心室，可导致心包积血，发生急性心包压塞。在中心静脉穿刺并发症中，急性心包压塞是最常见原因。神经损伤也是中心静脉穿刺的并发症。根据选择不同穿刺部位，可出现臂丛神经损伤、星状神经节、膈神经和声带，也可导致慢性疼痛综合征。中心静脉穿刺后感染，也是主要的并发症，防止中心静脉穿刺后感染的重要原则，就是严格执行无菌操作。

严格意义上的CVP是指腔静脉和右心房连接处的压力，它反映了右心房和右心室充盈的驱动力。由于胸腔和腹部的大静脉、肢体末端静脉等是容量血管，储存着大量的血液，因此CVP依赖于血管内血容量和这些血管内在的血管张力。CVP除了可以反映循环的血容量外，还可以反映右心室功能性容积。根据Frank-Starling机制，当右心室的收缩功能受损时，需要较高的充盈压来维持心室每搏输出量。因此，临床上CVP监测用于估计血容量和右心功能，其正常值为6～12mmHg。CVP的变化趋势有利于评估体液或血液丢失情况，能很好地指导临床工作。需要注意的是，虽然CVP的正常值范围较大，但循环容量和右心前负荷发生明显改变时，仅可能引起很小的CVP变化。因此，在进行液体复苏治疗时，需同时参考其他临床指标，例如血压、心率及尿量的变化，才能更好地指导临床治疗（表26-1）。

表26-1　心率、血压变化分析循环状态

项目	病因	症状与体征	治疗方案
心率↑，血压↑	交感神经兴奋	躁动，CVP↑，PAP↑	镇静，镇痛
心率↓，血压↓	心脏传导阻滞	ECG改变	异丙肾上腺素，起搏
	严重缺氧	发绀	吸氧，机械通气
	镇静镇痛药作用	近期用药情况	减少用量
心率↓，血压↑	颅内压升高	意识障碍，瞳孔散大	降颅压治疗
心率↑，血压↓	低血容量休克	CVP↓，尿量↓，末梢循环差	补充有效循环容量
	感染性休克早期	CVP↓，尿量↓，末梢循环好	补充有效循环容量，对因治疗
	心包压塞	CVP↑，尿量↓，肺顺应性↓	穿刺引流，急诊手术
	气胸	躁动，肺顺应性↓	穿刺引流
	快速型心律失常	ECG变化，CVP↑	抗心律失常治疗，病因治疗
	肺栓塞	胸痛，发绀，CVP↑，ECG变化	镇静，机械通气，抗凝，溶栓
	过敏反应	皮疹，有用药及输血史	隔离致敏原，抗过敏

注：↑为上升，↓为下降

根据CVP变化指导容量治疗，可依据"5-2"法则（成人），即当CVP＜8cmH$_2$O时，可在10min内输液200mL；CVP 8～13cmH$_2$O时，在10min内输液100mL；CVP＞14cmH$_2$O时，在10min内输液50mL。在输液期间

同时监测CVP变化，如果CVP升高超过5cmH$_2$O，表示容量已足够，应停止扩容。当CVP升高2～5cmH$_2$O时，可暂时停止输液10min，再观察CVP变化，如果仍然升高大于2cmH$_2$O，表示容量已经补足；如果CVP升高不超过2cmH$_2$O，仍然可继续参照上述标准补液，直到CVP升高超过5cmH$_2$O，或暂停补液10min后，仍然升高2cmH$_2$O为止。

（五）肺动脉导管监测

通过肺动脉置入导管，可以监测一系列血流动力学参数，包括心排出量、混合静脉血氧饱和度，以及肺动脉压和肺毛细血管楔压（PAWP）。这些压力监测可用来评估左心室充盈度，当临床体征、症状或其他监测参数不明显或不可靠时，有利于指导补液和血管活性药物的应用。

在正常情况下，肺血流阻力很低，肺动脉舒张末压与下游肺静脉和左房压相当，临床上常使用肺动脉压代替肺毛细血管楔压，从而估计左心室充盈压。从便于监测的观点来看，肺动脉压的另外一个优点是可连续监测，而肺毛细血管楔压只有在肺动脉导管气囊充气时才可进行测量。

在临床工作中，使用肺动脉导管得到的心脏充盈压必须详细了解其相关的生理学原理，尤其左室充盈压与前负荷的关系。尽管肺动脉压和肺毛细血管楔压常作为左室充盈压测量的标准，但是仍有许多因素影响充盈压与心腔容量的关系。例如心肌缺血、心室肥大或心肌病引起的舒张功能障碍，此时肺毛细血管楔压增加，左室容量仍可正常或减少。因此，从肺动脉导管得到的参数不应该孤立地进行分析，应结合其他相关参数和临床体征进行分析，以增加评估的准确性。用动态观念来分析参数的变化趋势，要比孤立地看待变量更具有临床意义。

通常情况下，当PAWP＜4mmHg时，提示心脏前负荷降低，有效循环容量不足。可参考红细胞压积及血浆胶体渗透压来选择补充晶体液、胶体液或血液成分。在一定范围内，前负荷增加可使心输出量增加。当PAWP＞18mmHg时，心脏前负荷增加，应使用利尿药或血管扩张药降低前负荷。根据肺毛细血管楔压指导扩容治疗，可依照"7-3"法则（成人），当PAWP＜11mmHg时，可在10min内输液200mL；PAWP为11～18mmHg时，可在10min内输液100mL；PAWP＞18mmHg时，在10min内输液50mL。输液后监测PAWP的变化。如果PAWP升高7mmHg以上时应停止输液，表示容量已足够。如果PAWP升高3～7mmHg，应停止补液10min再监测PAWP，如果升高仍然超过3mmHg，则不应再输液；如果PAWP升高低于3mmHg，仍可继续按上述原则输液，直到PAWP升高超过7mmHg，或停止输液10min后仍超过3mmHg为止。

血流动力学监测项目是ICU中常用的检测手段，尤其是有创性监测方法，可以实时、准确地反映患者循环状态，如CVP的动态变化可反映心功能与右心前负荷的关系，PAWP可用于估计肺循环状况和左心室功能，是衡量左心室前负荷的可靠指标。同时，可根据测定的心排血量和其他心内压力值计算出血流动力学的其他参数（如外周血管阻力、左心室做功指数等），为临床诊断、治疗和评估预后提供了较为可靠的依据。

二、呼吸系统监测

急性肺功能衰竭在术后患者中并非少见。据统计，术后死亡病例中，约有50%的病例直接或间接与呼吸功能衰竭有关。术后肺部并发症是引起术后患者死亡的主要原因之一。术后即刻发生的呼吸衰竭可与麻醉有关，也不能排除手术关系和患者自身病情所致。由于麻醉药的作用，患者苏醒延迟、肌张力降低或声门水肿而引起上呼吸道梗阻；麻醉性镇痛药物对呼吸中枢的抑制，引起肺通气不足；肌松药的残余作用，使呼吸肌无力导致通气功能衰竭。颈椎手术部位与上呼吸道处于同一解剖水平，无论是手术引起血肿压迫，抑或相关神经损伤等，都可进一步加剧呼吸功能衰竭，危及患者生命安全。此外，术后早期可出现低肺容量综合征、肺不张、反流误吸、肺水肿及支气管痉挛等。后期可能发生肺部感染、肺炎、肺栓塞或ARDS。以肺不张、肺炎和急性通气功能衰竭最为常见。脊髓损伤患者术前常伴有肺功能异常，术后最容易发生肺部并发症。术前肺活量和呼气速率正常者，术后肺部并发症发生率约为3%；而以上两项异常者术后肺部并发症发生率则为70%。

脊柱手术患者，特别是颈椎手术患者由于自身病情或手术影响，常伴有脊髓及神经根损伤，严重者导致呼吸中枢受压或相应呼吸肌支配神经受损，出现呼吸功能不全，对呼吸系统造成巨大影响。颈椎前入路手术常发生喉上神经及喉返神经损伤，喉上神经损伤的发生率为1.02%～3%，喉返神经损伤的发生率为1.33%～1.5%，总发生率在2.66%～3.06%。上颈椎手术易损伤喉上神经，喉上神经分为内支、外支，内支损伤可引起术后进食，尤其是食用流质食物或饮水时出现呛咳，发生反流误吸，增加术后肺部感染机会；外支损伤导致环甲肌麻痹，声带松弛，声调变低。下颈椎手术易损伤喉返神经，可引起声带麻痹，表现为声音嘶哑，严重者可出现上呼吸道梗阻症状。颈椎术后患者出血，可压迫上呼吸道，严重时危及患者生命。此外，颈椎手术特别是截瘫患者，常出现严重的肺部感染，与患者术后长期卧床，肺内分泌物无法有效排除等因素有关。虽然随着外科手术技术的发展，术后患者卧床时间逐渐缩短，但在颈椎手术患者中，肺部感染发生率仍居高不下，其病理基础为：大部分颈椎手术患者的致病因素为外伤或重度脊髓型颈椎病，原发脊髓病变广泛，对手术耐受性差，易造成脊髓水肿，导致中枢性呼吸抑制，呼吸循环中枢受损，以及呼吸肌麻痹。因气管插管或手术牵拉等因素，造成喉头血管神经性水肿，导致气道阻塞，影响分泌物排除，为细菌生长提供基础，进一步加重呼吸抑制。脊柱手术患者多为高龄患者，术前既存在呼吸功能下降或相关疾患。因此，合并肺功能损伤，肺部感染等呼吸系统相关疾病，是颈椎术后患者死亡的主要因素之一。

综上所述，正确认识和监测术后肺功能改变对预防和治疗术后肺部并发症的发生有着重要意义。在ICU围手术期治疗主要是对肺通气功能、氧合功能和呼吸机械功能的监测，以帮助判断肺功能的损伤程度，呼吸治疗效果以及组织器官对氧的输送和利用状况。

（一）动脉血气分析监测

血气分析是指对各种气体、液体中不同类型的气体和酸碱性物质进行分析的技术过程。其标本可以来自血液、尿液、脑脊液及各种混合气体等，但临床应用最多的还是血液。血液标本包括动脉血、静脉血和混合静脉血等，其中又以动脉血气分析的应用最为普遍。在临床中常使用动脉血气分析诊断低氧血症和酸碱失衡，是一种必不可少的临床监测项目。

低氧血症是最为常见，且可危及患者生命的并发症。许多疾病均可引起低氧血症，如呼吸系统疾病、心脏疾病、严重创伤、休克、多脏器功能不全综合征、中毒，以及手术麻醉等。然而，根据临床症状和体征，无法对低氧血症及其程度做出精准的判断和评估。故动脉血气分析是一种可靠的诊断低氧血症并判断严重程度的指标。此外，动脉血气分析监测还能指导呼吸机治疗，纠正低氧血症，同时调整最适当的肺泡通气量。在危重病患者救治过程中，动脉血气还能为酸碱失衡提供精确的诊断依据，并能指导酸碱失衡的治疗，对危重病患者的救治有着相当重要的意义。

脊髓损伤患者常伴有呼吸功能不全，主要是因为呼吸中枢损伤或外周呼吸肌麻痹导致，临床上主要表现为肺泡有效通气量不足，如果患者肺换气在代偿范围，PO_2常无明显改变，但PCO_2持续缓慢升高，最终危及患者生命。上述的病症生理发展过程无法通过常规的检测手段发现，只有依赖动脉血气分析或$PETCO_2$监测才能发现。如果脊髓损伤患者出现严重呼吸功能抑制，需要呼吸机辅助通气治疗，动脉血气分析仍是评价治疗效果的最佳手段。故对脊柱手术后患者而言，常规行动脉血气分析必不可少。

（二）脉搏血氧饱和度监测

血氧饱和度是血液中与氧气结合的氧合血红蛋白的容量占全部可结合的血红蛋白容量的百分比，即血液中血氧的浓度，它是呼吸循环的重要生理参数。而功能性氧饱和度可理解为氧合血红蛋白浓度与氧合血红蛋白＋血红蛋白浓度之比，有别于氧合血红蛋白所占百分数。监测动脉血氧饱和度可以对肺的氧合和血红蛋白携氧能力进行估计。脉搏氧饱和度除了监测血氧饱和度外，还能监测脉率以及脉搏波形，这种波形还可提供关于心血管功能的诊断信息。因此，血氧饱和度是反映呼吸、循环功能的一个重要生理参数。

从20世纪40年代开始使用血氧监测仪，并且随着科学技术的不断进步，血氧监测仪也在不断完善，使其更加可靠及便利。血氧饱和度监测仪已成为麻醉手术的标准监测项目，并广泛运用于PACU及ICU中。

目前临床最常使用脉搏血氧饱和度监测仪监测患者血氧饱和度。但是，由于脉搏血氧饱和度检测仪的工作原理，它只能提供两个波长，故只能区分两种血红蛋白，即氧合血红蛋白和还原血红蛋白。根据该吸收光谱，脉搏血氧饱和度监测仪不能及时发现其他类型的血红蛋白。此外，脉搏血氧饱和度监测仪对氧合曲线上段PO_2的较大改变相对不敏感，即PO_2出现很大的变化也只能引起SPO_2的较小变化。若患者同时存在低血压或低心排出量时，脉搏血氧饱和度监测仪不能获得足够的脉搏波幅，不能准确的进行监测。需要注意的一点是，由于PCO_2对SPO_2的影响很小，不能用来作为评测通气功能的指标。

由于体内除了存在氧合血红蛋白和还原血红蛋白外，还存在其他形式的血红蛋白，故脉搏血氧饱和度监测仪必然出现误差。这些血红蛋白对SPO_2的读数均可产生一定的影响：

（1）碳化血红蛋白（HbCO）对660nm波长的吸收率与HbO_2类似，因此会出现SPO_2假性升高。有研究表明，当HbCO为50%时，SPO_2读数接近95%，人类一氧化碳中毒病例出现类似的情况，当人类HbCO在25.2%~54%，HbCO每升高8%，SPO_2读数只下降1%。

（2）高铁血红蛋白（MetHb）对660nm波长的吸收与血红蛋白类似，当动脉血氧饱和度（SaO_2）＞85%时，SPO_2的读数较真实值低，当SaO_2＜85%时，读数较真实值高。当MetHb浓度较高时，SPO_2测量值都接近85%。

（3）在正常氧和水平，血红蛋白浓度在2.3~8.7g/dL时，SPO_2能准确反应SaO_2。在低氧时SPO_2较SaO_2低，并且随血红蛋白浓度下降而直线增加。有研究表明，当SaO_2为53%，血红蛋白浓度为8.2g/dL时，SPO_2的读数平均降低15%，其中8%是贫血造成的。

（4）硫化血红蛋白、氰化血红蛋白、新生儿的胎儿血红蛋白等，对SPO_2影响较小。

（5）其他外界因素如染料、指甲油（其中蓝色及黑色影响较大）、胆红素水平、肤色等都没有明显研究表明对SPO_2的读数有影响。此外，寒冷的环境可降低血氧饱和度监测仪对低氧和再氧和的敏感性，但额部的敏感性仍偏高，故当外周血管收缩时，可选择额部进行血氧饱和监测，能更迅速地发现低氧血症。

（三）呼气末二氧化碳监测

脊髓损伤患者，特别是高位颈椎伴脊髓损伤的患者，由于上述种种原因，往往存在呼吸功能不全，最主要的临床症状之一就是肺泡有效通气量不足，导致CO_2蓄积。因此呼气末二氧化碳监测可用于脊柱手术后患者，它能及时发现患者CO_2蓄积，同时还能监测呼吸频率，为后续治疗留出宝贵时间。

呼气末二氧化碳监测仪可用来监测呼出气体中二氧化碳分压（$PETCO_2$）。虽然呼气末PO_2可以用来评估肺泡PO_2和PaO_2，但由于肺泡动脉氧分压差的变异性大，使得$PETCO_2$监测更为精准，使用更为广泛。根据气体采样技术，$PETCO_2$监测仪分为两类：①旁流监测——从呼吸回路连续采取气体样本到测量模块；②主流监测——通过直接连接于呼吸回路和气管内导管或者面罩之间的记录模块检测。使用这两种监测仪的主要区别在于实际运用的细节问题及监测环境的种类和使用时间。

1. 旁流式二氧化碳监测仪的关键在于采样气流，它能从主呼吸回路气体侧方连续采集定量的气体用于监测。此种采样方式会产生巨大误差，若采样气体超过呼吸气，可产生新鲜气流污染；若采样速度慢，采样管死腔大，则数据分析延迟可达数秒；由于呼出气中必定含有水蒸气，水蒸气会凝集到采样管管壁上，影响气体采样。在ICU治疗的患者，往往需要吸入气体温暖和湿润，且需要长时间监测，大大增加了二氧化碳监测仪水气分离系统的负担。

在临床工作中，未行气管插管或气管切开的患者，行呼气末二氧化碳监测还需要一些创新。目前常用面罩采集CO_2样本，但此方法测得的$PETCO_2$明显低于$PaCO_2$。因此，此类患者可同时监测其他呼吸指标，例如动脉血气分析等，综合各监测指标再进行临床诊断治疗。

2. 主流式二氧化碳监测仪的探头与气管导管紧密相连，无须从呼吸回路吸收气体，它的反应时间快，不需要采样泵及吸引装置，机械结构相对简单，而且不存在气体采样速度引起的不确定性。但由于主流式二氧化碳监测仪必须与气管导管或气切导管协同工作，故不适用于无气管插管或气管切开的患者。

$PETCO_2$的正常值为35~45mmHg，无论是高于还是低于此区间，都需考虑有异常情况发生。若$PETCO_2$偏高，可能有以下几个因素：①二氧化碳产生增加，如发热或恶性高热等。②呼吸中枢抑制，总通气量降低，致呼气末二氧化碳升高。③部分麻痹性、神经性疾病，高位脊髓截瘫，呼吸肌无力或急性呼吸窘迫引起的通气量减少。④机械通气时通气不足首先表现为呼气末二氧化碳升高。若总气量恒定，呼吸末二氧化碳有增高趋势，需测定患者体温以排除高热可能。⑤呼气末二氧化碳短暂升高，常见于止血带松开时缺血区域的再灌注，松开主动脉钳闭器，静脉给予碳酸氢盐，行腹腔镜手术时腔内充入二氧化碳气体，以及紧急机械通气系统故障等。

$PETCO_2$异常降低常表示通气量过高，也可能由$PaCO_2$正常时死腔量增加引起。例如从无血流的肺组织区域（局部无二氧化碳交换）呼出的肺泡气稀释了呼出气体，从而降低了与$PaCO_2$相关的$PETCO_2$。增加新鲜气流量使旁流式监测仪取样增加，可造成人为的$PETCO_2$降低。

低$PETCO_2$还表示呼出二氧化碳减少，例如心脏停搏时$PETCO_2$为零。$PETCO_2$突然降低最常见的原因是心排出量下降、肺栓塞引起的肺区域性低灌注；此外还应考虑监护仪及测量管路问题，是否存在管道脱开或气道阻塞。

有灌注无通气的肺组织（肺不张），由于混合静脉血，局部$PaCO_2$较高，$PaCO_2$与$PETCO_2$之差增大。此类患者在机械通气最适于使用PEEP治疗，随着PEEP水平的增加，可改善这些区域肺组织不张的情况，降低$PaCO_2$与$PETCO_2$之差。正常肺组织过度膨胀可使血流灌注受到影响，使得局部$PaCO_2$与$PETCO_2$之差增高，而最适PEEP就定义为使两者达到平衡状态的PEEP压力值。

（四）呼吸频率监测

肺通气量决定了能有多少新鲜空气进入肺脏参与新陈代谢，还决定了有多少二氧化碳等代谢产物被排出体外，是人类全身新陈代谢的重要组成部分。临床上一般使用每分钟通气量来评估患者的肺通气量。

每分钟通气量＝潮气量×每分钟呼吸频率

根据上述公式，可看出潮气量及每分钟呼吸频率均可影响分钟通气量。颈椎损伤患者常伴有呼吸中枢损伤和（或）呼吸肌麻痹，直接导致患者潮气量受损，故颈椎损伤患者在临床上常表现出浅快呼吸症状，既通过增加呼吸频率来维持生理所需的分钟通气量。因此，对脊柱术后，特别是颈椎损伤的患者监测呼吸频率有着重要的临床意义。呼吸频率易于监测，一般不会对患者造成直接创伤；呼吸频率能随患者病情变化第一时间发生改变，并被及时观察到。在临床上有多种监测呼吸频率的方法，各种方法各自有优缺点。

对于气管插管、气管切开患者，最好的呼吸频率监测方法为监测呼气末二氧化碳，除了能监测$PETCO_2$以外，还能监测患者的呼吸频率，同时评估患者的肺通气量。当然，对于目前的技术水平而言，开放人工气道后可监测项目较为齐全，能对肺功能的各项指标进行持续且精确的监测，对外界因素干扰敏感性低，容错性高，误差小，能更好地指导临床治疗工作。

监测无人工气道患者的呼吸频率仍有多种方法可供选择，但多数敏感性低，不能很好地排除外界干扰因素，因此常需要结合其他指标综合判断，才能更好地指导治疗。目前多数监护仪中呼吸频率测量采用胸阻抗法。

人体在呼吸过程中胸廓运动会造成人体电阻的变化，变化量为$0.1 \sim 3\Omega$，称为呼吸阻抗。监护仪一般是通过ECG导联的两个电极，用$10 \sim 100kHz$的载频正弦波恒流向人体注入$0.5 \sim 5mA$的电流，从而在相同的电极上收集呼吸阻抗变化的电信号，这种呼吸阻抗的变化经过计算，绘制出动态的呼吸波形，并从中提取呼吸频率参数，根据正弦波的幅度大小，能逐步判断患者胸廓运动情况，间接评估患者肺通气量。然而，患者身体所有的非呼吸运动都会造成人体电阻的变化。当这种变化频率与呼吸通道的放大器频带同宽时，就很难判断正常的呼吸信号与干扰信号的区别。当患者出现大幅度、持续身体活动时，呼吸率的测量就会出现严重错误。此外，电极的放置位置、腹式呼吸为主的呼吸模式、呼吸过于微弱、肥胖患者等都会产生严重干扰，影响监测的准确性。但是，此种方法对呼吸监测最为便利，不会对患者造成损伤，且费用低廉，故在临床上被广泛采用。

（五）其他可选择的呼吸功能监测

膈肌是最重要的呼吸肌，颈椎损伤的患者常伴有膈神经损伤，导致膈肌功能减弱，最终发生呼吸系统相关并发症。通过针状电极，从第$8 \sim 9$肋间腋中线位置置入，可监测膈肌的电生理活动。这种方法最适用于新生儿膈肌肌电图监测。由于成人的肋间肌电活动会产生强烈干扰，故推荐使用食管电极监测，能得到更清晰的膈肌肌电图。对膈肌肌电图电位频率进行分析，如果有电位频率下降，表明出现膈肌疲劳。但是，由于此方法操作便利性较差，需要医师掌握相关的专业基础知识，配套设备复杂，为侵入性检查项目，患者耐受度差，且有更多可选择的监测指标，除了特殊场合外，没有被临床大规模使用。

为了评估膈肌功能，可选择监测跨膈压的方法对膈肌功能进行间接评估。膈肌类似半球形，其收缩可引起跨膈压变化。跨膈压减小，说明膈肌的机械运动功能减弱，若跨膈压为零，表示膈肌收缩功能丧失。使用带有食管球囊和胃球囊的鼻胃管，同时监测食管压和胃内压，可以计算出跨膈压。

三、水、电解质和酸碱平衡监测

体液、电解质和酸碱代谢的动态平衡是维持人体内环境稳定和正常生理功能所必需的。正常人体对体液和电解质的需求，或体内电解质含量及酸碱度的改变具有很强的自身调节，可以根据正常生理需要补充或排出。对于严重脊髓损伤的患者，因其病因和病理生理改变，使其自身调控能力受到限制或完全丧失，这不仅可使原发疾病加重，还可引起相应器官的功能障碍和并发症，严重者危及患者生命。水、电解质和酸碱失衡涉及多系统的相互交叉影响，不仅可使正常生理功能发生障碍，还可影响临床治疗效果。

严重脊柱损伤术后患者，多数合并重度电解质紊乱，具体表现为低钠低氯血症。虽然由多种因素导致患者死亡，而不能仅仅归结于电解质的失调，但不可否认，原有的基础疾病使患者全身各系统功能下降，电解质紊乱加剧患者病情。通常出现低钠低氯血症的患者均有颈椎外伤、颈脊髓损伤病史，低钠低氯血症是其临床表现，其发生机制可能是由于颈椎脊髓损伤抑制了交感神经系统，是肾交感神经兴奋性下降，肾素-血管紧张素-醛固酮系统受到抑制，致使肾脏排钠增多导致低钠血症。此类患者术后一般情况较差，全身各脏器系统调节功能下降，再加之呼吸功能减退，酸碱平衡失调，进一步加剧了电解质失衡；此外，颈椎外伤患者多数有全瘫或不全瘫，易发生进食障碍，无法从饮食中补充足够电解质。

维持人体水、电解质和酸碱平衡的主要内容是：①根据生理和病理生理对体液和电解质的需求，以及临床监测所获得的参数，维持体液和电解质出入量的平衡；②维持血管内晶体和胶体渗透压的正常和稳定；③维持酸碱平衡稳定，避免发生呼吸性或代谢性酸碱失衡。

除紧急情况下的酸碱失衡外，围手术期患者在ICU治疗期间可出现各种酸碱失衡。围手术期呼吸性酸中毒常由机械通气不当，麻醉或神经肌肉阻滞恢复不完全引起。呼吸性碱中毒则因疼痛和焦虑导致过度通气所致。乳酸中毒、酮症酸中毒和肾性酸中毒是围手术期导致代谢性酸中毒的常见原因。高血氯性酸中毒常见于手术中，多由大量输注生理盐水后导致。高血氯性酸中毒与稀释性酸中毒不易分辨，高血氯性酸中毒是由于大量输注生理盐水，导致氯离子增加，血清钠离子可正常或升高；稀释性酸中毒指氯和钠的相对改变，出现钠离子下降，由输注少钠离子的溶液所致。

围手术期出现代谢性碱中毒通常由医源性导致。慢性呼吸衰竭的患者过度通气可引起急性代谢性碱中毒。引起围手术期代谢性碱中毒的另一个病因是持续性胃肠道吸引或呕吐导致氯离子大量丢失。临床上更常见的病因与钠离子变化有关，主要是由于输注液体中的钠离子被柠檬酸盐（血液制品）、乙酸盐（胃肠外营养液）和碳酸氢盐"缓冲"，然后迅速被肝脏代谢，不参与酸碱平衡调节。钠和氯遵循质量守恒定律，钠增高导致氯敏感性碱中毒，可以通过补充生理盐水、氯化钾、氯化钙甚至使用氯化氢进行氯负荷治疗。这种方法能很好地纠正氯敏感性碱中毒（表26-2）。

表26-2　围手术期常见的酸碱失衡

酸碱失衡	病因
呼吸性酸中毒	通气不足，麻醉，神经肌肉阻滞恢复不全
呼吸性碱中毒	过度通气，焦虑，疼痛
离子间隙增大的酸中毒	组织脏器灌注不足，乳酸酸中毒，糖尿病酮症酸中毒，肾衰竭
非阴离子间隙性高氯性酸中毒	高氯血症，输注过量生理盐水、羟乙基淀粉和白蛋白，肾小管性酸中毒，膀胱重建
游离水增多引起的代谢性酸中毒（低钠血症、稀释性酸中毒）	输注过量低张液体，钠丢失（腹泻），输注过量高渗液体（甘露醇、酒精）
代谢性碱中毒	有CO_2潴留病史过度通气患者，钠增高，氯丢失

四、肾功能监测

目前常用于肾功能监测的多为间断性，难以反应实时的生理状态，但对肾功能进行动态监测不仅能评估肾脏本身的情况，还能综合评估全身的组织灌注、体液平衡状态及心血管功能。围手术期频发急性肾功能衰竭的一个可能原因是因为医疗人群老龄化，更多危重病患者进行高风险手术。在术中不能充分监测肾功能变化，无法很好的预测术后急性肾功能衰竭的发生。因此，在围手术期，特别是在ICU治疗的危重病患者应常规行肾功能监测，用于指导临床治疗。

1. 肾脏的主要功能是排出有毒性的代谢产物，调节水和渗透压以及生产相关激素。肾脏排泄的大部分毒性代谢产物主要有：

（1）蛋白代谢产生的尿素，肌肉代谢产生的肌酐和嘌呤代谢产生的尿酸。可用血肌酐水平和血尿素氮水平来监测排出代谢产物的效率。正常肾功能情况下，血液中代谢产物维持于一个稳定范围，即排出的代谢产物与生成的代谢产物成正相关。

（2）肾脏通过控制钠离子来调节渗透压。人体通过左心房内的感受器、肾小球入球小动脉和颈动脉窦感受血管内的压力。当压力降低时，肾交感神经兴奋性增加，减少钠离子释放至远曲小管致密斑处，或降低灌注压刺激肾素释放，加强肾素–血管紧张素–醛固酮系统保钠保水的作用。随着钠离子摄入量的变化，排出的钠离子量也会发生正相关变化。调节尿液排钠的机制还包括循环容量改变，致使滤过减少，最终减少钠离子滤出。循环容量不足，还能减少心房利尿钠肽生成，增加醛固酮水平，发挥维持循环容量的功能。

（3）肾脏还能通过调节水分的排泄来保证渗透压维持在正常范围，主要通过抗利尿激素（血管加压素）调节水分排出。抗利尿激素由垂体后叶分泌入循环，肾脏能对循环中的抗利尿激素变化做出迅速反应，其排水能力调节范围十分巨大。

（4）肾脏的肾小管旁器颗粒状细胞能分泌肾素，因此肾脏也属于内分泌腺。肾素进入循环，能催化由肝脏分泌的血管紧张素原分解为血管紧张素 I 。肾脏还能分泌红细胞生成因子，它能刺激骨髓生成红细胞。肾脏还能生成活性维生素D，其与钙的代谢有关。长期禁食的患者，肾脏可合成葡萄糖，并且能合成糖原。

2. 肾小管、小管间质和肾小球滤过率降低等因素可引起急性肾功能衰竭，但在围手术期发生急性肾功能衰竭的主要因素归其原因可总结为肾前性低灌注。

（1）血管内容量不足　严重创伤、烧伤、挤压综合征、发热、出血、利尿剂使用、胰腺炎、呕吐、腹泻、腹膜炎、脱水等。

（2）心排出量降低　先天性心功能衰竭或低心排综合征，肺动脉高压，肺动脉栓塞、正压机械通气。

（3）肾血管收缩　α–肾上腺能激动剂、高钙血症、两性霉素、环孢霉素。

（4）体循环血管扩张　后负荷降低、抗高血压药物、过敏性休克、脓毒症。

（5）肾血管阻塞　肾动脉硬化、栓塞、血栓形成、动脉瘤切除、血管炎等，肾静脉血栓形成、压迫等。

（6）肾小球和肾小管堵塞　肾小球肾炎、血管炎、溶血性尿毒症综合征、DIC、恶性高热、放射性损伤。

（7）血黏度增加　巨球细胞症、红细胞增多症。

（8）前列腺素抑制剂　先天性心功能衰竭、肾病综合征、肝硬化、血容量不足。

（9）血管紧张素转化酶抑制剂　肾动脉狭窄、先天性心功能衰竭。

五、温度监测

温度由中枢神经系统（主要是下丘脑）来调节，它收集来自皮肤表面、神经轴和深部组织等温度传入信号，再与阈值温度比较，以进行温度调节。尽管要经过下丘脑的信号整合，但在脊髓和中枢神经系统的其他部位就会"预处理"大多数温度信息。一些温度调节反应可能在脊髓控制下就能完成，多数温度信号上行传导经过脊髓前部的脊髓丘脑束传递，但无单独传递温觉的脊髓通路，故要抑制这种温度调节，需要破坏整个脊髓。

然而有研究表明，脊髓高位横断伤患者的体温调节能力减弱不明显。综上所述，对于脊柱术后患者是否需要常规监测体温还需进一步研究。

第三节　特殊功能监测与管理

随着科学技术的发展，脊柱外科医师不断尝试更加复杂的手术操作，手术对象涉及中枢和外周神经系统。因此，在围手术期直接并且定时的反馈神经系统功能，对患者的康复有着极其重要的价值。患者清醒并完成指令性工作仍然是监测神经系统功能最好的手段。然而在围手术期，患者需要接受全身麻醉进行手术操作，监测神经系统电生理功能能更好地辅助手术进行。术后监测神经系统电生理功能能评估患者恢复情况。

1. 躯体诱发电位　躯体诱发电位是通过放置在皮肤表面的电极给予外周混合神经刺激后采集到的电位变化。由于脊柱手术和急性脊髓损伤后，感觉和运动的变化一般相关性较好，故躯体诱发电位监测在脊柱和（或）脊髓手术中运用最为广泛，包括植入器械纠正脊柱侧弯、急性脊髓损伤后脊髓减压和固定、脊柱融合术、脊髓肿瘤、颈椎强直、神经根减压等。有2.5%~65%接受脊柱和（或）脊髓手术患者的躯体诱发电位发生改变。如果这些改变经外科医师和麻醉医生治疗（例如减少脊柱侧弯手术中脊柱伸直的程度，提高动脉血压等）而很快恢复后，患者术后神经功能大多能保留。但这些改变持续存在，患者术后大多存在神经功能损伤。

脊髓手术躯体诱发电位监测假阴性少见，而假阳性常见。假阴性即术中患者躯体诱发电位不变，但术后出现新的、明显的神经功能异常（发生率远小于1%）。假阳性则为患者术中躯体诱发电位变化明显，但术后没有神经功能异常。其原因可能是由于非病理性因素或外界因素导致。总体而言，躯体诱发电位监测对围手术期评估患者感觉和运动功能的可靠性很高。

除了在脊柱手术围手术期应用躯体诱发电位监测外周神经外，还可以判断患者的昏迷状态和评估预后。昏迷患者中枢传导延长，提示其长期预后较差。

2. 运动诱发电位　使用运动诱发电位监测脊髓运动通路的完整性有着不可估量的前景。这个监测指标应用于脊髓手术，可以评估手术部位神经的传导，也可以评估脊髓血供减少引起的损伤。特别是当运动诱发电位消失时，仍可观察到躯体诱发电位活动。运动诱发电位能很好地监测脊髓损伤及其血供变化带来的影响，然而，这个监测指标是否能够指导手术操作预防脊髓损伤，或者预测术后神经功能改变还需要进行大量研究。

3. 肌电图　将表面电极放置在肌肉表面或用电极针直接置入相应肌肉内收集肌电变化，经过计算即可得到相应的肌电图。在术中监测脑神经和外周神经运动支产生的肌电图，可以及早发现手术导致的神经损伤，并对神经功能进行评估。预计手术有可能损伤外周神经，或手术区域有神经穿过，可将电极放在运动神经支配肌肉的表面或肌肉内进行检测，以提醒外科医师是否侵及神经，有助于术中神经定位，以及定位传导阻滞和延迟的神经部位。由于脊髓手术后可能发生神经根病变，脊髓手术患者应使用外周神经肌电图检测，以降低神经根损伤的风险。

4. 外周神经监测　外周神经监测可用于探查患者单个神经或神经丛，定位损伤部位，估计神经轴的传导连续性。如果患者在术后或神经损伤后出现持续无力、感觉消失，就可进行外周神经探查，决定是否进一步治疗。外周神经探查首先刺激损伤部位近端的神经，并记录损伤部位远端神经动作电位。如果神经传导通过损伤部位，可通过松解损伤部位进行治疗。如果神经传导没有通过损伤部位，就要切除损伤的神经并进行神经重建。

无论采用何种方法进行神经功能监测，都应遵循患者受益的原则。首先，对手术操作可能受到损伤的神经通路进行监测。其次，如果发现有神经通路损伤的证据，必须有相应的治疗方案。如果进行了神经功能监测，但没有治疗方法，即便监测具有诊断价值，也不能提供治疗方案使患者受益。最后，监测项目提供可靠的、可重复的数据。如果在没有临床干预的情况下，数据具有很大的变异性，就不能用于指导临床治疗。

第四节　重症监护治疗设置与管理

重症监护治疗室（intensive care unit，ICU）是重症医学学科的临床基地，是集中各有关专业的知识和技能，先进的监测和治疗设备，对重症患者的生理功能进行严密监测、调控和及时有效治疗的专门单位。

随着生物医学工程的发展，以及对生理功能不断地深入认识，医务人员能通过各种医疗设备对生理功能进行连续性监测，并对监测数据进行及时、科学的分析，对疾病的早期诊断和及时处理提供可靠依据，显著提高了疾病的治愈率，降低了病死率及病残率。

对于手术患者而言，有相当一部分患者常常合并外科疾患以外的疾病，这些并存疾病本身对外科手术治疗可能没有任何妨碍，但在麻醉期间及手术后恢复过程却可能给患者带来严重影响，甚至威胁到患者生命安全。因此，在围手术期对重症患者的生理功能进行监测显得十分必要。

在麻醉手术期间，麻醉科医师使用各种监测技术最为频繁，尤其是对呼吸、循环及中枢神经系统功能的监测；麻醉科医生对呼吸道管理和人工呼吸最为熟悉，包括呼吸道的管理、人工呼吸、气管内插管、机械通气等；术中经常进行大量、快速输液输血，使用多种血管活性药物及其他强效、速效药物；对心、肺、脑复苏知识和技术也最为熟悉。所有上述内容都是ICU中主要的工作内容。麻醉科医生对以上内容熟悉和掌握的程度，是其他专业人员所难以相比的。凭借这些监测技术和治疗手段，能够及时和准确地了解到患者生理功能的改变，从而采取有针对性的治疗措施，减少处理方面的失误。尤其在病情急剧变化阶段，能够及时、果断地进行抢救。这些工作内容和工作方式，也正是ICU诊疗工作中所必须的。

ICU的设立应根据医院的规模、病种、技术力量和设备条件而定。一般认为，我国三级医院和有条件的二级医院均应建立重症医学科。ICU床位数的设置，可因医院的大小、功能及专业特点的不同而异。ICU的建筑设计和布局应该以利于监护、治疗和护理为原则。专科ICU应邻近本专业病房，而外科重症监护室（SICU）应靠近手术室，便于患者转运，对麻醉医生和外科医师观察和处理患者也较为方便。同时应考虑距离检验科和血库较近。病床可选用完全隔离式，适用于需要隔离的患者。关闭式，即用墙壁和玻璃隔断分开；开放式，必要时用帷幕隔开，便于护理和治疗。一般来说，每张床位的占地面积为15~18m²为宜，病床之间的距离不应小于1.5m，否则不利于抢救工作。隔离间面积为18~25m²。各床旁监测仪可与中央监测仪联网，各床旁监测仪之间亦可相互联网，达到随时随地都能对任何病床（人）进行监测的目的。现代化的ICU对人流、物流及气流方向等方面的要求很高，强调室内空气的温度、湿度和洁净度得标准化，采用层流净化设备，防治污染和交叉感染，尤其是对于免疫功能底下的患者更为重要。

ICU室内要求：①光线充足，包括自然光和灯光；②床旁应有压力足够的氧气、压缩空气和负压吸引系统及其连接装置；③室内所有电源（除X线和动力电源外）都应经过稳压系统，以保护各种仪器的安全使用；④床头应放置监测仪、输液泵及其他用具的柜台或支架。如果能安装可移动的多功能吊塔，则更为方便；⑤隔离病房内应有专用急救药品柜、洗手池；⑥ICU应有仪器、用具和药品储藏室，治疗室，医生和护士的办公室及值班室；⑦室内设有闭路电视、中央监测屏幕和报警系统，以便随时了解病情；⑧中央控制台应设有电脑终端，可随时查阅检查及治疗记录和其他相关资料。

ICU应配备的监测和治疗设备。监测设备包括：多功能监护仪、ECG记录仪、脉搏血氧饱和度仪、心排血量测定仪、肺量计、血气分析仪、PETCO₂测定仪等，有条件的单位可配备彩色超声经食管超声等。治疗设备包括：呼吸器、氧治疗用具、呼吸功能训练器、输液泵、除颤器等。急救用具包括：口咽或鼻咽通气道，气管插管喉镜、人工呼吸器、气管切开器械或相应器械、纤维支气管镜等。同时应根据本单位的情况，配备必要的教学和科研设备。

ICU是一个多专业协同工作的单位，因此必须分工明确，组织有序，相互配合默契，技术操作规范，才能保证工作的正常进行。ICU专科医师的人数与床位数的比例为1:（0.8~1.1）。ICU主任全面负责医疗、教学、科研及行政管理工作。定期查房，主持病例讨论和教学查房，指导对重危患者的治疗。在综合ICU或SICU的主任和专职医师主要由麻醉科医师组成。这是由他们在日常医疗工作中积累的监测和处理患者的经验，及其所掌握的综合知识和操作技能所决定的。每一个ICU单位应有主治医师1~2名，主要负责日常医疗工作，并与护士长共同负责日常管理工作。住院医师2~4名，实行24h值班制，负责收治患者，基本监测的实施和常规治疗。患者入ICU后虽然主要由ICU主治医师负责管理与治疗，但患者的原病情仍应由该专业的主管医师负责处理，即患者原来的经管医师仍然是该患者的主管医师，并对治疗负责。除每日查房外，对患者的治疗有权提出意见，并参加特殊治疗方案的研讨和决策。此外，因病情复杂，常需要多专业共同研讨和处理，ICU医师必须与心脏病学、药理学、营养学、影像医学等专家保持密切合作关系，提高临床疗效。

ICU的护理工作十分繁重，护理质量的高低直接影响到重症患者的转归。因此，护士应进行专门培训，除掌握一般护理知识外，还应熟悉气管内插管、心肺复苏、心律失常的识别和紧急处理（包括电除颤）以及呼吸器的临床应用技术。护士长1~2名，负责护理和护士培训工作，并参与行政管理工作。在正常工作期间，责任护士与床位数的比例为1：（1~2）。专科护士总数与床位数的比例为（2.5~3）：1。在ICU中心，护理部门可根据各单位的工作量进行协调。在ICU集中了大量仪器设备，具有专门技术人员负责定期调试、校准和维修。呼吸机应由呼吸治疗师负责使用和维护。有的医院设立呼吸治疗科负责全院的呼吸治疗工作。胸部物理治疗可由专门技术员负责，也可由护士经过一定训练后承担。

ICU的监测项目及监测频率有以下几个方面，根据临床实际工作的需求，可以增减监测项目。对于病情危重、病情变化很快的患者，可以增加监测频率。由于重症患者常涉及多器官功能障碍，应根据患者的主要矛盾选择重点监测项目。对于常规循环及呼吸功能指标，建议整个围手术期内均进行持续监测。①连续监测ECG、SPO_2、有创动脉压、肺动脉压，每2~4h测定1次CVP或PAWP，每8h测定1次心排出量。②每小时测呼吸频率1次，每4h检查动脉血气1次；实行机械通气患者应根据需要定期测定潮气量、肺活量、最大吸气负压、胸腔顺应性及血气分析。③每小时记录尿量及尿密度，每2~4h总结1次出入量。④每2~4h测量1次体温。⑤每12h检测1次血浆电解质、血糖和红细胞压积，每24h检查1次血、尿常规，肝肾功能及胸部X线片。

（徐辉）

参考文献

［1］ APFELBAUM J L, SILVERSTEIN J H, CHUNG F F, et al. Practice guidelines for postanesthetic care: an updated report by the American Society of Anesthesiologists Task Force on Postanesthetic Care［J］. Anesthesiology, 2013, 118（2）: 291-307.

［2］ MURRAY W B, FOSTER P A. The peripheral pulse wave: information overlooked［J］. J Clin Monit, 1996, 12（5）: 365-377.

［3］ BRUNER J M, KRENIS L J, KUNSMAN J M, et al. Comparison of direct and indirect measuring arterial blood pressure［J］. Med Instrum, 1981, 15（1）: 11-21.

［4］ DAVIS R F. Clinical comparison of automated auscultatory and oscillometric and catheter-transducer measurements of arterial pressure［J］. J Clin Monit, 1985, 1（2）: 114-119.

［5］ YELDERMAN M, REAM A K. Indirect measurement of mean blood pressure in the anesthetized patient［J］. Anesthesiology, 1979, 50（3）: 253-256.

［6］ POSEY J A, GEDDES L A, WILLIAMS H, et al. The meaning of the point of maximum oscillations in cuff pressure in the indirect measurement of blood pressure［J］. Cardiovasc Res Cent Bull, 1969, 8（1）: 15-25.

［7］ BUR A, HIRSCHL M M, HERKNER H, et al. Accuracy of oscillometric blood pressure measurement according to the relation between cuff size and upper-arm circumference in critically ill patients［J］. Crit Care Med, 2000, 28（2）: 371-376.

［8］ GRAVLEE G P, BROCKSCHMIDT J K. Accuracy of four indirect methods of blood pressure measurement, with hemodynamic correlations ［J］. J Clin Monit, 1990, 6（4）: 284-298.

［9］ NYSTROM E, REID K H, BENNETT R, et al. A comparison of two automated indirect arterial blood pressure meters: with recordings from a radial arterial catheter in anesthetized surgical patients［J］. Anesthesiology, 1985, 62（4）: 526-530.

［10］ VAN BERGEN F H, WEATHERHEAD D S, TRELOAR A E, et al. Comparison of indirect and direct methods of measuring arterial blood pressure［J］. Circulation, 1954, 10（4）: 481-490.

［11］ SUTIN K M, LONGAKER M T, WAHLANDER S, et al. Acute biceps compartment syndrome associated with the use of a noninvasive blood pressure monitor［J］. Anesth Analg, 1996, 83（6）: 1345-1346.

［12］ BICKLER P E, SCHAPERA A, BAINTON C R. Acute radial nerve injury from use of an automatic blood pressure monitor［J］. Anesthesiology, 1990, 73（1）: 186-188.

［13］ MACGOWAN G A, SHAPIRO E P, AZHARI H, et al. Noninvasive measurement of shortening in the fiber and cross-fiber directions in the normal human left ventricle and in idiopathic dilated cardiomyopathy［J］. Circulation, 1997, 96（2）: 535-541.

［14］ GARDNER R M, HOLLINGSWORTH K W. Optimizing the electrocardiogram and pressure monitoring［J］. Crit Care Med, 1986, 14（7）: 651-658.

［15］ SLOGOFF S, KEATS A S, ARLUND C. On the safety of radial artery cannulation［J］. Anesthesiology, 1983, 59（1）: 42-47.

［16］ Mandel MA, Dauchot PJ. Radial artery cannulation in 1 000 patients: precautions and complications［J］. J Hand Surg Am, 1977, 2（6）: 482-485.

［17］ SINGLETON R J, WEBB R K, LUDBROOK G L, et al. The Australian Incident Monitoring Study. Problems associated with vascular access: an analysis of 2 000 incident reports［J］. Anaesth Intensive Care, 1993, 21（5）: 664-669.

［18］ COCKINGS J G, WEBB R K, KLEPPER I D, et al. The Australian Incident Monitoring Study. Blood pressure monitoring applications and limitations: an analysis of 2 000 incident reports［J］. Anaesth Intensive Care, 1993, 21（5）: 565-569.

［19］ COULTER T D, MAURER J R, MILLER M T, et al. Chest wall arteriovenous fistula: an unusual complication after chest tube placement［J］. Ann Thorac Surg, 1999, 67（3）: 849-850.

［20］ WODA R P, DZWONCZYK R, BUYAMA C, et al. On the dynamic performance of the Abbott Safeset blood-conserving arterial line system［J］. J Clin Monit Comput, 1999, 15（3-4）: 215-221.

［21］ WIEDEMANN H P, MATTHAY M A, MATTHAY R A. Cardiovascular-pulmonary monitoring in the intensive care unit（Part 1）［J］. Chest, 1984, 85（4）: 537-549.

［22］ SLAUGHTER T F, GREENBERG C S. Heparin-associated thrombocytopenia and thrombosis: implications for perioperative management［J］. Anesthesiology, 1997, 87（3）: 667-675.

［23］ HEEGER P S, BACKSTROM J T. Heparin flushes and thrombocytopenia［J］. Ann Intern Med, 1986, 105（1）: 143.

［24］ COURTOIS M, FATTAL P G, KOVACS S J, et al. Anatomically and physiologically based reference level for measurement of intracardiac pressures［J］. Circulation, 1995, 92（7）: 1994-2000.

［25］ FRANK S M, NORRIS E J, CHRISTOPHERSON R, et al. Right- and left-arm blood pressure discrepancies in vascular surgery patients［J］. Anesthesiology, 1991, 75（3）: 457-463.

［26］ DORMAN T, BRESLOW M J, LIPSETT P A, et al. Radial artery pressure monitoring underestimates central arterial pressure during vasopressor therapy in critically ill surgical patients［J］. Crit Care Med, 1998, 26（10）: 1646-1649.

［27］ URZUA J, SESSLER D I, MENESES G, et al. Thermoregulatory vasoconstriction increases the difference between femoral and radial arterial pressures［J］. J Clin Monit, 1994, 10（4）: 229-236.

［28］ HOYT D B. Internal jugular vein cannulation versus subclavian vein cannulation. A surgeon's view: the subclavian vein［J］. J Clin Monit, 1985, 1（1）: 61-63.

［29］ HAIRE W D, LIEBERMAN R P. Defining the risks of subclavian-vein catheterization［J］. N Engl J Med, 1994, 331（26）: 1769-1770.

［30］ MANSFIELD P F, HOHN D C, FORNAGE B D, et al. Complications and failures of subclavian-vein catheterization［J］. N Engl J Med, 1994, 331（26）: 1735-1738.

［31］ MCGEE D C, GOULD M K. Preventing complications of central venous catheterization［J］. N Engl J Med, 2003, 348（12）: 1123-1133.

［32］ MERRER J, DE JONGHE B, GOLLIOT F, et al. Complications of femoral and subclavian venous catheterization in critically ill patients: a randomized controlled trial［J］. JAMA, 2001, 286（6）: 700-707.

［33］ SCHEINMAN M, EVANS G T, WEISS A, et al. Relationship between pulmonary artery end-diastolic pressure and left ventricular filling pressure in patients in shock［J］. Circulation, 1973, 47（2）: 317-324.

［34］ LAPPAS D, LELL W A, GABEL J C, et al. Indirect measurement of left-atrial pressure in surgical patients-pulmonary-capillary wedge and pulmonary-artery diastolic pressures compared with left-atrial pressure［J］. Anesthesiology, 1973, 38（4）: 394-397.

［35］ FALICOV R E, RESNEKOV L. Relationship of the pulmonary artery end-diastolic pressure to the left ventricular end-diastolic and mean filling pressures in patients with and without left ventricular dysfunction ［J］. Circulation, 1970, 42（1）: 65-73.

［36］ BOUCHARD R J, GAULT J H, ROSS J, et al. Evaluation of pulmonary arterial end-diastolic pressure as an estimate of left ventricular end-diastolic pressure in patients with normal and abnormal left ventricular performance ［J］. Circulation, 1971, 44（6）: 1072-1079.

［37］ BOSE B. Anterior cervical fusion using Caspar plating: analysis of results and review of the literature ［J］. Surg Neurol, 1998, 49（1）: 25-31.

［38］ WAHR J A, TREMPER K K, DIAB M. Pulse oximetry ［J］. Respir Care Clin N Am, 1995, 1（1）: 77-105.

［39］ SEVERINGHAUS J W, KELLEHER J F. Recent developments in pulse oximetry ［J］. Anesthesiology, 1992, 76（6）: 1018-1038.